Emil Kraepelin

Psychiatrie - ein Lehrbuch für Studierende und Ärzte

Zweiter Band

Verlag
der
Wissenschaften

Emil Kraepelin

Psychiatrie - ein Lehrbuch für Studierende und Ärzte

Zweiter Band

ISBN/EAN: 9783957004819

Auflage: 1

Erscheinungsjahr: 2015

Erscheinungsort: Norderstedt, Deutschland

Hergestellt in Europa, USA, Kanada, Australien, Japan
Verlag der Wissenschaften in Hansebooks GmbH, Norderstedt

Cover: Sandro Botticelli "Die Verleumdung des Apelles" (1495)

Zweiter Band:

Klinische Psychiatrie.

—

PSYCHIATRIE.

EIN LEHRBUCH

FÜR

STUDIRENDE UND AERZTE

VON

Dr. EMIL KRAEPELIN,
PROFESSOR AN DER UNIVERSITÄT HEIDELBERG.

SECHSTE, VOLLSTANDIG UMGEARBEITETE AUFLAGE.

II. BAND.

KLINISCHE PSYCHIATRIE.

MIT 6 TAFELN IN AUTOTYPIE, 3 TAFELN IN PHOTOGRAPHIE, 16 CURVEN,
3 DIAGRAMMEN UND 13 SCHRIFTPROBEN.

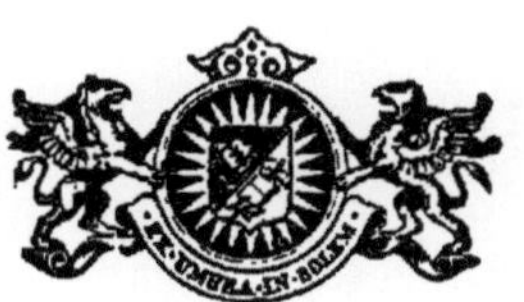

LEIPZIG,
VERLAG VON JOHANN AMBROSIUS BARTH.
1899.

Inhaltsverzeichniss.

Die Eintheilung der Seelenstörungen*).

Den Ausgangspunkt einer ärztlichen Erkenntniss der Geistesstörungen bildet naturgemäss die Begriffsbestimmung und Umgrenzung einzelner Krankheitsformen. Zu einer befriedigenden Lösung dieser Aufgabe müssten uns einerseits die Veränderungen im Ablaufe der physiologischen Vorgänge unserer Hirnrinde, andererseits die mit ihnen zusammenhängenden psychischen Functionsstörungen genau bekannt sein. Nur dann offenbar wären wir im Stande, aus den psychischen Erscheinungen auf die krankhaften körperlichen Grundlagen derselben sowie weiterhin auf die Ursachen des ganzen Krankheitsvorganges zurückzuschliessen und umgekehrt. Leider sind wir von einer derartigen tieferen Einsicht in das Zustandekommen der Geisteskrankheiten heute nur allzuweit noch entfernt. Wir können uns aber auch nicht verhehlen, dass gerade die Annäherung an jenes uns zunächst vorschwebende Ziel uns höchst wahrscheinlich immer eindringender die Unmöglichkeit einer wirklich durchgreifenden Eintheilung der Seelenstörungen darthun wird.

Ueberall, wo wir den Versuch wagen, Lebensvorgänge ohne Rest und ohne Zwischenstufen in ein Schema einzuordnen, machen wir die Erfahrung, dass sich die anfangs scharf erscheinenden Grenzen bei genauerer Erkenntniss des Gegenstandes immer mehr verwischen, dass von jedem Beobachtungstypus zahllose, unmerklich abweichende Glieder zu den benachbarten Typen hinüberführen. Der Unmöglichkeit einer durchgreifenden Scheidung zwischen gesunden und

*) Kahlbaum, Die Gruppirung der psychischen Krankheiten. 1863; Volkmann's klinische Vorträge, 126; Oebbecke, Vergleichende Uebersicht der Classificationen der Psychosen, Diss. 1886.

krankhaften Zuständen haben wir früher schon gedacht; ebenso werden wir mit Bestimmtheit erwarten müssen, zwischen einzelnen schulmässigen „Krankheitsformen" alle möglichen Uebergänge im Leben anzutreffen. Sehen wir doch auch in der inneren Medicin selbst die eigenartigsten Krankheitsgruppen, die acuten Infectionskrankheiten, sich durch eine Menge von „nicht ausgesprochenen", „abortiven" u. s. w. Fällen allmählich in anders benannte „Krankheitsspecies" hinein verlieren! Eine besonders grosse Ausdehnung wird das Gebiet der Zwischenformen bei den Geistesstörungen durch den Umstand gewinnen müssen, dass die einzelnen Theile des Gehirns nicht die gleichen Verrichtungen haben. Nicht nur die Art und Stärke der krankhaften Veränderungen, sondern auch ihr besonderer Sitz wird daher vermuthlich eine unübersehbare Folge feinerer Abstufungen in der Gestaltung des psychischen Zustandes zu erzeugen im Stande sein.

Wenn wir somit von einer glatten Eintheilung der Seelenstörungen, etwa im Sinne Linné's, für alle Zeiten und von einer Aufstellung wissenschaftlich fest begründeter Typen für jetzt noch absehen müssen, so fordert doch das praktische Bedürfniss schon heute wenigstens eine ungefähre Gruppirung des Erfahrungsrohstoffes, die um so bleibenderen Werth besitzen wird, je weniger sie sich durch vorgefasste Meinungen in der nüchternen Verarbeitung der Thatsachen beeinflussen lässt.

Die sicherste Grundlage für eine derartige Eintheilung der Irreseinsformen scheint, namentlich im Hinblicke auf die Erfahrungen der inneren Medicin, zunächst die pathologische Anatomie zu versprechen. Leider indessen liegt die Aussicht auf die Feststellung verwerthbarer Leichenbefunde für die grosse Mehrzahl der Geistesstörungen noch in weiter Ferne. Selbst dort aber, wo wir schon heute gröbere Veränderungen im Gehirne nachzuweisen vermögen, fehlt uns doch durchaus noch das genauere Verständniss für den Zusammenhang der anatomischen Thatsachen mit den klinischen Erscheinungen, so dass wir es nur in einzelnen Ausnahmefällen (Miss- oder Hemmungsbildungen, ausgedehnte Zerstörungen, hochgradige Atrophie) wagen dürften, am Sectionstische einigermassen zuversichtliche Vermuthungen über den psychischen Zustand während des Lebens auszusprechen. An der Unzulänglichkeit des Beobachtungsmaterials wie an der Schwierigkeit des Rückschlusses auf klinische

Erscheinungen sind daher auch die bisherigen Versuche einer pathologisch-anatomischen Eintheilung der Geistesstörungen sämmtlich gescheitert.

Kaum weniger schwerwiegende Einwände lassen sich gegen den Versuch einer Eintheilung der Psychosen nach den Ursachen vorbringen, die noch in neuester Zeit mit Nachdruck als die allein werthvolle hingestellt worden ist. Allerdings kennen wir schon heute einige Ursachen, deren Einfluss sich in ganz bestimmten klinischen Merkmalen geltend macht und somit umgekehrt aus diesen erschlossen werden kann. Dahin gehören namentlich die verschiedenen Formen von Vergiftung und einzelne körperliche Erkrankungen, Kopfverletzungen, ferner wahrscheinlich die Erschöpfung, vielleicht manche heftige Gemüthserschütterungen und endlich die schwereren Formen der erblichen Entartung, deren Wesen und Wirkungsweise unserem Verständnisse freilich noch sehr fern liegt. Dem gegenüber sind die Ursachen des Irreseins in der erdrückenden Mehrzahl der Fälle für uns vollständig dunkel, wie jede ehrliche Würdigung der täglichen Erfahrung ohne weiteres wird eingestehen müssen. Das liegt nicht allein an äusseren Zufälligkeiten, an der Schwierigkeit, gute Anamnesen zu erhalten, sondern ist wol in der Natur der Geistesstörungen selbst begründet. Am häufigsten haben wir es hier mit solchen Erkrankungen zu thun, deren wesentliche Ursachen in der Veranlagung oder in völlig unbekannten inneren Zuständen des Organismus gelegen sind. Ausserdem aber spielt die Eigenart des Einzelnen auch für sein Verhalten gegen äussere Schädlichkeiten in diesem Gebiete vielfach eine entscheidende Rolle. Gerade die Erforschung und Zergliederung geistiger und körperlicher Persönlichkeiten ist indessen leider bisher nicht über die allerersten Anfänge hinausgekommen. Endlich wird zu berücksichtigen sein, dass die Ursachen der Geistesstörungen anscheinend vielfach in Verbindung mit einander wirken, so dass sich auch aus diesem Grunde der innere Zusammenhang der gegebenen Erscheinungen fast niemals mit jener Klarheit durchschauen lässt wie etwa bei dem Entstehen einer Infectionskrankheit.

Bei weitem am häufigsten ist der Weg einer Eintheilung der Geistesstörungen nach ihren klinischen Zeichen eingeschlagen worden, weil die Erscheinungen des Irreseins dem Beobachter am unmittelbarsten in die Augen fallen. Auch dieses Verfahren stösst sehr bald auf Schwierigkeiten, sobald es gilt, das Wesentliche vom Zufälligen und Nebensächlichen zu unterscheiden. Es führt mit einer gewissen Nothwendigkeit zur Ueberschätzung des einzelnen Merkmals, zu der Neigung, alle Krankheitsfälle zu einer Form zusammenzufassen, denen eine bestimmte auffallendere Störung gemeinsam ist. Die Geschichte der Psychiatrie bis auf die Gegenwart herab ist voll von derartigen Verirrungen. Heute freilich sollte allein das Beispiel der Dementia paralytica lehren, dass es einzelne untrügliche Kennzeichen auf dem Gebiete des Irreseins schlechterdings nicht giebt, sondern dass nur das Gesammtbild eines Krankheitsfalles in seiner Entwicklung vom Anfang bis zum Ende die Berechtigung zur Vereinigung mit anderen gleichartigen Beobachtungen gewähren kann. Dieselben Einzelerscheinungen können sich, wie die Erfahrung zeigt, unter gewissen Umständen in sonst völlig auseinandergehenden Fällen einstellen, wie etwa Fieber, Husten, Brustschmerzen u. s. f. bei den verschiedenartigsten Lungenerkrankungen. Dazu kommt, dass uns bei der Unvollkommenheit unserer Forschungsmittel die vielleicht durchaus verschiedene Entstehungsweise und Bedeutung für wesensgleich gehaltener Erscheinungen gänzlich verborgen bleiben kann. Man denke nur an die Verwirrung, welche etwa ein Zusammenwerfen aller körperlichen Erkrankungen mit Albuminurie zur Folge haben würde!

Besässen wir auf einem der drei Gebiete, der pathologischen Anatomie, der Aetiologie oder der Symptomatologie des Irreseins eine durchaus erschöpfende Kenntniss aller Einzelheiten, so würde sich nicht nur von jedem derselben her eine einheitliche und durchgreifende Eintheilung der Psychosen auffinden lassen, sondern jede dieser drei Gruppirungen würde auch — diese Forderung ist der Grundpfeiler unserer wissenschaftlichen Forschung überhaupt — mit den beiden anderen wesentlich zusammenfallen. Die aus den gleichen Ursachen hervorgegangenen Krankheitsfälle würden stets auch dieselben Erscheinungen und denselben Leichenbefund darbieten müssen. Aus dieser Grundanschauung ergiebt sich, dass die klinische Gruppirung der psychischen Störungen sich auf alle drei Hülfsmittel der Eintheilung, denen man noch die aus dem Verlaufe, dem Ausgange, ja der Behandlung gewonnenen Erfahrungen hinzufügen muss, gleichzeitig zu stützen haben wird. Je mehr sich dabei die aus der verschiedenartigen Betrachtung gewonnenen Formen mit einander decken, desto grösser ist die Sicherheit, dass diese letzteren wirklich eigenartige Krankheitszustände darstellen.

Gerade dieses Verfahren ist auf der heutigen Entwicklungsstufe unserer Wissenschaft das einzige, welches auch die an uns herantretenden praktischen Forderungen einigermassen zu befriedigen vermag. Die erste Aufgabe des Arztes am Krankenbette ist es, sich ein Urtheil über den voraussichtlichen weiteren Verlauf des Krankheitsfalles zu bilden. Diese Frage wird unter allen Umständen zunächst an ihn gerichtet. Der Werth jeder Diagnose für die praktische Thätigkeit des Irrenarztes bemisst sich daher ganz wesentlich danach, wie weit sie sichere Ausblicke in die Zukunft eröffnet. Gleiche Krankheitsursachen werden im allgemeinen auch einen gleichen Verlauf des Leidens bedingen, und aus den klinischen Zeichen müssen wir im Stande sein, die weiteren Schicksale unseres Kranken in grossen Zügen herauszulesen. Zur Erreichung dieses Zieles ist es nöthig, alle Handhaben zu ergreifen, welche die Beobachtung uns irgend zu bieten vermag: das ist der Grundsatz, der uns überall leiten sollte, wo wir es mit der Abgrenzung und Begriffsbestimmung einzelner Krankheitsformen zu thun haben.

Wenn wir in diesem Sinne auch heute schon thatsächlich eine ganze Reihe von Psychosen kennen, die mindestens ebensogut gekennzeichnet sind wie die Mehrzahl der körperlichen „Krankheiten", so setzen doch grosse Gebiete des Irreseins den Eintheilungsbestrebungen derartige Schwierigkeiten entgegen, dass man nicht selten eine befriedigende Gruppirung der Seelenstörungen als eine vielleicht überhaupt unlösbare Aufgabe betrachtet hat. Ich kann diese Anschauung nur insoweit theilen, als sie die oben erwähnten grundsätzlichen Hindernisse einer Einzwängung von Lebensvorgängen in scharf abgegrenzte Formen im Auge hat. Dagegen scheint mir der soeben angedeutete Weg durchaus gangbar. Jedem Irrenarzte ist es bekannt, dass uns bisweilen Fälle begegnen, welche in jeder Beziehung, nach Entstehungsart, allen Einzelheiten der Krankheitserscheinungen und weiterem Verlaufe eine geradezu verblüffende Uebereinstimmung mit einander darbieten. Derartige Beobachtungen werden den natürlichen Ausgangspunkt unserer Eintheilungsbestrebungen zu bilden haben. Durch strenge Ausscheidung aller nicht ganz dem ersten Typus entsprechenden Fälle werden wir zunächst zur Aufstellung zahlreicher kleinerer, wenig von einander abweichender Gruppen geführt, deren nähere und fernere Verwandtschaft sich beim Ueberblick über grosse Beobachtungsreihen unschwer wird erkennen lassen. Die gewissenhafte Zersplitterung der Formen in ihre kleinsten und anscheinend unbedeutendsten Abänderungen, wie wir sie etwa heute in der Lehre von der Muskelatrophie wiederfinden, ist somit die unerlässliche Vorstufe für die Gewinnung wirklich einheitlicher, der Natur entsprechender Krankheitsbilder.

Bis zur Erreichung dieses Zieles bedarf es noch lange fortgesetzter, sorgfältiger Einzelbeobachtung. Niemand wird daher die lediglich vorläufige Bedeutung aller heute möglichen Aufstellungen verkennen wollen, aber man darf dennoch hoffen, dass die weitere Entwicklung der klinischen, alle Eigenthümlichkeiten unseres Gegenstandes gleichmässig verwerthenden Betrachtungsweise uns in nicht allzu langer Zeit zu einer Gruppirung der Psychosen führen wird, welche sich den entsprechenden Leistungen im Bereiche der übrigen Medicin völlig gleichberechtigt an die Seite zu stellen vermag.

Die von mir im folgenden durchgeführte Eintheilung beginnt mit denjenigen Formen des Irreseins, die durch äussere Ursachen hervorgerufen werden. Dahin gehören die Geistesstörungen nach infectiösen Erkrankungen, die Erschöpfungspsychosen, insofern sie ebenfalls in der Regel durch schwere körperliche Schädigungen erzeugt werden, endlich die Vergiftungen. An die Vergiftungen durch von aussen eindringende Stoffe schliessen sich die Selbstvergiftungen durch Stoffwechselerzeugnisse an, von denen wir allerdings auf unserem Gebiete etwas genauer heute nur die Folgezustände der Schilddrüsenerkrankungen kennen. Es liegen indessen, wie ich glaube, eine Reihe von Anhaltspunkten für die Annahme vor, dass auch noch andere Formen des Irreseins, insbesondere die Dementia praecox und die Paralyse, auf Selbstvergiftungen beruhen, deren Wesen und Entstehung dort freilich noch gänzlich unbekannt ist, während wir hier als letzte Ursache in der Regel eine syphilitische Ansteckung zu verzeichnen haben.

Als weitere kleine Untergruppe wurde das Irresein bei Hirnerkrankungen zusammengefasst. Hier ist meist von äusseren Ursachen nicht mehr die Rede, wenn wir von den Geistesstörungen nach Kopfverletzungen absehen. Höchstens können wir bei manchen Geschwülsten, bei den Embolien, bei syphilitischen Veränderungen die Hirnerkrankung auf allgemeinere oder an anderen Punkten des Körpers gelegene Leiden zurückführen. Dagegen bestehen gewisse klinische Beziehungen zu den schweren Vergiftungen und zur Paralyse, insofern wir es in allen diesen Fällen mit ausgebreiteten Zerstörungen des Hirngewebes zu thun haben, die nicht nur in psychischen, sondern auch in körperlichen Krankheitszeichen sich bemerkbar machen. Aehnliches gilt für die Geistesstörungen der höheren Lebensalter. Allerdings finden wir hier gröbere Erkrankungen des Hirns in Gestalt von Altersveränderungen nur bei den eigentlich senilen Formen. Wir sehen indessen das Irresein der Rückbildungsjahre so unmerklich in den eigentlichen Altersblödsinn übergehen, dass es unmöglich erscheint, beide Gruppen grundsätzlich von einander zu trennen. Vielmehr dürfen wir vielleicht annehmen, dass schon in der Rückbildungszeit sich die ersten Andeutungen jener Störungen kundgeben, die späterhin zu schwerem geistigen Siechthume führen können.

Die Gruppe der Rückbildungspsychosen leitet uns hinüber zu denjenigen Formen des Irreseins, bei deren Entstehung mehr und mehr die krankhafte Veranlagung in den Vordergrund tritt. Zweifellos spielt schon dort ausser den aufreibenden Einflüssen der Lebensarbeit auch die ursprüngliche Widerstandsfähigkeit eine wichtige Rolle. In noch höherem Grade aber scheint das bei jener allmählichen krankhaften Umwandlung der gesammten psychischen Persönlichkeit der Fall zu sein, die wir als Verrücktheit bezeichnen. Dasselbe gilt ohne jeden Zweifel vom manisch-depressiven Irresein. Der einzelne Anfall des Leidens kann dabei allerdings recht wol durch äussere Schädigungen ausgelöst werden. Dagegen zeigt uns die häufige Entstehung ohne Anlass und namentlich die Uebereinstimmung der klinischen Krankheitsbilder unter den verschiedensten Bedingungen, dass die eigentliche Ursache nicht in äusseren Anstössen, sondern in der besonderen krankhaften Veranlagung des Einzelnen gelegen ist.

Ist hier die grundlegende krankhafte Eigenthümlichkeit während der Zwischenzeiten zwischen den Anfällen meist gar nicht erkennbar, so macht sie sich in der Regel dauernd recht deutlich bemerkbar bei der nun folgenden Gruppe von Erkrankungen, die unter dem gebräuchlichen Namen der allgemeinen Neurosen zusammengefasst werden sollen. Hier können mit oder ohne besonderen Anstoss mannigfaltige, aber klinisch gut gekennzeichnete Psychosen zu Stande kommen, meist von kürzerer Dauer, nach deren Ablauf der krankhafte Grundzustand unverändert wieder hervortritt. Was diese Gruppe vor anderen auszeichnet, ist die Häufigkeit der verschiedenartigsten functionellen nervösen Störungen.

Den allgemeinen Neurosen nahe verwandt sind die einfachen psychopathischen Zustände, die mit geringen Schwankungen das ganze Leben hindurch wesentlich unverändert andauern. Wir haben es hier mit krankhaft gearteten Persönlichkeiten zu thun, welche nach irgend einer Richtung hin aus dem Rahmen des gesunden Seelenlebens heraustreten. Vorübergehende stärkere Störungen ihres psychischen Gleichgewichtes, Erregungen, Verstimmungen, kommen auch hier nicht selten zur Beobachtung, aber es handelt sich dabei nicht um abgegrenzte Krankheitsbilder, wie bei den allgemeinen Neurosen, sondern einfach um Verschlimmerungen des mehr oder weniger deutlich fortbestehenden eigenthümlichen Zustandes.

Den Schluss der langen Reihe bilden diejenigen Zustände, welche wesentlich seelische Entwicklungshemmungen bedeuten. Das klinische Bild entspricht hier noch weniger, als in der vorigen Gruppe, einer eigentlichen Krankheit, sondern nur einer unvollkommenen Ausbildung der psychischen Persönlichkeit. Bisweilen liegen diesen Defectzuständen geradezu körperliche Entwicklungshemmungen zu Grunde. Häufiger aber sind, wie es scheint, Krankheitsvorgänge im unentwickelten Gehirne, die durch theilweise Vernichtung desselben die psychische Ausbildung unmöglich machen. Streng genommen sollte man die Fälle letzterer Art den Hirnkrankheiten zurechnen. Allein wir sind auf der einen Seite heute noch nicht im Stande, hier im Leben überall sicher zwischen Entwicklungshemmung und Hirnerkrankung zu unterscheiden; andererseits aber wird das klinische Bild in so hohem Grade durch das gemeinsame Merkmal der angeborenen psychischen Unfähigkeit beherrscht, dass sich einstweilen wenigstens die Trennung jener beiden ursächlich auseinanderweichenden Gruppen nicht empfiehlt. Ja, wir werden sogar noch einen Schritt weiter gehen und diesen Defectzuständen auch diejenigen Schwachsinnsformen zurechnen, welche in den ersten Lebensjahren durch schwere Hirnerkrankungen erzeugt werden. Auch bei ihnen wird die Entwicklung einer psychischen Persönlichkeit in der ersten Anlage vernichtet.

Am Schlusse dieser Ausführungen darf ich nicht unterlassen, nachdrücklich darauf hinzuweisen, dass so manche der im folgenden abgegrenzten Krankheitsbilder nur Versuche sind, einen gewissen Theil des Beobachtungsmaterials wenigstens vorläufig in der Form des klinischen Lehrstoffes darzustellen. Ueber ihre wahre Bedeutung und über ihr gegenseitiges Verhältniss wird erst die dringend nothwendige monographische Durcharbeitung des ganzen Gebietes allmählich Klarheit bringen. Es ist ferner unbestreitbar, dass es uns heute trotz redlichsten Bemühens noch in einer recht erheblichen Zahl von Fällen schlechterdings nicht gelingt, sie in den Rahmen einer der bekannten Formen des „Systems" einzuordnen. Ja, nach manchen Richtungen hat die Anzahl derartiger Beobachtungen sogar zugenommen, und an die Stelle zuversichtlichen Wissens ist vielfach Unsicherheit und Zweifel getreten. Für den Schüler hat diese Thatsache gewiss etwas Beunruhigendes — dem Forscher bedeutet sie nichts, als den Bruch mit der herkömmlichen Verschwommenheit unserer Diagnosen zu Gunsten einer schärferen Begriffsbestimmung und eines tieferdringenden Verständnisses der klinischen Erfahrungen.

Lehrbücher der Psychiatrie.

W. Griesinger, Die Pathologie und Therapie der psychischen Krankheiten. 4. Aufl. 1876. Eine 5. Auflage ist 1892 von Levinstein-Schlegel herausgegeben worden.

H. Schüle, Klinische Psychiatrie (v. Ziemssen's Handbuch der Pathologie und Therapie, XVI). 3. Auflage. 1886.

R. v. Krafft-Ebing, Lehrbuch der Psychiatrie. 6. Auflage. 1897.

J. Salgó (Weiss), Compendium der Psychiatrie. 2. Auflage. 1889.

R. Arndt, Lehrbuch der Psychiatrie. 1883.

H. Neumann, Leidfaden der Psychiatrie für Mediciner und Juristen. 1883.

Th. Meynert, Psychiatrie. Klinik der Erkrankungen des Vorderhirns. Erste Hälfte. 1884.

J. L. A. Koch, Kurzgefasster Leitfaden der Psychiatrie. 2. Auflage. 1889.

Th. Meynert, Klinische Vorlesungen über Psychiatrie. 1890.

Th. Kirchhoff, Lehrbuch der Psychiatrie. 1892.

Fr. Scholz, Lehrbuch der Irrenheilkunde. 1892.

O. Dornblüth, Compendium der Psychiatrie. 1894.
Th. Ziehen, Psychiatrie. 1894.
C. Wernicke, Grundriss der Psychiatrie, Theil I. 1894; II. 1896.

Aus der neueren französischen Literatur wären hier zu erwähnen die grösseren Werke von Dagonet (1876, Neue Bearbeitung 1894), Luys (1881), Ball (2. Aufl., 1890), dann die kleineren von Bra (1883), Cullerre (1889), Régis (2. Auflage, 1892), Max Simon (1891), Sollier (1893). Dazu kommen die gesammelten Abhandlungen von A. Voisin (1883), Baillarger (1890), Cotard (1890), Falret (1890), Magnan (1893), Séglas (1895), endlich der Abschnitt über Geisteskrankheiten von Ballet aus dem grossen Handbuche der Medicin von Bouchard (1895). In England sind Lehrbücher erschienen von Clouston (4. Auflage, 1896), Savage (1894, deutsch von Knecht, 1887), Lewis (1890), Blandford (4. Auflage, 1894), Shaw (1892), Campbell Clarke (1897), Kellogg (1897), sowie das grosse Sammelwerk von Hack Tuke (1892), in America die Werke von Spitzka (1887) und Hammond (1883), in Italien das kurze Lehrbuch von Agostini (1897) und die Bearbeitung des Ballet'schen Werkes mit Blocq's Darstellung der progressiven Paralyse von Morselli, weiterhin in Dänemark die Vorlesungen von Pontoppidan (1892 und 1893), endlich in Russland das Buch von Kowalewski (1887) und dasjenige von Korssakow (1893).

I. Das infectiöse Irresein.

Wir beginnen unsere Darstellung der klinischen Krankheitsformen mit denjenigen Geistesstörungen, die durch Infectionsgifte erzeugt werden. Gemeinsam ist ihnen die Verbindung mit den körperlichen Allgemeinerscheinungen, welche das Eindringen und Wuchern der verschiedenen Krankheitserzeuger begleiten. Ob die Rindenveränderungen, die sich hier abspielen, überall auf dieselbe Weise, durch unmittelbare Giftwirkung bestimmter Toxine, zu Stande kommen, erscheint noch zweifelhaft; für gewisse Formen liegt die Annahme nahe, dass wir es mit giftigen Zerfallsstoffen zu thun haben, die erst mittelbar aus den Störungen des Körperhaushaltes hervorgehen. Höchst wahrscheinlich aber haben wir jedem Krankheitsgifte eigenartige Wirkungen zuzuschreiben, auch wenn wir heute die einzelnen Formen klinisch und anatomisch noch nicht klar auseinander zu halten vermögen. Ansätze zu einer derartigen Scheidung sind immerhin schon vorhanden; auch giebt es Infectionskrankheiten, wie z. B. den Tetanus, die trotz der schwersten nervösen Störungen das Seelenleben fast unberührt lassen. Die bei anderen Giften immer deutlicher hervortretende Verschiedenheit in Art und Richtung der Beeinflussung, zu der unsere electiven Färbeverfahren ein Seitenstück liefern, dürfte sich demnach auch für die durch Infectionen erzeugten Gifte allmählich nachweisen lassen. Vor der Hand freilich werden wir uns hier darauf beschränken müssen, einzelne, klinisch schon etwas besser gekannte Krankheitsgruppen in groben Umrissen zu zeichnen. Es sei uns gestattet, dabei die gewöhnlichen Fieberdelirien, die eigenartigen Infectionsdelirien und die infectiösen Schwächezustände auseinander zu halten, wie wir sie als länger dauernde Nachkrankheiten schwerer Infectionen beobachten.

A. Die Fieberdelirien.

Den Fieberdelirien hat man wegen ihrer kurzen Dauer und ihrer nur „symptomatischen" Bedeutung häufig die Zugehörigkeit zu den Geisteskrankheiten überhaupt streitig gemacht; eine fortschreitende Erfahrung hat uns indessen noch weit kürzer dauernde Psychosen kennen gelehrt und uns zu einer wesentlich symptomatischen Auffassung jeglichen Irreseins geführt. Das Krankheitsbild, welches die Fieberdelirien darbieten, ist kein gleichförmiges; vielmehr können wir mit Liebermeister*) mehrere Grade der Störung unterscheiden, welche augenscheinlich der Ausbildung des krankhaften Vorganges im Gehirn entsprechen und uns von den Erscheinungen der Reizung allmählich in diejenigen der Lähmung und völligen Vernichtung des Seelenlebens hinüberführen.

Der erste Grad des Fieberdeliriums kennzeichnet sich durch allgemeines Unbehagen, Eingenommenheit des Kopfes, Empfindlichkeit gegen stärkere Sinneseindrücke, Reizbarkeit, Unlust zu geistiger Arbeit, leichte Unruhe und Störung des Schlafes mit lebhaften, ängstlichen Träumen. Im zweiten Grade greift die Bewusstseinsstörung tiefer; die Wahrnehmung wird durch illusionäre und hallucinatorische, rasch sich mehrende Sinnestäuschungen verfälscht. Die Vorstellungen gewinnen eine grosse Lebendigkeit; der Verlauf derselben entzieht sich in buntem, traumartigem Zusammenhange dem bewussten Einflusse der Kranken. Sie glauben sich von fabelhaften Gestalten bedroht und ringen in verzweifeltem Kampfe mit vermeintlichen Gegnern; sie sehen aus den Mustern der Tapete sich grinsende Fratzen oder Engelsköpfe bilden, die sich loslösen und im Zimmer herumfliegen; sie fühlen, wie ihnen der Kopf abgenommen wird, wie Jemand an ihrer Bettdecke zupft. Federleicht, schwebend werden sie über bunte, fabelhafte Gegenden, durch prächtig geschmückte Räume getragen; Glockenläuten ertönt und wirres Schreien, ein feindliches Verdammungsurtheil oder liebliche Musik. In alle diese zusammenhangslosen Einbildungen hinein mischen sich dann einzelne wirkliche Wahrnehmungen, die auch wol für Augenblicke den Kranken zur Besonnenheit zurückrufen; alsbald aber

---

*) Liebermeister, Deutsches Archiv für klin. Medicin I, 543.

versinkt er wieder in die Fluth der massenhaft hereindringenden Täuschungen. Zugleich wächst die Unruhe; lebhafte heitere oder traurige Stimmungen tauchen auf und entwickeln sich zu Gemüthsbewegungen, bis dann auf der Höhe des dritten Grades das Krankheitsbild einer starken Bewusstseinstrübung mit völliger Unbesinnlichkeit, verworrener Ideenjagd, heftigen, oft wechselnden Gefühlsausbrüchen und mächtigem, selbst rasendem Bewegungsdrange zur Ausbildung gelangt ist. Allerdings gesellen sich nun schon häufig einzelne Lähmungszeichen diesen psychischen Reizungserscheinungen hinzu (vorübergehende Schlafsucht, Schwäche und Unsicherheit der Bewegungen) und deuten bereits den Uebergang in den völligen Verfall des psychischen Lebens an. Im vierten Grade schwächt sich die Erregung zum Flockenlesen und unsicheren Herumtasten ab. Der Kranke murmelt einzelne zusammenhangslose Worte oder Sätze vor sich hin (blande, mussitirende Delirien) und versinkt schliesslich in einen Zustand dauernder Betäubung (Koma, Lethargie), aus dem er gar nicht oder doch nur durch sehr kräftige Reize vorübergehend erweckt werden kann (Koma vigil).

Die besondere Art der fieberhaften Erkrankung scheint die Gestaltung der Delirien im ganzen wenig zu beeinflussen. Nur die Schnelligkeit, mit welcher sich das Fieber entwickelt, die Stärke und Dauer desselben sowie der Zustand der lebenswichtigen Organe ist massgebend. Immerhin dürften bei Variola, Scharlach, Erysipel, bisweilen auch beim Gelenkrheumatismus, rasch ausbrechende verwirrte Aufregungszustände überwiegen, während in der Pneumonie und im Typhus mehr die deliriöse Benommenheit und leichte Betäubung beobachtet werden. Eine eigenartige Gruppe der Fieberdelirien bilden die bisweilen beim Gelenkrheumatismus, seltener auch bei Scharlach und einigen anderen Erkrankungen beobachteten Fälle mit plötzlicher Entwicklung hyperpyretischer Temperaturen (—44°). Hier pflegen nach leichten Vorboten, Unruhe, Sprechen im Schlafe, Geschwätzigkeit oder Stumpfheit, rasch ausserordentlich heftige deliriöse Erregungszustände einzutreten, die bis zum Tode andauern oder allmählich in schwere Benommenheit übergehen.

Als die krankhafte Grundlage der Fieberdelirien können einmal das Fieber selbst (Temperatursteigerung, Beschleunigung des Stoffwechsels, Auftreten besonderer Zerfallsstoffe), sodann Kreislaufsstörungen (Wallungen, später Stauungen, namentlich bei Beeinträchtigung der Herzthätigkeit), Organerkrankungen und endlich die Wirkung infectiöser Krankheitsgifte angesehen werden. Möglicherweise sind sogar diese letzteren die eigentlich massgebenden Ursachen, so dass wir die Fieberdelirien vielleicht nur als eine besondere Form der Infectionsdelirien anzusehen haben. Nicht selten kommt jedoch auch dem Alkoholismus eine wesentliche ursächliche Bedeutung zu, vor allem bei der Pneumonie. Im übrigen spielt die Veranlagung bei der eingreifenden Natur der Krankheitsursachen eine verhältnissmässig geringe Rolle, doch ist es eine sehr bekannte Erfahrung, dass jüngere Lebensalter, Frauen und nervöse Menschen schon bei niedrigeren Fiebergraden leichter zu Delirien geneigt sind.

Die Prognose dieser Störungen wird durch den Umstand getrübt, dass sie vorzugsweise schwerere Erkrankungsfälle zu begleiten pflegen; nach meiner Statistik starben 35,6% der Kranken, doch haben dabei nur sehr ausgeprägte Formen der Delirien Verwerthung gefunden. Von den hyperpyretischen Fällen scheinen nur etwa $^1/_5$ mit dem Leben davonzukommen. In der überwiegenden Mehrzahl der Fälle (70,6%) übersteigt die Dauer des Irreseins eine Woche nicht; fast regelmässig schwindet die Störung mit dem Abfalle des Fiebers. Nicht allzu selten indessen bestehen wenigstens einzelne auf der Höhe der Erkrankung entstandene Einbildungen noch einige Zeit lang fort. Der im Delirium gesammelte Reichthum, die prächtigen Kutschen, über welche der Kranke verfügte, das über ihn gesprochene Todesurtheil, die Unthat, die er begangen hat, beglücken und quälen ihn noch so lange, bis allmählich die getrübte Besonnenheit sich vollständig wieder klärt. In einzelnen Fällen gehen die Fieberdelirien unmittelbar in die später zu schildernden infectiösen Schwächezustände über, oder es entwickeln sich nach dem Abfalle des Fiebers jene Krankheitsbilder, die wir als Erschöpfungspsychosen zu betrachten pflegen. Endlich kann natürlich die fieberhafte Krankheit unter Umständen auch solche Formen des Irreseins auslösen, die eigentlich eine ganz andere Entstehungsweise haben. Namentlich die einzelnen Anfälle des manisch-depressiven Irreseins kommen hier in Betracht, ferner bisweilen die Paralyse und die Dementia praecox; so sah ich z. B. eine Katatonie sich an eine Lungenentzündung anschliessen. Natürlich ist in solchen Fällen das Fieber nicht die Ursache, sondern nur der äussere Anstoss zum Ausbruche der anderweitig vorbereiteten Geistesstörung.

Die Behandlung der Fieberdelirien ist im allgemeinen diejenige des Grundleidens. Ausserdem kann man sich des Eisbeutels auf den Kopf zur Bekämpfung der Hirnhyperaemie bedienen. Einen sehr entschiedenen Einfluss auf die Milderung der Fieberdelirien üben ferner die Anwendung kühler Bäder sowie kalte Einwickelungen und Abreibungen aus, die man bei gleichzeitiger Herzschwäche zweckmässig mit der Darreichung von starkem Kaffee verbindet. Wenig oder gar nichts leisten die eigentlichen Fiebermittel, die ja zum Theil selbst Delirien zu erzeugen im Stande sind. Ausser den durch die körperliche Erkrankung selbst erforderten Massnahmen ist auf sorgfältige Ueberwachung deliriöser Kranker Bedacht zu nehmen, da dieselben unter allen Umständen sich und Andern gefährlich werden (Gewaltthaten begehen, entfliehen, aus dem Fenster springen) können. Heftige Aufregungszustände pflegen in Krankenhäusern mit der Zwangsjacke behandelt zu werden; in der Irrenanstalt gelingt es unter dem Beistande eines ruhigen und gewandten Personals regelmässig, ohne jenes bedenkliche Hülfsmittel mit der einfachen Bettbehandlung oder Dauerbädern, im äussersten Nothfalle mit Polsterbett oder Polsterzimmer durchzukommen. Die Anwendung von Schlafmitteln oder Narkoticis dürfte sich meist eher schädlich, als nützlich erweisen. Nach dem Fieberabfalle ist planmässige Wiederherstellung des gesunkenen Kräftezustandes die wesentliche Aufgabe der Behandlung.

B. Die Infectionsdelirien.

Wenn wir schon bei der Entstehung der Fieberdelirien an die Mitwirkung infectiöser Gifte denken müssen, so begegnen uns bei einer Reihe von Infectionskrankheiten weiterhin geistige Störungen, die mit Sicherheit auf eigenartige Vergiftungen zurückgeführt werden dürfen.

Dahin gehören namentlich die Delirien der Lyssa, dann die im ersten Beginne der Erkrankung auftretenden „Initialdelirien“ des Typhus und der Variola, ferner jene Formen der Intermittens larvata*), bei denen an Stelle der typischen Fieberanfälle Delirien

*) v. Krafft-Ebing, Psychiatrische Arbeiten, I, 161.

treten, bisweilen ganz ohne Fieber. Am besten bekannt sind die Initialdelirien beim Typhus. Aschaffenburg*) unterscheidet zwei Formen. Bei der ersten handelt es sich um ruhige Delirien mit ausgeprägten Wahnbildungen und Sinnestäuschungen. Die Kranken glauben sich vergiftet, in mannigfacher Weise verfolgt, sind verdammt, verworfen, haben eine schadhafte Luftröhre; sie hören ihre fernen Angehörigen reden, sehen drohende Gestalten, Feuer u. dergl. Bisweilen erzählen sie ausführlich eingebildete, abenteuerliche Erlebnisse. Dabei besteht lebhafte ängstliche oder traurige Verstimmung. Die zweite Form, die sich auch aus der ersten entwickeln kann, trägt die Züge der manischen Erregung, die im Beginne bisweilen eine ganz gelinde ist, wie ich auch bei einem Falle von Flecktyphus beobachtete. Doch steigert sich die Störung rasch zu völliger deliriöser Verwirrtheit mit Ideenflucht, Sinnestäuschungen, zusammenhangslosen Wahnvorstellungen, heftigster Angst und sinnlosem Bewegungsdrang. Diesen letzteren Zuständen pflegen die Initialdelirien der Variola und das Irresein bei larvirter Intermittens zu gleichen. Dagegen erinnern die Delirien bei schwerer Sepsis mit ihrer Unbesinnlichkeit und ihrem mussitirenden Charakter häufig mehr an gewisse Fieberdelirien, auch wenn die Temperatur nahezu oder ganz normal ist. Ob wir es hier mit Giftwirkungen oder einfach mit den Folgezuständen der Herzschwäche zu thun haben, mag dahingestellt bleiben; vielleicht ist nicht die Art, sondern der Grad der Störung die Ursache, dass hier die Lähmungserscheinungen gegenüber den Reizsymptomen in den Vordergrund treten.

Endlich giebt es im Verlaufe der Blatternerkrankung zwischen dem Eruptions- und dem Eiterungsfieber eigenthümliche Geistesstörungen, bei denen ebenfalls an eine Entstehungsweise durch Vergiftung gedacht werden muss. Es handelt sich um das plötzliche Auftreten sehr deutlicher Gehörs- und Gesichtstäuschungen bei Kranken, die nicht verwirrt, sondern völlig besonnen und nur durch die Trugwahrnehmungen beunruhigt sind. Die Kranken sehen Personen in das Zimmer treten, Tauben und Blumen in der Luft herumfliegen, hören Musik, Beschuldigungen, Drohungen, sollen Rechenschaft ablegen, haben gestohlen, werden von der Polizei gesucht. Diese Zustände erinnern so sehr an die erste Form der Initial-

*) Aschaffenburg, Allgem. Zeitschr. f. Psychiatrie, LII.

delirien und an gewisse Fälle von Alkohol- und Cocainwahnsinn, dass ich im Gegensatze zu einer früher von mir geäusserten Anschauung geneigt bin, sie auf eine Vergiftung zurückzuführen, welche durch die Variola erzeugt wird. Emminghaus hat die von ihm im Harn Pockenkranker gefundenen Fettsäuren mit jenen eigenthümlichen, rasch günstig verlaufenden Zuständen in ursächliche Beziehung gebracht.

Zu den psychischen Störungen gesellen sich die körperlichen Anzeichen der einzelnen Erkrankungen, die Reflexkrämpfe der Lyssa, die Hinfälligkeit und die Kopfschmerzen des Typhus, das Prodromalexanthem der Variola, die Milzschwellung der Intermittens, endlich leicht erhöhte, bisweilen aber auch auffallend niedrige Temperatur, nicht selten Eiweiss im Harn, sowie fast völliger Mangel des Schlafes und der Esslust.. Ausserdem treten hie und da die Zeichen schwererer Hirnveränderungen auf, namentlich epileptiforme Krämpfe, Hemiparesen, Sprachstörungen. Der Verlauf ist vielfach ein schwankender. Bei der Lyssa schieben sich nicht selten kürzere Zeiten völliger Besonnenheit ein, in denen der Kranke seine Umgebung selber vor sich warnt. Ebenso bieten die Initialdelirien öfters Nachlässe dar, namentlich am Tage, aber der Kranke befindet sich auch dann in einem Zustande dumpfer Benommenheit, die ihn keine rechte Klarheit über seine Lage gewinnen lässt. Die Dauer der Störung beträgt in der Regel nur einige Tage, selten mehr als eine Woche. Beim Wechselfieber pflegen sich die eine Reihe von Stunden dauernden Anfälle in intermittirendem Typus mehrmals zu wiederholen.

Die Prognose gestaltet sich sehr verschieden. Die Delirien der Lyssa endigen regelmässig im tödtlichen Collaps. Beim Typhus kann die Störung gerade mit dem stärkeren Ansteigen des Fiebers gänzlich verschwinden, wie ich zweimal beobachtete, oder aber sie geht unmittelbar in eigentliche Fieberdelirien über. In jedem Falle ist hier die Gefahr eines tödtlichen Ausganges der Erkrankung eine ganz ungewöhnlich grosse; nur 40—50% der Kranken bleiben am Leben und gelangen zur Genesung. Dem gegenüber ist die Prognose der Intermittensdelirien, abgesehen von der Selbstmordgefahr, eine durchaus günstige.

Die Erkennung dieser Psychosen hat, namentlich beim Initialdelirium, bisweilen Schwierigkeiten. Nicht allzuselten kommt es vor, dass dasselbe für einen epileptischen Dämmerzustand gehalten wird, mit dem es in der That sehr grosse Aehnlichkeit besitzen kann. Vor der Verwechselung schützt die Beachtung der Ideenflucht, die der Epilepsie fremd ist. Ausserdem wird hier der weitere Verlauf natürlich immer Aufklärung bringen. So habe ich es bisher viermal erlebt, dass mir Kranke mit beginnendem Typhus (einmal exanthematischem) als geistesgestört zugeführt wurden. Jedesmal gelang es, aus dem eigenthümlichen Symptomenbilde mit grosser Wahrscheinlichkeit die Diagnose eines Initialdeliriums zu stellen. Im ersten Beginn können einzelne Kranke für manisch gehalten werden, doch stellt sich bald eine gewisse Betäubung ein, wie sie der Manie fehlt. Gegenüber den Erschöpfungspsychosen und der Paralyse kann die Abgrenzung äusserst schwierig sein. Die Vorgeschichte muss hier die wichtigsten Anhaltspunkte liefern, das Fehlen erschöpfender Ursachen einerseits, der durchaus plötzliche Ausbruch der Krankheit andererseits. Ausserdem wird wiederum auf die Schwerbesinnlichkeit und Betäubung der Kranken, gegenüber der Paralyse auch auf das Lebensalter Gewicht gelegt werden müssen. Für die Unterscheidung von der Katatonie ist ebenfalls die schwere Benommenheit gegenüber der guten Auffassung katatonischer Kranker zu beachten, ferner das Fehlen von Negativismus und Befehlsautomatie. Die Intermittensdelirien können mit epileptischen Aequivalenten verwechselt werden; die Beachtung der Malariavergiftung, wol auch die typische Wiederkehr der Anfälle kann davor schützen.

Ein sehr wichtiger Fortschritt in der Lehre von den Initialdelirien ist dem Umstande zu verdanken, dass Nissl in einem von mir beobachteten Falle die genauere Untersuchung der Hirnrinde vornehmen konnte. Es fanden sich starke Füllung aller Blutgefässe, Vermehrung der weissen Blutzellen, vor allem aber ausgebreitete Zerfallsvorgänge an den Nervenzellen, ähnlich denen, die durch künstliche Infection erzeugt werden. Der Zellleib war geschwollen, die gefärbte Substanz zerfallen, so dass der feinere Bau vollständig unkenntlich geworden war. Die Fortsätze waren auf weite Strecken diffus gefärbt. Auf Tafel IV ist in Figur 2 eine solche Pyramidenzelle wiedergegeben, deren schwere Veränderung durch den Vergleich mit der gesunden Zelle Figur 1 ohne weiteres erkennbar ist. Ausserdem liess sich Karyokinese an den Gliakernen nachweisen. Damit ist nicht nur die infectiöse Natur jenes Falles gesichert, sondern wir können auf Grund desselben auch mit grösster Wahrscheinlichkeit annehmen, dass wir es bei derartigen Vergiftungsdelirien thatsächlich mit mehr oder weniger schweren, greifbaren Veränderungen in der Hirnrinde zu thun haben. Die vielfachen früheren, auf ein ähnliches Ergebniss hinauslaufenden anatomischen Untersuchungen über Typhusdelirien erhalten durch diesen klaren Befund ihre bestimmte Deutung.

Die Behandlung der Delirien fällt mit derjenigen der zu Grunde liegenden Erkrankungen zusammen. Vielleicht kann man im Hinblicke auf die Vergiftung an eine reichliche Durchspülung des Körpers denken, unter Umständen mit Hülfe von Kochsalzinfusionen. In einem so behandelten Falle vermochten wir zwar nicht den tödtlichen Ausgang zu verhindern, erzielten aber jedesmal eine deutliche, vorübergehende Besserung. Ferner verdient erwähnt zu werden, dass die Intermittenspsychose dem günstigen Einflusse des Chinin sich zugänglich zu erweisen pflegt. Genaue Ueberwachung ist begreiflicherweise überall dringend geboten.

C. Die infectiösen Schwächezustände.

Da die Veränderungen der Rindenzellen, die durch infectiöse Gifte erzeugt werden, sich unter Umständen nur allmählich oder selbst gar nicht vollständig wieder ausgleichen, werden wir es erklärlich finden, dass geistige Störungen hier bisweilen auch dann noch fortdauern können, wenn die Grundkrankheit bereits abgelaufen ist. Der Beginn derartiger Psychosen fällt meist schon in die fieberhafte Zeit der Krankheit, doch werden wir auch wol manche noch später einsetzende Störungen als infectiöse betrachten dürfen, mit demselben Rechte, mit dem wir die neuritischen Nachkrankheiten des Typhus, der Pocken, der Diphtherie u. s. f. auf das Krankheitsgift zurückführen. Bestärkt werden wir in dieser Auffassung durch den Umstand, dass anscheinend jede Infectionskrankheit gewisse klinische Bilder besonders häufig hervorruft. Allerdings dürfte es heute kaum möglich sein, hier aus den psychischen Krankheitserscheinungen allein mit einiger Sicherheit auf die bestimmte Ursache zurückzuschliessen. Wir werden uns daher mit einer kurzen Schilderung der häufigsten Zustandsbilder begnügen müssen. Gemeinsam ist allen ein mehr oder weniger hoher Grad geistiger und gemüthlicher Schwäche, zu der sich meist traurige oder ängstliche Verstimmungen, vielfach auch ausgeprägte Wahnbildungen hinzugesellen. Freilich gehören durchaus nicht alle länger dauernden Geistesstörungen nach Infectionskrankheiten dieser Gruppe an. Ausser den später zu besprechenden Erschöpfungszuständen können durch die schwere körperliche Schädigung auch die verschiedenartigsten anderen Formen des Irreseins ausgelöst werden, deren besondere Gestaltung dann aber natürlich gar keine engere Beziehung zu der Grundkrankheit mehr erkennen lässt.

Die leichtesten Formen der infectiösen Schwächezustände schliessen sich unmittelbar der gewöhnlichen geistigen und körperlichen Hinfälligkeit der Reconvalescenten nach schweren Infectionskrankheiten an. Die Kranken fühlen sich nach dem Schwinden des Fiebers nicht befreit und erleichtert, erholen sich nicht rasch, sondern sind matt, denkunfähig, ermüden ausserordentlich leicht, bringen ihre Gedanken nicht mehr zusammen, sind unfähig zu lesen, einen Brief zu schreiben. Ihre geistige Regsamkeit ist gelähmt; sie sind theilnahmlos, gleichgültig, liegen unthätig im Bette, vermögen sich nicht aufzuraffen, Entschlüsse zu fassen, lassen alles gehen wie es geht. Die Besonnenheit und Orientirung ist dabei ungestört, ebenso die Wahrnehmung, doch stellen sich bisweilen beim Augenschluss lebhafte Gesichtsbilder ein, unverständliche, flüsternde Geräusche in den Ohren, eigenthümliche Empfindungen im Körper, die als schwere Krankheitserscheinungen gedeutet werden. Die Stimmung ist trübe, finster, oft mürrisch, reizbar, launenhaft; nicht selten sind plötzliche Angstanfälle, besonders des Nachts. Düstere Ahnungen steigen auf, Todesgedanken, Misstrauen gegen Arzt und Umgebung, Vergiftungsfurcht, hypochondrische Vorstellungen, wol auch Versündigungsideen. In Folge dessen kann es zu heftigen Ausbrüchen gegen die Umgebung, Selbstmordversuchen, Nahrungsverweigerung kommen. Eine meiner Kranken machte ihr Testament und berief telegraphisch ihre Verwandten an ihr vermeintliches Todtenbett. Meist sind die Kranken sehr zurückhaltend und wortkarg, selbst stuporös, äussern wenig von ihren Wahnvorstellungen; erst später in der Genesungszeit erfährt man dann die Einzelheiten. Schlaf und Esslust sind regelmässig sehr gestört; das Körpergewicht ist stark gesunken.

Diese leichtesten Formen der infectiösen Schwächezustände beobachten wir namentlich nach Influenza und Gelenkrheumatismus, bisweilen auch bei Kindern nach Keuchhusten. Ihre Dauer beträgt in der Regel einige Wochen oder Monate; dann pflegt Genesung einzutreten. Sie erinnern vielfach an das Bild der nervösen Erschöpfung, doch sind die Erscheinungen erheblich schwerer und hartnäckiger als dort, weichen nicht so rasch der Ruhe und Erholung; zudem fehlt das klare Krankheitsbewusstsein.

Eine zweite Gruppe von Beobachtungen ist durch das Auftreten von ausgeprägten Sinnestäuschungen, abenteuerlichen Wahnbildungen und lebhaften ängstlichen Erregungszuständen gekennzeichnet. Den Beginn bilden in der Regel schwere Benommenheit und Delirien während des Fiebers. Die Kranken sind unklar über ihre Lage, verkennen Ort und Personen, denken und reden zusammenhangslos. Zugleich bestehen zahlreiche Sinnestäuschungen. Hinter dem Bette schreien die Todten; auf der andern Seite steht ein Sarg; Wände und Ofen bewegen sich; Frauenzimmer setzen sich auf das Bett; der Teufel und die Mutter Gottes erscheinen. Der Kranke weiss nicht, ob er im Himmel oder in der Hölle ist; man trachtet ihm nach dem Leben; sein Leib verfault; die Genitalien stinken; der Kopf ist nicht am Leibe. Alles drückt auf ihn; er ist im Bette angenagelt, schon gestorben.

Dieser Zustand von Verworrenheit dauert fort, auch wenn die Eigenwärme gesunken ist und die übrigen Krankheitserscheinungen schwinden. Der Kranke wird wol allmählich etwas klarer und geordneter, findet sich in seiner Umgebung besser zurecht, aber Sinnestäuschungen und Wahnideen verlieren sich zunächst nicht. Er hört drohende, beschimpfende Stimmen; durch das Fenster sehen Fratzen hinein, die auf ihn spucken; er wird aus dem Bette gezogen, muss darin ersticken; es hängt so viel an seinem Kopfe; man bohrt und dreht an seinem Körper herum, zupft an seinen Kleidern. Das Essen ist Pferdefleisch; er wird verfolgt und unterdrückt, wider alles Recht zurückgehalten. Ein Arzt hatte die heimliche Furcht, dass seine Collegen ihn zu wissenschaftlichen Zwecken lebendig zerschneiden würden.

Die Stimmung der Kranken ist niedergeschlagen, ängstlich, verdriesslich, missmuthig; zeitweise kommt es zu heftigen Gefühlsausbrüchen mit Selbstmordversuchen, Gewaltthaten, Angriffen gegen die Umgebung. Die Kranken sind unzufrieden, nörgelnd, störrisch, widerstreben, verweigern die Nahrung. Meist sind sie hochgradig abgemagert, schlafen wenig und unruhig, lassen oft lange Zeit alles unter sich gehen.

Im weiteren Verlaufe verlieren sich unter Auftreten reger Esslust und grossen Schlafbedürfnisses nach und nach Sinnestäuschungen und Wahnvorstellungen. Das Körpergewicht hebt sich; die Stimmung wird freier; der Kranke gewinnt Verständniss für seine Störung, beginnt sich zu beschäftigen und knüpft in seinem Denken und Fühlen allmählich wieder an die früheren gesunden Zeiten an. Gleichwol pflegt noch ziemlich lange grosse Ermüdbarkeit, Herabsetzung der geistigen und körperlichen Leistungsfähigkeit und Gedächtnissschwäche zurückzubleiben. Bisweilen scheint überhaupt keine völlige Wiederherstellung einzutreten, sondern ein Schwächezustand mit unvollkommener Berichtigung der Wahnvorstellungen den Ausgang zu bilden; in einzelnen Fällen erfolgt der Tod durch Erschöpfung oder complicirende Erkrankungen. Die Dauer der geistigen Störung beträgt auch im günstigsten Falle eine Reihe von Monaten, nicht selten über ein Jahr. Sie entwickelt sich am häufigsten nach Typhus, ferner nach den Pocken, in leichterer Form nach Gelenkrheumatismus und Cholera. Die Erkennung dieser Form wird an der Hand der Vorgeschichte keine Schwierigkeiten bieten; höchstens könnte bei älteren Kranken die Verwechselung mit einer Melancholie in Frage kommen, die nur durch die acute Krankheit ausgelöst wurde. Das starke Hervortreten der Sinnestäuschungen, das Ueberwiegen der Verfolgungsideen über den Versündigungswahn, die eigenthümlich reizbare Stimmung im Gegensatze zu der Angst der Melancholischen könnte hier die Unterscheidung ermöglichen. Gegenüber der Dementia praecox ist auf den stärkeren Affect und namentlich auf die anfängliche schwere Störung der Auffassung, Besonnenheit und Orientirung hinzuweisen, ferner auf das Fehlen von Negativismus und Stereotypie, gegenüber den Depressionszuständen des circulären Irreseins auf das Fehlen der psychomotorischen Hemmung und den körperlichen Zustand.

Auch die dritte, schwerste Form der infectiösen Schwächezustände pflegt mit heftigen Delirien zu beginnen, geht aber bald in stuporöse Zustände über. Die Kranken werden trotz Besserung der körperlichen Erscheinungen blöde, unfähig, äussere Eindrücke aufzufassen und zu verarbeiten, gedächtnissschwach, urtheilslos. Ihre Stimmung ist gleichgültig, bisweilen weinerlich; sie sind still, stumpf oder kindisch unruhig, liegen unter Umständen regungslos im Bette, ausser Stande, Nahrung zu sich zu nehmen oder sich rein zu halten, müssen gefüttert und gepflegt werden wie kleine Kinder. Die Ernährung ist meist auf das äusserste gesunken, die Muskulatur geschwunden; hie und da machen sich die Anzeichen einer schweren Hirnerkrankung bemerkbar, halbseitige Lähmungen, Sprachstörungen, epileptiforme Krämpfe.

Die Prognose dieser Erkrankungen, die hauptsächlich nach Typhus, in leichterer Form auch nach Cholera beobachtet werden, ist eine sehr zweifelhafte. Nur in etwa der Hälfte der Fälle erfolgt, nach meist sehr langer, über viele Monate sich erstreckender Dauer, ziemlich rasch völlige Genesung. In den übrigen Fällen kommt es wol meist zu einer allmählichen Besserung, aber die Kranken bleiben geistig und gemüthlich unfähig, gedankenarm, vergesslich, urtheilslos, gleichgültig und willensschwach. In zwei derartigen Fällen sah ich dauernd epileptische Anfälle zurückbleiben. Die Erkennung dieser Zustände stützt sich gegenüber dem katatonischen Stupor, abgesehen von der Entstehungsgeschichte und den etwa vorhandenen Hirnerscheinungen, auf das Fehlen des Negativismus, gegenüber dem circulären auf das Fehlen der Hemmung, sodann auf die Unbesinnlichkeit und Gedächtnissschwäche.

Die Behandlung aller dieser Formen besteht wesentlich in einer sehr sorgfältigen körperlichen Pflege, deren Hauptpunkte Bettruhe, reichlichste Ernährung, Reinlichkeit und gute Ueberwachung bilden. In den schwersten Fällen kann späterhin wegen des Muskelschwundes Massage und allgemeine Faradisation angezeigt sein.

Ein wesentlich anderes Gepräge, als die bisher betrachteten Störungen, trägt eine grössere Gruppe von Fällen, wie sie ebenfalls vorzugsweise nach Typhus, bisweilen vielleicht auch nach Cholera beobachtet werden. Es handelt sich hier um die rasche Entwicklung lebhafter verwirrter Erregungszustände mit ausgeprägter Ideenflucht und abenteuerlichen Grössenideen. Nach unbedeutenden Vorboten beginnen die Kranken, öfters schon während der Fieberzeit, sehr unruhig zu werden. Sie verlieren die Orientirung, fassen mangelhaft auf, sind ungemein ablenkbar, hören Stimmen, sehen Engel an der Decke, Blumen im Zimmer, Theatergestalten, mit denen sie sich unterhalten. Zugleich tritt ein blühender Grössenwahn hervor, der ungemein dem paralytischen ähnelt. Der Kranke ist Gott, sein Getränk Nektar; er besitzt zahllose Schlösser, empfängt Besuche von Königen und Kaisern, verkehrt geschlechtlich mit Prinzessinnen. Dem entsprechend werden Personen und Vorkommnisse gedeutet. Die Mitkranken sind hohe Persönlichkeiten, einige Papierfetzen werthvolle Banknoten, Acnepusteln die Spuren feindlicher Kugeln; aus Koth und Sputum werden unschätzbare Kunstwerke, Brillanten geformt. Der Kranke fabulirt in der unsinnigsten Weise, lässt sich dabei ungemein leicht lenken. Die Stimmung ist bald mehr unwillig und reizbar, bald heiter und überschwänglich, aber wechselnd, leicht in Weinen umschlagend. Jede Spur von Krankheitsgefühl fehlt; ein äusserst hinfälliger Kranker mit schweren Muskelcontracturen an beiden Beinen behauptete, das Göthedenkmal in Frankfurt mit einer Hand heben zu können. Dabei besteht lebhafter Rededrang, Ideenflucht, Neigung, sinnlos zu reimen, verworrene Schriftstücke und Zeichnungen zu liefern. Die Kranken sind unruhig, bleiben nicht im Bette, singen, schmieren, schlafen wenig und nehmen unregelmässig Nahrung zu sich. Der Ernährungszustand ist ein sehr schlechter.

Das hier gezeichnete Krankheitsbild, das ich selbst bisher in zwei Fällen beobachten konnte, ist vielleicht nur eine weitere Entwicklung der zweiten oben geschilderten Form des Initialdeliriums. Ob es gegenüber den Depressionszuständen als besondere Erkrankung zu betrachten ist, erscheint zweifelhaft, wenn wir bedenken, dass uns bei der Paralyse ähnlich verschiedene Bilder als Erscheinungsformen des gleichen Krankheitsvorganges begegnen. Die äusserliche Aehnlichkeit gerade dieses Bildes mit demjenigen der expansiven Paralyse ist eine sehr auffallende; wir werden dabei unwillkürlich an die anscheinende Verwandtschaft gewisser Rindenzellenveränderungen erinnert, welche im Typhus und in manchen Formen der Paralyse gefunden werden. Die klinische Unterscheidung wird übrigens durch die Vorgeschichte, das Fehlen der Pupillenstarre und Sprachstörung, unter Umständen auch durch das Alter ermöglicht; meine beiden Kranken waren ganz junge Leute. Vielleicht wäre übrigens dieses Bild besser dem Erschöpfungsirresein anzureihen, da es etwas der acuten Verwirrtheit ähnelt. Massgebend für die hier vertretene Auffassung ist der Umstand gewesen, dass die Störung bisweilen schon in der ersten Zeit des Typhus einsetzt und ferner in ihrer Eigenart fast nur nach Typhus, nicht aber nach anderen erschöpfenden Ursachen beobachtet wird. Zudem ist die Auffassung und Verarbeitung der Eindrücke hier weit weniger gestört, als bei der acuten Verworrenheit. Gegenüber manischen Erregungszuständen ist auf die schwere Beeinträchtigung der Orientirung und die üppige Erzeugung unsinniger Wahnbildungen hinzuweisen.

Der Verlauf der Erkrankung ist in einem Theil der Beobachtungen ein rascher und günstiger. Meist indessen schwinden Erregung und Wahnideen erst allmählich im Verlaufe von Monaten. Die Kranken bleiben dann noch längere Zeit erregbar, leicht ermüdbar, gerathen bei geistiger Anstrengung ausserordentlich leicht wieder in ihre Ideenflucht und in das wahnhafte Fabuliren hinein, bis sich unter bedeutendem Ansteigen des Körpergewichtes die endgültige Genesung vollzieht. In einer nicht ganz geringen Zahl von Fällen scheint sich aber der Schwächezustand überhaupt nicht völlig auszugleichen, sondern es kommt unter Fortbestehen abenteuerlicher Wahnvorstellungen zur Entwicklung einer dauernden Verblödung. Die Behandlung hat auch hier nichts zu thun, als das kranke Hirn durch Fernhaltung aller Schädigungen (Bettruhe, Dauerbäder) zu schonen und für die körperliche Erholung möglichst günstige Bedingungen herzustellen (reichlichste Ernährung).

Eine eigenartige Stellung unter den infectiösen Schwächezuständen nimmt die von Korssakow zuerst genauer beschriebene polyneuritische Geistesstörung*) ein. Dieselbe ist namentlich durch das Auftreten einer schweren Störung der Merkfähigkeit und des Gedächtnisses mit ausgeprägten Erinnerungsfälschungen neben den körperlichen Zeichen einer polyneuritischen Erkrankung gekennzeichnet. Das Leiden entwickelt sich meist ziemlich rasch, bisweilen mit einem deliriösen Aufregungszustande. Die Kranken verlieren die Orientirung und werden verwirrt, unruhig, ängstlich, namentlich in der Nacht; öfters treten deutliche Sinnestäuschungen, besonders des Gesichtes auf. Die bei weitem hervorstechendste Erscheinung aber ist die Unfähigkeit, die Ereignisse der jüngsten Vergangenheit

*) Korssakow, Archiv f. Psychiatrie, XXI. 669; Allgem. Zeitschr. f. Psychiatrie XLVI, 475; Tiling, ebenda XLVIII, 549; Derselbe, über alkoholische Paralyse und infectiöse Neuritis multiplex. 1897; Jolly, Charitéannalen, XXII; Mönkemöller, Allgem. Zeitschr. f. Psychiatrie LIV, 806.

im Gedächtnisse zu behalten. Obgleich die Auffassung selbst keine erheblicheren Störungen erkennen lässt, schwindet der Inhalt des Erlebten doch schon nach kurzer Zeit, sogar nach wenigen Minuten, vollständig aus der Erinnerung. Die Kranken wissen nicht, was sie gestern, vor einer halben Stunde gethan, ob sie schon zu Mittag gegessen, den Arzt schon einmal gesehen haben; sie sind also gänzlich unfähig, irgend welche neuen Erfahrungen zu sammeln, lassen sich ohne Widerspruch immer wieder dieselben oder auch ganz unvereinbare Dinge erzählen, wiederholen ungezählte Male die gleichen Fragen und Wünsche. Besonders schwer geschädigt pflegt die Fähigkeit der zeitlichen Localisation zu sein; die Kranken wissen nicht anzugeben, ob ein Ereigniss vor einem Jahre oder gestern stattgefunden hat. Dabei kann das Gedächtniss für lange zurückliegende Erfahrungen vollständig ungestört sein, doch scheinen auch Erinnerungsverluste vorzukommen, die viele Jahre umfassen, so dass die Kranken alle Schicksale aus ihren letzten Lebensabschnitten vergessen haben und sich in längst vergangenen Tagen zu befinden glauben.

Alle diese Lücken werden nun aber durch flottes Fabuliren ausgefüllt. Wirkliche und frei erfundene Erinnerungen werden von den Kranken mit voller Seelenruhe und im Tone der Ueberzeugung vorgebracht, sobald sie über ihre Vergangenheit Auskunft geben sollen. Sie schildern genau mit allen Einzelheiten die Reisen und Spaziergänge, die sie in den letzten Tagen angeblich unternommen haben, sind von längst verstorbenen Verwandten besucht worden, haben dem Begräbnisse eines Bruders beigewohnt, den sie nie besassen, sprechen von Kindern, die gar nicht vorhanden sind, erzählen denselben Vorgang immer wieder mit anderen Einzelheiten, werden gereizt, wenn man sie auf diese Widersprüche aufmerksam macht. Meist gelingt es dabei, durch geeignete Fragen den Inhalt der Erinnerungen nach Belieben zu lenken.

Die Stimmung ist im Beginne ängstlich, später meist gleichgültig, stumpf, oder reizbar, unzufrieden, nörgelnd; vorübergehend kommt es auch einmal zu lebhafterer Erregung. Bisweilen herrscht mehr eine kindisch-heitere Stimmung vor, die jedoch leicht in Weinerlichkeit umschlägt. Die Reden der Kranken sind öfters leidlich verständig, aber abgerissen; hie und da werden Störungen in der Satzbildung beobachtet. Auch das Benehmen scheint, abgesehen von stärkeren Erregungszuständen, äusserlich geordnet zu sein, wenn die Kranken auch wegen ihrer Gedächtnissstörung zu irgend einer selbständigen Beschäftigung nicht fähig sind.

Auf körperlichem Gebiete bestehen die Erscheinungen der Polyneuritis, Lähmung oder Schwäche in verschiedenen Nervengebieten, Druckempfindlichkeit von Nerven und Muskeln, Sensibilitätsstörungen, Herabsetzung der Reflexe, in schweren Fällen auch Pulsbeschleunigung und Athemnoth. Die befallenen Muskelgruppen sind atrophisch, zeigen unter Umständen Entartungsreaction; auch Contracturen und örtliche Krämpfe werden beobachtet. Die allgemeine Ernährung liegt sehr darnieder; die Nahrungsaufnahme ist mangelhaft, der Schlaf meist unruhig. Im Beginne der Erkrankung tritt nicht selten hartnäckiges Erbrechen auf.

Der ersten stürmischeren Entwicklung folgt in der Regel eine Zeit langsameren Verlaufes, doch kann in einzelnen Fällen mit zunehmender Herz- und Athmungslähmung und dem Eintreten soporöser Zustände der Tod erfolgen. Meist jedoch pflegt sich nach einigen Monaten allmählich eine fortschreitende Besserung einzustellen, Rückkehr der Orientirung und Nachlassen der Vergesslichkeit. In einer gewissen Zahl von Fällen schreitet diese Besserung im Verlaufe von 5—9 Monaten bis zur völligen Genesung fort, wenn auch noch längere Zeit grosse Ermüdbarkeit, Gedächtnissschwäche und gemüthliche Reizbarkeit zurückbleibt. Vielfach aber, namentlich bei ausgeprägtem Alkoholismus, ist der Ausgang ein dauernder, unheilbarer Schwachsinn, der seinen Ursprung noch durch das Fortbestehen der Erinnerungsfälschungen erkennen lässt.

Die Grundlage der hier geschilderten Störung muss nach der übereinstimmenden Ansicht der meisten Forscher in einer Vergiftung gesucht werden, die anscheinend durch eine Reihe der verschiedensten Krankheitsvorgänge erzeugt werden kann, durch Magendarmkatarrhe, Typhus, Zersetzungen in Geschwülsten, todtfaulen Früchten u. s. f. Eine ganz hervorragende ursächliche Rolle spielt aber ohne Zweifel der Alkohol. Jolly ist geneigt, die Erkrankung geradezu als eine schwerere Erscheinungsform des Delirium tremens zu betrachten. Dennoch geht es, wie Jolly ebenfalls betont, offenbar nicht an, hier einfach von einer alkoholischen Geistesstörung zu sprechen; vielmehr dürften die schweren Schädigungen des Alkoholmissbrauches nur die günstigen Bedingungen für das Zustandekommen dieser Form des Irreseins bieten, wie durch die immerhin nicht geringe Zahl von Fällen ohne jene Grundlage dargethan wird. Aber auch die Beziehungen der besonderen Geistesstörung zur Polyneuritis scheinen keineswegs unverbrüchliche zu sein, da es nicht nur sehr zahlreiche Fälle von letzterer Krankheit ohne Irresein, sondern auch Beobachtungen giebt, in denen genau das gleiche psychische Krankheitsbild ohne neuritische Erscheinungen auftritt. Dabei ist übrigens zu bemerken, dass die verschiedenen Fälle von Polyneuritis wegen ihrer ganz verschiedenen Ursachen schwerlich als einheitliche Krankheit anzusehen sind. Wir kommen demnach zu dem Schlusse, dass die hier beschriebene Geistesstörung höchst wahrscheinlich durch Gifte entsteht, die meist, aber nicht immer, auch Polyneuritis erzeugen, und deren Auftreten durch chronischen Alkoholismus ganz besonders begünstigt wird. Da die Bedeutung, die hier gewissen Infectionen vom Darm aus, dem Typhus, der Tuberculose u. s. f. zukommt, mit einiger Wahrscheinlichkeit auf Bakteriengifte hinweist, haben wir diese Form zu den infectiösen Schwächezuständen gestellt, mit deren zuletzt besprochener Gruppe sie auch eine ungefähre klinische Verwandtschaft aufweisen dürfte. Einer der dort erwähnten Kranken bot in der That ebenfalls die Zeichen einer ziemlich schweren Polyneuritis nach Typhus dar.

Die Eigenart des klinischen Bildes, namentlich in Begleitung der neuritischen Störungen, wird zumeist die Erkennung der Erkrankung leicht machen. Immerhin können Verwechselungen mit der Paralyse vorkommen, um so leichter, als wir auch dort nicht selten eine ähnliche Gedächtnissschwäche mit Erinnerungsfälschungen, ja sogar hie und da Andeutungen von neuritischen Störungen beobachten. Die Unterscheidung wird einmal durch die ursächlichen Verhältnisse ermöglicht, durch die meist langsamere Entwicklung der Paralyse mit den bekannten Vorboten, ferner durch die eigenartige Sprachstörung sowie die Pupillenstarre der Paralytiker. Sehr ausgeprägte Neuritis spricht weit mehr für die hier beschriebene Form. Vielleicht ist auch der Umstand zu verwerthen, dass in der Paralyse das Urtheil mindestens ebenso stark gestört zu sein pflegt wie das Gedächtniss, während beim polyneuritischen Irresein die ungemein starke Beeinträchtigung auf letzterem Gebiete durchaus in den Vordergrund tritt. In der senilen Verwirrtheit kommt ebenfalls ein ähnliches Bild zu Stande. Abgesehen von der verschiedenen Entstehungsweise dürfte hier namentlich die grössere Zerfahrenheit der Senilen, die läppische Erregung, der Eigensinn und die Stereotypie dieser Kranken für die Unterscheidung zu verwerthen sein.

Die mikroskopische Untersuchung der Hirnrinde hat bisher nur „erheblichen Schwund der Tangentialfasern bei mehr oder weniger ausgesprochener Atrophie der Rinde" ergeben, hat sich aber auch nur auf die Fasern erstreckt. Die Behandlung hat die gleichen Aufgaben wie bei den übrigen infectiösen Schwächezuständen, wenn wir von den besonderen Anforderungen absehen, welche die neuritische Erkrankung an die Thätigkeit des Arztes stellt.

II. Das Erschöpfungsirresein.

Als Erschöpfungsirresein wollen wir diejenigen Formen geistiger Störung bezeichnen, als deren Ursache wir einen übermässigen Verbrauch oder einen ungenügenden Ersatz von Nervenmaterial in der Hirnrinde ansehen dürfen. Am meisten Berechtigung hat die Annahme einer Erschöpfung zunächst bei denjenigen Psychosen, die sich unmittelbar an schwere körperliche Umwälzungen, namentlich an acute Krankheiten, grosse Blutverluste, das Wochenbett anschliessen. Wie die Erfahrung lehrt, kommt es in der That unter der Einwirkung der genannten und ähnlicher Schädlichkeiten zur Entwicklung gewisser gleichartiger psychischer Krankheitsbilder, denen eine tiefe Störung der Auffassung, des Gedankenzusammenhanges und der Denkthätigkeit gemeinsam ist. Dazu pflegen sich Sinnestäuschungen, Ideenflucht und motorische Erregung zu gesellen. Nach dem mehr oder weniger stürmischen Auftreten und Ablaufe dieser Erscheinungen empfiehlt es sich, zwei Krankheitsbilder, das Collapsdelirium und die Amentia (acute Verwirrtheit) auseinanderzuhalten. Dagegen scheint mir die früher ebenfalls zu den Erschöpfungskrankheiten gerechnete acute Demenz ausschliesslich den infectiösen Schwächezuständen anzugehören, soweit sie sich nicht als der Beginn einer Katatonie oder des manisch-depressiven Irreseins herausstellt, wie ich es in den letzten Jahren regelmässig erlebt habe.

Eine weitere wichtige Ursache der Erschöpfung ist die geistige und gemüthliche Ueberanstrengung, ferner dauerndes körperliches Siechthum. Die Krankheitserscheinungen, die uns im Gefolge dieser Schädigungen entgegentreten, sind weit weniger stürmische und in die Augen fallende, aber sie sind vielleicht noch wichtiger, als die acuten Erschöpfungspsychosen, weil sie ausserordentlich viel häufiger sind. Es sei uns gestattet, sie unter dem Namen der chronischen nervösen Erschöpfung hier zusammenzufassen.

A. Das Collapsdelirium.

Das Collapsdelirium ist ein äusserst stürmisch sich entwickelnder Zustand hochgradiger Benommenheit und Verwirrtheit mit traumhaften Sinnestäuschungen, Ideenflucht, Stimmungswechsel und lebhafter motorischer Erregung. Die Krankheit beginnt in der Regel ziemlich plötzlich; bisweilen macht sich Schlaflosigkeit und leichte Unruhe schon kurze Zeit vorher bemerkbar. Die Kranken verlieren rasch die Orientirung in ihrer Umgebung, die ihnen verändert und unheimlich vorkommt. Das Bewusstsein trübt sich; es stellen sich allerlei abenteuerliche Illusionen, fast immer auch Hallucinationen ein, oft in grossen Massen. Die Tapeten schneiden Fratzen; ein Crucifix nickt mit dem Kopfe; Engel fliegen zum Fenster herein; die Nachbarn rufen draussen; das Armensünderglöckchen läutet. Die Kranken glauben sich in fabelhaften Lebenslagen, wohnen dem Weltuntergange, ihrem eigenen Begräbnisse bei, erleben eine Fülle merkwürdiger, traumhaft zusammengewürfelter Ereignisse. Ihre Gedanken und Reden verwirren sich; sie werden ideenflüchtig und beginnen in unsinnigen Alliterationen, Aufzählungen, selbst in Versen und Reimen zu sprechen oder zu singen. Regelmässig bestehen zusammenhangslose, wechselnde Wahnideen, bald mehr expansiven, bald mehr depressiven Inhalts. Sie haben den Welterlöser geboren, tragen die Dornenkrone, sollen deswegen ans Kreuz genagelt, ertränkt werden, aber eine Heilige kann nicht untergehen. Der böse Feind stellt ihnen nach, hat sie vergiftet, in drei Theile zerschnitten; die Mächte der Finsterniss sind überwunden. Die Umgebung wird vollständig verkannt; das Krankenzimmer ist die Hölle, ein Gotteshaus, der Arzt Christus, der Pfarrer oder irgend ein Bekannter.

Die Stimmung ist vorwiegend heiter, bisweilen etwas erotisch, doch schieben sich leicht vorübergehend ängstliche oder zornige Gefühlsausbrüche ein. Stets ist lebhafte motorische Erregung vorhanden. Die Kranken bleiben nicht im Bett, drängen hinaus, auch zum Fenster, kriechen zu ihren Mitpatienten hinein, entkleiden sich, zerreissen, schmieren. Sie schwatzen lebhaft, bald laut und hochtrabend, bald geheimnissvoll flüsternd, gesticuliren, schneiden Fratzen, klatschen in die Hände. Meist ist es unmöglich, von ihnen eine besonnene Antwort zu erhalten; nur hie und da geben sie einmal auf eine einfache Frage flüchtige Auskunft oder folgen sie einer Aufforderung. Vielfach stösst man beim Baden, Entkleiden und sonstigen nothwendigen Massregeln auf ein unsinniges, ganz planloses Widerstreben. Zuweilen scheint ein dumpfes Krankheitsgefühl zu bestehen. Der Schlaf ist auf der Höhe der Krankheit völlig aufgehoben; höchstens kommt es einmal zu einem ganz kurzen, rasch durch die Unruhe wieder unterbrochenen Schlummer. Die Nahrungsaufnahme ist sehr unregelmässig. Die Kranken stossen zeitweise alles zurück, spucken aus, während sie kurz nachher das Dargebotene gierig hinunterschlingen oder es sich wenigstens einlöffeln lassen.

In schweren Fällen wird das ganze Krankheitsbild sehr bald ausschliesslich durch den rücksichtslosesten Bewegungsdrang beherrscht. Die psychische Thätigkeit scheint sich völlig in ein Gemisch verworrener Antriebe aufzulösen. Die spärlichen Zeichen einer Auffassung äusserer Reize, die Andeutungen von Sinnestäuschungen schwinden; die sprachlichen Aeusserungen zerfallen in eine Folge einzelner sinnloser Laute. Dabei besteht eine triebartige Unruhe, die sich in einfachen, zuweilen ganz gleichförmigen Bewegungen, in unablässigem Trommeln, Wälzen, Zappeln, Wischen, Schnauben u. dgl. entladet.

Der Ernährungszustand ist im Collapsdelirium stets ein sehr schlechter. Die Kranken sind kühl, blass, oft erschreckend abgemagert und schwach, obgleich sie das in ihrer Unruhe nicht zu empfinden scheinen. Das Körpergewicht sinkt ungemein schnell. Der Puls ist klein, häufig sehr verlangsamt. Die Reflexe sind gesteigert; einige Male sah ich lebhaftes Zittern. An der Haut finden sich nicht selten Abschürfungen, blaue Flecke und dergl. in Folge der Rücksichtslosigkeit, mit der die Kranken ihre Glieder bewegen.

Die Dauer des Collapsdeliriums beträgt in der Regel nur einige Tage, bisweilen nur Stunden, selten mehr als ein bis zwei Wochen. Die Besonnenheit tritt fast immer plötzlich wieder hervor, oft nach einem längeren Schlafe. Die Täuschungen sind verschwunden; die

Kranken beginnen sich zu orientiren, erkennen die Umgebung, haben Krankheitseinsicht, nehmen Nahrung zu sich. In einzelnen Fällen kann vorübergehend Klarheit mit neuerlicher Wiederkehr der Verwirrtheit sich einstellen. Die Erinnerung an die überstandene Psychose ist meist eine ganz unklare; seltener sind die Kranken im Stande, einzelne deliriöse Erlebnisse zusammenhängend zu erzählen. Die motorischen Reizerscheinungen verlieren sich in der Regel langsam. Eine leichte Ideenflucht, grosse Wankelmüthigkeit der meist gehobenen Stimmung, nörgelndes, missvergnügtes Wesen, Neigung zu vielem Sprechen und eine gewisse Unruhe können noch wochenlang die Wiederkehr der Besonnenheit überdauern. Meist tritt übrigens allmählich sehr deutlich das Gefühl der Denkträgheit und Schwerbesinnlichkeit sowie grosser körperlicher Hinfälligkeit und Schwäche hervor, welches dem Kranken die Bettruhe erwünscht erscheinen lässt. Der Appetit wird gewöhnlich sehr stark, und das Körpergewicht steigt fast ebenso schnell, wie es gesunken war, zeitweise täglich 1—2 Pfund, im ganzen nicht selten um 20, 30, ja 40 Pfund innerhalb weniger Wochen, wie die nebenstehende Curve*) zeigt.

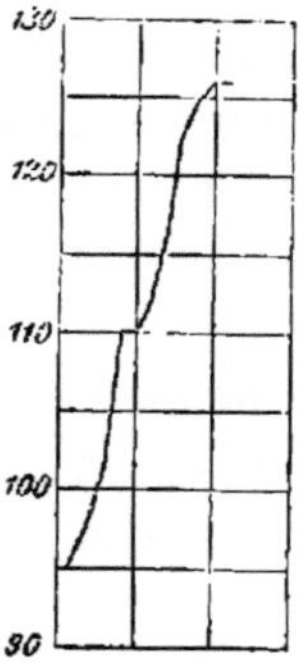

Curve I. Collapsdelirium nach Gelenkrheumatismus.

Der Ausgang des Collapsdeliriums ist regelmässig ein günstiger, wenn es gelingt, die Kranken am Leben zu erhalten. Die Gefahr eines körperlichen Zusammenbruches ist allerdings wegen des elenden Zustandes der Kranken oft eine recht grosse, namentlich wenn etwa das ursächliche Leiden noch besondere Schädigungen nach sich zieht. Bei einigen anscheinend hierher gehörigen Fällen sah Alzheimer in der ganzen Rinde verbreiteten feinkörnigen Zerfall der gefärbten Substanz mit leichter Färbung der ungefärbten Bahnen ohne Gliawucherung und meist auch ohne Erkrankung des Kernes. Andererseits hat man bei dem schnellen Verlaufe der Psychose selbst in anscheinend ganz verzweifelten Fällen bisweilen die Genugthuung, plötzliche, überraschende günstige Wendungen zu sehen. So konnte ich vor einigen Jahren einen jungen Menschen geheilt entlassen, der wenige Wochen früher

*) Bei dieser wie bei allen folgenden Curven bedeuten die Abschnitte der Abscissenachse je 5 Wochen, diejenigen der Ordinatenachse je 5 Pfund.

während eines Collapsdeliriums nach Gelenkrheumatismus, Endokarditis und Chorea, mit Eiweiss im Harn, mächtigem Druckbrand, einer Temperatur von 33,8° und im Zustande schwerster therapeutischer Morphiumvergiftung fast sterbend in die Klinik aufgenommen wurde. Bei den genesenen Kranken sieht man übrigens oft noch recht lange eine mehr oder weniger deutliche Erhöhung der gemüthlichen Erregbarkeit fortbestehen.

Die erste, ausgezeichnete Beschreibung des Collapsdeliriums hat 1866 Hermann Weber gegeben, der dasselbe im Anschlusse an den Temperaturabfall nach acuten Krankheiten beobachtete. Die weitere klinische Erfahrung hat, wie ich glaube, gelehrt, dass die gleichen Krankheitserscheinungen überall da zu Stande kommen können, wo auf irgend eine Weise tief eingreifende äussere Schädlichkeiten eine plötzliche Erschöpfung herbeiführen. Es scheint sich dabei um eine ganz acute Gleichgewichtsschwankung in unserem Centralnervensystem zu handeln, welche mit Steigerung der centralen motorischen Erregbarkeit, Abstumpfung gegen äussere Eindrücke und sensorischen Eigenerregungen einhergeht, Erscheinungen, deren erste Andeutungen sich durch den psychologischen Versuch schon bei der Erschöpfung im Verlaufe einer durcharbeiteten Nacht nachweisen lassen. Möglich, ja wahrscheinlich ist es allerdings, dass neben der Erschöpfung öfters noch andersartige Ursachen wirksam sind, namentlich etwa gewisse Krankheitsgifte und Zerfallstoffe.

Ausser den acuten Krankheiten, von denen besonders Pneumonie und Influenza, ferner Erysipel, Masern, Scharlach und Cholera zu nennen sind, kommen als Ursachen vor allem das Wochenbett in Betracht, Blutverluste, fortgesetzte Nachtwachen, vielleicht auch heftige gemüthliche Erregungen. Diese letzteren scheinen besonders als auslösende Ursachen bei einer schon vorbereiteten Herabsetzung der psychischen Widerstandsfähigkeit von Bedeutung zu sein. Nicht selten sieht man z. B. gegen Ende der ersten Woche des Kindbetts oder gar noch später die Störung an einen Schreck, einen Streit sich anschliessen. Erbliche Veranlagung liess sich etwa in der Hälfte der von mir aus den letzten Jahren gesammelten Fälle nachweisen; wichtiger dürften erworbene Schwächungen sein, wie sie durch chronische Leiden, schlechte Ernährung, Kummer und widrige Lebensschicksale erzeugt werden. Einmal konnte ich die Entwicklung des Collapsdeliriums in der Anstalt bei einer bis dahin nur leicht melancholisch verstimmten Frau von Anfang an verfolgen, als sie eine schwere Influenza mit nachfolgender Sprach- und Schlucklähmung durchmachte; im Verlaufe einer periodischen Manie beobachtete ich ein Collapsdelirium während der Genesung von einem schweren Erysipel. Eine Frau erkrankte nach angestrengten Nachtwachen mit dem Eintritte der Menses, eine andere zum ersten Male in der Lactation, zum zweiten Male 18 Jahre später nach einer fieberhaften Lungenerkrankung. Frauen sind, schon wegen der Gefahren des Fortpflanzungsgeschäftes, erheblich mehr zum Collapsdelirium geneigt, als Männer.

Die Erkennung des Collapsdeliriums ist namentlich für die Behandlung von Wichtigkeit. Sie stützt sich in erster Linie auf die ursächlichen Verhältnisse, den Ernährungszustand und die plötzliche Entstehung der Psychose, kann aber auch aus dem psychischen Verhalten mit grosser Wahrscheinlichkeit abgeleitet werden. Die Verwirrtheit und Desorientirtheit der Kranken sowie ihre Sinnestäuschungen lassen in erster Linie Verwechselungen mit epileptischen Dämmerzuständen oder dem Delirium tremens möglich erscheinen. Von beiden Formen unterscheidet sich das Collapsdelirium deutlich durch die Ideenflucht und den triebartigen, nicht, wie dort, durch Vorstellungen oder Angstaffecte ausgelösten Bewegungsdrang. Ferner können die triebartigen Erregungen der Katatoniker dem Collapsdelirium äusserlich ungemein ähnlich sehen. Was sie aber deutlich davon unterscheidet, ist die gute Erhaltung der Besonnenheit sowie die geringe Störung der Auffassung, des Denkens und der Orientirung, im Gegensatze zu der traumartigen Benommenheit im Collapsdelirium. Dagegen begegnen wir in der Dementia paralytica deliriösen Aufregungszuständen, die nur unter Berücksichtigung des ganzen bisherigen Krankheitsverlaufes oder der freilich oft unsicheren, eigenartig paralytischen Zeichen (geistige Schwäche, unsinnige Grössen- oder Kleinheitsideen, nervöse Störungen) vom Collapsdelirium zu unterscheiden sind. Der Nachweis länger zurückgehender Vorläufererscheinungen und das Fehlen einer eingreifenden äusseren Schädlichkeit sprechen für Paralyse. Der weitere Verlauf entscheidet natürlich die Frage früher oder später, wenn nicht der Tod die Beobachtung abschneidet.

Es ist daher erklärlich, dass man bisweilen die schwereren Formen des Collapsdeliriums mit gewissen tödtlich verlaufenden

Fällen des paralytischen Deliriums und der Katatonie als besondere Krankheit unter dem Namen des „Delirium acutum“ zusammengefasst hat, dem sogar bestimmte anatomische Veränderungen (Hirnhyperaemie, Oedem, Auswanderung von weissen und selbt rothen Blutkörperchen in die Lymphräume des Hirns) zu Grunde liegen sollen. Ich habe mich von der selbständigen Berechtigung dieser Krankheitsform bisher nicht überzeugen können. Von gewissen deliriösen Anfällen des manisch-depressiven Irreseins ist das Collapsdelirium ohne Kenntniss der Vorgeschichte (Ursachen, frühere Anfälle) nur sehr schwierig zu unterscheiden. Mir scheint indessen, dass die Auffassung äusserer Eindrücke im Erschöpfungsdelirium weit stärker gestört ist, als bei jenen Kranken; zudem ist der körperliche Zustand zu berücksichtigen. Gegenüber der nahe verwandten Amentia kommt die stürmischere Entwicklung, die grosse Heftigkeit der gesammten körperlichen und psychischen Krankheitserscheinungen und der rasche Verlauf des Collapsdeliriums in Betracht.

Die Behandlung dieser Krankheit hat ungemein wichtige und zugleich dankbare Aufgaben zu erfüllen; es giebt keine Geistesstörung, bei welcher das Können des Arztes so entscheidend in das Schicksal des Kranken einzugreifen vermag. Selbstverständlich gehören derartige Kranke so schnell wie möglich auf die Wachabtheilung einer Irrenanstalt. Hier sind hauptsächlich zwei Aufgaben zu erfüllen: es gilt, die Kräfte des Kranken zu erhalten und womöglich zu heben, andererseits ihn vor Verletzungen und Schädigungen durch die eigene Unruhe oder durch seine Umgebung zu schützen. Gerade bei diesen Kranken pflegt sich in ausgezeichneter Weise das Dauerbad zu bewähren. In demselben tritt meist sehr bald eine gewisse Beruhigung ein; die Kranken bleiben dann gern im Bad und fangen häufig an, reichlich Nahrung zu sich zu nehmen. Man wird daher von Einwicklungen, die wegen der Behinderung der Athmung unter Umständen nicht unbedenklich sind, vom Festhalten im Bett und von der Anwendung des Polsterzimmers fast immer absehen können. Ebenso möchte ich den Gebrauch von narkotischen oder Schlafmitteln ganz allgemein widerrathen, da ihre Gefahren hier zu ihrem Nutzen in keinem richtigen Verhältnisse stehen. Doch ist der Alkohol in kräftigeren Gaben sehr am Platze; er bringt Ruhe, oft raschen Schlaf und wird ausgezeichnet vertragen. Auch das Paraldehyd mag man versuchen. Bei sehr grosser Schwäche habe ich starken Kaffee, Coffeïneinspritzungen und Campher vorübergehend angewendet.

Die Nahrungsaufnahme erfordert sehr sorgfältige Berücksichtigung. Häufiges Anbieten, Auswahl nahrhafter Speisen, besonders flüssiger oder breiiger (Milch, Cognac mit Ei und Zucker, Fleischbrühe mit zerhacktem Fleisch), kann hier viel leisten. Im Nothfalle muss zur Ernährung durch die Sonde gegriffen werden, bei der man den Alkohol nicht vergesse. Nicht selten schlafen die Kranken nach einer solchen Fütterung sofort ein. Wo sie vertragen wird, erweist sich geradezu eine gewisse Ueberernährung als zweckmässig. Sobald die Sonde aus irgend einem Grunde (Magenblutung, Erbrechen) nicht anwendbar ist oder die hochgradige Erschöpfung sehr rasches Eingreifen erfordert, zögere man nicht, zur Kochsalzinfusion zu schreiten. Rasche Aufhellung des Bewusstseins und willige Aufnahme von Nahrung ist die gewöhnliche, freilich zunächst nur vorübergehende Wirkung, die nach Bedarf durch Wiederholung der Massregel erneuert werden kann. Bisweilen genügen auch schon häufige, vorsichtige Kochsalzklystiere. Wenn die volle Besonnenheit zurückgekehrt ist, hat die Behandlung nur die Aufgabe, von dem noch sehr empfindlichen Reconvalescenten alle äusseren Schädlichkeiten, namentlich gemüthliche Erregungen, fernzuhalten, bis das frühere körperliche und psychische Gleichgewicht vollkommen erreicht ist. Massgebend für die Beurtheilung der Genesung ist dabei in erster Linie die Wiedererlangung des früheren Körpergewichts.

B. Die acute Verwirrtheit (Amentia)*).

Unter dem Namen der Verwirrtheit (Amentia) hat Meynert eine Krankheitsform beschrieben, die hauptsächlich durch das Auftreten einer leichteren oder tieferen Bewusstseinstrübung mit mannigfachen Reizerscheinungen auf sensorischem und motorischem Gebiete gekennzeichnet ist. In Folge einer wesentlich symptomatischen Auffassung des Krankheitsbildes finden sich in demselben eine Reihe von Zuständen vereinigt, die meiner Ueberzeugung nach durchaus

*) Meynert, Jahrb. f. Psychiatrie, 1881; Klinische Vorlesungen über Psychiatrie, S. 33 ff; Mayser, Allgem. Zeitschr. f. Psychiatrie, XLII, 1; Wille, Archiv f. Psychiatrie, XIX, 2; Chaslin, la confusion mentale primitive. 1895; Poulsen, Studier over primaer idiopathisk amentia. 1896.

von einander unterschieden werden sollten, ausser dem soeben beschriebenen Collapsdelirium z. B. gewisse epileptische und periodische Geistesstörungen. Es scheint mir daher zweckmässiger, die Bezeichnung der Amentia nur für den eigentlichen Kern der Meynert'schen Beobachtungen festzuhalten, für diejenigen Fälle, bei welchen sich in Folge einer greifbaren äusseren Schädlichkeit acut ein Zustand traumhafter Verworrenheit, illusionärer oder hallucinatorischer Verfälschung der Wahrnehmung und motorischer Erregung entwickelt, der bei günstigem Verlaufe frühestens nach 2—3 Monaten zur Genesung führt. Vielleicht können wir diese Krankheitsgruppe geradezu als ein verlängertes Collapsdelirium bezeichnen. Sie deckt sich zum grossen Theile mit dem von Fürstner beschriebenen „hallucinatorischen Irresein der Wöchnerinnen".

Den Beginn der Krankheit bilden gewöhnlich Schlaflosigkeit und innere Unruhe. Die Kranken fühlen sich beängstigt, aufgeregt, vergesslich, haben Todesahnungen, können ihre Gedanken nicht mehr recht sammeln und klagen über Benommenheit und Verwirrtheit im Kopfe. Im Laufe weniger Tage steigert sich die Störung rasch bis zu völliger Unfähigkeit, sich in der Umgebung und in den Ereignissen zurechtzufinden. Alles erscheint verändert; die Personen werden verkannt; vereinzelte oder zahlreichere Hallucinationen stellen sich auf verschiedenen Sinnesgebieten ein, um ebenso wie die verfälschten wirklichen Eindrücke zu traumhaft verworrenen, widerspruchsvollen Wahnideen verarbeitet zu werden. Die Kranken sehen Gesichter in der Luft, den ewigen Juden, den Teufel im Ofen, fliegende Vögel, wilde Thiere unter dem Bett, zwei Gehängte am Fenster; sie werden verspottet, hören Vorwürfe, Drohungen, Verheissungen. Man ruft sie; es wird ein Lied gesungen, „als ob es keinen Gott mehr gäbe". Alles ist todt zu Hause; eine Schlacht ist geschlagen durch ihre Schuld; das Gottesgericht wird abgehalten: sie müssen den Doppelkampf in Gethsemane durchmachen. Es giebt Anfechtungen in der Luft mit Spiegeln und Magnetismus, Verschwörungen, Schlangen und Geister; der Teufel kommt in dreierlei Gestalt. Sie fürchten, vergiftet, todtgeschossen, gesotten und gebraten, im Keller hingerichtet zu werden, da sie „der schrecklichste aller Drachen" sind; sie sind schon gestorben; der Todtenwagen fährt schon draussen.

In einzelnen Fällen überwiegen Grössenideen: die Kranken sind hohe Personen, sind im Himmel gewesen, haben den Heiland gesehen, reisen nach Amerika. Nicht selten gerathen die Kranken dabei in ein eigenthümlich deliriöses Fabuliren. Die Auffassung der wirklichen Umgebung ist stets eine sehr unvollkommene. Die Kranken sind zerstreut, schwer zu fixiren, wissen nicht, wo sie sich befinden, verkennen die Personen, meist ohne jede Rücksicht auf die Aehnlichkeit, halten aber an den einmal gemachten falschen Bezeichnungen oft längere Zeit hindurch fest.

Dabei ist die Aufmerksamkeit der Kranken auf die Umgebung gerichtet; sie bemühen sich, aufzufassen und zu begreifen, was um sie herum vorgeht. Fast immer gelingt es, durch vorgehaltene Gegenstände, Geberden, zugerufene Worte den Gedankengang in bestimmte Richtung zu lenken. Um so auffallender ist aber regelmässig die Unfähigkeit, auch nur die einfachsten Vorgänge richtig zu verstehen. Manchen derartigen Kranken erscheint alles falsch, verwechselt, verdreht. Sie werden mit falschen Thermometern gemessen; es sind „falsche Zeitungen", die man ihnen giebt; es ist „immer alles anders"; sie sind an einen „ganz verkehrten Ort" gerathen, „gehören gar nicht hierher", „sind gar nicht der Richtige" und wissen nicht, „was das alles bedeuten soll". Die alltäglichsten Dinge gewinnen auf diese Weise für den Kranken den Anschein des Räthselhaften, Unverständlichen und Unheimlichen; er fühlt sich ihnen gegenüber rathlos, was sich meist in seinem ganzen Verhalten sehr deutlich ausdrückt. Es werden immer so die Thüren auf- und zugemacht; da wird ein Packet auf den Tisch gelegt, und dann nickt Einer mit dem Kopfe; bald heisst es so, bald heisst es so; da sind mit einem Mal so viele Frauen — warum stellen die sich Alle so? Dabei äussert sich gewöhnlich ein deutliches Gefühl dieser Unfähigkeit, zu verstehen; der Kranke klagt, dass er nicht recht denken könne, dass man ihn „ganz irre" mache, wünscht sich lebhaft fort, damit er endlich aus dieser Verwirrung herauskomme. Diese letzteren Fälle, in denen die eigentlichen Sinnestäuschungen gänzlich hinter der Auffassungsstörung zurücktreten, sind es, die ich früher als „asthenische Verwirrtheit" der hallucinatorischen Form gegenübergestellt habe. Die weitere Erfahrung hat mir indessen gezeigt, dass die beiden Krankheitsbilder zweckmässiger unter gemeinsamer Bezeichnung zusammengefasst werden.

Offenbar haben wir es mit einer schweren Denkstörung zu thun. Dieselbe tritt sehr deutlich auch in der Verworrenheit des Gedankenganges hervor, die der Psychose den Namen gegeben hat. Die Kranken sind unfähig, eineErzählung zu Ende zu führen, weil sich immer wieder andere Vorstellungen dazwischen schieben. Zufällig aufgefasste Worte oder Geräusche flechten sie sofort in ihre Reden ein. Bisweilen lösen sich die Aeusserungen der Kranken in einzelne abgerissene und zusammenhangslose Worte auf. Vielfach treten dabei Wortanklänge und Reime in den Vordergrund. Ein Beispiel giebt die folgende Nachschrift:

„Sie brauchen keine goldene Brille, Silber, Edelsteine — und hat so oft in das Meer der Ewigkeit gesenkt — und Alle wollen verurtheilt werden — und ich soll mich meiner ersten Eltern nicht schämen — und ich habe doch einen Lorbeerkranz verdient, aber ich habe ihn noch nicht Angesichts des Herrn erhalten, und diese Fahnenweihe (sieht draussen die Fahnen von Kaisers Geburtstag) war es doch nicht, wo ich vor meinen Schulkindern — ich will aber doch den Sieg erlangen und richtige Fahnenweih mitfeiern und für ganz Deutschland eine Fahne weihen, nicht eher, bis ich meine Fahne sehe, die mir gehört in Richtigkeit. — Diese richtige Fahne habe ich weder Blutvergiessen noch Unschuld, wohin Alle noch zu gelangen wünschten, nicht eher bis sie die richtige Fahne sehen; sie ist nicht gold, nicht roth, nicht schwarz, nicht gelb wie die Falschheit — zu viel Falschheit treiben die Kindermädchen und schütten Einem Gift ins Essen, damit die Todten wieder lebendig werden."

Neben den Zeichen von Ideenflucht und Ablenkbarkeit macht sich das Kleben an einzelnen Vorstellungen geltend, ferner völlige Zusammenhangslosigkeit, unklare Verfolgungsideen und das Gefühl, dass es „nicht richtig" ist. Das Bewusstsein ist traumhaft getrübt, die Ordnung der Eindrücke und Vorstellungen ungemein erschwert. Am auffallendsten treten diese Erscheinungen in den Zeiten hervor, in denen die Kranken ruhig sind. Die tiefe Verwirrtheit bei völlig ruhiger, gleichmüthiger Stimmung bietet ein sehr eigenartiges Bild.

Die Stimmung ist in der Amentia eine sehr verschiedene. Bisweilen überwiegt dauernd die freudige Gehobenheit, häufiger eine gewisse Depression. Fast immer findet sich ein deutlicher Wechsel des Zustandes: kurze Zeiten unvermittelter Heiterkeit mit geschlechtlicher Erregung, Lachen und Singen oder Ausbrüche zorniger Gereiztheit entwickeln sich auf einer Grundlage leichten ängstlichen Unbehagens und Misstrauens. Zeitweise treten auch Anzeichen von

Stumpfheit oder von inneren Spannungszuständen mit heftiger Aufregung, Schreien, Weinen, Schimpfen hervor.

Im Benehmen der Kranken macht sich ein mehr oder weniger ausgeprägter Bewegungsdrang geltend. Sie sind unruhig, bleiben nicht im Bette, machen Fluchtversuche, entkleiden sich, zerreissen, knoten die Betttücher zusammen, trommeln, klappen, klettern, greifen nach glänzenden Gegenständen, klammern sich an. Sie singen, schwatzen, predigen, verdrehen in kindischer Weise die Worte; zeitweise werden sie ärgerlich, schlagen, stossen und spucken, werfen das Essen ins Zimmer, bringen verwirrte Schimpfereien vor. Ihre Handlungen werden nicht sehr schnell, ohne grossen Nachdruck, planlos, zusammenhangslos ausgeführt; die Erregung tritt mehr anfallsweise auf, während dazwischen vollkommene Beruhigung vorhanden sein kann. Der Gesichtsausdruck ist abwesend, verständnisslos.

Der Schlaf der Kranken ist stets sehr gestört; nicht selten pflegt sich gerade in der Nacht grössere Unruhe einzustellen. Die Nahrungsaufnahme ist von Anfang an gering; zeitweise kommt es wegen der verwirrten Unruhe und wegen des ängstlichen Misstrauens der Kranken zu völliger Nahrungsverweigerung. Das Körpergewicht sinkt daher beträchtlich; gleichwol bleibt der Ernährungszustand meist ein besserer, als im Collapsdelirium. Die Reflexe sind häufig erhöht, der Puls verlangsamt, die Temperatur niedrig normal; vielfach besteht Unreinlichkeit.

Die volle Höhe der Erkrankung wird gewöhnlich schon innerhalb der ersten zwei Wochen erreicht. Der weitere Verlauf ist regelmässig ein eigenthümlich schwankender. Die stürmischen Erscheinungen lassen im ganzen allmählich nach; die Kranken werden etwas zusammenhängender in Gedanken und Reden, um vorübergehend doch wieder völlig desorientirt und sehr unruhig zu sein. Nicht selten kommt es schon im Beginne der Krankheit zu kurzen, ganz tiefen Nachlässen, in denen für Stunden und selbst Tage vollständige Klarheit, Einsicht und Schwinden der Täuschungen beobachtet wird. Treten solche Besserungen plötzlich und unvermittelt ein, so sind sie nicht von Bestand. Vielmehr pflegt sich die wirkliche Genesung fast immer unter ganz langsamer Abnahme aller Krankheitserscheinungen zu entwickeln. Regelmässig sind die Kranken schon längere Zeit ruhig, während sie noch immer nicht recht ihre Gedanken zu sammeln, die Vorgänge in ihrer Umgebung zu verstehen, sich in ihrer Lage zurechtzufinden vermögen.

Bei längerem Sprechen, in Briefen gerathen die Kranken in Folge ihrer grossen Ermüdbarkeit noch ungemein leicht in die frühere Verworrenheit hinein, auch wenn sie anfangs völlig klar und zusammenhängend gewesen sind. In den leichtesten, häufigeren Fällen wird ausserdem der Eintritt völliger Besonnenheit vielfach noch kürzere Zeit, einige Wochen etwa, überdauert von einer einfachen, leicht manischen oder depressiven Verstimmung, die sich je nachdem in Geschäftigkeit, vielem Sprechen, gehobenem Selbstgefühl oder in Misstrauen, Kleinmüthigkeit, Aengstlichkeit, Todesgedanken, vielleicht auch in grosser Reizbarkeit äussert. Die Gesammtdauer der Krankheit pflegt hier 3—4 Monate nicht zu überschreiten.

Bei schwererer Störung werden die Kranken zwar auch nach einigen Monaten klar, aber einzelne Sinnestäuschungen dauern noch längere Zeit hindurch fort, ohne indessen irgendwie wahnhaft verarbeitet zu werden. Die Kranken hören Zurufe, vernehmen im Zwitschern der Vögel, in entferntem Pfeifen gelegentlich eine Aufforderung oder Drohung. Ganz vorübergehend taucht auch wol einmal eine unsinnige Grössen- oder Verfolgungsidee auf, um sehr bald wieder vergessen zu werden. Dabei besteht ein eigenthümlich nörgelndes, reizbares, unzufriedenes, auch wol hochfahrendes und gespreiztes Wesen. Die Anstalt ist ein Gefängniss, in dem sich die Kranken widerrechtlich zurückgehalten glauben. Sie sind gar nicht krank, auch nicht krank gewesen, nur etwas aufgeregt über die schlechte Behandlung und das miserable Essen. Alles ist nicht gut genug für sie; man soll sie nur nach Hause lassen; sie seien lange genug da. Namentlich zur Zeit der Menses können sich noch stärkere Erregungen einstellen. Ganz allmählich verlieren sich auch diese Krankheitserscheinungen. Die Täuschungen und Wahnideen verschwinden ganz; die Kranken werden freundlicher, zugänglicher und etwas einsichtiger, aber in ihrer geringen gemüthlichen Widerstandsfähigkeit und einem gewissen Mangel an klarem Verständnisse ihrer Krankheit erkennt man deutlich, dass eine dauernde psychische Schwäche zurückgeblieben ist. Bis zur Ausbildung eines einigermassen feststehenden Zustandes können hier viele Monate, selbst Jahr und Tag vergehen; auch schwere Rückfälle nach gemüthlichen Erregungen oder körperlichen Schädigungen werden beobachtet.

Der Abschluss des Krankheitsvorganges wird durch das Ansteigen des Körpergewichtes angezeigt, welches in leichteren Fällen sehr rasch, bei dem letzterwähnten Ausgange dagegen langsam und mit vielen Schwankungen zu erfolgen pflegt. Die beigefügte Curve II zeigt einen über $10^1/_2$ Monate sich erstreckenden Krankheitsverlauf mit mehrfachen Verschlechterungen und endlicher Genesung.

Der Ausgang in Tod ist bei der Amentia nicht gerade häufig; doch kann bei sehr hochgradiger Erregung im Beginne oder bei besonders ungünstigem Körperzustande (Herzfehler, Phthise, Sepsis) ein Collaps erfolgen; ausserdem bleibt natürlich die Selbstmordgefahr immerhin zu beachten.

Ursachen der Amentia sind erschöpfende Einflüsse, namentlich das Wochenbett, ferner acute Krankheiten (Rheumatismus, Erysipel, Typhus), Blutverluste, vielleicht auch schwere körperliche Ueberanstrengung, Nachtwachen. Im ganzen hat es den Anschein, als ob hier gegenüber dem Collapsdelirium die langsamer einwirkenden, den Boden erst allmählich vorbereitenden Krankheitsursachen überwiegen. Dementsprechend spielt auch die erbliche Veranlagung hier anscheinend eine etwas grössere Rolle, als dort. Die letzte Gelegenheitsursache zum Ausbruche der Störung giebt nicht selten eine heftige Gemüthsbewegung (König Lear). Das weibliche Geschlecht ist aus nahe liegenden Gründen weit stärker vertreten als das männliche.

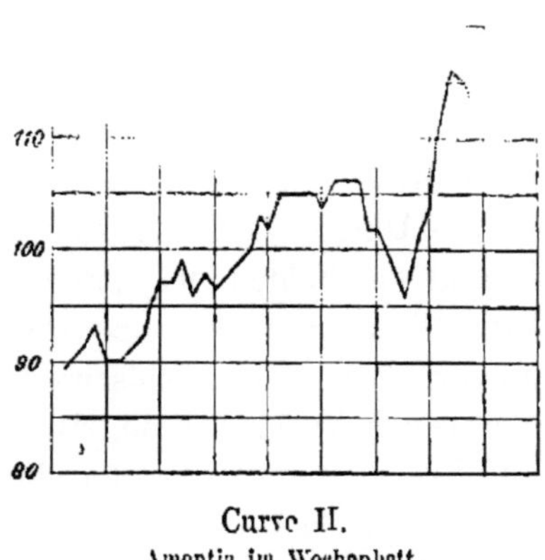

Curve II.
Amentia im Wochenbett.

Die Diagnose der Amentia wird unter Berücksichtigung der ursächlichen Verhältnisse, des acuten Beginnes und der eigenartigen Krankheitszeichen — Erschwerung der Auffassung trotz vorhandener Aufmerksamkeit, illusionäre oder hallucinatorische Täuschungen, Ablenkbarkeit, tiefe Denkstörung bis zur Verworrenheit, Ideenflucht, wechselnde Stimmung, motorische Erregung — meist sehr bald möglich sein. Schwierigkeiten, und zwar erhebliche, entstehen nur gegenüber der Katatonie und gewissen manischen Erregungszuständen. Vor allem wird man hier auf den Anschluss der Krankheit an eine erschöpfende Ursache Werth legen müssen. Das klinische Bild selbst lässt sich von der Manie abgrenzen durch das entschiedene Missverhältniss zwischen der schweren Störung der Auffassung und des Verstandes einerseits, der psychischen Erregung andererseits, wie es bei der Amentia noch bis weit in die Genesungszeit hinein fortzudauern pflegt. Die Kranken sind noch verworren und geistig unfähig, wenn die Erregung längst geschwunden ist, während manische Kranke auch bei grosser Unruhe ziemlich gut aufzufassen und ihre Umgebung zu verstehen pflegen. Zudem spielt sich die Erregung in der Amentia weit langsamer, planloser ab, als der Bewegungsdrang der Manie; die Kranken sprechen und handeln langsamer, weniger überstürzt, und sind dazwischen oft ganz ruhig, aber trotzdem unklar, rathlos, verworren. Gegenüber der Katatonie ist namentlich auf die schwere Störung der Auffassung und Orientirung bei erhaltener Aufmerksamkeit hinzuweisen. Katatoniker pflegen auch in der stärksten Erregung durch ihr genaues Verständniss der Umgebung, ihre richtige Zeitrechnung, ihre Personenkenntniss, ihr gutes Gedächtniss für die Vorgänge der letzten Zeit zu überraschen. Dagegen vermögen die Kranken mit Amentia sich selbst in der Ruhe, wenn wir von den Nachlässen im Anfange absehen, weder zeitlich noch örtlich zu orientiren, haben keine Ahnung von den Personen in der Umgebung, vergessen rasch wieder, was sich zuträgt. Dazu kommt das Fehlen ausgeprägt katatonischer Krankheitszeichen. Zwar kann Katalepsie und in Andeutungen wol auch diese oder jene andere Form der Befehlsautomatie vorhanden sein, aber echter Negativismus, Verbigeration, Mutacismus, Stellungsstereotypen, Manieren und Schrullen dürften unter allen Umständen gegen Amentia sprechen.

In der hier gegebenen Umgrenzung ist die Amentia eine ziemlich seltene Krankheit. Unter etwa 1500 Kranken der letzten Jahre möchte ich mit Bestimmtheit nur 6, also noch nicht $^1/_2$ %, zu dieser Krankheitsform rechnen. Die übergrosse Mehrzahl der Fälle, die mit dem Namen der hallucinatorischen Verwirrtheit belegt zu werden pflegen, gehört nach meiner Ueberzeugung in Wirklichkeit dem manisch-depressiven oder katatonischen Irresein an.

Schon aus diesem Grunde kann ich mich nicht zu einer Behandlung der Amentia mit Bakteriengiften entschliessen, wie sie neuerdings von Binswanger*) vorgeschlagen wurde. Vielmehr

*) Binswanger, Berliner klinische Wochenschrift, 1897, 23.

glaube ich, dass wir einfach diejenigen Anzeigen zu erfüllen haben, die sich aus der bestehenden Erschöpfung unmittelbar ergeben. Beruhigung wird durch Bettlagerung oder Dauerbäder erreicht; auch der Alkohol thut oft sehr gute Dienste. Gelegentliche Gaben von Hypnoticis (Brom, Trional, Paraldehyd) sind hier bei grosser, unbesiegbarer Unruhe eher einmal gestattet. Die Ernährung erfordert sorgfältige Berücksichtigung. Bei drohender Erschöpfung zögere man nicht, zur Sonde zu greifen, um eine reichliche Nahrungszufuhr zu erreichen. Wenn der Magen gut ist, empfiehlt es sich auch hier, Ueberernährung anzustreben, die nicht selten Beruhigung bringt. Bei drohendem Collapse sind Kochsalzklystiere oder Infusionen am Platze. Wegen der grossen Neigung zu Rückfällen muss man hier den Kranken in der Genesungszeit besonders vorsichtig vor Schädigungen, namentlich zu frühzeitiger Entlassung hüten. Jedenfalls ist ausser völliger, dauernder Rückkehr der Ruhe, Klarheit und Einsicht immer auch die Wiedererreichung des gesunden Köpergewichts abzuwarten, bei dem Drängen der Kranken bisweilen eine unangenehme, aber durchaus nothwendige Geduldsprobe.

C. Die chronische nervöse Erschöpfung.

Die chronische nervöse Erschöpfung, wie sie im folgenden beschrieben werden soll, deckt sich mit denjenigen Zuständen, die man gewöhnlich mit dem Namen der erworbenen Neurasthenie zu bezeichnen pflegt. Ohne Zweifel bestehen zwischen dieser Erkrankung und den psychopathischen Zuständen der angeborenen Neurasthenie fliessende Uebergänge je nach dem Verhältnisse, in welchem äussere Ursachen einerseits, krankhafte Veranlagung andererseits an der Entwicklung des Leidens betheiligt sind. Dennoch habe wol ich nicht allein die Unklarheit empfunden, welche durch das Zusammenwerfen so weit auseinanderweichender Krankheitsbilder in die klinischen Darstellungen der Neurasthenie hineingetragen wird. Ich habe daher den Versuch gemacht, hier zunächst diejenigen Krankheitserscheinungen auszuscheiden, welche auch bei gesunder Veranlagung durch dauernd einwirkende erschöpfende Ursachen erzeugt werden.

Die gesunde Erfahrung lehrt uns die ersten Anfänge der Erschöpfung in der Reizbarkeitssteigerung kennen, die sich bei fortgesetzter Arbeit nach Ueberwindung des Müdigkeitsgefühls einstellt. Wir sind bekanntlich im Stande, jenes Warnungszeichen durch eine Willensanstrengung zu unterdrücken; unter dem Einflusse gemüthlicher Erregung bleibt es von selbst aus. In beiden Fällen jedoch gestaltet sich das Verhältniss zwischen Verbrauch und Ersatz rasch immer ungünstiger; die Bedingungen für den Eintritt der Erschöpfung bilden sich heraus. Leider fehlt es uns noch an Versuchen über die Wirkung dauernder Ueberanstrengung auf das Seelenleben. Wir wissen jedoch aus vielfacher Erfahrung, dass bei fortgesetzt ungenügendem Ausgleiche der Ermüdungswirkungen zunächst die Fähigkeit zu gleichmässiger Anspannung der Aufmerksamkeit abnimmt. Der Kranke vermag nicht mehr, klar und scharf zu denken, längere Zeit hindurch bei demselben Gegenstande zu verweilen, sondern er wird leicht durch irgend welche zufälligen Einflüsse nach dieser oder jener Richtung hin abgezogen; er wird unaufmerksam, zerstreut, vergesslich, namentlich in Bezug auf Namen und Zahlen. Seine Ermüdbarkeit steigert sich; nach immer kürzerer Arbeitszeit stellt sich eine rasch stärker anwachsende Erschwerung der geistigen Thätigkeit, ein Gefühl der Ermattung ein, das zu baldigem Aufhören zwingt. Zugleich verliert der Kranke die Freude an der gewohnten Beschäftigung. Nur noch mit ganz unverhältnissmässiger Anstrengung vermag er die Aufgaben zu lösen, die ihm bis dahin nicht die geringste Schwierigkeit verursachten; er muss sich mit Gewalt zwingen zu der Arbeit, die er sonst mit Lust und Befriedigung verrichtete.

Unter dem Drucke dieser Veränderungen, des immer deutlicher hervortretenden Gefühls der mangelnden Leistungsfähigkeit, pflegt sehr bald die Stimmung in erheblichem Maasse zu leiden. Der Kranke wird aufgeregt, missmuthig, verdriesslich, reizbar, heftig und ungerecht; er fühlt sich unbehaglich und unbefriedigt von seinem Berufe und seinen Lebensverhältnissen. Lächerlich kleine Anlässe, eine Unart seiner Kinder, kleine geschäftliche Unannehmlichkeiten, die ihn in gesunden Tagen unberührt gelassen hätten, vermögen ihm für Stunden und Tage die Laune zu verderben und ihn zu Heftigkeitsausbrüchen hinzureissen, die er später selber bedauert. In anderen Fällen dagegen bemächtigt sich des Kranken das Gefühl einer unüberwindlichen Schlaffheit und Müdigkeit; er verliert die

Freude an seinen liebsten Vergnügungen und vermag sich zu keinem Entschlusse mehr aufzuraffen, da ihm alles gleichgültig geworden ist.

Hand in Hand mit diesen psychischen Veränderungen gehen stets auch eine Reihe von körperlichen Krankheitszeichen. Zunächst und am stärksten wird der Kopf in Mitleidenschaft gezogen. Am häufigsten ist es das Gefühl eines dumpfen, allgemeinen Druckes, welches dem Kranken die Arbeitsfreudigkeit raubt und in der Regel bei irgend einer Anstrengung sich rasch bis zum Unerträglichen steigert. Die Localisation dieser Empfindung ist eine verschiedene. Am meisten scheint dabei die Stirngegend betheiligt zu sein, ferner die Scheitelhöhe, seltener der Hinterkopf; bisweilen haben die Kranken das Gefühl eines festen Reifens, der sich rings um den Kopf spannt, oder des Zusammenpressens von beiden Seiten her. In anderen Fällen sind es wirkliche Schmerzen, über welche die Kranken zu klagen haben, bisweilen halbseitiger (Migräne), häufiger doppelseitiger Natur. Namentlich die Augengegend und das Hinterhaupt sind der Lieblingssitz solcher schmerzhaften Empfindungen; häufig erweisen sich dann die Austrittsstellen der Trigeminusäste und des Occipitalis major als auf Druck empfindlich. Nicht selten wird von den Kranken auch das Auftreten leichter, rasch vorübergehender Schwindelanfälle oder Beängstigungen berichtet. In den Augen stellen sich bei geringen Anstrengungen lebhafte Schmerzen, Verschwimmen der Eindrücke und mouches volantes ein (neurasthenische Asthenopie).

Sehr häufig ist das Gefühl allgemeiner körperlicher Schwäche und Hinfälligkeit. Der Kranke fühlt sich ermüdet und angestrengt, wenn er einen kurzen Spaziergang gemacht, ein Schwimmbad genommen hat oder einige Treppen gestiegen ist. Eine wirkliche Abnahme der Muskelkraft lässt sich jedoch dabei gewöhnlich nicht nachweisen; vielmehr scheint es wesentlich der Mangel an Thatkraft zu sein, welcher den Kranken schon bei geringen Leistungen zu sehr bedeutenden Anstrengungen zwingt und ihn daher verhältnissmässig leicht ermüden lässt. Bisweilen werden leichte Zuckungen in einzelnen Muskeln, besonders des Gesichts, von dem Kranken wahrgenommen, die ihn sehr beunruhigen; auch über erschwertes Sprechen, leichtes Stottern wird geklagt, namentlich in grösserer Gesellschaft oder bei besonderer Gelegenheit. Bei der Untersuchung pflegt der Bewegungsapparat keinerlei wesentliche Störungen aufzuweisen; nur lebhaftes Zittern der Lider bei kräftigem Augenschluss sowie starke fibrilläre Zuckungen in der Zunge sieht man sehr häufig. Weiterhin können sich allerlei schmerzhafte und unangenehme Empfindungen mannigfachsten Inhalts und Sitzes einstellen. Längs der Wirbelsäule werden rieselnde, schauernde, ziehende Paraesthesien wahrgenommen; in den Beinen, den Hoden, den Armen stellen sich ausstrahlende oder zuckende Schmerzen, das Gefühl von Unruhe, Brennen, Jucken, Ameisenkriechen, Pelzigwerden, Vertauben ein. Objectiv sind Empfindungsstörungen nicht nachzuweisen; die Reflexe erscheinen oft erhöht.

Seitens der Kreislaufsorgane sind es namentlich das Herzklopfen, bisweilen auch noch andersartige, nagende oder brennende Empfindungen am Herzen, welche den Kranken ängstigen. Nicht selten macht sich ihm auch das Gefühl des Klopfens und Pulsirens im Kopfe und in anderen Theilen des Körpers, fliegende Hitze, leichtes Erröthen, abnorme Trockenheit der Haut oder übermässige Schweissabsonderung unangenehm bemerkbar. Die Zahl der Pulse zeigt grosse Schwankungen, auch wol leichte Unregelmässigkeiten, wird durch Arbeit und Gemüthsbewegungen stark beeinflusst. Auf dem Gebiete der Geschlechtsfunctionen wird erhöhte Erregbarkeit, Neigung zu häufigen Pollutionen oder psychisch bedingte Impotenz beobachtet. Der Appetit ist meist gering, der Leib aufgetrieben, die Zunge belegt, der Stuhlgang träge und nur durch Nachhülfe zu erreichen; seltener besteht Neigung zu plötzlichen Durchfällen. Bei leerem Magen stellen sich peinliche, nagende Empfindungen ein, die durch Essen sich rasch beseitigen lassen (Heisshunger). Der Schlaf ist fast immer schlecht; die Kranken liegen sehr lange wach, bevor sie einschlafen, oder wachen unter plötzlichem Zusammenschrecken bald wieder auf. Sie träumen viel und lebhaft und sind am Morgen nicht erquickt, sondern unsäglich müde und abgespannt. Erst im Laufe des Tages pflegt sich dann wenigstens ein Theil ihrer früheren Regsamkeit wiederherzustellen. In anderen Fällen besteht dauernd eine unüberwindliche Schläfrigkeit, die den Kranken bei der geringsten Anstrengung, selbst in grosser Gesellschaft, im Theater zum Einschlafen bringt.

Regelmässig stellt sich im Anschlusse an die geschilderten, mehr oder weniger entwickelten Störungen ein ausgeprägtes Krankheitsgefühl ein. Der Kranke empfindet die Veränderung, welche sich mit ihm vollzogen hat, und wenn er auch, namentlich in Augenblicken missmuthiger Erregung, alle möglichen äusseren Umstände dafür verantwortlich macht, so ist er doch darüber vollständig klar, dass sein Zustand als ein ungesunder betrachtet werden müsse. Leicht bemächtigt sich seiner die bange Befürchtung, dass er im Beginne eines schweren, verhängnissvollen Leidens stehe, und dem befangenen Blicke bieten sich auch Anhaltspunkte genug zur Begründung dieser Anschauung dar. Auf diese Weise entwickelt sich sehr häufig jene Störung, die man früher als leichteste Form psychischer Erkrankung mit dem Namen der Hypochondrie bezeichnete, während man sie jetzt als eine Theilerscheinung des neurasthenischen Irreseins kennen gelernt hat. Je nach dem Bildungsgange und den Anschauungen des Kranken gestalten sich natürlich die hypochondrischen Vorstellungen verschieden. Meist ist es dasjenige Leiden, welches dem Kranken am geläufigsten ist und am schrecklichsten vorschwebt, dessen Zeichen er an sich zu entdecken glaubt. Ein chronischer Rachenkatarrh mit starkem Auswurf erscheint ihm als die beginnende Schwindsucht; einzelne Akneknötchen lassen ihn den Ausbruch der Syphilis befürchten, der Bodensatz im Nachtgeschirr eine schwere Nierenerkrankung, das Herzklopfen beim Treppensteigen und das Pulsiren einen Herzfehler. Die Vergesslichkeit bedeutet dem Mediciner das Herannahen der Paralyse, der Kopfdruck den Hirntumor, die Paraesthesien in den Beinen die Tabes.

In der Regel werden diese Befürchtungen, anfangs wenigstens, von dem Kranken als unsinnig zurückgewiesen, aber gerade hier, wo es sich um das eigene Wohl und Wehe handelt, geht am leichtesten der kritische Widerstand gegenüber der Krankheit verloren. Die hypochondrischen Vorstellungen können daher unter Umständen den Kranken in eine so hoffnungslose, verzweiflungsvolle Stimmung versetzen, dass er sein Testament macht, sein Lebensglück für unwiederbringlich verloren hält, vielleicht sogar sich mit Selbstmordgedanken trägt.

Die Entwicklung der nervösen Erschöpfung ist in der Regel eine allmähliche, doch scheint es auch vorzukommen, dass im Anschlusse an rasch eintretende und heftig wirkende Schädlichkeiten (Gemüthsbewegungen, acute Krankheiten, besonders Influenza) die ganzen Erscheinungen sich ziemlich plötzlich einstellen. Dabei ist allerdings die Frage offen, ob wir derartige Zustände mit der hier besprochenen Erkrankung zusammenwerfen dürfen. Für die nach Schreck beobachteten Fälle glaube ich die Frage ohne weiteres verneinen zu müssen. Aber auch die bekannte nervöse Schwäche in der Genesung nach schweren Krankheiten ist wol nur zum Theile auf einfache Erschöpfung zurückzuführen. Im Wochenbette, nach Blutungen, Operationen kann man sich damit zufrieden geben; bei allen Infectionskrankheiten dagegen werden wir immer mit der Möglichkeit von Giftwirkungen und -nachwirkungen zu rechnen haben. Die „Neurasthenie" im Gefolge chronischer Vergiftungen hat mit der nervösen Erschöpfung nur eine ganz äusserliche Aehnlichkeit.

Der Verlauf der Krankheit vollzieht sich fast immer in vielfachen Schwankungen. Abgesehen von den häufigen Besserungen gegen Abend, können sich die Kranken bei besonderem äusserem Anlasse gewöhnlich soweit „zusammennehmen", dass die Erscheinungen vorübergehend in den Hintergrund treten, um allerdings mit dem Nachlasse der Anspannung gewöhnlich in um so grösserer Heftigkeit zurückzukehren. Wir sehen in diesen Erfahrungen nur Erweiterungen der Thatsachen, die uns der psychologische Versuch über die Wirkung der Anregung und gemüthlicher Schwankungen auf die Beseitigung der Müdigkeit liefert.

Die leichtesten Formen der nervösen Erschöpfung sind überaus häufige Erkrankungen. Trotzdem wurde eine eingehendere Kenntniss des ganzen Krankheitsbildes erst durch Beard*) im Jahre 1880 vermittelt, welcher in dem rastlosen Treiben des amerikanischen Lebens ganz besonders häufig Gelegenheit hatte, die Krankheit zu beobachten. Ohne Zweifel liegen wesentliche Entstehungsbedingungen des Leidens in einer Ueberanstrengung des Gehirns. Namentlich scheint es die mit lebhafter gemüthlicher Erregung, mit grosser Ver-

---

*) Die Nervenschwäche, ihre Symptome, Natur, Folgezustände und Behandlung, deutsch von Neisser, 2. Aufl. 1883; v. Ziemssen, Klinische Vorträge IV, 2. 1888; Bouveret, Die Neurasthenie, deutsch von Dornblüth 1893; F. C. Müller, Handbuch der Neurasthenie. 1893; Löwenfeld, Pathologie und Therapie der Neurasthenie und Hysterie. 1893; Möbius, Neurologische Beiträge, II, S. 62. 1894; Levillain, Essais de neurologie clinique, Neurasthénie de Beard et états neurasthéniformes. 1896. Vergl. auch den späteren Abschnitt über das Entartungsirresein.

antwortung verbundene Thätigkeit zu sein, welche das Zustandekommen der chronischen Erschöpfung in besonderem Maasse begünstigt. Der stille Gelehrte ist ihr in weit geringerem Grade ausgesetzt, als der Kaufmann, der Offizier im Kriege, der Politiker, der beschäftigte Arzt. Es liegt daher in der Natur der Sache, dass vorzugsweise die begabteren, lebhafteren und gebildeteren Menschen den Gefahren der Neurasthenie zugänglich sind. Vielleicht ist dabei der Umstand nicht ohne Bedeutung, dass anscheinend grosse Uebungsfähigkeit sich häufig mit grosser Ermüdbarkeit verbindet. Frauen mit ihrer grösseren gemüthlichen Erregbarkeit und geringeren Widerstandsfähigkeit sind etwas stärker gefährdet, als das männliche Geschlecht, namentlich überlastete Mütter, Lehrerinnen, Krankenpflegerinnen. Andererseits können unzweifelhaft auch regelmässige körperliche Ueberanstrengungen, wie sie im Kriege, in Manövern, aber auch bei übertriebenen Leibesübungen (Bergsteigen, Rudern, Radfahren) vorkommen, das Bild der nervösen Erschöpfung erzeugen. Weiterhin ist natürlich die allgemeine Lebensweise und die Ernährung von grosser Bedeutung. Ein überlastetes, unregelmässiges und ausschweifendes Leben ohne die ausreichende Erholung durch Ruhe und Schlaf führt auch bei weit geringeren Leistungen viel rascher zur Neurasthenie, als der geregeltere Tageslauf etwa des Beamten und Lehrers.

Auf der anderen Seite ist es unzweifelhaft, dass die Erschöpfung natürlich um so leichter eintritt, je geringer die ursprüngliche Widerstandsfähigkeit des Einzelnen ist. Von jenen beneidenswerthen Naturen, deren Nervensystem mit staunenswerther Geschwindigkeit und Spannkraft alle Schädigungen sofort wieder ausgleicht, die ihm durch die unermüdliche Lebensarbeit zugefügt werden, führt eine stetige Reihe von Uebergängen hinüber zu solchen, die sich den Anforderungen des Lebens schon nach sehr kurzer Zeit nicht mehr gewachsen fühlen, deren Arbeitskraft schon bei mässigen Leistungen sich rasch und vollständig erschöpft, und denen daher jede ernstere Anstrengung von vornherein durch neurasthenische Nachwehen verbittert wird. Je entscheidender indessen bei dem Zustandekommen der Erschöpfung die persönliche Anlage mitgewirkt hat, desto mehr mischen sich in das Krankheitsbild die Züge des Entartungsirreseins, dessen wir späterhin eingehender zu gedenken haben werden.

Dass die eigentliche Grundlage der hier besprochenen Erkrankung eine Erschöpfung bildet, ist wol am folgerichtigsten von Möbius ausgeführt worden. Er denkt geradezu an eine Art chronischer Vergiftung durch Ermüdungsstoffe, entsprechend etwa der sich häufenden Wirkung regelmässigen Alkoholmissbrauches. Demgemäss sucht er auch die einzelnen Krankheitszeichen in der gesunden Ermüdung wiederzufinden. Ich halte diese Auffassung für recht fruchtbar, da sie uns den Weg weist, der aus der jetzigen Unklarheit in der Lehre von der Neurasthenie herausführt. Gerade darum aber erscheint mir eine Abtrennung derjenigen Krankheitsbilder, die sich aus der einfachen Häufung von Ermüdungswirkungen begreifen lassen, von jenen angezeigt, bei denen die krankhafte Veranlagung, die angeborene Herabsetzung der nervösen Widerstandsfähigkeit die wesentlichste Rolle spielt. Das hier abgegrenzte Bild der erworbenen Neurasthenie enthält, wie ich glaube, in der That nur Störungen, welche sich durch den Versuch überall würden wieder erzeugen lassen; freilich bin ich heute nicht im Stande, den genauen Beweis dafür zu erbringen. Auch für die hypochondrischen Vorstellungen, die Möbius ausnimmt, halte ich einstweilen an der Entstehung aus der Erschöpfung fest. Sie wachsen, wie mir scheint, aus der Verstimmung hervor, die sich auch des kräftig veranlagten Mannes bemächtigt, wenn er abgearbeitet und gehetzt die Abnahme der Leistungsfähigkeit in der wachsenden Erschwerung seiner Arbeit empfindet.

Die Prognose der einfachen nervösen Erschöpfung ist als günstig zu bezeichnen, sofern es gelingt, die Ursachen derselben zu beseitigen. Die Genesung wird eine um so vollkommenere sein, je widerstandsfähiger der Kranke vorher war, und je mehr es gelingt, etwa in seiner Lebensführung liegende Schädlichkeiten zu beseitigen. Vor allem sind natürlich beide Gesichtspunkte massgebend für die grössere oder geringere Wahrscheinlichkeit des Rückfalls; die im Augenblicke vorhandenen Störungen wird man bei ausreichender Zeit und sonst günstigen Verhältnissen regelmässig zu beseitigen im Stande sein.

Die Abgrenzung der nervösen Erschöpfung von manchen anderen Krankheitsformen ist in prognostischer und therapeutischer Beziehung von hervorragender Wichtigkeit. Zunächst kommt man häufig in die Lage, sich darüber Gewissheit verschaffen zu müssen, dass die hypochondrischen Befürchtungen des Kranken nicht wirklich begründet sind. Namentlich kann es ernste Schwierigkeiten bereiten, hinsichtlich der Gefahr einer beginnenden Paralyse ein endgültiges Urtheil zu gewinnen. Die grössere Besonnenheit der Kranken, die klare Auffassung aller Krankheitszeichen, der Mangel einer greifbaren Gedächtnissstörung trotz ihrer Klagen darüber, das Fehlen nachweisbarer nervöser Störungen (Pupillenstarre, Sprachstörung, Analgesie, Anfälle) wird den Arzt über die neurasthenische Natur des vielleicht sehr verdächtigen Krankheitsbildes aufklären. Vor allem aber wird er das Lebensalter des Kranken und die Entstehungsgeschichte des Leidens zu beachten haben. Erscheinungen von „Nervosität", die ohne bestimmt greifbaren Anlass bei einem nicht krankhaft veranlagten Manne erstmals in mittleren Jahren auftreten, sind fast immer die Einleitung der Paralyse.

Sehr häufig wird auch das depressive Vorstadium anderer Psychosen mit neurasthenischen Zuständen verwechselt. Indessen der Erschöpfte ist verstimmt und reizbar, weil er merkt, dass seine geistige Leistungsfähigkeit gestört ist; seine Stimmung wird freier und leichter, sobald eine äussere Anregung, eine fröhliche Gesellschaft ihn vorübergehend seine Beschwerde vergessen macht, oder sobald er, von allen Sorgen und Pflichten seines Berufes entlastet, rückhaltlos Ruhe und Erholung geniessen kann. Dort aber entsteht das Gefühl der Beängstigung der Schwere ohne irgend welche klare Begründung, und es wird durch Zerstreuungs- und Ablenkungsversuche nicht nur nicht gemildert, sondern im Gegentheil oft genug bis zum Unerträglichen gesteigert. Die Verstandesabnahme und Verstimmung im Beginne der Dementia praecox ist gegenüber der nervösen Erschöpfung namentlich durch die gemüthliche Stumpfheit der Kranken, ihre Gleichgültigkeit im Hinblicke auf die Zukunft, zuweilen auch durch die Unsinnigkeit der hypochondrischen Klagen und die Unbelehrbarkeit gekennzeichnet.

Die B e h a n d l u n g der nervösen Erschöpfung bietet der Thätigkeit des Arztes ein sehr ausgedehntes und ergiebiges Arbeitsfeld. Zunächst vermag gerade hier die V o r b e u g u n g ausserordentlich viel zu leisten. Man hat, nicht ganz mit Unrecht, die Nervosität als die Krankheit unserer Zeit bezeichnet. In der That liegen in der raschen Steigerung der Anforderungen, die der hastige Fortschritt unserer Culturentwicklung an die geistige, sittliche und körperliche Leistungsfähigkeit des Einzelnen stellt, wichtige Ursachen nervöser Ueberreizung. Da wir diese allgemeinen Ursachen nicht beseitigen können, so wird es unsere Aufgabe sein müssen, das kommende Geschlecht widerstandsfähig und tüchtig zu machen und für den Kampf ums Dasein gehörig auszurüsten. Alle jene früher geschilderten Bestrebungen, welche darauf hinausgehen, die geistige Ueberbürdung der heranwachsenden Jugend mit todtem Gedächtnisskram zu bekämpfen und der Sorge für die gelehrte Erziehung diejenige für die körperliche Ausbildung zur Seite zu setzen, dienen diesem Zwecke in hervorragendem Maasse. Weiterhin ist auf Fernhaltung der Jugend von anstrengenden und aufregenden Vergnügungen, vom Alkoholgenusse, auf Vermeidung von Ausschweifungen, Einhaltung einfacher Lebensgewohnheiten ohne Verwöhnung und ohne Verzärtelung zu achten.

Ganz besondere Aufmerksamkeit aber erfordert die ausreichende Befriedigung des Schlafbedürfnisses. Es kann nicht oft genug wiederholt werden, dass in diesem Punkte sehr bedeutende und tief begründete Verschiedenheiten zwischen den einzelnen Menschen bestehen, die nicht ohne schweren Schaden vernachlässigt werden dürfen. Gerade in dieser Beziehung wirken so manche unserer sogenannten Erholungen schädlich, indem sie spätes Aufbleiben und abendliche geistige Anregung mit sich bringen. Für angestrengt arbeitende oder sehr erregbare Menschen sind späte Theater- und Musikaufführungen, Geselligkeit mit Magenüberladung und reichlichem Alkoholgenusse recht sichere Mittel, den so nothwendigen Schlaf empfindlich zu stören. Müdigkeit und Abgespanntheit am Morgen ist ein Zeichen ungenügenden Schlafes; sie soll daher nicht durch Gewaltmassregeln, sondern durch frühes Schlafengehen und durch sorgfältige Beseitigung aller Ursachen bekämpft werden, welche die Schlaftiefe verringern. Weiterhin aber wird der Hausarzt Gelegenheit genug haben, durch eine gesundheitsgemässe Regelung der Lebensweise den Gefahren der Ueberanstrengung vorzubeugen und namentlich bei den ersten Anzeichen eintretender Erschöpfung sofort einzugreifen, weil dann in der Regel leicht ein Erfolg zu erreichen ist, der später nur mit bedeutenden Opfern an Zeit und Geld erkauft werden kann. Die erste Aufgabe, welche hier erfüllt werden müsste und doch nur allzuselten in ausreichendem Maasse erfüllt werden kann, ist die Beseitigung aller jener schädigenden Einflüsse, welche die Krankheit erzeugten. Regelung der Lebensweise nach den verschiedensten Richtungen hin, sodann Entfernung aus der Berufsarbeit, womöglich auch aus den gewohnten Verhältnissen, Versetzung in eine andere, ruhige und anziehende Umgebung wird die wichtigste Vorbedingung einer jeden Behandlung bilden müssen. Für leichtere Formen genügt oft schon eine einfache Sommerfrische, ein Landaufenthalt oder eine behagliche, keinesfalls ermüdende Reise ins Gebirge oder an die See, um ein Ausruhen des überreizten Nervensystems und damit das rasche Schwinden aller der vielfachen körperlichen und psychischen Beschwerden herbeizuführen.

Bei längerer Dauer und stärkerer Ausbildung der Störungen pflegt die Durchführung einer vorzugsweise diätetischen Cur unter ärztlicher Aufsicht vorzügliche Dienste zu leisten. Allen den zahlreichen Nerven- und Wasserheilanstalten strömen immerwährend in Schaaren derartige Kranke zu. Ausser der Befreiung von den Geschäften und Plackereien des täglichen Berufes muss hier vor allem eine einfache, sorgfältig geregelte und gesundheitsgemässe Lebensweise mit angemessener Vertheilung von Thätigkeit, Ruhe und Schlaf durchgeführt werden. Die Kranken sollen kräftig und reichlich, aber ohne Schlemmerei ernährt werden; der gewohnheitsmässige Genuss von Alkohol, starkem Kaffee oder Thee fällt fort. Störungen des Appetits, der Verdauung, des Schlafes werden mit den gebräuchlichen Mitteln, namentlich aber durch regelmässige, nicht bis zur Ermüdung ausgedehnte Spaziergänge sowie durch ärztlich überwachte Leibesübungen verschiedener Art bekämpft. Ferner sucht man durch Wasserbehandlung, durch Gymnastik, Massage und allgemeine Faradisation den Kreislauf und den Stoffumsatz soviel wie möglich zu fördern. Unter dem Einflusse aller dieser Massregeln pflegt sich die öfters stark gesunkene Ernährung stetig und beträchtlich zu heben. Gleichzeitig bessert sich der Schlaf, die Stimmung und die Beschäftigungsfähigkeit. Als Arzneimittel zur Bekämpfung der nervösen Unruhe und zur Erzielung von Schlaf sind mit gutem Rechte die Bromsalze (3 mal täglich 1—2 gr oder eine abendliche Gabe von 2—5 gr) in Gebrauch; nur im Nothfalle wird man vorübergehend seine Zuflucht zu den eigentlichen Schlafmitteln nehmen. Man hüte sich vor dem Morphium!

Eine recht wesentliche Bedeutung hat bei neurasthenischen Zuständen fast immer die **psychische** Behandlung. Vielfach kann ein vorsichtiges Suggestivverfahren den Eintritt gemüthlicher Beruhigung, die Wiederkehr des Schlafes und die Beseitigung mancher quälender Beschwerden überraschend schnell herbeiführen. Ausserdem aber trägt eine aufmerksame, geduldige, aber feste ärztliche Führung sehr viel dazu bei, dass der Kranke nach und nach sein stark erschüttertes Selbstvertrauen und die Herrschaft über seinen Willen wiedergewinnt. Nach dem Verschwinden der eigentlichen Krankheitszeichen bleibt häufig noch eine Herabsetzung der psychischen Widerstandsfähigkeit bei dem Kranken zurück, welche leicht zu Rückfällen führt, wenn nicht die Berufsverhältnisse und die Lebensweise dauernd derart geregelt werden, dass sie sich der persönlichen Eigenart in geeigneter Weise anpassen. Wer die Folgen der täglichen Arbeit in einer fortschreitenden Abstumpfung seiner Leistungsfähigkeit empfindet, sollte daher unbedingt wenigstens einmal im Jahre für einige Wochen aus dem Joche der gewohnten Verhältnisse sich herausreissen; nur dann ist er einigermassen sicher, im Kampfe mit dem Leben nicht immer und immer wieder zu erliegen.

III. Die Vergiftungen.

Obgleich wir in gewissem Sinne auch die Infectionen und vielleicht sogar die Erschöpfung als Vergiftungen ansehen können, möchte ich denselben doch als Vergiftungen im engeren Sinne diejenigen Schädigungen gegenüberstellen, die durch die Einführung bestimmter wirksamer Stoffe in unseren Körper zu Stande kommen. Sie verhalten sich nach den verschiedensten Richtungen hin wesentlich anders, als jene Geistesstörungen, deren giftige Ursache erst im Körper selbst durch krankhafte Zersetzungen oder die Lebensvorgänge von Krankheitserregern erzeugt wird. Es wird sich ferner empfehlen, acute und chronische Vergiftungen auseinanderzuhalten, je nachdem die Einfuhr des Giftes nur vorübergehend oder längere Zeit hindurch erfolgt; freilich werden wir dabei aus praktischen Gründen die acuten Wirkungen derjenigen Gifte, die häufig gewohnheitsmässig eingeführt werden, gemeinsam mit den durch sie erzeugten chronischen Veränderungen besprechen.

1. Die acuten Vergiftungen.

Die acuten Vergiftungen haben im allgemeinen wegen ihres raschen Ablaufes nur eine geringe psychiatrische Bedeutung; zudem sind die meisten derselben verhältnissmässig recht selten. Dagegen ist die wissenschaftliche Tragweite dieser Störungen eine sehr grosse, weil bei ihnen die ursächliche Abhängigkeit ganz bestimmter psychischer Veränderungen von eindeutigen chemischen Einwirkungen auf die Hirnrinde klar vor Augen liegt. Dazu kommt, dass wir diesen Zusammenhang durch den Thierversuch einerseits, durch die feinere psychologische Untersuchung beim Menschen andererseits genauer verfolgen können, als auf irgend einem anderen

Gebiete psychischer Erkrankungen. Wir dürfen daher erwarten, dass gerade die acuten Vergiftungen uns einmal so manche Anhaltspunkte für ein tiefer dringendes Verständniss des Vorganges der geistigen Störung zu liefern im Stande sein werden.

Für jetzt wissen wir allerdings über die grosse Mehrzahl der acuten psychischen Giftwirkungen kaum mehr, als dass es sich hier in der Regel um deliriöse Zustände handelt. Im allgemeinen pflegen ausgeprägtere Trugwahrnehmungen auf den verschiedensten Sinnesgebieten, traumhafte, bunt wechselnde Einbildungen, vielfach mit lebhaften Lustgefühlen und Verzückungszuständen, meist ohne stärkere motorische Erregung, die Grundzüge der Krankheitsbilder zu liefern. Eine genauere Durchforschung derselben ist bisher fast nur für die gewohnheitsmässig gebrauchten Mittel, Alkohol, Morphium und Cocain, begonnen worden. Die einfache Beobachtung und Selbstbeobachtung hat sich aber gegenüber diesen Zuständen als so trügerisch erwiesen, dass wir von ihr irgend zuverlässige Aufschlüsse über die feineren Unterschiede der einzelnen Vergiftungsdelirien schlechterdings nicht erwarten können.

Wir werden uns daher darauf beschränken müssen, in wenigen Worten hier der hauptsächlichsten Formen zu gedenken. Zunächst wären die Delirien bei Vergiftung durch gewisse krankhafte Stoffwechselerzeugnisse zu erwähnen, deren bereits im allgemeinen Theile kurz gedacht worden ist. Dahin gehören die mit Sinnestäuschungen verbundenen Erregungszustände bei Tetanie, Morbus Basedowii, bei Chorea*), die schwere Unbesinnlichkeit bei Urämie, vielleicht auch die Delirien beim Phosphorikterus und so manche andere, noch unaufgeklärte Störung.

Unter den übrigen Giften erzeugt das Chloroform namentlich eine eigenthümliche Unbesinnlichkeit mit einzelnen Gehörstäuschungen, das Santonin Gesichtshallucinationen und das „Gelbsehen". Das Haschischdelirium**) dagegen scheint ganz besonders gewisse Störungen des Muskel- und Tastsinnes herbeizuführen, wie sie sich in den illusionären Veränderungen der äusseren und der Abmessungen des eigenen Körpers psychologisch widerspiegeln. Ausserdem entrückt der Opium- und der Haschischrausch den Kranken

*) Möbius, Neurologische Beiträge, II, 123. 1894.

**) Warnock, Journal of mental science, XLII, 790.

einer wirklichen Umgebung, gaukelt ihm angenehme, traumartige Bilder und Erlebnisse vor und versetzt ihn in heitere, selbstzufriedene Stimmung. Die Stickstoffoxydulnarkose scheint demselben, abgesehen von der viel kürzeren Dauer, hinsichtlich der Färbung des Deliriums ähnlich zu sein; sie hat eine gewisse praktische Wichtigkeit erlangt wegen der bei ihr beobachteten Häufigkeit und Deutlichkeit geschlechtlicher Hallucinationen, welche schon mehrfach zu falscher Anschuldigung der narkotisirenden Zahnärzte geführt hat. Die Atropinvergiftung scheint neben einer sehr schweren Auffassungsstörung mit vereinzelten Sinnestäuschungen auch eine tiefgreifende Beeinträchtigung des Denkens (Verwirrtheit), heitere Verstimmung und lebhafte motorische Unruhe zu erzeugen; nach kurzer Dauer erfolgt der Tod oder rasche Aufhellung des Bewusstseins ohne Erinnerung an das Vorgefallene. Auf eine eingehendere Schilderung aller dieser und so vieler ähnlicher deliriöser Zustände sowie ihrer körperlichen Begleiterscheinungen kann hier natürlich nicht eingegangen werden.

Die Dauer solcher Vergiftungsdelirien ist regelmässig eine kurze, selten einige Stunden oder höchstens Tage überschreitende; die Prognose richtet sich ganz nach der Schwere der Vergiftung überhaupt. Die Diagnose wird zumeist aus den begleitenden Umständen wie aus den körperlichen Zeichen gestellt werden müssen; die Behandlung ist eine einfach ursächliche nach den von der Toxikologie vorgeschriebenen Grundsätzen.

2. Die chronischen Vergiftungen.

Die Zahl derjenigen Gifte, welche bei dauernder Einwirkung auf den Körper Störungen des Nervensystems und insbesondere auch des Seelenlebens herbeizuführen vermögen, ist eine sehr grosse. Hervorragende praktische Bedeutung haben indessen nur diejenigen unter ihnen erlangt, welche als Genussmittel, zur Erzeugung von Wohlbehagen, in Anwendung gezogen werden, da nur bei ihnen in der Wirkung des Mittels selbst die Anreizung zu häufiger Herbeiführung derselben gelegen ist. Vor allem aber sind es jene Gifte, deren Aussetzen unangenehme Störungen im Organismus, sog. „Abstinenzerscheinungen“, hervorruft, welche eine mit jeder Wiederholung sich steigernde und schliesslich zur unbezwinglichen Leidenschaft werdende Neigung erzeugen, immer von neuem den verderblichen Reiz einwirken zu lassen, der für den behaglichen Ablauf der Lebensvorgänge bereits unentbehrlich geworden ist. Wie die anthropologische Forschung lehrt, giebt es kaum ein einziges Volk, welches nicht durch irgend ein derartiges, gewohnheitsmässig angewandtes Genussmittel sich über die kleinen Sorgen und Mühen des Daseins hinwegzutäuschen verstände, und die Mannigfaltigkeit dieser giftigen Quellen des Wohlbehagens ist daher eine merkwürdig reiche. Für die psychiatrische Erfahrung in unserer Heimath kommen indessen naturgemäss nur einige wenige derartige Mittel in Betracht, von denen sich als die bei weitem wichtigsten der Alkohol, das Morphium und das Cocain herausheben lassen.

A. Der Alkoholismus*).

Die Einwirkung, welche die acute Alkoholvergiftung, der Rausch, auf unser Seelenleben ausübt, besteht, soweit bis jetzt bekannt ist, wesentlich in einer dauernden Erschwerung der Auffassung und Verarbeitung äusserer Eindrücke sowie in einer centralen Erleichterung der Auslösung von Willensantrieben. Die Wahrnehmung und Erkennung von Sinnesreizen ist verlangsamt und erschwert, ihre Zuverlässigkeit herabgesetzt; die fortlaufende Lösung einfacher Rechenaufgaben lässt ein deutliches Sinken der Leistungsfähigkeit erkennen. Auf sprachlichem Gebiete kommt es zu den ersten Andeutungen der Ideenflucht, zu einem sehr auffallenden Ueberwiegen derjenigen Vorstellungsverbindungen, welche durch die motorischen Bestandtheile unserer Sprachvorstellungen vermittelt werden, der Wortzusammensetzungen, sprachlichen Reminiscenzen und Reime. Die Auslösung von Bewegungsantrieben ist dauernd erheblich erleichtert; so geht das rein mechanische Auswendiglernen besser von statten. Die Wahl zwischen zwei Bewegungen wird überstürzt,

*) Magnus Huss, Chronische Alkoholkrankheit oder Alkoholismus chronicus, deutsch von v. d. Busch. 1852; Magnan, de l'alcoholisme. 1874; v. Speyr, Die alkoholischen Geisteskrankheiten, Diss. 1882.

häufig falsch und zuweilen bereits ausgeführt, bevor noch das massgebende Zeichen die Richtung der Bewegung bestimmen konnte. Im weiteren Verlaufe und bei stärkeren Gaben des Giftes ergreift die Lähmung allmählich auch die psychomotorischen Leistungen. Je grösser die Alkoholgabe und je grösser die persönliche Empfindlichkeit gegen das Gift, desto rascher und stärker macht sich die lähmende Wirkung geltend, bis sie schliesslich schon von Anfang an, wenige Minuten nach dem Genusse des Alkohols, deutlich in den Vordergrund tritt. Die Muskelkraft wird durch den Alkohol nur ganz kurze Zeit und in sehr unbedeutendem Maasse gesteigert, darauf aber andauernd und erheblich herabgesetzt.

Alle diese zunächst durch den Versuch gefundenen und genauer zergliederten Einzelheiten finden wir ohne weiteres in dem aus der täglichen Erfahrung bekannten Bilde des Rausches wieder. Schon sehr kleine Mengen Alkohol beeinträchtigen, wie alle guten Beobachter übereinstimmend angeben, deutlich die Fähigkeit zu höherer geistiger Arbeit. Wir vermögen unsere Gedanken nicht mehr so gut zu sammeln, längeren, verwickelteren Auseinandersetzungen nur ungenügend zu folgen. Bei stärkerer Vergiftung fällt die Erschwerung der Auffassung und der Verstandesthätigkeit immer mehr ins Auge. Der Betrunkene versteht nicht mehr recht, was man ihm sagt und was um ihn herum vorgeht, vermag nicht zuzuhören, aufzupassen, irgend einen Gedankengang festzuhalten. Er verliert jedes Urtheil über seine eigenen und fremde Verstandesleistungen, jeden Ueberblick über die Bedeutung und Tragweite seiner Handlungen. Gleichzeitig stellen sich gewisse inhaltliche Störungen im Ablaufe der Vorstellungsverbindungen ein. Einerseits fällt die Neigung zur Wiederholung derselben Wendungen, gewohnheitsmässiger Redensarten auf, andererseits die Freude an öden Reimereien, die an den Haaren herbeigezogenen Wortwitze, das Sprechen im Jargon, das Radebrechen in fremden Sprachen. Zum Schlusse geht die Fähigkeit zur Auffassung und geistigen Verarbeitung immer mehr verloren; der Berauschte wird unempfindlich und unbesinnlich bis zur vollständigen Bewusstlosigkeit. Die Erinnerung pflegt nach dem Verfliegen des Rausches auch für diejenigen Zeitabschnitte nur sehr mangelhaft zu sein, in denen der psychische Zusammenhang im Sprechen und Handeln noch bis zu einem gewissen Grade erhalten war.

Mit den Störungen der Verstandesleistungen hält die Entwicklung der psychomotorischen Reizerscheinungen gleichen Schritt. Sie beginnt mit jener leichten „Angeregtheit“, wie wir sie schon bei kleinen Alkoholgaben empfinden, mit dem Wegfall der feinen Hemmungen, die im täglichen Leben unser Handeln und Benehmen jederzeit auf das genaueste regeln. Wir werden unbekümmerter, lebhafter, muthiger, fühlen uns sorgloser, ungebundener, sprechen und handeln freimüthiger, aber auch rücksichtsloser. Wegen der Erleichterung der motorischen Auslösung erscheint uns unsere Kraft und Leistungsfähigkeit erhöht, im Gegensatze zu deren messbarer Herabsetzung. Daher die leider weit verbreitete, vollkommen unrichtige Anschauung, dass der Alkohol „stärke“. Bei fortschreitender Berauschung nimmt die motorische Erregbarkeit zunächst noch zu. Die Ausdrucksbewegungen werden massloser; der Betrunkene fängt an, sich auffallend zu benehmen, überlaut zu sprechen, Reden zu halten, zu grölen, zu lärmen, auf den Tisch zu schlagen. Ein Wort, ein Einfall genügt, um irgend eine unsinnige Reaction hervorzurufen, und es kommt auf diese Weise zu allerlei triebartigen, unüberlegten, ja verbrecherischen Handlungen, über deren Entstehungsweise der Thäter sich selbst nachträglich kaum oder gar nicht Rechenschaft zu geben vermag. Das Ende bilden schwere Bewegungsstörungen, lallende Sprache, schwankender Gang, vollständige Lähmung.

Auf gemüthlichem Gebiete entspricht dem ersten Abschnitte des Rausches ein entschiedenes Wohlbehagen, heitere, rosige Stimmung, Zurücktreten der Sorgen und Verdriesslichkeiten des Alltagslebens. Wir werden leichtlebiger, zugänglicher, liebenswürdiger. Sehr bald indessen steigert sich die Reizbarkeit. Es kommt nun leicht zu stärkeren Affectschwankungen, zu tactloser Ueberschwänglichkeit oder zu Zornausbrüchen und leidenschaftlichen Aufwallungen mit heftigen Ausschreitungen. Die höheren sittlichen Gefühle treten zurück; der Betrunkene wird roh, gemein, schamlos die wachsende geschlechtliche Erregbarkeit führt ihn zu wüsten Ausschweifungen.

Der allgemeine Verlauf des Rausches wird in sehr verschiedener Weise beeinflusst durch die persönliche Eigenart. Bei grosser Ermüdbarkeit stellt sich die Lähmung auch auf motorischem Gebiete verhältnissmässig früh und ohne ausgeprägtere Reizerscheinungen ein-

Andererseits können bei Personen mit stärkerer gemüthlicher Erregbarkeit gerade jene letzteren in den Vordergrund treten. Während dort rasch Schläfrigkeit und Stumpfheit die Oberhand gewinnen, kommt es hier sofort zu unbändiger Streitsucht, grobem Unfug und selbst blutigen Gewaltthaten. Lebhafte Gemüthserschütterungen können im ersteren Falle, bei Vorwiegen der Lähmungserscheinungen, zu plötzlicher Ernüchterung führen. Im letzteren Falle dagegen wird durch sie die Erregung noch gesteigert, so dass unter dem Einflusse einer verhältnissmässig sehr geringfügigen Alkoholmenge ganz unvermittelt die unsinnigsten und gefährlichsten Handlungen begangen werden.

Ueber die anatomischen Grundlagen der acuten Alkoholvergiftung hat uns der Thierversuch einige Aufschlüsse geliefert. Nissl konnte nachweisen, dass bei Kaninchen, die eine Reihe von Tagen hindurch möglichst grosse Alkoholmengen bekommen hatten, eine beträchtliche Zahl von Rindenzellen zu Grunde gegangen war. Es kommt zunächst zu einer Abblassung und unregelmässigen Einschmelzung der färbbaren Substanz. Dann wird der Kern kleiner, verliert seine rundliche Form, sein Kernkörperchen und schliesslich auch die Membran, um allmählich ganz zu verschwinden. Aehnliche Vorgänge beobachtete Dehio an den Purkinje'schen Zellen.

Die schwersten Störungen des Rausches pflegen sich verhältnissmässig rasch wieder zu verlieren, doch lässt sich, wie früher erwähnt, der Nachweis führen, dass eine gewisse Nachwirkung selbst bei mässiger Vergiftung noch 24—36 Stunden lang deutlich fortbesteht. Bei längerer Fortsetzung der Alkoholeinfuhr wird diese Nachwirkung eine dauernde. Es kommt zu einer allmählichen Umwandlung im psychischen Verhalten des Menschen, welche mehr und mehr in das Krankheitsbild des chronischen Alkoholismus hinüberführt.

Auch klinisch finden wir im chronischen Alkoholismus eine Reihe jener Züge wieder, die uns aus dem Rausche bekannt sind. Verhältnissmässig am wenigsten pflegt zunächst die Beeinträchtigung der geistigen Leistungsfähigkeit in die Augen zu fallen. Indessen beginnt sich regelmässig beim Trinker eine merkliche Herabsetzung seiner Arbeitskraft herauszubilden. Eine wesentliche Rolle scheint dabei die Steigerung der Ermüdbarkeit zu spielen. Es wird ihm schwer, seine Aufmerksamkeit längere Zeit anzuspannen, neue, ungewohnte Eindrücke zu verarbeiten, sich in verwickeltere geistige Aufgaben hineinzufinden. Er liebt es daher, sich in bekanntem Geleise zu bewegen, hat weder Neigung noch Fähigkeit zu schöpferischer Gedankenarbeit. In Folge dessen verengt sich sein Gesichtskreis; seine geistige Ausbildung steht zunächst still, macht aber dann Rückschritte und führt zu Verarmung seines Vorstellungsschatzes und Abnahme seiner Urtheilsfähigkeit. Dieser Vorgang wird ganz besonders begünstigt durch die niemals fehlenden Störungen des Gedächtnisses. Schon der Versuch hat gezeigt, dass die Festigkeit, mit welcher der Lernstoff haftet, unter dem Einflusse einer einmaligen Alkoholgabe erheblich abnimmt. In noch höherem Maasse ist das beim Gewohnheitstrinker zu bemerken. Er nimmt nicht nur die Eindrücke nur unklar und flüchtig in sich auf, sondern er vermag sich dieselben auch nur in den allgemeinsten Umrissen wieder zu vergegenwärtigen. So kommt es, dass er Neues nicht mehr lernt, dass er wichtige Dinge vergisst und von seinen Erlebnissen vielfach ein ganz verzerrtes, verschwommenes Bild aufbewahrt. Die Schwäche des Urtheils und des Erinnerungsvermögens giebt den günstigen Boden ab für die recht häufigen, mehr oder weniger ausgeprägten W a h n b i l d u n g e n. Dieselben halten sich bald nur in dem Rahmen einer auffallenden Einsichtslosigkeit gegenüber dem eigenen Zustande, bald erheben sie sich zu eigenartigen Beeinträchtigungsideen. In manchen Fällen werden sie unterstützt durch das Auftreten einzelner wirklicher Sinnestäuschungen, häufiger durch halbrichtige, wahnhaft gedeutete Trugwahrnehmungen. In schweren Fällen kommt es schliesslich zur Entwicklung eines ausgeprägten Schwachsinns.

Bei weitem die wichtigste und folgenschwerste Erscheinung im Bilde des chronischen Alkoholismus ist die s i t t l i c h e E n t a r t u n g d e s T r i n k e r s, das allmähliche Schwinden jener tieferen Beweggründe des Handelns, welche die Einheitlichkeit und Geschlossenheit des Charakters bedingen. Der Trinker verliert mehr und mehr die Fähigkeit, nach feststehenden Grundsätzen zu handeln, und wird auf diese Weise zum willenlosen Spielball zufälliger äusserer Verlockungen, namentlich aber der immer unbezwinglicher werdenden N e i g u n g z u m A l k o h o l. In sehr naiver Weise pflegt er diese Willensschwäche einzugestehen, indem er als vollständig genügende Entschuldigung für seine Unmässigkeit die Thatsache anführt, dass man ihn zum

Trinken aufgefordert, ihm etwas bezahlt habe, dass Wein „auf dem Tische stand“. Er begreift gar nicht recht, wie man ihm aus dem Trinken einen Vorwurf machen kann. „Ich hab’ doch für mein Geld getrunken,“ entschuldigte sich ein solcher Kranker. Fast alle Trinker fassen zeitweise den festen Entschluss, dem Alkohol, den sie mehr oder weniger klar als die Quelle ihres körperlichen, sittlichen, gesellschaftlichen und wirthschaftlichen Unterganges erkennen, endgültig und für immer zu entsagen. „Ich kann’s auch lassen,“ „ich trink’ Milch und Selters,“ erklären sie siegesgewiss, bekräftigen vielleicht unaufgefordert ihre guten Vorsätze mit den heiligsten Versprechungen und Schwüren und fühlen sich beleidigt, sobald man leise Zweifel an der Aufrichtigkeit derselben äussert. Dennoch aber pflegt nahezu ausnahmslos bereits die erste beste Gelegenheit den schwachen Willen zu überwältigen und alle die auf Sand gebauten Vorsätze ohne weiteres über den Haufen zu werfen. Eine halbe Stunde später kann man sie nicht selten bereits wieder im Wirthshause sitzen sehen, und wenige Tage genügen, um auch die letzte Spur von Scham oder Reue über den schmählichen Wortbruch hinwegzuwischen. Ist es doch gerade der Alkoholdusel, der dem Trinker die Fähigkeit zu ruhiger Würdigung seiner Lage raubt und alle besseren Regungen in der rohesten Selbstsucht untergehen lässt. Das Ende ist die nur zu wohlbekannte Gestalt des Schnapslumpen.

Unter immer wiederholtem Siege der wachsenden Leidenschaft über das sich abstumpfende Pflichtgefühl nimmt die sittliche Entartung des Trinkers mit Riesenschritten zu. Die mächtigen Beweggründe der Ehrliebe, der Gatten- und Kinderliebe, der Scham verlieren ihre Wirkung über ihn. Er kümmert sich nicht mehr um das Wohl und Wehe seiner Angehörigen, giebt sie einfach dem Elend Preis, wird gleichgültig gegen ihre Bitten und Vorwürfe, sieht hülflos der wirklichen Untreue seiner Frau, der sittlichen Verwahrlosung seiner Kinder zu, lässt stumpf die gesellschaftlichen Massregelungen und die Verachtung seiner Standesgenossen über sich ergehen. Ohne Rücksicht auf seine Bildung, seine Stellung betrinkt er sich öffentlich, schliesst wahllos Duzbrüderschaften, verhandelt seine zartesten Familienangelegenheiten mit wildfremden Menschen. Meist entwickelt sich dabei ein gewisses erhöhtes Selbstgefühl, welches in handgreiflichen Prahlereien einen um so stärkeren Ausdruck findet, je weniger der Kranke seine zwingendsten Pflichten zu erfüllen im Stande ist. Ausserdem ist es der in seinen ersten Andeutungen schon dem einfachen Rausche angehörige **Trinkerhumor**, der in hohem Maasse die Gemüthslage dieser Kranken kennzeichnet. Ihnen ist die Fähigkeit verloren gegangen, ernste Dinge ernst aufzufassen; sie schwanken im dunklen Gefühle ihrer Willensschwäche zwischen unmännlicher Weinerlichkeit und würdelosem Galgenhumor, der auch in der eigenen Erniedrigung nur die komische Seite empfindet. Wer wird hier nicht an die geräuschvolle Fröhlichkeit erinnert, mit welcher eine angeheiterte Tafelrunde auch die gewagtesten Verletzungen der eigenen Würde zu begleiten pflegt!

Es giebt wol kaum einen einzigen ausgebildeten Trinker, welcher sich selber **irgend welche Verschuldung** an seiner Trunksucht beizumessen geneigt wäre. Viele stellen überhaupt trotz der beweisendsten Anzeichen das Trinken schlankweg in Abrede und suchen die allenfalls gelegentlich genossenen Alkoholmengen als äusserst harmlos und in bedeutend verkleinertem Massstabe hinzustellen; sie haben nur so viel getrunken, „wie sich's gehört", weisen namentlich darauf hin, dass sie niemals oder doch nur selten wirklich „betrunken" gewesen seien, eine Beweisführung, welche selbst bei Voraussetzung völliger Glaubwürdigkeit angesichts des sehr persönlichen Massstabes und der sehr verschiedenen Empfindlichkeit gegen den Alkohol selbstverständlich nur geringen Werth hat. Andere geben zwar mit einigen Umschweifen ihre Unmässigkeit zu, stellen dieselbe jedoch als durchaus nothwendig, durch ihre besonderen Lebensverhältnisse bedingt dar. „Wie kann man ohne Wein und Bier schwer arbeiten!" sagte mir ein Lastträger; die Andern würden ihn ja auslachen, wenn er nicht tränke. Es ist interessant, zu sehen, wie kein einziger Beruf sich völlig unfruchtbar an zwingenden Beweggründen für den Alkoholgenuss erweist. Während den Schmied, den Schlosser, den Glasarbeiter die Hitze des Feuers zur Schnapsflasche treibt, thut beim Droschkenkutscher, beim Nachtwächter die nächtliche Kälte denselben Dienst; die Metzger „trinken Alle"; die Kaufleute müssen „wegen der Kundschaft" trinken. Die Ziegelarbeiter finden beim Kneten in der Nässe, die Müller und Maurer beim Einathmen des trockenen Staubes ihre Rettung im Trinken, ja ein Angestellter einer Dampfschifffahrtsgesellschaft gab mir an, dass man

„in einem so grossen Geschäft“ ohne den Alkohol nicht auskommen könne. Die Ueberzeugung von der unbedingten Nothwendigkeit des Alkoholgenusses sitzt in der Regel so fest, dass die Trinker allen Einwendungen das äusserste Misstrauen entgegen bringen. „Ach, gehen Sie, Herr Doctor, der Herr Professor trinkt auch seinen Schoppen,“ sagte ein Trinker, als er vom Arzte auf mein Beispiel völliger Enthaltsamkeit hingewiesen wurde.

Fast noch häufiger, als durch die Beschäftigung, wird die Trunksucht durch wirthschaftliche und häusliche Verhältnisse begründet. Bald ist es der Kummer über den Rückgang des Verdienstes, das Aufkommen eines „Concurrenten“, über den Verlust einer Stellung, den Tod eines Angehörigen, bald ist es die schlechte Wohnung oder die ungenügende Ernährung, vor allem aber das unglückliche eheliche Leben, welches den Trinker nach seiner Angabe zum Schnapsmissbrauche getrieben hat. „Die Frau hätte sollen zart und liebevoll sein, wenn ich getrunken hatte,“ meinte ein solcher Gatte. Regelmässig ergiebt sich hier bei genauer Nachforschung, dass der Zusammenhang ein umgekehrter gewesen ist, dass die angeblichen Ursachen der Trunksucht in Wirklichkeit als mittelbare oder unmittelbare Folgen derselben angesehen werden müssen.

Hand in Hand mit der sittlichen Verblödung geht eine Erhöhung der gemüthlichen Reizbarkeit, namentlich während der Alkoholwirkung. Aus ihr entwickelt sich dann die berüchtigte Streitsucht der Trinker, ihre Neigung zu unfläthigem Schimpfen, raschen Gewaltthaten und Rohheiten, Misshandlungen der Angehörigen, zwecklosen Zerstörungen. In bemerkenswerthem Gegensatze zu der Rücksichtslosigkeit und Heftigkeit des Trinkers in seinen häuslichen Verhältnissen steht die Gefügigkeit und Lenksamkeit desselben bei längerer Enthaltsamkeit unter dem Drucke äusseren Zwanges in der Irrenanstalt, im Gefängnisse u. w. Dem Unerfahrenen erscheint es oft vollkommen unbegreiflich, wie es denn möglich war, dass der anscheinend ganz ruhige und gutmüthige Mensch in der Freiheit so rohe und unsinnige Gewaltthaten begehen konnte. Sehr eigenartig ist dabei vielfach der reumüthige, ja süssliche Ton der Briefe, welche von Betheuerungen, guten Vorsätzen und frommen, erbaulichen Redensarten strotzen, während ein Entlassungsversuch binnen kürzester Frist die ganze Haltlosigkeit des Trinkers aufs deutlichste vor Augen führt.

Regelmässig entwickelt sich endlich beim Trinker im Laufe der Zeit eine gewisse Unruhe und Unstetigkeit. Er kann nicht lange stillsitzen, treibt sich gern ziellos herum, in den Kneipen oder auf der Landstrasse. Seine Arbeitsfähigkeit zeigt daher eine sehr bedeutende Abnahme, nicht nur, weil häufige Räusche die Stetigkeit der Beschäftigung durchbrechen, sondern namentlich auch, weil er zu jeder nachhaltigen und länger dauernden Anstrengung seiner körperlichen und geistigen Kräfte unfähig geworden ist. In Folge dessen pflegt es mit seinen wirthschaftlichen Verhältnissen rasch bergab zu gehen. Er verdient wenig oder garnichts mehr, verbraucht aber verhältnissmässig viel und greift nun zu allerlei Auskunftsmitteln, um sich das Geld zum Trinken zu verschaffen. Zunächst hört er auf, für seine Familie zu sorgen, sucht im Gegentheil noch von ihr so viel wie möglich zu erpressen. Mehr und mehr bevorzugt er die Getränke, die ihn am raschesten und billigsten in den Rauschzustand versetzen, treibt sich in den schmutzigsten Winkelkneipen und in der verkommensten Gesellschaft herum. Sobald der Credit bei Kneipwirthen und Saufkameraden erschöpft ist, geht es ans Versetzen und Verkaufen des persönlichen, dann aber auch des Eigenthums der Angehörigen, und häufig genug schliesst die weitere Laufbahn mit Bettel und Landstreicherei, mit Zechprellereien, Schwindeleien, Betrügereien, mit Hehlerei und Diebstahl ab.

Von den allgemeinen Störungen, welche der chronische Alkoholismus in den verschiedensten Organen des Körpers regelmässig erzeugt, sollen hier die vielfachen alkoholischen Organerkrankungen nur kurz erwähnt werden, die Herzverfettung, der Magenkatarrh, die Lebercirrhose, die Nierenschrumpfung, endlich die tiefgreifenden Veränderungen in der Zusammensetzung des Blutes. Im Gehirne finden sich Gefässerkrankungen mit dauernden Kreislaufstörungen und deren Folgezuständen, Blutaustritte, Trübungen und Verdickungen der Hirnhäute, insbesondere Pachymeningitis, endlich höchst wahrscheinlich mehr oder weniger schwere Veränderungen an den Nervenzellen. Nissl fand bei chronisch mit Alkohol vergifteten Kaninchen leichte Verdickung der Pia, besonders an der Basis, und Vermehrung der Glia. In der Rinde waren zahlreiche Zellen zerstört; daneben zeigten sich ausgebreitete, eigenartige Veränderungen, deren Deutung allerdings zur Zeit noch nicht ganz feststeht. An den peripheren Nerven entwickeln sich bekanntlich recht häufig neuritische Erkrankungen. Den klinischen Ausdruck aller dieser Veränderungen im Bereiche des Nervensystems bilden zunächst Schwindel und Kopfschmerzen, ein sehr feinschlägiges Zittern an Zunge und gespreizten Fingern, die bekannten neuritischen Störungen, Schwäche der Arme und Beine, Unsicherheit beim Stehen und Gehen, Muskelatrophie, schmerzhafte Druckpunkte, Anaesthesien, Hyperaesthesien, Paraesthesien. Die Reflexe sind vielfach gesteigert, seltener erloschen. Am Opticus hat man ebenfalls eine alkoholische Neuritis (Abblassung der temporalen Papillenhälfte) kennen gelernt; bisweilen bestehen Augenmuskellähmungen.

Bei einer grösseren Anzahl von Trinkern werden epileptische Anfälle beobachtet, sowol im Anschlusse an schwere Räusche wie im einfachen Verlaufe des chronischen Alkoholismus, selbst nach längerer Enthaltsamkeit. Am häufigsten aber ist das Eintreten solcher Anfälle vor oder während eines Delirium tremens. In Berlin, wo die Alkoholepilepsie besonders oft aufzutreten scheint, fanden sich nach den Zusammenstellungen von Fürstner, Möli, Siemerling epileptische Anfälle bei Trinkern in etwa 30—35%, bei den chronischen alkoholischen Geistesstörungen nur in 10% der Fälle. Gegenüber diesen Erfahrungen hat Wildermuth angegeben, dass er nur in 1,4% bei den von ihm beobachteten Epileptikern die Krankheit ausschliesslich auf Alkoholmissbrauch zurückführen konnte; in allen übrigen Fällen bestanden entweder von Jugend auf schon die Zeichen einer epileptischen Veranlagung, oder es wirkten noch andere Ursachen ein, die erfahrungsgemäss Epilepsie zu erzeugen im Stande sind. Er kommt daher zu dem Schlusse, dass der Alkohol in der überwiegenden Mehrzahl der Fälle die Epilepsie nur auslöse, nicht aber hervorbringe. Aehnliche Anschauungen hat schon Magnan vertreten, der für die epileptischen Anfälle der Trinker auf Grund seiner Thierversuche überhaupt nicht den Alkohol, sondern das Absinthöl verantwortlich machte, eine Ansicht, die indessen in Deutschland schon deswegen keinen Anklang gefunden hat, weil bei uns die Alkoholepilepsie trotz fast gänzlichen Fehlens von Absinthmissbrauch überaus häufig ist. Dagegen scheint allerdings besonders das Schnapstrinken die Entstehung epileptischer Krämpfe zu begünstigen. Möli fand dieselben in 40% bei Schnapstrinkern, aber nur bei 5% derjenigen Personen, die neben Bier und Wein fast keinen Schnaps zu sich nahmen.

Um nun den grossen Widerspruch zu lösen, der zwischen der Häufigkeit von Krampfanfällen bei Trinkern und der Seltenheit wirklich durch Alkohol verursachter Epilepsie besteht, vertritt Wildermuth die ebenfalls schon von Magnan ausgesprochene Ansicht, dass die Krampfanfälle der Trinker wie die urämischen oder paralytischen Anfälle nicht als echte Epilepsie aufzufassen seien. Zu dem gleichen Ergebnisse gelangte Wartmann*), der bei einer grösseren Anzahl von Epileptikern die Entstehungsgeschichte der Krankheit prüfte. Eine wichtige Stütze erhält dieser Statz gerade durch die häufige Verbindung der Anfälle mit dem Delirium tremens, das wir Ursache haben, auf das Eintreten einer eigenartigen Vergiftung zurückzuführen. Allerdings wird man in dieser Frage so lange zweifelhaft bleiben müssen, wie uns die Ursachen der echten Epilepsie noch unbekannt sind. Dass übrigens der Alkoholismus der Eltern eine der wichtigsten Ursachen der Epilepsie bei den Kindern bildet, wird von allen Seiten bestätigt und späterhin näher ausgeführt werden. Auf die Beziehungen des Alkoholismus zur Hysterie ist in neuerer Zeit bei uns besonders von Lührmann hingewiesen worden. Er fand unter 60 männlichen Hysterischen 16, bei denen die Erscheinungen wesentlich durch Alkoholismus ausgelöst wurden. Es handelte sich meist um Dämmerzustände mit den Stigmata der Hysterie, Hemianaesthesien, Sehstörungen, Krampfanfällen. Die eigentliche Ursache des Leidens lag hier wol immer in der krankhaften Veranlagung, die durch die Schädigung des Alkoholismus zu weiterer Entwicklung gebracht wurde.

Unter den Ursachen des chronischen Alkoholismus spielt eine nicht geringe Rolle die angeborene oder ererbte Veranlagung. Die Neigung zum Trinken wird in hohem Maasse auf die Nachkommenschaft übertragen, wahrscheinlich in Form einer verringerten sittlichen Widerstandsfähigkeit überhaupt. Unter den von mir in den letzten Jahren beobachteten Trinkern waren $^3/_4$ in irgend einer Weise erblich belastet; in der Hälfte dieser letzteren Fälle war der Vater Trinker gewesen. Männer sind unvergleichlich mehr gefährdet als Frauen; unter den von mir zusammengestellten Fällen befanden sich kaum 6% Frauen. Die Ver-

*) Archiv f. Psychiatrie, XXIX, 933; Wildermuth, Zeitschr. f. d. Behandlung Schwachsinniger u. Epileptischer, 1897, Mai, 49; Neumann, Ueber die Beziehungen zwischen Alkoholismus und Epilepsie. 1897. (Literatur.)

führung zum Alkoholismus wird insbesondere durch staatliche Einrichtungen und gesellige Gewohnheiten in mehr als ausreichender Weise besorgt. Namentlich die Zeiten „flotten" Lebensgenusses fordern unter den haltlos veranlagten Personen ihre sicheren Opfer. Andererseits ist es die Noth, das Elend, namentlich aber die verhängnissvolle Gedankenlosigkeit und Unwissenheit der Massen, welche sie wehrlos dem für unentbehrlich gehaltenen Missbrauche in die Arme treiben. Tagtäglich trinken Tausende und Abertausende gerade deswegen Wein, Bier oder Schnaps, weil sie davon überzeugt sind, dass der Alkohol die körperliche Leistungsfähigkeit erhöhe, eine „Stärkung" des Organismus bewirke. Wenn diese Anschauung schon für die acute Alkoholwirkung durch die Messung im wesentlichen widerlegt wird, so ist sie für den dauernden Gebrauch geistiger Getränke zweifellos grundfalsch. Gegen diesen gefährlichen Unfug, an dem wir Aerzte zum guten Theil mit Schuld tragen, kann nicht thatkräftig genug zu Felde gezogen werden. Gar nicht selten knüpft sich die Entwicklung des chronischen Alkoholismus geradezu an das zum Frühstück verordnete Gläschen Portwein oder Sherry an. So beobachtete ich kurz hintereinander zwei Frauen, welche dadurch schwerer Trunksucht verfallen waren, dass ihnen vom Arzte „zur Stärkung" nach hartnäckigen Menorrhagien der regelmässige Genuss alkoholreichen Weines empfohlen wurde.

Die Mengen alkoholischer Getränke, welche der Einzelne zu sich nimmt, sind sehr verschieden. Manche Personen vertragen von vorn herein sehr wenig, und umgekehrt scheint sich auch bei alten Trinkern bisweilen wieder eine verminderte Widerstandsfähigkeit gegen den Schnaps einzustellen. Andererseits berichtet Siemerling*) von einem Arbeiter, der in 24 Stunden 3 Liter Nordhäuser mit Bittern, von einem andern, der 2 Liter Spiritus mit Kümmel trank, sowie von einer Reihe ähnlicher Leistungen. Der Schnaps ist überall bevorzugt.

Die Prognose des ausgeprägten chronischen Alkoholismus ist gewöhnlich eine sehr trübe. Allerdings vermag man durch rechtzeitiges, zielbewusstes Eingreifen in einer Anzahl von Fällen die dauernde Entwöhnung vom Schnaps durchzusetzen und damit die durch ihn erzeugten Störungen zum Verschwinden zu bringen. Die

*) Charité-Annalen, XVI, S. 373 ff. 1891.

freilich noch nicht sehr ausgedehnten Erfahrungen der Trinkerasyle scheinen zu zeigen, dass immerhin $^1/_4$—$^1/_3$ derjenigen Kranken, welche sich einer längeren, planmässigen Behandlung unterwerfen, dauernd und vollständig geheilt werden, während ein gleicher Bruchtheil wenigstens eine sehr wesentliche, anhaltende Besserung erfährt. In der Trinkerheilanstalt Ellikon ist die Zahl der dauernd enthaltsam gebliebenen Kranken von 26,3% 1889 sogar auf 52,9% im Jahre 1894 gestiegen*). Leider hat die Behandlung der Alkoholisten heute noch mit sehr grossen praktischen Schwierigkeiten zu kämpfen, zu deren Beseitigung bis jetzt nicht mehr als die ersten Schritte haben gethan werden können. In der überwiegenden Mehrzahl, der Fälle sinkt daher der Gewohnheitstrinker nach jeder Richtung hin allmählich tiefer und immer tiefer, bis zum völligen körperlichen und geistigen Verfall, wenn nicht irgend eine der zahlreichen, seine geschwächte Constitution vor allem bedrohenden Krankheiten (Pneumonie, Apoplexie, Nephritis) das Ende schon früher herbeiführt.

Die Erkennung des Trinkers ist in den vorgeschritteneren Stadien sehr leicht. Abgesehen von dem vernachlässigten, heruntergekommenen Aeusseren, welches in lebhaftem Widerspruche mit seiner gesellschaftlichen Stellung zu stehen pflegt, deuten die schwimmenden Augen, das gedunsene, häufig durch kleine erweiterte Venen geröthete Gesicht, die stark belegte, oft zitternde Zunge, ein feines Zittern der gespreizten Finger und der fuselige Geruch des Athems unverkennbar auf die chronische Vergiftung hin. Vielfach fällt frühzeitiges Altern auf. Die genauere Prüfung lässt ausserdem fast immer leichtere oder schwerere neuritische Anzeichen entdecken, besonders an den Beinen. Seltener gelingt auch der Nachweis einer der sonstigen, dem chronischen Alkoholismus eigenthümlichen Organerkrankungen.

Die einzige Aufgabe, welche die Behandlung des chronischen Alkoholismus zu lösen hat, ist die Herbeiführung einer dauernden, völligen Enthaltsamkeit vom Alkohol in jeder Form. Alle Versuche, den ausgeprägten Trinker etwa zu einem mässigen Genusse geistiger Getränke zurückzuführen, scheitern erfahrungsgemäss an dem Umstande, dass eben gerade der Alkohol die Selbstbeherrschung

*) Oberdieck, Archiv f. Psychiatrie, 1897, 2.

vernichtet, die Ausführung unüberlegter Handlungen begünstigt und zu Ausschreitungen verführt. Wer einmal, sei es aus Anlage oder durch äussere Verhältnisse, zum Trinker geworden ist, kann nur durch bedingungslose Enthaltsamkeit den Gefahren eines Rückfalles entgehen, aus dem einfachen Grunde, weil jene letztere unvergleichlich leichter durchzuführen ist, ausserordentlich viel geringere Anforderungen an die Willenskraft stellt, als das Einhalten irgendwie vorgeschriebener Mässigkeitsgrenzen. Wenn mir demnach auch die grundsätzliche Verdammung jedes Alkoholgenusses für den gesunden Menschen wesentlich den Werth eines sittlichen Beispiels zu haben scheint, so muss für den Trinker die unverbrüchliche Bewahrung voller Enthaltsamkeit als die nothwendige Vorbedingung seiner Wiederherstellung betrachtet werden.

In einer grossen Anzahl von Fällen empfinden die Kranken ihre hülflose Ohnmacht gegenüber dem Genussmittel stark genug, um selbst den hier angedeuteten, einzig möglichen Ausweg aus ihrem Zustande einzuschlagen. Bei kurzem Bestande des Leidens und grosser ursprünglicher Willenskraft kann die Entziehung sogar ohne weiteres äusseres Hülfsmittel von dem Kranken durchgeführt und die Enthaltsamkeit dauernd, je länger, um so leichter, festgehalten werden. Sehr häufig indessen sind die Trinker von vorn herein oder in Folge ihres Alkoholismus so willensschwach, dass sie den in ihren häuslichen Verhältnissen, ihrem Berufe, ihrem Verkehr liegenden Verführungen nicht aus eigener Kraft zu widerstehen vermögen. In solchen Fällen passt die Verbringung in ein „Trinkerasyl“, wie sie heute, allerdings in noch gänzlich ungenügender Zahl, bereits in den meisten Ländern bestehen*). Leider wird die Durchführung dieser Massregel durch die Gleichgültigkeit und Verblendung der Umgebung vielfach verhindert. Namentlich die Aerzte, die doch in erster Linie berufen wären, hier belehrend und aufklärend zu wirken, stehen in der Alkoholfrage nichts weniger, als auf der Höhe ihrer Aufgabe. Kommt es doch alle Tage vor, dass selbst in Anstalten für Nerven- oder Geisteskranke den Trinkern ganz harmlos nach wie vor der regelmässige Genuss geistiger Getränke gestattet wird. Ich kenne solche Beispiele am grünen Holze in Menge.

---

*) Tilkowski, Jahrbücher f. Psychiatrie, 1893, XII; Sérieux, Bull. de la société de méd. mentale Belgique, März, Juni 1895.

Endlich aber giebt es auch Trinker genug, denen die Einsicht in ihr eigenes Elend sowie das Streben, sich aus demselben zu befreien, völlig fehlt, oder welche aus anderen Gründen (Wahnideen) jedem Versuche einer Freiheitsbeschränkung heftigen Widerstand entgegensetzen. Die zwangsweise Durchführung der Entziehung bei solchen Menschen kann heute nur in der Weise geschehen, dass sie als geisteskrank in eine Irrenanstalt verbracht werden. Da indessen der Alkoholismus als psychische Störung gesetzlich bisher keineswegs anerkannt wird, so besteht thatsächlich in einer erschreckend grossen Zahl von Fällen die rechtliche Unmöglichkeit, den verblendeten Trinker von der Vernichtung seiner eigenen wie der Existenz seiner Familie auch gegen seinen Willen zurückzuhalten. Dass hier die Nothwendigkeit staatlichen Eingreifens zum mindesten ebenso dringend ist, wie etwa bei der zwangsweisen Behandlung syphilitischer Prostituirter, von dem Verfahren gegenüber gemeingefährlichen Geisteskranken garnicht zu reden, bedarf keiner weiteren Ausführung. Vielleicht wird die durch das neue Bürgerliche Gesetzbuch geschaffene Möglichkeit einer Entmündigung wegen Trunksucht wenigstens einen kleinen Fortschritt bringen.

Die Entziehung des Alkohols kann in der Regel eine ganz plötzliche sein. Ich habe bisher erst in einem einzigen Falle durch den unvermittelten Wegfall des gewohnten Alkohols schwerere Störungen eintreten sehen. Es handelte sich um einen jungen Mann mit einem Herzfehler, welchem in der Heilanstalt, die er wegen seiner Trunksucht aufgesucht hatte, ärztlicherseits täglich eine Flasche Cognac verordnet worden war. Hier fühlte ich mich wegen der Neigung zum Collaps veranlasst, neben andern Mitteln noch einige Tage lang kleine Alkoholmengen zu geben. Meist jedoch pflegen sich die geringen anfänglichen Störungen, Schlaflosigkeit, einzelne Sinnestäuschungen, Appetitlosigkeit ganz überraschend schnell erheblich zu bessern oder völlig zu verlieren. Die weitere Erholung schreitet dann ohne Zwischenfall vorwärts. Die Kranken fühlen sich ungemein wohl, kräftig und leistungsfähig; dabei stellt sich gewöhnlich ein sehr starker Appetit ein, unter dessen Einfluss sich das anfänglich sinkende Körpergewicht meist bedeutend hebt. Gleichwol sollte die Dauer der Anstaltsbeaufsichtigung in einigermassen schweren Fällen nicht unter $^3/_4$—1 Jahr, nach Rückfällen noch längere Zeit betragen, da namentlich die psychische Widerstandsfähigkeit immer noch erheblich geschwächt bleibt, auch wenn der Kranke in allen übrigen Beziehungen, selbst hinsichtlich seiner Krankheitseinsicht, schon vollständig genesen erscheint. Hie und da sieht man übrigens erst nach vielmonatlichem, zunächst widerwilligem Anstaltsaufenthalte doch allmählich ein besseres Verständniss für die Sachlage und damit Zugänglichkeit für die Bemühungen des Arztes zu Stande kommen. Alle diese Umstände spielen, ebenso wie die Persönlichkeit des Kranken überhaupt und seine äusseren Verhältnisse, eine wichtige Rolle für die Abmessung der Behandlungsdauer. Jedenfalls soll die Wiedereinführung in die Freiheit nach anfänglich strengster Ueberwachung nicht plötzlich, sondern ganz allmählich geschehen, um das Selbstvertrauen des Kranken zu kräftigen und seine Widerstandsfähigkeit zu erproben. Branntweinbrennern, Weinreisenden, Schankwirthen u. s. f. ist eine Aenderung ihres Berufes dringend anzurathen. Zur Erleichterung und Befestigung der Alkoholentwöhnung ist in neuerer Zeit mehrfach mit Erfolg auch die hypnotische Suggestion mit herangezogen worden (Forel).

Ungleich grössere Aussicht auf Erfolg, als die Behandlung des ausgebildeten Alkoholismus, gewährt die vorbeugende Bekämpfung desselben. Die verschiedenartigsten Hülfskräfte sind berufen, in dieser Richtung zusammenzuwirken. In der Herabsetzung der Schnapserzeugung, der Monopolisirung und Einschränkung des Einzelverkaufs (Gothenburger System), in der öffentlichen Belehrung über die schweren Gefahren des Alkoholismus, namentlich durch die Aerzte, in der Einbürgerung harmloserer Anregungsmittel (Kaffee, Thee), der Beseitigung des Trinkzwanges in jeder Form, der Eindämmung des Kneipenwesens, der Errichtung von Volkslesehallen und nicht zum letzten durch das zielbewusste Beispiel der Gebildeten sind uns, wie die Erfahrung lehrt, die Mittel an die Hand gegeben, welche es uns ermöglichen, den furchtbaren Begleiter und Feind zugleich unserer Gesittung nicht nur an seiner weiteren Ausbreitung zu verhindern, sondern ihm allmählich auch das schon gewonnene, übergrosse Gebiet in hartem Kampfe nach und nach wieder abzuringen. Wie es scheint, sind nach dieser letzteren Richtung hin durch die Kräftigung des Enthaltsamkeitsentschlusses die in England, Amerika, Skandinavien, Finnland, der Schweiz sich rasch entwickelnden „Mässigkeitsvereine“ eine beträchtliche sittliche Einwirkung auszuüben im Stande gewesen. Gerade für den Trinker mit seiner Willensschwäche bildet der Rückhalt, den die Vereinigung bietet, ein sehr wichtiges Hülfsmittel im Kampfe mit der Verführung. Der sich durch das Vereinsleben, durch den Gedankenaustausch, die eigenartige Literatur entwickelnde Fanatismus ist ein wohlthätiges, vielleicht sogar nothwendiges Werkzeug zur Rettung jener ungezählten Schaaren, welche vereinzelt, auf sich selbst gestellt, unfehlbar zu Grunde gehen würden. Die wichtigsten in Betracht kommenden Vereinigungen sind der Alkoholgegnerbund (Internationaler Verein zur Bekämpfung des Alkoholgenusses), der Verein des blauen Kreuzes und der Orden der Guttempler, in Deutschland neuerdings noch die Vereine abstinenter Aerzte und Lehrer. Diesen auf dem Standpunkte völliger Enthaltsamkeit stehenden Vereinen gesellt sich noch der Verein gegen den Missbrauch geistiger Getränke hinzu, der nur Mässigkeit anstrebt. Eine Reihe von Zeitschriften, von denen hier nur die Internationale Monatsschrift zur Bekämpfung der Trinksitten, die Mässigkeitsblätter und die Freiheit genannt werden sollen, suchen den Zwecken dieser Vereine zu dienen. Freilich steht diesen Gesellschaften die Unzahl der Stammtische sowie jener „gemüthlichen“ Vereinigungen gegenüber, welche unter irgend einem Aushängeschilde nichts anderes sind, als fruchtbare Brutöfen des „feuchtfröhlichen“ deutschen Kneipalkoholismus.

Auf der durch den chronischen Alkoholismus gebildeten Grundlage können sich eine Anzahl eigenartiger psychischer Störungen entwickeln, welche zum Theil wenigstens in ihrem klinischen Auftreten selber schon den Rückschluss auf die Grundursache gestatten, aus welcher sie hervorgegangen sind. Die bei weitem häufigste dieser Störungen ist das Delirium tremens*).

Das erste Anzeichen der herannahenden Krankheit bildet eine erhöhte psychische (unruhiger Schlaf, Verstimmtheit, Schreckhaftigkeit) und sensorielle (Hyperaesthesie, subjective Geräusche, Blitze, feurige Sterne) Erregbarkeit. Nach diesen Vorboten, welche bisweilen einige Tage, meist jedoch nur wenige Stunden andauern, entwickelt sich in rascher Steigerung das volle Krankheitsbild, welches vor allem durch lebhafte und zahlreiche phantastische Sinnestäuschungen der verschiedensten Gebiete, durch mässige

*) Rose, Delirium tremens und Delirium traumaticum. 1884.

Benommenheit bei völliger Desorientirung, durch Unruhe und Zittern gekennzeichnet wird.

Der Wahrnehmungsvorgang an sich scheint nach Bonhöffers*) Untersuchungen keine sehr auffallenden Störungen darzubieten. Der genannte Forscher erhielt normale Werthe für die Berührungs-Temperatur- und Schmerzempfindlichkeit der Haut, ebenso für die Seh- und Hörschärfe und das Augenmaass. Das Gesichtsfeld fand sich hie und da etwas eingeschränkt; die Farbenerkennung war unsicher, die Raumschwelle an Fingerkuppe und Stirn erhöht. Sehr bemerkenswerth sind bisweilen die Störungen des Gleichgewichtssinnes. Bonhöffer hat darauf aufmerksam gemacht, dass manche Kranke ausser Stande sind, sich aufzusetzen, zu stehen und zu gehen, vielmehr ängstlich die Rückenlage einhalten. Er ist der Ansicht, dass hier die körperliche Orientirung im Raume gestört sei. Vielfach trifft man auch auf die Angabe, dass der Boden schwanke, die Wände einzustürzen drohen; es mag dahin gestellt bleiben, ob dabei Störungen der Augenmuskelbewegungen oder des Labyrinthsinnes die Hauptrolle spielen.

Bei allen genaueren Prüfungen stellen sich, in Uebereinstimmung mit der allgemeinen klinischen Erfahrung, Störungen der Auffassung nach zwei Richtungen heraus. Zunächst mischen sich in die Wahrnehmungen der Kranken überall reichliche Eigenerregungen der betreffenden Sinnesgebiete, so dass es zu fortwährenden Verfälschungen der Wahrnehmung kommt. Die Kranken verhören sich, verkennen vorgezeigte Bilder, sehen Zusätze, Bewegungen auf denselben, mühen sich vergeblich ab, scharfe und klare Eindrücke zu bekommen. Noch deutlicher wird die Störung beim Lesen. Statt der gegebenen Sätze wird eine ganz sinnlose Reihe von Wörtern und Lautverbindungen vorgebracht, besonders dann, wenn die Kleinheit der Schrift die Erkennung erschwert oder selbst unmöglich macht, was die Kranken bisweilen gar nicht bemerken. Oft fehlt jede erkennbare Beziehung zwischen Vorlage und Wiedergabe, eine Erscheinung, die ich, freilich in sehr abgeschwächter Form, auch bei einem Alkoholisten ohne Delirium nachweisen konnte. Dort hatte ich Ursache, als Grundlage der Lesestörung nicht nur eine Verschlechterung der Auffassung und Beeinflussung derselben durch Wortvorstellungen, son-

*) Der Geisteszustand der Alkoholdeliranten. 1897.

dern auch das Auftreten von sprachlichen Fehlreactionen anzunehmen, das planlose Aussprechen irgend welcher, auf der Zunge liegender Lautverbindungen an Stelle der fehlerhaft und ungenau erfassten Eindrücke, ohne innere Beziehung zur Vorlage. Auch Bonhöffer spricht, vielleicht in ähnlichem Sinne, bei seinen Deliranten von „paraphasischem" Lesen.

Besondere Schwierigkeiten macht es ferner, die Aufmerksamkeit der Kranken zu fesseln. Während sie in einem Augenblicke tadellos auffassen, ist es im nächsten oft kaum möglich, sich ihnen verständlich zu machen. Derselbe Kranke, der auf eindringliches Anreden geordnete Auskunft giebt, geräth vielleicht sofort wieder in seine Delirien hinein, sobald man ihn sich selbst überlässt. Diese grossen Schwankungen der Aufmerksamkeit lassen die Störungen der Auffassung viel stärker erscheinen, als sie wirklich sind. Die Kranken bemerken nur das, was sich ihnen besonders aufdrängt. Daraus erklärt es sich vielleicht, dass sie bisweilen über schwere Verletzungen gar nicht klagen, gebrochene Glieder mit der grössten Rücksichtslosigkeit bewegen. Das Bewusstsein zeigt regelmässig eine leichte Trübung. Das Verständniss für die Vorgänge in der Umgebung ist ein ziemlich unklares; die auftauchenden Vorstellungen sind verschwommen und widerspruchsvoll. Gleichwol vermögen die Kranken in der Regel über fernliegende Verhältnisse leidliche Auskunft zu geben. Nur in sehr schweren Fällen und namentlich im Anschlusse an epileptische Anfälle tritt stärkere Unbesinnlichkeit und Benommenheit hervor.

In auffallendem Gegensatze zu der geringen Beeinträchtigung der Besonnenheit steht regelmässig die schwere Störung der Orientirung. Wenn wir von den allerleichtesten Fällen absehen, wird die Umgebung von den Kranken immer verkannt. Sie begrüssen Arzt und Mitkranke auf Befragen mit den Namen alter Bekannter, halten die Räume für irgend welche Oertlichkeiten in der Heimath, am häufigsten für Wirthshäuser, Brauereien u. dergl. Alle diese Bezeichnungen können binnen kurzem wechseln, wenn die Kranken ihren Aufenthaltsort geändert zu haben glauben, während sie andererseits wirkliche Reisen gewöhnlich gar nicht verarbeiten. Auch die Schätzung der durchlebten Zeiträume ist eine ganz unsichere. Meist erscheint den Kranken die Dauer des Deliriums ungemein lang. Sie berichten daher über ihre krankhaften Erlebnisse, als wenn Wochen oder Monate darüber hingegangen wären.

Unter den illusionären und hallucinatorischen Trugwahrnehmungen, die anfangs vielleicht nur des Nachts, dann aber auch bei Tage hervortreten und den Kranken lebhaft beschäftigen, pflegen diejenigen des Gesichtes zu überwiegen. Die Täuschungen sind von grosser sinnlicher Deutlichkeit, vielfach schreckhaften und unangenehmen Inhalts. Meist sehen die Kranken massenhafte kleinere und grössere Gegenstände, Staub, Flocken, Münzen, Schnapsgläschen, Flaschen, Stangen. Fast immer zeigen die Gesichtsbilder mehr oder weniger lebhafte Bewegung, wol im Zusammenhange mit Augenmuskelbewegungen; auch Doppeltsehen wird beobachtet. Thiere drängen sich zwischen die Beine, schwirren in der Luft herum, bedecken das Essen; alles wimmelt von Spinnen „mit goldenen Flügeln", Käfern, Wanzen, Schlangen, Gewürm mit langen Stacheln, Ratten, Hunden, Raubthieren. Grosse Menschenmengen dringen auf die Kranken ein (feindliche Reiter, sogar „auf Stelzen", Gensdarmen) oder marschiren in langen, abenteuerlich gruppirten Zügen an ihnen vorbei; einzelne gefahrdrohende Spukgestalten, Missgeburten, kleine Männer, Teufel, „Feuerrüpel", Gespenster stecken den Kopf in die Thüre, huschen unter den Möbeln herum, steigen auf Leitern in die Höhe. Seltener sind geputzte, lachende Mädchen oder lascive Scenen, Fastnachtsscherze, Theateraufführungen. Ein Kranker sah seine Frau mit ihrem Liebhaber auf offenem Markte in Gegenwart sämmtlicher Fürsten und Würdenträger des Deutschen Reiches geschlechtlich verkehren. Dazu gesellt sich die Wahrnehmung von brausenden Geräuschen, Klingen und Sausen, unbestimmtem Lärm, lautem, wirrem Geschrei, feiner, schöner Musik, Vogelgesang, von Glockengeläute, Kanonenschüssen und Salven, bisweilen auch von deutlichen Stimmen, Jammern der Angehörigen, Scheltworten, Drohungen und Anklagen. Dem Kranken sollen Hände und Füsse abgehackt werden; man will ihn erschiessen, seine Kinder in einer Kiste verschicken. Durch verschiedenartige absonderliche Empfindungen auf der Haut entsteht bei dem Kranken die Idee, dass Ameisen, Kröten, Spinnen auf derselben entlang kriechen; die Genitalien werden ihm abgefressen; die Därme fallen aus dem Leibe; er fühlt sich von feinen Fäden eingesponnen, mit Wasser angespritzt, gebissen, gestochen, geschossen. Er sammelt Geld, das er massenhaft herumliegen sieht und deutlich in der Hand fühlt, aber es zerrinnt wie Quecksilber. Was er anfasst, schwindet, kriecht zusammen oder wächst ins Ungeheure, um wieder zu zerfallen, fortzurollen, wegzufliessen. Der unter dem Strohsack versteckte Nebenbuhler entschlüpft immer in dem Augenblicke, wo der Kranke ihn sicher zu fassen glaubt.

Auf der Höhe des Deliriums kann man dem Kranken fast immer gewisse Täuschungen durch lebhaftes Einreden suggeriren. Er sucht auf unsere Aufforderung das Ungeziefer am Rocke zu entfernen, bemüht sich, das angeblich heruntergefallene Geldstück vom Boden aufzuheben, legt behutsam die Nadel auf den Tisch, die wir ihm vermeintlich in die Hand gedrückt haben. Wie von Liepmann*) und Anderen gezeigt wurde, fangen die Kranken sehr häufig an, über Gesichtstäuschungen zu berichten, sobald man einen leichten Druck auf ihren Augapfel ausübt, öfters auch noch in der Genesungszeit. Sie sehen dann Farben, Blumen, Thiere, Wörter und Buchstaben, nicht selten alles, was man ihnen gerade vorredet.

Gerade bei derartigen Versuchen sieht man deutlich, dass viele dieser Trugwahrnehmungen mehr als Illusionen aufzufassen sind, insofern die wirkliche Wahrnehmung die erste Anregung zu denselben liefert. Die kleinen Knoten und Unregelmässigkeiten des Gewebes erscheinen wie Flöhe auf dem Bettzeug, die Schrammen der Tischplatte als Nadeln, Flecke am Boden als Münzen; in den Wänden öffnen sich geheime Thüren. Wie indessen Bonhöffer betont hat, ist der eigentliche Ursprung der Täuschungen offenbar in centralen Vorgängen zu suchen. Dafür spricht auch die von mir gemachte Erfahrung, dass sich die Gesichtstäuschungen beim Sehen durch farbige Gläser nicht mitfärben. Die Trugwahrnehmungen treten auf, sobald die Aufmerksamkeit des Kranken sich auf irgend ein Sinnesgebiet richtet. Schon Liepmann war es gelungen, Gesichtstäuschungen durch Verhängen der Augen mit einem schwarzen Tuche oder Verdunkelung des Zimmers zu erzeugen; nach Bonhöffers Angaben genügt es, den Kranken einfach zu fragen, was er sehe, höre, fühle, um sofort eine ganze Reihe von entsprechenden Trugwahrnehmungen hervorzurufen. Wir können daher nicht zweifeln,

*) Archiv f. Psychiatrie, XXV, 1.

dass wir es mit massenhaften Eigenerregungen in den centralen Sinnesflächen zu thun haben. Die Gestaltung derselben kann durch Wahrnehmungen und Vorstellungen bis zu einem gewissen Grade beeinflusst werden; dafür spricht nicht nur die Zugänglichkeit für das Einreden, sondern namentlich auch der Zusammenschluss verschiedenartiger Täuschungen zu einheitlichen deliriösen Vorgängen.

Allerdings sind manche Trugwahrnehmungen für den Kranken nichts als einfache Schaustücke, denen er ohne innere Betheiligung beiwohnt. So sah ein Kranker eine Anzahl Personen auf Motorwagen in seine Stube fahren und dort viele Stunden lang ununterbrochen schmausen, ohne ein Wort zu sprechen. Nachher reinigten sie den Boden und fuhren wieder davon. Meist aber kommt es zur Aneinanderreihung mehr oder weniger zusammenhängender Erlebnisse voll abenteuerlicher Einzelheiten. Der Kranke durchlebt mit offenen Augen in bunter Folge die merkwürdigsten und widerspruchsvollsten Ereignisse und vermischt dabei oft unentwirrbar wirkliche Eindrücke mit deliriösen Wahrnehmungen. Einer meiner Kranken sah sich vor ein geheimes Gericht gestellt, bei welchem Trinker und Temperenzler um ihn kämpften. Andere werden zum Tode verurtheilt, mit scheusslichem Gewürm eingesperrt, zum Abgesandten Gottes gemacht, ins Bad geführt, vom Arzt untersucht, von Studenten mit Champagner überschwemmt, machen Festtafeln und weite Spaziergänge mit, finden sich dann plötzlich wieder eingesperrt und ihrer Kleider beraubt, alle Ausgänge mit Marmorsäulen verstellt, an die sie unversehens anstossen.

Meist spielt in den deliriösen Erlebnissen die gewohnte Thätigkeit eine hervorragende Rolle („Beschäftigungsdelirium"). Die Kranken glauben im Wirthshause zu sein, bestellen Schnaps oder eine Portion Kalbsbraten, sehen Getränke vor sich, greifen nach denselben und trinken sie aus, hören Aufträge, serviren den „Gästen", suchen nach dem „verlegten" Kellerschlüssel, oder sie wähnen sich mit irgend einer Arbeit beschäftigt, packen Kirschen in Körbe, nähen mit imaginären Fäden, klopfen mit einem eingebildeten Hammer, zügeln ihre ungeberdigen Pferde u. dergl. Alle diese Hantirungen werden mit grosser Ausführlichkeit vorgenommen, genau wie im wirklichen Leben. Auf Grund dieser Delirien bildet sich für den Kranken eine völlige wahnhafte Verfälschung seiner Lage und der sich abspielenden Ereignisse heraus. Dennoch gewinnen diese

Wahnvorstellungen eine auffallend geringe Macht über sein Denken und Handeln. Er pflegt sie nicht weiter zu verarbeiten, vergisst sie rasch wieder, lässt sich davon abbringen, macht nicht viel Aufhebens davon. Niemals kommt es, wie Bonhöffer richtig bemerkt, zu einer wahnhaften Veränderung des Persönlichkeitsbewusstseins. Die Kranken wissen immer genau, wer und was sie sind, lassen sich auch in dieser Hinsicht nichts einreden.

Der Gedankengang der Kranken ist meist leidlich zusammenhängend; sie pflegen nicht eigentlich verwirrt zu sein. Doch besteht immer eine ausserordentliche Ablenkbarkeit. Die Zielvorstellungen sind flüchtig und von geringer Stärke. Zwischenfragen, zufällige Eindrücke, wol auch Sinnestäuschungen oder auftauchende Vorstellungen genügen, um den Gedankengang zu hemmen und in andere Bahnen zu leiten. Die Kranken sind unfähig, ihre Gedanken zu sammeln, sich rasch zu besinnen, schwierigere geistige Aufgaben zu lösen, Widersprüche zu erkennen, ihre Lage zu beurtheilen. Doch tritt öfters ein gewisses unklares Krankheitsbewusstsein hervor. Alle diese Eigenthümlichkeiten erinnern uns in hohem Grade an das Verhalten des Traumes; sie deuten darauf hin, dass die Vorstellungen nur unvollkommen und einseitig beleuchtet sind und nicht in ihrem ganzen Umfange überblickt werden. Auch die Lebhaftigkeit der deliriösen Bilder sowie den Verlust der zeitlichen, räumlichen und sachlichen Orientirung ohne Beeinträchtigung des Persönlichkeitsbewusstseins finden wir ähnlich im Traume wieder.

Die Merkfähigkeit für vorgesagte Wörter und Zahlen ist bei den Kranken nach Bonhöffers Untersuchungen bedeutend herabgesetzt; besser werden Bilder wieder erkannt, weil sie mehr Anknüpfungen darbieten. Das Gedächtniss für frühere Ereignisse und Kenntnisse ist in der Regel ungestört. Die Kranken sind im Stande, über ihr Vorleben, ihr Geschäft eingehende, richtige Angaben zu machen; nur in schweren Fällen laufen auch hier Ungenauigkeiten und Fehler mit unter. Die Erlebnisse der jüngsten Vergangenheit dagegen werden rasch vergessen, verändert, verwechselt; jedenfalls geht ihre zeitliche Ordnung völlig verloren. Vielfach treten dabei Erinnerungsfälschungen auf, die anscheinend im Augenblicke frei entstehen. Die Kranken erzählen, dass sie gerade verreist gewesen seien, Besuch erhalten, eine Arbeit fertig gestellt hätten, lassen sich in ihren Angaben durch Einwände und Zureden bestimmen;

diese Erscheinung erinnert uns an das ebenfalls vielfach auf alkoholischem Boden erwachsende polyneuritische Irresein.

Die Stimmung der Kranken steht im allgemeinen mit dem Inhalte der Delirien in nahem Zusammenhange. Sie ist daher bald ängstlich, schreckhaft, bald eigenthümlich humoristisch. Bei dem raschen Wechsel der deliriösen Erlebnisse ändert sich auch der Stimmungshintergrund häufig ganz unvermittelt. Der Kranke, dem der Angstschweiss auf der Stirn steht, macht sich über seine eigene Lage lustig, bringt witzige Bemerkungen vor, schildert in spasshafter Weise seine Täuschungen; Lachen und Todesfurcht folgen kurz aufeinander. Meist bildet sich auf diese Weise ein ungemein bezeichnendes Gemisch von geheimer Angst und Humor heraus. Der Kranke wird durch die Schreckbilder und die Unklarheit seiner Lage beunruhigt, empfindet aber doch gleichzeitig mehr oder weniger deutlich die lächerlichen Unmöglichkeiten und Widersprüche in seinen deliriösen Erlebnissen.

Im Benehmen und Handeln des Kranken fällt regelmässig eine ausgeprägte Unruhe, vielfach auch grosse Schwatzhaftigkeit auf. Seine Antworten erfolgen, wenn überhaupt, rasch und ohne langes Besinnen. Er ist völlig ausser Stande, sich wirklich geordnet zu beschäftigen, wird vielmehr durch die Täuschungen vollkommen in Anspruch genommen. Selten lässt er dieselben einfach an sich vorüberziehen; meist veranlassen sie ihn zu lebhaften Aeusserungen. Er antwortet laut auf die rufenden Stimmen, vertheidigt sich gegen die Vorwürfe, bleibt nicht im Bett, drängt zur Thür hinaus, weil es bereits die höchste Zeit zu seiner Hinrichtung sei, Alle schon auf ihn warten. Ueber die wunderlichen Thiere belustigt er sich, schreckt vor den schwirrenden Vögeln zurück, sucht das Gewürm wegzuwischen, die Käfer zu zertreten, greift mit gespreizten Fingern nach den Flöhen, sammelt das überall herumliegende Geld auf, sucht die ihn umspinnenden Fäden zu zerreissen, hüpft mit peinlicher Anstrengung über die an der Erde gezogenen Drähte hinweg. Dazu gesellen sich die mannigfachsten Handlungen, welche aus dem oben erwähnten Beschäftigungsdelirium hervorgehen. Verhältnissmässig selten kommt es auch wol einmal zu plumpen Angriffen auf die für feindselig gehaltene Umgebung oder zu ernsthafteren Selbstmordversuchen. Häufiger verunglücken die Kranken in ihren deliriösen Unternehmungen. Einer meiner Kranken stürzte sich in der Haft aus Angst vor dem eintretenden Diener zwei Treppen hoch aus dem Fenster und brach den Radius; ein Student zwängte sich durch das Fenster seines Zimmers, um auf einen hallucinirten Bahnsteig zu gelangen, fiel auf das Geländer des einen Stock tiefer gelegenen Balkons und blieb dort im weichen Schnee liegen, ohne sich verletzt zu haben.

Auf sensiblem Gebiete können Paraesthesien, Hyperaesthesien, Anaesthesien und Analgesien bestehen, wie sie den chronischen

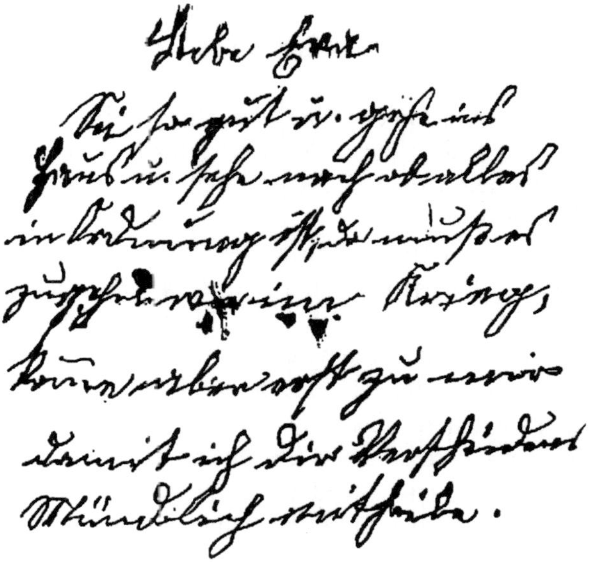

Schriftprobe I. Alkoholisches Zittern.

Alkoholismus überhaupt zu begleiten pflegen. Die Bewegungen sind plump, ungeschickt, fahrig; oft besteht grosse Hinfälligkeit und Muskelschwäche. Der Gang ist meist unsicher und taumelnd. Die Sprache zeigt öfters ataktische und paraphasische Störungen, Versprechen, Verwechseln von Buchstaben und Wörtern; sie kann in schweren Fällen lallend und ganz unverständlich werden. Das auffallendste Zeichen aber, welches der Krankheit den Namen gegeben hat, ist das starke, an Zunge und gespreizten Fingern regelmässig sehr deutlich hervortretende Zittern, welches sich auch noch weiter über Gesicht und Extremitäten ausbreiten kann. Sehr schön prägt sich dieses Zittern in der beiliegenden Schriftprobe*) aus, die auf den ersten Blick den Eindruck einer paralytischen macht. Die Regelmässigkeit der Wellenlinien, wie sie besonders in den langen Zügen hervortritt, weist indessen auf die alkoholische Entstehung hin. In einzelnen, besonders schweren Fällen treten auch stärkere Muskelstösse und selbst tonische Spannungen auf, wahrscheinlich als Theilerscheinungen der Alkoholepilepsie. Bisweilen beobachtet man Zähneknirschen. Die Gesichtszüge sind schlaff; häufig machen sich einzelne unwillkürliche Zuckungen und Mitbewegungen bemerkbar. Recht häufig sind schwere epileptiforme Krämpfe, die in etwa 10% der Fälle 1—2 Tage vor Ausbruch der Erkrankung, seltener während derselben auftreten. Die Reflexerregbarkeit ist meist gesteigert, besonders hochgradig kurz vor epileptischen Anfällen. In vereinzelten, mit derartigen Krämpfen sehr heftig einsetzenden Fällen scheinen nach Bonhöffers Schilderung gröbere Herderscheinungen, Facialislähmung und Hemiparesen vorzukommen, die ungemein rasch wieder verschwinden.

Der Schlaf ist im Delirium tremens nahezu gänzlich aufgehoben; die Unruhe pflegt sich gegen Abend zu steigern und dauert ohne jede oder doch nur mit sehr geringen Unterbrechungen fort, wenn nicht der Eintritt soporöser Zustände eine ungünstige Wendung des Krankheitsverlaufes ankündigt. Die Ernährung ist durch die ängstliche Erregung der Kranken, durch den regelmässig bestehenden Katarrh des Mundes und Magens sowie durch gelegentliche Vergiftungsideen mit Nahrungsverweigerung empfindlich beeinträchtigt; das Körpergewicht pflegt erheblich zu sinken. Die Eigenwärme soll nach den Angaben von Friis und Jacobson auch in 80—90% derjenigen Fälle erhöht sein, die nicht mit anderweitigen körperlichen Erkrankungen einhergehen. Ihr Höhepunkt wird am 1. oder 2. Tage erreicht; dann erfolgt langsames oder plötzliches Sinken. Bisweilen schiebt sich ein fieberloser Tag in den sonst fieberhaften Verlauf ein. In einzelnen Fällen erreicht die Temperatursteigerung eine gefährliche Hartnäckigkeit und Höhe (bis zu 43°) mit tödtlichem Ausgange (Delirium tremens febrile von Magnan); es dürfte sich hier wol immer um Infectionen handeln, für deren Zustandekommen bei der Unempfindlichkeit und geringen Widerstandsfähigkeit der Kranken

---

*) Dieselbe ist, wie alle folgenden, auf 2/3 verkleinert.

sehr günstige Bedingungen gegeben sind. Die Pulsgeschwindigkeit ist beschleunigt, weniger diejenige der Athmung; häufig treten starke Schweisse auf. Im Harn fand Liepmann*) auf der Höhe der Krankheit in 76% der Fälle Eiweiss, in 26% sogar grössere Mengen. Meist verschwand das Eiweiss mit dem Aufhören des Deliriums sehr rasch; in 24% der Fälle liess es sich auch später noch nachweisen, stand also wahrscheinlich mit den allgemeinen Veränderungen des chronischen Alkoholismus in Zusammenhang. Albumosen fanden sich verhältnissmässig selten, ungemein häufig dagegen Nucleoalbumin. Von erheblicher Bedeutung für das Verständniss des Delirium tremens sind endlich vielleicht noch die von Elsholz**) erhobenen Blutbefunde. Er konnte nachweisen, dass die Zahl der weissen Blutkörperchen auf der Höhe der Krankheit nicht selten vermehrt ist. Ganz besonders nahmen die polynucleären Formen zu, während die eosinophilen Formen verschwanden.

Der Verlauf des Delirium tremens ist meist ein rascher und günstiger. Die Genesung vollzieht sich unter dem Eintritte von Schlaf, gewöhnlich mit einem Male, oder aber unter allmählichem Zurücktreten der Sinnestäuschungen, die noch in beschränktem Grade fortbestehen können, wenn der Kranke schon im Stande ist, sie zu berichtigen. Mit dem Schlafe hört die Unruhe und das starke Zittern auf, während der feinschlägige Tremor des chronischen Alkoholisten zurückbleibt. Die Eigenwärme sinkt; der Puls fällt plötzlich; das Eiweiss im Harn verschwindet, und die oben erwähnten Blutveränderungen bilden sich zurück, verkehren sich sogar zunächst nicht selten in ihr Gegentheil, um dann allmählich dem gewöhnlichen Verhalten zu weichen. So erweisen sich die eosinophilen Formen bisweilen längere Zeit hindurch sehr stark vermehrt, während die Zahl der polynucleären Leukocythen bedeutend zurücktritt. Nach Jacobsons***) Uebersicht stellt sich der Schlaf in 80% der Fälle ohne sonstige Erkrankung nach drei Tagen ein; die kürzeste von ihm beobachtete Dauer des Deliriums war 1½—2, die längste 5 Tage. Die Erinnerung an die wahnhaften Erlebnisse ist im Gegensatze zu den Krankheitszuständen mit sehr tiefer Bewusstseinstrübung oft, wenn

*) Archiv f. Psychiatrie, XXVIII, 570.
**) Jahrbücher f. Psychiatrie, XV, 2. u. 3.
***) Allgem. Zeitschr. f. Psychiatrie, LIV, 221.

auch nicht immer, bis in die Einzelheiten klar. Spätere Wiedererkrankungen sind aus nahe liegenden Gründen ungemein häufig.

In ungünstig verlaufenden Fällen treten früher oder später die psychischen Lähmungserscheinungen stärker hervor. Die Kranken werden unbesinnlich, deliriren ganz zusammenhangslos; die Bewegungen werden schwächer und schlaffer; der Puls wird klein, frequent, unzählbar, und unter rascher Zunahme der Benommenheit oder in plötzlichem Zusammenbruche tritt der Tod ein. Dieser Ausgang ist bei sorgsamer Anstaltsbehandlung in etwa 3—5%, nach Jacobsons Angaben sogar in 19% der Fälle zu erwarten. Die wichtigste Todesursache bilden die Pneumonie, welche die Sterblichkeit auf 40,5% steigert, ferner Herzschwäche, Blutvergiftung in Folge von Verletzungen, endlich Selbstmord und Unglücksfälle.

Die Leichenöffnung pflegt sehr hochgradige venöse Stauungen und Oedeme des Schädelinhaltes zu ergeben. Bonhöffer*) fand namentlich in den Radiärfasern der Centralwindung, im Marklager des Kleinhirnwurms, aber auch in den Vorder- und Seitensträngen des Rückenmarkes erheblichen Faserschwund; Schläfenlappen und Broca'sche Windung erwiesen sich als wenig oder gar nicht verändert. An den grossen Pyramiden und den motorischen Zellen der vorderen Centralwindung war die Zeichnung der ungefärbten Substanz mehr oder weniger verloren gegangen; die Fortsätze waren auffallend weit gefärbt. Hie und da liessen sich Kernveränderungen erkennen. Eine Anzahl von Zellen erschien in Auflösung begriffen. Entsprechende Umwandlungen ergaben sich an den Purkinje'schen Zellen. Nissl konnte ebenfalls eine theilweise Vernichtung der Rindenzellen nachweisen. Ferner fand sich eine Veränderung, die an andere acute Zellerkrankungen erinnerte, Färbung der ungefärbten Substanz, insbesondere des Axencylinderfortsatzes, Lockerung der Zellsubstanz und leichte Schwellung. Daneben bestanden chronische Zellveränderungen und Gliawucherung. Ein Theil dieser Veränderungen dürfte auf den chronischen Alkoholismus zu beziehen sein. Dahin gehören auch die miliaren Blutungen, die sich hie und da, besonders in der Gegend der Augenmuskelkerne, finden, ferner die Gefässerkrankungen. Ebenso sind wol die so häufige Verfettung und Entartung des Herzens, die Cirrhose

---

*) Monatsschr. f. Psychiatrie u. Neurologie, I, 229.

und Verfettung der Leber, die Nierenveränderungen aufzufassen. Dagegen glaubt Jacobson für das Delirium tremens die Erfahrung verwerthen zu können, dass in 45 von 72 Todesfällen acute Hyperplasie, in weiteren 9 Fällen Hyperämie der Milz gefunden wurde.

In einer kleinen Zahl von Fällen gelangt das Delirirm tremens mit dem Eintritte von Schlaf noch nicht zum Abschlusse. Zunächst kommt es vor, dass sich nach wenigen Tagen ein zweiter Anfall des Deliriums entwickelt, der dann in Genesung übergeht. Weiterhin aber kann sich mit dem Schwinden des deliriösen Zustandes das Krankheitsbild vollständig ändern. So weist Bonhöffer darauf hin, dass anscheinend einfache Delirien nicht selten in polyneuritische Geistesstörungen übergehen. Ich selbst habe Gelegenheit gehabt, in einer Reihe von Fällen andersartige psychische Erkrankungen nach dem Ablaufe des Delirium tremens zu beobachten. Einmal sah ich einen nach zwei Monaten günstig verlaufenden Zustand auftreten, der mit seinen eigenthümlichen Gehörstäuschungen und Wahnbildungen einigermassen an den später zu schildernden Alkoholwahnsinn erinnerte. Andererseits ist mir in den letzten Jahren mehrfach der Ausgang des Delirium tremens in einen eigenartigen Schwachsinn begegnet, der noch keine genauere Beachtung gefunden zu haben scheint.

Mit dem Schwinden der Sinnestäuschungen, der Desorientirung, der Unruhe werden die Kranken nicht frei und einsichtig. Sie sind zwar besonnen, geordnet, klar, erkennen auch wol an, dass sie krank gewesen sind, delirirt haben, bleiben aber zurückhaltend und misstrauisch; bisweilen lässt sich das Fortbestehen einzelner Täuschungen nachweisen, namentlich im Bereiche des Gehörs. Allmählich treten Verfolgungsideen hervor, deren Richtung vielfach zu wechseln pflegt. Sie glauben beschimpft zu werden; man reizt sie, zeigt ihnen die Zunge, greift ihnen an die Geschlechtstheile, treibt ihnen Nachts den Samen ab, elektrisirt sie. Ein Kranker hielt Jahr und Tag hartnäckig an der Vorstellung fest, dass man seinen Leichnam an die Anatomie verkaufen wolle, bat allen Ernstes, man möge ihn nicht hinterrücks überfallen, sondern sanft einschläfern. Irgend eine Weiterentwicklung der Wahnideen findet nicht statt; sie bleiben vielmehr ganz einförmig, werden fast mit denselben Wendungen immer wieder vorgebracht. Hie und da gesellen sich vorübergehend einmal Grössenideen hinzu, die in scherzhafter Form geäussert und nicht festgehalten werden. Das Urtheil über die Umgebung ist in der Regel ein ganz treffendes; dennoch lässt sich ein erheblicher Grad von geistiger Schwäche und Stumpfheit trotz guten Gedächtnisses nicht verkennen.

Die Stimmung ist halb ängstlich oder ärgerlich, halb humoristisch; die Kranken machen gern Witze und scherzhafte Bemerkungen über sich und Andere, können aber auch in heftige Erregung gerathen. Im allgemeinen pflegen sie gutmüthig, leicht lenksam und willensschwach zu sein. Die bemerkenswertheste Eigenthümlichkeit dieser Zustände sind die deutlichen Schwankungen, die sie darbieten. Zu Zeiten erscheinen die Kranken leidlich einsichtig, meinen selbst, dass sie krank seien, wissen nicht, wie sie zu den dummen Ideen kommen, beschäftigen sich, verkehren freundlich mit ihren angeblichen Peinigern. Zu andern Zeiten werden sie ohne erkennbaren Anlass gereizt, bringen die alten Klagen vor, halluciniren, schimpfen, drohen, werden auch wol gewaltthätig, sind aber meist durch Zuspruch leicht zu beruhigen. Bisweilen ist ein solcher Anfall schon nach wenigen Tagen vorüber, so dass man an epileptische Erregungszustände erinnert wird; in anderen Fällen besteht dauernd ein gewisses Misstrauen, das sich nur gelegentlich in heftigeren Ausbrüchen entladet. Soviel ich bisher feststellen konnte, scheinen diese Schwächezustände sich nicht mehr auszugleichen.

Unter den Deliranten überwiegt aus nahe liegenden Gründen das männliche Geschlecht ganz bedeutend. Jacobson sah unter 300 derartigen Kranken nur 19 Weiber; 74 % der Kranken standen zwischen dem 30. und 50. Lebensjahre.

Die eigentlichen Ursachen des Delirium tremens sind noch dunkel. Man nimmt gewöhnlich an, dass sich dasselbe ganz besonders gern an irgend eine schwächende Einwirkung anschliesst, namentlich an Verletzungen, fieberhafte Erkrankungen, starke gemüthliche Erregungen (Verhaftung). Jacobson hat indessen darauf hingewiesen, dass immerhin die weit überwiegende Zahl von Delirien ohne erkennbare äussere Ursache ausbricht. Er fand unter 280 Fällen nur 14, in denen eine einigermassen erhebliche Verletzung vorausgegangen war, und auch hier war meist ein ursächlicher Zusammenhang unwahrscheinlich, oder die Verletzung erschien geradezu als die Folge der beginnenden deliriösen Benommenheit, namentlich einleitender Krampfanfälle. Verhältnissmässig häufig bricht das Delirium am 3. oder 4. Tage einer Pneumonie aus. Auch gehäuftes Trinken dürfte nicht ohne Bedeutung sein. Endlich aber ist, wie ich glaube, auf die schwere chronische Schädigung der allgemeinen Ernährung Gewicht zu legen. Von den meisten Deliranten erfährt man, dass sie in Folge ihres Magenkatarrhs seit Wochen oder Monaten sehr wenig Nahrung zu sich genommen haben. Gar keine besondere Wirkung dagegen möchte ich der plötzlichen Entziehung des Alkohols zuschreiben, die von manchen Seiten als die wichtigste Ursache des Deliriums angesehen wird. Die Störung bricht vielfach trotz fortgesetzten Alkoholgenusses und ebenso noch längere Zeit nach völliger Entziehung desselben aus. Einen Epileptiker sah ich nach 14tägiger Haft im Anschlusse an einen epileptischen Dämmerzustand ein unzweifelhaftes Delirium tremens durchmachen.

Jedenfalls bestehen unverbrüchliche Beziehungen zwischen Delirium tremens und chronischem Alkoholismus. Namentlich der Schnaps spielt in dieser Beziehung die Hauptrolle, aber auch der Wein, weniger das Bier. Gleichwol trägt das Delirium tremens durchaus andere Züge, als die uns so wohlbekannte Alkoholvergiftung. Ihm fehlt vor allem die Ideenflucht, während es auf der anderen Seite in den ungemein lebhaften Sinnestäuschungen ganz neue, eigenartige Krankheitszeichen aufweist. Dazu kommt, dass die Krankheit innerhalb weniger Tage schwindet, selbst wenn Alkohol fortgegeben wird, dass sie nach längerer Enthaltsamkeit doch noch auftreten kann, und dass sie durchaus nicht jeden Trinker befällt, auch wenn derselbe sonst die Zeichen des chronischen Alkoholismus deutlich darbietet. Aus diesen Erwägungen scheint mir hervorzugehen, dass bei der Entstehung des Deliriums ausser dem Alkoholmissbrauche noch irgend ein besonderer Umstand mitwirken muss, den wir bisher nicht kennen. Ich bin geneigt, anzunehmen, dass hier die mannigfaltigen und schweren Organveränderungen eine Rolle mitspielen, welche der chronische Alkoholismus erzeugt. Wahrscheinlich kommt es, wie ja auch die Blutarmuth und der Fettreichthum der Trinker zeigen, zu tiefgreifenden Stoffwechselstörungen, in deren Verlaufe irgend ein ungünstiges Ereigniss jene Gleichgewichtsschwankung hervorrufen kann, die sich uns klinisch als Delirium tremens darstellt.

Zu ähnlichen Ansichten sind eine Reihe von anderen Forschern gekommen. Jacobson weist besonders noch auf die Möglichkeit einer Aufnahme von Zersetzungsstoffen aus dem Darme hin, und auch Elsholz tritt im Hinblicke auf die von ihm nachgewiesenen Blutveränderungen für die Annahme einer eigenartigen Selbstvergiftung ein. Er meint, dass der Alkohol gewissermassen als Gegengift gegen das im Körper gebildete Gift wirke, und führt darauf den Drang des Trinkers zum Alkohol wie die bessernde Wirkung des letzteren auf die Ataxie und das morgendliche Erbrechen zurück. Ich möchte dagegen glauben, dass zur Erklärung der angeführten Erfahrungen die narkotisirenden, die euphorischen, psychomotorisch anregenden und weiterhin den Willen lähmenden Wirkungen des Alkohols völlig ausreichen. Immerhin deuten die Befunde im Blute wie im Harn, die beide weder durch unmittelbare Alkoholwirkung noch durch Fieber zu Stande kommen, ferner die häufigen Steigerungen der Eigenwärme und endlich das ganz eigenartige psychische Krankheitsbild mit grösster Wahrscheinlichkeit darauf hin, dass wir es im Delirium tremens nicht mit einer einfachen Steigerung der chronischen Alkoholvergiftung, sondern mit einer wesentlich andersartigen Vergiftung zu thun haben, die durch den Alkoholmissbrauch nur vorbereitet wird. Wir beobachten übrigens bei sicher nicht trinkenden Paralytikern bisweilen rasch verlaufende Erregungszustände, die dem Delirium tremens ganz ausserordentlich ähnlich sind.

Eine gewisse Bestätigung der hier entwickelten Anschauung scheinen mir auch die nicht seltenen Fälle von abgekürzten und nur angedeuteten Formen des Delirium tremens zu liefern. Hier kommt es vorübergehend zu einzelnen schlaflosen Nächten, zu leichter Aengstlichkeit und Benommenheit mit einzelnen Sinnestäuschungen und rasch berichtigten Wahnbildungen. Auch nächtliche Sinnestäuschungen ohne weitere psychische Störung bei voller Krankheitseinsicht kommen bisweilen vor. Sehr viele meiner Kranken hatten vor dem ausgeprägten Delirium solche leichtere Anfälle durchlebt, ein Zeichen dafür, dass die Störung öfters schon längere Zeit vorbereitet ist, bevor der endgültige Ausbruch erfolgt. Eine Frau begab sich schon ein Vierteljahr vorher immer mit einer Gabel bewaffnet zu Bett, weil sie die unbestimmte Furcht hatte, abgeholt und fortgeschleppt zu werden. Ein anderer Kranker suchte sich mehrfach durch Schiessen gegen die ihn bedrohenden Gestalten zu vertheidigen.

Die Erkennung des Delirium tremens bietet bei genauer Beachtung des Krankheitsbildes gewöhnlich keinerlei Schwierigkeiten. Den oben erwähnten paralytischen Kranken fehlt der Humor der Trinker; auch pflegen sie weniger mittheilsam und benommener zu sein. Die schweren Dämmerzustände mit Herderscheinungen, wie sie bisweilen im Anschlusse an einen Krampfanfall die Einleitung des Deliriums bilden, können mit Meningitis verwechselt werden bis die rasche Besserung und das Hervortreten der bekannten Krankheitszeichen die Sachlage klärt. Man wird dabei das Fehlen der Nackenstarre zu beachten haben. Recht häufig sind Mischungen von Fieberdelirien oder epileptischen Dämmerzuständen mit Delirium tremens. Meist findet man hier eine stärkere Bewusstseinstrübung, bei der Epilepsie auch verworrene Wahnvorstellungen, besonders religiösen Inhalts, während der alkoholische Einfluss sich in der Unruhe, den lebhaften Sinnestäuschungen, dem Beschäftigungsdelirium und dem Zittern bemerkbar macht. Aehnliches gilt von der Mischung paralytischer und alkoholischer Delirien, denen die Verfälschung des Persönlichkeitsbewusstseins ihre eigenthümliche Färbung giebt. Die seltenen schwachsinnigen Endzustände nach Delirium tremens werden vielfach als Paranoia aufgefasst. Was sie davon unterscheidet, ist das Fehlen jeder Systematisirung und Fortentwicklung der Wahnvorstellungen, ihr geringer Einfluss auf das Handeln, endlich das deutliche Schwanken zwischen halber Einsicht und wahnhafter Befangenheit im Zusammenhange mit Stimmungsänderungen.

Die Behandlung des Delirium tremens hat sich vor allem jedes schwächenden Eingriffes zu enthalten und für die möglichste Erhaltung der Kräfte durch gute Ernährung (Milch) Sorge zu tragen. Schon von vorn herein ist bei körperlich erkrankten Trinkern stets die Möglichkeit eines eintretenden Delirium tremens ins Auge zu fassen und daher nach den angedeuteten Gesichtspunkten zu verfahren. In einer grossen Zahl von Fällen wird man mit dem rein zuwartenden Verfahren vollständig auskommen. Bisweilen jedoch erscheint es nothwendig, die Unruhe und Schlaflosigkeit entschieden zu bekämpfen. Zu diesem Zwecke wird man sich des Paraldehyd, des Sulfonal oder Trional bedienen; das Chloralhydrat ist nicht ungefährlich. Freilich versagen oft alle Schlafmittel. v. Krafft-Ebing hat dringend die bis zum Eintreten des Schlafes alle 2—3 Stunden wiederholte subcutane Anwendung des Methylal (je 0,1 gr) angerathen, welche den grossen Vorzug haben soll, die Dauer des Deliriums abzukürzen. Wo die Zeichen vorgeschrittener Alkoholentartung vorliegen, bei schwereren Complicationen und bei Fieber wird auch das Opium (subcutan 0,05 gr Extr. Opii aquosi alle 3—4 Stunden, bis Schlaf eintritt) warm empfohlen. Dabei ist die Herzthätigkeit sorgfältig zu überwachen. Rasches Abbrechen der Opiumbehandlung muss vermieden werden. Den Alkohol wird man in der Regel vollkommen entbehren können, zumal seine Unschädlichkeit nicht ganz zweifellos ist; ich sah sehr schwere Fälle ohne denselben überraschend günstig verlaufen. Dagegen ist bei Herzschwäche ein anregendes Verfahren ohne Narkotica am Platze (Aether, Campher, starker Kaffee, kühle Uebergiessungen).

Von grösster Wichtigkeit ist endlich bei der bekannten Gefährlichkeit dieser Kranken für sich und Andere eine sorgfältige, unausgesetzte Ueberwachung. Ausgezeichnet bewährt sich auch hier das Dauerbad. Ebenso sind Polsterbetten sehr empfehlenswerth, aber nur dann, wenn sich beständig Pflegepersonal in unmittelbarer Nähe befindet; im anderen Falle kann das Hinausklettern des ungeschickten Kranken über die hohe Seitenwand zu schweren Verletzungen Veranlassung geben. Die Genesung ist durch die Sorge für Beseitigung der Verdauungsstörungen und gute Ernährung sowie durch Regelung des Schlafes zu unterstützen.

Eine weitere Form des alkoholischen Irreseins stellt der hallucinatorische Wahnsinn der Trinker dar. Es handelt sich dabei um die acute Entwicklung eines zusammenhängenden Verfolgungswahns, vorzugsweise auf Grund von Gehörstäuschungen, bei nahezu völliger Klarheit des Bewusstseins. Der Beginn der Erkrankung ist in der Regel ein plötzlicher; seltener geht derselben ein kurzes Vorläuferstadium voran, mit grundloser Verstimmung, Reizbarkeit, Erschwerung des Denkens, Kopfschmerzen, Schlaflosigkeit. Der Kranke hört, häufig zuerst des Nachts, allerlei unbestimmte Geräusche, Rauschen, Bienensummen, Glockenläuten, Schiessen, dann einzelne Aeusserungen oder auch ganze Gespräche, die sich mit seiner Person beschäftigen. Von der Strasse her, vom Gang draussen, aus dem Nebenzimmer tönen die Stimmen, bisweilen flüsternd, bisweilen mit vollkommener Deutlichkeit. Hie und da werden sie nur mit einem Ohre wahrgenommen. Meist sind es die Stimmen von

Bekannten, oder sie werden doch bestimmten Personen, Polizisten, dem Staatsanwalt, den Socialdemokraten zugeschrieben.

Der Inhalt dieser Täuschungen ist für den Kranken meist wenig angenehm. Er hört Vorwürfe und Drohungen; er sei ein Lump, ein Taugenichts, habe über Kaiser und Krone geschimpft, Gotteslästerungen begangen, eine goldene Uhr gestohlen, wichtige Papiere zerrissen; es ist ein Preis auf ihn gesetzt; man wird ihn durchprügeln, mit Steinen werfen, lynchen, erschiessen, abstechen wie ein Schwein. Weit seltener sind Mittheilungen, dass ein Vorgesetzter sich sehr anerkennend geäussert habe, dass der Kranke zur Beförderung vorgeschlagen werde u. dergl. Vielfach beziehen sich die Stimmen auf alle möglichen Erlebnisse aus der Vergangenheit, hecheln in Spottliedern und Knittelversen sein früheres Leben durch oder begleiten mit höhnischen, neckenden Bemerkungen die Handlungen und Bewegungen des Kranken, machen sich über seine Kleidung lustig, lachen über seine Angst, erzählen, dass die Frau gestorben, den Kindern der Hals abgeschnitten worden sei. Bisweilen folgen sie auch seinen Gedanken, sprechen sie laut aus, machen Einwendungen, verspotten sie. Zunächst sind es gewöhnlich nur einzelne abgerissene Bemerkungen, die „telephonirt" werden, oft in rhythmischem Tonfalle, so dass man ihre Anknüpfung an die Gefässgeräusche gut verfolgen kann. Später aber kommt es vielfach zu langen, eingehenden Unterhaltungen, Berathungen über die zweckmässigste Art, dem Kranken zu Leibe zu gehen, zu Wechselreden zwischen Verfolgern und Vertheidigern, ganzen Gerichtsverhandlungen. Ein Kranker hörte im Nebenzimmer den Staatsanwalt eine lange Anklageschrift verlesen, dass er neunfacher Mörder und zum Tode verurtheilt sei. Ein anderer hörte im Gasthause den Wirth mit Frau und Tochter streiten, ob man ihn erschiessen solle oder nicht; unterdessen begehrten Verwandte unten Einlass, und auf der Strasse schrie Jemand: „Das ist ja ein Bordell!" In diesen Fällen spielt sich alles so natürlich ab, dass der Kranke auch keinen Augenblick an der Wirklichkeit des von ihm vermeintlich durchlebten Abenteuers zweifelt. Fast immer wenden sich die Stimmen nicht geradezu an ihn, sondern er ist gewissermassen nur unfreiwilliger Zuhörer; seltener werden ihm einzelne Schimpfworte unmittelbar zugerufen oder Befehle ertheilt.

Ausser den Gehörstäuschungen bestehen in manchen Fällen

vorübergehend solche des Gesichts, namentlich des Nachts, meist ziemlich unbestimmten Inhalts. Der Kranke sieht alles blau, Funken vor den Augen, Feuerschein, Tupfen an der Wand, nimmt drohende Gestalten, Schatten wahr, die auf ihn zukommen, ihn berühren. Fliegen schwirren in der Luft; Ungeziefer kriecht auf dem Bett; grosse Hunde laufen durchs Zimmer; die Gegenstände erscheinen doppelt. Das Essen hat einen eigenthümlichen Geschmack, wirkt aufregend.

In Verbindung mit den Hallucinationen entwickelt sich regelmässig bei dem Kranken die Ueberzeugung, dass er Gegenstand der allgemeinen Aufmerksamkeit ist, dass alle Welt über ihn spricht, ihn beobachtet und bedroht. Offenbar hat man seinen ganzen Lebensschicksalen nachgespürt, ihm Geheimpolizisten nachgeschickt, Mittel und Wege gefunden, ihn auf das genaueste zu überwachen, jede seiner Bewegungen, ja jeden Gedanken sofort zu bemerken. Es müssen besondere Vorrichtungen bestehen, die das ermöglichen, geheime Löcher in den Wänden, elektrische Signalapparate, Telephone, Spiegel u. dergl. Die Feinde stehen draussen und lauern ihm auf, versammeln sich in einem nahe gelegenen Hause, schiessen zum Fenster herein; das Blutgerüst wird aufgerichtet. In Folge dessen wird er misstrauisch gegen seine Umgebung, die alle seine Wahrnehmungen einfach in Abrede stellt, hinter seinem Rücken aber, wie er durch die Stimmen erfährt, gegen ihn arbeitet. Gelegentlich werden nun auch wirkliche Eindrücke im Sinne der Verfolgungsideen gedeutet. Ein harmloser Mitreisender in der Eisenbahn führt Böses im Schilde, so dass der Kranke auf der nächsten Station den Zug verlässt und in entgegengesetzter Richtung weiterfährt; ein Mann, der sich mit einem grossen Messer am Nebentische die Cigarre abschneidet, erscheint in höchstem Maasse verdächtig. In den Zeitungen finden sich feindselige Anspielungen; die harmlose Aeusserung, dass das Fleisch nicht reiche, macht dem Kranken klar, dass man ihn abschlachten wolle.

Das Bewusstsein ist dabei kaum getrübt. Es besteht nur eine ganz geringe, erst bei genauerer Beobachtung auffallende Benommenheit und Verstörtheit. Der Kranke ist besonnen, über seine Umgebung orientirt, denkt im ganzen folgerichtig und vermag über seine Krankheitserscheinungen zusammenhängende Auskunft zu geben, ist freilich meist sehr zurückhaltend. Eine klare Krankheitseinsicht ist nicht vorhanden; bisweilen betrachtet er die Zumuthung einer

Geistesstörung geradezu als einen besonders heimtückischen Schachzug seiner Verfolger, die ihn nunmehr auch noch „närrisch" machen wollen. Gleichwol hat der Kranke oft ein deutliches Gefühl für die Veränderung, die sich mit ihm vollzogen hat. Er sucht daher bisweilen selbst ein Krankenhaus auf oder giebt auf die plötzliche Frage, wie lange er schon krank sei, zunächst unbefangen die richtige Antwort, auch wenn er sich vorher für völlig gesund erklärt hat. Andere Kranke sprechen geradezu von ihrer „temporären Verrücktheit", ihrer „Nervenschwäche", ihrem „angeblichen Verfolgungswahn", ohne doch die Krankheitserscheinungen im einzelnen berichtigen zu können.

Die Stimmung der Kranken lässt meist jene eigenthümliche Mischung von Angst und Humor erkennen, wie wir ihr schon beim Delirium tremens begegnet sind. Die Kranken erzählen ihre schrecklichen Erlebnisse mit merkwürdigem Gleichmuthe, lachen dabei vielleicht selbst darüber, dass man ihnen so viel Aufmerksamkeit schenke, sie für Raubmörder halte. Namentlich im Beginne kommt es jedoch nicht selten auch zu heftigeren Angstanfällen. Ein Kranker stürzte sich ins Wasser, weil er gehört hatte, dass ihn vier Männer zum Frühstück verzehren wollten; ein anderer suchte sich die Pulsadern mit einem Beil aufzuhacken. Wieder ein anderer kletterte nach einem missglückten Selbstmordversuche vor Angst in den Kamin einer Polizeiwache, in dem er ohne Nahrung drei Tage lang verborgen blieb, um endlich von selbst wieder hervorzukriechen. In den Zwischenzeiten jedoch sind die Kranken ruhig, mit sich selbst beschäftigt, kümmern sich wenig um die Vorgänge in ihrer Umgebung, geben einsilbige, zutreffende, aber oft etwas zusammenhangslose Antworten, erzählen nicht viel aus eigenem Antriebe. Ihr Benehmen ist im allgemeinen geordnet, so dass sie bisweilen noch wochenlang ihren Geschäften nachzugehen, selbst Reisen zu machen im Stande sind. Oefters begehen sie dabei allerdings ganz absonderliche Handlungen, die sich später aus ihren Wahnideen erklären. Ein derartiger Kranker sprang stundenlang im Zimmer umher, um seinen Feinden kein sicheres Ziel zu bieten, und brachte dabei mit seinem Taschenmesser ein knackendes Geräusch hervor, damit man glauben solle, er besitze einen Revolver. Andere verkriechen sich unter die Betten, bauen Barrikaden vor ihrer Thüre, legen sich an der Fensterwand auf den Boden, um nicht getroffen zu werden, oder verschaffen sich Waffen, um im Nothfall ihr Leben so theuer wie möglich zu verkaufen. Seltener schreiten sie in der Verzweiflung geradezu zum Angriffe auf ihre vermeintlichen Verfolger. Der Schlaf der Kranken ist regelmässig erheblich gestört, weniger der Appetit, der nur bisweilen durch Vergiftungsideen beeinträchtigt wird. An den Händen und an der Zunge besteht öfters, aber nicht immer, alkoholisches Zittern. Das Körpergewicht pflegt zu sinken.

Nach ihrem Verlaufe lassen sich im allgemeinen acute und subacute Formen der Psychose auseinanderhalten, die mir jedoch ohne scharfe Grenzen in einander überzugehen scheinen. Die ersteren haben häufig nur eine Dauer von wenigen Tagen bis zu 2 oder 3 Wochen. Die Genesung tritt plötzlich ein; meist nach einem tiefen Schlafe fällt es dem Kranken wie Schuppen von den Augen, dass er das Opfer von Sinnestäuschungen geworden ist. In den subacuten Fällen kann sich die Krankheit über eine längere Reihe von Wochen und selbst Monaten hinziehen, meist mit vielfachen Nachlässen und Verschlimmerungen. Die Täuschungen verlieren sich hier ganz allmählich, treten oft vorübergehend noch wieder auf, auch wenn vorher schon volle Krankheitseinsicht bestand. Nach Ilbergs Untersuchungen ist ein schleppender Verlauf namentlich in den Fällen zu erwarten, in denen ausser den Gehörshallucinationen noch Täuschungen auf anderen Sinnesgebieten vorkommen; auch das gelegentliche Auftreten vereinzelter Grössenideen neben dem Verfolgungswahn deutet auf eine längere Krankheitsdauer hin. Die Erinnerung an die Krankheitszeit ist regelmässig eine durchaus klare und erstreckt sich auf alle Einzelheiten.

Die Prognose der Krankheit muss im ganzen als eine sehr günstige bezeichnet werden. In der überwiegenden Mehrzahl der Fälle erfolgt vollständige Genesung. Freilich ist die Gefahr des Rückfalles eine recht grosse. Ich kannte einen Kranken, der im dritten Rückfalle durch Selbstmord endigte. In einzelnen Fällen scheinen sich trotz der Anstaltsbehandlung mit vollständiger Enthaltsamkeit dauernde Schwächezustände herausbilden zu können, sehr ähnlich denjenigen, die ich oben bei der Besprechung des Delirium tremens kurz geschildert habe.

Der Alkoholwahnsinn ist keine sehr häufige Krankheit; unter den in den letzten Jahren von mir beobachteten Trinkern litten

17 % an demselben. Warum in einem Falle ein Delirium tremens, in einem anderen ein Alkoholwahnsinn entsteht, ist noch gänzlich unbekannt. Man hat diesen letzteren bald auf krankhafte Veranlagung, bald auf gehäuften Alkoholmissbrauch zurückführen wollen, doch scheint mir keine der bisher vorliegenden Erklärungen genügend gegründet.

Die Erkennung der Störung stützt sich auf die alkoholische Vorgeschichte, die acute Entwicklung, den günstigen Verlauf, die Besonnenheit der Kranken und das eigenthümliche Verhalten der Stimmen, welche sich meist nicht geradezu an den Kranken wenden, sondern von ihm nur in der Rolle eines unfreiwilligen Zuhörers aufgefasst werden. Es ist indessen zu beachten, dass ganz ähnliche Krankheitsbilder sowol in der Paralyse wie bei der Dementia praecox vorkommen können. Meist wird man hier allerdings länger zurückreichende Einleitungserscheinungen feststellen können. Aus dem klinischen Bilde selbst ist für die Diagnose namentlich die eigenartige, humoristisch-ängstliche Stimmung zu verwerthen, bisweilen auch die Gesichtstäuschungen und das Zittern. Andererseits sind natürlich alle Zeichen zu beachten, welche den Verdacht auf eine jener erstgenannten Krankheiten nahe legen, starke geistige Schwäche und Zerfahrenheit, Verfälschungen des Persönlichkeitsbewusstseins, katatonische Erscheinungen, nervöse Störungen. Die Behandlung ist eine wesentlich abwartende, doch kann der Gebrauch eines Schlafmittels vielleicht zur rascheren Genesung mit beitragen.

Weit langsamer, als die bisher geschilderten Störungen, verläuft eine weitere, dem Alkoholismus eigenthümliche Form des Irreseins, der sog. Eifersuchtswahn der Trinker. Diese Störung entwickelt sich unmittelbar aus gewissen Grundzügen, welche wir schon früher im alkoholischen Schwachsinn vorgefunden haben. Die aus der Trunksucht als nothwendige Folge hervorgehenden ehelichen Zerwürfnisse und die dadurch bedingte Entfremdung der Ehegatten, die Abneigung der Frau und vielleicht auch die allmählich sich einstellende Impotenz bringen den Trinker, der ohnedies nur zu sehr geneigt ist, die Schuld für das von ihm heraufgeführte Unheil in seiner Umgebung zu suchen, allmählich auf die Idee, dass eine sträfliche Neigung seiner Frau zu anderen Männern der wahre Grund der veränderten Stellung sei, welche dieselbe zu ihm einnimmt. Für die Richtigkeit dieser Voraussetzung liefert ihm die vorurtheilsvolle Beobachtung allerlei Beweise, welche seinem geschwächten Urtheil als vollkommen sicher und unumstösslich erscheinen. Die Einmischung des Nachbarn in einen ehelichen Streit, ein freundlicher Blick, eine versteckte Anspielung, die er auffängt, ein anscheinend geheimnissvoller Brief, der ihm in die Hände fällt, die verdächtige Aehnlichkeit eines Kindes mit dem vermeintlichen Nebenbuhler, ein im Dunkeln an ihm vorbeihuschendes Paar, welches er zu erkennen glaubt, lassen ihn an dem Thatbestande des Ehebruchs keinen Augenblick mehr zweifeln. Ein Kranker verleugnete sein Kind, weil er ungefähr zur Zeit der Empfängniss wenige Tage auswärts gewesen war und die Frau damals einen Nachbar beim Kalben einer Kuh ohne Noth, wie er meinte, zu Hülfe gerufen hatte.

Hie und da gesellen sich zur Vervollständigung solcher Anzeichen auch wirkliche Sinnestäuschungen hinzu, eine Gestalt, die der Kranke nächtlicher Weile ins Schlafzimmer treten sieht, ein „Schutzmann in Uniform", der bei seiner Heimkehr aus dem Fenster springt, eine höhnische Bemerkung, die ihm aus dem Nebenzimmer oder von der Strasse herauf zugerufen wird und ähnliches. Oder aber er merkt aus dem ganzen feindseligen Verhalten seiner Frau, aus der Schnur, die er als Aufforderung zum Erhängen in seinem Bette, auf dem Tische findet, oder aus ihrem Unwillen über sein schroffes Vorgehen gegen den beargwöhnten Nachbar oder Geschäftsführer, dass es mit seinem Verdachte volle Richtigkeit hat.

Eine weitere Ausbildung über den Rahmen der ungerechtfertigten Eifersucht hinaus gewinnt der Wahn in der Regel nicht, doch bleibt er innerhalb dieser Grenzen durchaus fest und einer jeden besseren Einsicht völlig unzugänglich. Natürlich entwickelt sich aus ihm eine immer wachsende Erbitterung gegen die Frau, gegen den vermeintlichen Nebenbuhler, ein trotz der sonstigen Schwäche des Trinkers oft sehr tiefgehender und leidenschaftlicher Hass, der ausnahmslos zu rohen Auftritten und häufig genug zu verhängnissvollen Angriffen auf Leben und Gesundheit führt. Ich kenne aus eigener Erfahrung zwei Fälle, in denen derartige Trinker in blinder Eifersucht und unter dem Einflusse des Alkohols ihre Frauen erschossen; ein anderer brachte dem beargwöhnten Nachbar eine lebensgefährliche Verletzung bei. Die Wurzeln des Wahnes wird man unschwer bei sehr vielen Trinkern auffinden; leider aber wird die grosse Gefährlichkeit der ausgebildeten Störung nur allzu leicht verkannt, da die Verstandesthätigkeit der Kranken für die oberflächliche Betrachtung oft nahezu gesund zu sein scheint, und da ihre Wahnideen fast keine unsinnigen Bestandtheile enthalten, sondern sich soweit im Bereiche des Möglichen, ja des Wahrscheinlichen bewegen, dass zuweilen nur eine genaue Kenntniss der wirklichen Verhältnisse die krankhafte Natur ihrer ganzen Auffassungsweise zu enthüllen vermag. Auf der anderen Seite ist es natürlich auch oft schwierig, die thatsächliche Berechtigung der von den Trinkern vorgebrachten Eifersuchtsideen auszuschliessen. Das Thun und Treiben des Trinkers führt vielfach zu einer wirklichen, ernsten und dauernden Entfremdung der Ehegatten, welche dem Ehebruche die Wege ebnen muss. So übereinstimmend daher die Klagen der Trinker über eheliche Untreue sind, so nothwendig ist doch gerade hier der klare Nachweis ihrer Grundlosigkeit, bevor wir berechtigt sind, sie als krankhaft zu betrachten.

In manchen Fällen wird unser Urtheil dadurch unterstützt, dass die anfangs schroff und leidenschaftlich vorgebrachten Eifersuchtsideen nach längerer Entziehung des Alkohols allmählich von selbst zurücktreten und bisweilen sogar geradezu als krankhaft anerkannt werden. Durch diese, leider nicht sehr häufigen Besserungen, ja Heilungen des Wahnes unterscheidet sich die krankhafte Eifersucht der Trinker trotz der äusserlichen Uebereinstimmung sehr wesentlich von der eigentlichen, constitutionellen und grundsätzlich unheilbaren Verrücktheit.

Wir haben endlich an dieser Stelle noch kurz des Krankheitsbildes der alkoholischen Paralyse zu gedenken, einer Psychose, die sich in der überwiegenden Mehrzahl der Fälle als eine einfache Verbindung der Zeichen des chronischen Alkoholismus mit denjenigen der progressiven Paralyse darstellt. Zu der Gedächtnissschwäche, dem Grössenwahn, der gemüthlichen Stumpfheit auf der einen gesellen sich Sinnestäuschungen, Eifersuchtsideen auf der anderen Seite; die Sprachstörung des Paralytikers wird begleitet von dem Tremor und den neuritischen Erscheinungen des Alkoholisten. Ausserdem scheinen epileptische Anfälle besonders häufig zu sein. In der Regel ging der Alkoholismus hier der Entwicklung der Paralyse schon lange Zeit voraus; bisweilen aber auch liefert erst diese letztere den Anstoss zu dem unmässigen Trinken, aus welchem die alkoholistischen Krankheitszeichen entspringen.

Auf der anderen Seite giebt es vereinzelte Fälle von Alkoholismus, in denen neben leichten motorischen Störungen (Tremor, Sprachstörung, Ataxie, Anfälle) ein blühender Grössenwahn mit heiterer Stimmung ganz von der Art des paralytischen acut zur Ausbildung kommt, um nach einigen Monaten bis auf die Grundzüge eines mässigen Schwachsinns wieder zu verschwinden. Die Erkrankung ist hier damit endgültig abgeschlossen, während sie bei der ersterwähnten Form regelmässig den traurigen Ausgang der Dementia paralytica nimmt. Anscheinend handelt es sich um besonders schwere und eigenartig verlaufende Fälle von chronischem Alkoholismus (alkoholische Pseudoparalyse*). Wie weit sich dieselben mit den bei Polyneuritis beschriebenen Störungen decken, entzieht sich zur Zeit noch meiner Beurtheilung.

B. Der Morphinismus**).

Gegenüber dem Missbrauche alkoholischer Getränke, der auf ein fast ehrwürdiges Alter zurückblicken kann, reicht die Geschichte des Morphinismus wenig weiter, als zwei Jahrzehnte zurück, wenn derselbe auch einen gewissen Zusammenhang mit der altasiatischen Sitte des Opiummissbrauches aufzuweisen hat. Die Erfindung der Pravaz'schen Spritze und die durch sie herbeigeführte Verbesserung der Anwendungsart hatte einen ausserordentlichen Aufschwung im Gebrauche des Morphiums zur Folge, welches sich nur zu bald als ein sicheres und angenehmes Mittel zur Bekämpfung von Schmerzen und Unbehagen aller Art bewährte. Der wirksamste Hebel für die Ausbildung und Verbreitung des Morphiums lag in dem Umstande, dass der Arzt, unbekannt mit den drohenden Gefahren, aus Rücksichten der Bequemlichkeit dem Kranken die Spritze selbst in die Hand gab, damit er sich je nach Bedarf und nach eigenem Ermessen das ersehnte Wohlgefühl verschaffen könne.

Allein es stellte sich bald heraus, dass unter diesen Verhält-

---

*) Klewe, Allgem. Zeitschrift f. Psychiatrie, LII, 595.

**) Fiedler, Deutsche Zeitschr. f. prakt. Medicin 1874, 27, 28; Levinstein, Die Morphiumsucht. 3. Auflage, 1883; Erlenmeyer, Die Morphiumsucht und ihre Behandlung. 3. Auflage, 1887; Dizard, étude sur le morphinisme et son traitement, 1893; Rodet, Morphinomanie et morphinisme. 1897.

nissen das Mittel aus dem Wohlthäter zu einem furchtbaren und fast unbezwinglichen Feinde wurde. Die meisten Menschen, welche gewohnheitsmässig kleinere Mengen von Alkohol zu sich nehmen, vermögen demselben, wo es sich als nothwendig erweist, leichten Herzens auf kürzere oder längere Zeit zu entsagen. Dagegen zwingt die wahrhaft teuflische Macht des Morphiums denjenigen, der sich einmal an seinen Gebrauch gewöhnt hat, unerbittlich zur Fortsetzung desselben, da jeder Versuch, sich von der Sklaverei des Mittels zu befreien, sofort zu derartig unangenehmen Erscheinungen führt, dass die menschliche Widerstandskraft dadurch gebrochen wird.

Die psychischen Wirkungen des Morphiums, soweit sie bis jetzt bekannt sind, bestehen, wesentlich verschieden von denjenigen des Alkohols, in einer Erleichterung und Anregung der Verstandesleistungen und in einer Erschwerung der psychomotorischen Vorgänge. Dieses Verhalten, welches sich durch Untersuchungen bei Morphinisten hat bestätigen lassen, macht es verständlich, dass uns der Morphiumrausch in eine Art angenehmer Träumerei versinken lässt, in welcher bunte, wechselnde Phantasiebilder an uns vorüberziehen, während sich gleichzeitig eine sanfte Erschlaffung auf unsere Glieder legt. Wir begreifen es auch, dass Morphinisten gerade unter dem Einflusse des Mittels sich noch zu geistiger Arbeit angeregt fühlen, welche sie in dem Zustande ihrer gewöhnlichen, dauernden Willenlosigkeit nicht mehr zu leisten vermögen. Das gefährlichste Glied der Morphiumwirkung aber ist gerade das eigenthümliche, ruhige Lustgefühl, welches sich von demjenigen des Alkoholrausches sehr deutlich durch das vollständige Fehlen der psychomotorischen Reizerscheinungen, des bekannten Thatendranges, unterscheidet. Wie beim Alkohol, ist übrigens auch hier die Gestaltung des Vergiftungsbildes im einzelnen recht wesentlich von der persönlichen Anlage abhängig. Ebenso fallen die körperlichen Begleiterscheinungen der Narkose je nach der Eigenart des Menschen, natürlich aber auch nach der Gabe des Mittels verschieden aus. Ein rasch auftretender metallischer oder bitterer Geschmack, Kollern im Leibe, Myosis und Erbrechen sind häufig. Als Nachwehen der Vergiftung werden Eingenommenheit des Kopfes, Schwindelgefühl, Migräne, reichliche Schweisse, grosse Hinfälligkeit und Harnverhaltung beobachtet. Bei Versuchen mit subacuter maximaler Vergiftung fand Nissl die

Rindenzellen des Kaninchens verkleinert und verschmälert, aber nicht zerstört. Die gefärbte Substanz war rareficirt und schwächer gefärbt, die ungefärbte Substanz dagegen auf längere Strecken deutlich sichtbar.

Die Entwicklung des Morphinismus nimmt praktisch bei weitem am häufigsten ihren Ausgang von der ausgezeichneten schmerzstillenden Wirkung des Mittels. Irgend ein leichteres oder schwereres schmerzhaftes Leiden, Neuralgie, Ischias, Tabes, Magengeschwür, Gelenkrheumatismus, Zahnschmerzen, Schlaflosigkeit, eine traurige Verstimmung giebt den Anlass zur ersten Einspritzung. Ein von mir behandelter Trinker erhielt das Morphium von seinem mit ihm zechenden Hausarzte zur Milderung seiner alkoholischen Beschwerden. Die durch das Mittel erzielte Wirkung ist zumeist die Beseitigung aller quälenden körperlichen und psychischen Reize und die Erzeugung einer überaus behaglichen, befriedigten Stimmung. Dieser günstige Erfolg ist es, der immer von neuem zu einer Wiederholung der Einspritzung treibt, namentlich, wenn das quälende Leiden noch fortbesteht. Ganz unmerklich aber wird der Gebrauch des Mittels zum Selbstzwecke, zum Lebensbedürfnisse, auch wenn der ursprüngliche Anlass längst beseitigt ist. In ähnlicher Weise, wie bekanntlich die Gründe zum Trinken nach Bedarf jederzeit bei der Hand sind, fehlt es bald auch nicht an mehr oder weniger verschämten Vorwänden für die Morphiumeinspritzung. Das tritt um so sicherer ein, als anscheinend das Morphium bei längerer Einwirkung wirklich die sittliche Widerstandsfähigkeit gegenüber allen möglichen kleinen Unannehmlichkeiten und Schmerzen beträchtlich herabsetzt. In Folge dessen wird das Verlangen des Kranken nach dem beruhigenden Mittel immer häufiger und dringender. Der entscheidende Schritt ist die Ausführung der Einspritzung durch den Kranken selbst, mit oder ohne Vorwissen des Arztes. Von diesem Augenblicke an ist sein Schicksal besiegelt; er ist dem Morphinismus verfallen.

Meist sucht er sich nunmehr von dem Arzte möglichst unabhängig zu machen. Er kauft sich eine Spritze, oft auch Wage und Gewichte, bezieht sein Morphium direct oder durch Vermittelung von Leidensgefährten aus der Droguenhandlung, die ihm das Mittel in unverdächtiger Packung zusendet. Die Lösung bereitet der Kranke sich selbst, schliesslich oft nach Gutdünken. Andere ziehen es vor,

Recepte zu fälschen; ich besitze ein solches Beispiel. Auch ein College bediente sich falscher Namen, um nicht in den Verdacht des Morphinismus zu kommen. Vielfach findet man bei den Kranken ausser verrosteten und stumpfen Nadeln ganz trübe, halbverschimmelte Flüssigkeiten, die sie sich trotzdem einspritzen, sogar durch die Kleider hindurch. Die Folge sind häufige Abscesse. Vereinzelte Kranke greifen, wenn ihnen die Beschaffung der Spritzen zu schwierig wird, zur innerlichen Anwendung des Morphiums, auch zur Opiumtinctur, indem sie sich die nöthige Gabe jeweils unter dem Vorwande von Leibschmerzen allmählich in verschiedenen Apotheken zusammenschwindeln.

Beim dauernden Gebrauche des Morphiums treten in Folge der sich ausbildenden Gewöhnung die unangenehmen Nebenerscheinungen der Vergiftung mehr und mehr in den Hintergrund, oder sie werden doch durch eine neue Gabe des Mittels rasch wieder beseitigt. So kommt es, dass der Morphinist oft lange Zeit hindurch nur die anregende und zugleich beruhigende Wirkung empfindet, die ihn über alle kleinen und grossen Unannehmlichkeiten hinwegsetzt, wie sie aus seinem Gesundheitszustande, aus seinem Berufe, aus seinen gesellschaftlichen und häuslichen Verhältnissen entspringen. Dieselbe Gewöhnung aber ist es, welche ihn sehr bald von der ursprünglichen Gabe des Mittels die erhoffte Befriedigung nicht mehr in vollem Maasse finden lässt und ihn daher zu einer Steigerung derselben antreibt. Zunächst ist der Erfolg ein vollkommener, aber nach einiger Zeit versagt auch die neue Menge, und so schraubt sich das Bedürfniss allmählich immer höher und höher, bis am letzten Ende auch die grössten Gaben des Mittels (erfahrungsgemäss bis zu 2, 3 gr und mehr in 24 Stunden) den sehnlichst gewünschten Erfolg nur ganz vorübergehend noch erzielen.

Alle die schon früher gelegentlich hervorgetretenen Beschwerden des Morphinismus erreichen nach und nach ihren Höhepunkt. Das Gedächtniss wird vielfach unsicher; die geistige Leistungsfähigkeit, namentlich die schöpferische Arbeitskraft, nimmt ab und kann nur unter dem unmittelbaren Einflusse des Morphiums noch auf einer gewissen Höhe erhalten werden. Auf diese Weise kommt es zu einem beständigen Wechsel zwischen Stunden verhältnissmässigen Wohlbefindens und solchen stumpfer Erschlaffung oder nervöser Unruhe, ein Zustand, der natürlich eine geregelte, planmässige Thätigkeit völlig unmöglich macht. Die Stimmung ist ebenfalls vielfachen Schwankungen unterworfen, bald niedergeschlagen, muthlos, hypochondrisch, bald zuversichtlich und übermüthig; nicht selten stellen sich vorübergehende heftige Angstanfälle ein, namentlich Nachts.

In ganz besonderem Maasse aber wird der Charakter der Kranken in Mitleidenschaft gezogen. Sie verlieren nicht nur vollkommen die Fähigkeit, sich selber endgültig und thatkräftig von dem verderblichen Mittel loszusagen, sondern sie greifen zu allen möglichen, erlaubten und unerlaubten Kunstgriffen, um sich Morphium zu verschaffen. Um diesen Preis belügen und betrügen sie unbedenklich Aerzte und Angehörige; sie öffnen mit Nachschlüsseln den Arzneischrank, entwenden heimlich Geld, unterschlagen anvertraute Summen, versetzen und verkaufen, was ihnen zugänglich ist, wenn sie auf andere Weise das Mittel nicht erhalten können. In eigenthümlichem Zwiespalte mit sich selbst machen sie auch dann schon von vornherein den Versuch, die Entziehungscur zu vereiteln, wenn sie aus freien Stücken in dieselbe eingewilligt haben. Kaum ein Morphinist geht in die Anstalt, ohne sich nicht irgendwie heimlich mit einer gehörigen Menge des Mittels versehen zu haben; keiner, auch nicht der heiligsten Versicherung eines Morphinisten über diesen Punkt ist jemals blindlings zu trauen. Selbst Aerzte sind darin ganz unzuverlässig. Ein College brachte das Morphium unter dem Holzbelag einer grossen Haarbürste versteckt mit sich und erzwang durch einen äusserst rohen Auftritt seine sofortige Entlassung, als ihm die Benutzung der Bürste unmöglich gemacht wurde.

Der Schlaf erleidet meist hochgradige Störungen. Beim Einschlafen treten zeitweise Hallucinationen auf, besonders des Gesichtes; die Kranken liegen viele Stunden lang wach, mit zwangsmässigen, phantastischen Ideen beschäftigt; dafür stellt sich am Tage plötzlich eine unbezwingbare Müdigkeit ein, die sie mitten in der Gesellschaft, in der Unterhaltung trotz aller Gegenanstrengungen überwältigt. Auf dem Gebiete der Sensibilität machen sich verschiedenartige Paraesthesien und Hyperaesthesien bemerkbar, namentlich am Herzen sowie in der Magen- und Blasengegend. Die Reflexerregbarkeit nimmt zu, doch fehlt der Patellarreflex nicht selten; die Bewegungen werden unsicher, bisweilen zitternd, ataktisch. Hie und da werden Erschwerung der Sprache, Paresen in der

Musculatur des Auges beobachtet (Doppeltsehen, Accommodationsschwäche). Die allgemeine Ernährung leidet immer erheblich; das Körpergewicht nimmt ab; die Haut wird welk, schlaff und fahl; das Fettpolster schwindet. Die Absonderung des Magensaftes stockt; der Appetit, namentlich für Fleischspeisen, vermindert sich; es stellt sich zeitweiliger Heisshunger oder bei grosser Trockenheit des Mundes unstillbarer Durst ein; die meist bestehende Verstopfung wechselt mit vorübergehenden Durchfällen. Von Seiten der Kreislaufsorgane wird hie und da quälendes Herzklopfen beobachtet; der Puls ist etwas beschleunigt, bisweilen unregelmässig. Das Ohrensausen, die Benommenheit, die Schwindel- und selbst Ohnmachtsanfälle sowie die reichlichen kalten Schweisse und das Frösteln der Morphinisten sind wol ebenfalls auf vasomotorische Störungen zurückzuführen; ferner gehören auch Athmungsbehinderungen, besonders asthmatische Beschwerden, nicht selten zu dem hier gezeichneten Krankheitsbilde. Die libido sexualis und die Potenz nimmt ab; die Menses hören auf; bei bestehender Schwangerschaft bleibt die Entwicklung der Frucht zurück. Levinstein betrachtet endlich noch Eiweissgehalt des Harns sowie eigenthümliche tertiane Fieberanfälle als gelegentliche Zeichen des Morphinismus, doch haben andere Beobachter seine Angaben nicht bestätigen können.

Die Schnelligkeit, mit welcher sich die ganze Reihe dieser Störungen entwickelt, ist eine sehr verschiedene; sie hängt naturgemäss einmal von der Menge des gebrauchten Morphiums und weiterhin von der Widerstandsfähigkeit des gesammten Menschen ab. Bisweilen machen sich die ersten Erscheinungen der chronischen Vergiftung schon nach einigen Monaten des Morphiumgebrauches geltend; in anderen Fällen können Jahre, selbst viele Jahre vergehen, bevor ernstere Störungen zum Ausbruche kommen. Letzteres ist besonders dann die Regel, wenn der Kranke Selbstbeherrschung genug besass, von Zeit zu Zeit mit der Gabe des Mittels wieder etwas zurückzugehen. Der sonst gleichmässig fortschreitende Verlauf des Morphinismus lässt unter diesen Umständen mehr oder weniger ausgiebige Besserungen des Allgemeinzustandes erkennen. Die Dauer des Morphinismus ist in gewissem Sinne eine fast unbegrenzte; schon jetzt sind Fälle bekannt, in denen das Morphium ohne Unterbrechung 20 Jahre hindurch und länger fortgenommen wurde. Wie der Thierversuch gelehrt hat (Nissl), scheinen sich bei längerem Gebrauche des Mittels ausgebreitete, vielfach zum Schwunde der Zellen führende Veränderungen an den Rindenzellen einzustellen, die von einer Vermehrung des Gliagewebes begleitet sind.

Der Morphinismus ist fast ausschliesslich eine Krankheit der besseren Stände, schon aus dem einfachen Grunde, weil er sehr viel Geld kostet. Die grössere Leichtigkeit, sich das Mittel zu verschaffen, lässt das männliche Geschlecht und hier vor allem die mit dem ärztlichen Berufe in Beziehung stehenden Personen besonders stark gefährdet erscheinen. Man kann rechnen, dass 75 % der Morphinisten Männer und von diesen wieder mindestens die Hälfte Aerzte sind. Rodet fand unter 1000 Morphinisten 287 Aerzte. Dazu kommen noch in grosser Zahl deren Angehörige, namentlich die Frauen. Sehr angestrengte, aufreibende Thätigkeit, die zu Schlaflosigkeit führt und nur ungenügende Erholung zulässt, bereitet dem Morphium den Weg. Etwa 60 % der Morphinisten erkranken daher im rüstigsten Alter, zwischen dem 25. und 40. Lebensjahre. Weiterhin ist natürlich die Gefahr, dem dauernden Missbrauche des Morphiums zu verfallen, um so grösser, je angenehmer sich die ganze Wirkung des Mittels im einzelnen Falle gestaltet; es giebt Menschen, bei denen bereits die erste Einspritzung in diesem Sinne über das ganze fernere Leben entscheidet. Endlich ist offenbar die Neigung zum Morphinismus auch wesentlich von der psychischen Veranlagung abhängig. Ich habe immer den Eindruck gehabt, dass eine grosse Zahl von Morphinisten, ebenso wie viele Trinker, schon vor der chronischen Vergiftung einen bedeutenden Grad von Willensschwäche dargeboten haben; Hysterische und constitutionell Nervöse sind unter ihnen zahlreich vertreten. Daraus erklärt sich die bisweilen staunenswerthe Geringfügigkeit der Beweggründe (Neugierde, Verführung), welche zum Missbrauche des Mittels geführt haben, sowie der unglaubliche Leichtsinn, mit welchem Morphinisten das Uebel verbreiten, ihren Leidensgefährten Morphium verschaffen und in einer Art „esprit de corps“ die wirksame Verfolgung ihrer Helfershelfer zu verhindern suchen. Ein junger Morphinist erzählte mir, dass in dem russischen Regiment, in welchem er diente, fast alle Offiziere „zu ihrem Vergnügen gespritzt“ hätten; ein morphinistischer Arzt veranlasste seine Braut ohne jeden Grund, ebenfalls Morphium zu gebrauchen, und diese verführte wiederum ihre nächste Freundin, sich diesen Genuss zu verschaffen.

Es muss indessen an dieser Stelle mit aller Schärfe die schwere Anklage gegen den ärztlichen Stand erhoben werden, dass er es ist, den wir für das Dasein und die erschreckende Verbreitung des Morphinismus in allererster Linie verantwortlich zu machen haben. Gäbe es keine Aerzte, so gäbe es auch keinen Morphinismus. Die Unwissenheit und der Leichtsinn der Aerzte sind es, welche den Kranken tagtäglich bei den geringfügigsten Anlässen mit dem höchst gefährlichen Mittel bekannt machen, das so leicht seine ganze Zukunft vernichten kann. Mir ist es vor nicht langer Zeit vorgekommen, dass ein Arzt einem Kranken, dem ich mit grösster Mühe Alkohol und Morphium entzogen hatte, ohne irgend erfindbaren Grund zunächst Codein, späterhin aber ruhig wieder Morphium verordnete. Namentlich sind es allerdings die morphinistischen Aerzte, die mit merkwürdiger Regelmässigkeit zu wahren Infectionsherden werden, wie sie überhaupt die gefährliche Neigung haben, mit grossen Gaben stark wirkender Arzneimittel zu wirthschaften. Ich kannte einen derartigen Collegen, — und solche Beispiele sind leider nicht selten — der bei seinen zahlreichen Kranken jede beliebige Klage durch eine Morphiumeinspritzung zu beseitigen pflegte und so gewissermassen das Haupt einer ganzen Morphinistengemeinde wurde. Dieser Mann handelte freilich unverantwortlich, aber wenigstens uneigennützig. Viel schlimmer ist es, dass sich in unserem Stande Subjecte finden, welche die Noth der Morphinisten planmässig ausnützen, um ihnen für schweres Geld die ihnen unentbehrlichen Recepte zu schreiben! Ich besass das Recept eines Arztes, der einem Morphinisten nicht weniger als 1 gr Morphium in einmaliger Gabe zu beliebiger Verwendung aufgeschrieben hatte; ein anderer Kranker trat in die Cur mit einer ganzen Batterie von Flaschen mit Morphiumlösung, welche ihm sein Hausarzt vorsorglich noch aufgeschrieben hatte.

Die Prognose des Morphinismus ist in jedem Falle eine sehr ernste. Hie und da kommen plötzliche Todesfälle vor. Die Kranken greifen, namentlich nach Entziehungscuren, die Gabe einmal viel zu hoch, oder es entwickeln sich unter dem Einflusse der Ersatzmittel des Morphiums chronische Herzleiden, welche zu unvorhergesehenen Collapsen führen. Andererseits ist der Ausgang in schweres, mit dem Tode endendes Siechthum bei reinem Morphinismus nicht gerade allzu häufig, und die Entziehung des Mittels gelingt unter den nöthigen Vorsichtsmassregeln fast immer ohne besondere Schwierigkeiten. Allein die Gefahr immer und immer wiederholter Rückfälle, welche nothwendig zu einer vollständigen Vernichtung des Lebensglückes führen, ist eine ausserordentlich grosse; nur eine sehr geringe Zahl von Morphinisten vermag ihr auf die Dauer zu entgehen. Mit voller Sicherheit kann ich von den Dutzenden von Morphinisten, die ich in den letzten Jahren behandelt habe, nur einige wenige für dauernd geheilt halten. Ganz besonders gefährdet sind auch in dieser Beziehung alle diejenigen Personen, denen entweder ihr Beruf die Erlangung des Morphiums besonders leicht macht, oder denen irgend ein chronisches, mit Schmerzen und Beschwerden verbundenes Leiden die Verführung, nach dem erlösenden Mittel zu greifen, immer von neuem mit unwiderstehlicher Macht aufdrängt.

Eine weitere, ernste Gefahr droht dem Morphinisten aus der Verbindung des Morphiums mit anderen Nervenmitteln. Namentlich der Alkohol (Wein, Champagner) ist es, der mit oder ohne ärztlichen Rath zur Milderung der Entziehungserscheinungen herangezogen wird und den Kranken nur zu häufig dem Alkoholismus in die Arme treibt. In ähnlicher Weise kommt das Chloralhydrat, der Aether, das Chloroform und in neuerer Zeit vor allem das Cocain in Anwendung. Niemals gelingt es den Kranken, auf diese Weise das Morphium aus eigener Kraft los zu werden oder auch nur durch ein anderes Mittel zu ersetzen; in der Regel kommt zu dem alten Uebel einfach ein neues, kaum weniger schlimmes oder noch schlimmeres hinzu.

Die Erkennung des Morphinismus stützt sich neben der Beachtung der körperlichen Vergiftungserscheinungen (Myosis, Appetitlosigkeit, Ernährungsstörung) sowie der oft sehr ins Auge fallenden Einspritzungsspuren (glänzende, ovale Narben, schwielige Verhärtungen oder selbst atonische Geschwüre, meist an den Armen, aber auch an Bauch und Oberschenkeln) namentlich auf den eigenthümlichen Wechsel der Zustände, welchen der Morphinist darzubieten pflegt. Die geistige Frische und Leistungsfähigkeit, die gehobene Stimmung nach der Einspritzung muss ja nur allzubald einer hochgradigen Ermüdung, Schlaffheit, Willenlosigkeit und Niedergeschlagenheit weichen, so dass dem aufmerksamen Beobachter der Gegensatz zwischen diesem verschiedenartigen Verhalten kaum verborgen bleiben kann. Für die Erkenntniss der besonderen Ursache finden sich dann bei näherem Nachforschen bald weitere anamnestische und thatsächliche Anhaltspunkte. Die Kranken haben die Neigung, sich, wenn sie abgespannt sind, unter irgend welchem Vorwande für einige Augenblicke zurückzuziehen und kehren dann nach erledigter Einspritzung merkwürdig angeregt und munter zurück. Leider lässt sich das Morphium in den Ausscheidungen der Kranken nur sehr schwierig nachweisen, da es zum grössten Theile in den Koth übergeht. Die volle Sicherheit über das Bestehen des Morphinismus kann man sich durch eine zuverlässige Abschliessung des Kranken verschaffen. Hat man diesem Letzteren wirklich jede Möglichkeit einer heimlichen Morphiumzufuhr abgeschnitten, so darf der Eintritt oder das Ausbleiben der Entziehungserscheinungen als ein untrügliches Erkennungsmittel gelten.

Die wichtigste Aufgabe bei der Bekämpfung des Morphinismus ist ohne Zweifel die Vorbeugung, die leider noch sehr im Argen liegt. Einen Theil dieser Aufgabe hat die Gesetzgebung zu lösen gesucht, indem sie den Verkauf des Morphiums ohne besondere ärztliche Vorschrift in jedem einzelnen Falle verbietet. Es ist öffentliches Geheimniss, dass die Morphinisten diese Bestimmungen ohne erhebliche Schwierigkeit zu durchbrechen oder zu umgehen wissen. Die besten Helfershelfer sind ihnen dabei gewisse, namentlich morphinistische Aerzte. Nach meinen Erfahrungen kann ich daher nur aus voller Ueberzeugung der von Lewin*) aufgestellten Forderung zustimmen, dass jedem an Morphinismus leidenden Arzte bis zum Nachweise seiner dauernden und vollständigen Heilung das Recht der Praxis entzogen werden sollte. Freilich stehen der Durchführung einer solchen Massregel sehr grosse Schwierigkeiten im Wege. Aber auch in anderer Richtung können wir Aerzte zur Bekämpfung des Morphiummissbrauches ausserordentlich viel thun. Wir sollten es uns zum festen Grundsatze machen, bei allen chronischen Erkrankungen nur dann zum Morphium zu greifen, wenn dieselben durchaus unheilbar sind und zum Tode führen. Aber auch hier, ebenso bei acuten Leiden, soll das Morphium nur dann und nur so lange gegeben werden, als es unumgänglich

*) Berliner klinische Wochenschrift, 1891, 51.

nothwendig ist. Einfache neurasthenische und hysterische Beschwerden mit Morphium zu behandeln, muss unbedingt als ärztlicher Kunstfehler gelten. Gewissenlos ist es endlich, unter welchem Vorwande es auch sei, irgend einem Kranken Spritze oder Lösung zum eigenen Gebrauche in die Hand zu geben und überhaupt grössere Mengen des Mittels zu verschreiben, deren Verwendung nicht genau überwacht werden kann.

Die Behandlung des entwickelten Morphinismus besteht in der Entziehung des Mittels unter ärztlicher Aufsicht. Da sie mit gewissen Gefahren verknüpft ist, wird man sie möglichst nur bei gutem Kräftezustande einleiten; Schwangerschaft, acute Krankheiten, schweres Siechthum sind als Gegenanzeigen zu betrachten. Völlige und dauernde Abgewöhnung des Morphiums aus eigener Kraft kommt erfahrungsgemäss niemals oder doch nur überaus selten vor. Aus diesem Grunde kann die Entziehung mit Aussicht auf Erfolg nur in der Weise durchgeführt werden, dass sich der Kranke für einige Zeit bedingungslos in die Hände des Arztes und in Verhältnisse begiebt, die eine völlige Ausschliessung des Morphiums mit Sicherheit gestatten. Allerdings ist es, namentlich im Hinblicke auf die sittliche Unzuverlässigkeit der Morphinisten, nicht immer leicht, sich nach dieser Richtung hin ausreichende Gewähr zu verschaffen. Die Erfahrung zahlloser schlauer Betrügereien seitens der Kranken, ihrer Angehörigen und Freunde, der Mitkranken, des Wartpersonals predigt eindringlich die Nothwendigkeit des äussersten, unermüdlichsten Misstrauens. Ein kranker College bewog einen Wärter durch Schenken eines Anzugs und das Versprechen, ihn als Diener anzustellen, zur heimlichen Besorgung eines Morphiumreceptes.

Es muss daher zum mindesten als eine gefährliche Selbsttäuschung betrachtet werden, wenn manche Aerzte glauben, bei der Behandlung des Morphinismus das Sicherungsmittel der genauesten Ueberwachung und einen gewissen äusseren Zwang entbehren zu können. Ich besitze den Bericht eines bekannten Arztes, der im Hinblick auf die Milde der von ihm geübten Entziehungscur seine Kranken frei schalten und walten liess und ihnen nur mittheilte, dass sie selbst die Verantwortung trügen, wenn sie sich ohne sein Wissen Morphium verschafften. Die Folge davon war, dass die Kranken unter seiner Behandlung, freilich ohne sein Wissen, noch mehr spritzten, als vorher.

Sobald dem Kranken das gewohnte Reizmittel entzogen wird, treten nach einigen (5—6) Stunden die sog. **Abstinenzerscheinungen** hervor, die von **Marmé** auf die Giftwirkungen des Oxydimorphins zurückgeführt worden sind. Wir haben diese Störungen zum Theil schon in dem Bilde des Morphinismus als die Ursachen kennen gelernt, welche den gequälten Kranken immer von neuem zur Spritze greifen lassen. Was aber dort nur angedeutet war und stets durch die neue Vergiftung rasch beseitigt wurde, das tritt hier oft mit grosser Gewalt in den Vordergrund. Quälende Unruhe, häufiges Gähnen, Niesen, Angst, Beklemmungsgefühle, Paraesthesien in den verschiedensten Gegenden des Körpers stürmen mächtig auf den Kranken ein und lassen ihn sehr rasch alle die guten Vorsätze vergessen, mit denen er sich in die Behandlung des Arztes begeben hat. Dabei besteht, wenigstens in der ersten Zeit, völlige Schlaflosigkeit, gegenüber der die gebräuchlichen Schlafmittel meistens versagen. Das Chloralhydrat pflegt sogar die psychische Erregung bedeutend zu steigern und Zustände von hallucinatorischer, traumartiger Verworrenheit herbeizuführen. Aber auch abgesehen davon kann sich bisweilen, namentlich bei Herzschwäche, unter lebhafter Zunahme der Aufregung ein Krankheitsbild entwickeln, welches die grösste Aehnlichkeit mit dem Delirium tremens der Trinker darbietet, zumal auch die Unsicherheit der Bewegungen und das Zittern der Hände in gleicher Weise sich einzustellen pflegt. Allerdings dauert dieser Zustand gewöhnlich nur eine Reihe von Stunden oder doch nicht mehr als einige Tage; nur einmal sah ich ihn sich über mehrere Wochen erstrecken. Hier hatte vorher zum Zwecke der Entziehung ein bedeutender Alkoholmissbrauch stattgefunden: wahrscheinlich ist in solchen Umständen auch sonst die eigentliche Ursache des Delirium tremens der Morphinisten zu suchen. Weiterhin kommen hie und da hysterische Dämmerzustände mit Sinnestäuschungen und Krämpfen in der Entziehungszeit zur Beobachtung.

Auch im Bereiche des **übrigen Nervensystems** macht sich die gewaltige Umwälzung geltend, welche durch die Entziehung des gewohnten Reizmittels herbeigeführt wird. Es treten unwillkürliche Bewegungen und Zuckungen in den Beinen, asthmatische Zufälle, Zwerchfellkrämpfe, Krampfhusten, Accommodationsparesen, Tenesmen, Blasenkrämpfe und -lähmungen, Erbrechen, Herzklopfen, namentlich aber Ohnmachten und gefährliche Collapse mit plötzlichem, raschem Sinken der Herzthätigkeit auf, die sich unter Umständen mehrmals wiederholen und sogar ohne weiteres in den Tod hinüberführen können. Die secretorischen Verrichtungen, welche unter dem Einflusse des Morphiums darniederlagen, zeigen eine rasch vorübergehende beträchtliche Steigerung, welche sich in reichlicher Speichel- und Schweissabsonderung sowie in andauernden starken Durchfällen kundgiebt; bisweilen tritt Eiweiss im Harn auf. Die Schwere der Entziehungserscheinungen ist eine ausserordentlich verschiedene. Sie hängt von der Grösse der Gabe, der Länge der Gewöhnung, dem Allgemeinzustande der Kranken und der persönlichen Veranlagung ab. Bisweilen beschränken sich die Störungen auf einige Durchfälle, Schwitzen, lebhaftes Unbehagen und Schlaflosigkeit, während bei anderen Kranken die allerschwersten, das Leben bedrohenden Zufälle auftreten. Eine Entziehung ganz ohne Beschwerden giebt es indessen nach meinen Erfahrungen nicht. Wo die Erscheinungen auffallend gering sind oder gar völliges Wohlbefinden besteht, wird sicher heimlich Morphium zugeführt. Noch vor einiger Zeit wurde ich auf einen derartigen Betrug dadurch aufmerksam, dass ich den betreffenden Kranken, einen Collegen, bei der Visite behaglich schlafend antraf.

Alle Entziehungserscheinungen lassen sich nämlich durch das Morphium selbst wieder beseitigen oder doch erheblich mildern. Diese Thatsache ist es, die zur Aufstellung zweier verschiedener Hauptmethoden der Morphiumentziehung geführt hat, zu der plötzlichen und zu der allmählichen Entziehungscur. Bei der ersteren lässt man von der gewohnten Gabe aus die Morphiumeinspritzungen mit einem Schlage vollständig wegfallen, während man im anderen Falle zuerst langsam mit der Gabe heruntergeht oder die Zwischenzeiten vergrössert, bevor man endlich mit den Einspritzungen vollständig abbricht. Beide Verfahren haben ihre eifrigen Vertheidiger gefunden. Während bei der plötzlichen Entziehung (Levinstein) die Abstinenzerscheinungen meist ausserordentlich schroff hervortreten, von vorübergehenden Delirien und namentlich der Gefahr schwerer Collapse begleitet sind, dafür aber binnen wenigen Tagen ablaufen, gestalten sich jene Störungen bei der allmählichen Entziehung (Burkart) weniger stürmisch, erstrecken sich aber über eine viel längere Zeit. Gerade dieser Umstand erschwert natürlich den völligen Ausschluss jeder unberufenen Morphiumzufuhr ungemein, namentlich wenn man den besonnenen Kranken, was bei einer Curdauer von 3, 4 und mehr Wochen schwer zu umgehen ist, etwas freiere Bewegung gestattet; die Möglichkeit eines Betruges liegt daher ausserordentlich nahe. Um dieser Gefahr einerseits, den oben geschilderten lebenbedrohenden Zufällen andererseits auszuweichen, hat Erlenmeyer mit seinem „schnellen“ Entziehungsverfahren, welches sich über 1—2 Wochen erstreckt, einen Mittelweg eingeschlagen, der in der That für die überwiegende Mehrzahl der Fälle am angemessensten erscheint. Da jeder Morphinist weit mehr Morphium zu nehmen pflegt, als für sein Wohlbefinden nothwendig ist (Existenzminimum), wird zunächst sofort auf die Hälfte oder selbst ein Drittel der gewohnten Menge heruntergegangen und dann allmählich planmässig die Gabe weiter vermindert; die Abendeinspritzung fällt zuletzt fort.

Die Behandlung der Morphiumentziehung bedarf überall der vollen und andauernden Aufmerksamkeit des Arztes. Vor allem muss der Puls unter genauer Ueberwachung gehalten werden, so dass bei dem Herannahen der Collapsgefahr ein anregendes Verfahren (kühle Uebergiessungen, kräftige Hautreize durch den faradischen Pinsel und Senfteige, Aether- oder Kamphereinspritzungen, starker Kaffee, Punsch, Champagner) eingeleitet werden kann; im Nothfalle wird man nicht zögern, durch eine Morphiumgabe die schweren Erscheinungen zu beseitigen. Gegen die hartnäckige Unruhe und Schlaflosigkeit wird man bisweilen durch Eisanwendung auf den Kopf, durch laue Bäder oder durch ein Schlafmittel, wenn es der Kranke verträgt, etwas erreichen können. Die mannigfachen Schmerzen lindert ebenfalls oft die örtliche Anwendung der Kälte; gegen Stuhldrang und Durchfälle helfen laue Eingiessungen und Stuhlzäpfchen mit Belladonna. Das Erbrechen wird durch Eispillen und Kataplasmen bekämpft. Da das Morphium auch bei Einspritzung unter die Haut sehr rasch in den Magen gelangt, hat Hitzig Magenausspülungen angewendet, welche nicht nur die genannte Erscheinung, sondern auch das Gesammtbild der Entziehung in sehr günstiger Weise beeinflussen sollen. Erlenmeyer hält es für zweckmässig, die unter dem Morphiumeinflusse stockende, in der Entziehung überreichlich erfolgende Säureabsonderung im Magen durch Zufuhr alkalischer Wässer (Fachinger, Vichy) abzustumpfen;

während des Morphiumgebrauches empfiehlt er die Darreichung von Salzsäure.

Zur Erleichterung der Entziehung schlägt Burkart vor, zunächst die innerliche Anwendung des Morphiums an Stelle der Einspritzung zu setzen und endlich auch fernerhin durch Opiumgaben den Ausfall des gewohnten Genussmittels weniger fühlbar zu machen. Da indessen erfahrungsgemäss und aus naheliegenden Gründen der Opiummissbrauch nicht selten denjenigen des Morphiums einfach ersetzt, so ist der Nutzen dieses Verfahrens nicht recht verständlich. Das anfänglich so begeistert angepriesene Cocain muss nach den jetzt vorliegenden Erfahrungen einfach als ein minderwerthiger und zugleich sehr gefährlicher Ersatz für das Morphium angesehen werden; es lindert viele Beschwerden der Morphiumentziehung, wirkt aber immer nur für kurze Zeit und führt in jedem Falle die äusserst bedenkliche Wahrscheinlichkeit eines späteren Morphio-Cocainismus herauf. Vor seiner Anwendung kann daher nicht eindringlich genug gewarnt werden. Ueber den Werth des ebenfalls als Erleichterungsmittel bei der Morphiumentziehung empfohlenen Nitroglycerin, Sparteïn, Napellin werden erst weitere Erfahrungen zu entscheiden haben. Ebenso vermag ich ein eigenes Urtheil über die Erfolge der Hypnose in diesen Zuständen zur Zeit nicht abzugeben*). Dagegen ist es ohne Zweifel von besonderer Wichtigkeit, in der Entziehungscur gleich von Anfang an auf eine zweckmässige und reichliche Ernährung der Kranken bedacht zu sein, da dieselben wegen ihrer Appetitlosigkeit und Aufregung sonst rasch von Kräften kommen. Die Einführung von flüssiger Nahrung, namentlich stark gekühlter Milch mit Sodawasser, pflegt trotz der Neigung zum Erbrechen meist zu gelingen.

Die auffallenderen Abstinenzerscheinungen treten bei der plötzlichen Entziehung oft schon nach wenigen Tagen, bei der schnellen etwas langsamer und bei der allmählichen nach einigen Wochen oder selbst erst Monaten vollständig in den Hintergrund. Der Appetit bessert sich; das Körpergewicht steigt rasch; der Schlaf stellt sich, anfangs mit Hülfe von Schlafmitteln, Wasserbehandlung, dann aber auch von selber wieder ein, und es tritt bei den Kranken mehr und mehr das Gefühl der Gesundheit und der geistigen

*) Wetterstrand, Zeitschr. f. Hypnotismus, IV, 1.

Frische hervor. Allein die Gefahren des Morphinismus sind damit durchaus noch nicht überwunden. Noch viele Monate, ja selbst Jahr und Tag nach der völligen Entwöhnung vom Morphium kann mit einem Male, häufig im Anschlusse an einen äusseren Anlass, ein körperliches Unwohlsein, die Ausführung einer Morphiumeinspritzung, oder bei Rückkehr in die alte Umgebung, in eine aufreibende Thätigkeit die Neigung zu dem Mittel mit fast unwiderstehlicher Gewalt wieder hervortreten. Namentlich 6—8 Monate nach Wiederaufnahme der Arbeit pflegt sich ein Zustand von Nervosität einzustellen, welcher dem genesenen Morphinisten ausserordentlich gefährlich ist und eine Ausspannung und Erholung dringend nothwendig macht. Auch späterhin kehren noch öfters in schwächerer Andeutung ähnliche Mahnungen zum Ausruhen wieder.

Unter diesen Umständen müssen wir dem entlassenen Morphinisten ernstlich rathen, jede Schwankung seiner nervösen und psychischen Widerstandsfähigkeit genau zu beachten und sich mindestens ein Jahr lang nach beendeter Cur in irgend einer Form unter eine gewisse Ueberwachung zu stellen, welche jede Neigung zum Rückfalle im Keime erstickt, sei es in der Familie, sei es in der Gesellschaft eines zuverlässigen, eingeweihten Freundes. Dem genesenden Arzte ist es ans Herz zu legen, dass er niemals wieder eine Einspritzung selber ausführt, weil gerade dabei die Gefahr des Rückfalles am drohendsten hervorzutreten pflegt. Forel empfiehlt ferner jedem Morphinisten, wie mir scheint, mit gutem Recht, gleichzeitig die volle Enthaltsamkeit von geistigen Getränken durchzuführen. Nicht selten ist es der Leichtsinn der Berauschtheit oder der Missmuth des Katzenjammers, welche die mühsam bewahrte Selbstbeherrschung über den Haufen werfen und zum Rückfall führen. Endlich habe ich es in mehreren Fällen erreicht, dass die Genesenen sich dazu entschlossen, einige Jahre lang 1—2 mal jährlich eine strenge Ueberwachung von 2—3 tägiger Dauer in einer geschlossenen Anstalt durchzumachen. Auf diese Weise wird dem Kranken selbst ein gewisser sittlicher Halt gegeben; seine Angehörigen werden beruhigt, und ein etwaiger Rückfall kann nicht allzulange unentdeckt bleiben. Freilich pflegen nur diejenigen wiederzukommen, welche gesund geblieben sind; von den Rückfälligen hört man meist erst auf Umwegen oder gar nicht.

Die vollständige und dauernde Entziehung des Morphiums erweist sich selbst beim besten Willen des Arztes und des Kranken in einer Reihe von Fällen als undurchführbar. Abgesehen von jenen Kranken, denen das Leben wegen irgend eines unheilbaren, schmerzhaften Leidens nur durch das Morphium erträglich wird, sieht man bei älteren Personen jenseits der 50er Jahre sowie bei sehr lange (Jahrzehnte) bestehendem Morphinismus nicht selten die Entziehung des Morphiums zu einem langsam fortschreitenden Siechthum führen, welches die Lebensfähigkeit in höherem Grade beeinträchtigt, als der Morphinismus selbst. Hier muss man sich damit begnügen, die Gabe des Mittels nach Möglichkeit niedrig zu halten und den Kranken dauernd unter ärztliche Aufsicht zu stellen.

C. Der Cocainismus.

Der Cocainismus*) ist die modernste der chronischen Vergiftungen. Die angenehmen Wirkungen des Cocains in der Morphiumentziehung sind es gewesen, welche diesem Mittel sehr rasch eine unerfreuliche Verbreitung verschafft haben. In der überwiegenden Mehrzahl der Fälle ist daher der Cocainmissbrauch mit dem Morphinismus verbunden, und Beobachtungen von reinem Cocainismus sind bei uns ziemlich selten, während allerdings in der Heimath der Coca, in Peru, die Folgen dieser chronischen Vergiftung ebenso wohlbekannt sind, wie diejenigen des Opiumrauchens in China.

Die nächste Wirkung des Cocains ist eine unter Steigerung der Pulszahl und Sinken des Blutdruckes eintretende rauschartige Erregung mit behaglichem Wärmegefühle und ausgesprochenem Wohlbefinden. Leider bietet der psychologische Versuch mit diesem Mittel zu grosse Gefahren, so dass wir bisher nur sehr wenig über seine genaue psychische Wirkung wissen. Allem Anscheine nach erzeugt dasselbe eine sehr bedeutende, aber kurzdauernde Steigerung der centralen motorischen Erregbarkeit, welcher dann eine Lähmung zu folgen scheint. Nach dieser Richtung hin besteht also eine gewisse Aehnlichkeit mit dem Alkohol, doch sind die Er-

*) Erlenmeyer, a. a. O. S. 154 ff., Thomsen, Charitéannalen XII, 1887, S. 405; Heymann, Berliner Klin. Wochenschr. XXIV, 1887, S. 278; Obersteiner, Wiener Klin. Wochenschr. 1888, 19; Saury, Annales médico-psychologiques, 1889, 439.

scheinungen weit stürmischere. Dem entspricht auch die einfache Beobachtung des Cocainrausches. Unter der Wirkung des Mittels wird der Mensch lebhaft, geschwätzig, schreiblustig, fühlt sich leistungsfähiger und kräftiger, doch folgt ziemlich bald die Erschlaffung. Grössere Gaben erzeugen deliriöse Erregungszustände mit Neigung zu plötzlichen Collapsen. Auffallender Weise sind die bis jetzt durch den Vergiftungsversuch nachweisbaren Rindenzellenveränderungen nach Cocain verhältnissmässig geringfügig, ein Beweis dafür, dass dieselben kein zuverlässiger Ausdruck für die Schwere der Functionsstörung sind. Nissl fand bei Kaninchen, die eine Reihe von Tagen möglichst stark vergiftet worden waren, nur eine geringe Mitfärbung der ungefärbten Substanz, beginnende Einschmelzung der Zellkerne und eine leichte Vermehrung der weissen Blutkörperchen in der Pia und den Gefässen.

Bei längerer Fortsetzung der Einspritzungen, zu der man durch ein starkes Unbehagen beim Aussetzen des Mittels (Beklemmungsgefühl, Herzklopfen, Ohnmacht) gedrängt wird, stellt sich eine dauernde nervöse Erregung mit leichter Ideenflucht und völliger Unfähigkeit zu geistiger Beschäftigung, Willenlosigkeit und Abnahme des Gedächtnisses ein. Der Kranke entwickelt eine planlose Vielgeschäftigkeit, ist ungemein redselig und weitschweifig im mündlichen Verkehre, schreibt langathmige, ideenflüchtige Briefe ohne ersichtlichen Zweck und verabsäumt dabei seine wichtigsten Obliegenheiten. Er wird unzuverlässig und vergesslich, unordentlich und kopflos in seiner ganzen Lebensführung, vernachlässigt sein Aeusseres und geräth mit seiner Berufsthätigkeit, mit seinen gesellschaftlichen und wirthschaftlichen Verhältnissen in raschen und unaufhaltsamen Verfall. Die Stimmung schwankt zwischen überschwänglichem Wohlbefinden, grosser Reizbarkeit und geheimer, misstrauischer Angst bei gleichzeitiger gemüthlicher Abstumpfung, die sich in der auffallenden Unempfindlichkeit des Kranken gegen die nächstliegenden Forderungen der Sittlichkeit kundgiebt.

Diese tiefgreifende psychische Veränderung wird regelmässig von den Anzeichen schweren körperlichen Siechthums begleitet. Die allgemeine Ernährung liegt trotz reichlicher Nahrungszufuhr darnieder; das Körpergewicht sinkt ungemein rasch. Das Aussehen wird greisenhaft, die Hautfarbe fahl, die Gesichtszüge schlaff, ausdruckslos, müde, der Gang unsicher; es besteht grosse körperliche

Schwäche und Hinfälligkeit. Die Reflexe sind gesteigert; häufig beobachtet man lebhafte Muskelunruhe und selbst krampfartige Zuckungen. Die Pupillen sind stark erweitert; die Zunge zittert. Der Puls ist beschleunigt; dazu kommt Herzklopfen, Athemnoth, Neigung zu Ohnmachten. Die Schweissabsonderung ist vermehrt; die Potenz schwindet trotz gleichzeitiger geschlechtlicher Aufregung. Der Schlaf ist stets sehr gestört, zeitweise völlig aufgehoben, so dass die Kranken zu Schlafmitteln, namentlich zum Morphium greifen. Bei einem 14jährigen Knaben meiner Beobachtung, der sich seit sieben Wochen täglich 2—3 gr Cocain einspritzte und in Folge dessen bereits eine Beugecontractur der beiden, von zahlreichen Abscessen durchsetzten Arme davon getragen hatte, traten ausserdem Unreinlichkeit sowie häufige Schwindelanfälle mit deliriöser Verwirrtheit und zeitweisen Hallucinationen auf.

Auf der allgemeinen Grundlage der cocainistischen Entartung entwickelt sich überaus häufig das eigenartige Krankheitsbild des Cocainwahnsinns, der in vielen Stücken dem früher geschilderten Alkoholwahnsinn ähnelt. Der Beginn der Erkrankung ist meist ein rascher. Nachdem eine reizbare, misstrauische, ängstliche Stimmung mit grosser Ruhelosigkeit und Unstetigkeit kurze Zeit vorhergegangen ist, treten plötzlich Hallucinationen auf verschiedenen Sinnesgebieten hervor. Der Kranke hört Schimpfworte, Anspielungen, Drohungen, Gespräche, die sich auf sein gegenwärtiges Thun und Treiben, auf frühere Erlebnisse, ja auf seine geheimsten Gedanken beziehen. Seine Umgebung erscheint ihm unheimlich, verändert. Er sieht Bilder, die ihm wie mit einer Zauberlaterne vorgespiegelt werden, namentlich aber zahllose winzige Gegenstände, die von ihm als Flöhe, Bakterien, Krätzmilben, Krystalle aufgefasst und bisweilen auch unter dem Mikroskope wiedergefunden werden. So kam ein Arzt zu mir, um mir als Entdeckung von grösster Tragweite den Nachweis von Milben an allen möglichen Dingen, vor allem in den Oberhautschuppen seiner Finger zu zeigen. Er verlangte Nachprüfung der von ihm mit dem Federmesser sofort losgelösten Schüppchen, in denen er schon mit freiem Auge seine Milben erkannte; Dauerpräparate seien ihm leider noch nicht gelungen. Zugleich bat er um Aufnahme wegen Morphio-Cocainismus. Besonders stark ausgebildet pflegen die Gefühlstäuschungen zu sein. Der Kranke empfindet ein lebhaftes Hautjucken, das er auf elektrische oder magnetische Beeinflussung zurückführt. Er glaubt mit Nadeln gespickt, ausgesogen, mit Fäden umsponnen, von Ungeziefer aufgezehrt zu werden; es befinden sich Kügelchen, feiner Staub, Cocainkrystalle unter der Haut.

Diese letzten Erfahrungen zeigen uns deutlich den grossen Einfluss, den hier die wahnhafte Deutung auf die Verfälschung der Wahrnehmung hat. Ziehen in den Gliedern wird von dem Kranken als Zeichen einer feindseligen Vergiftung betrachtet; starkes Herzklopfen führt zu der Befürchtung einer bevorstehenden Herzzerreissung. In Folge der Gehörstäuschungen glaubt sich der Kranke überall bedroht und beobachtet. Man liest seine Gedanken mit Hülfe geheimnissvoller Vorrichtungen; in den Wänden und Thüren sind versteckte Oeffnungen, durch die man ihn überwacht; man verfolgt ihn durch Radfahrer; seine Papiere werden durchstöbert und gelesen; in verleumderischen Briefen werden Niederträchtigkeiten und Verdächtigungen über ihn ausgestreut. Von allen Seiten drohen Gefahren, denen sich der Kranke durch Beschwerden bei der Polizei, durch Wohnungswechsel, überstürzte Reisen, durch Drohungen und schliesslich sogar durch feindliche Angriffe zu entziehen sucht. Sehr häufig greift er zum Revolver und schiesst auf seine vermeintlichen Widersacher, um sein Leben so theuer als möglich zu verkaufen, oder er macht seiner verzweifelten Lage durch Selbstmord ein Ende. Einer meiner Kranken, dem das Blut in Strömen aus der Brust hervorzuquellen schien, und der daher seinen Tod herannahen glaubte, beschwor seine gleichfalls unter dem Einflusse des Cocains stehende Frau, mit ihm zu sterben, worauf sie sich sofort mit 1 gr (!) Hyoscin vergiftete, das er unmittelbar vorher mit zitternder Hand aus der Apotheke verschrieben hatte.

Eine sehr eigenthümliche, aber anscheinend typische Störung in diesen Zuständen ist der unsinnige Eifersuchtswahn der Cocainisten. Wenn schon der sonstige Inhalt der Täuschungen vielfach ein geschlechtlich obscöner ist, so bemächtigt sich des Kranken ferner die Idee, dass seine Frau ihm von jeher untreu gewesen sei. Er hört und glaubt, dass sie von allen Seiten Liebesbriefe empfangen, mit zahllosen Männern geschlechtlich verkehrt habe. Sie ist blass geworden, als sie plötzlich von ihrem Manne überrascht wurde, hat schnell ein Papier versteckt, ist schon auf der Hochzeitsreise mit einem fremden Herrn im Abtritt verschwunden, in der Tanzstunde von Lieutenants mit aufs Zimmer genommen worden. Ein College erzählte mir mit dem Ausdrucke tiefsten Bedauerns, seine Frau sei leider krank, nymphomanisch gewesen; sie habe ihm selber gestanden, dass sie sich mit jedem Dienstmann und Droschkenkutscher vergangen habe; er meine fast, sie sei schon unkeusch auf die Welt gekommen. Auch dieser Wahn kann gelegentlich zu gefährlichen Angriffen auf die vermeintlich Schuldigen führen.

Das Bewusstsein der Kranken ist trotz der zahlreichen, nicht berichtigten Sinnestäuschungen und Wahnideen andauernd so klar, dass sie nicht nur über ihre Umgebung orientirt, sondern auch im Stande sind, zusammenhängend und ziemlich geordnet über ihre Vorstellungen und Zustände Auskunft zu geben. Nur vorübergehend kommt es unter lebhafteren Affectschwankungen einmal zu stärkerer Bewusstseinstrübung und Verworrenheit. Niemals besteht jedoch klare Krankheitseinsicht; auch bei anscheinend vollkommener Besonnenheit werden die unsinnigen Wahnideen festgehalten und folgerichtig gegen alle Einwände vertheidigt. Die Kranken weisen den Verdacht der Geistesstörung bestimmt zurück, suchen vielleicht gar den Nachweis zu führen, dass diese oder jene Person ihrer Umgebung plötzlich verrückt geworden sei. Die Stimmung ist erregt, reizbar, zeitweise zornig und erbittert, am häufigsten misstrauisch und niedergeschlagen. Vielfach sind die Kranken sehr zurückhaltend in der Mittheilung ihrer krankhaften Ideen, weichen den Fragen aus, stellen alles in Abrede. Im Benehmen tritt namentlich eine ausgeprägte Unruhe und Unstetigkeit hervor; sonst kann dasselbe, abgesehen von den Zeiten deliriöser Benommenheit, annähernd normal erscheinen, wenn nicht einzelne, geradezu durch Wahnideen hervorgerufene Handlungen die schwere geistige Störung verrathen. Die körperlichen Begleiterscheinungen sind diejenigen der chronischen Cocainvergiftung.

Die ganze Entwicklung des Cocainwahnsinns pflegt sich ziemlich schnell, oft binnen wenigen Wochen zu vollziehen. Dabei schliessen sich deutliche Verschlimmerungen mit Zunahme der Täuschungen und der Erregung an die einzelnen Cocaingaben an. Die Mengen des verwendeten Giftes pflegen rasch zu wachsen, bis auf einige Gramm in 24 Stunden. Daneben werden zur Bekämpfung der Schlaflosigkeit regelmässig andere Mittel, am häufigsten Morphium, aber auch Chloralhydrat, Sulfonal, Hyoscin u. s. f. genommen. Sobald das Cocain ausgesetzt wird, pflegen die stürmischen deliriösen Zustände sehr rasch, innerhalb weniger Tage, zu verschwinden, während die Wahnideen erst nach Wochen oder selbst Monaten und die Erscheinungen der psychischen Zerrüttung noch weit langsamer sich verlieren.

Die Entstehung des Cocainismus schliesst sich, wie früher bemerkt, fast immer an einen anfänglichen Morphinismus an. Bei dem Versuche, sich von demselben zu befreien, greift der Kranke mit oder ohne Zureden des Arztes zum Cocain, welches ihm zunächst und ganz vorübergehend Erleichterung verschafft, ihn dann aber wegen der wachsenden Unruhe und Schlaflosigkeit zwingt, zum Morphium zurückzukehren. Einer meiner Kranken spritzte anfangs nur Morphium ein, pinselte sich aber dann wegen Zahnschmerzen die Mundschleimhaut mit Cocain. Wenn wir es demnach praktisch fast immer mit einer Verbindung beider Mittel zu thun haben, so dürften doch die hier geschilderten Krankheitserscheinungen wesentlich oder ausschliesslich auf die Cocainwirkung zu beziehen sein. In dem zuletzt erwähnten Falle traten die ersten Gehörstäuschungen: „Der wird verhaftet!“ bald nach der Anwendung des Cocains auf, und wir wurden erst durch sie dazu veranlasst, nach etwaigem Gebrauche dieses Mittels zu forschen, von dem der Kranke bis dahin nichts angegeben hatte. Auch sonst ist die Entwicklung stürmischer psychischer Störungen bei reinem Morphinismus so überaus selten, bei der Verbindung mit Cocainismus dagegen so regelmässig, dass die ursächliche Bedeutung gerade des Cocains für den eigenartigen psychischen Verfall und den hallucinatorischen Wahnsinn der Morphio-Cocainisten nicht wol bezweifelt werden kann.

Der chronische Cocainismus besitzt eine grosse, unverkennbare Aehnlichkeit mit dem Alkoholismus, die sich bis in gewisse Einzelheiten hinein erstreckt. Die Sinnestäuschungen der Cocainisten erinnern durchaus an diejenigen der Alkoholdeliranten, die Eifersuchtsideen an den bekannten Wahn der Trinker. Gleichwol bestehen bestimmte Unterschiede. Die Cocainzerrüttung bricht weit gewaltiger und unwiderstehlicher über den Menschen herein, als der Alkoholismus; die schwersten Störungen werden sehr viel rascher erreicht. Der Cocainwahnsinn steht symptomatisch etwa in der Mitte zwischen dem Delirium tremens und dem alkoholischen Wahnsinn; er nähert sich jenem durch die Mannigfaltigkeit der Täuschungen, diesem durch die grössere Besonnenheit. Der Eifersuchtswahn tritt hier acut und frühzeitig, beim Trinker erst spät und als chronische Störung auf. Besonders kennzeichnend für die Cocainvergiftung scheinen die miskroskopischen Gesichts- und Gefühlstäuschungen zu sein. Endlich zeigt sich überall ein unmittelbar verschlimmernder Einfluss jeder einzelnen Cocaingabe auf die psychischen Erscheinungen, während der Verlauf der alkoholischen Psychosen durch den Fortgebrauch des Giftes gar nicht oder nur unerheblich verändert wird.

Die Prognose des Cocainismus ist eine ausserordentlich trübe. Der Cocainwahnsinn freilich scheint regelmässig zu heilen, sobald die Zuführung des Giftes dauernd verhindert wird. Dagegen ist die Zerstörung der sittlichen Widerstandsfähigkeit hier eine weit tiefergreifende und nachhaltigere, als bei Alkohol und Morphium. Die Kranken werden daher fast ausnahmslos rückfällig, oft nach sehr kurzer Zeit.

Eine einigermassen wirksame Bekämpfung des Cocainismus kann nur von der Vorbeugung desselben ausgehen. Jede nicht rein örtliche Anwendung des Mittels muss als unzulässig angesehen, sein Gebrauch bei der Morphiumentziehung geradezu als Gewissenlosigkeit gebrandmarkt, noch besser als Kunstfehler bestraft werden. Wir Alle haben als Aerzte die Pflicht, das Publicum auf das eindringlichste vor dem gefährlichen Gifte zu warnen und unnachsichtlich die niederträchtige Ausbeutung der Kranken durch Händler und Aerzte zur Anzeige zu bringen. Dass die Entziehung der Praxis bei cocainistischen Aerzten noch dringender geboten ist, als bei morphinistischen, bedarf nach den Schilderungen der Cocainwirkung und nach meinen eigenen, geradezu schrecklichen Erfahrungen keiner weiteren Ausführung.

Die Entziehung des Cocains allein pflegt nur von geringfügigen Störungen begleitet zu sein, die theilweise auch wol noch als Vergiftungserscheinungen zu betrachten sind. Dazu gehören Unruhe, Schlaflosigkeit, Herzklopfen, Athemnoth, endlich plötzliche, collapsartige Ohnmachten. Im allgemeinen wird daher das Mittel in wenigen Abstufungen oder sogar mit einem Schlage entzogen werden können. Natürlich ist dabei sorgfältige Ueberwachung und unter Umständen ein anregendes Verfahren mit Alkohol, Kaffee, Kampfer, Herzmitteln, kühlen Uebergiessungen u. s. f. am Platze. Die Schlaflosigkeit wird durch laue Bäder, Sulfonal, Trional bekämpft, gleichzeitig auf möglichst kräftige Ernährung Bedacht genommen. Bei der regelmässigen Verbindung mit Morphinismus wird man am zweckmässigsten zunächst das Cocain entziehen und dann erst mit dem Morphium heruntergehen. Selbstverständlich kann jede derartige Cur nur in einer Anstalt und unter sicherem Ausschlusse jedes unberufenen Verkehrs nach aussen geschehen. Ist doch die sittliche Unzuverlässigkeit dieser Kranken weit grösser, als selbst diejenige der reinen Morphinisten. Für die weitere Behandlung der Kranken nach vollendeter Entziehung aller Mittel gelten die früher ausführlich besprochenen Grundsätze. Nur empfiehlt es sich, hier überall noch vorsichtiger und misstrauischer zu verfahren, als dort.

IV. Das thyreogene Irresein.

Wenn wir bei den Geistesstörungen nach Vergiftungen und Infectionen die krankmachende Schädlichkeit von aussen her in den Körper eindringen sahen, so haben wir nunmehr eine Gruppe von Psychosen zu betrachten, als deren Ursache krankhafte Vorgänge in einem Organe des Körpers selbst, in der Schilddrüse, angesehen werden dürfen. Freilich kennen wir die einzelnen Glieder dieses Zusammenhanges noch nicht, aber wir wissen doch bestimmt, dass es sich um Selbstvergiftungen handelt, die durch den Ausfall der Schilddrüsenthätigkeit zu Stande kommen. Geht die Schilddrüse schon in früher Kindheit zu Grunde, so entsteht das Krankheitsbild des Kretinismus, während ihre Vernichtung in späterem Alter zum myxödematösen Irresein führt. Auch der Geistesstörungen bei Basedow'scher Krankheit würden wir in diesem Abschnitte zu gedenken haben, da sie ebenfalls zu Erkrankungen der Schilddrüse in Beziehung stehen. Nur die verhältnissmässig geringe praktische Bedeutung derselben für den Irrenarzt hat uns hier auf die Schilderung jener Zustände verzichten lassen.

A. Das myxödematöse Irresein*).

Die myxödematöse Geistesstörung ist gekennzeichnet durch eine fortschreitende Verlangsamung und Erschwerung aller psychischen Verrichtungen unter gleichzeitigem Auftreten eigenthümlicher Hautveränderungen und gewisser nervöser

---

*) Ewald, Die Erkrankungen der Schilddrüse, Myxödem u. Cretinismus. 1896; Buschan, Ueber Myxödem und verwandte Zustände. 1896.

Störungen. Das Leiden beginnt in der Regel ganz allmählich. Es entwickelt sich nach und nach eine auffallende Schwerfälligkeit und Unbehülflichkeit in der Auffassung und Verarbeitung äusserer Eindrücke. Die Kranken vermögen nur mit Mühe, einem Gespräche zu folgen, überhören und missverstehen Vieles; beim Lesen eines Buches müssen sie die einzelnen Sätze mehrmals wiederholen, bis sie den Sinn einigermassen erfasst haben. Dabei ermüden sie ungemein leicht. Schon die einfachsten geistigen Leistungen kosten ihnen eine unverhältnissmässige Anstrengung, so dass sie nach kurzer Anspannung ihre Gedanken nicht mehr recht zu sammeln vermögen. Die psychischen Zeiten, die ich in einem Falle messen konnte, sind dementsprechend bedeutend verlängert. Das Gedächtniss nimmt sehr erheblich ab. Namentlich die Ereignisse aus letzter Zeit verblassen schnell. Die Erinnerung wird unklar und zusammenhangslos; Vieles geht auch spurlos wieder verloren. Die Kranken vergessen daher Verabredungen, Aufträge, Vorhaben, müssen sich alles aufschreiben, was irgendwie für sie Wichtigkeit hat. Das Bewusstsein, die allgemeine Orientirung pflegt dabei dauernd klar zu bleiben, wenn auch regelmässig eine leichte Unbesinnlichkeit deutlich erkennbar ist.

Natürlich entwickelt sich aus diesen Störungen eine schwere Beeinträchtigung der gesammten Lebensführung. Die Kranken gewinnen kein rechtes Verständniss für die Vorgänge in ihrer Umgebung; sie brauchen zu den einfachsten Verrichtungen, zum Schreiben eines Briefes, zum Ankleiden, unglaublich lange Zeit, müssen sich auf alle Einzelheiten erst mühselig besinnen und oft von vorn anfangen, weil sie irgend etwas Wichtiges vergessen haben. Diese Schwierigkeiten wachsen allmählich so sehr, dass die Kranken kaum das Allernothwendigste fertig bringen und schliesslich auf jede eigentliche Thätigkeit verzichten. In den höchsten Graden der Störung werden sie ganz hülflos, da sie zu jeder körperlichen oder geistigen Beschäftigung vollkommen unfähig sind. Die tiefgreifende Veränderung, welche sich auf diese Weise mit den Kranken vollzieht, wird mindestens in der ersten Zeit von ihnen deutlich auf das peinlichste empfunden. Sie merken, wie sie „versimpeln“; es ist ihnen, als ob sich ein Schleier über ihr Denken lege. Späterhin freilich tritt immer mehr eine gewisse Stumpfheit und Gleichgültigkeit hervor. Die Kranken machen sich keine sonderlichen Sorgen über ihren Zustand, nehmen keinen Antheil an dem Wohl und Wehe ihrer nächsten Angehörigen, äussern weder Freude noch Schmerz und gerathen in eine Art gemüthlicher Erstarrung, in der sie sich willenlos, ohne eigene Wünsche und ohne Pläne für die Zukunft von irgend welchen zufälligen Einflüssen bestimmen lassen.

In einer nicht geringen Anzahl von Fällen wird das Bild einer einfachen Verblödung von einer Reihe auffallenderer psychischer Störungen begleitet. Namentlich sind es gemüthliche Erregungen, die sich vielfach einstellen. Die Kranken werden ängstlich, kleinmüthig, machen sich Sorgen, äussern Selbstvorwürfe, Befürchtungen, Selbstmordgedanken. Bisweilen entwickelt sich nun Schlaflosigkeit, starke Unruhe und Aufregung, Jammern, sinnloses Widerstreben, Nahrungsverweigerung; seltener scheinen auch Zustände von Verwirrtheit, allerlei Sinnestäuschungen und ausgeprägtere Verfolgungsideen vorzukommen.

Die körperlichen Begleiterscheinungen dieses Verblödungsvorganges sind so bekannt, dass wir ihrer hier nur kurz zu gedenken haben. Am meisten in die Augen fallen die Veränderungen an der Haut. Dieselbe wird dick, trocken, rauh und legt sich in starre Falten, so dass sie sich nur in Wülsten von ihrer Unterlage abheben lässt. In den Wangen, am Kinn, an der Stirn, besonders aber am Nacken, an den Oberarmen, oft auch in der Bauchhaut und am Oberschenkel fühlt man plattenartige Einlagerungen im Unterhautzellgewebe. Nicht selten finden sich hier deutliche Striae. Der elektrische Leitungswiderstand ist beträchtlich erhöht. Finger und Zehen werden dick und unförmlich. Das Gesicht wird breit, die Züge grob und plump; der Ausdruck erhält durch den Verlust des feineren Mienenspiels etwas Starres, Maskenartiges. Die Haare fallen aus; die Nägel werden brüchig. Auch auf die Schleimhäute erstreckt sich die Hautverdickung. Die Zunge vergrössert sich, wird schwer beweglich; das Zahnfleisch wulstet sich; die Zähne beginnen oft zu kränkeln und auszufallen. Die Nasenschleimhaut zeigt eine trockene Schwellung mit geringfügiger, aber dauernder schleimig-seröser Absonderung. Der Magen wird empfindlich, der Appetit gering, der Darm träge. Die Stimme wird rauh, klanglos, eintönig, die Sprache langsam und schwerfällig. Das Gehör pflegt zu leiden, doch besteht öfters gleichzeitig Empfindlichkeit gegen laute Geräusche. Alle Hautverdickungen können sich übrigens im Laufe der Krankheit wieder verlieren, so dass dann die Haut an den früher infiltrirten Stellen in Form von weiten, schlaffen Säcken herabhängt.

Dazu kommt eine ganze Reihe von nervösen Störungen. Schon im Beginne bestehen häufig Kopfschmerzen, dumpfer Druck, Schwindelgefühl; bisweilen kommt es zu Ohnmachten und selbst Krampfanfällen, die entweder den epileptischen gleichen oder die Kennzeichen der Tetanie darbieten; auch Stimmritzenkrämpfe habe ich beobachtet. Sehr häufig sind an der Zunge und namentlich an Armen und Händen feine Zitterbewegungen, von einzelnen gröberen Stössen unterbrochen. Die Bewegungen werden plump, ungeschickt, der Gang langsam, schwerfällig. Die mechanische Erregbarkeit der Muskeln und Nerven pflegt erhöht zu sein; die Kniesehnenreflexe sind meist gesteigert.

Endlich haben wir noch eine Anzahl von Krankheitszeichen zu erwähnen, die unmittelbar auf Stoffwechselveränderungen hindeuten. Die Schleimhäute sind blass, blutleer; die Menses bleiben aus; die Körperwärme ist sehr niedrig; es besteht grosse Empfindlichkeit gegen Kälte, wie denn auch die Krankheit in der kalten Jahreszeit sich gern verschlimmert. Wahrscheinlich sind auch tiefgreifende Veränderungen des Blutes vorhanden. In einigen von mir beobachteten Fällen erschienen die rothen Blutkörperchen vergrössert, und es fanden sich auch sonst noch allerlei, einstweilen nicht näher erklärbare Abweichungen in ihrem chemischen Verhalten. Oefters scheint auch eine Abnahme der rothen Blutkörperchen vorzukommen. Die Absorptionsfähigkeit für Sauerstoff ist nach Alexander Schmidt's Erfahrungen herabgesetzt, ebenso die Gerinnungsfähigkeit. Mit dieser letzteren Veränderung steht offenbar die Thatsache im Zusammenhang, dass Blutungen bei unseren Kranken häufig und in grosser Ausdehnung beobachtet werden.

Der Verlauf der myxödematösen Geistesstörung ist, wie es scheint, in der Regel ein fortschreitender, wenn keine geeignete Behandlung eintritt. Die Kranken verblöden immer mehr; zugleich stellen sich die Zeichen eines zunehmenden körperlichen Verfalles ein, äusserste Abmagerung, Schwäche, schwere Verdauungs- und Ernährungsstörungen, Collapse. Vielfach erfolgt dann der Tod durch eine hinzutretende Krankheit, welcher der geschwächte Körper keinen

Widerstand mehr entgegenzusetzen vermag. Nachlässe der Störungen kommen indessen häufiger vor. Ausserdem muss ich nach meinen Erfahrungen annehmen, dass die Fälle nicht ganz selten sind, in denen sich schwächer ausgeprägte myxödematöse Störungen auch ohne Behandlung allmählich wieder zurückbilden.

Die Ursache der mxyödematösen Verblödung liegt ohne jeden Zweifel in dem Ausfalle der Schilddrüsenthätigkeit. Das wird am klarsten dargethan durch das Auftreten der ganzen Erscheinungsreihe nach der chirurgischen Entfernung der Schilddrüse, durch die sogenannte „Kachexia strumipriva". Beim Menschen wie bei fleischfressenden Thieren sehen wir nach vollständiger Beseitigung jenes Organs sehr bald gesteigerte Erregbarkeit der Muskeln und Nerven, erhöhte Reflexe, Tetanie, Zittern, epileptiforme Krämpfe auftreten, Störungen, die uns beim Myxödem in gleicher Weise begegnet sind. Während Hunde und Katzen meist unter schweren Collapsen rasch zu Grunde gehen, pflegen sich beim Menschen die stürmischen Erscheinungen allmählich zu bessern. Allein es kann sich nunmehr ein fortschreitendes Siechthum entwickeln, welches in allen Einzelheiten durchaus demjenigen des Myxödems gleicht. Wir werden daher zu der Annahme gezwungen, dass die Schilddrüse ein unentbehrliches Glied im Haushalte unseres Körpers vorstellt. Am wahrscheinlichsten ist es heute wol, dass ihre Thätigkeit gewisse giftige Stoffwechselproducte zerstört. Wo trotz ihrer Entfernung das Siechthum nicht auftritt oder sich wieder verliert, haben wir an die Deckung des Ausfalles durch Nebenschilddrüsen oder vielleicht auch durch andere Organe zu denken. So sah man die Hypophysis nach Ausschneiden der Schilddrüse sich vergrössern.

Beim eigentlichen Myxödem entwickelt sich das Krankheitsbild natürlich weit langsamer, als bei der Kachexia strumipriva. Immer aber findet man auch hier eine Vernichtung des Schilddrüsengewebes, die meist mit einem Schwund des Organs, seltener mit einer krankhaften Vergrösserung desselben einhergeht. Am Lebenden ist es bei der ungünstigen Lage der Drüse nicht immer leicht, sich über solche Veränderungen Klarheit zu verschaffen. Am häufigsten scheint bindegewebige Entartung der Drüse zu sein; seltener wird das Myxödem durch colloide Veränderungen erzeugt, da bei diesen in der Regel noch gesunde Inseln des Drüsengewebes erhalten bleiben. In vereinzelten Fällen kann auch Syphilis, Tuberculose, Aktinomykose die

Zerstörung der Schilddrüse herbeiführen. Endlich hat man das Myxödem bisweilen als Ausgang der Basedow'schen Krankheit beobachtet, gewissermassen als Verödung der vorher übermässig thätigen Drüse.

Ganz besonders interessant, wenn auch leider noch sehr dunkel, sind die Beziehungen des Myxödems zum Geschlecht. Mehr als $^3/_4$ der bisher bekannten Fälle betreffen Frauen, namentlich im mittleren und im Rückbildungsalter. Hie und da ist ein Zurücktreten des Myxödems während der Schwangerschaft beobachtet worden. Diese Thatsachen bieten eine gute Uebereinstimmung mit der allgemeinen Erfahrung, dass die Thätigkeit der Schilddrüse mit den geschlechtlichen Vorgängen beim Weibe in nahem Zusammenhange steht. Wir wissen, dass Vergrösserungen der Schilddrüse bei Frauen ungleich häufiger sind, als bei Männern, dass jenes Organ während der Menses nicht selten merklich anschwillt. Während der Schwangerschaft und beim Säugegeschäfte entwickeln sich vielfach Tetanie und Basedow'sche Krankheit. Diese letztere, die sich zudem gern in den Entwicklungsjahren einstellt, ist ebenso wie das Myxödem häufig von Menstruationsstörungen begleitet. Allerdings sind wir heute noch nicht in der Lage, uns über das Wesen dieses an den verschiedensten Punkten hervortretenden Zusammenhanges irgendwie klare Vorstellungen zu machen; wir werden jedoch ähnlichen Andeutungen späterhin auch bei der Besprechung der Dementia praecox begegnen.

Die Behandlung des Myxödems ist, Dank den Entdeckungen der letzten Jahre, eine ungemein einfache und sichere geworden. Es genügt vollständig, das fehlende Drüsengewebe dem Körper wieder zuzuführen, sei es roh, in Gestalt des getrockneten Pulvers, in Tabletten oder in flüssigem Auszuge. Die Wirkung dieser Behandlung übertrifft an verblüffenden Erfolgen alles, was wir sonst von eigentlichen Arzneiwirkungen kennen, offenbar deswegen, weil es sich hier gar nicht um eine Arznei handelt, sondern um ein natürliches Erzeugniss des Körpers. Meist bedient man sich der getrockneten Hammelschilddrüse, von der etwa 0,1 gr 1—3 Mal täglich gegeben werden. Man hüte sich vor verdorbenen und daher unwirksamen Präparaten. Zweckmässiger ist vielleicht noch die Anwendung des von Baumann aus der Drüse dargestellten Jodothyrins, wenn auch die Angaben über dessen Wirkung noch etwas auseinandergehen.

Es ist nothwendig, die Gabe des Mittels nur sehr vorsichtig zu steigern, weil sonst leicht Vergiftungserscheinungen, Kopfschmerz, Schwindel, Pulsbeschleunigung, bedrohliche Herzschwäche und selbst tödtliche Collapse eintreten können. Die Wirkung beginnt mit dem 3. oder 4. Tage, um von nun an mit erstaunlicher Schnelligkeit fortzuschreiten. Es stellen sich massenhafte Ausscheidungen durch den Darm und die Nieren ein; Haut und Schleimhäute schwellen ab; das Körpergewicht sinkt rasch. Die Nase wird durchgängig, die Zunge beweglicher; die Magenbeschwerden schwinden; die Haut wird weich und feucht, sondert reichlichen Schweiss ab. Zugleich löst sich auch die Erstarrung von dem geistigen Leben. Die Kranken fühlen sich freier, leistungsfähiger, wie erlöst von schwerem Druck, nehmen wieder Antheil, werden munter, frisch und lebhaft. In dem obenerwähnten Falle sank die Dauer der psychischen Zeiten binnen 14 Tagen auf die Hälfte. Auf diese Weise kann in verhältnissmässig kurzer Zeit das ganze schwere Krankheitsbild verschwinden; nur eine gewisse Ermüdbarkeit pflegt noch längere Zeit zurückzubleiben. Freilich muss das Mittel, wie das in dem Wesen der Krankheit liegt, in kleinen Gaben dauernd fortgenommen werden; die Menge bestimmt sich nach dem Auftreten der ersten leichten Erscheinungen des Rückfalles.

Ob in allen, auch in den sehr weit vorgeschrittenen Fällen, noch eine vollständige Genesung möglich ist, muss erst die weitere Erfahrung lehren; jedenfalls scheinen die Störungen recht lange einer gänzlichen Rückbildung zugänglich zu sein.

B. Der Cretinismus.

Der Cretinismus*) ist ausgezeichnet durch die Verbindung einer früh erworbenen, mehr oder weniger hochgradigen **psychischen Entwicklungshemmung mit den körperlichen Begleiterscheinungen einer Verkümmerung oder Entartung der Schilddrüse.** Der cretinistische Zustand ist bei der Geburt in der Regel

*) Baillarger et Krishaber, crétin, crétinisme et goître endémique, dictionnaire encyclopédique des sciences médicales. 1879 (Literatur); Bircher, Volkmanns Klinische Vorträge, Nr. 357; Cristiani, annali di freniatria, 1897, 349.

noch nicht vorhanden; in seltenen Ausnahmefällen sind indessen Kinder bereits mit Kröpfen geboren worden. Am häufigsten zeigen sich die ersten Andeutungen des Leidens gegen Ende des ersten Lebensjahres. Die Kinder bleiben in ihrer gesammten körperlichen Entwicklung zurück, zeigen ein blasses, gedunsenes Aussehen. Sie lernen sehr spät oder gar nicht gehen, sind träge und unbeholfen in ihren Bewegungen. Psychisch sind sie stumpf, theilnahmlos, sprechen nicht, schlafen viel, essen ohne Auswahl, vermögen sich nicht reinlich zu halten und bedürfen lange, bisweilen ihr ganzes Leben hindurch, einer sorgfältigen Pflege.

Um das 5. oder 6. Lebensjahr macht sich meist deutlich die Vergrösserung der Schilddrüse bemerkbar, die, bis zum 12. oder 15. Jahre fortschreitend, ganz ausserordentliche Grade erreichen kann. In anderen, weniger häufigen Fällen (etwa $^1/_3$) verschwindet dagegen für die äussere Untersuchung jede Spur der Schilddrüse. Das geringe Längenwachsthum des Knochenskeletts führt zum Zwergwuchs. Dabei pflegen die einzelnen Skeletttheile massig, öfters sogar unförmlich entwickelt zu sein; auch der Kopf ist meist auffallend gross, aber flach, das Gesicht niedrig, der Hals kurz und dick. Die Schädelbasis ist verkümmert, stark gekrümmt; dagegen findet eine Ausweitung der Schädelkapsel nach den Seiten, bisweilen auch nach oben statt. Die Nase ist breit; die Augenhöhlen stehen weit auseinander. Die gesammte Haut ist wulstig, hypertrophisch, hängt an einzelnen Stellen, am Nacken, an den Oberarmen, in Form dicker, nur im Ganzen verschieblicher Platten über der gewöhnlich recht schwächlichen Muskulatur. Namentlich die breiten Gesichter mit den schwammigen Backen und Augenlidern, den dicken Lippen, der aufgestülpten, an der Wurzel tief eingedrückten Nase bieten einen sehr merkwürdigen Anblick dar. Die beigegebene Tafel I zeigt alle diese Veränderungen sehr deutlich. Bei schlechterem Ernährungszustande wird die Haut eigenthümlich faltig, schlaff und runzlig. Der Haarwuchs ist regelmässig spärlich. Die Zähne sind schlecht, cariös, gerippt, stehen schief, nach vorwärts gerichtet. Die beiden Zahnreihen passen vielfach nicht aufeinander, weil der Unterkiefer gegenüber dem oberen zurücktritt oder vorspringt. Die Zunge ist dick, unbeholfen in ihren Bewegungen, die Sprache daher auch dort, wo sie sich über unarticulirtes Grunzen erhebt, vielfach lallend, stammelnd, ungelenk. Die Stimme klingt rauh, heiser, bisweilen

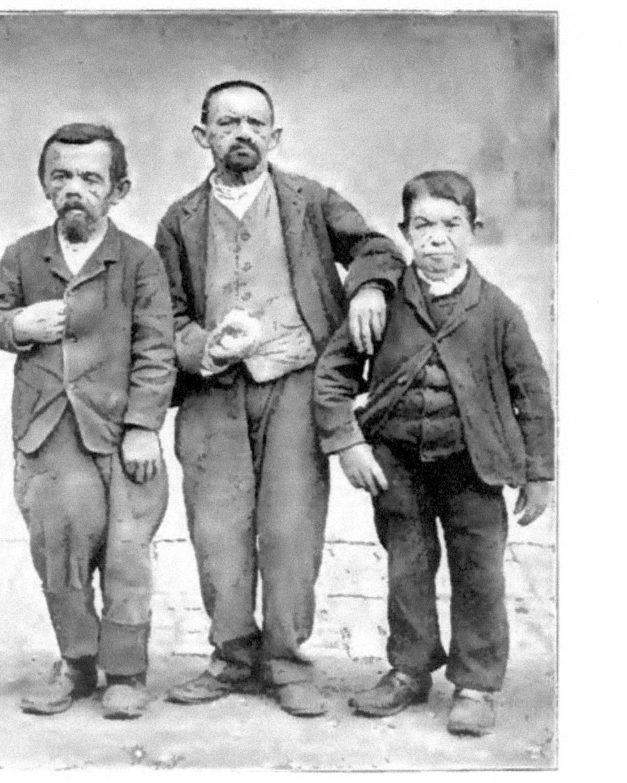

Erwachsene Cretinen.

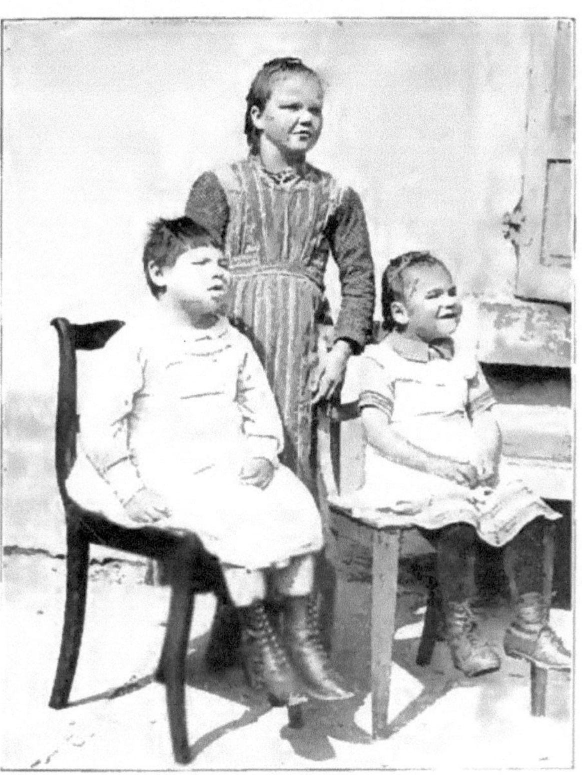

Cretinistische Kinder.

fistulös. Die Hautempfindlichkeit ist erheblich herabgesetzt. Alle Bewegungen sind plump, schwerfällig, der Gang langsam und schleppend. Hie und da werden Krampfanfälle beobachtet, ferner Facialisphänomen, in einzelnen Fällen Tetanie. Die Geschlechtsentwicklung tritt spät oder bei den höchsten Graden des Leidens gar nicht ein. Hier unterbleibt bisweilen auch der Zahnwechsel. Die Widerstandskraft der Cretinen gegen Krankheiten und andere Schädlichkeiten pflegt eine sehr geringe zu sein; sie erreichen daher meist kein hohes Lebensalter, nur recht selten das 50. Jahr.

In psychischer Beziehung können die Cretinen alle möglichen Grade der Erkrankung vom tiefsten Blödsinn bis zum leichten Schwachsinn darbieten, ja es giebt einzelne Personen, welche trotz gewisser körperlicher Anzeichen des Cretinismus (namentlich Kropf) dennoch in ihrem geistigen Verhalten von der Gesundheitsbreite nicht erkennbar abweichen. Bei der überwiegenden Mehrzahl der Kranken jedoch findet sich eine ausgeprägte Stumpfheit und Unempfänglichkeit, welche sie mehr oder weniger unfähig macht, Eindrücke in sich aufzunehmen, Erfahrungen zu sammeln, Vorstellungen und Begriffe zu bilden. Sie bleiben daher sehr häufig auf der Stufe des 4—5jährigen Kindes stehen, öfters auch noch tiefer. Auch die gemüthliche Erregbarkeit der Cretinen ist regelmässig eine sehr geringe; sie sind gleichgültig, phlegmatisch, vielfach kindisch zuthunlich, gutmüthig und lenksam. Zu geregelter Arbeit sind sie meist nicht fähig, theils wegen ihrer Trägheit und Schlaffheit, theils wegen ihrer geringen Kräfte und der grossen Ermüdbarkeit. Gewöhnlich besteht dieser Zustand durch das ganze Leben gleichmässig fort. Nur in einzelnen Fällen gesellen sich, gerade wie bei Idioten, mehr vorübergehende geistige Störungen hinzu, Erregungen, Depressionen oder dürftige Wahnbildungen. Ferner können sich natürlich auf dem Boden der cretinistischen Veranlagung auch verschiedenartige sonstige Formen des Irreseins entwickeln; mehrfach sah ich manisch-depressives Irresein, einmal auch Paralyse.

Die pathologische Anatomie des Cretinismus liegt leider noch völlig im Argen. Wir wissen über den Hirnbefund eigentlich nur, dass theilweiser Schwund, Asymmetrien, Erweiterung der Hirnhöhlen vorkommen. Hier wäre ein Angriffspunkt für die Forschung mit Hülfe der neueren Methoden. Der Schädel ist häufig verdickt, Jochbogen und Unterkiefer schwach entwickelt; auch sonst finden sich eine grosse Zahl verschiedenartiger Abweichungen*).

Der Cretinismus tritt bei weitem am häufigsten endemisch auf, namentlich in den grossen Gebirgsstöcken aller Erdtheile, in Europa besonders in den Alpen und Pyrenäen. Am meisten scheinen die mittleren Abschnitte sehr heisser und feuchter Gebirgsthäler gefährdet zu sein; auch dem Kalkboden wird eine gewisse Bedeutung zugeschrieben. Die letzten Ursachen dieser endemischen Vertheilung sind bisher noch unbekannt; man hat die verschiedenartigsten Umstände, grosse Feuchtigkeit, Stagnation der Luft, schlechtes Trinkwasser, Gehalt der Luft und des Bodens an gewissen Bestandtheilen geologische Formation, ungünstige hygienische Verhältnisse, dafür verantwortlich gemacht, ohne doch bisher eine sichere Erklärung auffinden zu können. Immerhin weisen zahlreiche Beobachtungsthatsachen vor allem auf eine sehr wichtige Rolle des Trinkwassers hin. In der Schweiz hat die Bevölkerung vielfach solche Quellen als „Kropfbrunnen" bezeichnet, auf deren Benutzung die Entstehung des Cretinismus zurückgeführt wurde. Hie und da hat sich die Beschränkung des Leidens auf einen bestimmten Brunnenbezirk, das Aufhören oder das Auftreten des Cretinismus mit der Schliessung oder Eröffnung einer bestimmten Wasserquelle nachweisen lassen. Auch das Kochen, ja schon das Filtriren des verdächtigen Wassers soll seine verhängnissvolle Wirkung beseitigen können.

Meistens pflegt die Ursache des Cretinismus eine weitere Verbreitung zu besitzen und den Typus der Gesammtbevölkerung einer Gegend mehr oder weniger stark zu beeinflussen, so dass eben dadurch jene zahlreichen Abstufungen bis in die Gesundheitsbreite hinein entstehen, denen wir regelmässig neben den schwersten Formen begegnen. Ja, auch die Thiere, Schweine, Hunde, Pferde, Rindvieh, Katzen, besonders aber Maulthiere, können die Zeichen des endemischen Cretinismus darbieten. Erwachsene Fremde, welche sich in den gefährdeten Gegenden niederlassen, erkranken nicht oder höchstens mit ganz leichten Kropfbildungen, während die dort von ihnen erzeugten Kinder gar nicht selten cretinistisch entarten. Andererseits ist der Cretinismus einer erblichen Uebertragung fähig, auch nach der Auswanderung aus der befallenen Gegend; er pflegt sich unter solchen

*) Jentsch, Allgem. Zeitschr. f. Psychiatrie, LIV, 776.

Umständen erst nach wiederholter Kreuzung mit gesundem Blute zu verlieren.

Alle diese eigenthümlichen Thatsachen scheinen darauf hinzuweisen, dass wir als die Ursache des Cretinismus eine Schädlichkeit anzusehen haben, welcher eine gewisse Selbständigkeit der Entwicklung neben der Entstehung unter bestimmten allgemeinen hygienischen Bedingungen zukommt, ein Verhalten, das mit grösster Wahrscheinlichkeit auf einen organisirten Ansteckungsstoff hinweist. Namentlich der jugendliche, bezw. fötale Organismus scheint diesem, offenbar wenig flüchtigen und vielleicht auf die Nachkommenschaft übertragbaren endemischen Contagium besonders leicht zugänglich zu sein. Nach Allem, was wir über das Myxödem sowie über das Siechthum nach Ausschneidung der Schilddrüse wissen, kann kein Zweifel mehr sein, dass auch beim Cretinismus die Erkrankung der Schilddrüse das erste Glied des Leidens darstellt, während die Hautveränderungen, die Wachsthumshemmung, der Blödsinn als die Folgen des Ausfalls der Schilddrüsenthätigkeit anzusehen sind. Ist es doch gelungen, bei Thieren die cretinistische Entartung mit allen ihren Eigenthümlichkeiten durch die Entfernung jenes Organes künstlich herbeizuführen! Auf diese Weise erklärt es sich einmal, dass es Cretinen mit und ohne Kropf giebt, da die Erkrankung der Schilddrüse natürlich zur Vergrösserung und Entartung, aber auch zur Schrumpfung des Organs führen kann. So erklären sich ferner die verschiedenen Grade des Cretinismus durch die verschiedene Ausbreitung der örtlichen Veränderungen wie durch die wechselnde Ausbildung stellvertretender Drüsen. Endlich aber begreift man leicht, dass es neben dem endemischen hie und da auch einmal einen Fall von „sporadischem“ Cretinismus geben kann, wenn nämlich die Schilddrüse nicht durch den gewöhnlichen, auf bestimmte Gegenden beschränkten Krankheitserreger, sondern durch irgend ein anderes Leiden bereits in der Jugend leistungsunfähig wird. Die Aehnlichkeit der cretinistischen mit der Malariaentartung scheint mir eine sehr grosse zu sein; in beiden Fällen handelt es sich um die Erkrankung einer für den Blutstoffwechsel nothwendigen Drüse, in beiden wahrscheinlich um einen organisirten Krankheitserreger, welcher im Grundwasser gewisser Oertlichkeiten von gleicher Bodenbeschaffenheit seine günstigen Entwicklungsbedingungen findet und die ganze Bevölkerung heimsucht, den

Einen stärker, den Andern weniger. Ob sich unter den verschiedenen, von italienischen Forschern im Trinkwasser der Cretinengegenden aufgefundenen Mikroorganismen bereits der wirkliche Erzeuger der Schilddrüsenerkrankung befindet, bleibt abzuwarten.

Aus der Erkenntniss der Entstehungsweise des Cretinismus leiten sich leicht die Massregeln für seine Bekämpfung ab. Die Erfahrung hat gezeigt, dass Entsumpfung des Bodens und Versorgung der Bevölkerung mit gutem Trinkwasser überall mit überraschender Sicherheit eine Abnahme der Endemie herbeigeführt hat. Auch die allgemeine Verbesserung der hygienischen Verhältnisse scheint vielfach günstig gewirkt zu haben, vielleicht weil auf diese Weise die Widerstandsfähigkeit gegen den Krankheitsträger gesteigert wurde. Es wäre wenigstens denkbar, dass der vielfach bestätigte Einfluss der Erblichkeit wesentlich mit auf der Vererbung einer geschwächten, wenig widerstandsfähigen körperlichen Anlage beruht. Jedenfalls ist daher reichliche Kreuzung mit gesundem Blute zu empfehlen. Für die einzelne Person kann die Vorbeugung wirksam dadurch eingreifen, dass die kleinen Kinder möglichst frühzeitig aus der befallenen Gegend fortgeschickt werden, bis sie das gefährdete Alter überschritten haben, am besten auf die Höhe des Gebirges. Erfahrene Beobachter theilen mit, dass diese Massregel selbst dann noch völlige Genesung erzielen könne, wenn bereits die ersten Zeichen der beginnenden Erkrankung erkennbar seien; auch fortgesetzte kleine Jodkaliumgaben sollen in diesem Stadium von guter Wirkung sein.

Endlich kann man daran denken, die Entwicklung des Leidens durch regelmässige Verabreichung von getrockneter Schilddrüse zu verhindern. Die bis jetzt über dieses Verfahren vorliegenden Beobachtungen*) sprechen durchaus dafür, dass es bei rechtzeitigem Eingreifen gelingen kann, sogar die deutlichen Zeichen der cretinistischen Entartung noch zum Schwinden zu bringen. Bei sehr langer Dauer der Krankheit ist es nach meinen Erfahrungen zwar auch möglich, durch Thyreoidin die Hautschwellungen erheblich zu verringern; auch die ausgebliebenen Menses sah ich wiederkehren. Allein der psychische Zustand wird nicht mehr merklich beeinflusst, offenbar deswegen, weil sich nun bereits unausgleichbare Veränderungen in der Hirnrinde vollzogen haben.

*) Bourneville, Progrès médical, 1897, 10 u. 11.

V. Die Dementia praecox.

Unter dem Namen der Dementia praecox sei es uns gestattet, vorläufig eine Reihe von Krankheitsbildern zusammenzufassen, deren gemeinsame Eigenthümlichkeit der Ausgang in eigenartige Schwächezustände bildet. Es scheint zwar, dass dieser ungünstige Ausgang nicht ausnahmslos eintreten muss, aber er ist doch so ungemein häufig, dass wir einstweilen noch an der gebräuchlichen Bezeichnung festhalten möchten. Vielleicht wären andere Bezeichnungen, wie die „demenza primitiva" der Italiener oder der von Rieger bevorzugte Ausdruck „Dementia simplex" noch zutreffender. Ich kann nach den bisher bekannten klinischen und anatomischen Thatsachen nicht zweifeln, dass wir es hier mit schweren und in der Regel höchstens theilweise rückbildungsfähigen Schädigungen der Hirnrinde zu thun haben. Ob allerdings der Krankheitsvorgang überall der gleiche ist, muss zur Zeit noch als völlig unsicher bezeichnet werden.

Vom klinischen Standpunkte empfiehlt es sich vielleicht, der Uebersichtlichkeit halber drei Hauptgruppen der Dementia praecox auseinander zu halten, die jedoch ohne Zweifel durch fliessende Uebergänge mit einander verbunden sind. Wir wollen diese Formen als hebephrenische, katatonische und paranoide bezeichnen. Die erste derselben deckt sich mit der früher von mir beschriebenen Dementia praecox, die zweite mit der Katatonie, während die dritte die Dementia paranoides und ausserdem diejenigen sonst der Paranoia zugerechneten Fälle umfasst, die rasch zu einem erheblichen Grade geistiger Schwäche führen. Das ganze Gebiet der Dementia praecox entspricht im wesentlichen den früher als „Verblödungsprocesse" bezeichneten Krankheitsbildern; ich möchte diese Verschiebung der Benennungen vorschlagen, weil auch die Paralyse und der Altersblödsinn sowie eine Reihe weiterer Krankheitsvorgänge allenfalls mit unter dem Namen der Verblödungsprocesse verstanden werden könnten.

Die Mannigfaltigkeit der Zustandsbilder, die wir im Verlaufe der Dementia praecox beobachten, ist eine sehr grosse, so dass für die oberflächliche Betrachtung oft die innere Zusammengehörigkeit nur schwer erkennbar ist. Dennoch begegnen uns gewisse Grundstörungen in mehr oder weniger ausgeprägter Form überall wieder, am reinsten allerdings in den Endzuständen, in denen die mehr zufälligen und vorübergehenden Begleiterscheinungen des Krankheitsvorganges hinter den dauernden und kennzeichnenden Veränderungen des Seelenlebens zurückgetreten sind.

Die einfache Auffassung äusserer Eindrücke pflegt in der Dementia praecox keine stärkeren Beeinträchtigungen zu erleiden. Die Kranken nehmen im allgemeinen ganz gut wahr, was um sie her vorgeht, oft weit besser, als man nach ihrem Verhalten erwarten sollte. Man ist überrascht, dass anscheinend völlig stumpfe Kranke alle möglichen Einzelheiten in ihrer Umgebung richtig aufgefasst haben, plötzlich die Namen ihrer Leidensgefährten kennen, Aenderungen in der Kleidung des Arztes bemerken. In Folge dessen ist auch die Orientirung der Kranken meist ungestört. Sie wissen in der Regel, wo sie sich befinden, erkennen die Personen, sind klar über die Zeitrechnung. Nur im Stupor und in heftigen Angstzuständen kann die Orientirung zeitweise stärker getrübt sein, doch ist es geradezu kennzeichnend für die Kranken, dass sie oft trotz stärkster Erregung vollkommen besonnen bleiben. Andererseits wird jedoch die Orientirung nicht selten durch Wahnbildungen beeinträchtigt. Die Kranken bezeichnen Aufenthaltsort und Personen falsch, geben ein verkehrtes Datum an, nicht wegen der Unfähigkeit, richtig aufzufassen und zu überlegen, sondern weil ihre Wahnvorstellungen mächtiger sind, als die von der Wahrnehmung gelieferten Anhaltspunkte. Freilich ist es nicht immer möglich, über diese Verhältnisse Klarheit zu gewinnen, weil die Kranken vielfach gar keine oder absichtlich falsche Auskunft geben.

Schwere Störungen erleidet die Sinneserfahrung bei unseren Kranken sehr häufig durch das Auftreten von Trugwahrnehmungen. Namentlich bei acuter oder subacuter Entwicklung der Krankheit pflegen dieselben fast niemals zu fehlen. Hie und da begleiten sie den ganzen Krankheitsverlauf; häufiger schwinden sie späterhin allmählich, um dann in den Endzuständen nur noch zeitweise stärker hervorzutreten. Am häufigsten sind Gehörstäuschungen, nächstdem Gesichtstäuschungen und Gefühlstäuschungen, die Empfindung von Durchströmungen, Berührungen, Beeinflussungen. Im Beginne der Krankheit pflegen die Täuschungen unangenehmen Inhalts zu sein und den Kranken lebhaft zu beunruhigen. Später werden sie meist gleichmüthiger hingenommen, wenn wir von vorübergehenden Erregungszuständen absehen. Manche Kranke betrachten die Täuschungen als künstliche Erzeugnisse, als eine Art Theater, das ihnen vorgeführt wird, belustigen sich auch wol darüber; noch andere kümmern sich gar nicht darum und machen überhaupt erst auf eindringliches Befragen einige spärliche Angaben über den Inhalt ihrer Täuschungen. Oefters ist derselbe ein ganz unsinniger und zusammenhangsloser. So hörte ein sonst völlig besonnener und geordneter Kranker dauernd Sätze wie die folgenden, die deutlich die Erscheinung des Haftens der Vorstellungen zeigen:

„Denn wir selber können immer hoffen, dass wir uns andere Gedanken zahlen lassen sollen. Denn wir selbst wollen's wissen wollen, wer mit uns den Saukopf närrisch hin zu Tode quälen lassen sollte. Nein, wir selber sind nicht mehr so dumm, und kümmern uns nicht immer drum, wenn wir uns Saufen sparen lassen sollen. Weil wir eben närrisch machen und uns selber saudumm anschmieren lassen sollen."

Das Bewusstsein der Kranken ist in vielen Fällen dauernd völlig klar. Nur in den Erregungs- und Stuporzuständen kommt es zeitweise zu Trübungen, wenn sie auch meist weniger hochgradig sind, als es auf den ersten Blick scheint. Schwere Störungen pflegt dagegen regelmässig die Aufmerksamkeit zu zeigen. Wenn man auch oft die Kranken vorübergehend zum Aufpassen bringen kann, so besteht doch dabei nicht selten grosse Ablenkbarkeit, die ein längeres Festhalten bei demselben Gegenstande unmöglich macht. Vor allem aber fehlt den Kranken durchweg das Interesse, die Neigung, aus eigenem inneren Antriebe ihre Aufmerksamkeit auf die Vorgänge in ihrer Umgebung zu richten. Obgleich sie recht wol wahrnehmen, was um sie her vorgeht, beachten sie es doch nicht, suchen es nicht zu erfassen und zu verstehen. In sehr tiefem Stupor oder bei vorgeschrittenem Blödsinn kann es auch ganz unmöglich werden, überhaupt noch irgendwie die Aufmerksamkeit der Kranken zu erregen. Umgekehrt sieht man bisweilen beim Schwinden des Stupors eine gewisse Neugierde bei den Kranken auftreten; sie beobachten verstohlen, was sich im Zimmer abspielt, folgen dem Arzte von weitem, sehen in alle offenstehenden Thüren hinein, wenden sich aber ab, wenn man sie anruft, blicken fort, sobald man ihnen etwas zeigen will. Anscheinend wird hier die wieder erwachende Aufmerksamkeit durch den Negativismus in Schranken gehalten.

Das Gedächtniss der Kranken ist verhältnissmässig wenig gestört. Sie vermögen, wenn sie wollen, über ihre Vergangenheit eingehende, richtige Angaben zu machen, wissen oft auf Tage genau, wie lange sie in der Anstalt sind. Ihre in der Schule erworbenen Kenntnisse haften bisweilen mit erstaunlicher Zähigkeit bis in die Zeit tiefster Verblödung hinein. Ich erinnere mich an einen ganz stumpfsinnigen Bauernburschen, der vor der Landkarte jede beliebige Stadt ohne Zögern aufzeigen konnte; ein anderer verblüffte durch seine geschichtlichen Kenntnisse; noch andere lösen mit Leichtigkeit schwierige Rechenaufgaben. Auch die Merkfähigkeit ist oft recht gut erhalten. Allerdings stellt sich nach schwerem Stupor nicht selten heraus, dass die Kranken von den Vorgängen während längerer Zeiträume gar keine oder doch nur sehr unklare Erinnerung besitzen; auf der anderen Seite aber gelingt es meist leicht, selbst ganz theilnahmlosen Kranken Zahlen oder Namen einzuprägen, die sie dann nach Tagen und Wochen richtig wieder vorbringen. Freilich erhält man dabei öfters zunächst wegen des Negativismus unzutreffende Antworten, bis dann bei eindringlicherem Befragen klar wird, dass die Kranken sich die Aufgabe ganz gut gemerkt hatten.

Der Gedankengang der Kranken pflegt früher oder später stets empfindlich zu leiden. Auch wenn wir absehen von der Verwirrtheit in den Erregungszuständen und vom Stupor, bei dem wir die inneren Vorgänge nicht verfolgen können, bildet sich in der Regel mehr und mehr eine gewisse Zerfahrenheit des Denkens heraus, wie wir sie früher eingehend geschildert haben. In leichteren Fällen zeigt sich dieselbe vielleicht nur in erhöhter Ablenkbarkeit und Sprunghaftigkeit, in unvermitteltem Uebergehen von einem Gegenstande zum anderen, dem Einflechten überflüssiger Redensarten und Nebengedanken; bei schwererer Störung dagegen entwickelt sich nicht selten die Sprachverwirrtheit mit ihrem völligen Verluste jeden Zusammenhanges und ihren Wortneubildungen. Freilich muss zugegeben werden, dass dabei der eigentliche Gedankengang möglicherweise viel weniger gestört ist, als es den Anschein hat, weil die Kranken unter Umständen nicht nur gut auffassen, sondern auch das Aufgefasste weiter verarbeiten und sich annähernd geordnet benehmen können. Fast immer begegnen uns übrigens im Gedankengange der Kranken die Anzeichen der Stereotypie, des Haftens einzelner Vorstellungen, welches zeitweise sogar das ganze Denken der Kranken derart beherrschen kann, dass Wochen und Monate lang immer dieselben dürftigen Wendungen wiederkehren. Häufig beobachten wir auch die Neigung zum Reimen, zu sinnlosen Klangwiederholungen, zu gewaltsamen Wortspielereien.

Schwer geschädigt wird ferner ausnahmslos die Urtheilsfähigkeit der Kranken. So sicher sie sich bisweilen noch in eingelernten Bahnen bewegen, so pflegen sie doch zu versagen, sobald es sich darum handelt, neue Erfahrungen geistig zu verarbeiten. Sie verstehen nicht mehr recht, was um sie herum vorgeht, überblicken die Sachlage nicht, denken nicht nach, verfallen nicht auf die nächstliegenden Schlüsse und machen sich keine Einwände. In Folge dessen haben sie von ihrer Lage, ihrem Zustande meist eine ganz falsche Vorstellung. Wenn auch nicht selten ein gewisses Bewusstsein der krankhaften Veränderung vorhanden ist, die sich mit ihnen vollzogen hat, fehlt ihnen doch regelmässig das tiefere Verständniss für die Schwere der Störung und die weitreichenden Folgen, welche dieselbe für die ganze Zukunft nach sich zieht.

Ungemein häufig entwickeln sich auf diesem Boden vorübergehend oder dauernd Wahnvorstellungen. In der ersten Zeit der Krankheit pflegen sie vorzugsweise traurigen Inhalts zu sein, hypochondrische, Versündigungs-, Verfolgungsideen. Späterhin gesellen sich oft Grössenideen hinzu oder treten auch wol ganz in den Vordergrund. Alle diese Wahnvorstellungen zeigen in der Regel sehr bald ein unsinniges, abenteuerliches Gepräge, anscheinend wegen der sich rasch entwickelnden geistigen Schwäche. Sie sind ferner nicht unveränderlich, sondern wechseln ihren Inhalt mehr oder weniger schnell durch Ausfallen früherer, Hinzutreten neuer Bestandtheile. Bisweilen bringen die Kranken trotz gewisser dauernder Grundzüge fast jeden Tag neue wahnhafte Einzelheiten vor, lassen sich auch wol durch Zureden zur Erfindung beliebiger Wahnbildungen anregen. In der überwiegenden Mehrzahl der Fälle hört die anfangs oft sehr üppige Wahnbildung allmählich ganz auf. Höchstens werden noch einzelne Wahnvorstellungen einige Zeit hindurch festgehalten, ohne weiter verarbeitet zu werden, oder sie tauchen von Zeit zu Zeit noch einmal hervor, oder endlich sie gerathen dauernd und vollständig in Vergessenheit. Nur in jener Gruppe von Beobachtungen, die wir als paranoide Formen zusammenfassen wollen, erhalten sich die Wahnvorstellungen länger, aber auch hier werden sie immer zerfahrener und zusammenhangsloser.

Sehr auffallende und tiefgreifende Störungen spielen sich regelmässig im Gemüthsleben unserer Kranken ab. Den Beginn der Krankheit bilden ausserordentlich häufig traurige oder ängstliche Verstimmungen, bisweilen mit lebhafter Erregung. Etwas seltener sind Zustände ausgelassener Lustigkeit mit fortwährendem unbändigem Lachen. Weit wichtiger aber, als diese vorübergehenden Zustandsbilder ist die ausnahmslos eintretende, mehr oder weniger hochgradige gemüthliche Verblödung, die einen der Grundzüge des ganzen Krankheitsvorganges darstellt. Schon der oben erwähnte Mangel an Interesse für die Umgebung dürfte als eine Theilerscheinung dieser allgemeinen Störung aufzufassen sein, insofern die inneren Beweggründe zur Anspannung der Aufmerksamkeit eben wesentlich durch Gefühle geliefert werden. Die eigenthümliche Gleichgültigkeit der Kranken gegenüber ihren sonstigen gemüthlichen Beziehungen, das Erlöschen der Zuneigung zu Angehörigen und Freunden, der Befriedigung an Thätigkeit und Beruf, an Erholung und Vergnügungen ist nicht selten das erste und auffallendste Zeichen des hereinbrechenden Leidens. Die Kranken empfinden, auch wenn etwa die Ausdrucksbewegungen noch lebhaft sind, innerlich keine rechte Freude und keine Trauer mehr, hegen weder Wünsche noch Befürchtungen, sondern leben theilnahmlos in den Tag hinein, bald stumpf vor sich hinbrütend, bald in gegenstandsloser Heiterkeit. Auch gegen körperliches Unbehagen scheinen sie oft unempfindlicher geworden zu sein, ertragen unbequeme Stellungen, Nadelstiche, Verletzungen, ohne sich viel daraus zu machen. Oefters behält jedoch das Essen sehr lange eine besondere Anziehungskraft. Man sieht die Kranken ohne Gruss oder sonstiges Zeichen gemüthlicher Anregung die Besuche ihrer Angehörigen empfangen, aber eiligst deren Taschen und Körbe nach Esswaren durchstöbern, die sie sich sofort, mit vollen Backen kauend, bis auf den letzten Rest einzuverleiben pflegen. Auch in den Endzuständen der Krankheit ist die vollkommene Gleichgültigkeit gegenüber allen Vorgängen in der Umgebung ein Hauptzug des klinischen Bildes. Damit kann sich unter Umständen recht wol eine gewisse Reizbarkeit verbinden, die allerdings meist nur zu Zeiten hervortritt, seltener dauernd fortbesteht.

Hand in Hand mit dieser tiefen Störung des Gemüthslebens gehen die ausgebreiteten und mannigfaltigen Krankheitserscheinungen auf dem Gebiete des **Benehmens und Handelns**, die dem ganzen Bilde am meisten sein eigenartiges Gepräge geben. Die allgemeine Grundlage scheint eine Herabsetzung der Willensantriebe überhaupt zu sein, wie sie sich namentlich in der Willenlosigkeit der Endzustände zeigt, oft aber auch schon von Anfang an deutlich hervortritt. Die Kranken haben jeden eigenen Antrieb zum Handeln und zur Thätigkeit verloren, sitzen müssig herum, vernachlässigen ihre Obliegenheiten, obschon sie vielleicht noch im Stande sind, sich auf äussere Anregung hin in geordneter Weise zu beschäftigen. Neben dieser Unfähigkeit zu selbständiger Thätigkeit kann sich dauernd oder vorübergehend ein mehr oder weniger lebhafter Bewegungsdrang entwickeln, der sich unter Umständen bis zu stürmischster Tobsucht steigert. Aber auch bei ihm haben wir es, wie schon früher ausgeführt, nicht mit einer Steigerung der Willensantriebe, sondern nur mit einer motorischen Erregung zu thun; die Bewegungen erstreben nicht die Verwirklichung bestimmter Ziele, sondern sind die planlosen Entäusserungen innerer Spannung.

Allerdings verbindet sich mit dieser Erregung in der Regel auch eine erleichterte Umsetzung von Bewegungsantrieben in Handeln. Wir sehen unsere Kranken auf plötzliche Einfälle hin Scheiben zerschlagen, die Beine durch das Fenstergitter stecken, Tische und Stühle umwerfen, sich selbst verletzen, schwere Selbstmordversuche machen. Alle derartigen unsinnigen Handlungen pflegen plötzlich, mit grosser Gewalt und blitzschnell ausgeführt zu werden, sobald der Antrieb dazu auftaucht. Den Kranken fehlen dabei bestimmte verstandesmässige Beweggründe; sie handeln triebartig, ohne sich über den Zweck ihres Thuns Rechenschaft zu geben, auch wenn sie dasselbe mitunter nachträglich noch durch Ueberlegungen zu begründen suchen.

Diese Unfähigkeit, auftauchende Antriebe zu unterdrücken, findet sich aber nicht nur in der Erregung, sondern vielfach auch im Stupor der Dementia praecox. Dieser letztere wird im allgemeinen von der Erscheinung der Willenssperrung beherrscht; jeder Antrieb wird zunächst durch einen noch stärkeren von entgegengesetzter Richtung ausgelöscht. Auf diese Weise entsteht das Krankheitszeichen des Negativismus, dem wir hier in den verschiedenartigsten Gestaltungen unendlich häufig begegnen. Dahin gehören der starre Widerstand gegen jede Lageveränderung, gegen Nahrungsaufnahme und Kleidung, das Schliessen der Augen, das Wegwenden des Kopfes und Entschlüpfen bei Anreden, das Zurückhalten von Koth, Urin und Speichel, das Verkriechen unter die Bettdecke, das Verschmähen des Bettes, die Stummheit, die gesucht unsinnigen Antworten, die plötzliche Unterbrechung angefangener Bewegungen und Handlungen, die Unzugänglichkeit gegenüber allen Aufforderungen und Eingriffen. Auch dieser Negativismus, dessen Ausprägung und Stärke zwar vielfach wechselt, der aber von aussen her nur selten zu beeinflussen ist, kann durch innere Antriebe ganz unvermittelt jäh durchbrochen werden, so dass die bis dahin regungslosen Kranken plötzlich mit grösster Kraft und Schnelligkeit irgend eine sinnlose Handlung begehen, um vielleicht ebenso plötzlich in den früheren Zustand zurück zu versinken.

Vielfach indessen schwinden die einmal aufgetauchten Antriebe nicht sofort wieder, sondern wiederholen sich durch kürzere oder längere Zeit hindurch immer von neuem. Auf diese Weise entstehen alle jene mannigfachen Bewegungs- und Haltungsstereotypen, die namentlich das Bild der Katatonie so seltsam gestalten, ferner die Verbigeration und endlich auch die Manieren, die wenigstens der Mehrzahl nach nichts anderes sind, als erstarrte krankhafte Abänderungen geläufiger Handlungen. Das Athmen, Sprechen, Schreiben, das Stehen und Gehen, das An- und Auskleiden, das Handgeben und Essen, die Geberden laufen nicht in der gewöhnlichen ungezwungenen Weise ab, sondern sie werden bestimmt, begleitet, durchkreuzt von allerlei Nebenantrieben, die trotz mannigfaltigster persönlicher Verschiedenheiten doch gewisse immer wiederkehrende Formen aufweisen, namentlich aber bei demselben Kranken oft jahre- und jahrzehntelang mit grosser Zähigkeit haften. Wir werden sie späterhin im einzelnen zu schildern haben.

Mit der schweren Schädigung des Willens, dem Untergehen der eigenen Antriebe und Hemmungen dürfte endlich auch das bei der Dementia praecox sehr häufige Krankheitszeichen der Befehlsautomatie in nahen Beziehungen stehen. Die Kranken sind, namentlich bei vorgeschrittener Verblödung, nicht nur im allgemeinen lenksam, so dass sie den unentbehrlichen Stamm jener Massen bilden, die sich willig dem einförmigen Tageslaufe der grossen Anstalten fügen, sondern sie zeigen auch im einzelnen vielfach die Zeichen erhöhter Beeinflussbarkeit. Bei einer grossen Zahl beobachten wir zeitweise oder bis an das Lebensende Katalepsie, sehr oft auch Echolalie und Echopraxie. Allerdings wechselt das Auftreten dieser Störungen vielfach, aber es dürfte wenige Kranke mit Dementia praecox geben, die nicht das eine oder das andere dieser Zeichen zu irgend einer Zeit des Krankheitsverlaufes dargeboten haben.

Die Arbeitsfähigkeit der Kranken leidet ausnahmslos sehr empfindlich. Sie müssen überall angetrieben werden, stocken vor jeder kleinen Schwierigkeit, vermögen sich veränderten Bedingungen nicht anzupassen. Einer meiner Kranken, der unter Aufsicht rasch und flott abschrieb, so lange man wollte, war durchaus unfähig, den Einschaltungszeichen zu folgen, gab vielmehr trotz eingehendster vorheriger Belehrung doch immer alles gedankenlos genau so wieder, wie es ihm vor die Feder kam. Andere sind im Stande, früher eingeübte Arbeiten mit grosser Sauberkeit zu wiederholen, versagen aber sofort, wenn ihnen neue Aufgaben gestellt werden. Hier kommt es dann oft zu eigenthümlich verschrobenen Leistungen, Handarbeiten, Zeichnungen, in denen sich neben den Spuren technischer Fertigkeit der Verlust des Schönheitssinnes und die Neigung zum Absonderlichen kundgiebt. Ebenso pflegt sich bei den musikalischen Leistungen der Untergang des künstlerischen Feingefühls in ihren bald ausdruckslosen, bald verzerrten und willkürlichen Darbietungen bemerkbar zu machen.

Ausser den psychischen Störungen sind auch auf körperlichem Gebiete eine Reihe von Krankheitserscheinungen zu verzeichnen, deren genauere Beziehungen zu dem Grundleiden allerdings noch nicht in allen Punkten feststehen. Vor allem sind hier die Anfälle zu erwähnen, die schon von Kahlbaum und Jensen sehr gut beschrieben wurden. Es handelt sich meist um Ohnmachten oder um epileptiforme Krämpfe, die bald vereinzelt, bald häufiger bei unseren Kranken auftreten. Seltener sind Krämpfe in einzelnen Muskelgebieten (Gesicht, Arm), Tetanie oder gar apoplektiforme Anfälle mit länger dauernder Lähmung; doch wurde auch von solchen einige Male aus der Vorgeschichte berichtet. Ich selbst sah einmal einen schweren Collaps mit Krämpfen in der linken Körperhälfte und im rechten Facialis. Nicht ganz selten bildet ein solcher Anfall das erste Zeichen der beginnenden Krankheit. So sah ich unter anderen einen von Jugend auf besonders begabten älteren Studenten, der plötzlich von einem tiefen Koma befallen wurde, aus dem er nur ganz allmählich wieder erwachte. Es war ausser einer leichten Pupillendifferenz, Facialisphaenomen und starker Steigerung der Reflexe keine Spur von Hirnerscheinungen vorhanden, doch bot der Kranke, als ich ihn wenige Wochen später untersuchte, das ausgeprägte Bild des vorzeitigen Schwachsinns dar, das noch heute fortbesteht. Alle diese Anfälle sind nahezu doppelt so häufig beim weiblichen wie beim männlichen Geschlechte. Nach meiner Zusammenstellung fanden sie sich in etwa 18% aller Fälle. Ausserdem aber waren bei einer ganzen Reihe von Kranken schon in der Jugend Krämpfe oder Ohnmachten vorausgegangen, von denen es zweifelhaft bleiben muss, ob ihnen irgend ein Zusammenhang mit der Geistesstörung zugeschrieben werden darf. Endlich wurden öfters hysteriforme Krämpfe und Lähmungen beobachtet, Aphonie, Singultus, plötzliches Steifwerden, örtliche Contracturen u. ähnl. Mehrfach bestanden dauernd eigenthümliche choreaartige Bewegungen, die ich am besten mit dem Ausdrucke „athetoide Ataxie“ kennzeichnen zu können glaube. In zwei Fällen gelang es, während eines Zustandes dumpfer Benommenheit deutliche aphasische Störungen nachzuweisen. Die Kranken waren ausser Stande, die ihnen vorgelegten Gegenstände zu erkennen und zu benennen, obgleich sie sprechen konnten und sich offenbar die grösste Mühe gaben, die geforderte Auskunft zu geben. Wiederholt kamen nach langem Besinnen falsche Bezeichnungen zu Tage. Die Störung war nach wenigen Stunden wieder verschwunden.

Die Sehnenreflexe sind regelmässig gesteigert, oft sogar sehr bedeutend; vielfach findet sich auch erhöhte mechanische Erregbarkeit der Muskeln und Nerven. Die Pupillen sind häufig auffallend weit, namentlich in den Aufregungszuständen; hie und da beobachtet man deutliche, aber wechselnde Pupillendifferenz, auch Bulbusunruhe. Verbreitet sind ferner vasomotorische Störungen, Cyanose, umschriebene Oedeme, Dermatographie in allen Abstufungen; in einzelnen Fällen besteht starkes Schwitzen. Die Speichelabsonderung scheint vielfach vermehrt zu sein; so konnte ich bei einem Kranken in 6 Stunden 375 ccm Speichel sammeln. Die Herzthätigkeit ist grossen Schwankungen unterworfen, bald verlangsamt, häufiger etwas beschleunigt, oft auch schwach und unregelmässig. Die Körperwärme ist meist niedrig; einmal sah ich sie bis auf 33,8 heruntergehen. Die Menses pflegen auszubleiben oder unregelmässig zu werden.

Sehr oft beobachtete ich diffuse Vergrösserungen der Schilddrüse, einige Male das Schwinden solcher Vergrösserungen unmittelbar vor dem ersten Auftreten der Krankheitserscheinungen, auch wiederholten raschen Wechsel im Umfang der Drüse während der Entwicklung des Leidens. In einzelnen Fällen waren Exophthalmus und Zittern vorhanden. Endlich fielen uns wie den Angehörigen der Kranken nicht selten myxödematöse Verdickungen der Haut ins Auge, namentlich im Gesichte. Leider sind diese Befunde bei der Häufigkeit cretinistischer Andeutungen bei uns zunächst nicht weiter zu verwerthen. Sehr häufig schienen anaemische Zustände zu bestehen. Im Harne fand sich einmal Zucker; einmal bestand Polyurie.

Der Schlaf der Kranken ist während der ganzen Entwicklung des Leidens vielfach gestört, auch wenn sie ruhig daliegen. Die Nahrungsaufnahme schwankt von völliger Verweigerung bis zu stärkster Fressgier. Das Körpergewicht pflegt zunächst zu sinken, oft sehr beträchtlich, bis zur äussersten Abmagerung, auch trotz reichlichster Nahrungszufuhr. Späterhin sehen wir im Gegentheil das Gewicht meist rasch ganz ausserordentlich ansteigen, so dass die Kranken in kurzer Zeit ein ungemein wohlgenährtes, gedunsenes Aussehen gewinnen. Von den hier wiedergegebenen Curven zeigt die erste den Gang des Körpergewichtes bei dem gewöhnlichen Verlaufe eines katatonischen Stupors mit Ausgang in Blödsinn mittleren Grades. Trotzdem nach dem Erwachen aus dem Stupor eine leichte Erregung einsetzte, nahm das Gewicht doch sehr stark zu. Die Curve IV wurde bei einer Kranken gewonnen, welche trotz sorgfältigster

Pflege und reichlicher Nahrungsaufnahme ohne irgend eine Organerkrankung in hochgradigstem Marasmus zu Grunde ging. Die Curve V endlich bietet bei einer beginnenden Katatonie eine Reihe von ziemlich regelmässigen Schwankungen dar, die jeweils mit einem Wechsel zwischen Stupor und grösserer Klarheit einhergingen. Später verwischte sich diese Regelmässigkeit, und es kam zu dauernder Verblödung.

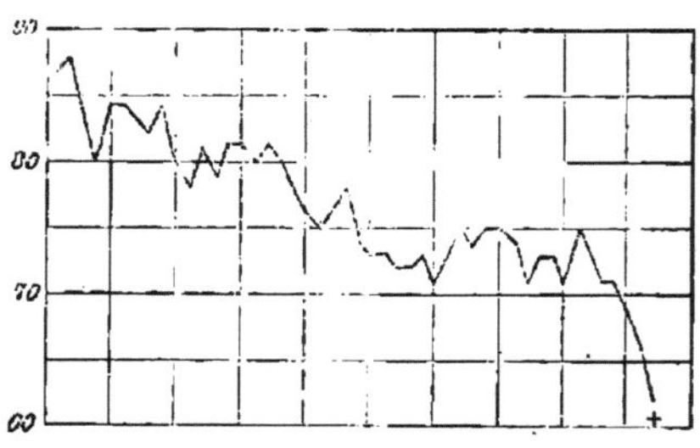

Curve IV.
Katatonie mit sehr starker Erregung. Tod in äusserstem Marasmus ohne Organerkrankung. Subnormale Temperaturen; reichliche Nahrungsaufnahme.

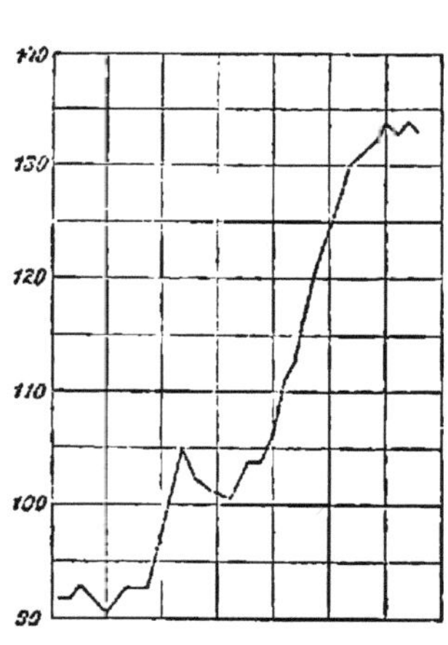

Curve III.
Katatonie. Stupor, dann Verblödung mit leichter Erregung.

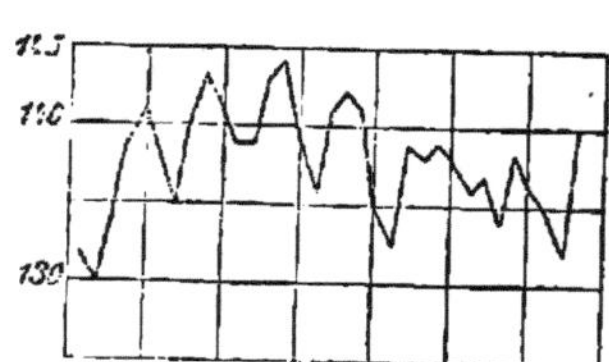

Curve V.
Katatonie. Wechsel zwischen Stupor und Klarheit.

Die klinische Einzeldarstellung des grossen Gebietes der Dementia praecox stösst auf erhebliche Schwierigkeiten, weil eine Abgrenzung der verschiedenen Krankheitsbilder nur künstlich durchführbar ist. Es giebt wol eine ganze Reihe häufiger wiederkehrender Gestaltungen, aber zwischen ihnen liegen so zahlreiche Uebergänge, dass es trotz aller Bemühungen heute unmöglich erscheint, jeden Fall einwandsfrei einer bestimmten Form zuzuweisen. Die im folgenden versuchte Gruppirung hat daher keinen anderen Werth, als den der Uebersichtlichkeit. Möglich ist es ja, dass eine genauere

Kenntniss des Wesens der Dementia praecox uns einmal Gesichtspunkte für die klinische Eintheilung des Gebietes an die Hand giebt, die uns heute noch völlig unbekannt sind.

Hebephrenische Formen. Die erste genauere und in ihrer Art geradezu mustergültige Schilderung gewisser Formen der Dementia praecox verdanken wir Hecker*), der 1871 im Anschlusse an Kahlbaums Aufstellungen unter dem Namen der Hebephrenie solche Fälle beschrieb, bei denen sich nach einem melancholischen Eingangsstadium ein solches der Manie entwickelt, um rasch in einen ganz eigenartigen Schwachsinnszustand auszugehen. Als Hebephrenie in diesem Sinne würde somit nur ein kleiner Theil der hier in der Dementia praecox vereinigten Beobachtungen zu bezeichnen sein. Daraszkiewicz**) hat daher den Begriff der Hebephrenie dahin erweitert, dass er auch die „schweren Formen" umschliesst, welche zu tiefem Blödsinn führen. Da diese Ausdehnung der Bezeichnung sich einzubürgern scheint, wollen auch wir hier als Hebephrenie ganz allgemein diejenigen Formen der Dementia praecox zusammenfassen, bei denen sich allmählich oder unter den Erscheinungen einer subacuten, seltener acuten Geistesstörung ein einfacher, mehr oder weniger hochgradiger geistiger Schwächezustand herausbildet.

Die Entwicklung dieses Krankheitsvorganges kann sich in sehr verschiedenartiger Weise abspielen. In mehr als der Hälfte der Fälle vollzieht sich die Umwälzung so unmerklich und unter so unbestimmten Anzeichen, dass der eigentliche Beginn derselben sich nachträglich gar nicht mehr feststellen lässt. Viele dieser Fälle kommen überhaupt nicht in die Behandlung des Irrenarztes, da die Veränderung von der Umgebung nicht als eine eigentlich krankhafte sondern nur als das Ergebniss einer unglücklichen Entwicklung, vielleicht sogar auch einer Verschuldung durch Charakterfehler betrachtet wird.

Die ersten Zeichen des herannahenden Leidens bilden in der Regel Kopfschmerzen, Schlaflosigkeit, Schwindelgefühl und eine allmähliche Veränderung im Wesen des Kranken. Er wird still, in sich gekehrt, verstört, scheu, verschlossen, wortkarg, zeitweise auch

---

*) Virchows Archiv LII, S. 394.

**) Ueber Hebephrenie, insbesondere deren schwere Form. Diss. Dorpat, 1892.

wol reizbar und grob, störrisch, rechthaberisch oder grundlos heiter und ausgelassen. Die Arbeit geht ihm nicht mehr von der Hand; in seinen Obliegenheiten ist er nachlässig, gedankenlos, zerstreut, vergesslich, kümmert sich nicht darum, ob etwas fertig wird oder nicht, sondern sitzt unthätig und brütend in den Ecken herum, starrt theilnahmlos vor sich hin, legt sich einige Tage ins Bett. Andere Kranke zeigen eine gewisse innere Unruhe und Unstetigkeit, halten es nirgends lange aus, treiben sich planlos herum, laufen ohne bestimmtes Ziel davon, auch in der Nacht, reisen aufs gerathewohl und ohne Geld in die Welt hinein. Bisweilen lässt der Zustand im Beginne deutliche Schwankungen erkennen, Wechsel zwischen besseren und schlechteren Zeiten; bei Frauen werden mitunter längere Zeit vor der Entwicklung der Krankheit leichte Erregungszustände während der Menses beobachtet.

Etwas seltener kennzeichnet sich der Beginn der Krankheit durch eine ausgeprägte traurige Verstimmung. Die Kranken werden niedergeschlagen, muthlos, ängstlich, misstrauisch, haben Heimweh, ziehen sich zurück, tragen sich mit Todesgedanken, machen öfters plötzlich einen Selbstmordversuch. In der Regel stellen sich alsbald Sinnestäuschungen ein. In der Nacht erscheint Gott und Christus, eine feurige Gestalt, ein Kreuz an der Wand; Engel schweben durch das Zimmer; Mäuse, Ameisen, Teufelchen huschen auf dem Bette herum. Die Augen werden mit Spiegeln geblendet; in den Sternbildern erscheint das Deutsche Reichswappen; schwarze Todtenvögel fliegen vorbei. Vor den Ohren ertönen Zwitschern, Klingen, Brausen und Surren, Gepolter, Musik, „Murmelei und naturgemässe Geisterstimmen", flüsternde Stimmen von der ganzen Menschheit. Der Edison-Phonograph spricht; Beschuldigungen und Drohungen werden ausgestossen („die isst und arbeitet nichts"; „die Haut wird abgezogen"; „die kommt in die Irrenanstalt"); die eigenen Gedanken werden laut und für Alle vernehmbar, von der Umgebung besprochen und durchgehechelt. Es riecht nach Schwefel; abscheuliche Dünste werden in das Zimmer gelassen; die Speisen schmecken nach Gift und Unrath; das Bett schwebt. In den Genitalien spricht es; im Rückenmark zieht es; der Körper erscheint verdoppelt.

Auch Wahnvorstellungen tauchen auf, die zuweilen sogar sehr in den Vordergrund des Krankheitsbildes treten. Zunächst pflegen dieselben mehr traurigen Inhalts zu sein. Der Kranke ist an allem

Schuld, ein grosser Sünder, Mörder und Vaterlandsverräther, hat vor Gericht falsch ausgesagt, Selbstbefleckung getrieben, kommt nicht in den Himmel; er ist verloren, verdammt, dem Bösen verfallen, wird gerichtet für Zeit und Ewigkeit, verdient den Feuertod; ihm ist, „als ob der Teufel nach ihm langen wollte“. Er wird fixirt, beobachtet, verschwätzt, verhext, soll umgebracht, zum Spion erklärt, erschossen, „englisirt“ werden. Man giebt ihm Gift ins Essen, Moschuswasser, „Schuhnägelsaft und Pottasche“, nimmt ihm sein Blut, bringt ihm Dreck unter die Haare, verschändet sein Gesicht, macht ihm seine Gedanken, beeinflusst künstlich seine Handlungen, giebt ihm die Worte ein. Der Samen wird ihm abgetrieben, die Natur ins Gesicht geworfen. Frauen sehen sich von Herren verfolgt, werden in der Nacht chloroformirt und entehrt, „naturlos gemacht“. Der Leib zerschmilzt; die Gelenke krachen; die Füsse zerbrechen; das Blut circulirt nicht; inwendig ist alles verbrannt und verfault: alles trocknet ein. Der Kranke hat keinen Magen und keine Gedärme mehr, einen Glasdiamant, ein Wespennest, einen Kirchthurm in der Brust.

Späterhin gewinnen vielfach Grössenideen die Oberhand, in einzelnen Fällen schon von Anfang an. Der Kranke hat eine grosse Erbschaft gemacht, viel Geld zu fordern, eine ganze Stube voll Gold, stammt vom deutschen Kaiser ab, ist der grösste in Deutschland, König von Ungarn, Sohn Gottes, Adam, von Fürsten und Kaisern umgeben. Er ist von Gott gesandt, spricht mit ihm, hat einen höheren Beruf, soll die Menschheit erlösen, will zur grossen Armee, Pfarrer, Schauspieler werden, hat 22 Frauen, verkehrt Nachts mit der Jungfrau Maria, besitzt die Schlüssel zur Hölle. Weibliche Kranke sind mit hohen Personen verlobt, Tochter des Kaisers, Engel, Himmelskönigin, wollen Prinzessin werden, bekommen goldgestickte Kleider; allnächtlich finden „göttlich-geistliche Begattungen“ statt.

Vielfach werden hier geradezu die Erlebnisse des Traumes zu Wahnbildungen verwerthet, oder es kommt zu einem ganz abenteuerlichen Fabuliren. Der Kranke ist im Himmel gewesen, von einer Hexe entführt worden, seit Erschaffung der Welt da, stammt aus dem Lande Hiob, war schon früher auf dem Kaiserthron, vor Jahrhunderten Militärarzt in Amerika, meint, er sei „ein Nordlicht“ oder „der Berg Horeb“, gehört „zum

Komet", spricht vom „Papstneuner", vom „Dolchmesser mit Hochzeitszettel", vom „socialdemokratischen Jagdstock" u. s. f. In der ganzen Welt ist Krieg; Deutschland ist abgebrannt; es ist in dem Jahr nicht Ostern gewesen; der Blitzstrahl kommt. Regelmässig aber treten diese anfangs vielleicht in grosser Ueppigkeit erzeugten Faseleien nach einiger Zeit wieder in den Hintergrund. Sie wechseln, werden immer dürftiger und schwinden schliesslich ganz oder bis auf einzelne kümmerliche, zusammenhangslose Reste, die nur selten, auf ausdrückliches Befragen oder in der Erregung noch einmal vorgebracht werden.

Vielfach tritt ein deutliches, wenn auch oft krankhaft verfälschtes Krankheitsbewusstsein hervor. Im Kopfe ist es curios, leer; der Verstand ist verloren gegangen; Vernunft und Verstand und Sinn sind zum Hirn hinausgefahren; die Gedanken sind fortgeflossen. „Der Dummkopf ist verwirrt", kann nicht mehr denken, leidet an Gehirnerweichung; das Gedächtniss hat abgenommen. Der Kranke ist verrückt, nicht mehr wie er gewesen ist; sein Leben ist nichts werth; ihm kann Niemand helfen.

Die Besonnenheit, Orientirung und Ordnung der Gedanken pflegt bei den sich allmählich entwickelnden Formen dauernd annähernd erhalten zu bleiben, während in den acuten Krankheitszuständen zeitweise Unklarheit und Verwirrtheit eintreten kann. Alles erscheint dem Kranken wie umgewandelt; seine Gedanken verwirren sich; er verkennt die Personen, fühlt sich „von Heimtückerevolution umgeben", ist „wie geistesabwesend", weiss nicht, wo er sich befindet. Zugleich spricht er unverständlich und zusammenhangslos, schreibt sinnlose Briefe und zeigt mehr oder weniger deutliche Sprachverwirrtheit. Das Gedächtniss ist in der Regel verhältnissmässig wenig gestört. Die Erinnerung an Erlebnisse, die zeitliche Ordnung derselben, die Schulkenntnisse haften leidlich gut; erst im weiteren Verlaufe der Krankheit kommt es allmählich zu einer fortschreitenden Verödung des Vorstellungsschatzes. Die Merkfähigkeit ist erhalten, aber der Kranke macht keinen Gebrauch davon, weil er gar kein Bedürfniss dazu hat, sich irgend etwas einzuprägen. Dieser Untergang der geistigen Regsamkeit, des eigenen Antriebes zum Denken und Beobachten ist vielleicht die wichtigste Ursache dafür, dass nicht nur keine neuen Erfahrungen mehr gesammelt werden, sondern auch die alten mehr und mehr versinken, weil sie niemals aufgefrischt und ins Gedächtniss zurückgerufen werden. So kommt es, dass ein zufälliger Anlass bei dem Kranken bisweilen noch eine ganze Menge von Vorstellungen wachrufen kann, die längst verloren schienen und jedenfalls von ihm nicht mehr beherrscht wurden.

Weit rascher und tiefgreifender, als die Schädigung des Gedächtnisses durch die Krankheit, ist diejenige des Verstandes. Soweit sich das Denken in eingelernten Bahnen bewegt, fällt diese Störung vielleicht nicht so sehr in die Augen, aber sie wird deutlich in den unsinnigen und zerfahrenen Wahnbildungen und Gedankengängen, die in aller Ruhe von den besonnenen Kranken geäussert werden, in der Unfähigkeit, geistige Arbeit zu leisten, zu überlegen, Widersprüche zu erkennen, sich in neuen Lebenslagen zurechtzufinden, endlich in der Unvernünftigkeit und Kopflosigkeit ihres Handelns. So sehen wir öfters die Kranken wol noch über den Büchern sitzen, aber sie begreifen nichts mehr, begehen die gröbsten Schnitzer, sind gänzlich ausser Stande, Aufgaben fortzuführen, die ihnen früher gar keine Schwierigkeiten boten.

Den Grundton der Stimmung bildet im allgemeinen die gemüthliche Stumpfheit und Gleichgültigkeit. Gleichwol stellen sich namentlich in der ersten Zeit vielfach lebhaftere Schwankungen des gemüthlichen Gleichgewichtes ein. Am häufigsten sind Niedergeschlagenheit, Angst, Verzagtheit, Verdriesslichkeit, Reizbarkeit, die bisweilen mit gehobenem Selbstgefühl und ausgelassener Heiterkeit ohne erkennbaren Anlass wechseln. Sehr gewöhnlich machen sich bei den Kranken auch geschlechtliche Gefühle stark bemerkbar; sie sehnen sich nach Liebe, möchten die ganze Welt umarmen, masturbiren, fordern zum Coitus auf. Auch lebhafte religiöse Gefühle tauchen auf; die Kranken beten, lesen viel in frommen Büchern, beichten, nehmen das Abendmahl, reden in Bibelsprüchen, wollen ins Kloster gehen, sich der Krankenpflege widmen. Späterhin treten die Gefühlsbetonungen immer mehr zurück; selbst die ungeheuerlichsten Grössen- und Kleinheitsvorstellungen werden gleichmüthig und ohne innere Bewegung vorgebracht. Der Kranke macht sich keine Gedanken über seinen Zustand, über seine Lage, nimmt alles ruhig hin, fügt sich ohne Schwierigkeit in die getroffenen Anordnungen; die Besuche der nächsten Angehörigen, die Erinnerungen an die frühere Thätigkeit wirken nicht mehr auf ihn ein. Ohne Sorgen für die Zukunft, ohne Langeweile, ohne klaren Wunsch und ohne bestimmten Plan lebt er unbekümmert in den Tag hinein, bald mehr theilnahmlos und gleichgültig, bald in unbestimmter hoffnungsfroher Erwartung irgend eines zukünftigen Glückes.

Im Handeln der Kranken macht sich entweder eine grosse Trägheit und Schwerfälligkeit oder ein eigenthümlich kindischer, läppischer Zug bemerkbar. Ihr Wollen ist haltlos, unselbständig, in einem Augenblicke unsinnig hartköpfig, im nächsten ohne weiteres lenksam und bestimmbar. Sie vernachlässigen ihr Aeusseres, leben unregelmässig, hören auf, zu essen, oder beschränken sich auf bestimmte Speisen, verlegen wichtige Gegenstände, vergessen ihre Pflichten und werden gänzlich unfähig zu andauernder und selbstständiger Thätigkeit. In Folge dessen wechseln sie vielfach ihre Stellung oder ihren Beruf, werden überall fortgeschickt, gemassregelt, gerathen in schlechte Gesellschaft, trinken, verthun ihr Geld, verbummeln, sinken zu Landstreichern und Bettlern herab, kehren abgerissen und verwahrlost nach Hause zurück, bis endlich die Krankhaftigkeit ihres Zustandes erkannt wird.

Vielfach begehen sie allerlei thörichte, unbegreifliche Handlungen, legen Feuer an, suchen Leichen auszugraben, predigen, läuten die Glocken, verkriechen sich, baden in den Kleidern, küssen den Fussboden, entkleiden sich auf der Strasse, legen sich in Kreuzesform an die Erde, schreiben wildfremden Personen Liebesbriefe. Ein Kranker ging in vornehme Häuser und machte den Damen geschlechtliche Anträge, weil er durch Stimmen davon in Kenntniss gesetzt worden war, dass er als „Beschäler“ dienen solle. Ein anderer, der es mit vieler Mühe zum Volksschullehrer gebracht hatte, zeigte sich bei seiner Anstellung plötzlich ganz unfähig, Schule zu halten, spielte statt des Unterrichts mit den Schulkindern Fangens, legte sich im Viehstall „aus Muthwillen“ in eine Krippe, steckte den Kopf in den Brunnen, weil er wegen seiner grossen Sünden recht gut noch eine Taufe brauchen könne. Ein Briefträger, der bis dahin noch mit Unterbrechungen Dienst gethan hatte, unterschrieb eines Tages ein amtliches Schriftstück als „Generalfeldmarschall“, verlangte Helm und Generalsuniform, bezeichnete sich als den Sohn Kaiser Wilhelms und erkannte an den Fingernägeln seines Vorgesetzten, dass derselbe sein Bruder sei. Wieder ein anderer Kranker machte plötzlich ohne irgend einen Grund den Versuch, seine eigene Schwester zu erstechen, weil ihm „der Gedanke dazu kam". Bei Soldaten kommt es zu Verstössen gegen die Mannszucht, unverbesserlichem Lachen im Gliede, Fahnenflucht. Weibliche Kranke geben sich dem ersten Besten geschlechtlich preis, lassen sich von ganz jungen Burschen an der Landstrasse missbrauchen. Vielfach werden Andeutungen katatonischer Eigenthümlichkeiten beobachtet, Gesichterschneiden, Manieren beim Essen und Handgeben, Wegnehmen fremden Essens, Verkriechen in fremde Betten, Speicheln, Grunzen, rhythmisches Wischen und Wiegen, Katalepsie, Echolalie und Echopraxie, ferner hysteriforme Anfälle, plötzliche „Gliedererstarrung", einförmiges Schreien, Ohnmachten mit Verdrehen der Augen, Athem- und Lachkrämpfe.

Gerade das häufige gegenstandslose Lachen, welches sich bei jeder Unterredung ohne den geringsten Anlass ungezählte Male wiederholen kann, ist eine der auffallendsten Begleiterscheinungen der Dementia praecox. Demselben liegt keineswegs eine heitere Stimmung zu Grunde; im Gegentheile erfährt man bisweilen von den Kranken, dass es zwangsmässig über sie kommt, selbst gegen ihren Willen. Oft führen die Kranken flüsternde und laute Selbstgespräche oder müssen „unverständiges mit sich selber reden", wie mir ein Kranker sagte, schimpfen sich selbst in den stärksten Ausdrücken; dabei sind sie meist unzugänglich für Ausfragen, geben wenig oder gar keine Auskunft über ihren Zustand. Im übrigen begegnen uns auf dem Gebiete der sprachlichen Aeusserungen gezierte Redeweise, gekünsteltes Aufsagen, häufige Anwendung von Verkleinerungssilben, Todtreiten bestimmter Moderedensarten, altbackener Witze, Reimereien, absichtliche Verdrehung der Wörter, gesuchtes Lispeln, Einmischung ungewöhnlicher, mundartlicher oder fremdsprachiger Ausdrücke und Sätze, Andeutungen von Sprachverwirrtheit. Manche dieser Eigenthümlichkeiten pflegen noch deutlicher in den Schriftstücken der Kranken hervorzutreten. Dazu kommt eine gewisse nachlässige Zusammenhangslosigkeit im Gedankengange, mehrfacher Wechsel der Construction in lang ausgesponnenen Satzbildungen, Vermengung verschiedenartiger Bilder, unvermitteltes Einstreuen plötzlicher Einfälle, gereimter Ergüsse, oft auch eine liederliche äussere Form, ungleichmässige Handschrift, Verschnörkelungen einzelner Buchstaben, Unterstreichungen, Mangel oder Ueberfluss an Ausdruckszeichen, einförmiger, oft wörtlich sich wiederholender Inhalt.

Die Nahrungsaufnahme der Kranken ist häufig unregelmässig, namentlich in den Zeiten der Verstimmung oder Erregung; sie essen nicht, weil sie nicht dürfen oder weil Gott es so haben will. Später stellt sich öfters grosse Gefrässigkeit ein. Auch der Schlaf ist vielfach gestört. Das Körpergewicht pflegt im Anfange zu sinken, steigt aber später mit dem Fortschreiten der Verblödung bisweilen sehr stark, so dass die Kranken unter Entwicklung bedeutender Esslust ein ungemein blühendes Aussehen gewinnen. Der hie und da beobachteten Abweichungen an den Pupillen, der häufigen Steigerung der Sehnenreflexe und der nervösen Erregbarkeit, endlich der vasomotorischen und Herzinnervationsstörungen, die wir hier wie bei den katatonischen Formen antreffen, wurde bereits früher gedacht.

Nicht selten kommt es im Verlaufe der Krankheit zu Erregungszuständen. Dieselben können sich im Rahmen heiterer Ausgelassenheit mit Gesprächigkeit, hanswurstartiger Unruhe, unbändigem Lachen und Kichern, Neigung zu Ausschreitungen, geschlechtlichen Unarten, läppischen Streichen und planlosem Herumtreiben halten. In anderen Fällen dagegen tritt tiefe Verworrenheit mit triebartiger motorischer Erregung auf, anhaltendes Schreien und Toben, Tanzen und Singen bis zur Erschöpfung, Schmieren, Zerstören, Gewaltthätigkeit. Meist sind solche Zustände nicht von sehr langer Dauer, können sich aber öfters ganz plötzlich, ohne erkennbaren Anlass wiederholen.

Den Ausgang der Krankheit bildet regelmässig ein Schwachsinn, der sich rascher oder langsamer entwickeln, namentlich aber sehr verschiedene Grade darbieten kann. Von den Fällen, die in die Irrenanstalten gelangen, scheinen etwa 75% die höheren Stufen der Verblödung zu erreichen. Die Kranken versinken allmählich mehr und mehr, werden stumpf, theilnahmlos und verlieren jedes Verständniss für ihre Umgebung. Vielfach sind sie unsauber beim Essen, schlingen gierig, verschütten, schmieren mit den Speisen herum; sie verunreinigen sich, halten Koth und Urin zurück, lassen den Speichel über ihre Kleider fliessen. Jede eigene Willensregung kann schliesslich erlöschen; sie bleiben stehen oder sitzen, wo sie sich gerade befinden, stumm und träge, höchstens zeitweise blöde vor sich hinlächelnd oder auch wol einmal leise einige unsinnige Worte oder Sätze murmelnd; sie müssen dann an- und ausgekleidet, gefüttert, geschoben werden.

Aeusseren Einwirkungen gegenüber verhalten sie sich bald ganz passiv, kataleptisch, bald widerstrebend. Die spärlichen Antworten, die man von ihnen erhält, sind meist völlig beziehungslos, verrathen nur hin und wieder ein gewisses Verständniss der Frage; eindringliche einfache Aufforderungen werden bisweilen noch richtig befolgt, einzelne von früher bekannte Personen zutreffend benannt. Hie und da gelingt es auch wol, Reste von Schulkenntnissen, richtiges Lesen oder Schreiben, Lösung einer Rechnung, das Haften einer geschichtlichen, geographischen, sprachlichen Erinnerung nachzuweisen, die dafür zeugen, dass es nicht ein unbestellter oder unfruchtbarer, sondern ein verwüsteter Acker ist, mit dem wir es zu thun haben.

Im Laufe der Zeit pflegen allerdings nach und nach auch diese Ueberbleibsel früherer geistiger Arbeit immer mehr zu schwinden. Immerhin lassen sich auch diese Kranken vielfach überraschend gut zu mechanischer, allerdings nicht selbständiger Arbeit erziehen und dadurch vor dem völligen Versinken bewahren. In anderen Fällen bleibt noch eine gewisse oberflächliche geistige Regsamkeit erhalten, aber die Kranken sind zerfahren, faselig, zeigen auch wol Reste von Wahnbildungen und Sinnestäuschungen. Manchmal erhalten sich deutliche Spuren der früheren Erregung, verwirrtes, unverständliches Schwatzen, läppisches Lachen, gezierte Bewegungen und Ausdrücke, stürmisches Auf- und Abrennen. Häufig zeigen die Kranken wenigstens vorübergehend Zeiten reizbarer Stimmung, drängen plötzlich zur Thüre hinaus, fangen an, zu schimpfen, oder begehen unvermittelt eine Gewalthandlung, zerschlagen eine Fensterscheibe, werfen eine Schüssel zu Boden, zerreissen ein Kleidungsstück, versetzen einem Schlafkameraden unversehens einen Hieb. Auch Zupfen und Nesteln an den Kleidern, abenteuerliche Drapirungen derselben, Ausreissen der Kopf- oder Barthaare, beharrliches Zerkratzen einzelner Körperstellen, rücksichtsloses Masturbiren wird vielfach beobachtet. In der Regel vollzieht sich dieser Vorgang im Laufe einiger Jahre, bei den acut einsetzenden Formen vielfach schon innerhalb des ersten Jahres, wenn auch meist eine bestimmtere zeitliche Umgrenzung nicht möglich ist.

Es muss indessen nicht immer so weit kommen. Soweit ich es

überblicken kann, bleibt in etwa 17% der Fälle der Schwachsinn ein mässiger. Die Kranken bewahren nach dem Schwinden der stürmischeren Krankheitserscheinungen ihre äussere Haltung, bleiben über ihre Umgebung wie über ihre Lage ziemlich orientirt, zeigen eine gewisse Einsicht in die überstandene Krankheit, vermögen sich aber nur in den allereinfachsten Lebensereignissen zurechtzufinden. An den Vorgängen um sie herum nehmen sie kaum Antheil, kümmern sich nicht um Zeitrechnung und Lebensunterhalt, können sich jedoch unter genauer Anleitung oft noch einigermassen nützlich machen. Reizbarkeit, Empfindlichkeit gegen Alkohol, gelegentliche Erregungszustände, verschrobene Ausdrucksweise, absonderliche Gewohnheiten sind neben der Verstandesschwäche häufigere Ueberbleibsel der überstandenen Krankheit. Hier können sich unter Umständen selbst nach Jahren noch Verschlimmerungen, namentlich Erregungszustände einstellen. Wahrscheinlich gehören hierher auch einzelne Fälle, in denen die Wahnbildungen und Sinnestäuschungen der erregten Zeit zwar allmählich mehr in den Hintergrund treten, aber doch gelegentlich vorübergehend einmal wieder auftauchen. Bisweilen bestehen andauernd Sinnestäuschungen, durch welche sich aber die Kranken meist nicht weiter beeinflussen lassen, und über die sie wenig Auskunft zu geben pflegen. Hie und da aber, namentlich während der Menses, werden sie unvermittelt gereizt, hallucinireu lebhafter, äussern Verfolgungs- oder Grössenideen, zerstören triebartig irgend einen Gegenstand, um kurz nachher anscheinend völlig ruhig und einsichtig ihren Zustand zu beurtheilen. Von dauernden, festen Wahnbildungen ist hier gar keine Rede; vielmehr lässt sich stets eine erhebliche Zerfahrenheit erkennen. Die Erziehungsfähigkeit nach Ablauf des eigentlichen Krankheitsvorganges pflegt eine sehr geringe zu sein; es gelingt meist nur, den Bestand einigermassen zu erhalten. Verhältnissmässig selten wird der Kranke im Stande sein, nach Ablauf der Störung sich von neuem zu einer bescheidenen geistigen Selbständigkeit hindurchzuarbeiten.

In 8% meiner länger verfolgten Beobachtungen verloren sich die Zeichen der hebephrenischen Erkrankung so vollständig wieder, dass man vielleicht von Genesung zu sprechen berechtigt ist. Dabei wird allerdings vorausgesetzt, dass die eingetretenen Besserungen auch als dauernde zu betrachten waren, ein Satz, der im Hinblicke auf die hie und da vorkommenden späteren Wiedererkrankungen nicht ohne weiteres sicher erscheint. Zugleich ist zu bemerken, dass leichtere Einbussen des Seelenlebens gewiss nicht selten unbemerkt bleiben, um so mehr, als die Störung wesentlich auf gemüthlichem Gebiete zu liegen pflegt und somit die bürgerliche Arbeitsfähigkeit verhältnissmässig wenig herabzusetzen braucht. Wir dürfen, wie ich glaube, annehmen, dass es eine ganze Menge von Menschen giebt, deren geistiger Schiffbruch durch die Dementia praecox vollständig verkannt wird, weil sie aus demselben noch so viel Leistungsfähigkeit haben retten können, dass sie in bescheidenem Wirkungskreise den Kampf ums Dasein zu bestehen vermögen. So manche jener fleissigen und vielleicht sogar nach gewissen Richtungen begabten Schüler dürften hierher gehören, die anfangs zu höheren Hoffnungen berechtigten, später jedoch trotz aller Strebsamkeit und Gewissenhaftigkeit zur Enttäuschung ihrer Erzieher nur mit der grössten Mühe zu Stande bringen, was die anscheinend weit schwächer veranlagten Kameraden spielend erreichten. Hier kann natürlich nur eine genaue Kenntniss und Verfolgung des einzelnen Falles den Nachweis der krankhaften Veränderung erbringen. Bei anderen wird die Störung deutlicher. Sie beschäftigen sich vielleicht noch mit unpassendem und für sie unverdaulichem Lesestoffe, mit entlegenen und schwierigen Fragen, aber sie bringen nichts zu Stande, machen in ihrem Berufe keine Fortschritte mehr, bestehen keine Prüfung, fangen alles am verkehrten Ende, in ganz unzweckmässiger Weise an. Der Gesichtskreis verengert sich; die gemüthlichen Beziehungen zur Aussenwelt schrumpfen ein. Allmählich verlieren sie gewöhnlich auch das Interesse an geistiger Beschäftigung und Anregung überhaupt, bewegen sich nur noch in altgewohnten, stereotypen Gedankenkreisen und wenden sich vielleicht schliesslich ganz irgend einer mechanischen Thätigkeit zu, dem Holzsägen, Abschreiben, der Gärtnerei, oft in schroffem Gegensatze zu früheren hochfliegenden Plänen und Hoffnungen.

Katatonische Formen. Unter dem Namen der Katatonie*) hat Kahlbaum ein Krankheitsbild beschrieben, welches der Reihe

---

*) Kahlbaum, Die Katatonie oder das Spannungsirresein, 1874; Brosius, Allgem. Zeitschr. f. Psychiatrie, XXXIII, 770; Neisser, Ueber die Katatonie. 1887. Behr, Die Frage der Katatonie oder des Irreseins mit Spannung. Diss. Dorpat, 1881; Schüle, Allgem. Zeitschr. f. Psychiatrie, LIV, 515; Aschaffenburg, ebenda, S. 1004.

nach die Zeichen der Melancholie, der Manie, des Stupors, bei ungünstigem Verlaufe auch der Verwirrtheit und des Blödsinns darbietet und ausserdem durch das Auftreten gewisser motorischer Krampf- und Hemmungserscheinungen, eben der „katatonischen“ Störungen, gekennzeichnet wird. Die von ihm gegebene, in vieler Beziehung meisterhafte Darstellung sollte zeigen, dass alle bis dahin als Melancholia attonita, Stupor, acute Demenz u. s. w. bezeichneten Zustände in Wirklichkeit nur Erscheinungsformen einer einzigen Psychose seien, welche, ähnlich der Dementia paralytica, trotz äusserlicher Verschiedenheiten des Verlaufes doch eine Anzahl durchaus eigenartiger körperlicher und psychischer Krankheitszeichen aufweise. Wenn ich nun auch die Zusammengehörigkeit sämmtlicher von Kahlbaum vereinigter Krankheitsbilder einstweilen bezweifeln muss, so sehe ich mich doch durch vielfache Erfahrungen veranlasst, die grosse Mehrzahl jener Fälle als Beispiele einer eigenartigen Krankheitsform anzuerkennen. Es handelt sich dabei im wesentlichen um das Auftreten eigenthümlicher, meist in Schwachsinn ausgehender Zustände von Stupor oder Erregung mit den Erscheinungen des Negativismus, der Stereotypie und der Suggestibilität in Ausdrucksbewegungen und Handlungen.

Die Psychose beginnt in der Regel subacut mit den Anzeichen einer leichteren oder schwereren psychischen Depression. Oft gehen schon lange Zeit Erscheinungen von „Nervenschwäche“ voraus. Die Kranken werden still, gedrückt, theilnahmlos, ängstlich, dabei reizbar und widerspenstig, klagen über Kopfschmerzen, Ziehen im Genick und im Kreuz, Erschwerung des Denkens, Mattigkeit, verlieren Schlaf und Esslust, ziehen sich von ihrer Umgebung zurück, wollen ins Kloster gehen, hören auf, zu arbeiten, bleiben viel im Bett liegen. Dieser Zustand der unbestimmten Vorboten kann kürzere oder längere Zeit andauern, selbst Jahr und Tag, so dass sich dann der eigentliche Beginn des Leidens gar nicht mehr recht feststellen lässt. Bisweilen leitet sich die Krankheit mit mehreren, anfallsweise auftretenden traurigen Verstimmungen ein, die durch bessere Zwischenzeiten von einander getrennt sind.

Regelmässig stellen sich nunmehr Sinnestäuschungen und Wahnvorstellungen ein. Am Himmel erscheint ein weisser Stern, Heiligenbilder, Christus am Kreuz, die wilde Jagd; an der Wand werden farbige Bilder vorgeführt; Engel, Teufel, Gespenster, wilde Thiere, Schlangen, der Höllenhund zeigen sich im Zimmer; Flammen zucken hervor; im Essen sind Menschenköpfe, Würmer in der Suppe. Draussen krähen die Hähne, rasseln Ketten, ertönt Musik, jammern die Kinder. Gott spricht zum Kranken; der Teufel ruft seinen Namen; sein ganzer Lebenslauf wird ihm vorerzählt. Die Leute wissen seine Gedanken, reden über ihn, sprechen von „Mörder und so Geschichten"; „der muss mit". Es sind Offenbarungen, geistige Stimmen, „Stimmeingreifungen", Bauchredner; wenn der Kranke etwas denkt, hört er es gleich weiter erzählen. Im Zimmer ist Dunst, mephitische Luft, Todtengeruch, im Essen Menschenfleisch und Unrath. Elektrische Ströme kreisen im Körper; fremdes Blut wird in den Kopf gepumpt, das Glied steif gemacht; das Bett macht Bewegungen; „durch Nase und Ohr krabbeln breite Frösche in den Mund".

Der Kranke fühlt sich als grosser Sünder; alles geschieht um seinetwillen; er ist der Urheber von allem. Er hat nicht recht gehandelt, ist verloren, verworfen, moralisch tief gesunken, bringt alle ins Unglück, kommt nicht in den Himmel, muss mit Tod und Teufel kämpfen, Anfechtungen erleiden, für die Sünden der Welt sterben. Der Satan sitzt in ihm, holt ihn ins Höllenfeuer; er muss seinen Glauben abschwören, ist von der Familie zum Opferlamm erkoren, hat die Religion zerstört. Das jüngste Gericht, der Weltuntergang ist da; es ist Krieg; alles ist todt, der Himmel heruntergefallen, das Haus voll Leichen; die Pfalz geht in Flammen auf; Soldaten, die Franzosen kommen; alle werden abgemurkst; die Menschen haben kein Blut mehr. Der Kranke wird hingeschlachtet, kommt aufs Schaffot, wird gebannt, verhext, muss das Blut seiner Verwandten trinken; ein Rabe ist am Fenster, um sein Fleisch zu fressen. Die Frau ist untreu, von einem Anderen angesteckt.

Wüste Gedanken steigen auf; der Kranke wird gezwungen, mit seiner Schwester den Beischlaf auszuüben, durch Sympathie beeinflusst, muss thun, was die Medien wollen; man lässt ihm die Natur abgehen. Weiblichen Kranken wird die Ehre geraubt; sie gebären todte Kinder. Die Gedanken werden verschwächt, der Verstand wie ein Lappen vom Hirn gezogen, das Gehirn zerrissen, der Kopf mitten durchgesägt, ein Gashahn in den Schädel geschraubt; der Kopf ist ein Wolfskopf. Der Kranke ist kein Mensch mehr, ganz zu; er kann nicht leben und nicht sterben, nie wieder gesund werden, hat keine Gedanken mehr, hat sein Kleinhirn ausgehustet; der Magen läuft auf und ab; die Lungen fallen herunter; die Eingeweide sind los; er ist schon gestorben.

Bisweilen schon jetzt, meist aber erst später, gesellen sich Grössenideen hinzu, die nicht selten die traurigen Vorstellungen ganz in den Hintergrund drängen. Der Kranke ist unaussprechlich glücklich, sehr reich, besitzt 10 Millionen, prächtige Schlösser, bekommt von Gott 60 000 Mark, einen Orden vom Prinzregenten von Schweden, muss zum Kaiser. Er ist ein berühmter Mann, Gedankenleser und Hellseher, untergeschobenes Kind, Paulus, Engel, Jesus, das Christkindchen in der Krippe, Welterlöser, Thronfolger von Bulgarien, zum Heile der ganzen Menschheit, zum Kampfe für Gott geboren, befindet sich „im Jordanhimmele", hat übernatürliche Gaben erhalten, wichtige Erfindungen gemacht, spricht 4 Sprachen, lebt von Gottes Wort, braucht nichts mehr zu essen und zu trinken.

Weibliche Kranke sind Gräfin, Welterlöserin, Mutter Gottes, sind mit feinen Herren verlobt, verkehren geschlechtlich mit Kaisern und Königen, erkennen ihren Mann nicht mehr an, haben „hoffentich einen Mann, der vornehm und von ihrem Range ist". Eine meiner Kranken lief zum Ortsvorsteher, um ein grosses Vermögen abzuholen, das sie dort für sich hinterlegt glaubte; eine andere traf Vorbereitungen zur Hochzeit mit einem ihr ganz fremden Herrn, der ihr angeblich durch Zeichen seine Liebe erklärt hatte. Ein Schuhmacher versuchte sich reichen jungen Damen zu nähern, die ihm nach seiner Meinung ihre Geneigtheit kundgegeben hatten, mit ihm die Ehe einzugehen.

Das Bewusstsein der Kranken ist in diesen Zuständen meist etwas getrübt. Sie fassen unvollkommen auf, vermögen sich nicht klar zu orientiren. Alles kommt ihnen verwechselt, wie Komödie vor; die Personen sind verwandelt, nicht die richtigen; sie befinden sich in einem Zauberhaus, klagen über Verwirrnisse und Verwicklungen. Der Gedankengang ist zerfahren, zusammenhangslos, die Ueberlegung meist schwer beeinträchtigt, wie sich aus den unsinnigen und widerspruchsvollen Reden der Kranken ergiebt. Die Erinnerung an die Vergangenheit ist gut erhalten, auch die Merkfähigkeit öfters überraschend gut. Personen der neuen Umgebung werden in der Regel wiedererkannt, wenn auch falsch aufgefasst und benannt, als Christus, Judas Ischarioth. Hie und da aber kommt es zu Erinnerungsfälschungen. Der Vater hat den Kranken durchstochen und das Blut aufgefangen; er ist von einer Zigeunerin geraubt, im Garten erschossen worden.

Die Stimmung der Kranken ist im Beginne des Leidens meist eine traurige, ängstliche; sie sind verstört, seufzen, jammern, flehen um Gnade, fürchten sich „vor dem Ungewissen". Bisweilen werden sie reizbar, misstrauisch, finster, drohend; auch beobachtet man Zornausbrüche von ungemeiner Heftigkeit. Dazwischen hinein aber kann sich ganz unvermittelt kindische Heiterkeit oder verzückte Glückseligkeit einschieben, meist begleitet von lebhafter geschlechtlicher Erregung, Masturbation, obscönen Reden und Angriffen.

Sehr auffallend pflegen auch die Störungen im Benehmen und Handeln zu sein. Die Kranken hören auf, zu arbeiten, stehen und liegen thatenlos herum, laufen davon, stieren vor sich hin, lachen ohne Grund, fangen an, Ausschweifungen zu begehen, sich zu vernachlässigen, ihre Umgebung zu bedrohen. Andere beten, laufen viel in die Kirche, knieen den ganzen Tag, gehen ins Kloster, läuten plötzlich die Glocken, wollen die Gräber öffnen, in der Kirche die Geräthe vom Altar nehmen. Noch andere wollen heirathen, ziehen ihre besten Kleider an, nehmen überall Abschied. Mehrere meiner Kranken machten Selbstmordversuche oder gefährliche Angriffe auf ihre Angehörigen ohne jeden äusseren Anlass; einer suchte sich in der Scheuer auf einem Heuhaufen zu verbrennen, weil die Franzosen kämen.

An diesen ersten Abschnitt der Krankheit, der in allen Hauptzügen demjenigen gewisser hebephrenischer Formen ähnelt, schliessen sich in mehr oder weniger deutlicher Ausprägung diejenigen Zustände an, die der Katatonie insbesondere eigenthümlich sind, der katatonische Stupor und die katatonische Erregung. In etwa $^1/_3$ der Fälle allerdings entwickeln sich diese Zustände, und zwar beide gleich häufig, ganz ohne bemerkbare Vorboten aus anscheinend voller Gesundheit heraus.

Der katatonische Stupor ist hauptsächlich beherrscht durch die Erscheinungen des Negativismus und der Befehlsautomatie. Die Kranken werden einsilbig, wortkarg, brechen mitten im Wort oder Satz ab, hören allmählich vollständig auf, zu sprechen (Mutacismus), oder lispeln doch nur hier und da leise einige unverständliche Worte, führen auch wol flüsternde Selbstgespräche, lachen vor sich hin. Manchmal setzen sie zum Sprechen an, sobald man Miene macht, sich zu entfernen, verstummen aber sofort, wenn man sich wieder zu ihnen wendet. Auch zum Schreiben sind sie meist nicht mehr zu bringen, brechen nach einigen Buchstaben ab, fahren spielend über das Papier oder bringen nur sinnlose Kritzeleien hervor. Sie blicken nicht mehr auf, wenn man mit ihnen spricht, drehen den Kopf nicht her, wenden sich vielleicht geradezu ab. In einzelnen Fällen erhält man jedoch zeitweise noch schriftliche Antworten, oder die sonst stummen Kranken singen auf Befehl einmal mit feiner Stimme ein bekanntes Lied. Im übrigen sind sie gänzlich unzugänglich gegen jede äussere Einwirkung, reagiren nicht auf Anreden, Berührungen und selbst Nadelstiche; nur selten führt ein sehr lebhafter Reiz Ausweichbewegungen noch seltener einmal einen unvermuthet gewandten und kräftigen Angriff herbei. Auch ein gelegentliches leises Blinzeln, stärkere Röthung oder Schwitzen des Gesichtes, Zucken um die Mundwinkel bei solchen Versuchen, Auflachen bei scherzhaften Anlässen deuten darauf hin, dass weniger die Auffassung der Eindrücke, als die Auslösung einer Willenshandlung auf dieselben gestört ist.

Jeder Versuch eines Eingreifens in Haltung oder Bewegung der Kranken begegnet zeitweise hartnäckigem und unüberwindlichem Widerstande. Man fühlt, wie sich sofort jeder Muskel auf das äusserste anspannt, sobald man irgend eine Lageveränderung mit dem Kranken vornehmen will. Drückt man gegen die Stirn, so schnellt der Kopf beim Loslassen federnd nach vorn; berührt man das Hinterhaupt, so strebt er dem Fingerdruck entgegen nach hinten. Den psychischen Ursprung dieses entschiedenen Widerstrebens erkennt man am besten in den nicht seltenen Fällen, in welchen die Kranken auch auf sprachliche Beeinflussungen in der gleichen Weise antworten. Es ist dann nicht nur möglich, den Kranken dadurch zum Vorwärtsgehen zu veranlassen, dass man ihn scheinbar zurückdrängt und umgekehrt, sondern er setzt sich auf den Nachtstuhl, wenn man es ihm mit Bestimmtheit verbietet, steht still, sobald man ihn gehen heisst und ähnliches. Auch in einer Reihe von anderen Zügen lässt sich deutlich der grundsätzliche Widerstand gegen die natürlichen Willensantriebe erkennen. Manche Kranke dulden keine Kleider, keine Schuhe, ja kein Hemd, gehen nicht ins Bett, legen sich Nachts an den Boden, unter das Bett, ziehen Kleidungsstücke verkehrt an, kehren die Bettstücke um, liegen auf der Decke, um sich mit der Matratze zuzudecken, drängen zu einer bestimmten Thüre hinaus. Sie kriechen in fremde Betten, ziehen fremde Kleider an, verbinden sich die Augen, verhüllen sich, halten krampfhaft fest, was sie einmal gefasst haben.

Als eine negativistische Erscheinung ist ferner wol die bei unseren Kranken häufige Nahrungsverweigerung aufzufassen. Sie hören bisweilen ganz plötzlich auf, zu essen, und sind nun auf keine Weise zur Fortsetzung der Mahlzeit zu bewegen, beissen krampfhaft die Zähne aufeinander, pressen die Lippen zusammen, sobald man sich mit dem Löffel nähert. Andere essen nicht, so lange man ihnen zusieht, lassen alles stundenlang stehen oder nehmen nur heimlich etwas zu sich. Ebenso plötzlich, wie sie begann, pflegt die Nahrungsverweigerung auch zu enden, um nun nicht selten einer gierigen Gefrässigkeit Platz zu machen. Bisweilen fangen die Kranken an, zu essen, wenn sie in ein anderes Zimmer, in eine neue Umgebung kommen. Einzelne Kranke verschmähen mit unüberwindlicher Hartnäckigkeit bestimmte Speisen, Fleisch oder das für sie bereit gestellte Essen, wissen sich aber mit List oder Gewalt die Speisen ihrer Nachbarn zu verschaffen und verzehren dieselben in grösster Hast.

Endlich dürfte auf den Negativismus der Kranken auch vielfach ihre Unreinlichkeit zurückzuführen sein. Sie halten Urin und Koth oft lange Zeit zurück und lassen ihn dann einfach unter sich gehen, nehmen nicht die geringste Lageveränderung vor, um sich den unangenehmen Folgen zu entziehen. Auf dem Abtritt sind sie häufig nicht zur Entleerung zu bewegen, um gleich darauf den Fussboden oder das Bett in ausgiebigster Weise zu verunreinigen. Der Speichel wird oft bis zum äussersten im Munde angesammelt, um dann plötzlich springbrunnenartig hervorzuquellen, oder er läuft immerfort am Kinn über die Kleider herab, zum Theil wol, weil die Absonderung vermehrt ist, aber auch weil die psychomotorisch erstarrten Kranken keine Schluckbewegungen ausführen. In anderen Fällen sieht man indessen die Kranken ihre Umgebung auf das rücksichtsloseste durch immerwährendes Spucken verunreinigen.

Mit dem Negativismus verbindet sich sehr gewöhnlich eine

ausserordentliche Einförmigkeit der Körperhaltung und Muskelspannung. In Folge dessen sehen wir die Kranken Tage, Wochen, ja viele Monate hindurch genau dieselbe Stellung einnehmen. In eigenthümlicher Haltung, bildsäulenartig, oft starr in sich zusammengekrümmt, hocken, knieen oder liegen sie regungslos da, den Kopf frei vom Kissen abgehoben oder über den Bettrand herabhängend, das Leintuch zwischen den Zähnen. Sie lassen sich nach Belieben herumrollen oder auch an irgend einem Körpertheil wie ein Packet in die Höhe heben, ohne die Lage ihrer Glieder irgendwie zu verändern. Eine meiner Kranken faltete so lange Zeit die Hände krampfhaft, dass an den Berührungsstellen Druckbrand entstand; ein anderer kniete Jahre lang auf derselben Stelle, bis wegen der entstehenden Gelenkentzündung unter heftigstem Sträuben gewaltsames Festhalten im Bette nöthig wurde. Die Augen sind dabei entweder geschlossen, werden bei jeder äusseren Annäherung unter starker Aufwärtsrollung der Bulbi fest zusammengekniffen, oder sie sind weit offen, starren mit erweiterten Pupillen in die Ferne, fixiren niemals; der Lidschlag findet äusserst selten statt. Der Gesichtsausdruck ist unbeweglich, maskenartig, verwundert, erinnert bisweilen an das starre Lächeln der Aegineten. Die Lippen sind öfters rüsselartig vorgeschoben („Schnauzkrampf"), zeigen hier und da leichte, rhythmisch-zuckende Bewegungen. Häufig ist Grinsen und Gesichterschneiden.

Auch im Gange der Kranken pflegen sich ähnliche Eigenthümlichkeiten bemerkbar zu machen. Oefters ist es freilich ganz unmöglich, Gehversuche zu erzielen. Die Kranken lassen sich einfach steif hinfallen, sobald man sie auf die Füsse stellen will. In anderen Fällen marschiren sie mit gestreckten Knieen, auf den Zehenspitzen, auf dem äusseren Fussrande, mit gespreizten Beinen, stark zurückgebeugtem Oberkörper, mit krampfhaft emporgerafftem Hemde, rutschend, tänzelnd, kurz in irgend einer ganz ungewöhnlichen, aber mit Aufbietung aller Kräfte entgegen jeder äusseren Einwirkung festgehaltenen Stellung. Die einzelnen Bewegungen sind steif, langsam, gezwungen, als ob ein gewisser Widerstand zu überwinden wäre, oder ruckweise und dann oft blitzschnell.

Einen eigenthümlichen Gegensatz zu diesen Erscheinungen, in denen sich das allgemeine Widerstreben gegen jede Veränderung des augenblicklichen Zustandes ausdrückt, bilden die vielfach her-

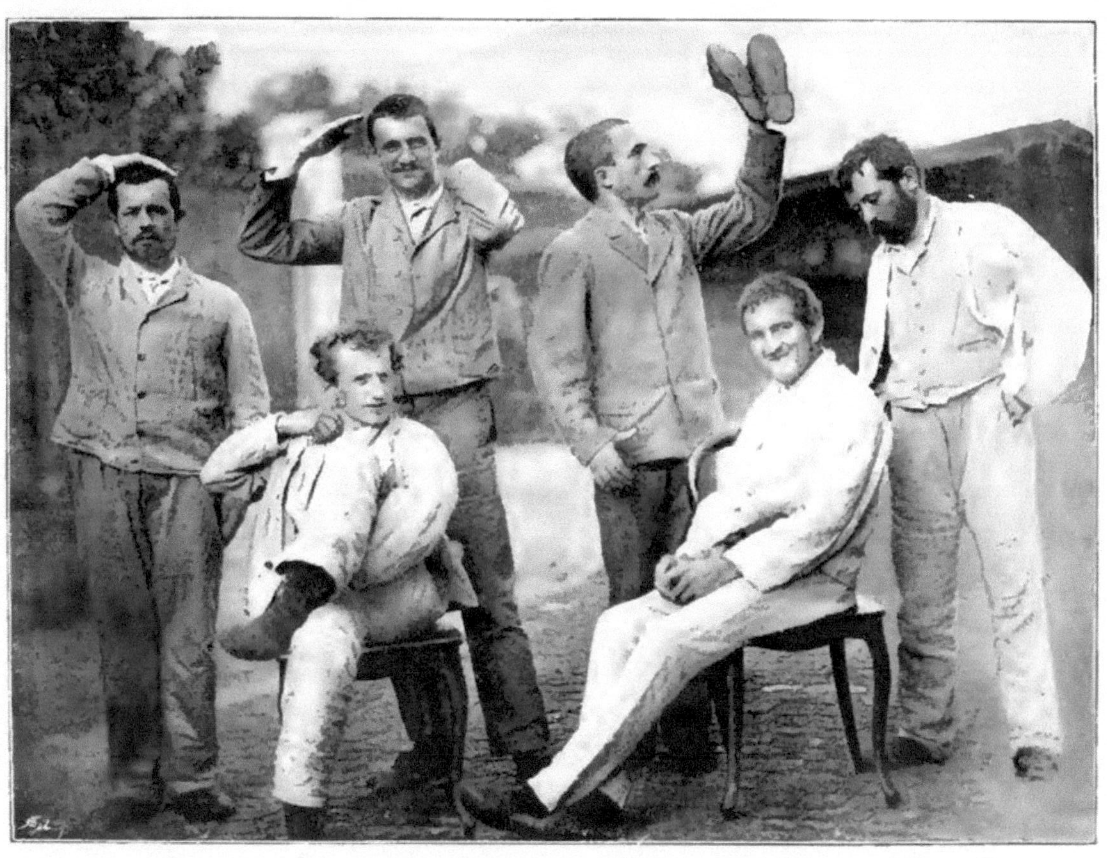

A B C D E F

Katatonikergruppe.

vortretenden Anzeichen gerade einer erhöhten Beeinflussbarkeit von aussen her. Dahin gehört vor allem die ausnahmslos kürzere oder längere Zeiten hindurch bestehende Katalepsie, die in solchen Zuständen ihre höchste Ausbildung zu erreichen pflegt. Seltener und meist nur vorübergehend begegnet man auch der Echolalie oder gar der Echopraxie. Die Kranken wiederholen dann einfach ganz mechanisch die an sie gerichteten Reden oder auch irgendwelche zufällig aufgefasste Aeusserungen, stimmen in ein Lied ihrer Nachbarn ein und wiederholen es; sie ahmen lebhaftere Geberden nach, die man ihnen in eindringlicher Weise vormacht (Hochheben der Arme, Händeklatschen), setzen eine von aussen angeregte Bewegung (Taktschlagen, Rollen der Hände um einander) längere Zeit hindurch fort. Bisweilen sieht man sie sogar stundenlang alles mitthun, was irgend eine bestimmte Person ihrer Umgebung thut, ihr alles nachsprechen, in gleichem Schritt hinter ihr hergehen, sich mit ihr an- und auskleiden und ähnliches.

Das auffallende Bild, welches durch die Katalepsie erzeugt wird, ist auf der Tafel II an mehreren Beispielen wiedergegeben. Die Kranken wurden ohne Mühe in die absonderlichen Stellungen gebracht und behielten dieselben bei, als sie in einer Gruppe photographirt wurden, einzelne mit verschmitztem Lächeln, andere mit starrem Ernste. Von diesen Kranken war nur E bereits ziemlich blödsinnig, während namentlich A, B und C noch im Beginne der Krankheit standen. Mit Ausnahme von D haben alle diese Kranken Remissionen gehabt. Bei B dauert dieselbe heute noch fort; auch E hat sich nochmals gebessert.

Die beiden nur anscheinend entgegengesetzten Zustände des ausgeprägtesten Widerstrebens und der vollständigen Hingabe an äussere Einflüsse gehen bei den Kranken regellos und ganz unvermittelt in einander über. Zwar kann unter Umständen Wochen und Monate lang nur das eine Verhalten bemerkbar sein, aber es finden sich immer Zeiten, in denen sich eine plötzliche Wandlung feststellen lässt, ja es gelingt nicht so selten, durch geeignete suggestive Beeinflussung unmittelbar die Starre in Katalepsie überzuführen und umgekehrt. Die Nahrungsverweigerung wechselt unvermittelt mit Gefrässigkeit; der vielleicht wochenlang regungslos stumme Kranke fängt plötzlich an, überlaut einige ganz unverständliche Schreie auszustossen, Kikeriki, Hurrah zu rufen, wie ein Hund zu bellen, mit verschmitzter Miene einen zeitgemässen Gassenhauer zu grölen. Oder er springt mit langen Sätzen durch das Zimmer, hebt irgendwo blitzschnell ein Fenster aus und stürzt sich mit gewaltigem Schwunge in ein fremdes Bett, wo er wieder unzugänglich liegen bleibt. Andere Kranke erheben sich eines Tages und sprechen, wie wenn nichts geschehen wäre, verlangen ihre Entlassung, beklagen sich über die Zurückhaltung in der Anstalt; wenige Stunden später findet man sie vielleicht schon wieder in starrem Stupor. Gerade dieser überraschende Wechsel verschiedenartiger Zustände ist in hohem Maasse kennzeichnend für die Katatonie.

Offenbar spielt hier vielfach jenes zweite katatonische Zustandsbild in den Stupor hinein, welches wir als katatonische Erregung bezeichnet haben. Die Eigenthümlichkeit dieser Erregung liegt in dem Auftreten zahlreicher Triebhandlungen und Bewegungsstereotypen. Der Ausbruch derselben ist in der Regel ein ganz plötzlicher, meist nach den früher geschilderten Vorboten einer traurigen Verstimmung. Die Kranken werden, bisweilen mitten in der Nacht, unruhig, verwirrt, schwatzen, singen, tanzen ungestüm, mit glänzenden Augen im Zimmer herum, reissen sich die Kleider vom Leibe, werfen Tische, Betten, den Ofen um, spucken um sich, sind plötzlich sinnlos gewaltthätig. Zugleich beginnen die eigenthümlichen katatonischen Bewegungen, die öfters das erste erschreckende Krankheitszeichen bilden.

Die Kranken werden plötzlich am ganzen Körper starr, sinken zu Boden, bleiben in der Stellung eines Gekreuzigten liegen, verdrehen die Augen, athmen stossweise, pusten und blasen, rollen sich um ihre Längsachse, machen Schlangenmenschbewegungen; sie drehen sich auf den Zehenspitzen herum, rotiren Rumpf und Kopf schaukeln und wiegen sich hin und her, proniren die Arme bis zum Aeussersten, wirbeln die Fäuste mit grosser Geschwindigkeit um einander. Diese Erscheinungen erinnern vielfach lebhaft an hysterische Störungen, denen sie bisweilen zum Verwechseln gleichen.

Weiterhin äussert sich der Bewegungsdrang der Kranken in grosser Unruhe. Sie schnellen sich im Bett auf und nieder, machen mit den Armen unaufhörlich beschwörende oder tactmässige, kreisende Bewegungen, schreiben Buchstaben in die Luft, ringen die Hände, klatschen, trommeln an die Wand, tupfen stundenlang auf den Tisch, tänzeln und hüpfen, wischen und stampfen. Alle diese Bewegungen geschehen eckig, steif, plump oder geziert, feierlich; sie sind ganz zwecklos, haben keinerlei Beziehung zur Umgebung und werden oft stundenlang in ganz einförmiger Weise fortgesetzt. Meist lassen sie sich nur mit Aufwendung starker Gewalt unterdrücken, um sofort wieder zu beginnen, wenn man den Kranken freigiebt.

In diese einförmigen Bewegungen mischen sich die merkwürdigsten Antriebe hinein. Die Kranken beissen plötzlich in die Uhrkette des Arztes, bemächtigen sich mit blinder Gewalt irgend eines bestimmten Gegenstandes, schlagen die verwegensten Purzelbäume, trippeln und tanzen in abenteuerlicher Haltung und Ausschmückung herum, machen einige Luftsprünge, um sich dann mit gewaltigem Anlauf über die hohe Lehne köpflings ins Bett zu stürzen. Sie erklettern hastig einen Stuhl, einen Tisch, um dort zu defäciren, balanciren in den gewagtesten Stellungen, werfen alle Bettstücke durcheinander, schleppen ihre Matratze stundenlang im Kreise herum und klopfen bei einer bestimmten Stelle jedesmal an die Wand, stellen sich mit ausgebreiteten Armen nackt auf den Nachtstuhl. Andere „ahmen die Wachtparade nach", „exerciren, wie wenn sie strengsten Befehl vom Oberst hätten", springen bis zur Ermattung ums Haus, kriechen am Boden herum, galoppiren in Fechterstellung mit grossen Bocksprüngen, tanzen mit der ausgehobenen Stubenthüre herum, schleudern jedes Hinderniss hastig bei Seite, heben unvermuthet einen harmlosen Nachbarn in die Höhe oder versetzen ihm eine schallende Ohrfeige. Vielfach sieht man sie mit unermüdlicher Beharrlichkeit die gleichen Wege zurücklegen, namentlich im Kreise herumwandern, so dass sich ihre Spur allmählich ausprägt wie diejenige eines Thieres im Käfig. Häufig sind auch blindes, sinnloses Hinausdrängen, unermüdliches Klopfen an den Thüren, zwangsmässige, fast ununterbrochen wiederholte Selbstmordversuche. Manche Kranke zerkratzen sich, reissen sich die Haare aus, brennen sie an, beissen sich in den Arm; einer sprang singend in den Neckar.

Alle die geschilderten, sehr verschiedenartigen Handlungen werden mit der grössten Kraft und Rücksichtslosigkeit durchgeführt, so dass es meist gänzlich unmöglich ist, den äusserst gewandt und schnell sich bewegenden Kranken an seinem Vorhaben zu hindern. In Folge dessen kommt es bisweilen zu massenhaften Hautabschürfungen, kleinen und grösseren Verletzungen, da der Kranke seine Glieder nicht im geringsten schont, die offenen Stellen immer wieder anschlägt und die ihm hinderlichen Verbände ohne weiteres herunterreisst.

In der Regel sind die Kranken sehr unsauber. Sie lassen unter sich gehen, packen ihren Koth zusammen, verzehren ihn, lecken den Urin vom Boden, uriniren in den Pantoffel, in den Spucknapf, stecken Brot in den After, spucken in die Suppe, auf ihr Butterbrod, in ihr eigenes Bett, schlürfen das Badewasser ein, waschen sich mit Urin. Die geschlechtliche Erregung kommt in rücksichtslosem Masturbiren, Coitusbewegungen, obscönen Reden zum Ausdruck, in der Neigung, zu küssen, Anderen an die Genitalien zu greifen.

Ganz besonders kennzeichnend für die katatonischen Zustände sind auch die eigenthümlichen Ausdrucksbewegungen der Kranken. Dahin gehören die gespreizten Geberden, das Gesichterschneiden, das sinnlose Kopfschütteln und Nicken, das einförmige Heulen, Brüllen, Krähen, Johlen, Singen, das Quieken, Schreien in Fistelstimme, Kreischen und Brummen, das andauernde unbändige Lachen. Die Sprache ist bald scandirend, rhythmisch, mit ganz verschrobener Betonung, bald singend oder commandirend, bald überstürzt, stossweise, bald abgerissen. Bisweilen löst sie sich in eine Folge unsinniger, tactmässig wiederholter Silben auf, mit Reimen und Anklängen, oder die Worte werden verstümmelt, die Endsilben weggelassen, willkürlich bestimmte Buchstaben eingefügt. Ein Kranker sprach immer von „Soktor", „Notessor", „neistesnank". In der Regel haben diese Aeusserungen gar keine Beziehung zu den an die Kranken gerichteten Fragen oder zu der ganzen Sachlage überhaupt. Eine Probe derartiger zerfahrener Reden geben die folgenden Sätze:

„Benollen und betollen kann ich mich doch nicht lassen. Wissen Sie, ich war ganz irrsinnig und vielleicht bin ich es noch. Ob es ein Herr Grossherzog ist oder König und Kaiser — ob es die Stimme des Gerichts ist oder wer es ist. Der liebe Gott vom Himmel kommt auch und wenn es nur ein Hund oder ein Mück ist — oder ein Stückchen Brot. Ich weiss nicht, ob ich einen Fisch in der Hand habe oder eine Schlange oder was klappert oder was geht und steht; lieber mag ich Alle auf Erden. Von unten und oben kann Niemand betollt werden." „Meine Nase gehört jetzt in Jesus Christus hineingestopft und mir alles herumgedreht. Die thun Alle klappern und Gott veraftern. Und wenn da drüben der liebe Erzgrossherzog ist, dann thun die hüben und drüben veraftern und verfatzen und Schlichte hinein."

Man beachte die Wortneubildungen, die Wiederkehr einzelner Ausdrücke, betollen, klappern, veraftern, die sinnlosen Anklänge, den Mangel jeden Gedankenzusammenhanges bei erhaltener Satzbildung, endlich die Andeutungen von Grössenideen und von Krankheitsgefühl. Die Aussprache geschieht dabei vielfach geziert, lispelnd, grunzend oder in Fistelstimme. In einzelnen Fällen wird Agrammatismus beobachtet, insofern die Kranken unfähig scheinen, Sätze zu bilden, und in Infinitiven sprechen.

Sehr gewöhnlich ist endlich hier wie im Stupor das früher bereits besprochene Symptom der Verbigeration, in welchem sich, wie in so vielen ihrer sonstigen motorischen Aeusserungen, die Neigung der Kranken zur Stereotypie, zur Wiederholung der gleichen Antriebe, auf das deutlichste kundgiebt. Irgend ein kürzerer oder längerer, häufig durchaus sinnloser Satz (z. B. „Gekreuzigter Krex in e Umkrexhaus"), auch wol einzelne Buchstaben werden stunden- und tagelang in derselben, oft rhythmischen Betonung ununterbrochen wiederholt, bald schreiend, bald flüsternd, bald sogar in bestimmter Melodie. Bisweilen versprechen sich die Kranken einmal, oder es drängt sich ein in der Umgebung gehörtes Wort hinein; so kann der Spruch allmählich Wandlungen erfahren, deren Ergebniss man dann nach einigen Stunden vorfindet. Auch in den schriftlichen Aeusserungen der Kranken lässt sich die Verbigeration wiederfinden, in dem endlosen Wiederholen der gleichen Schnörkel, Zahlen, Buchstaben, Worte oder Sätze. Damit pflegt sich verschrobene Rechtschreibung und Interpunction zu verbinden. Plötzliche, unberechenbare Einfälle bewirken die Einfügung ganz sinnloser oder das Auslassen für den Sinn nothwendiger Zeichen und Wörter. Die Ausführung der Schrift selbst geschieht bald langsam, zögernd, mitten im Buchstaben abbrechend, bald rasch und flüchtig oder in gewöhnlichem Zeitmaasse. Der Druck wechselt ebenfalls vielfach unvermittelt. Manche Kranke schreiben Spiegelschrift. Beispiele katatonischer Schriftstücke geben die umstehend beigefügten Proben, von denen die erste in Form und Inhalt die zwangsmässige Stereotypie mit geringen allmählichen Abwandlungen erkennen lässt, während in der zweiten neben Andeutungen von Stereotypie ganz besonders die Zerfahrenheit hervortritt.

Der katatonische Stupor und die Erregung sind anscheinend trotz ihrer äusserlichen Verschiedenheit nahe verwandte Zustände.

Wir sehen dieselben im Krankheitsbilde vielfach unmittelbar aufeinander folgen; dabei scheint die Erregung etwas häufiger voran zu gehen, als der Stupor. Aber auch in den weit zahlreicheren Fällen, in denen nur der eine oder der andere Zustand den Krankheitsverlauf beherrscht, können sich doch ungemein häufig Andeutungen des entgegengesetzten Bildes einschieben. Der stuporöse Kranke geräth plötzlich für einige Minuten oder Stunden in die

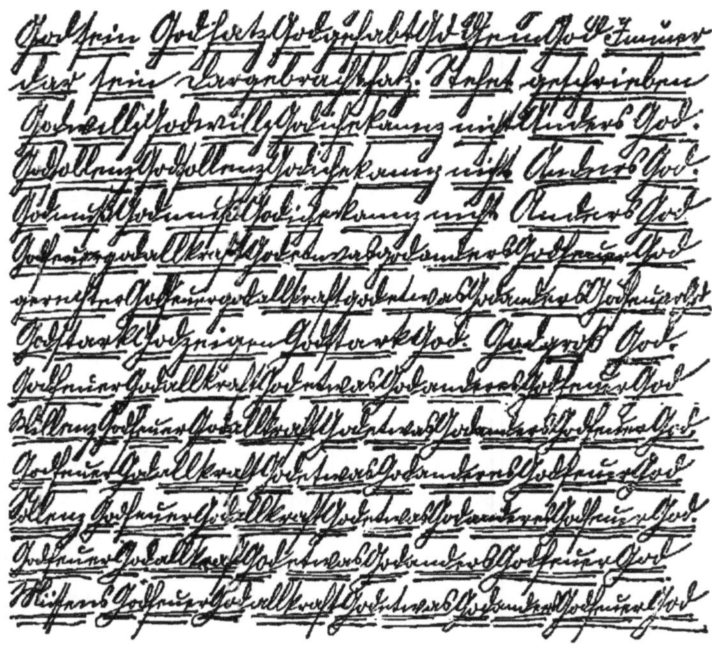

Schriftprobe II.

sinnloseste Erregung, um dann in seine frühere Regungslosigkeit zurückzusinken; umgekehrt sehen wir die Erregung vorübergehend nicht selten einem leichter oder schwerer stuporösen Zustande mit Katalepsie und Negativismus Platz machen. Die gradweise Ausprägung der Erscheinungen ist in den einzelnen Fällen sehr verschieden. Der Stupor kann bisweilen nur durch ein wortkarges, abweisendes, schläfriges Wesen angedeutet werden, während die Erregung von leichter läppischer Ausgelassenheit bis zum rücksichtslosesten, geradezu das Leben gefährdenden Rasen schwanken kann.

Während der Entwicklung dieses vielgestaltigen Krankheitsbildes ist das Bewusstsein ohne Zweifel dauernd etwas getrübt. Die Kranken fassen zwar einzelne Eindrücke fast immer ziemlich gut auf, auch wenn man es zunächst nicht nachweisen kann, aber sie pflegen doch nur eine ziemlich unklare Vorstellung von ihrer Lage

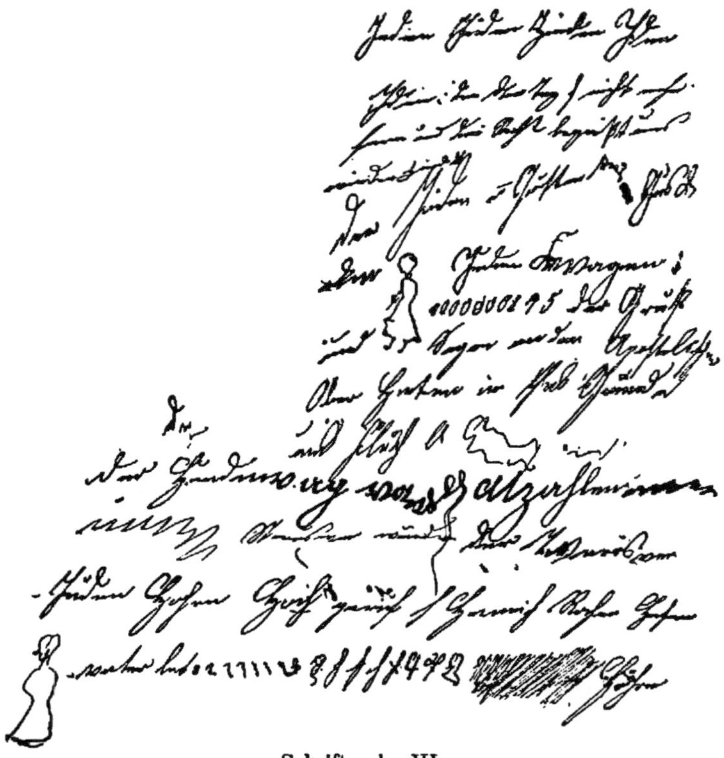

Schriftprobe III.

und den Vorgängen in ihrer Umgebung zu haben, allerdings zum Theil deswegen, weil sie sich gar nicht darum bekümmern und nicht das Bedürfniss haben, ihre Wahrnehmungen weiter zu verarbeiten. Sie verkennen daher vielfach die Personen, wissen nicht, wo sie sich befinden, überraschen aber nicht selten dadurch, dass sie die Namen der Wärterinnen oder der anderen Kranken wissen, eine scherzhafte Bemerkung machen, sich über irgend ein Vorkommniss beklagen, geordnete Auskunft über ihre Verhältnisse geben, einen zusammenhängenden Brief mit zutreffender Schilderung ihres Aufenthaltes, der Bitte um Abholung verfassen.

Selbst eine gewisse Krankheitseinsicht ist vielfach vorhanden. Die Kranken bezeichnen ihr absonderliches Treiben als Dummheiten, meinen, sie seien eben närrisch, seien „stumpfsinnig und vernebelt“, „sehr dumm geworden in letzter Zeit“, der Kopf sei hohl, durcheinander. Eine Kranke, welche die katatonischen Bewegungsstereotypen in höchster Ausbildung darbot, sagte mir: „ich muss aber immer so dumme Bewegungen machen; das ist doch zu einfältig“; eine andere beklagte sich, dass sie immer Gesichter schneiden müsse; man solle ihr doch das Lachen vertreiben. Freilich erfährt man über die Gründe des ganzen zwangsmässigen Benehmens von den Kranken nie etwas anderes, als dass sie nicht hätten sprechen oder essen dürfen oder können, die Worte nicht gefunden hätten, dass eine Kraft, ein „Drang“ über sie gekommen sei und sie gezwungen habe, alles nachzumachen, dass sie hätten thun müssen, was man ihnen sagte, dass man es ja so gewollt habe. Sie hätten nicht eher ruhen können, bis sie es so gemacht hätten; es habe ihnen Spass gemacht, alles so oft zu wiederholen; sie hätten es eben gewollt. Weit seltener sind andere Begründungen. Ein Kranker hatte nach seiner Aussage gemeint, er falle von Gott ab, wenn er esse; ein anderer erzählte, er sei zu seinen stürmischen Bewegungen „wie mit einem Seil“ gezogen worden, habe keinen Hunger gehabt.

Trotz dieser klaren Angaben über die Eigenart ihrer Zustände, die meist auch im allgemeinen als krankhafte betrachtet werden, fehlt den Kranken doch, zunächst wenigstens, durchaus ein wirkliches Verständniss für die Schwere der Störung. Sie wundern sich nicht besonders über ihr merkwürdiges Gebahren in der Krankheit, betrachten sich sofort als vollkommen gesund, sobald sie einigermassen klar geworden sind, drängen ohne weiteres und blind gegen besseren Rath nach Hause. Sehr häufig bestehen übrigens während des Stupors wie in der Erregung und selbst nach deren Schwinden allerlei Wahnbildungen und Sinnestäuschungen fort, wie wir sie früher eingehend geschildert haben.

Die Stimmung der Kranken zeigt nach den anfänglichen stärkeren Gefühlsschwankungen keine sehr auffallenden Störungen. Meist sind die Kranken im Zusammenhalte mit ihrem sonderbaren Benehmen und ihren Wahnvorstellungen merkwürdig gleichgültig.

Bedrohungen machen auf sie gar keinen Eindruck; sie strecken unter Umständen auf Wunsch ruhig die Zunge heraus, wenn man ihnen das Abschneiden derselben ankündigt und sich nun mit Messer oder Scheere nähert. Doch beobachtet man vielfach in unregelmässigem Wechsel kindische Weinerlichkeit, Gereiztheit, läppische Ausgelassenheit oder Verzückung. Weit seltener und dann meist der ersten Zeit der Krankheit angehörend sind Angstzustände, die jedoch in einzelnen Fällen eine ausserordentliche Heftigkeit erreichen können.

Den Ausgang der Katatonie bildete in 59% meiner Fälle ein eigenartiger, erheblicher Blödsinn. Die Erregung legt sich; die starre Spannung des Stupors schwindet; die Wahnvorstellungen und Sinnestäuschungen treten in den Hintergrund, aber der Kranke wird nicht frei, sondern zeigt nunmehr die deutlichen Züge der psychischen Schwäche. Er ist stumpf und gleichgültig geworden, hat seine geistige Regsamkeit verloren, kümmert sich nicht um seine Umgebung, um seine Angehörigen, um seine Zukunft, sondern dämmert wunschlos und willenlos dahin. Obgleich er gewöhnlich noch leidlich im Stande ist, aufzufassen und einfache Dinge zu verstehen, auch hie und da noch Proben früherer Kenntnisse und Fertigkeiten liefert, etwa gut Schach spielt, auf der Landkarte Bescheid weiss, beim Bäumeroden besonders brauchbar ist, lernt er nichts mehr hinzu, hat gar kein Gedächtniss, „viel zu kurzen Sinn", „keinen Sinn und Begriff für nichts". Er „arbeitet ohne Ausdauer und Verständniss"; „der Wille ist gut, das Vollbringen schwach"; zu selbständiger Thätigkeit ist er nicht fähig, kennt Ordnung und Reinlichkeit nicht mehr, spielt mit Bildern wie ein Kind. Manche Kranke sind eigenwillig, abweisend, ziehen sich zurück, bleiben dauernd im Bett, sprechen nichts oder murmeln nur unverständlich vor sich hin, halten sich unrein. Andere bleiben lebhafter, aber faselig, zerfahren, reizbar, unruhig, äussern zusammenhangslose Reste von Wahnbildungen.

Besonders bei diesen letzteren Formen kommt es zur Bildung jener stehenden Manieren, deren Anfänge wir in den früher beschriebenen Stereotypen vor uns haben. Dahin gehören u. a. die eigenthümlichen Stellungen und automatenartigen Bewegungen, das Gehen auf einem Strich, das krampfhafte Andrücken der gespreizten Finger an einzelne Körpertheile, Festhalten eines Ohrläppchens, Auszupfen der

Haare, das zwangsmässige Kopfschütteln und Nicken, die Zungen- und Lippenbewegungen, das Zähneknirschen, Augenrollen, Gesichterschneiden, Lachen, die hanswurstartigen Geberden. Ferner sind die ausserordentlichen Frisuren zu erwähnen, die schrullenhafte Anordnung und Auswahl der Kleidungsstücke, das Zurückweisen gewisser Speisen, die Bevorzugung bestimmter Thüren und Betten, das häufige Aufsuchen des Aborts, das Räuspern, Schnauben, Hüsteln, Grunzen, Blasen, Röcheln und namentlich gewisse Sonderbarkeiten beim Essen. Fast niemals nehmen die Kranken ihre Mahlzeiten in natürlicher Weise zu sich. Häufig greifen sie einfach mit den Händen in den Teller hinein, fahren auf die grosse gemeinsame Schüssel los, stopfen hastig den Mund so voll wie möglich und schlingen herunter, fast ohne zu kauen. Der Löffel wird nur ganz leicht mit den Fingerspitzen erfasst, oft am äussersten Ende, der Stiel zum Essen benutzt; es wird mit der Gabel regelmässig vor jedem Bissen 2—3 Mal im Essen herumgestochert, das Gemüse in eine Reihe gleicher Häufchen getheilt, die Hand vorher mit der Jacke umwickelt, die Nase mit in die Suppe gesteckt,. oder es muss zwischen je zwei Bissen ein Schluck getrunken, bis 12 gezählt werden u. ähnl. Andere schlecken die Suppe wie ein Hund oder giessen sie unter reichlichem Verschütten ohne weiteres in den Mund, pressen den Gemüseteller glatt auf ihr Gesicht und lecken ihn so allmählich aus. Eine meiner Kranken fasste zwar den Löffel ganz richtig mit der rechten Hand, führte ihn aber hinter ihrem Kopfe herum von der linken Seite zum Munde; eine andere verkroch sich beim Essen unter die Bettdecke. Nicht selten verschlingen die Kranken ganz unglaubliche Mengen der verschiedensten Nahrungsmittel, aber auch ganz unverdauliche Dinge, hie und da sogar ihre eigenen Ausleerungen.

Endlich pflegen sich vielfach auch die oben geschilderten Eigenthümlichkeiten des Sprechens und Schreibens zu erhalten. Besonders auffallend gestaltet sich oft das Bild der Sprachverwirrtheit, die in ausgeprägtester Form zurückbleiben kann, auch wenn der Kranke in seinem Benehmen leidlich geordnet erscheint. Namentlich in der Erregung können solche Kranke leicht wieder den blühendsten Wortsalat zu Tage fördern, während sie sich bei ruhigem Sprechen vielleicht ganz verständlich auszudrücken vermögen. Bisweilen kann übrigens die Sprachverwirrtheit sich selbst nach langjährigem Bestehen noch wesentlich bessern und fast ganz verlieren. Das war z. B. bei dem Kranken der Fall, der den nachfolgenden Brief geschrieben hat:

„Der sentimentale Beruf der Welschneureuther Bürger erheischt nach dem erhabenen Geburtstagsfest Sr. Majestät des erlauchten Königs Wilhelm Karl vor allem seine gesammten geistigen Kräfte zu sammeln, um ihrer seelsorglichen Fürbitte in dem Herrn gerecht zu werden. So haben es sich 40 angesehene Sturmpatrioten in Anbetracht der Aufhebung der Statuten der Universität Erlangen zum heutigen angelegen sein lassen, als erste rückwirkende Negative in analogischpatriotischem Sinne zu bekräftigen. Die Art. 1 der Welschneureuther Verfassung, bestehend in brennbar verfügbarem Kriegsmaterial Sr. Majestät zur allergnädigsten Disposition zu stellen, ferner die ruchbarsten Handlungen wie Umgang mit Vieh, Schafen und welschen Hahnen gehorsamst einzustellen. Damit nun die erlauchte Königsgesellschaft bei transportabler aller zur Nachsicht empfehlender Gemüther keiner Concurrenz von Seiten der nachbarlichen Staaten unterworfen werden kann, so schwören wir bei Geniessung von Steig Waaren nur Jedem allein zu dienen, eine Folgerung der periodisch mechanisch zu ziehenden Bilanz des 19. Jahrhunderts nur dann abzubrechen, wenn wir in unseren Meinungen unserem erhabenen Herrscher gegenüber erwartungsvoll getäuscht und als nützliche Rathgeber eines gesunden Alterthumsmuseums betrachtet werden können u. s. w."

Im ganzen ist hier das Satzgefüge noch einigermassen gewahrt, so dass dieses Gefasel bei unaufmerksamem Lesen oder unvollkommenem Sprachverständnisse allenfalls den Eindruck eines innerlichen Zusammenhanges machen könnte. Bei genauerem Zusehen ist davon freilich keine Rede mehr. Nicht ohne Bedeutung ist die bei solchen Kranken stets hervortretende Neigung zu tönenden Redensarten, geschraubten Wendungen, Fremdwörtern und Wortneubildungen.

Bei der überwiegenden Mehrzahl der verblödeten Katatoniker werden zeitweise Erregungen beobachtet, bald alle paar Wochen, bald in längeren Zwischenräumen. Die Kranken, die so lange ruhig und fügsam waren, sind einige Tage reizbar, missmuthig, drohend, verweigern die Nahrung oder brechen plötzlich in verwirrtes Schimpfen aus, äussern Verfolgungsideen, zerstören einige Fensterscheiben, werfen das Essen auf den Boden, machen einen sinnlosen Angriff oder einen Selbstmordversuch. Nach kurzer Zeit pflegt alles vorüber zu sein, und die Kranken selbst vermögen dann über die Beweggründe ihres Handelns keine Rechenschaft mehr zu geben.

In etwa 27% meiner Fälle wurden die schwersten Grade der Verblödung nicht erreicht, doch ist natürlich eine strengere Abscheidung unter diesem Gesichtspunkte nicht möglich. Es handelt sich um solche Kranke, bei denen die auf der Höhe der Krankheit gebildeten Wahnvorstellungen und Sinnestäuschungen und ebenso die auffallenderen katatonischen Erscheinungen vollkommen verschwinden, unter Umständen erst nach Jahren. Sie werden ruhig, geordnet, arbeitsfähig und können wieder in ihre häuslichen Verhältnisse zurückkehren, vielleicht auch wieder auswärts arbeiten. Allein es ist eine tiefgreifende Veränderung mit ihnen vor sich gegangen. Ihre geistige Frische ist geschwunden; sie sind vergesslicher, urtheilsschwächer, stumpfer geworden, unselbständig, ohne rechte Thatkraft und ohne Ausdauer. Sie haben keinen Ueberblick mehr, können kein Geschäft, keinen grossen Haushalt leiten, wissen mit Geld nicht umzugehen, geben aus, was sie in die Hand bekommen. Viele dieser Kranken sind still, unfrei, gedrückt, misstrauisch, abweisend, andere vielmehr selbstbewusst, kindisch heiter, prahlerisch oder zappelig, reizbar. Vorübergehende leichte Erregungszustände sind auch hier ungemein häufig; Spuren von Katalepsie, Gesichterschneiden, grundloses Lachen, plumpe, übertriebene Höflichkeit, Manieren beim Handgeben, beim Essen, bei der Arbeit lassen sich vielfach nachweisen. Oefters besteht grosse Ermüdbarkeit und ein ungemein starkes Schlafbedürfniss, so dass die Kranken, ganz entgegen ihren früheren Lebensgewohnheiten, gar nicht zu erwecken sind und selbst noch die halben Tage im Bette zubringen.

Die leichtesten Grade der hier geschilderten Zustände gehen ohne scharfe Grenze in diejenige Gruppe von Fällen über, die wir als geheilt zu betrachten pflegen. Unter meinen Beobachtungen möchte ich etwa 13% dahin rechnen. Hier verschwinden alle krankhaften Störungen so vollständig, dass die Genesenen ihre frühere Stellung im Leben ganz wie früher wieder ausfüllen. Ich darf indessen nicht verschweigen, dass sich auch bei einigen der hierhin gerechneten Fälle noch ganz leichte Reste der überstandenen Krankheit bemerkbar machten, etwas verschrobene Beurtheilung der krankhaften Erlebnisse, Zucken im Gesicht, stilleres Wesen, gezwungene Bewegungen. Noch schwerer fällt vielleicht der Umstand ins Gewicht, dass die Dauer der Genesung bisher meist nur einige Jahre hindurch sicher gestellt worden ist. Wir wissen aber, dass bei der Katatonie nach selbst 8—10 Jahren noch schwere und zu tiefem Blödsinn führende Rückfälle eintreten können. Ich habe schon eine ganze Reihe meiner anscheinend geheilten Katatoniker wieder erkranken sehen und muss es daher einstweilen offen lassen, wie viele der angeführten Genesungen wirklich im strengsten Sinne und dauernd als solche anzusehen sind.

Gerade durch diese Erfahrung wird die Vorhersage bei der Katatonie ausserordentlich erschwert. Wir beobachten in einer grossen Zahl von Fällen mehr oder weniger plötzliche Nachlässe aller Krankheitserscheinungen. Die Kranken werden besonnen, klar und einsichtig, meist freilich nur auf kurze Zeit, für Stunden oder Tage. Der Eindruck dieser unvermutheten, weitgehenden Besserungen ist ein überraschender. Wir treffen den Kranken, der bis dahin in seinem unsinnigen Treiben oder seiner Versunkenheit ganz verwirrt zu sein schien, mit einem Male ruhig und vollständig geordnet an. Er kennt Zeit und Ort, die Personen seiner Umgebung, erinnert sich an alle Ereignisse, auch an seine eigenen unsinnigen Handlungen, giebt zu, dass er krank ist, schreibt einen zusammenhängenden, vernünftigen Brief an seine Angehörigen. Freilich wird man bei genauer Prüfung niemals eine gewisse Gebundenheit des Wesens, eigenthümlich gehobene oder verlegene Stimmung wie den Mangel eines wirklich klaren Verständnisses für die gesammten Krankheitserscheinungen an ihm vermissen. Ebenso unvermittelt, wie sie gekommen, pflegen diese Nachlässe der Krankheit auch wieder zu verschwinden. Sie sind am häufigsten in den Erregungszuständen, weit seltener und unvollkommener beim Versinken in den Stupor.

In einer ziemlich grossen Zahl von Fällen, nach meiner Zusammenstellung bei etwa 20% der Kranken, können die Nachlässe der Krankheit aber auch lange Zeit hindurch andauern, so dass sie der Genesung gleichen. Fast immer freilich bleiben auch während der Zwischenzeiten gewisse Eigenthümlichkeiten im Wesen der Kranken zurück, welche darauf hindeuten, dass es sich nicht um wirkliche Heilungen gehandelt hat. Dahin gehört namentlich unfreies, gezwungenes, geziertes oder auffallend stilles, zurückgezogenes Benehmen, Reizbarkeit, unvollkommene Krankheitseinsicht. Eine meiner Kranken, die bis dahin ein anständiges Mädchen gewesen war, gebar in einer solchen Remission 3 uneheliche Kinder, deren letztes sie aus Unachtsamkeit erstickte; in der Untersuchungshaft trat dann ein neuer, sehr heftiger Anfall katatonischer Erregung auf, der zu endgültiger Verblödung führte. Die Wiedererkrankung erfolgt meist innerhalb der ersten 5 Jahre, kann aber in einzelnen

Fällen auch noch nach 7, 10, und selbst noch mehr Jahren eintreten.

Leider ist es mir bisher noch nicht möglich gewesen, bestimmte Anhaltspunkte aufzufinden, aus denen man Schlüsse auf den muthmasslichen Ausgang des einzelnen Falles ziehen könnte. Wenn wir die Heilungen gewissermassen als dauernde Remissionen betrachten, so würde die Frage zu beantworten sein, welche Fälle Aussicht auf den Eintritt von weitgehenden Remissionen gewähren, und wie lange man berechtigt ist, noch auf den Eintritt einer solchen zu hoffen. Ohne Zweifel führen im allgemeinen mehr die rasch entstandenen, als die schleichend sich entwickelnden Störungen zur Remission, ganz ähnlich wie bei der Paralyse. Da ein acuter Beginn mit lebhafter Erregung bei der Katatonie ungleich häufiger ist, als bei den hebephrenischen Formen, dürfen wir darauf auch wol die günstigere Prognose jener ersteren zurückführen. Die Wahrscheinlichkeit einer erheblichen Besserung dürfte ferner um so geringer werden, je mehr sich diejenigen Eigenthümlichkeiten ausbilden, die wir bei der grossen Zahl endgültig ungeheilter Fälle im Vordergrunde stehen sehen. Dahin gehören einmal der Verlust der gemüthlichen Regsamkeit bei erhaltener Auffassungsfähigkeit, ferner die feststehenden Manieren und Stereotypen, endlich die periodischen unvermittelten Verstimmungen und Erregungen. Es ist natürlich vor der Hand nur eine Vermuthung, dass die Entwicklung dieser und vielleicht noch mancher anderer Zeichen die Ausbildung eines unheilbaren Endzustandes bedeutet, doch scheinen mir viele Erfahrungen dafür zu sprechen; eine sehr grosse Anzahl unter diesem Gesichtspunkte planmässig fortgesetzter Beobachtungen wird uns allmählich darüber Klarheit bringen.

Freilich ist es nicht immer leicht, sich über das Bestehen jener Zeichen selbst volle Sicherheit zu verschaffen. Gleichgültigkeit gegenüber den Vorgängen in der Umgebung kann auch durch Negativismus oder durch Benommenheit vorgetäuscht werden. Erst dann, wenn die Kranken trotz völliger Besonnenheit und ohne Zeichen des Negativismus gar keine Theilnahme mehr für ihre Mitkranken, ihre Angehörigen und ihren Beruf zeigen, dürfen wir auf eine wirkliche Vernichtung der gemüthlichen Regsamkeit schliessen. Ebenso werden nur die wirklich lange Zeit festgehaltenen und völlig erstarrten Stereotypen und endlich nur diejenigen Verstimmungen und Erregungen für die Beurtheilung der Heilungsaussichten zu verwerthen sein, die in einigermassen regelmässigen Zwischenzeiten plötzlich auftauchen und nach ganz kurzer Dauer ebenso wieder verschwinden. Auf der anderen Seite dürfte das Fortbestehen eines ausgesprochenen Negativismus mit Stupor selbst nach sehr langer Zeit die Möglichkeit einer weitgehenden Besserung zulassen. Bei sicher ungeheilten Fällen pflegt der Negativismus allmählich nachzulassen; dagegen kennen wir Fälle, in denen aus dem negativistischen Stupor heraus noch nach 3, 5, ja 8 Jahren eine überraschende Heilung mit Defect erfolgte. Ob wir freilich in solchen Fällen mit Wahrscheinlichkeiten und nicht blos mit entfernten Möglichkeiten rechnen dürfen, bedarf noch der weiteren Erforschung.

Eine letzte Verlaufsmöglichkeit führt die Kranken zum Tode. In einzelnen Fällen kommt es vor, dass dieselben unter den Erscheinungen heftigster Erregung anscheinend an Erschöpfung, auch wol in Folge von Verletzungen oder anderer Zufälle, zu Grunde gehen. Weit häufiger jedoch ist die Entwicklung der Tuberculose bei den regungslos daliegenden, nur sehr oberflächlich athmenden und schwer zu pflegenden Kranken. Die Sterblichkeit wird auf diese Weise gerade für die verblödeten Endzustände der Katatonie eine verhältnissmässig grosse.

In einigen Fällen, die unter dem Bilde des Delirium acutum zu Grunde gingen und von ihm der Katatonie zugerechnet werden, hat Alzheimer schwere Veränderungen an den Rindenzellen, besonders der tiefen Schichten, beschrieben. Die Kerne erschienen hochgradig aufgebläht, die Kernmembran stark gefaltet, der Zellleib bedeutend geschrumpft mit Neigung zum Zerfall. In der Glia liess sich krankhafte Neubildung von Fasern feststellen, welche die Zellen in eigenthümlicher Weise „umklammerten". Nach längerem Krankheitsverlaufe sah Nissl ausgedehnte Veränderungen an den Zellen, die er als „körnigen Zerfall" kennzeichnet. Anscheinend war auch eine nicht geringe Zahl von Zellen bereits zu Grunde gegangen, doch zeigte sich keinerlei Schrumpfung der Rinde. In den tieferen Schichten fanden sich zahlreiche, in Rückbildung begriffene, mächtige Gliazellen, wie sie unter normalen Verhältnissen nur im Rindensaume vorkommen. Ausserdem war die Rinde durchsetzt von eigenthümlich blass gefärbten, sehr grossen Gliakernen, die vielfach an die erkrankten Zellen dicht angelagert, ja in dieselben hineingedrängt erschienen, nicht nur an der Basis, wie die gewöhnlichen Trabantkerne, sondern an den verschiedensten Stellen. Die Figur 3 der Tafel IV zeigt einen derartigen Kern an einer zerfallenden Zelle und daneben eine Zelle mit gewöhnlichem Trabantkern, um den Unterschied beider Bilder deutlich zu machen. Der Befund würde sich recht gut mit dem von Alzheimer am Gliabilde gewonnenen Eindrucke der „Umklammerung“ decken.

Paranoide Formen. Sowol bei der Hebephrenie wie bei der Katatonie sind ausgeprägte Wahnbildungen überaus häufig. Während sie aber dort in der Regel nach verhältnissmässig kurzer Zeit wieder zu verblassen pflegen, haben wir nunmehr eine Gruppe von Krankheitsbildern ins Auge zu fassen, bei denen neben den Erscheinungen einer rasch sich entwickelnden geistigen Schwäche unter vollkommener Erhaltung der Besonnenheit Wahnvorstellungen und meist auch Sinnestäuschungen viele Jahre hindurch die hervorstechendste Störung bilden. Man rechnet diese Formen daher meist zur Verrücktheit; sie scheinen mir jedoch wegen der schnellen Verblödung mehr dem Gebiete der Dementia praecox nahe zu stehen. Dazu kommt, dass sie nicht selten acut beginnen und vielfach einzelne katatonische Zeichen darbieten, stuporöse Zustände, Erregung, Manieren, Wortspielereien, Wortneubildungen, Sprachverwirrtheit.

Eine erste Gruppe hierher gehöriger Fälle habe ich als Dementia paranoides beschrieben. Es handelt sich dabei um das dauernde Bestehen massenhafter, zusammenhangsloser, immerfort wechselnder Verfolgungs- und Grössenideen mit leichter Erregung. Das Leiden pflegt, wie die übrigen Formen der Dementia praecox, mit den allgemeinen Erscheinungen einer leichten Verstimmung, Kopfschmerzen, Mattigkeit, Schlaflosigkeit, Unlust zur Arbeit, Reizbarkeit, innerer Unruhe zu beginnen. Alsdann werden die Kranken ziemlich plötzlich erregt, ängstlich, verstört, beten viel, führen eigenthümliche Reden und entwickeln unversehens eine Menge von Wahnideen. Der Kranke meint, dass man ihn überall scharf beobachte, sonderbare Fragen an ihn richte, gegen ihn intriguire, ihn vergiften wolle, alle seine Gedanken offenkundig mache. Ungemein rasch gewinnen diese Vorstellungen einen durchaus abenteuerlichen Inhalt. Ein junger Offizier erzählte schon wenige Monate, nachdem die ersten Veränderungen bei ihm wahrgenommen waren, sein Arzt habe ihm den Kopf abgeschnitten, den Leib geöffnet, die Gedärme herausgenommen; er habe einen Pferdefuss bekommen. Nachts werden mephitische Dämpfe ins Zimmer gelassen, Schröpfköpfe angesetzt, Einspritzungen vorgenommen, die Muttergefühle herausgedreht, die Nerven ausgerissen; der Leib wird bis in den Hals hinein durchsucht, am After gezupft, das Blut ausgedörrt, das Fleisch vom Körper abgemacht, die Gedanken gelesen, das Gesicht verzerrt und heimlich photographirt; es wird Magie und Sympathie angewandt. Der Kranke wird in den Kamin eingemauert, von der Fabrik, von der Kirche mit einem Rad lebendig herausgeschmissen, von boshaften Menschen abgemartert. Das Vieh frisst nicht mehr wie früher, ist verhext; der Mann ist verändert, hat keinen rechten Glauben mehr; in den Speisen ist Gift. Alles ist umgewendet und Blendwerk; das „Bleichbuch" ist aufgemacht; das Weltende steht vor der Thür; der Pfarrer ist todtgeschlagen und eingegraben worden.

Zugleich treten meistens Gehörstäuschungen auf. Alle schwätzen aus der Wand; durch das Telephon wird das ganze Land aufgemacht; es sind Männer im Hause; es ist eine Listigkeit und Heimlichkeit hinter dem Kranken; er ist in ganz Deutschland als Spion bekannt gemacht. Seltener sind Gesichtstäuschungen, das Sehen von Gespenstern, blutigen Männerköpfen, baumelnden Leichen.

Gewöhnlich bemächtigt sich des Kranken nunmehr eine gewisse Erregung. Er wird ängstlich, aufbrausend, streitsüchtig, lacht, weint und singt durcheinander. Dabei pflegt die Orientirung nicht verloren zu gehen. Dennoch kommt es oft genug zu den unnatürlichsten und folgenschwersten Handlungen, zu Selbstmord, gefährlichen Angriffen und Brandstiftung. Eine meiner Kranken brachte ihren Kindern schwere Verletzungen bei, um ihnen durch den Tod das nach ihrer Meinung gefährdete Seelenheil zu verschaffen. Eine andere erschlug fast ihren ruhig schlummernden Mann, um ihn von seinen Leiden zu erlösen, da ihr der Gedanke kam, er liege im Sterben; später griff sie Nachts die Wärterinnen an, weil sie ihr mit der Wachuhr die Eingeweide aus dem Leibe rissen.

In der Regel dauert diese einleitende traurige oder ängstliche Verstimmung nicht sehr lange. Vielmehr tritt meist sehr bald eine expansive Färbung der Stimmung wie der Wahnideen immer stärker hervor. Die Kranken werden heiter, überschwänglich, geschwätzig, bezeichnen sich als Freifrau, Kaiserin, Stellvertreterin der

Jungfrau Maria, sind mit dem Weltkaiser schwanger, verlangen, Majestät angeredet zu werden.

In einer Anzahl von Fällen beginnt nun die unaufhaltsame Entwicklung des blühendsten und unsinnigsten Grössenwahnes ohne Maass und Ziel. Der Kranke ist vertauschtes Kind, Graf Eberstein, Monarch, Maria Theresia, nach der Weltordnung Kaiserin von Frankfurt, Ideal der Frauenwelt, allerheiligste Göttin, Präsident von Amerika aus Hamburg, Pius IX. und Leo XIII. in einer Person, ist Jesasus Christasusaesus Heilandasus, „Sinngott", Arzt, Dichter, Entdecker, Universalgenie, Perle und Inbegriff des Weltalls; er weiss alles, kann alles, gebietet über alles. Er stammt vom Herzog von Brabant, von den Propheten ab, dem ersten Abglanz der Sonne, ist gar nicht auf natürliche Weise zur Welt gekommen, wurde im Amazonenstrom aufgefischt, aus Blut und Speichel zusammengerieben, hat schon viele Male gelebt, die fabelhaftesten Dinge durchgemacht, alle historischen Begebenheiten geleitet, alle Kriege geführt, ist durch Himmel und Hölle geflogen; er war selber Alexander und Cäsar, Muhamed und Luther, Goethe und Humboldt. Zehnmal wurde er geboren, ist 50 mal gestorben, immer durch Aufsetzen eines frischen Schädels wieder neu belebt, durch Gypsverbände klein gezogen worden; er hat die schönsten Weiber, unzählige Kinder, besitzt die Afrikanermethode des Lebens; da kann man gar nicht sterben.

Das Reich Gottes ist auf ihn herniedergekommen, sein Gedächtniss bis in die Wolken ausgebildet worden; durch ihn werden die Jahrhunderte belohnt und Deutschland befreit. Der liebe Gott hat ihm alles gezeigt; er kann Vulkane essen, trägt sein Gehirn auf der Schulter, hat sich unserm Herrgott als Wildsau zur Verfügung gestellt. Er besitzt die prachtvollsten Schlösser in fremden Welttheilen mit selbsterfundenen wunderbaren Namen, wo er von Geistern bedient wird, grossartige Ländereien auf der Sonne, auf den Sternen, ein unermessliches Vermögen; er wird die Prinzessin heirathen, den Glaubenskampf durchkämpfen, die Welt erlösen auf Krieg, als oberste Herrin eingesetzt werden, ist Braut des Kaisers Augustus, als französischer Fahnenträger aufgestellt, weiss, was die Fahnen bedeuten, die von der Gedächtnisskrönung auf ihn Bezug haben; es ist ein Wunder, wie es nicht mehr in dem Jahrhundert vorkommt.

Entsprechend diesem ungeheuerlichen, vielfach wechselnden und an die Dementia paralytica erinnernden Grössenwahn gestalten sich auch die nebenher laufenden Verfolgungsideen, die jetzt meist mit lachendem, strahlendem Gesichte vorgebracht werden. Entsetzliche Kämpfe hat der Kranke schon mit feindlichen Mächten zu bestehen gehabt von Anbeginn der Welt; 2000 mal ist er vergiftet, mit Höllenmaschinen in die Luft gesprengt, auf den Geist getödtet worden; unzählige Geschosse haben seinen Leib durchbohrt. Seine Glieder sind ihm abgehauen, der Kopf vom Rumpfe getrennt worden; der ganze Leib wurde eingeschmolzen, die Genitalien verstümmelt, aber wie der Phönix aus der Asche hat sich der Kranke aus allen diesen Unfällen triumphirend wieder erhoben, seinen Körper selbst neu aus unzerstörbarem Stoffe wiederhergestellt und seine Widersacher zerschmettert. In der Regel lassen sich diese Wahnvorstellungen durch Zureden in beliebiger Weise beeinflussen und durch Einwendungen zu immer ungeheuerlicheren Gestaltungen steigern. Vielfach giebt der Lesestoff den Anstoss zu neuen Erfindungen.

Auch der Inhalt der Sinnestäuschungen nimmt an der Wandlung des Krankheitsbildes Theil. Engel steigen vom Himmel herab; der liebe Gott, Kaiser Wilhelm in Galauniform erscheint den Kranken, von Fahnen und Sternen umgeben. Sie sprechen alle Tage mit dem lieben Gott, werden nach Befehl vom Telegraphen zum Jesus Christus von Oesterreich ernannt; die Herzensstimme spricht von Macht und Reichthum; die Ohrenstimme sagt Gönnersprüche. In der Nacht, im Traume unternehmen sie wunderbare Reisen über die ganze Erde, auf herrlichen Schiffen, in die schönsten Marmorsäle, ja durch das Weltall, zum Erdtheil hinter dem Monde, haben nächtlichen Umgang mit Prinzessinnen. „Ich bin weit draussen, wenn ich gleich in der Irrenanstalt bin," sagte mir ein Kranker, „und habe nicht nöthig, Selbstbefriedigung zu treiben."

All dieser sinnlose Gallimathias wird von dem Kranken in geläufiger Rede vorgebracht, oft auch in bogenlangen, nur in grossen Zügen verständlichen Aufzeichnungen niedergeschrieben. Meist ist es schwierig, dem einmal entfesselten Redestrome Einhalt zu thun. Gleichwol besteht kein eigentlicher Rededrang und keine Ideenflucht; der Kranke schweift nicht planlos ab, hält an seinem bestimmten Gedankengange fest, spricht auch meist nicht ohne Anlass und ohne Zuhörer. Bei längerer Bekanntschaft mit ihm bemerkt man, dass gewisse Wendungen und Vorstellungen häufig wiederkehren, namentlich wenn die anfängliche Fruchtbarkeit der Erfindung allmählich nachlässt.

Jeder Hinweis auf die völlige Ungereimtheit und Zusammenhangslosigkeit der von ihm geäusserten Ideen prallt an dem Kranken machtlos ab, vermag ihn höchstens in gereizte, ärgerliche Stimmung zu versetzen. Trotzdem laufen häufig Aeusserungen mit unter, die auf ein gewisses Krankheitsgefühl hinzudeuten scheinen. „Es kann schon sein, dass ich geisteskrank bin," sagte mir ein Kranker; „ich weiss eben so gar nichts mehr von mir." Ein anderer erzählte, wie er im Beginne der Krankheit „einen Ruck im Gedächtniss" verspürt habe. „Die Uebernahme ist durch die Kopfkrankheit und das angespannte Gedächtniss erfolgt"; „Sie haben ja gar keine Ahnung, wie viel in meinem Kopf vorgeht; ich meine oft, er müsste mir zerspringen."

Das Bewusstsein der Kranken ist in einzelnen Fällen ziemlich klar, meist aber etwas getrübt, namentlich nach längerer Dauer des Leidens. Sie wissen zwar, wo sie sich befinden, fassen einfache Anreden auf und geben über ihre persönlichen Verhältnisse auf eindringliche Fragen richtige, wenn auch mit unsinnigen Zusätzen verbrämte Antworten. Ihre nächsten Angehörigen erkennen sie regelmässig, bisweilen auch einzelne Personen ihrer späteren Umgebung. Fast überall jedoch besteht die Neigung, Fremde mit irgend welchen historischen oder selbsterfundenen Namen zu belegen oder sie mit früheren Bekannten zu identificiren. Die Aerzte sind verkappte hohe Staatsbeamte, die Mitkranken der Kronprinz, Makart, Richard Wagner; ein neu eintretender Kranker wird als hoher Potentat begrüsst. Die Auffassung der wirklichen Personen ist in manchen Fällen eine ganz unklare und verschwommene; eine meiner Kranken fragte noch nach jahrelangem Anstaltsaufenthalte den eintretenden Arzt regelmässig: „War der Herr schon einmal da?"

Bisweilen erscheint dem Kranken jede neue Person als alter Bekannter, nicht weil er sie einfach verkennt, sondern weil sich an den neuen Eindruck eine Menge von Erinnerungsfälschungen anschliessen. Ihm fällt sofort ein, dass er mit dem betreffenden Herrn früher schon Jahre lang zusammen gelebt, mit ihm auf dem Monde gejagt hat, von ihm geköpft worden ist. Diese Art der Personenverkennung ist offenbar nur eine Theilerscheinung der hier bestehenden Neigung zu traumhaft üppiger, zügellos freier Erfindung.

Der Verstand der Kranken leidet stets rasch und sehr beträchtlich. Zwar haften im Anfange manche der früher erworbenen Kenntnisse noch leidlich gut, aber sehr bald geht die Fähigkeit zu geordneten und ausdauernden geistigen Leistungen mehr und mehr verloren. Die Kranken vermögen längeren Auseinandersetzungen nicht mehr zu folgen und mischen in ihre mündlichen und schriftlichen Aeusserungen sogleich ihre verworrenen, wahnhaften Abschweifungen.

Die Stimmung ist regelmässig eine gehobene. Die Kranken sind sehr selbstbewusst, hochfahrend, anspruchsvoll, betrachten sich als die Hauptpersonen, verlangen besondere Berücksichtigung, haben Eigenheiten in der Auswahl der Speisen. Manche Kranke zeigen dauernd eine gewisse Unruhe und grosse gemüthliche Reizbarkeit. Sie gehen hastig auf und ab, poltern des Nachts mit ihren Möbeln, kleiden sich unanständig, zerkratzen sich, schwatzen viel, haben Neigung zum Schimpfen und zu gewaltthätigen Handlungen bei geringfügigem Anlass. Zeitweise kann es zu blinden Wuthausbrüchen von ausserordentlicher Heftigkeit kommen, namentlich im Zusammenhange mit den Menses. Lebhafte geschlechtliche Erregbarkeit ist sehr häufig.

In anderen Fällen ist das Benehmen der Kranken geordneter, so dass sie sogar zu allerlei mechanischen Beschäftigungen heranzuziehen sind, doch pflegen sie dabei sehr launisch und wetterwendisch zu sein. Ihre Sprache wird nach und nach dunkel und schwer verständlich, namentlich durch das Einmischen selbsterfundener Ausdrücke und Wendungen, die sich allmählich zu befestigen und häufig zu wiederholen pflegen. Ein solcher Kranker gab als seine Adresse an: „Aewa owa Ouwou Aewouwio sanco to totosaak saakiou sahaia siri tou toutou. Hoch Waiowauoxyowiüowäüoxyoohoeho hächi hibi". Es war der Name seines Schlosses. Bisweilen kommt es zu einer absonderlichen Häufung von Superlativen, indem die Kranken mit Aufgebot aller sprachlichen Hülfsmittel ihre allerherrlichsten geistigen Vorzüge wie die allergrässlichsten Martertode zu schildern suchen, die sie täglich und stündlich zu erleiden haben. Auch die Schriftzüge werden verschnörkelt, gross, anspruchsvoll, so dass schliesslich unter Umständen wenige Buchstaben oder Worte die

Bogenseite füllen. Auf diese Weise entstehen dann gewaltige Bündel von Eingaben, Aufrufen, Erlassen, in denen der Kranke unter zahllosen Wiederholungen seine verworrenen Grössen- und Verfolgungsideen niederlegt.

Auffallendere körperliche Störungen sind gewöhnlich bei den Kranken nicht zu bemerken; nur konnte ich einige Male eine sehr bedeutende Erhöhung der vasomotorischen Erregbarkeit beobachten, heftigstes Erröthen oder Erblassen bei den leisesten Gemüthsschwankungen, schon beim einfachen Sprechen. Der Appetit kann wol während der ersten Zeit in Folge von Vergiftungsideen leiden, ist aber später meist vortrefflich. Der Schlaf wird zeitweise durch nächtliche Unruhe gestört. Das Körpergewicht zeigt nur unregelmässige Schwankungen; meist gewinnen die Kranken sehr bald ein blühendes Aussehen.

Der Ausgang der Dementia paranoides ist die schwachsinnige Verwirrtheit. Die Kranken bleiben dauernd besonnen und orientirt, aber ihre weitschweifigen Reden werden allmählich zu völlig zusammenhangslosem Gefasel, in welchem für den Kundigen die Reste der früheren Verfolgungs- und Grössenideen noch erkennbar sind. Die Stimmung zeigt selbstbewusste Heiterkeit mit zeitweiser Reizbarkeit; das ganze Thun und Treiben wird zerfahren und planlos.

Die Schnelligkeit, mit welcher diese Verblödung zu Stande kommt, ist nicht immer die gleiche. In manchen Fällen wird man schon nach wenigen Monaten von den deutlichen Zeichen der geistigen Schwäche überrascht, während bei anderen Kranken selbst 1 bis 2 Jahre vergehen können, bevor die Gleichgültigkeit, mit welcher die ungeheuerlichsten Wahnvorstellungen vorgebracht und festgehalten werden, den endgültigen Zusammenbruch der Urtheilsfähigkeit klarstellt. Nicht selten beobachten wir einen Verlauf in einzelnen Schüben. Rasch vorübergehende Depressionszustände oder Erregungen mit Grössenideen können dem eigentlichen Ausbruche der Krankheit schon mehrere oder selbst viele Jahre voraufgehen. Auch späterhin kommen Zeiten vor, in denen die Kranken ihre Wahnvorstellungen verleugnen und als „Dummheiten“ bezeichnen, freilich ohne klares Krankheitsverständniss.

Die zweite Gruppe von Krankheitsbildern, die ich geneigt bin, vorläufig an dieser Stelle einzufügen, ist dadurch gekennzeichnet, dass abenteuerliche Wahnvorstellungen, meist von zahlreichen

Sinnestäuschungen begleitet, sich in mehr zusammenhängender Weise entwickeln und eine Reihe von Jahren festgehalten werden, um dann entweder wieder zu verschwinden oder völlig verworren zu werden. Bisher habe ich diese Formen als phantastische Verrücktheit der Paranoia zugerechnet, wie das allgemein zu geschehen pflegt. Allmählich jedoch ist es mir immer deutlicher geworden, dass sie der Dementia praecox jedenfalls näher verwandt sind, als der Paranoia. Ob es sich dabei wirklich nur um eine klinische Spielart jener ersteren Krankheit oder um ein eigenartiges Leiden handelt, wird die Zukunft zu entscheiden haben.

Die Krankheit beginnt auch hier zumeist mit mehr oder weniger ausgeprägter trauriger Verstimmung und allmählich sich einstellenden depressiven Wahnvorstellungen. Der Kranke fühlt sich unglücklich, vereinsamt, macht sich allerlei Vorwürfe, dass er durch Selbstbefleckung Körper und Geist für immer ruinirt, fremdes Eigenthum unrechtmässig für sich behalten habe, hängt viel religiösen Grübeleien nach, betet fleissig, singt Kirchenlieder und trägt sich mit Todesgedanken, um grosses Unglück zu verhüten. Er wird äusserst argwöhnisch und misstrauisch, merkt, dass seine Umgebung ihm feindlich gesinnt ist, macht überall seine „stillen Beobachtungen". Man hustet auffällig hinter seinem Rücken, streckt ihm die Zunge heraus, ist ihm aufsässig, thut ihm alles zum Spott, stellt verfängliche Fragen an ihn. In den Zeitungen wird er „herumgeschmiert", in Flugschriften blosgestellt; Theaterstücke enthalten Verhöhnungen seiner Person; die Reden Vorübergehender sind auf ihn gemünzt. Die Kinder auf der Strasse pfeifen und singen ihm zum Schabernack: die Nachbarn foppen ihn mit Geberden und Anspielungen. Irgend ein Mensch trägt seine grosse Nase, sein rothes Gesicht nur zur Schau, um ihn zu ärgern; ein zufällig Vorübergehender scheint einen lebensgefährlichen Angriff zu planen. Die Frau ist dem Kranken untreu, empfängt ihn anders als früher, schrickt bei seiner Heimkehr zusammen, plaudert im Schlafe ihr Vergehen aus; er fühlt es in seinem Herzen, dass sie es mit anderen Männern hält. Massenhafte „vermuthende Gedanken", Ahnungen, Eingebungen steigen auf. Der Kranke muss sein ganzes früheres Leben durchdenken, „in vier Stunden 19 Jahre durch sein Gehirn durchschlagen"; er müsste ein Buch schreiben, wenn er alles aufzeichnen wollte, was ihm in den Kopf kommt.

In der Regel stellen sich nunmehr auch wirkliche Gehörstäuschungen ein, mit denen die Krankheit bisweilen überhaupt ziemlich plötzlich einsetzt, Telephonstimmen, Signale aus der Luft durch den Sprachschalter. Alle schmähen und bedrohen ihn: „Der hat gestohlen, seinen Meister verschwätzt, muss per Schub heim, wird hingerichtet; die Haussuchung wird's erweisen; da wird die Frau schön gucken; Dir wird's gemacht, Du bist ein Lausbub". Er soll zum Scharfrichter geführt werden, den Tod durch eine Lokomotive finden; das Gift ist schon im Glas; er hat's schon; „wenn er wüsste, dass ich da wäre", ruft eine fremde Mannesstimme. Bei weiblichen Kranken ist es namentlich die Geschlechtsehre, gegen welche sich die „Verfolgung" richtet; „die hat vier Kinder, ist ein Mensch, eine Hure, schwanger, angesteckt, radical caput gemacht, hat ihr Kind umgebracht".

Bisweilen sind diese Täuschungen so deutlich, laute Zurufe, dass der Kranke sie wörtlich wiedergeben kann und sie als gewöhnliche Sinneswahrnehmungen betrachtet, sogar genau die Stimmen zu erkennen vermag. Die Verfolger sitzen dann im Keller, in den Wänden, im Nebenzimmer, auf dem Dachboden („Deckenläufer", „Hinterwändner"), martern seine Angehörigen, so dass ihr Jammern zu ihm herüberschallt. In anderen Fällen handelt es sich um leises Lispeln und Wispern, um „Einflüsterungen", deren Inhalt nur ganz im allgemeinen aufgefasst wird. Auch aus dem Schreien der Thiere, dem Pfeifen der Eisenbahn hört er bestimmte Schimpfworte heraus; er weiss es „aus dem Glockenton", dass man ihm nachstellt.

In der Nacht werden ihm Bilder vorgemacht, um ihn zu ärgern; das Essen zeigt bisweilen einen sonderbaren Geschmack oder Geruch, „nach todten Menschen"; im Kaffee ist Urin oder Phosphor, Ricinusöl in der Bouillon. Er spürt nach der Mahlzeit Bauchweh, Aufgetriebensein, Jucken am ganzen Körper. Nachts ist ein schwefelartiger Dampf im Zimmer; die Bettstelle erscheint heiss, wie wenn elektrisirt würde; er empfindet Geräusche im Kopf, wie von einem Uhrwerk, einem Mühlrad. Schmerzen bei der Menstruation deuten auf Entjungferung in Chloroformnarkose hin. Einzelne Sachen verschwinden auf geheimnissvolle Weise oder finden sich verschoben, an andere Stellen gelegt; die Kleider weisen unerklärliche Löcher, Flecken, Abnutzungszeichen auf; das Gesicht erscheint im Spiegel verzerrt, gedunsen, die Personen oder Gegenstände der Umgebung zeitweise ganz auffallend verändert; sie werden vertauscht, um ihn zu verwirren; die eingehenden Briefe sind gefälscht; man bringt immer neue Menschen herbei. Auch die Träume haben vielfach eine geheime Bedeutung; es wird Sympathie angewendet; alles ist wie umgewechselt; es ist ein „nächtlich-religiöser, geheimer, meuchelmörderischer Staatsbürgerkrieg".

Im einzelnen kann sich nun die weitere Ausbildung der Wahnideen sehr mannigfaltig gestalten. Ganz besonders häufig pflegen die Vorstellungen einer körperlichen Beeinflussung zu sein, die oft in überaus abenteuerlicher Weise ausgemalt werden („physikalischer Verfolgungswahn"). Zunächst deuten vielleicht Schmerzen im Rücken und in den Beinen, Schwere im Körper, Reissen und Ziehen im Leibe dem Kranken darauf hin, dass die Gesundheit durch künstlich angewandte Mittel geschädigt ist; im natürlichen Körper geht so etwas nicht vor. Schwindelanfälle treten auf, Durchzuckung im Körper, Schlaffheit der Glieder; die Kranken fühlen, wie sie in Betäubung versetzt, auf den Boden gelegt und begattet werden; nackte Weiber legen sich auf sie und ziehen ihnen „die Natur" ab. Ein gelegentliches Bauchgrimmen oder eine vorübergehende Eingenommenheit des Kopfes macht es klar, dass man ihnen Gift in die Speisen gegeben hat, um ihnen auf diese Weise die Eingeweide zu ruiniren und das Gedächtniss zu schwächen; das Hirn dreht sich wie in Wickeln. Man regt ihnen die Natur auf, verführt sie zur Onanie, zieht ihnen die Gedanken aus dem Kopf, sucht sie von Tag zu Tag dümmer zu machen. Bisweilen suchen sich die Kranken auch von den Hülfsmitteln, mit denen solche Fernwirkungen (Telepathie) erzeugt werden, genauere Rechenschaft zu geben. Namentlich sind es magnetische und elektrische Batterien, mit welchen die Verfolger arbeiten, Lichtmaschinen, grosse Hohlspiegel u. dergl., von denen einzelne Kranke nach längerer Bekanntschaft mit ihren Feinden ausführliche Zeichnungen entwerfen.*) Oder aber es handelt sich um Zaubersprüche, Sympathie, Hypnotismus, Röntgenstrahlen, je nach dem Bildungsgrade des Kranken. Einer meiner Kranken fühlte sich „in öffentlicher hypnotischer Haft", trotz anscheinender Freiheit im erweiterten Käfig, da die „Hypnotisten" ihn durch die hypnotische Augenkraft vollständig in ihrer Gewalt hatten.

---

*) Haslam, Erklärungen der Tollheit, übersetzt von Wollny. 1889.

So verschiedenartig die Werkzeuge, so verschiedenartig sind auch die Empfindungen, über welche die Kranken sich zu beklagen haben. Die Haut wird ihnen mit zahllosen Kugeln, Nähnadeln beschossen, mit feinem Giftregen besprüht; an den verschiedensten Stellen des Körpers werden brennende, stechende, bohrende Schmerzen erzeugt. Im Ohr sitzt ein Magnet; die einzelnen Glieder werden gegen den Willen des Kranken in Bewegung gesetzt; namentlich die Zunge wird gezogen, um Dinge zu reden, die ihm verhasst sind; es wird ihm ein Räderwerk in die Brust gesetzt, mittels dessen er von den Verfolgern wie eine Gliederpuppe gelenkt wird. Seine Eingeweide werden ihm zerstört und durcheinandergeworfen, Schmutz in sein Essen, in sein Blut hineingeschüttet, „Schweinemord" auf ihn verübt, der Darm „aufgewickelt und in Platten abgelagert", „Seichzauber getrieben", der Stuhlgang verhindert, der Athem versetzt, der Koth ins Hirn gepumpt, das Geschlecht „wagerecht herausgezogen und senkrecht wieder hineingesteckt", der Samen abgetrieben, die Zähne ausgeschlagen. Meist werden diese verschiedenartigen Empfindungen mit eigenen Namen belegt und ganz genau beschrieben, das Fingerzucken, Fleischschwellen, Blutstillen und Blutfliessenlassen, Ereignissmachen, Bombenbersten, Hummerknacken u. s. f.

Ein besonders hinterlistiges Verfahren der ebenfalls oft absonderlich benannten Verfolger besteht in dem „Abziehen" der Gedanken. Die Kranken merken, dass ihre Gedanken durch feindliche Einwirkungen beliebig gelenkt (suggerirt) werden können („Gedankensammeln"). Beim Versuche, zu arbeiten, werden sie plötzlich „desanimirt" und müssen dann aufhören, oder es kommen ihnen gute Gedanken, die aber offenbar nicht ihre eigenen, sondern eingegeben sind. Beim unwillkürlichen Verschreiben eines Wortes „waltet die Wahrscheinlichkeit der Inspirirung ob"; es kommt „zu criminellen Pressionen und Inquisitionen"; ihnen wird die Unterstellung gemacht, als ob sie sich einbildeten, König zu sein.

Sie wissen schliesslich gar nicht mehr, ob sie aus sich heraus denken oder „suggestirt" werden. Bisweilen werden die Gedanken sogar laut (Doppeldenken), besonders beim Lesen. Die Stimmen klappen dabei nach, oder sie eilen auch wol voraus: „ich kann schneller lesen als Du!" Die Kranken merken, dass ihre Seele offen, der ganzen Welt zugänglich ist; Jedermann kann nach Belieben in derselben lesen. Andere haben die Gabe, den Kranken so zu durchschauen, während er selbst nur als „echtes Medium“ dienen muss. Dieses Gefühl einer erzwungenen, ohnmächtigen Abhängigkeit von fremden Einflüssen verstrickt den Kranken in ein unentwirrbares, wahnhaftes Netz der quälendsten Vorstellungen. Einen Einblick in derartige Gedankengänge gewährt folgendes Bruchstück eines Briefes:

„Ich bin in entsetzlicher Angst; es ist die grösste Gefahr, dass mein Leben mit Schrecken ein Ende nimmt, weil die ganze Anstalt wie ein Uhrwerk eingerichtet ist, das aber nicht von Vernunft, sondern von verrückten Köpfen in den Zellen, die wie Zahnräder regulirt werden, geleitet ist, und nicht allein die Zellen sind so eingerichtet, dass man sich in Haranguationen wie auf einem telegraphischen Nervenspinngewebe hin- und herbewegen muss, auch auf den Gängen ist jeder Quadratmeter eine Eintheilung, die irgend woher einen Henkelmann zu Tage fördert, sei es zur Ansicht oder einen Gewaltthätigen. Dabei werden Dünste, Gluthwellen in den Abtheilungen entwickelt, die einen schauderhaften Grad von Befangenheit einerseits, brutale, fascinirende Gewalt und Schnelligkeit andererseits erzeugen; dazu besteht ein fortwährender Klang von Medienklängen, Vermittlungsstimmen, die in grausamer Weise das Gemüth mit Widersprüchen perhorresciren. Es ist ganz unbeschreiblich, mit welcher bösen Raffinirtheit diese Wechselgespräche geführt werden, die unter Zuhülfenahme von Influenzen in zersetzender Weise meuchlerisch von Körper zu Körper übertragen werden und Zeugniss davon geben, dass sogenannte verrückte Stationäre in Verbindung mit allerhand Treibern und Haranguirern im Leben die grausamsten Verbrecher sind, die es giebt, die nur noch übertroffen werden von einer anderen Classe, die unter Umständen einen erfasst, ihn mit giftigen Fingern in unbedenklicher Weise wie eine gefüllte leblose Masse in einen andern Zustand quetscht.

In manchen Fällen werden die Beeinflussungen nicht unmittelbar wahrgenommen, sondern nur die durch sie herbeigeführten Wirkungen. Die Feinde kommen hier in der Nacht, während der Kranke schläft, entführen ihn und treiben nun die scheusslichsten Dinge mit ihm, üben Hirnbeeinflussungen aus, päderastiren ihn, stecken ihm Sperma und Koth in den Mund, vertauschen seine Knochen. Leider erwacht er dabei nicht, sondern merkt erst am andern Morgen, dass man ihn mit ekelhaften Dingen angefüllt, ihm das Gehirn ausgeräumt, den Hirnschaum abgeschöpft, die Glieder verrenkt und verdorrt hat. Weibliche Kranke merken, dass sie geschwängert, entbunden wurden. Die Mannigfaltigkeit und die Ungeheuerlichkeit dieser Klagen ist eine ausserordentliche.

Eine ganz eigenartige Ausbildung gewinnt der physikalische Verfolgungswahn in jenem sittengeschichtlich bedeutsamen Krankheitsbilde, welches man als „Besessenheitswahn“ bezeichnet. Hier werden die Feinde, welche den Kranken quälen, geradezu in den eigenen Körper hineinverlegt. Der oder die Verfolger sitzen nun in den Ohren und betäuben den Kranken durch ihr gräuliches Schreien und Fluchen, häufiger aber im Unterleib, steigen bis in den Kopf hinauf, schnüren dem Kranken die Kehle zu, verdicken ihm sein Blut, klappen ihm seinen Schädel auf, zwingen ihn zu den sonderbarsten Handlungen und reden ihm aus dem Bauche herauf gotteslästerliche Dinge vor. Hier kann es vorkommen, dass sich dem Feinde im eigenen Leibe eine andere, freundlich gesinnte Macht hinzugesellt, welche jenen in eine Körperhälfte hineindrängt und lange, erbitterte Kämpfe und Zwiegespräche mit ihm führt. Während die Verfolger bei den früher geschilderten Formen zumeist als eine geheimnissvolle Rotte von Nihilisten, Freimaurern, Socialdemokraten gedacht wurden, so pflegen in diesen letzteren Fällen mehr religiöse Vorstellungen zur Erklärung herbeigezogen zu werden. Es ist eine abgeschiedene Seele, der Teufel, ein böser Geist, der von dem Leibe des Kranken Besitz genommen hat, und dem unter Umständen der liebe Gott oder einer der Erzengel siegreich entgegentritt. Diese eigenthümliche Verdoppelung der Persönlichkeit erinnert uns an jene Träume, in denen wir ausgedehnte Unterhaltungen führen und oft über die schlagenden Beweisgründe unseres Gegners im höchsten Grade überrascht sind.

In der überwiegenden Mehrzahl der Fälle gesellen sich zu den Beeinträchtigungsideen mehr oder weniger ausgeprägte Grössenideen. Der Kranke hat „bewunderungswürdig gelitten", wird noch Grosses vollbringen, ist zu Höherem berufen, hat ein zukünftiges besseres Loos zu erwarten. Manchmal sind es lebhafte Träume, die ihn erheben und für alles Ungemach entschädigen. In diesen „nächtlichen geistigen Verschleuderungen" führt ihn die Gewalt Gottes in fremde Länder, bringt ihn in Verkehr, auch geschlechtlichen, mit hohen Personen und giebt ihm durch mannigfache Darstellungen aussichtsreiche Verheissungen für die Zukunft. Häufiger noch kommt es zu einzelnen, mit klarem Bewusstsein aufgefassten visionären Erlebnissen. Der Kranke erwacht in der Nacht mit unbeschreiblichen Wonnegefühlen, fühlt sich durchströmt und durchleuchtet vom heiligen Geiste. Seine Augen werden von dem Lichte geblendet, welches sein Schlafzimmer erfüllt; ein wunderbarer Duft strömt herein. Er sieht Gott in Gestalt eines Sterns, eine bedeutungsvolle Figur aus Lichtpunkten, eine herrliche Gestalt in köstlichem Gewande, die Mutter Gottes, Engel mit goldenen Flügeln, welche eine Königskrone tragen, das Christkind, welches ihn an der Hand führt, ihm die Weltkugel überreicht, den Kaiser mit einer strahlenden Sonne. Dabei hört er eine Stimme, die in mehr oder weniger klaren Ausdrücken ihm seine hohe Sendung verkündet: „Das ist mein lieber Sohn, an dem ich Wohlgefallen habe", „Dir sind Deine Sünden vergeben" und dergl. Bisweilen wiederholen sich solche Erlebnisse mehrmals in längeren Zwischenräumen. Auch die Sinnestäuschungen gewinnen vielfach einen angenehmen Inhalt. Gott selbst spricht zum Kranken, ernennt ihn zum Kaiser Rothbart, schenkt ihm riesige Summen, verheirathet ihn mit einer Prinzessin.

Dazu gesellen sich sehr häufig eigenthümliche Wahrnehmungen nicht sinnlicher Natur, die als „Gewissensstimmen", als „innere Stimmen, die nicht mit Worten sprechen", bezeichnet werden. Durch sie erfährt er, dass er besonders begnadet, Christus oder Braut Christi, ein gewaltiger Menschengeist ist, von den höchsten Persönlichkeiten geliebt, alle Kämpfe siegreich überstehen, die Bürgerkrone für das Land erringen werde. Gerade diese Offenbarungen pflegen für ihn eine besonders grosse überzeugende Kraft zu haben. „Ich habe unzählig viele und gar keine Beweise," sagte mir eine derartige Kranke. Ausserdem werden indessen auch wirkliche Wahrnehmungen einfach von dem Kranken im Sinne seiner Ideen verarbeitet. Zunächst weiss er freilich vielfach noch nicht, was alles bedeuten soll, ist aber sicher, dass es ihm später klar werden wird. Ein Besuch aus der Hauptstadt hängt mit seiner Berufung auf den Thron zusammen; der Geistliche auf der Kanzel legt seine Sachen aus; in den Büchern weist alles auf ihn hin. Wenn er betet, so strömt fruchtbarer Regen herab, oder der umwölkte Himmel klärt sich plötzlich auf, sobald er auf die Strasse tritt. Erinnerungsfälschungen erwecken in dem Kranken die Vorstellung, dass ihm von Gott alles im voraus verkündet werde, was sich ereignet.

Während der Entwicklung dieser Wahnbildungen, die sich in einigen Monaten oder Jahren zu vollziehen pflegt, bleiben die Kranken besonnen, orientirt und im ganzen geordnet. Sie sind, namentlich im Anfange, recht wol im Stande, ihre Ideen zusammenhängend darzulegen, zu begründen, Einwände zu bekämpfen; es ist „Methode" im Wahnsinn. So verlangte ein Kranker als Entschädigung für seine Gefangenhaltung einfach die Civilliste des Königs, indem er ausführte, dass die Verneinung des Rechtes auch nur einem einzigen Unterthanen gegenüber die thatsächliche Absetzung des Königs als des Hortes der Gerechtigkeit bedeute; er, der Geschädigte, habe demnach zu fordern, was der König durch Zulassen des Unrechts freiwillig aufgebe. Späterhin aber treten immer deutlicher die Zeichen der geistigen Schwäche hervor. Die Wahnvorstellungen werden unsinniger, zusammenhangslos, widerspruchsvoll, bald einförmig, bald vielfach wechselnd. Der Gedankengang wird verschroben, unklar, verworren und schliesslich nicht selten ganz unverständlich. Oefters besteht wenigstens zeitweise ein gewisses Krankheitsgefühl; die Kranken klagen, dass sie verändert, arbeitsunfähig, aufgeregt seien. Niemals aber besitzen sie das geringste wirkliche Verständniss für die Krankhaftigkeit ihrer Wahnbildungen, auch wenn sie einmal auf starkes Drängen zugeben, dass möglicherweise Krankheit, „Nervosität", mitspielen könne. „Mich mit dem Irrenhause in einem Wort zu nennen, ist geradezu eine quadratische Verkehrtheit", schrieb ein Kranker. Vielmehr werden auch jene selbstempfundenen Krankheitszeichen nur als die Folgen feindlicher Einwirkungen betrachtet. Jeder Versuch, den Kranken von der Irrthümlichkeit seiner Ideen zu überzeugen, indem man ihn dorthin führt, wo er seine Verfolger vermuthet, bleibt gänzlich erfolglos, da er den Stimmen entnimmt, dass man für seinen Besuch zeitweilig alles Verdächtige bei Seite geräumt habe.

Die Stimmung der Kranken ist im Beginne der Krankheit meist eine niedergeschlagene, ängstliche oder feindselig-gereizte. Späterhin pflegen mehr gehobene Gefühle hervorzutreten, bald im Sinne eines selbstgefälligen Hochmuthes, bald in demjenigen einer verzückten Schwärmerei; auch süsslich-erotische Stimmungen sind nicht selten. Vorübergehend werden lebhafte Angstzustände sowie Ausbrüche von Ausgelassenheit oder Reizbarkeit beobachtet. In einzelnen Fällen sah ich auch länger dauernden Stupor mit Anfällen zorniger Erregung auftreten.

Das Handeln der Kranken wird, wie es scheint, vielfach durch die Wahnvorstellungen bestimmt. Es kommt zu Fluchtversuchen, planlosen Reisen, unvermittelten gefährlichen Angriffen auf die vermeintlichen Feinde, auf Angehörige, Nachbarn oder selbst wildfremde Personen, zu Nahrungsverweigerung aus Vergiftungsfurcht und vielfach auch zu Selbstmordversuchen. Andere Kranke wenden sich an die Behörden und schliesslich an die Oeffentlichkeit, machen ihrer Erbitterung in Zeitungsanzeigen, Maueranschlägen, offenen Briefen, Flugschriften*) Luft, in denen sie das schändliche Treiben ihrer Feinde in gebührender Weise brandmarken. Oder aber sie unternehmen irgend eine recht auffallende That, um die allgemeine Aufmerksamkeit auf ihre verzweifelte Lage zu lenken.

Viele Kranke verfallen auf allerlei Massregeln der Selbsthülfe, die ihnen einigermassen Ruhe vor den Verfolgern schaffen. Namentlich sind es eigenthümliche Geberden, Abwehrbewegungen, bestimmte, oft sehr verzwickte Stellungen, die längere Zeit hindurch eingehalten werden müssen, ferner das „innere Sprechen", die unablässige Wiederholung gewisser Worte, mit Hülfe deren sie sich vor den feindseligen Beeinflussungen schützen. Mitunter werden auch Misshandlungen, ja Verstümmelungen des eigenen Körpers zum gleichen Zwecke unternommen. Andere Kranke fühlen sich genöthigt, den Stimmen laut und nachdrücklich zu antworten, und führen daher in ihrer geordneten Thätigkeit, auch des Nachts, schimpfende Selbstgespräche. Oder sie verstopfen sich die Ohren, umwickeln den Kopf mit Tüchern, halten die feindlichen Giftpfeile und Lichtblitze durch grosse Schirme oder Masken von sich ab. Gegen die elektrischen und telepathischen Beeinflussungen helfen Drähte, die um die Bettstelle gezogen sind, ferner selbstgeschnitzte, phallusartige Amulette. Mercklin hat einen vielleicht hierher gehörigen Kranken beschrieben, der zu diesem Zwecke eine aus altem Blechgeschirr gefertigte Rüstung im Gewichte von 12 Kilogramm trug, auf dem Kopfe eine Kasserolle; ein anderer hatte sich die Bewegung der Arme selbst durch einen Ledergürtel mit Schlingen beschränkt, um dem von seinen Feinden erzeugten Antriebe zum Zerkratzen des Gesichtes widerstehen zu können.

Die Grössenideen können den Kranken dazu führen, dass er seine Arbeit aufgiebt, weil sie seiner nicht mehr würdig ist, sich hochtrabende Titel beilegt, sich in auffallender Kleidung zeigt, die ersten Schritte zur Erfüllung seiner göttlichen Sendung unternimmt. Er predigt öffentlich, unterbricht den Geistlichen in der Kirche, greift

---

*) Wollny, Ueber Telepathie, 1888; Sammlung von Actenstücken, 1888; Teffer, Ueber die Thatsache des psycho-sexualen Contactes oder die actio in Distans, 1891.

ihn an, lässt sich durch Eingebungen und göttliche Stimmen leiten. Die Zunge wird ihm gezogen, dass er sprechen muss, was ihm der Geist eingiebt; ohne oder sogar gegen seinen Willen muss er grässliche Schreie ausstossen; sein Arm wird ihm geführt, wenn er schreibt oder den Kampf in heiliger Sache aufnimmt. Weibliche Kranke suchen nach ihrem Seelenbräutigam, den sie in allerlei Verkleidungen immer wiederfinden, und kommen so zu geschlechtlichen Ausschweifungen.

Das Benehmen der Kranken kann im Anfange ein ganz geordnetes sein. Im Verlaufe der Krankheit jedoch pflegen mehr und mehr Wunderlichkeiten und Verschrobenheiten hervorzutreten, Gesichterschneiden, merkwürdige Geberden und Gewohnheiten, gespreizte Bewegungen, Manieren beim Handgeben, Essen, Gehen, Sprechen, Andeutungen von Negativismus. Die Kranken sprechen hochdeutsch, in geschraubten Wendungen, mit selbsterfundenen Wörtern, lieben Wortspielereien und Reimereien; es kann sogar zu völliger Sprachverwirrtheit kommen. Aehnlich verhalten sich die bisweilen sehr zahlreichen und stereotypen Schriftstücke mit ihren absonderlich verschnörkelten Schriftzügen und ihrer oft kaum verständlichen Rechtschreibung. Ein Schuhmacher suchte aus der Zeitung alle möglichen fremdsprachigen Ausdrücke heraus und verflocht sie mit selbsterfundener Bedeutung in seine Erlasse als „himmlischer Arzt“: so fügte er seiner Unterschrift immer die Worte bei: „Semper fidelis Syp-hilis“, mit dem Sinne: „Also soll es geschehen“. Zu selbstständiger, geordneter Thätigkeit pflegt auf der Höhe der Krankheit weder Neigung noch Fähigkeit vorhanden zu sein.

Der Verlauf der Krankheit nimmt in der Regel einige Jahre in Anspruch. Wenn man will, kann man dabei verschiedene Abschnitte auseinanderhalten, denjenigen der einleitenden Verstimmung, die Ausgestaltung der Verfolgungsideen, ferner die sogenannte „Transformation“ des Wahnes, das Auftreten von Grössenvorstellungen, welches die beginnende psychische Schwäche anzukündigen scheint, und endlich das Schwinden oder den Zerfall der Wahnbildungen. Bisweilen scheinen sich auch hier vorübergehende Nachlässe der Krankheitserscheinungen einzustellen, die den Remissionen der Katatoniker vergleichbar sind.

Magnan*) hat an diesen Entwicklungsgang die Aufstellung

*) Psychiatrische Vorlesungen, deutsch von Möbius, Heft 1, 1891.

einer eigenen psychischen Krankheitsform geknüpft, des „délire chronique à évolution systématique“ (Paranoia completa, Möbius). Unter dieser Bezeichnung fasst er alle diejenigen Fälle chronischer Wahnbildung zusammen, bei welchen auf die Vorbereitung unter dem Eintritte von Sinnestäuschungen verschiedener Art eine Zeit der Verfolgung, dann eine solche der Grössenvorstellungen und endlich der Schwachsinn folgt. Die Dauer der einzelnen Abschnitte und die Schnelligkeit, mit der sie einander ablösen, kann dabei eine sehr verschiedene sein. Gerade die hier beschriebenen Formen würden etwa der Schilderung Magnan's entsprechen. Die später zu beschreibende Paranoia wäre vollständig davon abzutrennen; sie gehört nach seiner Ansicht zu einer wesentlich anderen Gruppe von Psychosen, zum „Irresein der Entarteten“. Wenn ich auch selbst diese Abgrenzung hier versucht habe, möchte ich doch darauf hinweisen, dass sich die Eintheilung in bestimmte Abschnitte bei unseren Kranken vielfach nur sehr künstlich durchführen lässt, dass es ferner hier Fälle ohne Grössenwahn giebt, und dass bei der Paranoia dieselbe Verbindung von Kleinheitsideen mit Grössenvorstellungen stattzufinden pflegt wie hier. Endlich aber muss mit Entschiedenheit darauf hingewiesen werden, dass sich unter denjenigen Kranken, auf welche Magnan's Beschreibung passt, namentlich unter denen mit physikalischem Verfolgungswahn, zum mindesten ebenso viele deutlich „Degenerirte“ finden, wie unter den Querulanten und Verrückten, deren Psychose er dem Irresein der Entarteten zurechnet.

Den Ausgang des Leidens bildet regelmässig die psychische Schwäche. In einer kleineren Anzahl von Fällen treten nach einer Reihe von Jahren die Wahnvorstellungen allmählich vollständig zurück; es kann sogar zu einer gewissen Einsicht in die Krankhaftigkeit derselben kommen. Dagegen bleibt immer eine erhebliche Einbusse an geistiger Leistungsfähigkeit zurück, Schwäche des Gedächtnisses und des Urtheils, gemüthliche Stumpfheit, Verlust der Thatkraft und der Regsamkeit. Oder aber die Kranken halten noch an ihren Wahnvorstellungen fest, werden aber gleichgültig dagegen und erzeugen keine neuen mehr. Hier pflegen die krankhaften Vorstellungen mehr und mehr zu verblassen und nur vereinzelt und gelegentlich noch emporzutauchen. Die Kranken sprechen von ihnen wie von anderen, fernliegenden Dingen und ziehen keine Folgerungen mehr daraus. Der „rex totius mundi“ beschäftigt sich mit Gartenarbeit, der „Herrgott“ mit Holztragen, die „Braut Christi“ mit Nähen und Flicken. Am häufigsten jedoch scheint die Krankheit zu wahnhafter Verworrenheit zu führen. Die krankhaften Vorstellungen werden zusammenhangsloser und unverständlicher, zerfahrener; Absonderlichkeiten im Handeln und Benehmen treten immer zahlreicher hervor, so dass schliesslich die Ordnung der Ge-

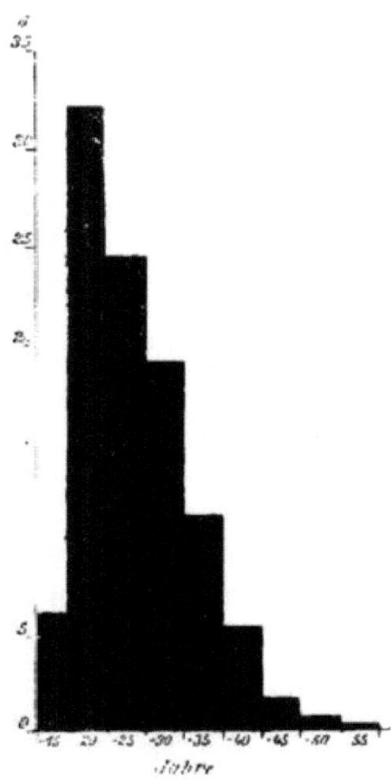

danken wie die äussere Haltung vollständig verloren geht. Erregungszustände und Neigung zu Gewaltthätigkeit sind hier nicht selten. Späterhin kann mit dem Fortschreiten der Verblödung ein ruhiger, faseliger Schwachsinn zu Stande kommen, bei dem von den ursprünglichen Wahnbildungen höchstens noch kümmerliche Reste aufzufinden sind. —

Die Dementia praecox ist im allgemeinen eine Erkrankung der jugendlicheren Lebensalter. Die obenstehende Zeichnung stellt die procentische Vertheilung von 296 Fällen auf die einzelnen Lebensjahrfünfte dar. Mehr als 60% der Fälle beginnen demnach vor dem 25. Lebensjahre. Dazu ist indessen zu bemerken, dass sich die einzelnen Gruppen des ganzen Gebietes etwas verschieden verhalten. Von den einfach hebephrenischen Formen fallen 72, von den katatonischen 68 und von den paranoiden nicht ganz 40% vor das 25. Lebensjahr. Der Krankheitsvorgang scheint sich demnach in jugendlichem Alter am häufigsten in Form einer einfachen, meist allmählich auftretenden Verblödung abzuspielen, während etwas später mehr die acuten und subacuten Formen mit katatonischen Erscheinungen und noch später die ausgeprägteren Wahnbildungen in den Vordergrund treten. Irgend eine brauchbare Erklärung für diese Unterschiede aufzufinden, ist mir bisher trotz aller Bemühungen nicht gelungen.

Auf die nahen Beziehungen der Hebephrenie zu den Entwicklungsjahren, wie sie durch den Namen des „Jugendirreseins" angedeutet wird, hat schon Hecker seinerzeit hingewiesen. Er war sogar geneigt, die Ausgänge seiner Hebephrenie geradezu als ein Stehenbleiben des gesammten psychischen Lebens auf der Entwicklungsstufe der Pubertätsjahre zu betrachten. Wenn gegen diese Auffassung auch die Häufigkeit tiefer Verblödung spricht, welche eben einen Rückschritt, nicht einen einfachen Stillstand der geistigen Ausbildung darthut, so finden wir doch in dem vorzeitigen Schwachsinn viele Züge wieder, die uns aus den gesunden Entwicklungsjahren wohlbekannt sind. Dahin gehört die Neigung zu unpassender Lectüre, die naive Beschäftigung mit den „höchsten Problemen", die unreife „Schnellfertigkeit" des Urtheils, die Freude an Schlagwörtern und klingenden Redensarten. Schon bei einer früheren Gelegenheit wurde ferner darauf hingewiesen, dass sich im Entwicklungsalter gewisse psychische Wandlungen vollziehen, die wir vielleicht als das gesunde Vorbild leichter manischer Erregungen betrachten dürfen. Der unvermittelte Stimmungswechsel, die Niedergeschlagenheit und Ausgelassenheit, die gelegentliche Reizbarkeit und Triebartigkeit der Entwicklungsjahre begegnen uns beim vorzeitigen Schwachsinn in schärferer Ausprägung, die vielfach geradezu an manische Zustände erinnert. Auch die Abgerissenheit der Gedankengänge, das bald gespreizte, grosssprecherische, bald verlegene, scheue Wesen, das alberne Lachen, die läppischen Scherze, die gezierte Sprechweise, die gesuchte Derbheit und die gewaltsamen Witze sind Erscheinungen, welche beim Gesunden wie beim Kranken auf jene leichte innere Erregung hindeuten, mit welcher die Umwälzungen der Geschlechtsentwicklung einherzugehen pflegen.

Die beiden Geschlechter sind an der Dementia praecox in gleichem Maasse betheiligt. Dagegen überwiegen bei den hebephrenischen Formen die Männer mit 64%, bei den katatonischen und paranoiden Formen dagegen die Frauen mit 58 und 59%. Diese Erfahrung wird durch den Umstand noch näher beleuchtet, dass anscheinend gewisse ursächliche Beziehungen zwischen dem Fortpflanzungsgeschäfte beim Weibe und namentlich der Katatonie bestehen. Nicht nur fanden sich bei etwa 18% der erkrankten Frauen Menstruationsstörungen, sondern in 24% der Fälle entwickelte sich die Katatonie geradezu während der Schwangerschaft oder, häufiger, im Anschlusse an das Wochenbett. Einmal knüpften sich die vier Schübe, in denen die Krankheit verlief, je an eine Geburt an, bis der letzte die endgültige Verblödung brachte. In einem anderen Falle begann die Krankheit ebenfalls im Wochenbette, um nach einer längeren Remission mit dem Eintritte neuer Schwangerschaft in schwerem Rückfalle zu enden. Bei den hebephrenischen Erkrankungen waren derartige Erfahrungen ungleich seltener; ich konnte sie nur in etwa 9% verzeichnen.

Von sonstigen Ursachen der Dementia praecox ist wenig zu berichten. Bei etwa 10—11% meiner Kranken waren dem Leiden schwere acute Krankheiten voraufgegangen, am häufigsten Typhus oder Scharlach. In der Regel waren allerdings bis zum Auftreten der psychischen Störung viele Jahre vergangen, so dass von einem unmittelbaren Zusammenhange keine Rede sein konnte. Hie und da jedoch wurde angegeben, dass seit der körperlichen Erkrankung schon eine gewisse Veränderung an dem Kranken bemerkt worden sei, grössere Reizbarkeit, Herabsetzung der geistigen Leistungsfähigkeit, auffallende Ermüdbarkeit. In einzelnen Fällen wurde über Hirnentzündungen in der Jugend berichtet, nicht ganz selten auch über Kopfverletzungen; dieselben sind jedoch überhaupt so häufig, dass sie für ursächliche Feststellungen nur ganz ausnahmsweise zu verwerthen sind. Der Alkoholmissbrauch scheint für die Entstehung der Dementia praecox keine Bedeutung zu haben, wol aber vielleicht die Gefangenschaft. Mehr als 3% meiner Kranken oder 6% der Männer erkrankten im Gefängnisse, nicht immer in Einzelhaft.

Hier und im Wochenbette handelte es sich vorzugsweise um acute und subacute Formen; die Gefangenschaft begünstigte das Auftreten paranoider, das Wochenbett dasjenige katatonischer Krankheitsbilder.

Erbliche Veranlagung zu Geistesstörungen fand sich in etwa 70% derjenigen Fälle, in denen über diesen Punkt verwerthbare Angaben vorlagen. Von den einzelnen Gruppen schienen die hebephrenischen Formen etwas weniger, die paranoiden dagegen noch stärker durch erbliche Veranlagung beeinflusst zu werden. Einmal sah ich zwei Geschwister unabhängig von einander mit ganz denselben unsinnigen Wahnbildungen erkranken. In etwa 20% der Fälle waren von Jugend auf allerlei Eigenthümlichkeiten des Wesens bemerkt worden, Verschlossenheit, Aengstlichkeit, Schrullenhaftigkeit Reizbarkeit, Neigung zu übertriebener Frömmelei oder zum Verbrechen. Auch körperliche Entartungszeichen fanden sich öfters, Kleinheit oder Verbildungen des Schädels, kindlicher Habitus, mangelhafte Zähne, verbildete Ohren, Strabismus, überzählige Brustwarzen, allgemeine Schwächlichkeit, ferner die Andeutungen eines leicht erreglichen Gehirns, Delirien bei geringem Fieber, Zahnkrämpfe in der Jugend, geringe Widerstandsfähigkeit gegen Alkohol, sehr früh sich regender, mangelnder oder widernatürlicher Geschlechtstrieb. Die ursprüngliche geistige Begabung war in 60% der Fälle eine gute; 17% der Kranken wurden sogar als vorzüglich veranlagt geschildert. Ein Drittel der Kranken war leidlich oder mässig begabt, nur 7% geradezu schlecht oder von Jugend auf schwachsinnig.

Das eigentliche Wesen der Dementia praecox ist gänzlich dunkel. Am verbreitetsten ist wol zur Zeit die Ansicht, dass wir es hier mit dem allmählichen Versagen einer unzulänglichen Anlage zu thun haben. Wie ein Baum, dessen Wurzeln im vorhandenen Erdreiche keine Nahrung mehr finden, so sollen die geistigen Kräfte schwinden, sobald die ungenügende Mitgift eine weitere Entfaltung nicht mehr gestattet. Allein gegen diese Auffassung erheben sich sehr gewichtige Bedenken. Es ist nicht zu verstehen, warum ein Organismus, der sich bis dahin meist in gesunder, öfters sogar in kräftiger Weise entwickelt hat, ohne besondere Ursache mit einem Male nicht nur in seiner Fortbildung Halt machen, sondern vielfach geradezu dem Siechthume verfallen soll. Selbst die schwerste krankhafte Veranlagung durch Geisteskrankheit bei Vater oder Mutter, wie sie bei der Dementia praecox in 18—19% vorkommt, würde einen derartigen Vorgang nicht zu erklären vermögen. Im Gegentheil sehen wir bei den anerkannt auf dem Boden der erblichen Entartung erwachsenden Geistesstörungen regelmässig nicht den raschen geistigen Verfall wie hier, sondern vielmehr dauernde krankhafte Zustände von sehr langsamer Entwicklung oder periodische Erkrankungen.

Wir werden durch diese Ueberlegungen unmittelbar zu der Annahme gedrängt, dass es sich hier um einen greifbaren Krankheitsvorgang im Gehirn handeln muss. Thatsächlich haben sich auch in den verhältnissmässig wenigen Fällen, die mit zuverlässigen Hülfsmitteln genauer untersucht wurden, Veränderungen nachweisen lassen, die kaum eine andere Erklärung zulassen. Erst dadurch wird der oft so ungemein rasche geistige Verfall überhaupt verständlich. Wir kommen somit zu dem Schlusse, dass in der Dementia praecox höchst wahrscheinlich eine theilweise Schädigung oder Vernichtung von Hirnrindenzellen stattfindet, die sich in einzelnen Fällen wieder ausgleichen kann, meist aber eine eigenartige, dauernde Beeinträchtigung des Seelenlebens nach sich zieht. Durch welchen Krankheitsvorgang diese Störungen herbeigeführt werden, wissen wir zur Zeit ebenso wenig wie bei der Idiotie oder Epilepsie. Immerhin sprechen die bisherigen Rindenbefunde wol am meisten für die Annahme einer chemischen Schädlichkeit. Bei der nahen Beziehung der Krankheit zum Entwicklungsalter, zu Menstruationsstörungen, zum Fortpflanzungsgeschäfte, bei dem Fehlen jeder erkennbaren äusseren Ursache liegt es wol am nächsten, an eine Selbstvergiftung zu denken, die möglicherweise in irgend einem näheren oder entfernteren Zusammenhange mit Vorgängen in den Geschlechtsorganen stehen könnte. Gerade in dieser Beziehung ist die Erfahrung lehrreich, dass auch manche Idioten und Epileptiker zur Zeit der Geschlechtsentwicklung einen entschiedenen Rückgang ihrer geistigen Kräfte darbieten. Manche Fälle von hebephrenischen Erkrankungen bei Imbecillen entsprechen ganz derartigen Erfahrungen. Unter dieser Voraussetzung würde die Häufigkeit der erblichen Veranlagung zu Geistesstörungen und deren körperlicher und psychischer Anzeichen nur eine verminderte Widerstandsfähigkeit gegen die eigentliche Krankheitsursache bedeuten. Aehnlich wäre etwa die vorbereitende Wirkung acuter Krankheiten und der Gefangenschaft aufzufassen.

Ob die Dementia praecox in dem hier umschriebenen Umfange eine einheitliche Krankheit darstellt, muss vor der Hand zweifelhaft bleiben. Sie würde etwa 14—15% aller Aufnahmen in die Irrenanstalt umfassen, wenn wir je 5—6% auf die hebephrenischen und katatonischen, den Rest auf die paranoiden Formen rechnen. Es ist sehr möglich, dass wir es hier mit einer Reihe von ähnlichen Krankheitsvorgängen zu thun haben, deren gemeinsame Wirkung in der Schädigung oder Zerstörung bestimmter Rindengebiete liegt. Heute sind wir indessen ausser Stande, in dieser Fülle verschiedenartiger Krankheitsbilder irgend welche scharfen Grenzen zu ziehen; überall finden sich Uebergangsformen zwischen den einzelnen klinischen Gruppen. Wir wollen daher an dieser Stelle ganz darauf verzichten, genauer auf die Abtrennung der hebephrenischen, katatonischen und paranoiden Formen untereinander einzugehen. Dagegen wird es von hervorragender wissenschaftlicher wie praktischer Wichtigkeit sein, im einzelnen Falle die Dementia praecox von anderen Erkrankungen mit wesentlich abweichender Prognose unterscheiden zu können.

Bei den hebephrenischen Formen mit langsamer Entwicklung kann zunächst die Abgrenzung von neurasthenischen Zuständen in Betracht kommen. Massgebend sind hier vor allem die Zeichen der psychischen Schwäche, die Unsinnigkeit der hypochondrischen Klagen, die Urtheilslosigkeit, die Unzugänglichkeit gegenüber den beruhigenden Versicherungen des Arztes, die gemüthliche Stumpfheit, das Ausbleiben der Besserung beim Ausspannen, ferner die mehr oder weniger deutlichen Erscheinungen der Befehlsautomatie oder des Negativismus. Auch Sinnestäuschungen und Triebhandlungen sprechen durchaus für Dementia praecox.

Ungemein schwierig kann in den mittleren Lebensjahren öfters die Abgrenzung der Dementia praecox von der Paralyse werden, wenn keine entscheidenden körperlichen Zeichen vorhanden sind. Die psychischen Bilder können einander in hohem Grade gleichen, um so mehr, da auch in der Paralyse bisweilen allerlei katatonische Zeichen auftreten, Katalepsie, Mutacismus, Verbigeration, Stereotypen. Allerdings pflegen diese Erscheinungen hier nicht so mannigfaltig und so eigenartig ausgeprägt zu sein wie in der Katatonie; auch tritt die einfache Unfähigkeit und Willensschwäche bei der Paralyse mehr in den Vordergrund gegenüber der Schrullenhaftigkeit und Unlenksamkeit des Katatonikers;

der geistige Verfall nimmt beim Paralytiker meist rascher schwere Formen an. Endlich aber ergeift die Störung hier am stärksten das Gebiet der Auffassung und Orientirung, namentlich aber des Gedächtnisses und der Merkfähigkeit, während bei den Kranken mit Dementia praecox gerade diese geistigen Leistungen im Verhältnisse zu der ausgeprägten gemüthlichen Stumpfheit und der Urtheilsschwäche lange Zeit überraschend gut erhalten bleiben. Die Ausbildung von stehenden Manieren macht die Dementia praecox recht wahrscheinlich, während das Auftreten von Sprachstörung, Pupillenstarre, Coordinationsstörungen natürlich die Paralyse sichert.

Die Zustände von Benommenheit und Verwirrtheit im Beginne der Erkrankung pflegen allgemein als Amentia aufgefasst zu werden. Will man jedoch, wie es hier geschehen ist, die nach Ursache, Erscheinungsform und Verlauf durchaus eigenartigen Erschöpfungspsychosen von der wesentlich verschiedenen Dementia praecox abtrennen, so ist besonders auf den Negativismus und die Stereotypie Gewicht zu legen. Auch die Befehlsautomatie in ihren verschiedenen Gestaltungen pflegt bei der eigentlichen Amentia, wenn auch nicht ganz zu fehlen, so doch weit schwächer ausgebildet zu sein. Die Kranken benehmen sich natürlicher, ungezwungener, nicht läppisch und schrullenhaft. Die Verarbeitung der Wahrnehmungen und namentlich die Orientirung und Merkfähigkeit sind in der Amentia weit stärker gestört, als in der Dementia praecox. Jene Kranken sind trotz besten Willens unfähig, längere zusammenhängende geistige Aufgaben zu lösen, sich auf einfache Bruchstücke ihres Wissens schnell zu besinnen, verlieren fortwährend den Faden, ergehen sich in beziehungslosen Erinnerungen, geben aber auf die einzelne Frage rasche und zutreffende Antwort. Dagegen liefern die Kranken mit Dementia praecox zwar oftmals ganz unsinnige oder überhaupt keine Antworten, können aber plötzlich durch eine geordnete Erzählung, eine treffende, von Nachdenken zeugende Bemerkung überraschen, bringen vielleicht selbst schwierigere geistige Leistungen zu Stande, beherrschen geschichtliche und geographische Thatsachen. Zudem besteht in der Amentia eine ausgeprägte, wenn auch häufig unvermittelt wechselnde Färbung der Stimmung; die Kranken weinen und jammern plötzlich lebhaft, sind im nächsten Augenblicke gereizt und heftig, um dann wieder freundlich zu lachen oder zu singen. In der Dementia praecox dagegen fällt uns auch während lebhafter

Erregungen meist sehr deutlich der Mangel an tieferer gemüthlicher Ergriffenheit ins Auge, die Stumpfheit und innere Gleichgültigkeit. Daher sehen wir auch die Kranken mit Amentia zwar ohne genaues Verständniss, aber mit lebhafter Aufmerksamkeit den Vorgängen in der Umgebung folgen, während in der Dementia praecox die Kranken merkwürdig wenig Theilnahme für dasjenige zeigen, was sie recht gut aufgefasst und begriffen haben. Dass der Amentia immer, der Dementia praecox nur hie und da einmal eine erschöpfende Ursache vorausgeht, soll nur noch kurz erwähnt werden.

Wiederholt ist es mir begegnet, dass ich beginnende Katatonien für epileptische Dämmerzustände gehalten habe. Die Verwechselung liegt besonders nahe, wenn etwa ein Krampfanfall voraufgegangen ist. Einen Anhalt für die Unterscheidung wird der Negativismus des Katatonikers gegenüber dem ängstlichen Widerstreben des Epileptikers geben können. Auffassung und Orientirung dürften im epileptischen Dämmerzustande meist schwerer gestört sein, als beim Katatoniker. Sinnlose Antworten auf einfache Fragen, rasche, richtige Ausführung von Aufforderungen sprechen mehr für Katatonie. Bei der Epilepsie pflegt sich deutlich die ängstliche oder verzückte Stimmung kund zu geben; das Handeln ist nicht sowol triebartig wie durch bestimmte wahnhafte Vorstellungen und Gefühle beherrscht, die auch in den Reden zu Tage treten. Daher sehen wir den Epileptiker häufiger Angriffe, Fluchtversuche machen, Gewaltthaten begehen, während die Handlungen des Katatonikers die Kennzeichen des Sinnlosen, Absonderlichen, häufig auch des Stereotypen tragen. Natürlich wird die Vorgeschichte meist, der weitere Verlauf immer die Sachlage rasch klären.

Erhebliche Schwierigkeiten pflegt die Unterscheidung zwischen einer beginnenden Dementia praecox und dem ersten, depressiven Anfalle eines manisch-depressiven Irreseins zu bieten. Frühzeitiges Auftreten zahlreicher Sinnestäuschungen und unsinniger Wahnvorstellungen muss immer den Verdacht auf Katatonie erwecken. Die Stimmung des Katatonikers ist im Zusammenhalt mit dem Inhalte seiner Wahnvorstellungen auffallend gleichgültig; er nimmt an den Vorgängen in der Umgebung keinerlei Antheil, begrüsst seine Angehörigen nicht, wenn sie ihn besuchen, spricht dabei kein Wort, verzehrt aber vielleicht mit Gier alles, was sie ihm mitgebracht haben. In der circulären Depression wird man dagegen niemals innere Angst oder tiefe Traurigkeit vermissen. Besuche können hier zu plötzlichen Leidenschaftsausbrüchen von ausserordentlicher Heftigkeit führen und pflegen fast immer einen erheblichen Einfluss auf den Zustand auszuüben, meist in ungünstigem Sinne.

Von grosser Wichtigkeit ist es endlich, den Negativismus des Katatonikers nicht mit dem ängstlichen Widerstreben und der Hemmung im manisch-depressiven Irresein zu verwechseln. Dort begegnen wir dem starren Widerstande bei jedem Versuche der Lageänderung, aber erst bei wirklichem Eingreifen; dagegen werden einfache oder auch schmerzhafte Berührungen und selbst gefährliche Bedrohungen (Nadel am Auge) meist ohne stärkere Abwehr ertragen, und endlich kann der Widerstand von selbst oder unter dem Einflusse vorsichtigen Zwanges ohne weiteres in Befehlsautomatie übergehen. Hier dagegen beginnt das Widerstreben mit der drohenden Gefahr, gleichviel, ob eine Lageänderung stattfindet oder nicht; auch nehmen die aus ihrer Stellung gebrachten Glieder nicht mit unverbrüchlicher Zähigkeit wieder genau die frühere Haltung an. Zugleich führt jede drohende Annäherung zu lebhaften Gefühlsäusserungen, zu Aufschreien, Ausweichen, ängstlicher Abwehr. Der stuporöse Katatoniker bewegt sich meist wenig oder gar nicht, besonders nicht auf Aufforderung. Wenn er aber doch handelt, so geschieht das ohne erkennbare Verlangsamung, oft sogar ungemein schnell, während beim Gehemmten jede einzelne Bewegung langsam und zögernd zu Stande kommt, wie sich nicht selten schon beim einfachen Erheben der Arme oder beim Zählen darthun lässt. Auch hier bleibt freilich manche geforderte Bewegung ganz aus, weil Angst oder zu starke Hemmung sie unterdrückt; im letzteren Falle sieht man häufig wenigstens die Ansätze zu der verlangten Handlung (leise Lippenbewegungen, Zucken in den Fingern), namentlich wenn die Hemmung allmählich durch kräftiges Zureden überwunden wird. Umgekehrt kann man beim Katatoniker beobachten, wie der etwa anfangs auftretende Antrieb unmittelbar darauf unterbrochen, rückgängig gemacht, vielleicht bei weiterem Zureden sogar in sein Gegentheil verkehrt wird. In den manisch-depressiven Mischzuständen kann zwar, wie es scheint, das wichtige Kennzeichen der psychomotorischen Hemmung fehlen, so dass die äusserliche Aehnlichkeit mit dem katatonischen Stupor noch grösser wird. Immerhin dürfte hier die eigenthümlich lustige Stimmung, die lebhafte Aufmerksamkeit bei verhältnissmässig starker Denkstörung, endlich das gelegentliche zweckvolle, übermüthige Handeln der Manischen gegenüber der läppischen Heiterkeit, der Gleichgültigkeit, den sinnlosen Bewegungsantrieben der Katatoniker meist die Unterscheidung nicht allzu schwer machen.

Die Stuporzustände der Paralytiker lassen sich in erster Linie durch den Nachweis körperlicher Störungen abgrenzen. Ausserdem aber pflegt die Bewusstseinstrübung und die Auffassungsstörung tiefer zu sein; Gedächtniss und Merkfähigkeit sind regelmässig weit schwerer geschädigt. Die kennzeichnenden katatonischen Erscheinungen sind meist nur schwach ausgeprägt. Der Negativismus zeigt geringe Hartnäckigkeit und beschränkt sich gewöhnlich auf Mutacismus, Nichtbefolgung von Aufforderungen oder Nahrungsverweigerung; Triebhandlungen kommen wesentlich als einzelne Bewegungsstereotypen vor, und die schrullenhaften Manieren, die beziehungslosen Antworten, die Sprachverwirrtheit dürften höchstens andeutungsweise bei der Paralyse beobachtet werden.

Von grosser Wichtigkeit ist es, die Erregungszustände der Dementia praecox, insbesondere der Katatonie, von manischen Anfällen zu unterscheiden. Die Besonnenheit ist in der Manie stärker gestört, als in der Katatonie. Während hier die Kranken auch in der wildesten Tobsucht meist über ihre Umgebung noch ganz klar sind, werden wir in den schwersten manischen Erregungen stets einer erheblichen Störung der Auffassung, des Denkens und der Orientirung begegnen. Andererseits sind die Reden Katatonischer häufig völlig unsinnig trotz sehr geringer Erregung, während wir das wenigstens ungefähre Verständniss für die manischen Gedankengänge auch bei heftigster Tobsucht selten ganz verlieren. Dazu kommt in der Katatonie das Kleben an einzelnen Ausdrücken bis zur ausgeprägten Verbigeration, während der manische Gedankengang trotz aller Zusammenhangslosigkeit doch fast immer das Fortschreiten von einem Vorstellungskreise zum anderen erkennen lässt. Auch sinnloses, einförmiges Silbengeklingel spricht entschieden für Katatonie. Die Aufmerksamkeit des Katatonikers beschäftigt sich kaum mit der Umgebung, obgleich dieselbe recht gut aufgefasst wird; der Manische nimmt ungenau und flüchtig wahr, wendet sich aber jeder neuen Erscheinung zu, die in seinen Gesichtskreis eintritt. Von ihm wird der Arzt sofort angeredet, mit einem Schwall von Worten überschüttet, während der katatonisch Erregte sich gar nicht um ihn kümmert, in seinem Bewegungsdrange einfach fortfährt und nur durch besondere Bemühungen zu einer sinngemässen Antwort gebracht werden kann. Die Stimmung ist in der Manie meist lustig gehoben oder gereizt, in der Katatonie läppisch, kindisch ausgelassen oder gleichgültig.

Zu beachten ist ferner namentlich die Zwecklosigkeit der katatonischen Bewegungen gegenüber dem Beschäftigungsdrange des Manischen, der regelmässig Beziehungen zur Umgebung sucht. Dort sind die Bewegungen einförmig, wiederholen sich ungezählte Male in gleicher Weise, während sie hier, von wechselnden Eindrücken, Vorstellungen und Gefühlen abhängig, immer neue Formen anzunehmen pflegen. Daher spielt sich der Bewegungsdrang des Katatonischen oft auf kleinstem Raume, etwa in einem Theile des Bettes ab; der Manische sucht dagegen überall nach Gelegenheit zur Bethätigung, läuft herum, beschäftigt sich mit anderen Kranken, folgt dem Arzte, treibt den verschiedenartigsten Unfug. Dazu kommen die Zwangsmässigkeit und Gespreiztheit der Bewegungen, die Manieren und unsinnigen Antriebe bei der Katatonie, im Gegensatze zu dem natürlichen und dem Gesunden viel verständlicheren Benehmen des Manischen. Mit anderen Worten: In der Manie sind Auffassung, Denken, Orientirung verhältnissmässig stärker gestört, als in der Katatonie, während hier durch die Krankheit namentlich die gemüthlichen Beziehungen, das Handeln und der sprachliche Ausdruck in eigenartiger Weise geschädigt werden.

Schwere paralytische Erregungen können den katatonischen ausserordentlich ähnlich sein. Abgesehen von der Vorgeschichte, dem Lebensalter und den körperlichen Zeichen der Paralyse wird hier namentlich auf die tiefe Benommenheit der Paralytiker in solchen Zuständen Gewicht zu legen sein. Auffassung, Merkfähigkeit, Denken und Orientirung sind dabei, im Gegensatze zu dem Verhalten der Katatoniker, immer erheblich gestört.

Manche Erregungsanfälle der Katatoniker ähneln in hohem Grade hysterischen Zuständen, namentlich, wenn sie mit allerlei Krampferscheinungen verbunden sind. Für die Unterscheidung ist in erster Linie die psychische Schwäche der Katatoniker zu verwerthen, die Zerfahrenheit des Gedankenganges, die Urtheilslosigkeit, die unsinnigen Einfälle und Ideenverbindungen, ihre gemüthliche

Stumpfheit, die Einförmigkeit und Ziellosigkeit ihres Handelns. Allen diesen Zügen steht die Findigkeit und Ueberlegtheit, die Launenhaftigkeit und Empfindlichkeit, die berechnende Schlauheit und planmässige Hartnäckigkeit der Hysterischen gegenüber. Auch die ungeheuerlichen Wahnbildungen und Sinnestäuschungen der Katatonischen werden die Entscheidung erleichtern, ebenso natürlich der weitere Verlauf.

Die vielfachen Wahnbildungen im Verlaufe der Dementia praecox geben überaus häufig zu der Diagnose der Paranoia Veranlassung. Die grosse Mehrzahl der von anderen Irrenärzten mit diesem Namen belegten Fälle gehört nach meiner Ueberzeugung dem hier gezeichneten Krankheitsbilde an, vor allem natürlich den paranoiden Formen. Ich stütze diese Auffassung auf die Erfahrung, dass diese Zustände entweder nach verhältnissmässig kurzer Zeit regelmässig in einfachen Schwachsinn ohne nennenswerthe Wahnvorstellungen oder in Verworrenheit übergehen, bei der von irgend einem „System“ meist ebenso wenig die Rede sein kann wie von dauerndem Festhalten der gleichen Ideen. In diesen Sätzen liegen schon die wesentlichsten Anhaltspunkte für eine Abtrennung der Paranoia von der Dementia praecox. Bei der eigentlichen Paranoia entwickeln sich die Wahnvorstellungen immer ganz allmählich, im Laufe von Jahren, hier sehr häufig innerhalb einiger Monate, unter ausgesprochener trauriger oder ängstlicher Verstimmung, öfters auch ganz plötzlich mit dem Auftreten zahlreicher Sinnestäuschungen. Ueberhaupt spielen diese letzteren bei der Dementia praecox eine sehr grosse Rolle, während sie bei der Paranoia gegenüber der wahnhaften Vermuthung und Deutung meist ganz im Hintergrunde stehen. Die rasch hereinbrechende geistige Schwäche macht sich hier in der Unsinnigkeit der Wahnbildungen bemerkbar, die bald über jede Möglichkeit hinausgehen. Die Kranken empfinden keine Widersprüche mehr, haben gar nicht das Bedürfniss, den Wahn mit ihrer bisherigen Weltanschauung in Einklang zu bringen; ihre Gedankengänge werden verworren, zusammenhangslos. In der Paranoia dagegen ist der Wahn wesentlich eine krankhafte Deutung und Auslegung wirklicher Ereignisse. Die Widersprüche mit der sonstigen Erfahrung werden empfunden und ebenso wie nahe liegende Einwände durch besondere Gedankenarbeit ausgeglichen. Der innere Zusammenhang des gesunden wie des wahnhaften Denkens bleibt bis an das Ende des Kranken erhalten. In der Dementia praecox verschwinden die Wahnbildungen vielfach oder werden durch andere abgelöst. Beim Paranoiker bleibt der Kern des Wahnes immer derselbe; nur können sich an denselben im Laufe der Zeit allmählich weitere, in derselben Richtung liegende Vorstellungen anschliessen, jedoch ohne Widerspruch und ohne Verlust früherer wahnhafter Erkenntnisse.

Die äussere Haltung und die geistige Leistungsfähigkeit pflegt in der Dementia praecox schon nach kurzer Zeit empfindlich zu leiden; vielfach stellen sich Stereotypen und Manieren ein, schliesslich bisweilen selbst völlige Sprachverwirrtheit mit Wortneubildungen. Dem gegenüber bewahrt der Paranoiker äusserlich stets die Haltung des Gesunden, bleibt nicht selten auf einzelnen Gebieten noch recht leistungsfähig, wenn auch ein allmählicher Rückgang der geistigen Fähigkeiten nicht zu verkennen ist; er bietet niemals katatonische Zeichen dar und bleibt in Reden und Handeln andauernd vollkommen geordnet. In der Dementia praecox endlich begegnen wir unvermitteltem Wechsel des Zustandes, ängstlichen oder heiteren Erregungen, Stuporzuständen, Remissionen aller Krankheitszeichen. Dagegen verläuft die Paranoia ganz gleichmässig oder doch mit nur sehr geringfügigen Schwankungen, die nach Inhalt und Dauer in engster Beziehung zu den Wahnvorstellungen stehen; Nachlässe kommen wol durch allmähliches Verblassen der leidenschaftlichen Gefühlsbetonungen, nicht aber durch Schwinden der Wahnvorstellungen zu Stande.

Die Endzustände der Dementia praecox können unter Umständen als Imbecillität aufgefasst werden. Wo die deutlichen Zeichen früherer Krankheitsvorgänge noch erkennbar sind, Sinnestäuschungen, Wahnbildungen, katatonische Erscheinungen, wird freilich die Entscheidung leicht sein. Schwierig dagegen kann sie ohne Kenntniss der Vorgeschichte werden, wenn entweder ein ganz einfacher Schwachsinn zurückgeblieben ist, oder wenn schon von Jugend auf ein gewisser Grad geistiger Schwäche bestanden hat, der durch die hebephrenische Erkrankung nur eine Steigerung erfuhr. Im allgemeinen wird uns das Verhältniss der vorhandenen Kenntnisse zu der augenblicklichen geistigen Leistungsfähigkeit zum richtigen Verständnisse des einzelnen Falles führen. Wo sich herausstellt, dass der Kranke sich früher Wissen und Fertigkeiten erworben hat, zu deren Aneignung er zur Zeit gänzlich unfähig erscheint, muss eben ein Krankheitsvorgang zerstörend in das geistige Leben eingegriffen haben. Oft gelingt es dann auch nachträglich, durch Schulzeugnisse, Aufsätze, Briefe aus früherer Zeit den bestimmten Nachweis eines mehr oder weniger deutlichen Rückganges der geistigen Leistungsfähigkeit zu führen. —

Da wir die eigentlichen Ursachen der Dementia praecox nicht kennen, wird die **Behandlung** derselben nur die Bekämpfung der einzelnen Krankheitserscheinungen zur Aufgabe haben. Im Beginne ist bei den acut und subacut entstehenden Fällen zur Verhütung von Unglücksfällen und Selbstmorden meist die Verbringung in die Anstalt geboten. Bettruhe, Ueberwachung, Sorge für Schlaf und Nahrungsaufnahme sind hier die wichtigsten Erfordernisse. Bei den Erregungszuständen sind Dauerbäder am Platze, während bei ausgeprägter katatonischer Tobsucht unter Umständen durch die planmässige Anwendung feuchter Wicklungen raschere und nachhaltigere Beruhigung erzielt wird. Schlafmittel und Narkotica nützen hier in der Regel wenig; höchstens kann man Hyoscin oder Sulfonal wurfweise versuchen. In einzelnen Fällen wird übrigens schon durch einfaches Zureden wenigstens vorübergehend Beruhigung herbeigeführt. Während der Stuporzustände tritt die Sorge für Reinhaltung und Ernährung der Kranken in den Vordergrund. Gar nicht selten zwingt die anhaltende Nahrungsverweigerung zur Sondenfütterung; regelmässige, häufige Wägungen sind dabei unerlässlich. Der Gefahr vielfacher absichtlicher und unabsichtlicher Selbstverletzungen lässt sich durch die Anwendung von Polsterbett oder Polsterzimmer einigermassen begegnen; trotzdem aber entstehen immer noch oft genug Hautabschürfungen, Quetschungen, Furunkel u. s. f., die dann eine sehr sorgfältige und meist ungemein schwierige Behandlung erfordern, da die Kranken widerstreben, die Verbände abreissen, sich immer aufs neue misshandeln.

Sobald die acuten Störungen zurücktreten, gilt es, nach Möglichkeit zu erhalten, was die Krankheit nicht zerstört hat. Vielfach wird nun die Rückkehr in die Familie möglich und sogar zweckmässig sein, wenn die Verhältnisse einigermassen günstig und wenn nicht Erregungszustände, Unreinlichkeit, Nahrungsverweigerung und ähnliche schwerere Erscheinungen zurückgeblieben sind. Selbst manche der schwierigeren Kranken halten sich übrigens zu Hause überraschend gut, so dass man mit Entlassungsversuchen nicht allzu ängstlich zu sein braucht; bei weiblichen Kranken ist allerdings immer die Gefahr einer Schwängerung bei mangelhafter Aufsicht zu beachten. Die grosse Mehrzahl der geistigen Krüppel und Halbkrüppel nach Dementia praecox sammelt sich allmählich in den grossen Irren- und Pflegeanstalten an, ja diese Kranken bilden, da sie nicht rasch absterben und oft ihr ganzes Leben in der Anstalt zubringen, geradezu die Hauptmasse der versorgungsbedürftigen Irren. Was ihnen noth thut, ist die Beschäftigung, die allein im Stande ist, sie vor völligem Versinken in Stumpfsinn zu bewahren. Für sie sind daher vielleicht noch mehr, als für andere Krankheitsformen, die Irrencolonien mit ihrer mannigfaltigen Beschäftigung und der freien, die Selbständigkeit möglichst erhaltenden Behandlungsart ein kaum genug zu schätzender Segen. Vielfach sieht man hier selbst recht verblödete Kranke doch auf beschränktem Gebiete, in Feld und Garten, in Viehstall oder Werkstatt, beim Abschreiben, Zeichnen, Lesen, beim Kochen, Waschen oder im Bügelzimmer, bei der Hausarbeit oder in der Nähstube noch freudig und nützlich den Rest von Fähigkeiten verwerthen, den ihnen die Krankheit gelassen hat. Bei den ungemein häufig auftretenden Erregungszuständen genügt meist die vorübergehende Versetzung in die Wachabtheilung und Bettruhe.

VI. Die Dementia paralytica.

Aus der Reihe von Geisteskrankheiten, die mit gröberen nervösen Störungen einhergehen und auf eine tiefer greifende, anatomisch erkennbare Veränderung des Gehirnes hindeuten, hat sich seit den Schilderungen Bayles (1822) und Calmeils (1826), namentlich aber im Laufe der letzten Jahrzehnte ein bestimmtes Krankheitsbild herausgehoben, dessen Studium wegen der hervorragenden Betheiligung des Seelenlebens nicht der Hirnpathologie, sondern vorzugsweise der Psychiatrie anheimgefallen ist. In der That hat jene ausgebreitete und fortschreitende Zerstörung der verschiedensten Theile des Nervensystems, welche der Dementia paralytica zu Grunde liegt, so erhebliche und mannigfaltige Veränderungen der psychischen Leistungen zur Folge, dass sie vielfach die wichtigsten Erscheinungen im Krankheitsbilde darstellen, während man die begleitenden nervösen Störungen sogar lange Zeit hindurch als blosse „Complicationen" aufzufassen geneigt war.

Das allgemeine klinische Bild der Dementia paralytica*) oder progressiven Paralyse der Irren („Gehirnerweichung") ist dasjenige eines fortschreitenden Blödsinns mit sehr mannigfaltigen nervösen Reizungs- und Lähmungserscheinungen. Die psychischen wie die körperlichen Störungen erreichen regelmässig die denkbar höchsten Grade, wenn nicht vorher ein Zwischenfall dem Leben ein Ende macht; sie führen zur vollständigen Vernichtung der geistigen und physischen Persönlichkeit. Vielfach wird dieser Vorgang auch auf

*) Voisin, traité de la paralysie générale des aliénés. 1879; Mendel, Die progressive Paralyse der Irren. 1880, Mickle, general paralysis of the insane, 2. ed. 1886; v. Krafft-Ebing, Nothnagels specielle Pathologie u. Therapie, Bd. IX, 2. 1894; Ilberg, Volkmanns klinische Vorträge, 161.

seelischem Gebiete von mehr oder weniger ausgeprägten Reizerscheinungen begleitet, von Aufregungen, Verstimmungen, Wahnbildungen verschiedensten Inhaltes. Was aber allen diesen Störungen den gemeinsamen Stempel aufdrückt, das ist eine eigenartige psychische Schwäche, welche dem Kundigen sofort die verhängnissvolle Grundlage des ganzen Krankheitsvorganges verräth.

Auf dem Gebiete der Verstandesthätigkeit zeigt sich vom Herannahen der Krankheit an vielfach eine auffallende Erschwerung der Auffassung und des Verständnisses äusserer Eindrücke, die sich durch Messungen schon in ihren ersten Anfängen nachweisen lässt. Der Kranke wird zerstreut, unaufmerksam, nimmt die Vorgänge in seiner Umgebung nicht mit der früheren Klarheit und Schärfe wahr, achtet nicht mehr auf Einzelheiten, verwechselt und verkennt Personen und Gegenstände, übersieht wichtige Umstände oder Veränderungen, die ihm früher nicht entgangen wären, verirrt sich in ihm sonst bekannten Gegenden. Ich entsinne mich eines Zimmermanns, der eines Tages plötzlich den Arbeitsplatz nicht mehr auffand, auf dem er bis dahin regelmässig beschäftigt gewesen war.

Auch wenn die Störung auf den ersten Blick noch nicht stärker hervortritt, pflegt sie sich doch in der Unfähigkeit zu dauernder Anspannung der Aufmerksamkeit geltend zu machen. Das Verständniss für längere, verwickeltere Gedankengänge, für feinere Anspielungen und Witze geht dem Kranken verloren; er vermag Erzählungen nicht mehr in ihrem Zusammenhange zu begreifen, überhört Theile derselben, bleibt nicht bei der Sache, verliert den Ueberblick und vermag sich schliesslich selbst im Kreise seiner gewohnten Verhältnisse und Obliegenheiten nur mit grosser Mühe oder gar nicht mehr zurecht zu finden.

Auf diese Weise entwickelt sich eine mehr oder weniger ausgesprochene Bewusstseinstrübung, und der Kranke lebt nun wie im Traume oder wie in einem leichten Rausche. Einer meiner Kranken wurde daher vom Untersuchungsrichter geradezu für betrunken gehalten. Oft liefert schon im Beginne des Leidens diese eigenthümliche Benommenheit, welche den Kranken bis zu einem gewissen Grade der Wirklichkeit entrückt, ein bedeutsames diagnostisches Merkmal. Späterhin kann die Desorientirtheit trotz anscheinender Besonnenheit in einzelnen Fällen bei oberflächlicher Betrachtung sogar den Eindruck eines epileptischen Dämmerzustandes machen. Der Kranke versteht wol die an ihn gerichteten Fragen, erzählt ziemlich geordnet, hat aber keine Ahnung, wo er ist, mit wem er spricht, in welcher Lage er sich befindet, beachtet die Vorgänge in seiner Umgebung nicht, sondern lebt in einer ganz anderen Welt. In den letzten Stadien der Krankheit sinkt dann die Helligkeit des Bewusstseins dauernd und endgültig auf jene niedrigst möglichen Grade herab, welche eine Auffassung und Verarbeitung äusserer Eindrücke völlig ausschliessen.

Mit zu den ersten Zeichen der Krankheit gehört häufig eine Steigerung der Ermüdbarkeit. Dem Kranken fällt die langgewohnte Arbeit auffallend schwer; er muss häufige, neue Anläufe nehmen, sich ausruhen, fühlt sich nach kurzer Thätigkeit bereits abgespannt und unfähig. Bei jeder kleinen Schwierigkeit stockt er, verliert leicht den Faden, muss öfters von vorn anfangen. Nicht selten begegnet es ihm, dass er mitten in der Arbeit von der Müdigkeit übermannt wird und einschläft.

Eine verhältnissmässig geringe Rolle pflegen in der Paralyse Sinnestäuschungen zu spielen, so gering, dass man früher bisweilen ihr Vorkommen hier überhaupt geleugnet hat. Ohne Zweifel verläuft wol die Mehrzahl der Fälle ohne solche Störungen; ebenso unzweifelhaft ist es aber, dass ausgeprägte Trugwahrnehmungen aller Sinne gelegentlich beobachtet werden. In vereinzelten Fällen treten Gehörstäuschungen so sehr in den Vordergrund, dass die Erkrankung zunächst in hohem Grade dem Wahnsinn der Trinker oder Cocainisten gleichen kann. Bisweilen hört man die Kranken mit verstellter Stimme auf ihre eigenen Aeusserungen antworten, so dass eine Art Zwiegespräch mit einer eingebildeten Person zu Stande kommt, ohne dass es sich jedoch um wirkliche Gehörstäuschungen handelt. Vielmehr werden hier Rede wie Gegenrede von den Kranken laut vorgebracht, während es bei den Unterhaltungen mit „Stimmen" entweder ganz stumm hergeht oder doch nur die Erwiderungen der Kranken auf ihre hallucinatorischen Wahrnehmungen dem Hörer zugänglich sind. Gefühlstäuschungen mit dem Wahne geheimnissvoller Beeinflussung kommen gar nicht selten zur Beobachtung. Ueberaus lebhafte Gesichtstäuschungen pflegen bei den Kranken mit Sehnervenatrophie vorzukommen, so lebhaft, dass die Kranken ihre Blindheit gar nicht bemerken, sondern sich in einer Welt von bunten, farbenreichen Gesichtseindrücken zu bewegen glauben. „Ich kann im Dunkeln sehen," antwortete mir ein solcher Kranker entrüstet auf meine Frage, ob er etwas wahrnehme; dabei war längst jede Spur von Sehvermögen erloschen.

Sehr tiefgreifend ist ausnahmslos die Beeinträchtigung, welche Merkfähigkeit und Gedächtniss erleiden, so dass die Störungen auf diesem Gebiete als ganz besonders kennzeichnend für die Paralyse angesehen werden dürfen. Im Anfange ist es vielleicht die unsichere und traumhaft verschwommene Auffassung äusserer Eindrücke, welche dieselben nur kurze Zeit in der Erinnerung haften lässt. Der Kranke vergisst daher, im Gegensatze zu dem gewöhnlichen Verhalten des Gedächtnisses, namentlich die Ereignisse der jüngsten Vergangenheit. Er weiss nicht mehr, was ihm vor 8 Tagen begegnet ist, mit wem er vorgestern spazieren ging, welche Briefe, welche Arbeiten er zu erledigen hatte, ja er kann sich schliesslich nicht mehr entsinnen, was er vor einer Viertelstunde gethan, ob er den ihn täglich begrüssenden Arzt schon einmal gesehen hat. Das Gefühl dieser Unsicherheit und Vergesslichkeit führt die Kranken bisweilen dazu, sich über jedes kleine Erlebniss, jeden Einfall, den sie haben, sofort Aufzeichnungen zu machen, in denen sie sich freilich später selbst nicht mehr zurechtfinden. Dem gegenüber können weiter zurück liegende Erinnerungen noch längere Zeit hindurch fest und lückenlos haften, während der frische Erwerb sich rasch und spurlos wieder verwischt. Es ist das dieselbe Erscheinung, der wir auch beim Altersschwachsinn begegnen. Oefters fiel es mir auf, dass paralytische Frauen auf Befragen ohne weiteres ihren Mädchennamen nannten und nur mühsam oder gar nicht auf ihren Ehenamen zu bringen waren.

Besonders rasch geht dem Paralytiker regelmässig die Möglichkeit einer zeitlichen Ordnung ihrer Erinnerungen verloren. Da sich dem Kranken die Wahrnehmungen nicht zu jener festgegliederten Kette von Erinnerungsbildern zusammenschliessen, welche uns rückschauend den Abstand der einzelnen Ereignisse von der Gegenwart abzuschätzen gestattet, so vermag er namentlich die seit der Erkrankung gemachten Erfahrungen nicht mehr in einen bestimmten Zeitabschnitt der Vergangenheit einzuordnen. Es gelingt ihm nicht, sich die Aufeinanderfolge seiner Erlebnisse und deren Zusammenhang untereinander ins Gedächtniss zurückzurufen. Die Zeitgrenzen verschwimmen in einander und verwischen sich; es wird ihm unklar, ob seit einem bestimmten Ereignisse, seit seinem Eintritte in die Anstalt Monate, Wochen oder Tage verflossen sind. Schliesslich weiss er weder Wochentag noch Datum, ja oft nicht einmal die Jahreszahl, „weil er keinen Kalender hat“, oder er lässt sich doch in seinen Angaben ausserordentlich leicht irre machen. Nicht selten schreibt er z. B. als heutiges Datum Jahr und Tag seiner Geburt, kann ohne weiteres zu ganz unmöglichen Zusammenstellungen („30. Februar“) verleitet werden. Auch die gewöhnlichen Hülfsmittel des gesunden Menschen, ein Blick auf die Landschaft, den Stand der Sonne, die Helligkeit, die Temperatur u. s. f., nützen ihm nichts, da er sie nicht zu verwerthen versteht. Trotz des geheizten Ofens glaubt er der Versicherung, dass es Sommer sei, und die frischen Kirschen auf dem Tische erregen ihm keinen Zweifel darüber, ob wir uns wirklich im December befinden. Einer meiner Kranken fragte mich nach mehrmonatlichem Anstaltsaufenthalte wochenlang tagtäglich von neuem, wo er sich denn eigentlich befinde; er müsse geschlafen haben, sei vor kurzem aufgewacht und sehe sich nun in einer ganz fremden Umgebung. Schon nach einer halben Stunde hatte er die ihm gegebene Auskunft vergessen und war immer wieder höchlichst erstaunt über die Veränderung, die sich mit ihm „während des Schlafes“ vollzogen haben müsse. Andere leben so sehr im Augenblicke, dass sie nicht einmal die Tageszeit mehr auffassen, nicht wissen, ob seit dem Aufstehen kürzere oder längere Zeit verflossen ist, ob sie schon zu Mittag gegessen haben; sie kleiden sich Vormittags aus, weil es Zeit zum Zubettgehen sei, sind gegen Abend entrüstet, dass man ihnen den Kaffee noch nicht gebracht habe. So hochgradig sind die Störungen freilich nur bei sehr weit vorgeschrittener Krankheit, aber sie sind doch oft auch schon im ersten Beginn auffallend genug, um mit grosser Wahrscheinlichkeit die Erkennung der Paralyse zu ermöglichen.

Ausser den jüngsten Eindrücken wird nach und nach aber ausnahmslos auch der Erwerb der ferneren Vergangenheit mit in die Gedächtnissstörung hineingezogen. Am leichtesten gehen dem Kranken Eigennamen verloren, besonders aber Zahlen und Daten. Während er frühere Erlebnisse inhaltlich noch leidlich gut vorbringen kann, verwirrt er sich in der zeitlichen Ordnung, verwechselt die Namen seiner Kinder und wird unsicher im Rechnen, eine Störung, die namentlich bei Kaufleuten und Beamten oft sehr auffallend und natürlich auch folgenschwer hervortritt. Bisweilen enthüllen schon die beiden einfachen Fragen nach Alter und Geburtsjahr diese Schwäche, indem die Kranken zwei widersprechende Angaben machen, ohne deren Unvereinbarkeit zu bemerken; der Geburtstag pflegt fester zu haften, als das Jahr, und wird daher oft zunächst allein vorgebracht. Auch der hülfesuchende Blick, mit welchem sie sich bei solcher Gelegenheit nach ihrer Umgebung umsehen, das zögernde Nachdenken oder die ausweichende Antwort, das sei aufgeschrieben, stehe im Taufschein, der Herr Doctor wisse es, genügen, um dem kundigen Arzte sofort die Sachlage klar zu legen.

Unaufhaltsam vollzieht sich nunmehr eine fortschreitende Verarmung des Vorstellungsschatzes, welche schliesslich zur völligen Vernichtung des gesammten geistigen Besitzstandes führt. Natürlich ist die Schnelligkeit, mit welcher sich dieser Vorgang abspielt, eine sehr verschiedene. Sie wird wol in erster Linie durch die Art und Stärke des Krankheitsprocesses bestimmt, dann aber auch durch den Umfang der persönlichen Leistungs- und Widerstandsfähigkeit. Die Reihenfolge, in welcher allmählich der geistige Erwerb verloren geht, dürfte wesentlich von der Festigkeit abhängen, mit welcher die einzelnen Bestandtheile haften. Stark eingeübte Gedankenverbindungen widerstehen am längsten; der Kaufmann pflegt später die Herrschaft über das Einmaleins zu verlieren, als der Bauer; ein junger Hausirer rechnete kleine Geldsummen noch geläufig zusammen, als er sonst schon tief verblödet war. Bisweilen haften einzelne ganz nebensächliche Vorstellungen, die durch ein zufälliges Ereigniss in den Vordergrund gedrängt wurden, auffallend fest. Ein bereits sehr blödsinniger Kranker wiederholte Jahre lang bei jeder Unterredung die Zimmernummer der Wasserheilanstalt, in der er sich bis zur Aufnahme in die Klinik befunden hatte. Schliesslich weiss der Kranke nicht mehr, ob er verheirathet ist, ob er Kinder hat, womit er sich früher beschäftigte, ja er hat vielleicht sogar sein Alter, seinen Wohnort und selbst seinen Namen vergessen, obgleich er sich noch halbwegs geordnet in seiner Umgebung zu bewegen vermag. Auch dann aber kann man bisweilen vorübergehend noch überraschend richtige Auskunft erhalten, ein Zeichen dafür, dass zunächst die Vorstellungen nicht selbst untergegangen waren, sondern der Kranke nur unfähig geworden ist, sie wachzurufen. Eine äussere Anregung kann ihm dabei zu Hülfe kommen. Späterhin schwinden sie freilich vollständig; der Kranke vermag dann nicht mehr seine nächsten Angehörigen zu erkennen.

In einzelnen Fällen lassen sich neben der allgemeinen Abschwächung des Gedächtnisses auch Lücken desselben feststellen, bald von grösserem, bald von geringerem Umfange. Dieselben scheinen sich besonders gern im Anschlusse an die sogenannten paralytischen Anfälle zu zeigen. Eine meiner Kranken hatte, als sie nach einem kurz dauernden verwirrten Aufregungszustande wieder zur Besinnung kam, die Erinnerung an die letzten 5 Monate vor dem Eintritte vollständig verloren, obgleich sie sich in jener Zeit verlobt und verheirathet hatte. Während sie im übrigen vollkommen klar geworden war, zeigte sie sich höchst erstaunt, als nun ihr Mann sich ihr vorstellte. Nach einem späteren ähnlichen Anfalle vermochte sie sich auch ihres nur kurze Zeit zurückliegenden ersten, sechswöchentlichen Anstaltsaufenthaltes nicht zu entsinnen und erkannte trotz ihrer sonstigen Besonnenheit die Aerzte und Wärterinnen durchaus nicht wieder.

Sehr häufig wird der Ausfall der Erinnerung ausgefüllt durch die Einbildungskraft. Gerade weil die wirklichen Reminiscenzen verblassen und verschwinden, hat die freie Erfindung einen weiten Spielraum. Nicht nur Träume, Gehörtes und Gelesenes werden nun als Erlebnisse in die eigene Vergangenheit zurückverlegt, sondern auch eine Reihe rein erfundener Vorstellungen, wie sie gerade der Augenblick hervorbringt. Der Kranke hat fabelhafte Abenteuer erlebt, grosse Schlachten geschlagen, mit zahlreichen Berühmtheiten auf vertrautem Fusse gestanden, seit unvordenklichen Zeiten alle historischen Ereignisse gelenkt und mitgemacht. Er hat England zerstört, die Perser vernichtet, Tausende der schönsten Frauen geraubt, das Zahlensystem, die elektrische Umwandlung von Holz in Gold erfunden, die Gedichte des Hafis verfasst, mit den Wikingern Amerika entdeckt. Auf diese Weise geräth der Kranke bisweilen in ein ganz eigenthümliches, bunt wechselndes Spiel der abenteuerlichsten Vorstellungen hinein, welches in hohem Grade an unser Traumleben erinnert und in merkwürdigem Gegensatze zu seinem sonstigen, eidlich geordneten Benehmen steht. Am ausgeprägtesten scheinen sich solche traumhafte Dämmerzustände mit reichlichem Fabuliren bei den Kranken mit Opticusatrophie einzustellen; sie können Monate und Jahre dauern. Andererseits beobachten wir nicht selten gelegentlich, dass gerade die Erinnerung an die jüngste Zeit durch einzelne frei erfundene Reminiscenzen verfälscht wird. Der Kranke erzählt in gutem Glauben, dass er vor einer halben Stunde eine Mittheilung, einen Brief empfangen, Besuch gehabt, gestern beim Kaiser gespeist, sich am Morgen mit einer Prinzessin verlobt, eine Reise gemacht habe. In der Regel kann man solche Erzählungen durch Suggestivfragen hervorrufen und beeinflussen. Dabei merkt man dann meist, dass die Kranken sich bei den aus ihnen herausgelockten Aeusserungen anfangs unsicher fühlen, sich aber allmählich in die Ueberzeugung hineinreden, dass alles wirklich so gewesen ist.

Eine weitere, folgenschwere und schon früh deutlich hervortretende Störung auf dem Gebiete des Verstandes ist die Urtheilslosigkeit der Paralytiker. Durch dieses Krankheitszeichen offenbart sich dem Kundigen oft schon dann die ganze Grösse und Schwere des Leidens, wenn sonst noch gar kein Grund zur Besorgniss vorzuliegen scheint. Die Gemüthsruhe, mit welcher der Kranke irgend einen unsinnigen Plan vorbringt, die Vernachlässigung der nächstliegenden Einwände, der geringe Widerstand gegen auftauchende Wahnbildungen, die Unfähigkeit zu folgerichtigem Denken, die Unüberlegtheit der Entschliessungen fallen meist schon früh in die Augen, obgleich die feststehenden, eingelernten Denkgewohnheiten den ganzen Umfang der Unfähigkeit in den höchsten geistigen Leistungen lange Zeit bis zu einem gewissen Grade verdecken können. Allmählich gehen dem Kranken die durch Erfahrung erworbenen, feststehenden Grundbegriffe, nach welchen wir die Welt beurtheilen, die Fähigkeit, durch Beobachtung des Thatsächlichen die Gebilde unserer Einbildungskraft zu berichtigen, mehr und mehr verloren, und er geräth dadurch in eine Traumwelt, in welcher alles der eigenen Vorstellung, dem eigenen Wunsche, der eigenen Befürchtung entspricht. Auf diese Weise kommt es zur Entwicklung von Wahnvorstellungen; seine ganze Umgebung, seine gesammten Verhältnisse werden in seinem Sinne verändert, weil er sie mit besonderen Augen ansieht und nicht fähig ist, den schneidenden Widerspruch seiner gefärbten Auffassung mit der Wirklichkeit wahrzunehmen.

Was diesem Vorgange bei der Paralyse von Anfang an ein ganz eigenartiges Gepräge verleiht, das ist die zu Grunde liegende geistige Schwäche. Verhältnissmässig selten beobachten wir für kürzere oder längere Zeit geschlossene, einheitliche Wahnbildungen, ähnlich denjenigen der Verrückten, die sich zudem durch eine gewisse Verschwommenheit und Bestimmbarkeit auszuzeichnen pflegen. Meist schiessen dafür bunt durcheinander die verschiedenartigsten Ideen empor, um ohne die mindeste Rücksicht auf die handgreiflichsten Widersprüche hingenommen, aber ebenso schnell wieder vergessen zu werden. Daher die ausserordentliche Unsinnigkeit und Abenteuerlichkeit der paralytischen Wahnvorstellungen, die sofort über das Wahrscheinliche oder auch nur Mögliche mit verblüffender Unbefangenheit weit hinauszuschweifen pflegen. Wo die Regsamkeit der Einbildungskraft die Vernichtung der Kritik überdauert, kann die Massenhaftigkeit und Ueppigkeit der Wahnbildungen zeitweise eine sehr grosse sein, ähnlich wie bei den paranoiden Formen der Dementia praecox.

Mit der geistigen Schwäche des Paralytikers hängt auch der Umstand zusammen, dass der Wahn hier nichts weniger als feststehend zu sein pflegt, sondern sich häufig durch innere Anstösse wie durch äussere Einflüsse fortwährend verändert. Während der Verrückte sein System wol bereichert, aber dasselbe in allen wesentlichen Punkten dauernd gleichlautend wieder vorbringt, pflegt jede Darstellung des paralytischen Wahnes so zahlreiche und bedeutende Abweichungen von den früheren Lesarten darzubieten, wie sie selbst bei der Dementia praecox ungewöhnlich sind. Der Graf von gestern ist heute vielleicht Kaiser und morgen der jüngste Lieutenant, ja es gelingt sehr häufig durch verfängliche Fragen, Einreden und lebhafte Anregung des Kranken, ihn binnen wenigen Minuten zu einer raschen Selbststeigerung seiner Ideen bis ins Ungeheuerlichste hinein zu treiben. Andererseits sehen wir die ausgedehntesten Wahnbildungen hier nicht selten ganz unvermittelt wieder schwinden. Sie gerathen bei dem Kranken, auch ohne dass sie durch neue Vorstellungen ersetzt werden, einfach in Vergessenheit; seltener kommt es zu wirklicher Berichtigung mit klarer Anerkennung ihrer Wahnhaftigkeit.

Im allgemeinen freilich machen es die Zerfahrenheit und Zusammenhangslosigkeit des Gedankenganges, die Unfähigkeit zu verständiger Selbstprüfung erklärlich, dass eine wirkliche K r a n k h e i t s e i n s i c h t in der Paralyse zumeist nicht zu Stande kommen kann. Im Gegentheil fühlen sich die Kranken häufig gesünder als jemals, oder sie bemerken doch wenigstens nicht, dass ihre ganze geistige Kraft gebrochen ist, eben weil ihnen die Fähigkeit verloren gegangen ist, ihren jetzigen Zustand mit demjenigen in längst vergessenen gesunden Tagen zu vergleichen. Nur im Beginne der Krankheit ist bisweilen ein richtiges Verständniss für die Natur des Leidens und das bevorstehende Schicksal vorhanden. Ich besitze den Brief eines Obersten, in welchem derselbe den Entschluss ankündigt, sich das Leben zu nehmen, weil er an Gehirnerweichung leide und ein blöder Tölpel werden müsse. Der weitere Verlauf der Krankheit rechtfertigte seine Ahnung nur zu vollkommen. Dass die Kranken wenigstens das Herannahen eines schweren, unheilbaren Leidens deutlich empfinden, ist nicht gerade selten. Vielfach lassen allerlei nervöse oder auch rein hypochondrische Beschwerden wol den Patienten sich selbst für krank halten, ohne dass er doch die wahren Zeichen seines Leidens als solche auffasst und anerkennt. Von einer wirklichen Krankheitseinsicht ist dabei natürlich nicht die Rede.

Kaum geringere Störungen, als die Verstandesthätigkeit, bietet die Stimmung der Kranken dar. In der ersten Zeit der Paralyse ist es namentlich die erhöhte Reizbarkeit, welche der Umgebung aufzufallen pflegt. Der Kranke ist launenhaft, leicht verstimmt und verdriesslich, geräth bei geringfügigen Anlässen in rasch vorübergehende, grundlos heftige Aufregung, in der er die Herrschaft über sich selbst vollständig verliert und sich wol gar gelegentlich zu Thätlichkeiten hinreissen lässt. Auf der andern Seite ist schon jetzt nicht selten eine gewisse Stumpfheit gegenüber weiterreichenden gemüthlichen Anforderungen bemerkbar, die auf ein Zurücktreten der höheren und feineren Gefühle hindeutet. Die Freude an geistiger Arbeit, an künstlerischen Genüssen, an den gemüthlichen Beziehungen zur Umgebung, zur eigenen Familie weicht einer trägen Gleichgültigkeit, die zu der sonstigen Reizbarkeit des Kranken in auffallendem Widerspruche steht.

Die gleichen Eigenthümlichkeiten, leichte Erregbarkeit auf der einen, Mangel an tieferen, nachhaltigeren Gefühlen auf der anderen Seite, erhalten sich meist auch während des weiteren Verlaufes der Krankheit. Dabei zeigt die Färbung der Stimmung meist Uebereinstimmung mit dem Inhalte der Wahnideen, vielleicht weil dieser letztere wesentlich durch jene beeinflusst wird. Grössenideen werden von befriedigter, oft überaus glückseliger Stimmung begleitet, während wir auf der anderen Seite tiefe Niedergeschlagenheit oder heftige Angstzustände in Verbindung mit quälenden Wahnvorstellungen beobachten. Bisweilen allerdings werden auch trübe Vorstellungen mit strahlender Miene vorgebracht. Regelmässig aber ist es nicht eine und dieselbe Färbung des Stimmungshintergrundes, welche den ganzen Krankheitsverlauf begleitet. Vielmehr ist ein unvermittelter Wechsel der Gefühlsregungen in so hohem Maasse der Paralyse eigenthümlich, dass sich auf ihn bisweilen geradezu die Erkennung der Krankheit stützt. Mitten hinein in das Uebermaass der Fröhlichkeit bricht plötzlich ein Thränenstrom, oder das hypochondrische Elend wird durch die kindische Freude über irgend einen ausserordentlichen Vorzug abgelöst. Ganz besonders bemerkenswerth ist es, dass es häufig gelingt, diese raschen Wandlungen durch die Anregung geeigneter Vorstellungen, ja schon durch den Tonfall der Stimme, den Gesichtsausdruck gewissermassen künstlich herbeizuführen und ebenso wieder zu beseitigen. Auch ohne Zusammenhang mit Wahnbildungen kann übrigens eine Art blöder Zufriedenheit oder reizbarer Missvergnügtheit das Fortschreiten der gemüthlichen Stumpfheit bis zu ihren höchsten Graden noch längere Zeit begleiten.

Natürlich wird durch diese Störungen der Charakter des Kranken vollkommen umgewandelt. An Stelle der früheren Festigkeit und Selbständigkeit tritt eine fortschreitende Willensschwäche und Haltlosigkeit, die sich in auffallender Weichheit und Empfindsamkeit, zuweilen auch in einer Art blödsinnigen, triebartigen Eigensinns kundgiebt. Während die eigene innere Regsamkeit, die „Initiative", mehr und mehr schwindet, lässt sich der Kranke bei geschicktem Angreifen fast immer leicht nach jeder beliebigen Richtung hin lenken. Namentlich die von den Angehörigen meist sehr gefürchtete Verbringung in die Anstalt geht zu deren grösster Ueberraschung oft ohne jede Schwierigkeit von Statten. Die sorglose Selbstverständlichkeit, mit welcher Paralytiker sich trotz völligem Mangel des Krankheitsgefühls ohne weiteres in der Anstalt einzuleben pflegen, das schöne Zimmer, die gute Verpflegung, die Behandlung rühmen und gern „noch eine Zeitlang dableiben", zeigt ihre Willensschwäche vielleicht am deutlichsten. Ein paar freundliche Worte, ein Scherz, eine ausweichende Antwort genügen dann, den Kranken immer wieder zu beruhigen, auch wenn er täglich seine Abreise auf „morgen“ anberaumt, seine Unentbehrlichkeit zu Hause betont und seine dringenden Zukunftspläne auseinandersetzt. Auf diese Weise wird er alsbald unfähig zu irgendwelcher geordneten Arbeitsleistung, da er seine Obliegenheiten zum Theil einfach vergisst oder vernachlässigt, zum Theil aber lückenhaft, unordentlich und fehlerhaft erledigt. Ein sehr fein gebildeter, vollständig besonnener Herr bat sich am Tage seines Eintritts in die Klinik ein Conversationslexikon zur Lectüre aus und wünschte am nächsten Tage einen neuen Band, da er den ersten ausgelesen habe.

Andererseits pflegt der Kranke auch widerstandslos den in ihm auftauchenden Antrieben und Einfällen zu folgen. Seine Handlungen tragen daher den Stempel des Unüberlegten und Planlosen. Einer meiner Kranken sprang aus dem Fenster des zweiten Stockwerks, um einen unten bemerkten Cigarrenstumpf aufzusuchen, und zog sich dabei einen Fibulabruch zu; ein anderer wollte sich an einem ganz dünnen Faden von oben herunterlassen und stürzte dabei in die Tiefe. Selbst Verbrechen können auf diese Weise begangen werden, ohne dass der Kranke im Stande wäre, die Tragweite und Bedeutung derselben irgendwie zu übersehen. Häufig gesellt sich dazu eine überstürzte Vielgeschäftigkeit. In rascher Folge und ohne Besinnen sucht der Kranke seine wahnhaften Pläne auszuführen, nicht in der zähen, folgerichtigen, von langer Hand vorbereitenden Art des Verrückten, sondern er thut bereits die einleitenden Schritte, sobald ihm nur der Gedanke aufgestiegen ist, um ihn im nächsten Augenblicke wieder über etwas Anderem, Grösserem zu vergessen und fallen zu lassen.

Im Benehmen des Kranken macht sich die Paralyse als eine Abstumpfung gegen die Anforderungen des Anstandes und der Sitte geltend, die ihn, wie den Angetrunkenen, leicht Tactlosigkeiten, Ungenirtheiten und selbst grobe Verstösse begehen lässt, ohne dass er das mindeste Verständniss dafür besässe. Jene anerzogenen feinen Hemmungen und Antriebe, welche auch die äussere Form unseres Thuns und Lassens jederzeit nach der Rücksicht auf unsere Umgebung regeln, gehen dem Paralytiker sogar schon sehr früh verloren, am leichtesten und vollständigsten natürlich dort, wo nicht eine lange Gewohnheit oder natürliche Anlage dieselben sehr tief dem Wesen des Menschen eingeprägt hat. Im letzteren Falle kann man auch recht blödsinnige Kranke noch die Schablone der Verkehrsformen leidlich gut sich bewahren sehen.

Bei grösserer Benommenheit oder fortgeschrittener geistiger Schwäche stellen sich endlich in der Paralyse nicht selten einzelne jener Krankheitserscheinungen ein, die wir früher als katatonische näher kennen gelernt haben. Nicht nur Katalepsie ist wenigstens vorübergehend häufig genug, sondern auch Echolalie, Echopraxie und Verbigeration. Andeutungen von Negativismus werden vielfach beobachtet, Stummheit, Nahrungsverweigerung, Widerstreben gegen Aufforderungen und Eingriffe, Zurückhalten von Koth und Urin, eigensinniges Festhalten derselben Stellung. Zumeist indessen ist der Widerstand der Kranken viel wechselnder und unbeständiger, als in der Katatonie, lässt sich auch öfters durch Zureden überwinden, so dass es zweifelhaft bleiben muss, ob die äusserlich ähnlichen Krankheitserscheinungen auch wirklich denselben Ursprung haben. Seltener sind ausgeprägtere Bewegungsstereotypen, unablässiges Wischen und Zupfen, Abwehrbewegungen, Pendeln, eintöniges, lange fortgesetztes thierisches Brüllen oder Schreien. Zudem scheinen sie nicht, wie bei der Katatonie, rein triebartig zu sein, sondern meist erstarrte Reste ursprünglich sinnvoller Handlungen darzustellen. Von der Berechtigung, solche vereinzelten Fälle zu einer besonderen, katatonischen Form der Paralyse zusammenzufassen, habe ich mich bisher nicht überzeugen können.

Was der Paralyse vor allem ihr eigenartiges klinisches Gepräge verleiht, sind die nervösen Störungen, welche den ganzen Verlauf derselben begleiten. Als sehr regelmässige Erscheinung im Beginne der Erkrankung beobachtet man starke Kopfschmerzen, die meist als ein dumpfer, aber äusserst heftiger Druck geschildert werden, als ob das Gehirn mit grosser Gewalt zusammengepresst würde. Am stärksten pflegt derselbe in der Stirngegend zu sein. Dazu gesellen sich oft die Anzeichen von Blutwallungen (Ohrensausen, Funkensehen, Schwindelgefühl). Von Seiten der Sinnesorgane lässt sich anfangs oft gesteigerte Erregbarkeit, später nicht selten eine leichtere oder schwerere Abstumpfung der Empfindlichkeit feststellen, die aber zweifellos in der Regel vorzugsweise auf den psychischen Zustand, insbesondere die mangelnde Aufmerksamkeit zurückzuführen ist. Eine eigenthümliche Sehstörung, die häufig nach paralytischen Anfällen hervortritt und sich bei negativem Augenspiegelbefunde durch Erschwerung des Erkennens und der Localisation von Gegenständen auszeichnet, ist von Fürstner beschrieben und auf Herderkrankungen in der Hinterhauptsrinde zurückgeführt worden. Auch hier dürften verwickeltere psychische Störungen, namentlich Asymbolie, eine wichtige, wenn nicht die Hauptrolle spielen. Hemianopische Störungen lassen sich hie und da nachweisen, besonders nach paralytischen Anfällen. Auf der anderen Seite jedoch sind auch greifbare krankhafte Befunde am peripheren Sinnesorgane, am Auge, zu verzeichnen. Atrophie der Sehnerven verschiedenen Grades wird in 4—5, nach Möli's Angaben sogar in 12% der Fälle beobachtet; bisweilen bildet sie das erste Anzeichen des herannahenden Leidens. Ausserdem hat man bisweilen über eine keineswegs eigenartige „Retinitis paralytica" und eine ganze Reihe anderer, mehr gelegentlicher, recht verschiedener Veränderungen am Auge berichtet.

Sehr auffallend sind die Störungen auf dem Gebiete des Hautsinnes. Im Beginne des Leidens stellen sich öfters allerlei unbestimmte, „rheumatoide" Schmerzen oder unangenehme Empfindungen ein, die bisweilen längere Zeit das einzige hervortretende Zeichen der Krankheit bilden. Ich sah einen derartigen Kranken, der über reissende Schmerzen unter dem linken Schulterblatte klagte und schon seit Monaten vergeblich deswegen behandelt worden war, ohne dass man die Paralyse erkannt hätte; ein anderer litt zunächst an einer Neuralgie des Penis und eines Testikels. Viele gelten lange Zeit als Neurastheniker oder Unfallsnervenkranke. Im weiteren Verlaufe entwickelt sich ausnahmlos früher oder später eine bedeutende Herabsetzung aller Qualitäten der Hautempfindlichkeit, vor allem aber eine sehr hochgradige Analgesie. Namentlich wenn man die Aufmerksamkeit des Kranken durch Fragen ablenkt, gelingt es zur grössten nachträglichen Verwunderung desselben sehr häufig schon in verhältnissmässig frühen Stadien, eine Nadel quer durch eine Hautfalte hindurch zu stechen, ohne dass er dessen recht gewahr wird. Gerade diese Unempfindlichkeit gegen Schmerz begünstigt das Zustandekommen von allerlei Verletzungen, besonders ausgedehnten Verbrennungen, weil der Kranke die Gefahr nicht bemerkt und sich ihr daher auch nicht entzieht. Die Kranken zupfen sich die Finger wund, kauen die Fingernägel bis auf das freiliegende Nagelbett ab, stochern im Munde herum, ja ich kannte einen Hauptmann, der sich in einer Nacht die Hand mit den Zähnen zerfleischte, weil ihm dieselbe als etwas Fremdes, gar nicht zu ihm Gehöriges erschien.

Ganz besonders in den Vordergrund treten bei der Paralyse die motorischen Störungen, als deren wichtigste wir wol die „paralytischen Anfälle“ zu bezeichnen haben. Die leichtesten Formen derselben bestehen in rasch vorübergehenden Schwindelanwandlungen, häufig von kurz dauernder Unfähigkeit, zu sprechen, oder Anstossen der Zunge, seltener von leichten Hemiparesen begleitet. Hie und da beobachtet man mehrtägige, sich ziemlich plötzlich zurückbildende völlige Aphasie ohne Lähmung. Erheblich ernster sind die epileptiformen Anfälle, die entweder den gewöhnlichen epileptischen Krämpfen gleichen oder, häufiger, die Kennzeichen der Rindenepilepsie tragen. Ihnen gehen meist allerlei einleitende Störungen, Unbesinnlichkeit, grössere Stumpfheit, Schwerfälligkeit der Bewegungen, Herüberhängen nach einer Seite voraus, bis dann der Kranke plötzlich zu Boden sinkt und die Krämpfe beginnen. Häufig kann man nun das schrittweise Uebergreifen der Reizung auf die einzelnen Abschnitte des motorischen Rindengebietes verfolgen. So stellt sich zuerst etwa ein leises Zucken in den Gesichtsmuskeln mit Verdrehen der Augen und nystaktischen Bewegungen derselben ein; dann schreitet die Erregung auf den Hals, den Arm, die Athmungsmuskeln, den Bauch, das Bein derselben Seite fort, um endlich auch auf die entgegengesetzte Seite hinüberzugreifen, während sie vielleicht auf der zuerst befallenen schon wieder nachlässt. Kemmler hat darauf hingewiesen, dass die krampfhaften Zuckungen öfters eine deutliche Gleichzeitigkeit mit dem Pulsschlage darbieten und somit durch Reizwirkung der Blutwelle ausgelöst zu werden scheinen. Dieser Zusammenhang, der bis zur Dikrotie und Arhythmie ein peinlich getreuer sein kann, verwischt sich erst mit dem Eintreten von Herzschwäche oder durch das Ueberwiegen anderer, stärkerer Muskelbewegungen.

Die Ausbreitung der Krämpfe ist eine sehr verschiedene. Bisweilen sind nur einzelne umschriebene Gebiete dauernd oder mit geringer Abwechslung befallen; in anderen Fällen wandern die Krämpfe wiederholt über eine ganze Reihe von Muskelgruppen hin. Solche Anfälle können sich mit kürzeren oder längeren Zwischenpausen, in denen der Kranke schwer benommen oder unbesinnlich Arme und Beine bewegend daliegt, sehr häufig hintereinander, bisweilen 20-, 30-, ja 80- und 100 mal innerhalb 24 Stunden wiederholen. In der Regel allerdings pflegt der Anfall schon nach einer oder einigen Stunden vorüber zu sein, doch wird nicht zu selten eine Dauer von mehreren, selbst bis zu 14 Tagen beobachtet. Ich sah bei einem Kranken unter wachsender Benommenheit Zuckungen im rechten Facialis, dann der ganzen rechten Seite mit spastischer Parese, Hemianopsie und Hemianaesthesie auftreten; allmählich griffen die Störungen auf die linke Seite über; es kam zu wechselnden Krämpfen in den verschiedensten Muskelgebieten, zu völliger Aphasie und Worttaubheit, und erst am 15. Tage erfolgte der Tod. Die Körperwärme ist meist erhöht, bisweilen beträchtlich; der Harn enthält öfters Eiweiss. Blase und Mastdarm sind häufig gelähmt, so dass es zu Harnverhaltung und Kothstauung mit deren Folgezuständen, Pyelitis, Nephritis, Periproktitis, kommen kann, wenn nicht für rechtzeitige Entleerung beider Organe gesorgt wird. Die selbständige Nahrungsaufnahme ist wegen Lähmung der Schlingmuskulatur unmöglich. Da ausserdem die Kehlkopfreflexe oft gänzlich aufgehoben sind, so entspringt eine ernste Gefahr für den Kranken aus der Aspiration von Speichel von der mit reichlichen Zersetzungsstoffen erfüllten Mundhöhle her (gelegentliche Parotitis); in der That finden wir bei der Mehrzahl der im Anfalle zu Grunde gehenden Paralytiker Schluckpneumonien (sog. „hypostatische Pneumonien“) als Todesursache. Endlich fordert bei ungenügender Pflege auch der hier überaus leicht entstehende Decubitus immer noch zahlreiche Opfer.

Das Erwachen aus dem Anfall geschieht immer allmählich, oft durch ein Stadium grosser Verwirrtheit und Benommenheit hindurch. Aber auch weiterhin bemerkt man fast regelmässig eine erhebliche Zunahme der psychischen Schwäche, in einzelnen Fällen plötzlichen tiefen Blödsinn nach einem bis dahin nahezu normalen Verhalten. Gleichzeitig bleiben gern allerlei Herderscheinungen zurück, umschriebene oder halbseitige Lähmung, Zwangsbewegungen, Spasmen, Sprachstörungen, Aphasie, Hemianopsie, Empfindungslähmungen, die sich meist bald wieder verlieren, zuweilen aber auch dauernd bestehen bleiben.

Eine weitere, im ganzen seltene Gestaltung der paralytischen Anfälle sind die apoplektiformen Anfälle, welche ganz in der Art des gewöhnlichen Schlaganfalls mit plötzlicher Bewusstlosigkeit, Zusammenbrechen, stertorösem Athmen, tonischer Spannung oder schlaffer Lähmung eintreten und bald mit nachfolgender Hemiplegie, Contracturen, aphasischen Störungen, bald ohne jede Folgeerscheinung verlaufen, häufig genug aber auch ganz unvermuthet dem Leben ein Ende machen. So manche der in mittleren Lebensjahren plötzlich tödtlich verlaufenden „Schlaganfälle" sind wahrscheinlich auf beginnende paralytische Erkrankung zurückzuführen, wie sich in einzelnen Fällen aus dem Hirnbefunde darthun lässt. Ausser diesen mit schweren Bewusstseinstrübungen einhergehenden Anfällen kennt man bei Paralytikern noch eine Reihe anderer, mehr oder weniger plötzlich einsetzender Störungen, die man vielleicht unter dem gleichen Gesichtspunkte zu betrachten berechtigt ist. Am einleuchtendsten ist diese Auffassung für die bisweilen bei völlig klarem Bewusstsein sich einstellenden und ebenso rasch wieder verschwindenden Lähmungen. Einer meiner Kranken erlitt im Beginne seines Leidens auf diese Weise eine Lähmung der rechten Seite mit articulatorischer Sprachstörung, Behinderung des Schluckens und Facialisparese; die Störungen verschwanden wieder, doch blieb ein deutlicher Schwachsinn zurück. Anfallsweises Zucken einzelner Muskeln, Muskelgruppen oder Glieder, Schüttelkrämpfe der Beine u. dergl. sind nicht gerade selten. Auch auf sensorischem Gebiete giebt es derartige Anfälle, vorübergehende Parästhesien, Empfindungslähmungen, Gesichtsfelddefecte. Neisser denkt an die Möglichkeit einer verschiedenen Localisation der Störung nach der Art des Anfalles und spricht geradezu von bulbären, spinalen, cerebellaren Anfällen. An diese schliessen sich ferner an die plötzlich auftretenden Zustände von deliriöser Verwirrtheit mit Unbesinnlichkeit, Erregung, Röthung des Kopfes, erschwerter Sprache, Erbrechen, Temperatursteigerung, die man zuweilen bei Kranken beobachtet, welche sonst typische paralytische Anfälle darbieten.

Die klinische Uebereinstimmung solcher Erfahrungen mit den früher beschriebenen Anfällen ist namentlich auch im Hinblicke auf unsere Erfahrungen bei der Epilepsie eine so grosse, dass wir hier wol ein Recht haben, von unausgebildeten, rudimentären Anfällen zu sprechen. Alle diese verschiedenen Formen können in jedem Abschnitte der Krankheit auftreten, doch beobachtet man im allgemeinen die leichteren Anfälle mehr im Beginne, die schwereren häufiger in der späteren Zeit. Nicht so selten bildet ein paralytischer Anfall das erste greifbare Zeichen der herannahenden Krankheit.

Die Häufigkeit der Anfälle hat Heilbronner*) nach den Erfahrungen in München auf etwa 60% bei seinen Kranken angegeben; bei den von mir in den letzten 7 Jahren beobachteten Kranken fanden sich Anfälle nur in etwa 36%. Bei den Verstorbenen allein steigt diese Zahl allerdings auf 46%, weil sich gerade in der letzten Krankheitszeit vielfach noch Anfälle einstellen. Der Grund für diese immerhin niedrigeren Zahlen liegt wahrscheinlich in dem Umstande, dass in der Klinik die Bettbehandlung in weit grösserem Umfange durchgeführt werden konnte, als in der grossen Anstalt. Auch Kemmler hat darauf hingewiesen, dass in Breslau die Zahl der beobachteten Anfälle mit Ausdehnung der Bettbehandlung wesentlich abgenommen hat. Von den verschiedenen klinischen Gestaltungen der Paralyse zeichnen sich nach meinen Erfahrungen besonders die einfach verblödenden Formen durch zahlreichere Anfälle aus; sie erreichen nach meiner Zusammenstellung hier eine Häufigkeit von 45,4, bei den schon Verstorbenen von 55,3%, während sie bei der expansiven Form auf 33% sinken. Als Gelegenheitsursachen der Anfälle werden Gemüthsbewegungen, Excesse, Magenüberfüllung, Kothstauung (Darminfectionen) namhaft gemacht; meist ist jedoch ein bestimmter Anlass gar nicht erkennbar.

Regelmässige Störungen bietet der motorische Apparat des Auges dar. Paresen einzelner Augenmuskeln, namentlich vorübergehende, sind nicht gerade selten, während vollständige Ophthalmoplegie nur ganz ausnahmsweise beobachtet wird. Dagegen findet sich nach den ausgedehnten Erfahrungen in Berlin Differenz der Pupillen in 57,5%, Starre derselben in 34%, sehr träge Reaction in 35,5% der Fälle; hier sind die Pupillen oft gleichzeitig eng. Siemerling giebt neuerdings die Häufigkeit der reflectorischen Pupillenstarre auf 68% an. Ferner beobachtet man häufig einseitige oder doppelseitige Ptosis, Bulbusunruhe, seltener Mydriasis oder raschen Wechsel der Pupillenweite. Die Gesichtszüge sind schlaff (Verstreichen der Nasolabialfalten), ausdruckslos; bisweilen bemerkt man auch Ungleichheit der Gesichtshälften. Ungemein häufig sind fibrilläre

*) Allgem. Zeitschr. f. Psychiatrie, LI, 22.

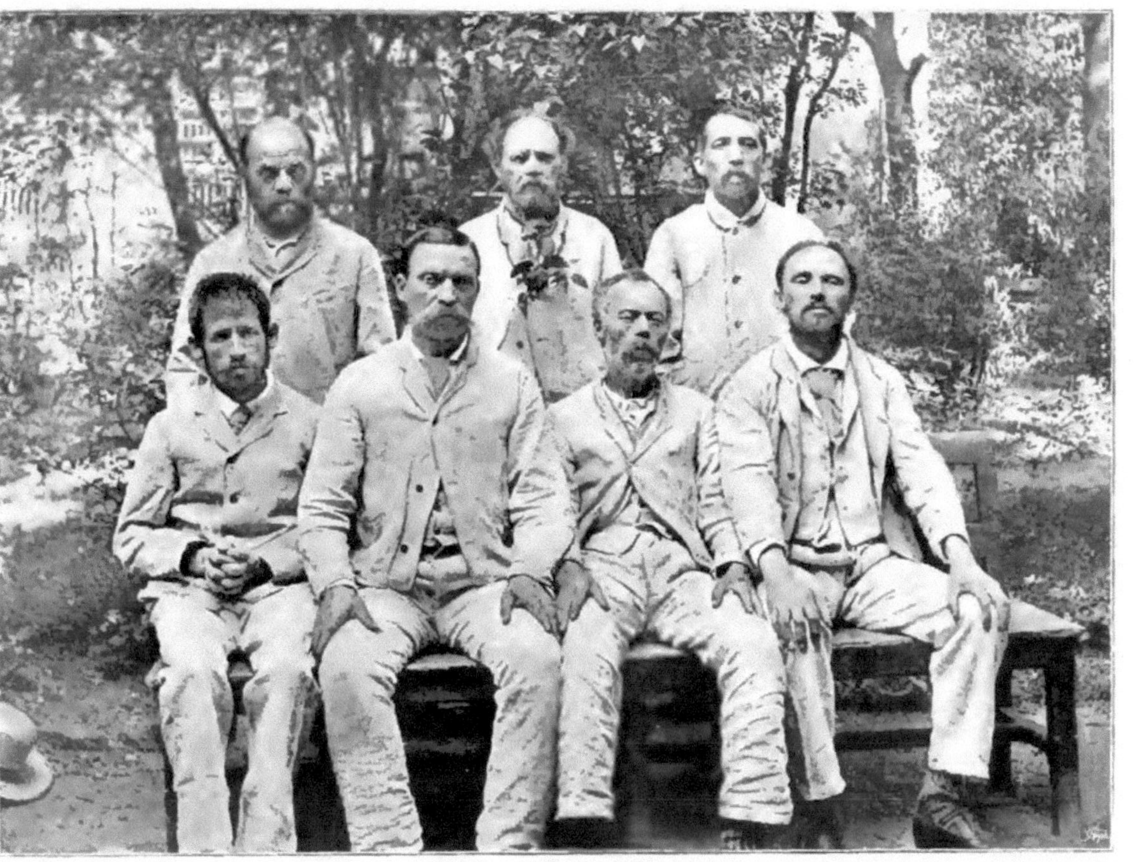

Paralytikergruppe.

Zuckungen und ausgiebige Mitbewegungen, wenn man den sehr leicht in Verwirrung gerathenden Kranken auffordert, abwechselnd verschiedene coordinirte Bewegungen auszuführen, die Augen zu schliessen, den Mund zu öffnen, die Zunge vorzustrecken u. s. f. Man sieht es wie eine Art „Wetterleuchten“ durch die ganze Gesichtsmuskulatur hindurchzittern, während der Kranke angestrengt die einzelnen, ihm gestellten Aufgaben zu lösen sucht. Die ganze Körperhaltung ist schlaff, ohne Spannkraft. Man erkennt diese Störung wie die Stumpfheit und Verblödung im Gesichtsausdrucke deutlich auf dem beigegebenen Gruppenbilde. Der Kranke in der Mitte zeigt seine gehobene Stimmung durch den angesteckten Strauss; sein Nachbar zur Linken hat eine linksseitige Facialisschwäche.

Die Stimme wird eintönig, verliert ihre Ausdrucksfähigkeit und öfters auch ihren gewohnten Klang (Stimmbandparese), hie und da das erste auffallende Zeichen der Paralyse, namentlich bei Sängern. Die Zunge weicht nicht selten ab, zeigt starke fibrilläre Zuckungen, wird ungeschickt, stossweise und unter zahlreichen Mitbewegungen, Aufreissen der Augen, Stirnrunzeln, ja selbst unter Zuhülfenahme der Finger hervorgestreckt. Um die Muskelstösse zu verhindern, klemmt der Kranke die Zunge beim Vorzeigen bisweilen unwillkürlich zwischen den Zähnen fest. Das Schlucken ist namentlich in den letzten Stadien der Krankheit sehr erschwert; der Kranke verschluckt sich leicht, ohne aber wegen der Unempfindlichkeit des Kehlkopfeinganges immer in genügend kräftiger Weise darauf zu reagiren. Ein weiteres Zeichen bulbärer Erkrankung bildet das bisweilen beobachtete zwangsmässige Lachen. „Mir ist's gar nicht um's Lachen,“ sagte mir eine solche Kranke. Bei einer anderen fand sich in der That neben den allgemeinen paralytischen Veränderungen ein grosses Gumma im Pons. Häufig beobachtet man ferner bei vorgeschrittenem Blödsinn lange fortgesetztes, rhythmisches Zähneknirschen, welches fast als kennzeichnend für die Paralyse angesehen werden darf. In einem Falle sah ich die Krankheit mit äusserst heftigen und hartnäckigen Accessoriuskrämpfen beginnen.

Zu den allerwichtigsten Zeichen der Paralyse gehören die Veränderungen, welche die Sprache*) erleidet. Wir haben dabei zu

---

*) Trömner, Archiv f. Psychiatrie, XXVIII, 190.

unterscheiden zwischen aphasischen und articulatorischen Störungen. Zustände vorübergehender, selten länger dauernder Aphasie schliessen sich ungemein häufig an paralytische Anfälle an. Einer meiner Kranken konnte wochenlang den Namen keines einzigen Gegenstandes finden, den man ihm zeigte, obgleich er die Dinge selbst erkannte. Weit hartnäckiger pflegt die Paraphasie zu sein, die viele Monate unverändert fortbestehen kann. Hier werden entweder einzelne Dinge mit unrichtigen Namen belegt, oder es kehren gewisse stereotype Bezeichnungen fälschlicherweise bei den verschiedensten Gelegenheiten wieder. Viel seltener ist Worttaubheit, die sich zudem wegen des Schwachsinns der Kranken meist schwierig erkennen lässt. Namentlich nach paralytischen Anfällen indessen sieht man öfters, dass die Kranken selbst die einfachsten Anreden durchaus nicht verstehen, mimischen Aufforderungen aber sofort nachkommen. Diesen Störungen nahe verwandt ist der bei Paralytikern öfters beobachtete Verlust ihrer musikalischen Begabung, der Fähigkeit, Melodien aufzufassen, besonders aber richtig und rein zu singen und nachzusingen.

Ebenfalls den centralen Sprachstörungen gehört der hie und da beobachtete Agrammatismus an, die Unfähigkeit, richtige Sätze zu formen. Die Kranken sprechen nach Art der Kinder ohne Verbindungswort oder in Infinitiven. Weit häufiger ist die Zusammensetzung der Wörter aus Silben gestört. Nach Trömner's Ausführungen können wir hier die Auslassung („Elektrität"), die Zusammenziehung („Exität") und die Verdoppelung der Silben („Elektricicität") auseinanderhalten. Diese letztere Störung, der sich die unwillkürliche Anhängung tonloser Silben anreiht, findet sich namentlich am Ende der Wörter. Die Endsilbe wird hier bisweilen trotz sichtlichen Widerstrebens vom Kranken drei-, viermal und öfter rasch wiederholt, bis seine Sprachwerkzeuge zur Ruhe kommen („Anton-ton—ton—ton"). Ich möchte für diese sehr auffallende Störung, welcher ähnliche Erscheinungen auf anderen Muskelgebieten entsprechen, den Namen „Logoklonie" vorschlagen. In Folge aller dieser Störungen, die sich vielfach mit der Aphasie verbinden, kann die Sprache vollständig in einem Gemisch unsinniger, häufig wiederholter Silbenverbindungen untergehen. Ich kannte einen sehr gebildeten Kranken, bei dem das erste auffallende Anzeichen der Paralyse ein leichter Schlaganfall war, nach welchem er einige Stunden hindurch die 5 oder 6 Sprachen, die er beherrschte, in ganz unverständlicher Weise durcheinander warf.

Noch häufiger, als die centralen Sprachstörungen, sind Articulationsbehinderungen, die sich zunächst vielleicht nur im Gefolge der paralytischen Anfälle oder in der Erregung, später aber dauernd geltend machen. Dieselben lassen sich in zwei verschiedene Gruppen zerlegen, welche sich im einzelnen Falle freilich meist mit einander verbinden, in paretische und ataktische, coordinatorische Störungen. Die Schwerfälligkeit in den Bewegungen der Lippen- und Zungenmuskulatur hindert den Kranken, einzelne Buchstaben klar hervorzubringen, und noch mehr, verwickeltere Buchstabenverbindungen rasch im Zusammenhange auszusprechen, also von einer Sprachstellung glatt in die andere überzugehen. Es kommt auf diese Weise zu einer Verlangsamung der Sprache, zu gelegentlichem Stocken (Haesitiren), bisweilen auch zu merklichen Pausen zwischen den einzelnen Silben, meist mit Verlust des Tonfalles und des richtigen Zeitmaasses (Scandiren). Zugleich wird die Sprache, namentlich im Zusammenhange, durch das schleifende Hinübergleiten über die mangelhaft articulirten Lautverbindungen undeutlich und verschwommen (schmierende, lallende Sprache). Das Wort „Flanelllappen" eignet sich gut zur Darstellung dieser Störung. Da dieselbe ganz der bulbären Sprachlähmung entspricht, so dürfte sie auf Erkrankungen in der Medulla, insbesondere auf solche des Facialis und Hypoglossus zurückzuführen sein. Weiterhin aber ist ganz gewöhnlich die Zusammenordnung der Laute zu Silben geschädigt, eine Erscheinung, die man mit den oben besprochenen Störungen in der Gruppirung den Silben zu Wörtern als „Silbenstolpern" zusammenzufassen pflegt. Unbequeme Lautübergänge werden durch bequemere ersetzt („schwissen" statt „zwischen") oder einfach ausgelassen und vereinfacht („Damschiff", „Schleffschiff"). Dabei zeigt sich vielfach eine Beeinflussung der Silbenbildung durch andere, voraufgegangene oder folgende Silben und Buchstaben oder naheliegende Wörter, genau wie beim gewöhnlichen Versprechen („schwitzernder Schwan", „drittende reitere Artrilleriebrade"). Von den Kranken selbst werden diese Erschwerungen meist gar nicht empfunden oder doch auf Nebenumstände zurückgeführt, weil sie dursten mussten und der Mund trocken wurde, weil die Kost nicht kräftig genug sei, weil man sie immer so aufrege.

Am deutlichsten pflegen die centralen und ataktischen Sprachstörungen, wie Rieger festgestellt hat, beim lauten Lesen hervorzutreten. Der Kranke bringt hier bei mehrmaliger Wiederholung oft immer wieder neue Silben- und Wortzusammenstellungen vor, die nur eine bruchstückweise und entfernte Aehnlichkeit mit der Vorlage darbieten. Dabei glaubt er vollständig richtig abgelesen zu haben, ohne doch den Inhalt des Gelesenen zu verstehen. Wieweit hier die sinnliche Auffassung der Vorlage, die Verknüpfung der Wortzeichen mit den Begriffen einerseits, den sprachlichen Bewegungsvorstellungen andererseits, wie weit endlich das Zusammenspiel der Antriebe an dem Zustandekommen der verwickelten Störung betheiligt ist, lässt sich heute noch nicht entscheiden.

Ganz ähnliche Störungen wie die Sprache lässt die Schrift erkennen. Die einzelnen Züge sind unregelmässig und unsicher, ohne doch die gleichmässigen Zitterlinien des Tremor senilis darzubieten; die Striche fahren häufig über die Grenzen hinaus. Von den beigefügten Schriftproben zeigt die IV diese Störung in geringerem Grade bei einer ausgeschriebenen Kaufmannshandschrift, die V. dagegen in so starker Ausbildung, dass die Schrift kaum noch leserlich ist. Es soll heissen: „Anton Kutterer Maurer von Karlsruhe (wiederholt) Baden.“ Bei der Probe VI, die von einem sehr gebildeten Herrn herrührt, ist die Flüchtigkeit und Nachlässigkeit der Schrift bemerkenswerth. Der Satz lautet: „mit dem Blitzzug nach Berlin wo um 1 Uhr anlange dort werde ich das neue Service bestellen.“ In der siebenten Probe ist die Unsicherheit einigermassen durch sehr kräftigen Federdruck verdeckt worden. Hier wie in den früheren Beispielen begegnet uns ferner das Gegenstück des Silbenstolperns in Versetzung der Buchstaben und Silben, Auslassungen und Wiederholungen derselben. Noch stärker ist diese Störung bei geringer Veränderung der einzelnen Schriftzüge in der Probe VIII ausgesprochen. Fast überall finden sich hier Verdoppelungen und Auslassungen. Besonders sei das Wort „Kauss“ statt Kuss erwähnt, bei dem offenbar eine Beeinflussung durch das folgende „aus“ stattgefunden hat.

Geringe Rücksicht wird auf die räumliche Anordnung der Schriftstücke genommen. Der Kranke kümmert sich nicht darum, ob er mit der Linie oder der Seite auskommt, schreibt quer und schräg durch- und übereinander, oft auch noch auf beide Seiten des Umschlags, an verschiedene Personen auf demselben Blatte. Dabei laufen Klexe, Fettflecken, Unsauberkeiten in Menge mit

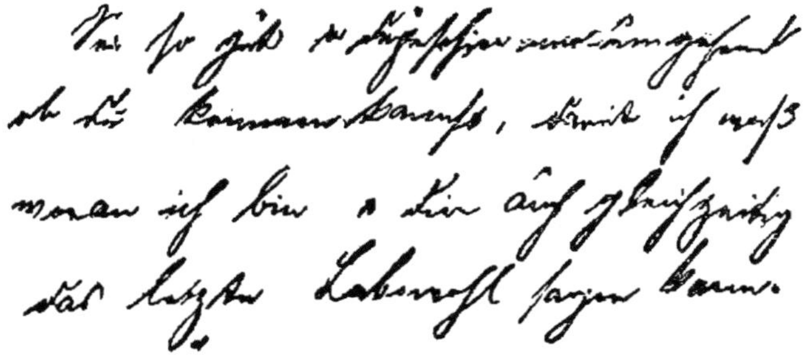

Schriftprobe IV. Leichte Ataxie.

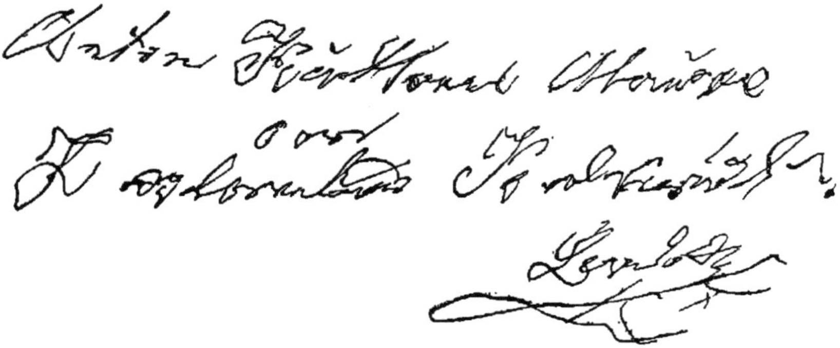

Schriftprobe V. Hochgradige Ataxie.

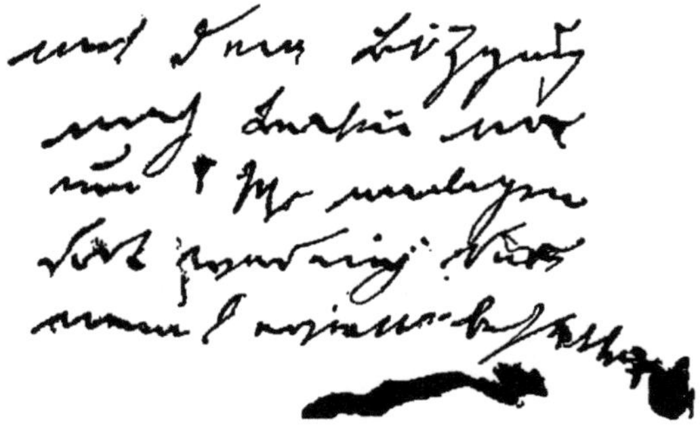

Schriftprobe VI. Flüchtige Schrift mit Auslassungen und Zusätzen.

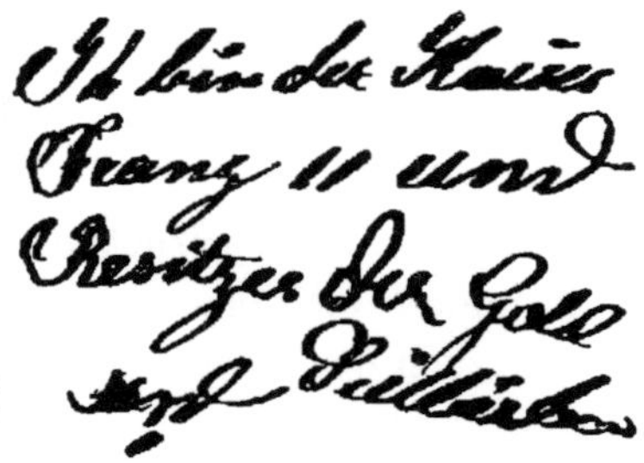

Schriftprobe VII. Schrift mit starkem Druck und Buchstabenverdoppelung.

unter, so dass die Entzifferung nicht selten völlig unmöglich wird. In manchen Fällen wird auch längere Zeit hindurch wahre Paragraphie beobachtet; ich sah eine Kranke, die sich mündlich durchaus geläufig und fast ohne Andeutung einer

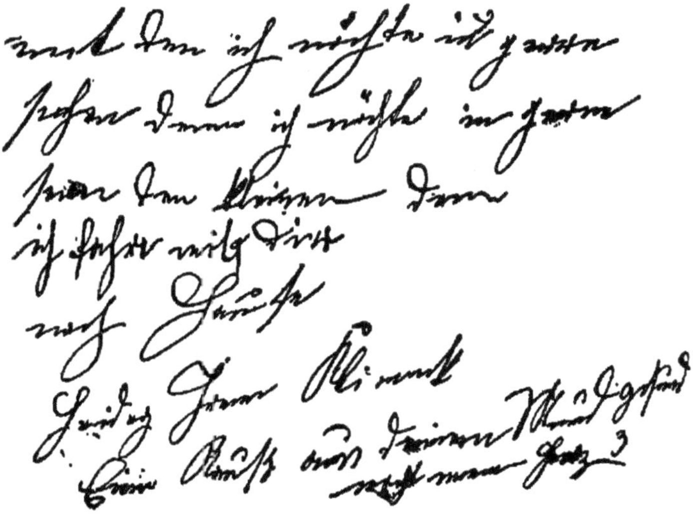

Schriftprobe VIII. Schrift mit Auslassungen und Wiederholungen.

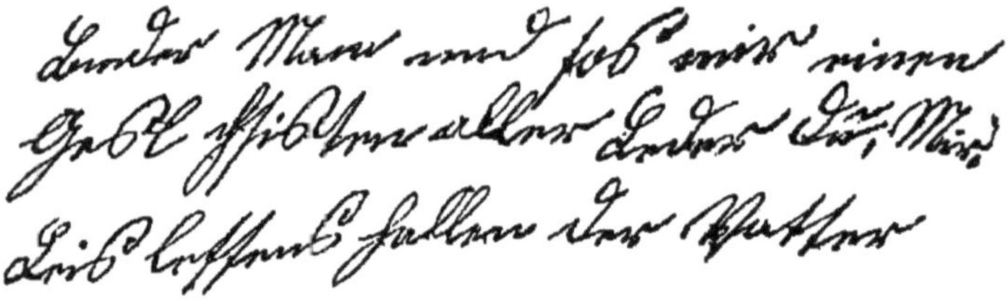

Schriftprobe IX. Paragraphische Schrift.

Sprachstörung ausdrücken konnte, auf dem Papier aber nur ganz unsinnige Buchstabenverbindungen zu Stande brachte. Die Probe IX rührt von derselben her. Bei weit vorgeschrittener Krankheit besteht meist völlige Agraphie. Die Kranken sitzen rathlos vor ihrem Briefbogen da, ohne etwas anderes, als einige unsichere Linien mühsam hinzumalen, um nach manchen vergeblichen Versuchen ihre Bemühungen aufzugeben, weil sie „Rheumatismus in der Hand“ oder „keine Brille da hätten“.

Weniger, als die Störungen bei den so überaus feinen und verwickelten Leistungen des Schreibens und Sprechens, fallen zunächst die krankhaften Abweichungen bei gröberen Bewegungen ins Auge. Freilich wird der Paralytiker sehr bald zu allen Beschäftigungen untauglich, welche eine besondere Handfertigkeit erfordern, zum Clavierspielen, zum Einfädeln von Nähnadeln, zum Ausführen feiner mechanischer Arbeiten. Späterhin treten diese ataktischen Störungen deutlicher hervor und können in einzelnen Fällen sehr auffallend werden. Die täppische Langsamkeit und Ungeschicklichkeit beim Zugreifen, Knöpfen, das stossweise, in Absätzen erfolgende Drücken der Hand lässt erkennen, dass die Fähigkeit zu einer feineren Regelung der Bewegungen verloren gegangen ist, wenn auch die grobe Kraft, abgesehen von den bisweilen an die Anfälle sich anschliessenden Hemiparesen, noch ziemlich normal erscheint. Hie und da beobachtet man ausgeprägtes Intentionszittern, in einzelnen Fällen choreatische Muskelunruhe, wechselnde, zuckende Bewegungen in den verschiedensten Muskelgebieten, Gesichterschneiden (Huntington'sche Chorea). Der Gang wird allmählich unsicher, breitspurig, schlürfend; zu Zeiten, namentlich vor einem Anfalle, hängt der Kranke ganz nach einer Seite hinüber. Dazu gesellen sich gewöhnlich noch die Zeichen einer Affection der Seitenstränge (Steifigkeit, spastischer Gang) oder Hinterstränge (Romberg'sches Symptom, Ataxie, Schleudern). Die Zeichen einer tabischen Erkrankung gehen dem Ausbruche der eigentlichen Paralyse nicht selten längere Zeit voraus, selbst eine Reihe von Jahren (ascendirende Paralyse). Schliesslich werden die Kranken immer dauernd bettlägerig, gewöhnlich mit mehr oder weniger ausgesprochenen Contracturen und allgemeinem Muskelschwund. Besonders auffallend pflegt dabei die vorgebeugte Haltung des Kopfes zu sein, der gewöhnlich nicht auf der Unterlage aufruht, sondern unter starrer Spannung der Halsmuskeln dauernd frei getragen wird. Nicht selten kann man in diesen letzten Abschnitten der Krankheit leichtere und stärkere Zuckungen in einzelnen krampfhaft gespannten Muskelgruppen beobachten, namentlich bei Bewegungsversuchen und passiven Lageveränderungen, aber auch in voller Ruhe. Einmal sah ich gekreuzte Radialis- und Peronaeuslähmung, ohne Zweifel neuritischen Ursprungs.

Aehnlich sind wol auch die seltenen örtlichen Muskelatrophien aufzufassen, doch werden einzelne Fälle berichtet, in denen Syringomyelie vorhanden war.

Die allgemeine Reflexerregbarkeit ist in der Regel erhöht, bisweilen so stark, dass eine heftige Bewegung gegen das Gesicht des Kranken ein Zusammenfahren des ganzen Körpers zur Folge hat. Die Untersuchung der Sehnenreflexe erweist sich häufig als sehr schwierig, da die Kranken ihre Muskeln durchaus nicht entspannen. Gelingt es endlich, durch Zuhülfenahme der bekannten Kunstgriffe (psychische Ablenkung, Jendrassik'sches Verfahren) zum Ziele zu kommen, so findet man die Sehnenreflexe je nach dem Sitze der Rückenmarkserkrankung bald hochgradig gesteigert, so dass Fussklonus und saltatorischer Reflexkrampf (beim Aufsetzen der Zehen auf den Boden) auftritt, bald aber auch abgeschwächt oder vollständig erloschen (in 20—30% der vorgeschrittenen Fälle); hie und da finden sich Unterschiede auf beiden Seiten. Fehlen des Patellarreflexes scheint sich auch hier besonders häufig mit völliger Pupillenstarre und Myosis zu verbinden. Die elektrische Erregbarkeit der Muskulatur soll anfangs erhöht sein; später ist sie herabgesetzt.

Von Seiten der Blase sind auch ausserhalb der Anfälle häufig Störungen vorhanden, sowol Schliessmuskellähmung wie Harnverhaltung, erstere meist als Folge der letzteren (Harnträufeln). Die Trägheit des Mastdarms kann zu massigen Kothstauungen führen; andererseits besteht in allen vorgeschrittenen Fällen völlige Unfähigkeit, den Koth zurückzuhalten, zum Theil vielleicht wegen Lähmung der Schliessmuskeln, namentlich aber deswegen, weil der Kranke die herannahende Entleerung ebensowenig bemerkt wie die Füllung der Blase bis zum Nabel. Die sexuelle Potenz erlischt, nachdem anfangs nicht selten die geschlechtliche Erregbarkeit stark gesteigert war.

Unter den vasomotorischen Störungen sind vor allem die häufigen Blutwallungen zum Kopfe, Erytheme, lange dauernde Nachröthung der Haut und selbst Quaddelbildung bei leichten Reizen, Cyanose zu nennen. Die Sphygmographencurve zeigt öfters allmähliches Ansteigen und Erniedrigung der Gipfelwelle („tarde" Pulsformen), Erscheinungen, die sich auf eine langsamere und wenig kräftige Ausdehnung der Gefässwand beziehen lassen. An den zugänglichen Arterien, besonders den Temporales, wird nicht selten starke Schlängelung, auffallendes Hervortreten und Starre als Anzeichen atheromatöser Erkrankung beobachtet. Mit diesen Gefässveränderungen stehen ohne Zweifel auch die sog. „trophischen“ Störungen in allernächster Beziehung. Es giebt eine ganze Anzahl von Begleiterscheinungen der Paralyse, deren Auftreten man vielfach als eine unmittelbare Folge der Entartung gewisser trophischer, die Ernährung der Organe regelnder Nervenbahnen ansicht, den Decubitus, die Rippenbrüche, die Ohrblutgeschwulst, ja auch die so häufigen Pneumonien, die man wol auf einen Nachlass der Vagusinnervation zurückgeführt hat. Ein unbestreitbares wissenschaftliches und fast noch mehr praktisches Verdienst Gudden's ist es, den Nachweis geführt zu haben, dass alle jene Störungen nicht aus inneren Ursachen, sondern ganz ausnahmslos unter der Einwirkung äusserer Schädlichkeiten sich entwickeln.

Freilich wird man kaum umhin können, eine Herabsetzung der allgemeinen Widerstandsfähigkeit der Gewebe bei Paralytikern als Hülfsursache anzunehmen, da hier sehr schwere Störungen schon bei verhältnissmässig geringen Reizen zu Stande kommen. Die Entstehung des Druckbrandes erklärt sich in erster Linie dadurch, dass die Kranken wegen ihrer Unempfindlichkeit nicht, wie jeder Gesunde, durch unangenehme Druckgefühle zu häufigem Lagewechsel angetrieben werden, oder doch wegen ihrer Unbehülflichkeit denselben nicht auszuführen vermögen, sondern wie ein Klotz im Bette liegen. Unter diesen Umständen kann man schon nach 1—2 Stunden, besonders bei Uebereinanderliegen der abgemagerten Beine oder beim Sitzen auf einer harten Nachtstuhlkante starke Röthung, Quaddel- und selbst Blasenbildung entstehen sehen, während eine einzige unbewachte Nacht vollauf genügt, um eine mehrere Centimeter in die Tiefe greifende Gangrän zu erzeugen. Ausserdem aber beobachtet man bei sehr heruntergekommenen Paralytikern bisweilen das Auftreten eigenthümlich kreisrunder, oberflächlicher Hautnekrosen an Stellen, welche durchaus keinem Drucke ausgesetzt gewesen sind. Endlich ist bei den unreinlichen, wenig widerstandsfähigen Kranken natürlich ein günstiger Boden für die Entwicklung von infectiösen Hauterkrankungen, insbesondere von Furunkeln. Rippenbrüche und Othämatome kommen bei Paralytikern verhältnissmässig häufig und bisweilen in schreckenerregender Ausdehnung zu Stande, weil die Kranken sehr ungeschickt, dabei unruhig und vor allem ausser Stande sind, sich zu vertheidigen und zu beklagen, so dass sie hülflos den Misshandlungen ihrer Umgebung preisgegeben erscheinen. Ganz gewiss aber spielen auch hier besondere begünstigende Ursachen eine wesentliche Rolle, Ernährungsstörungen im Ohrknorpel und ungewöhnliche Brüchigkeit der Rippen, von der man sich an der Leiche häufig genug überzeugen kann. Sie scheint auf einem einfachen Schwund der Knochenmasse mit Ersatz durch Fett zu beruhen und ist wol eine Theilerscheinung der allgemeinen Ernährungsstörung in der Paralyse. Auch der geringen Inanspruchnahme der Rippen in Folge von Herabsetzung der Athembewegungen hat man dabei eine gewisse Bedeutung zugeschrieben. Dennoch steht die Thatsache unzweifelhaft fest, dass mit der besseren Ausbildung und Ueberwachung des Wartpersonals die Zahl der Rippenbrüche wie der Ohrblutgeschwülste regelmässig abnimmt.

Störungen der Eigenwärme sind in der Paralyse überaus häufig. Flüchtige, aber oft recht bedeutende Temperatursteigerungen werden vielfach beobachtet, ohne dass sich immer ein greifbarer Anlass dafür erkennen liesse. Bisweilen fördert dann eine Eingiessung gewaltige Kothmassen zu Tage; die Blase ist überfüllt, oder es wird irgendwo ein Rippenbruch entdeckt. In anderen Fällen mögen leichte bronchitische oder pneumonische Störungen zu Grunde liegen. Seltener dürften diese Fieberbewegungen unmittelbar mit der Hirnerkrankung im Zusammenhange stehen. Dagegen ist eine solche Beziehung wahrscheinlich bei den Wärmesteigerungen, welche die daralytischen Anfälle zu begleiten pflegen. Bei längerer Dauer dieser letzteren treten allerdings gewöhnlich noch andere fiebererregende Ursachen hinzu, namentlich Schluckpneumonien. In den letzten Stadien der Paralyse kommt es nicht selten zu anhaltender, beträchtlicher Temperatursenkung, die von den Kranken auffallend gut ertragen wird. Ich sah einen Paralytiker unter massenhafter Nahrungsaufnahme mit Temperaturen bis zu 30,8 herunter wochenlang munter und lebhaft erregt bleiben.

Von den übrigen Leistungen des Organismus sind es namentlich der Schlaf, der Appetit und das Körpergewicht, welche durch die Paralyse durchgehends in Mitleidenschaft gezogen werden. Der Schlaf ist in den ersten Stadien der Krankheit vielfach sehr gestört, später in den Erregungszuständen oft zeitweise ganz aufgehoben, während er gegen das Ende hin wieder besser wird, obgleich hier bei dem blödsinnigen Hindämmern der Kranken ein sicheres Urtheil über diesen Punkt kaum möglich ist. Bei manchen Kranken entwickelt sich eine förmliche Schlafsucht, so dass sie eigentlich nur dann wach sind, wenn sie essen oder wenn man sich gerade mit ihnen beschäftigt, während sie unmittelbar nachher sofort wieder einschlafen. Der Appetit pflegt anfangs und in der Aufregung herabgesetzt zu sein, um späterhin gewöhnlich in wahre Gefrässigkeit überzugehen; bisweilen wird Wiederkäuen beobachtet.

Das Körpergewicht sieht man im Beginne und auf der Höhe der Krankheit sinken, dann aber bei dauernder Beruhigung unter massiger Fettansammlung sehr bedeutend, bis weit über die Norm hinaus ansteigen und endlich gegen das Ende hin wieder unaufhaltsam bis zum tiefsten Marasmus herabgehen. Einen Theil dieses Verlaufes zeigen die beiden umstehenden Curven. Die erste derselben beginnt mit sehr tiefem Stande bei anfänglicher Erregung; dann tritt aber ein ungemein rasches Ansteigen ein, das nur von Zeit zu Zeit durch kleine Rückschläge unterbrochen ist, welche, wie durch Sternchen angedeutet, fast immer von paralytischen Anfällen begleitet werden. Nach mehr als zwei Jahren beginnt ein langsamer Abfall, der inzwischen weiter fortgeschritten ist; die Kranke ist nach $4^1/_2$jährigem Aufenthalte in der Klinik im Anfalle gestorben. Bei dem zweiten Kranken lässt die Curve gut die jedesmalige rasche Beruhigung in der Anstalt erkennen. Mit dem Ansteigen des Gewichtes stellte sich regelmässig eine Remission ein, welche auch nach der Entlassung eine längere Reihe von Monaten Stand hielt.

Deuten alle die letztbesprochenen Störungen auf den Ablauf tiefgreifender Stoffwechselveränderungen in der Paralyse hin, so dürften die leider noch zu wenig verarbeiteten Befunde von Eiweiss und anderen krankhaften Bestandtheilen im Harn (Glykosurie, Diabetes) in gleichem Sinne als Theilerscheinungen des allgemeinen Krankheitsvorganges Beachtung verdienen. Auch die vielfachen Untersuchungen über das Blut der Paralytiker, die ein helleres Licht auf die allgemeine Ernährungsstörung werfen könnten, haben, abgesehen von den Angaben über die Herabsetzung des Hämoglobingehaltes, noch nicht zu einwandfreien und übereinstimmenden Ergebnissen geführt. Neuerdings fand Idelson Herabsetzung oder völliges Fehlen der bakterientödtenden Wirkung des Blutes;

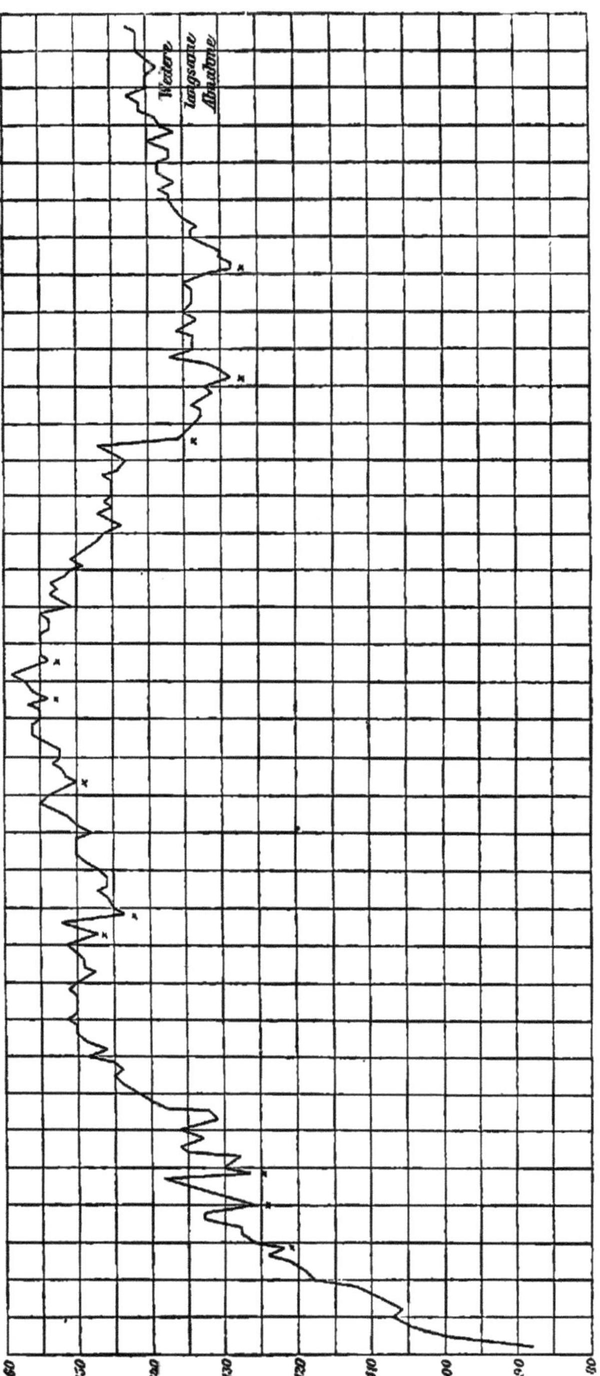

Curve VII.

Demente Paralyse mit anfänglicher Erregung, dann Verblödung. Viele Anfälle (*).

d' Abundo*) hat die Giftigkeit desselben erhöht gefunden. —

Die Mannigfaltigkeit der Krankheitsbilder, welche sich aus den bis hierher besprochenen einzelnen Störungen erfahrungsgemäss zusammensetzen, ist eine so grosse, dass es kaum möglich erscheint, eine auch nur einigermassen befriedigende Uebersicht über die klinischen Gestaltungsformen der Paralyse zu geben. Wenn wir auch überall dem gemeinsamen Grundzuge der eigenartigen psychischen Schwäche, den Zeichen des organischen Hirnleidens und endlich dem unerbittlich bis zur Vernichtung des geistigen und körperlichen Lebens fortschreitenden Verlaufe begegnen, so können doch die gegebenen Beobachtungen in ihrer Entwicklung wie in ihren Zustandsbildern derartig von einander abweichen, dass dem Anfänger die allgemeine

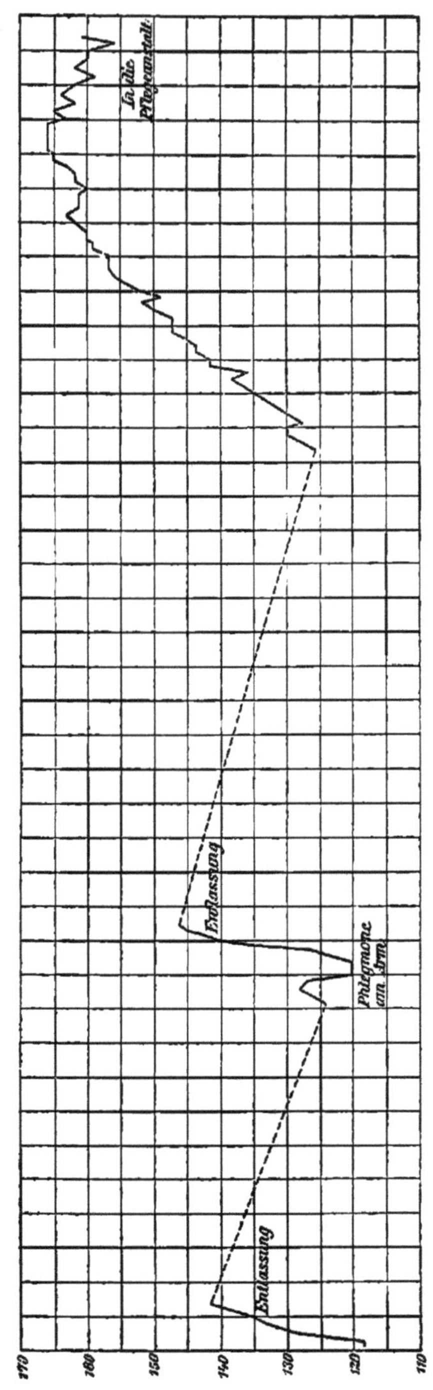

Curve VIII.
Agitirte Paralyse mit mehrfachen Remissionen.

*) Rivista sperimentale di freniatria XVIII, 212.

Zusammengehörigkeit durch den starken Eindruck widersprechender Einzelheiten völlig verdeckt wird. Erst eine vorgeschrittenere Erfahrung lehrt uns, dass alle die anscheinend so verschiedenartigen Gestaltungsformen unvermittelt und unberechenbar in einander übergehen können und nur die oben gekennzeichneten Grundzüge „den ruhenden Pol in der Erscheinungen Flucht" abgeben. Alle klinische Einzelschilderung, alle Abgrenzung von bestimmten Krankheitsbildern auf dem grossen Gebiete der Paralyse hat daher zunächst nur einen sehr bedingten Werth. Immerhin wollen wir der Uebersichtlichkeit halber im Folgenden versuchen, hergebrachter Weise als hauptsächlichste Verlaufsarten der Paralyse die depressive, die expansive, die agitirte und die demente Form derselben auseinanderzuhalten. Vielleicht lehrt uns einmal eine bessere Kenntniss der ursächlichen oder der pathologisch-anatomischen Verhältnisse des Leidens unter neuen Gesichtspunkten auch für die klinischen Beobachtungen eine zuverlässigere Gruppirung erreichen.

Die depressive Form der Paralyse ist gekennzeichnet durch depressive Verstimmung und Wahnideen, welche den ganzen Krankheitsverlauf bis zur völligen Verblödung des Kranken begleiten. Ihren Ausgangspunkt nimmt die traurige Verstimmung häufig von dem Krankheitsgefühle des Eingangsstadiums, welches im übrigen die allgemeinen, schon früher geschilderten Anzeichen einer allmählich fortschreitenden Schwäche des Gedächtnisses und des Verstandes, einer erhöhten augenblicklichen Reizbarkeit neben gemüthlicher Stumpfheit und Willenlosigkeit darbietet. Es sind daher zumeist hypochondrische Ideen, in denen sich die Verstimmung der Kranken ausdrückt. Sie sind unheilbar krank, syphilitisch, innerlich verfault, haben gefühlt, wie ein Giftbrocken in den Kopf gefahren ist; es haben sich Gefässveränderungen entwickelt, weil ihnen früher einmal ein Blutegel angesetzt wurde; der Schädel ist weich geworden, an einer Stelle aufgetrieben, das Gehirn ausgetrocknet „wie ein Sumpf", die Nerven vom Denken überreizt. Meist bestehen mannigfache unangenehme Empfindungen in den verschiedensten Theilen des Körpers, die vielfach wechseln und auch wol durch Einreden beeinflusst werden können. Die Kranken suchen daher wegen allerlei wenig greifbarer Beschwerden die Hülfe des Arztes auf, der sie beim Mangel oder bei Nichtbeachtung eines objectiven Befundes für neurasthenisch, hysterisch, hypochondrisch erklärt.

Allmählich gewinnen die Klagen der Kranken einen ganz unsinnigen Inhalt. Sie haben keine Nase, keine Augen, keine Leber und keine Nieren mehr, haben zwei Leiber; der Magen ist abgedrückt, der Schlund, der Mastdarm zugewachsen, zugenäht, durch einen Kork verschlossen, so dass sie weder etwas geniessen noch etwas entleeren können. Der Schädel ist leer, der Kopf verbrannt; die Eingeweide sind verfault, mit Milben vollgestopft. Der Magen, ja auch die Matratze füllen sich immerfort mit Urin; das Essen steigt in den Kopf hinein oder fällt nur gerade so hinunter; die Lungen sind verschwunden; die Beine werden zu Eis; alles läuft als Speichel zum Munde heraus. Es ist Musik im Leibe; alles ist mit Gestank erfüllt. Der Kopf ist ganz klein zusammengeschrumpft, ausgewechselt oder gänzlich verloren gegangen, die Zunge angefroren, der Leib aufgeblasen. Arme und Beine haben sich ungeheuerlich ausgedehnt; die Rippen sind riesengross, die Ohren von Holz, die Zunge von Gold; in der Seite stecken 3000 Mark; 100 Pfund Steine liegen auf der Brust. Der ganze Mensch ist verdoppelt, viereckig, in ein Pferd verwandelt, unsichtbar, bereits gestorben, ist „schon längst nichts mehr gewesen“, begraben, eine „lebendige Leiche“, hat gar keinen Namen. Alle diese „mikromanischen“ Vorstellungen versetzen den Kranken in lebhaftes Unbehagen und vermögen, wenn sie auch zumeist nicht weiter verarbeitet werden, doch sein Benehmen oft lange Zeit zu beeinflussen. Er bemüht sich wochenlang auf alle Weise, durch seinen zugewachsenen Schlund etwas hindurch zu bringen, hantirt unablässig an seiner Zunge, am After, an den Genitalien herum, sitzt mehrere Stunden täglich auf dem Nachtstuhl in der verzweiflungsvollen Erwartung dessen, was kommen soll; er vermeidet ängstlich jede Lageveränderung, weil er seine ungeheuren Hände nicht bewegen kann oder die winzigen Beine unter der Last des mächtigen „Kikerikikopfes“ zusammenbrechen müssten.

Mit diesen hypochondrischen Vorstellungen verbinden sich vielfach Versündigungsideen; seltener beherrschen diese letzteren allein das Krankheitsbild. Zunächst können die Selbstvorwürfe ganz an diejenigen der Melancholiker erinnern. Die Kranken sind grosse Sünder und Verbrecher, jammern darüber, dass sie kein Herz und keine Liebe mehr haben, ein Gelübde nicht erfüllt, unkeusch gelebt, Vieles gestohlen hätten. Andere glauben, einen Meineid geleistet, den heiligen Geist betrübt, Deutschland verrathen, die ganze Welt ermordet und zu Grunde gerichtet zu haben; „die ganze Welt weiss es"; man „macht ihnen Verbrechen". Eine meiner Kranken wurde bei völliger Besonnenheit Monate lang von der Idee verfolgt, dass sie ihre Kinder ermordet, Nadeln und Glas in das Essen gethan habe. Von den ihr begegnenden Menschen meinte sie immer, einen bei Seite gebracht und alle Zeugen zum Schweigen bestochen zu haben. Ein anderer schrieb einen langen Brief an den Erzbischof, in welchem er mit genauen Zahlenangaben die verschiedenartigsten Unkeuschheiten aufführte, die er sich habe zu Schulden kommen lassen. Im Anschlusse an die Versündigungsideen fürchtet der Kranke gewöhnlich, dass die Polizei kommen, ihn aufgreifen, erhängen, vergiften, verbrennen, in einen Sack stecken, ihm die Glieder abhacken, die Haut abziehen werde; er wünscht, vor Gericht geführt, in Stücke zerhackt, im Backofen gebraten, von drei Ochsen auseinandergerissen zu werden, sieht in den Personen seiner Umgebung Spione und gedungene Mörder. Ein Kranker ging auf den Kirchhof, um sich sein Grab auszusuchen.

Solche und ähnliche Verfolgungsideen können auch den einzigen Inhalt des depressiven Wahnes bilden. Dieselben werden dann meist von Gehörstäuschungen begleitet. Der Kranke hört seine Lieben weinen, um Hülfe rufen; Gott spricht zu ihm. Stimmen bedrohen, beschimpfen, beschuldigen ihn der scheusslichsten Verbrechen. Er soll gestohlen, sich mit Thieren vergangen haben, ist verhext, in der Hölle, ganz arm geworden. Man will ihn und seine armen Kinder umbringen, ihm den Leib aufschneiden; er soll fort, vor ein Kriegsgericht geschleppt werden. Seltener sind Täuschungen der übrigen Sinne. Der Kranke sieht feurige Schlangen in der Luft, Löwen, weisse Gestalten; die Lichterscheinungen bei beginnender Sehnervenatrophie hält er für künstlichen Trug; im Essen ist Gift, Ungeziefer, Menschenfleisch. Das Bett brennt wie Feuer, wird von elektrischen Schlägen durchzuckt; alles ist gestorben; die ganze Welt geht unter. Von Knoten werden immerfort schreckliche Verbrechen vollführt; es wird eingebrochen, Feuer angelegt. Ein harmloses Geräusch im Nebenzimmer kündigt dem Kranken die Räuber an, die sich im nächsten Augenblicke auf ihn stürzen werden. Ein derartiger Kranker meiner Beobachtung verwüstete in seiner Angst sein ganzes Zimmer und hätte um ein Haar seine Frau umgebracht, die er für einen Einbrecher hielt, bis man sie aus seiner Gewalt befreite.

Die Besonnenheit pflegt sich bei diesen letzteren Formen der depressiven Paralyse vielfach zu trüben. Die Kranken verlieren meist rasch die Fähigkeit zu ruhiger Auffassung ihrer Lage und ihrer Umgebung, werden oft ganz verstört, stier benommen, verkennen die Personen, beziehen jede Aeusserung und jedes Ereigniss in ihrer Umgebung im Sinne ihrer Angst auf sich, so dass sie dauernd von verworrenen Schreckbildern erfüllt sind. Sie sind an allem Schuld, müssen für alles büssen, regen die Andern auf, entziehen Jenen das Essen. Alles ist verkehrt, wirbelt durcheinander. Die Kranken beten, bitten, flehen um Gnade, sind äusserst schreckhaft und misstrauisch, zerkratzen sich, zupfen an ihren Fingern, zerkauen die Nägel, verkriechen sich, laufen halbnackt herum. Manche Kranke gerathen in fassungsloseste Verzweiflung, sehen sich mit dem Ausdrucke des Entsetzens bei jedem Geräusche um, in der Erwartung, von irgend etwas Schrecklichem betroffen zu werden; sie schreien unausgesetzt aus Leibeskräften die gleichen, abgerissenen Worte: „Gift“, „Unglück“, „Sterben“ u. dergl., oder sie vermögen in starrer Spannung keinen Laut hervorzubringen. Ganz unfähig zu irgend einem Entschlusse, sitzen sie rathlos im Hemde oder vor ihrem Essen da, ohne sich zum Ankleiden oder Zugreifen aufraffen zu können. Schliesslich wagen sie sich nicht mehr aus ihrem Zimmer, ja aus ihrem Bette heraus, in welchem sie, am ganzen Leibe zitternd und schwitzend, mit hochgezogener Decke liegen, um jedem äusseren Eingriffe einen blinden, rücksichtslosen Widerstand entgegenzusetzen. Durch keinerlei Beeinflussung sind sie zu den einfachsten Massregeln zu bringen, so dass die Bettlagerung, das Aufstehen, An- und Auskleiden immer erst nach verzweifeltem Ringen mit dem vollständig verwirrten Kranken erreicht werden kann.

Nicht selten kommt es zu gewaltthätigen, aber meist sehr unüberlegten und unsinnigen Selbstmordversuchen oder Selbstverstümmelungen. Versuche, Scrotum oder Penis abzureissen, habe ich mehrfach erlebt. Ein Kranker hieb sich mit einem Beile glatt die gesammten äusseren Genitalien ab, weil ihm Stimmen vorwarfen, dass er sich vor Jahren von einem Herrn hatte manustupriren lassen; er wollte sich an dem Gliede strafen, mit dem er gesündigt habe. Noch Andere verschlucken grosse Gegenstände, um sich zu tödten; so fand ich im Darm eines derartigen Kranken eine dicke Weichselcigarrenspitze und zwei mehrere Zoll lange Schrauben.

Die Dauer der heftigen Angstzustände schwankt zwischen Stunden und Wochen. Nicht selten verschwindet die ängstliche Spannung ganz plötzlich, um sich ebenso unvermittelt wieder einzustellen. Im übrigen sind die Kranken niedergeschlagen und verstimmt, aber ruhig, oft auch im Zusammenhalte mit den von ihnen geäusserten Ideen auffallend affectlos. Ueberhaupt fehlt der gemüthlichen Erregung durchaus jene Nachhaltigkeit und Einheitlichkeit, welche den nicht paralytischen Depressionszuständen eigenthümlich ist. Zuweilen schieben sich vorübergehend Zeiten gehobener und selbst humoristischer Stimmung dazwischen. In der Nacht tritt ein himmlisches Wohlgefühl auf; der Kranke erzählt lächelnd, dass es nun zu Ende gehe. Im weiteren Verlaufe mit zunehmendem Schwachsinn stellt sich oft ein Zustand blöden Wohlbehagens mit einzelnen kindischen Grössenideen ein. Der Kranke ist schon eine Ewigkeit alt; in den Wäscheschränken ist lauter Gold.

Nicht ganz selten beobachten wir im Laufe der Paralyse länger dauernde Stuporzustände, die vielleicht an dieser Stelle Erwähnung finden dürfen. Die Kranken sprechen weder von selbst noch auf Anreden, liegen ohne erkennbare Antheilnahme an der Umgebung regungslos da, nehmen keine Nahrung zu sich, lassen unter sich gehen. Eindringliche Aufforderungen werden sehr langsam und zögernd, mitunter gar nicht befolgt. Die Stimmung ist meist ziemlich gleichgültig, öfters aber auch etwas ängstlich oder kleinmüthig gefärbt. Die Auffassung und Orientirung pflegt sehr mangelhaft zu sein, kehrt aber in der Regel schon wieder, wenn die Kranken noch gar nichts oder doch nur einzelne flüsternde Worte vorzubringen vermögen. Wahnbildungen und Sinnestäuschungen können vorhanden sein oder fehlen. Die Dauer solcher Zustände, die sich an die einleitende Depression, aber auch an Erregungen von verschiedener Färbung anschliessen können, beträgt bisweilen viele Monate.

Wir haben hier endlich noch kurz einer kleinen Gruppe von Fällen zu gedenken, in denen systematisirte Verfolgungsideen entwickelt werden. Die Kranken sind ruhig, vollkommen besonnen, geordnet und erzählen in zusammenhängender Weise, dass man seit einiger Zeit etwas gegen sie im Schilde führe, sie aus dem Wege räumen wolle, dass sie beobachtet würden, unter polizeilicher Ueberwachung stünden, wahrscheinlich fälschlich irgend eines Verbrechens bezichtigt seien. Auf der Reise begegnen sie verdächtigen Gestalten, die überall wieder auftauchen; aus den Reden der Umgebung entnehmen sie Anspielungen auf persönliche Verhältnisse. Die Angehörigen haben sich nicht nur in ihrem Benehmen, sondern auch im Aeusseren verändert; ein ganz besonnener Kranker fragte unmittelbar nach einem mehrstündigen Besuche seiner Frau bei ihr schriftlich an, ob sie es wirklich gewesen sei. Andere klagen, dass man ihnen Hirngift, Vitriol und Scheidewasser in das Essen gethan, sie dadurch aufgeregt und das Gedächtniss geschwächt, die Augen verdorben hat; man will sie zum Halbsimpel machen. Auch Eifersuchtswahn ist nicht selten. Ein Kranker, der vor der Thüre seiner wegen Misshandlung von ihm geschiedenen Frau lauerte, hörte im Hausgang ein verdächtiges Geräusch und fand, als er eindrang, dass der Platz noch warm war, an dem sich die Frau mit dem vermeintlichen Nebenbuhler gerade geschlechtlich vergangen hatte. Ein impotenter Kranker mit tabischen Erscheinungen behauptete, dass seine Frau ihn durch Spiegel und Elektricität zu verderben suche und ihm Schmerzen in den Gliedern mache. Durch das Fenster tönen Stimmen, 3 bis 4; die Gedanken werden laut; es kommen telephonische Nachrichten; die Nachbarn verschwätzen den Kranken.

Längere Zeit hindurch können die Kranken ganz den Eindruck von Paranoikern machen. Erst bei genauerer Prüfung entdecken wir einzelne handgreifliche, von dem Kranken aber gar nicht bemerkte Widersprüche in seinen Erzählungen, trotzdem er anscheinend ganz klar und verständig ist; wiederholte Darstellungen desselben Vorganges weichen von einander ab. Ferner fehlt die leidenschaftliche Hartnäckigkeit in der Vertheidigung des Wahnes; es gelingt verhältnissmässig leicht, den Kranken vorübergehend in seiner Auffassung wankend zu machen und zum Eingeständnisse zu bringen, dass er sich geirrt habe. Er zieht aus seinen wahnhaften Vorstellungen nicht die naheliegenden Schlussfolgerungen für sein Handeln, sondern zeigt gerade in dieser Beziehung eine auffallende Weichheit und Unschlüssigkeit. Einer meiner Kranken, ein sehr thatkräftiger und umsichtiger Grosskaufmann, der bei längerer Unterhaltung sonst vollständig normal erschien, behauptete in aller Gemüthsruhe, dass seine Frau ihn durch geschlechtliche Ueberreizung und durch planmässige, geheimnissvolle Anspielungen mit Hülfe der Spiritisten geisteskrank zu machen und zum Selbstmorde zu treiben suche, um in den Besitz seiner Lebensversicherung zu gelangen. Trotzdem liess er sie sich von Amerika nachkommen und suchte sie soviel wie irgend möglich in seiner Nähe zu haben.

Der depressiven Form der Paralyse gehören nach meinen Erfahrungen etwa ein viertel der Fälle an. Sie bevorzugt ein wenig mehr die höheren Lebensalter, als die übrigen Formen; nur 36 % der Kranken hatten im Beginne des Leidens das 40. Lebensjahr noch nicht überschritten. Vielleicht dürfen wir hier an die Neigung des Rückbildungsalters zu Depressionszuständen überhaupt erinnern, um so mehr, als wir bei unseren Kranken recht häufig die Zeichen eines vorzeitigen Alterns vorfinden. Dieser Auffassung würde der weitere Umstand entsprechen, dass hier das weibliche Geschlecht auffallend stark (33 %) betheiligt zu sein scheint, welches ja auch die meisten Melancholien im Rückbildungsalter liefert. Remissionen sind bei dieser Form verhältnissmässig selten (in etwa 12 % der Fälle); paralytische Anfälle kamen nach meiner Erfahrung bei fast einem viertel der Kranken zur Beobachtung. Fügen wir hinzu, dass die Dauer der Krankheit in 70 % der Fälle den Zeitraum von zwei Jahren nicht zu überschreiten pflegt, so kommen wir zu dem Schlusse, dass die depressive Paralyse zu den schwereren Formen der Krankheit gerechnet werden muss. Der Tod erfolgt bisweilen durch Selbstmord oder in Folge von Verletzungen, häufiger durch Erschöpfung oder im Anschlusse an paralytische Anfälle.

Die expansive Paralyse beginnt meist mit den allgemeinen Zeichen des herannahenden Leidens, Abnahme der Arbeitsfähigkeit, Zerstreutheit, Gedächtnissschwäche, Charakterveränderung, Reizbarkeit; dazu gesellen sich vielleicht einzelne körperliche Andeutungen, Kopfschmerz, Erschwerung der Sprache, Schwindelanfälle. Bisweilen entwickelt sich aus diesen Vorboten heraus zunächst das Bild der depressiven Paralyse mit Versündigungs- oder Verfolgungsideen und Angstzuständen. Häufiger jedoch tritt von Anfang an sogleich eine heitere Erregung mit blühendem Grössenwahn hervor, wenn auch hypochondrische Anwandlungen, vorübergehende weinerliche Verstimmungen keineswegs selten sind.

Die weitere Entwicklung der Krankheit vollzieht sich in der Regel allmählich, seltener plötzlich und unvermittelt binnen wenigen Tagen. Die Anzeichen von Verstimmung und Krankheitsgefühl verlieren sich; der Kranke wird zugänglich, heiter, gesprächig, verräth aber dabei durch den Mangel an klarem Verständnisse für seinen Zustand und seine Lage, durch merkwürdige Urtheilslosigkeiten und Unbesonnenheiten deutlich, dass es sich nicht um eine Besserung, sondern nur um eine Aenderung seines Krankheitszustandes handelt.

Sehr bald stellt sich nun der eigenthümliche Grössenwahn ein. die „Megalomanie", welche vor allem das klinische Krankheitsbil der Dementia paralytica bekannt gemacht („classische Paralyse") und auch die volksthümliche Bezeichnung des ganzen Leidens bestimmt hat. Der Inhalt desselben umfasst die gesammten Beziehungen des Kranken, seine körperliche und geistige Leistungsfähigkeit, sein Wissen, seine äussere Stellung, seinen Besitz, seine Zukunft. Zunächst halten sich die Grössenideen vielleicht noch im Bereiche des Denkbaren und Möglichen und machen den Eindruck kindisch aufdringlicher Prahlereien. Der Kranke fühlt sich so kräftig wie noch nie, ist auffallend gut conservirt, sehr gebildet, versteht viele Sprachen, wenn er sie auch wegen seiner Zahnlücken im Augenblick nicht sprechen kann, hat wunderschöne Töchter. Er macht vortreffliche Gedichte, hat eine ausgezeichnete Stimme, hohe Verbindungen, grossartige Aussichten, verkehrt nur mit feinen Leuten, ist sehr angesehen, kann jeden Tag die besten Partien machen, erfreut sich des besonderen allerhöchsten Vertrauens. Sein Geschäft geht glänzend, wirft ein schönes Geld ab; er wird es bedeutend vergrössern, überall Filialen anlegen, das grosse Loos gewinnen, wichtige Erfindungen machen, öffentliche Vorträge halten, ein Buch schreiben, welches das grösste Aufsehen machen und ihm bedeutende Summen einbringen muss; er wird sich ein Schloss bauen, weite Reisen unternehmen, Reichstagsabgeordneter werden, glänzende Reden halten und ohne Zweifel binnen kurzem ins Ministerium berufen werden, hat eine riesige Erbschaft in Aussicht. Auf der Schule wie an verschiedenen Universitäten hat er seine Lehrer durch seine Begabung in Erstaunen gesetzt, eine Menge Preise gewonnen, ist Meister in allen ritterlichen Künsten, Liebling der Frauenwelt, hat im Kriege Wunder der Tapferkeit verrichtet, mehrfach durch sein persönliches Eingreifen den Sieg herbeigeführt, auf grossen Reisen äusserst merkwürdige Erlebnisse durchgemacht, ist wiederholt in höchster Lebensgefahr gewesen, aus der er sich immer wieder durch seine unerhörte Kraft und Klugheit befreit hat.

Schon jetzt indessen tritt die bedeutende psychische Schwäche des Kranken in der widerspruchsvollen Zerfahrenheit seines Wahnes, in der traumhaften Unbefangenheit, mit der er seine Luftschlösser aufbaut, und in der Urtheilslosigkeit gegenüber den nächstliegenden Einwänden nur allzu deutlich hervor. Ein armer Gemeindeschreiber erzählte mir triumphirend, dass er für jeden Tag seines Anstaltsaufenthaltes 1000 Rubel Entschädigung verlangen und dann mit dem erhaltenen Gelde herrlich und in Freuden leben werde. Andere berauschen sich an dem Plane, von nun an einfach alle Waaren mit 50% Nutzen zu verkaufen oder sämmtliche Lotterieloose zu erwerben, damit ihnen das grosse Loos sicher nicht entgehen könne. Einen guten Einblick in die erregten Gedankengänge solcher Kranker gewährt folgende Nachschrift:

„O Gott, o Gott, ich habe ja so viel Ideen, jede Secunde eine Idee; ich werde ja noch wahnsinnig — mein armer Kopf! Ich bin das grösste Genie, das je existirt hat und sitze hier im Narrenhause; ich armer Tropf, ich bin ja zu allem fähig; lassen Sie mich heim zu meiner armen Frau. Ich bin Offizier; Sie dürfen mich nicht zurückhalten; ich habe den Krieg mitgemacht; ich müsste eigentlich im Generalstabswerk stehen, aber ich habe es nicht haben wollen. Ich schenke ja meine besten Ideen her; mir liegt die Literatur und die Philosophie am Herzen; ich kann ja meine Patente nicht alle verwerthen; ich denke ja jede Viertelstunde ein neues aus. Wollen Sie sich Equipage anschaffen, Herr Dr.? Ich bin der beste Pferdekenner; ich schenke Ihnen 2 prächtige Trakehner; ich baue Ihnen das schönste Bicycle, das in Europa existirt; ich bin Ihnen ja ewig dankbar; Sie sind mein Retter, mein Heiland; Sie retten in mir der Welt ein Genie! Machen Sie mich gesund; ich küsse Ihnen aus Dankbarkeit die Stiefel! Herr Gott, stehe mir bei, errette mich aus diesem Narrenhaus; zerschmettere diese Leute, die mich so misshandeln! Was ist das für eine scheussliche Anstalt; der Baumeister hat ja gar nichts verstanden! Sehen Sie, Herr Dr., ich will Ihnen einmal zeigen, wie Sie das umbauen. Die Anstalt ist viel zu akustisch; da müssen Filztapeten her; die Geisteskranken dürfen Sie nicht machen lassen, was sie wollen; da muss strenge Zucht her. Ueberhaupt räumen wir die Baracke aus, machen eine Pionirkaserne draus; der Neckar ist ja in der Nähe. Die Irrenanstalt verlegen wir ins Schloss; ich baue es um; ich bin ja über die historische Bedeutung orientirt. Wir machen da Ausgrabungen, wie die von Schliemann — ach Gott, heisst er Schliemann? — ich verliere ja das Gedächtniss; ich bin ja wahnsinnig; ich bin verrückt; geben Sie mir Blausäure, dass ich verrecke; ich will gern sterben. Lassen Sie mich fort, lassen Sie mir Handschellen anlegen und mich durch einen Polizeicommissär in die

Heimath bringen; ich kann mein Leben nicht im Narrenhaus zubringen; was wird aus der Deutschen Wissenschaft, aus den Deutschen Universitäten! Ich bin doch ein Genie, wie Sie doch merken müssen; ich spreche doch französisch — bin ich also verrückt? Aber ein Segen war's, dass ich in's Narrenhaus kam; soll ich Ihnen den Faust declamiren? u. s. w."

In der Regel nimmt die Unsinnigkeit und Abenteuerlichkeit des Grössenwahns rasch und unaufhaltsam zu. Der Kranke glaubt über ungeheure Körperkräfte zu verfügen, kann zehn Elephanten heben, ist der schönste Adonis der Welt, schläft „wie Tausend in einer Nacht", wiegt vier Zentner, nimmt jede Woche 25 Pfund zu, hat eine eiserne Brust, geht in einer Minute tausend Meilen weit, kann fliegen; sein Urin ist Rheinwein, seine Ausleerungen Gold. Er hat alle Wissenschaften studirt, ist Professor für alle Fächer, spielt den Don Carlos wie ein Gott, spricht sämmtliche Sprachen der Welt, plaudert mit dem lieben Gott, trinkt täglich hundert Flaschen Champagner, hält jeden Nachmittag Hochzeit, zu der alle Fürstlichkeiten eingeladen sind, zeugt nur kaiserliche Prinzen, hat eine goldene Frau. Er kann tausend Weiber befriedigen, alle Krankheiten curiren, Todte auferwecken, hat ein comprimirtes Gehirn, wird niemals sterben. Dabei ist er Graf, Fürst, „Kaiser, Gott und Rothschild", „Hercules, Millionär und Wassertaucher", einstimmig zum deutschen Kaiser gewählt, „der höchsten Natur zugetheilt", Obergott, „seine eigene Grossmutter im Cubus", besitzt sämmtliche hohe Orden, blauseidene Wäsche, Berge von Gold, ein ungeheures Vermögen, Millionen mal Milliarden, ausgedehnte Jagdgründe, 600 Orloftraber, ungezählte Viehheerden in Marmorställen, 100 000 Schiffe, jedes hundert Fuss lang und hundert Fuss breit, mit 10 000 elektrischen Schrauben, Königreiche, Erdtheile, ja die ganze Welt. Er ist im Himmel geboren, Sohn der Frau Venus, gestorben und wieder auf die Welt gekommen, hat grosse Reisen gemacht, war in Amerika, Jerusalem und Kamerun, überall auf seinem eigenen Kriegsschiffe; er wird Reitknecht mit 10 000 Mark Gehalt, wird die Kaiserin heirathen, jedem der Mitkranken eine Million schenken, dem Arzte eine Million Gehalt zahlen „und die Kost", eine Brücke über den Ocean nach Indien bauen, einen Thurm errichten in einem Garten, der tausend Meilen lang ist, mit goldenem Dach, mit eigenem Theater und Circus; er wird eine Flugmaschine erfinden und im Weltall herumfliegen, ein Bergwerk bis nach Californien durch die

Erde graben u. s. f. Meist spiegeln sich die persönlichen Lebensverhältnisse und Interessen in diesen Ideen wieder, aber immer in unsinniger Verzerrung. Frauen prahlen mit ihrer Schönheit, ihrem Schmuck, dem goldenen Taschentuch, mit Diamanten gestickt, mit ihren zahlreichen und schönen Kindern, deren sie täglich zwei oder mehrere gebären, erwählen sich die höchsten Würdenträger zu Männern. Bemerkenswerth ist es, dass sich im allgemeinen die Grössenideen der weiblichen Paralytiker in bescheideneren Grenzen zu halten und nicht so ungeheuerlich über das Mögliche hinauszugehen pflegen wie diejenigen der Männer.

Das Bewusstsein der Kranken ist während der Entwicklung des Grössenwahnes meist leicht getrübt. Die Umgebung wird nur unvollkommen und bruchstückweise von ihnen aufgefasst und verstanden. Ueber Zeit, Ort und Umstände vermögen sie sich keine klare Rechenschaft zu geben, wie sich bei eingehender Prüfung bald herauszustellen pflegt. Sie kümmern sich auch wenig um die wirklichen Vorgänge, sind vielmehr ganz von ihren traumhaften Glücksvorstellungen und Plänen in Anspruch genommen. Der Zusammenhang ihres Gedankenganges ist regelmässig ein sehr lockerer und kann leicht durch äussere Einflüsse gelenkt werden. Wie sie der Augenblick eingiebt, folgen die verschiedenartigsten Ideen einander, in buntem Wechsel, unverarbeitet, voll der handgreiflichsten Widersprüche. Seltener werden einzelne Bestandtheile des Wahnes längere Zeit hindurch festgehalten; meist wird alles rasch wieder vergessen oder durch Neues verdrängt. Regelmässig gelingt es, durch Zureden den Kranken zu neuer Ausdehnung und Ausschmückung seiner Grössenideen, fabelhaften Erlebnisse und abenteuerlichen Pläne zu veranlassen. Vielfach besteht, wie in dem obigen Beispiele, deutliche Ideenflucht. Namentlich in den Schriftstücken der Kranken, bei den Aufzählungen ihrer Wünsche, Aufträge und Pläne pflegt sie als Theilerscheinung der erhöhten Ablenkbarkeit klar hervorzutreten. In einzelnen Fällen sind vorübergehend Gesichts- oder Gehörstäuschungen vorhanden, pflegen aber nur eine geringe Rolle im Krankheitsbilde zu spielen.

Die Stimmung des Kranken ist, übereinstimmend mit dem Inhalte seines Wahnes, freudig gehoben, selbstbewusst und hoffnungsvoll. Sie steigert sich vielfach zu ganz überschwänglicher, unbeschreiblicher Glückseligkeit. Der Kranke dankt dem Himmel unter heissen Freudenthränen, dass ihm eine solche Wonne beschieden sei. Die ganze Welt möchte er umarmen und beglücken, wie er selbst dadurch beglückt ist, dass sich nun sein Schicksal so wunderschön und herrlich gestaltet hat. Alles, was ihn umgiebt, ist unübertrefflich und köstlich; seine Mahlzeiten, seine Wohnung, seine Kleider sind eines Königs werth, seine Freunde und Bekannten ausgezeichnete, edle, hochgebildete Männer, seine Kinder vollendete Muster an Wohlerzogenheit und Verstand. Hie und da schimmern indessen durch die gehobene Stimmung leise Andeutungen eines dumpfen Krankheitsbewusstseins hindurch, das Zugeständniss, etwas nervös, ruhebedürftig zu sein; auch einzelne hypochondrische Anwandlungen werden beobachtet, die Klage, dass kein Gehirn mehr da, das Blut eingetrocknet sei. Auch dieser Stimmungswechsel ist in der mitgetheilten Nachschrift deutlich erkennbar.

Andererseits jedoch besteht häufig auch eine ausserordentliche Reizbarkeit. Namentlich Zweifel oder Widerspruch gegenüber den Grössenideen bringen den Kranken leicht in heftigen, aber rasch verrauchenden Zorn, um so mehr, wenn er gerade nichts auf die Einwände zu erwidern weiss. Auch gegenüber anderen Kranken wird er bisweilen rücksichtslos gewaltthätig, da er nicht das geringste Verständniss für deren Zustand hat, sondern sie ohne weiteres für freche Schwindler und für vollständig gesund erklärt. Er droht dann, durch seine Artillerie alles zusammenschiessen, die ganze Gesellschaft in Ketten schliessen, „von 100 Kamerunnegern mit eisernen Peitschen durchprügeln“ zu lassen. Nicht selten beobachtet man ganz plötzliches Umschlagen der Stimmung in tiefe Depression oder lebhafte Angst mit krampfhaftem Weinen und einzelnen hypochondrischen oder Verfolgungsideen. Freilich pflegen solche Anwandlungen einige Stunden oder Tage nicht zu überdauern; seltener bilden sie längere Abschnitte im Krankheitsverlaufe.

Auf psychomotorischem Gebiete fällt an dem Kranken fast immer eine gewisse Erregung auf, die sich unter Umständen zu sehr erheblichen Graden steigern kann. Der Kranke ist unstät, vielgeschäftig, unternehmungslustig, treibt sich planlos herum, knüpft überall Bekanntschaften an, benimmt sich auffallend, lärmend, spricht viel und laut, schreibt zahllose Briefe, geräth leicht in Streit, fängt an, stark zu trinken, zu rauchen, zu schnupfen, geschlechtlich auszuschweifen. Zugleich beginnt er, an die Verwirklichung der grossen

Pläne zu geben, die ihm aus dem Gefühle unbegrenzter Leistungsfähigkeit und aus seinem lebhaften Thatendrange hervorwachsen. Ohne jede Ueberlegung nimmt er die verschiedenartigsten Unternehmungen in Angriff, die nicht nur über sein Verständniss und seine Geldmittel, sondern sehr bald auch über das Mögliche überhaupt hinausgehen. Allerdings bleibt es regelmässig bei einigen unsinnigen einleitenden Schritten, weil rasch eine neue Idee die frühere verdrängt. Er vergrössert plötzlich sein Geschäft, fängt an, zu bauen, schliesst eine ganz unpassende Ehe oder betreibt seine Scheidung, um eine vornehme Partie zu machen, zeigt aus dem Stegreif seine Verlobung mit irgend einer reichen Erbin an, telegraphiert an Souveräne mit der Bitte um hohe Orden oder Titel, macht grossartige Geschenke, kauft auf, was ihm vor das Gesicht kommt, und bestellt ungemessene Mengen der verschiedensten Gegenstände, die er zur Ausführung seiner Pläne zu brauchen glaubt. Einer meiner Kranken, der reich und Liebhaberphotograph war, sandte eine Depesche ab, mit dem Ersuchen, ihm für seinen Gebrauch Pyrogallussäure im Werthe von 200 000 Mark zu senden. Andere studiren die Anzeigentheile der Zeitungen und nehmen kurzer Hand alles in Anspruch, was dort angeboten wird, Papageien und Köchinnen, Kaleschen, Landhäuser und Heirathspartien. Auf diese Weise erklärt sich die ausserordentliche Geschwindigkeit, mit welcher die Kranken grosse Summen verschwenden, die heilloseste Verwirrung anrichten und über sich selbst wie über ihre Angehörigen die schwersten Unannehmlichkeiten heraufbeschwören.

Dazu kommt, dass sich in ihrem ganzen erregten und kopflosen Handeln deutlich jene Abstumpfung des sittlichen Gefühles geltend zu machen pflegt, welche durch die Erkrankung regelmässig herbeigeführt wird. Die Kranken werden nicht nur nachlässig in ihrem Aeusseren, unsauber und unordentlich in der Kleidung, sondern sie verlieren auch das Verständniss für die einfachsten Anforderungen des Anstandes, erzählen schmutzige Geschichten, befriedigen ihre Bedürfnisse ohne Rücksicht auf die Umgebung, rühmen in schamloser Weise die geschlechtlichen Vorzüge ihrer Frauen oder Töchter, zeigen sich mit öffentlichen Dirnen auf der Strasse oder suchen dieselben bei Bekannten einzuführen. Ja, wir sehen die Kranken sogar nicht selten geradezu gefährliche und verbrecherische Handlungen begehen, kleine Diebstähle, plumpe Betrügereien, Zechprellereien, unsittliche Angriffe. Meist verfahren sie dabei so unüberlegt, dass sie sofort entdeckt werden. Einer meiner Kranken ergriff auf dem Bahnhofe ohne weiteres den Koffer eines neben ihm sitzenden Reisenden und wollte damit verschwinden. Da er nachher trotz des offenkundigsten Augenscheines oft einfach alles ableugnet, wird der Kranke bisweilen für einen ganz besonders frechen und geriebenen Gauner gehalten. Erst dann, wenn er die verschiedensten Vergehen gegen die öffentliche Ordnung, gegen die Schamhaftigkeit, Widerstand gegen die Staatsgewalt u. s. f. begangen und seine Familie binnen kurzer Zeit an den Bettelstab gebracht hat, wird er endlich, gemisshandelt und gemassregelt, heruntergekommen, von Ausschweifungen erschöpft, als krank in die Anstalt eingeliefert.

Vielfach tritt nunmehr eine gewisse Beruhigung ein, in welcher der Kranke seine Grössenideen und Pläne zum Theil ableugnet, zum Theil aber auch mehr oder weniger geschickt zu begründen weiss. Für die Beobachtung in der Anstalt kann er, der bisweilen nachdrücklich seine Befreiung verlangt, abgesehen von einem gewissen Grade des Schwachsinns, unter Umständen annähernd gesund erscheinen, doch pflegt sich nach einem Entlassungsversuche früher oder später in dem Handeln des Kranken die tiefe Störung kundzugeben, die seine gesammte Persönlichkeit erfahren hat. Andererseits kann das unsinnige Grössendelirium auch längere Zeit, oft viele Monate und selbst Jahr und Tag hindurch, in allmählich immer ausschweifenderer und zerfahrenerer Form fortdauern. Man bemerkt sehr bald, dass die ursprüngliche Regsamkeit und Reichhaltigkeit des Vorstellungslebens mehr und mehr verloren geht. Die Wahnideen werden dürftiger und zusammenhangsloser, widerspruchsvoller; die Stimmung wird matter und theilnahmloser, und der Thatendrang beschränkt sich schliesslich auf das Verfassen von unentzifferbaren Briefen und Depeschen, das Entwerfen kindisch ungeschickter Zeichnungen und Pläne, das Ansammeln allen möglichen Unraths in den vollgestopften Taschen, das Schreiben endloser Zahlenreihen, in denen sich das unermessliche Vermögen des Kranken oder der Gewinn ausdrückt, den er durch seine Unternehmungen zu erzielen hofft. Nach und nach wird der Kranke immer blödsinniger und stumpfer, wenn auch ein matter Abglanz des Grössenwahns bisweilen noch lange Zeit seinen Stimmungshintergrund erhellt. Zufrieden, mit freundlichem, glücklichem Gesichte, sitzt er da und lallt vielleicht noch mit kaum verständlicher Sprache einzelne aus den Grössenideen herübergenommene Worte: „gutes Essen", „Millionen", „schöne Pferde", „goldene Kaiserin", bis endlich auch die letzte derartige Erinnerung mit der vollständigen Vernichtung der psychischen Persönlichkeit erlischt.

Der expansiven Paralyse dürften etwa 15—16% der Fälle angehören. Ihre Dauer ist im allgemeinen eine längere, als diejenige der anderen Formen; von den in den letzten 7 Jahren bei uns verstorbenen Kranken ging nur etwa $^1/_3$ innerhalb der ersten zwei Jahre zu Grunde. Einzelne Fälle konnte ich bis zu 14jähriger Dauer verfolgen. Erklärt wird dieser langsame Verlauf vor allem durch die häufigen Remissionen, die ich in einem Drittel meiner Fälle auftreten sah. Namentlich beobachtet man hier nicht selten Jahre vor dem Auftreten der eigentlichen Krankheit einzelne Krankheitserscheinungen, Doppeltsehen, Schwindelanfälle, Reizbarkeit, Erregung, Versagen der Sprache, welche dann völlig wieder zurücktreten können. Mir ist es unzweifelhaft, dass wir jene Störungen, sofern sie in das klinische Bild der Paralyse hineinpassen, als erste leise Anfänge des Krankheitsprocesses aufzufassen haben. So sah ich noch 1884 einen Fall, in welchem durch derartige Vorboten ein ursächlicher Zusammenhang mit dem Kriege von 1870 wahrscheinlich wurde.

Das Schwanken zwischen depressiven und expansiven Zuständen, wie wir es oben kennen gelernt haben, kann sich in einzelnen Fällen mehrmals hintereinander wiederholen, so dass kürzere oder längere Zeiten heitersten Grössenwahns mit dem Versinken in ängstliche Verstimmung, hypochondrische Verzweiflung oder völlige Stumpfheit abwechseln. Diese Verlaufsart hat man auch wol als circuläre Form der Paralyse bezeichnet. Die äussere Aehnlichkeit mit gewissen Fällen von circulärem Irresein ist bisweilen eine sehr grosse. Trotzdem wird man sie von diesem letzteren wegen ihrer schleppenden Entstehungsweise in reiferem Lebensalter, wegen der Unregelmässigkeit der einzelnen Abschnitte, namentlich aber wegen der deutlichen Anzeichen zunehmender psychischer Schwäche, wegen der nervösen Störungen und des fortschreitenden Verlaufes bei längerer Beobachtung immer abzugrenzen im Stande sein. —

Die agitirte Paralyse ist diejenige Verlaufsart der expansiven Form, bei welcher ausgeprägtere manische und deliriöse Erregungszustände das Krankheitsbild beherrschen. Gerade bei dieser Form sind die einleitenden Störungen häufig sehr gering, so dass die Krankheit öfters ganz plötzlich hereinzubrechen scheint. Meist entwickelt sich hier sofort ein fast noch blühenderer und unsinnigerer Grössenwahn, als wir ihn schon bei der expansiven Form kennen gelernt haben. Binnen wenigen Tagen wird der Kranke von allen seinen früheren Leiden und Gebrechen geheilt; er besitzt die Krone vom Heiland, eine Villa im S. Himmel, führt eine neue Zeitrechnung herbei und rückt auf zum höchsten Gott, der ewig gelebt und das Weltall erschaffen hat. Er kann Menschen und Pferde künstlich machen, Todte auferwecken, ist Naturmensch, Graf Reinach, König von Spanien. Sonne, Mond und Sterne gehorchen seinen Befehlen; mit Gedankengeschwindigkeit vermag er sich an jeden Punkt des Himmels zu versetzen. Er hat alle Kriege geführt, alle Schlachten gewonnen, die grössten Entdeckungen und Erfindungen gemacht, alle grossen Männer aller Zeitalter persönlich gekannt oder selber erzeugt. Er gebietet über fabelhafte Reichthümer, deren Werth in Zahlen überhaupt nicht ausgedrückt werden kann, über Decillionen oder Decilliarden, baut im Nu die prachtvollsten Schlösser und Dome aus violetter Mondkohle, Diamanten und Edelsteinen, befruchtet Tausende der schönsten Weiber mit den herrlichsten Göttersöhnen. Bisweilen verbinden sich Grössen- und Kleinheitsideen in unentwirrbarer Weise miteinander. Der Kranke ist verzweifelt darüber, dass er sich in seiner Dummheit in die Anstalt begeben hat, statt seine Millionen deutscher Reichspatente auszunutzen und sich als Kaiser krönen zu lassen. Dadurch ist ihm der Hals zugewachsen, und er hat unermesslichen Schaden. Aber er wird so viele Milliarden unter die Leute vertheilen, dass Niemand mehr von seiner Verrücktheit sprechen wird. Sein Bauch ist voll Eiter, sein Kopf mit Käfern gefüllt, Gedächtniss und Verstand verloren, aber er wird wiedergeboren, bekommt ein neues Hirn und stärkere Muskeln, andere Augen. In den plötzlichen Verzweiflungsanwandlungen kann es zu triebartigen Selbstmordversuchen kommen.

Hier pflegt auch die Aufregung eine sehr viel stärkere zu sein. Zeitweise kommt es zu ideenflüchtiger Verworrenheit mit grosser

Reizbarkeit und Gewaltthätigkeit. Eine solche Kranke lieferte folgende abgerissene Sätze:

„Das war eine Qual, in diesem Saal, nur das Knicken und das Knacken; sie haben's gethan, sie haben's gethun, sie haben nichts verschuldet. Nicht sie, nicht ich, nicht sie, nicht ich, nur die eine vereinte menschliche Natur, nein, nein, nein, nein, nur die Spur, zu dem Hang, der Natur, ja, ein ruhiges Gewissen, wird mir stets den Schlaf versüssen, lebe wohl, lebe wohl, du schöner Wald. Wörrishofer Kurgast, als gerathen, die isst Hasenbraten, ein Kurgast, diese Kuh, die macht Muh. Ach, da ruckt's, ach da spuckt's, mit dem einen, mit dem kleinen, vereinbarten Ding, in dem Ring, der menschlichen Natur."

Der Kranke ist Tag und Nacht unruhig, ohne Unterbrechung mit seinen unendlichen Plänen beschäftigt, Befehle in alle Himmelsrichtungen telephonirend, lacht, schwatzt, singt unaufhörlich, hält Zwiegespräche mit Gott, masturbirt, ist unrein und schmiert mit dem Essen und seinen Ausleerungen herum. Er schläft fast gar nicht, nimmt sehr unregelmässig Nahrung zu sich, da er unvergleichlich viel Besseres zu beanspruchen hat; sein Körpergewicht sinkt sehr rasch. Nicht selten sind subnormale Temperaturen; mehrfach sah ich die Anzeichen eines Diabetes insipidus.

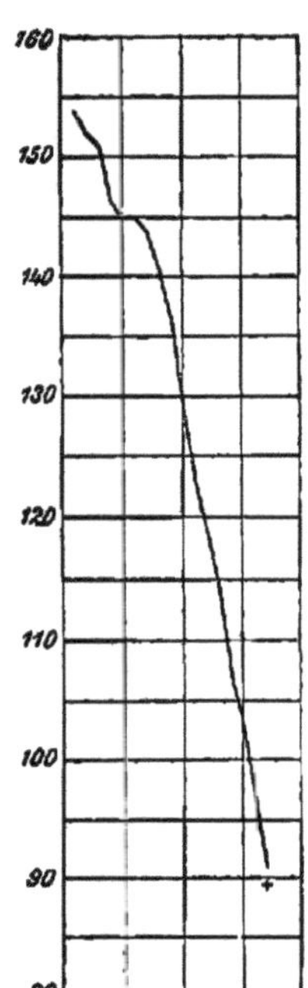

Curve VIII.
Galoppirende Paralyse.

Die schwersten Fälle der agitirten Paralyse hat man bisweilen mit dem Namen der galoppirenden Paralyse belegt. Es handelt sich dabei um einen überaus raschen, tödtlichen Verlauf der Erkrankung unter den Erscheinungen hochgradigster psychischer und nervöser Erregung mit plötzlichem Zusammenbruche. In der Regel bildet dieses stürmische Krankheitsbild den Abschluss einer agitirten, seltener depressiven Paralyse; es giebt aber auch Fälle, die von vorn herein in dieser Weise verlaufen. Unter rasch sich steigernder Erregung wird der Kranke vollkommen verwirrt und unbesinnlich, stösst nur unarticulirte Laute oder stereotype, unsinnige Silben aus, wälzt sich am Boden, zappelt mit Armen und Beinen, schläft nicht, nimmt keine Nahrung zu sich, sondern spuckt alles wieder aus, lässt Koth und Urin unter sich gehen. Das

Körpergewicht sinkt mit erschreckender Schnelligkeit, wie die Curve VIII zeigt; der Puls ist klein und frequent, die Temperatur erhöht (38 — 39 °), wahrscheinlich meist wegen der zahlreichen Quetschungen und Hautabschürfungen, die sich der Kranke in seiner sinnlosen Erregung zuzieht. Nach einigen Tagen oder Wochen, nachdem vielleicht schon wiederholt apoplektiforme oder epileptiforme Anfälle dagewesen sind, werden die Bewegungen des zeitweise soporösen Kranken unsicher und zitternd; die Mundhöhle ist trocken, Lippen und Zunge mit dicken, schwärzlichen Krusten bedeckt; es stellen sich profuse Diarrhöen, kalte Schweisse, Sehnenhüpfen, grosse Neigung zu Decubitus ein, und unter zunehmender Herzschwäche erfolgt, bisweilen nach vorübergehender Besonnenheit, der tödtliche Ausgang. Dieses Krankheitsbild ist es, welches ohne Zweifel bisweilen mit unter der Bezeichnung des „Delirium acutum" zusammengefasst worden ist. Es gilt das namentlich für diejenigen Fälle, in denen die einleitenden Erscheinungen wenig oder gar nicht ausgesprochen sind. Was mir diese Anschauung vor allem wahrscheinlich macht, ist der Umstand, dass man hie und da Gelegenheit hat, einen Kranken aus diesem Zustande sich wieder erholen und nunmehr die vorher vielleicht nicht bemerkten Zeichen der Paralyse unzweifelhaft hervortreten zu sehen.

Die agitirte Form ist im ganzen die seltenste Erscheinungsart der Paralyse; nach meinen Erfahrungen möchte ich derselben höchstens 11 % der Fälle zuzählen. Paralytische Anfälle sind ziemlich häufig; Remissionen habe ich in nahezu einem Viertel der Fälle beobachtet. Die Dauer betrug in $^2/_3$ der Fälle weniger als zwei Jahre; bei der galoppirenden Form kann das Ende schon nach wenigen Monaten, vielleicht sogar noch schneller eintreten.

Zum Schlusse sei hier noch kurz eines Krankheitsbildes gedacht, welches zwar nicht selbständig auftritt, aber in allen Formen der Paralyse sich vorübergehend einschieben kann, namentlich in den ersten Zeiten des Leidens. Ich meine gewisse deliriöse Zustände, welche eine grosse klinische Aehnlichkeit mit dem Delirium tremens zeigen. Die Kranken verlieren rasch die Orientirung, gerathen in eine eigenthümliche Unruhe mit Beschäftigungsdelirium, lebhaften Sinnestäuschungen, Schlaflosigkeit und starkem Zittern, mit halb ängstlicher, halb euphorischer Stimmung, aber ohne den kennzeichnenden Humor der Trinker. Nach einigen Tagen oder Wochen pflegt Beruhigung und Klärung einzutreten. Man ist in der Regel versucht, diese Zustände ohne weiteres für alkoholische zu halten und sie auf übermässiges Trinken in gesunden oder kranken Tagen zurückzuführen. Für eine Anzahl von Fällen hat diese Auffassung gewiss Berechtigung. Abgesehen aber davon, dass oft der vorausgegangene Alkoholmissbrauch ein ganz unverhältnissmässig geringer gewesen ist, habe ich zu meiner Ueberraschung jenes Krankheitsbild auch in einzelnen Fällen auftreten sehen, in denen es sich bestimmt um sehr nüchterne und mässige Kranke handelte. Es hat demnach den Anschein, als ob es ein Delirium der Paralytiker giebt, welches demjenigen der Trinker zwar sehr ähnlich, aber doch nicht mit ihm wesensgleich ist. —

Als **demente Form** bezeichnen wir diejenige Gruppe von Fällen, bei welcher die Erscheinungen des fortschreitenden Blödsinns von vorn herein das Krankheitsbild beherrschen. Meist finden sich auch hier einzelne Andeutungen der bisher besprochenen Störungen, namentlich vorübergehende deliriöse Erregung, triebartige ängstliche Unruhe, kümmerliche hypochondrische oder Grössenideen, vereinzelte Sinnestäuschungen, allein diese psychischen Reizerscheinungen treten ganz in den Hintergrund gegenüber der Lähmung, der rasch und stark ausgeprägten Verblödung. Die ersten Anzeichen der herannahenden Krankheit sind Verlust der geistigen Regsamkeit, Unfähigkeit zur Arbeit, Gedankenarmuth, Vergesslichkeit und Zerstreutheit, unvermittelte Launenhaftigkeit und Reizbarkeit neben auffallender Gleichgültigkeit und Schlaffheit in wichtigen Angelegenheiten, Klagen über Schmerzen oder Druckempfindungen im Kopfe. Der Kranke ermüdet rasch, schläft gelegentlich in Gesellschaft ein, ist bisweilen plötzlich wie abwesend; er wird unsicher und leicht bestimmbar in seinem Urtheile, in seinen Entschlüssen, dabei oft zu Zeiten wieder in Kleinigkeiten sonderbar eigensinnig. Bei Dingen, die ihm sonst durchaus geläufig waren, irrt er sich und muss sich lange besinnen, um sich ganz einfache Daten zu vergegenwärtigen, mit denen er vielleicht täglich zu arbeiten hatte. Das Bewusstsein trübt sich allmählich; der Kranke ist nicht mehr im Stande, die Vorgänge in seiner Umgebung zu verstehen, verliert die Klarheit über Zeit, Ort und Lage. Seine Gedanken verwirren sich; er macht zeitweise den Eindruck eines Betrunkenen, verirrt sich in seiner eigenen

Wohnung und erkennt vielleicht seine nächsten Angehörigen und Freunde nicht mehr. In etwa $^1/_3$ der Fälle werden vorübergehend Erregungszustände mit mehr oder weniger starker deliriöser Benommenheit beobachtet.

Nicht selten tauchen auch flüchtige Wahnvorstellungen oder Sinnestäuschungen auf. Der Kranke sieht schwarze Männer mit grossen Bärten, Engel im Himmel, hört Mückenstimmen, Schimpfworte, fühlt sich verdoppelt, verhext. Er wird bestohlen, vergiftet, gequält, ist von Adel, sehr reich, wird eine schöne Frau heirathen, rühmt seine 1000 Orden, seine schöne Stimme, seine „stolzen" Unterhosen, hat eine seidene Kappe, eine Uniform zu Hause. Ein Kranker telegraphirte beim Ausbruche des Leidens nach Hause, dass er eine grosse Entdeckung gemacht habe, sprang kurz darauf in einem Angstanfalle aus dem Fenster, um von da ab das Bild eines einfachen, behaglichen Blödsinns darzubieten. Die Wahnvorstellungen der Kranken tragen deutlich die Kennzeichen des Kindischen und Schwachsinnigen; sie lassen sich in der Regel durch Zureden sehr leicht beeinflussen. Oefters beginnen die Kranken auch in der gleichen schwachsinnigen Weise zu fabuliren, erzählen von einem Zusammentreffen mit dem Kaiser, von einer Geldsendung, die eingetroffen sei, von einem Besuche, den sie am Morgen gehabt haben.

Die gemüthliche Erregbarkeit pflegt dabei meist mehr und mehr zu schwinden. Im Beginne freilich tritt nicht selten eine dumpfe Angst auf, innere Unruhe, Beten, plötzliches Weinen oder unvermittelter Wechsel der Stimmung. Vielfach besteht auch Reizbarkeit, wüste geschlechtliche Erregbarkeit und selbst Neigung zu Gewaltthaten, die sich in Bedrohungen und Angriffen auf die Umgebung äussern kann. Späterhin aber wird der Kranke stumpf, theilnahmlos, zeigt nicht das geringste Interesse mehr für die Personen und Dinge, die ihn am nächsten angehen. Die Vorhaltungen, die ihm wegen seiner Verstösse gemacht werden, nimmt er ohne nachhaltige Reaction hin; er versteht kaum, was man von ihm will, da er den Ueberblick über seine Berufsthätigkeit bereits vollkommen verloren hat.

Sehr deutlich tritt gewöhnlich ein stumpfsinniges, rücksichtsloses Interesse für gröbere Genüsse hervor. Der Kranke isst, trinkt, raucht, so lange ihm die Genussmittel erreichbar sind, unempfindlich gegen alle sich aus seiner Gier ergebenden Folgen. Meist entwickelt sich im weiteren Verlaufe eine ungemein kennzeichnende schwachsinnige Zufriedenheit, die sich in vergnügtem Lächeln, in der freundlichen Miene bei jeder Anrede und in herzlichen Begrüssungen ganz fremder Personen kundgiebt. Trotz des raschen geistigen Verfalles fühlt sich der Kranke doch kerngesund und leistungsfähig, ist überall „gern da", findet alles ausgezeichnet und vortrefflich. In anderen Fällen dagegen besteht doch eine gewisse allgemeine Vorstellung von der tiefgreifenden Veränderung, die sich mit der eigenen Persönlichkeit vollzogen hat. Der Kranke klagt selbst über die Langsamkeit und Schwerfälligkeit seines Denkens, über seine Vergesslichkeit, und sucht deswegen ärztliche Hülfe auf, ja er rafft sich vielleicht sogar in der mehr oder weniger klaren Furcht vor dem bevorstehenden Leiden zu einem Selbstmordversuche auf, wenn derselbe auch bei seinem Schwachsinn und dem Mangel an Thatkraft häufig ergebnisslos bleibt.

Die Arbeitsfähigkeit des Kranken wird durch die rasch fortschreitende Verblödung auf das empfindlichste geschädigt. Er fängt an, in seinen gewohnten Verrichtungen unordentlich und nachlässig zu werden, versäumt seine Dienststunden, wichtige Aufträge, vergisst die Aufschrift auf seinen Briefen, verliert oder verlegt werthvolle Gegenstände, Geld, Papiere, kommt mit seinen Arbeiten gar nicht oder nicht rechtzeitig zu Stande und lässt sich unbegreifliche Versehen zu Schulden kommen, Schnitzer in der Rechtschreibung, grobe Rechenfehler u. dergl., ohne es selbst recht zu bemerken. Ein Beamter meinte, die Erlasse seiner vorgesetzten Behörde müssten in den letzten Jahren immer dunkler und unverständlicher geworden sein, da er sie sich nicht mehr wie früher sogleich einprägen könne.

Meist hört er überhaupt auf, sich um seine Obliegenheiten zu kümmern. Dagegen begeht er allerlei unvernünftige und verkehrte Handlungen, die ihn nicht selten mit der öffentlichen Ordnung und mit dem Strafgesetze in Widerstreit bringen. Er wird unruhig, lärmend, treibt sich zwecklos herum, selbst halbnackt, trinkt, bettelt, wird als Landstreicher aufgegriffen, verübt Zechprellereien und plumpe Diebstähle, geräth in Streit und Thätlichkeiten, macht schamlose unsittliche Angriffe. Ein ganz gebildetes und besonnenes Mädchen bat bei jedem Besuche die Aerzte flehentlich, doch mit ihr den Beischlaf zu vollziehen, damit ihr Kopf wieder gesund werde.

und versuchte geradezu mit Gewalt ihren Zweck zu erreichen. Auch in diesen Handlungen ist meist der Schwachsinn deutlich erkennbar. Einer meiner Kranken hieb junge Bäume in einem öffentlichen Garten um und versuchte, sie in seinem eigenen Gelände wieder einzupflanzen; ein anderer brachte ohne weiteres die Ernte seines Nachbarn ein, verpflanzte dessen Kartoffelstauden zwischen die seinigen, so dass auch diese zu Grunde gingen. Noch ein anderer nahm vor den Augen des Verkäufers eine Schinkenwurst vom Nagel, lief damit fort und versteckte sie in seinem Keller; ein vierter endlich belud sich mit werthlosen leeren Flaschen.

Das äussere Benehmen der Kranken verräth meist sehr bald die Vernichtung der geistigen Persönlichkeit. Sie sind ganz willenlos, gutmüthig, lenksam, dämmern gleichgültig vor sich hin, sind nicht mehr im Stande, für ihre Bedürfnisse zu sorgen, vergessen die Nahrungsaufnahme und werden unvermuthet unrein. In anderen Fällen begegnet man einem eigenthümlich abstossenden, unzugänglichen Wesen. Die Kranken geben auf jede Anrede unwirsche, zurückweisende Antworten ohne klaren Beweggrund, ohne eigentlichen Affect und ohne sich durch freundliches Zureden beeinflussen zu lassen; sie sträuben sich gegen die bestgemeinten Massregeln und lassen auch in diesem sinnlosen Widerstande den bereits weit vorgeschrittenen Blödsinn erkennen.

Endlich aber finden sich einzelne Kranke, die trotz tiefsten Blödsinns überraschend gut ihre äussere Haltung bewahren. Wir sehen dann, wie der Kranke, der uns formgerecht begrüsst, sein Aeusseres in Ordnung hält, keine Ahnung hat, wo er sich befindet, seine Angehörigen kaum oder gar nicht erkennt, über seine Vergangenheit keinerlei Auskunft zu geben vermag. Gerade in solchen Fällen wird das Leiden, da der Kranke ganz aufhört, zu klagen, viel schläft, einen vorzüglichen Appetit zeigt und an Körpergewicht stark zunimmt, von der Umgebung öfters erst dann gewürdigt, wenn der Blödsinn schon sehr weit gediehen ist. Die Angehörigen gewöhnen sich, wie es scheint, so sehr an den allmählich fortschreitenden Untergang der psychischen Persönlichkeit, dass sie oft gar nicht von der Schwere der Störung zu überzeugen sind und die bescheidensten geistigen Regungen als Anzeichen nahezu völliger Gesundheit betrachten. „Er weiss doch noch alles,“ meinen sie, wenn der Kranke seine Frau erkennt oder sich zufällig zu entsinnen vermag, dass er Kinder besitzt. Mir wurde ein derartiger Kranker zugeführt, der noch den verantwortungsvollen Posten eines Cassiers bekleidete, als er sich bereits häufig verunreinigte und ganz einfache Additionen nicht mehr auszuführen im Stande war. Ein anderer, ein Arzt, kam unmittelbar aus seiner umfangreichen Praxis selber ins Krankenhaus, um sich ein Panaritium operiren zu lassen. Als er sich hier in der Nacht verirrte und in die Frauenabtheilung gerieth, wurde entdeckt, dass er bereits hochgradig blödsinnig war und die Dosirung des Morphiums nicht mehr kannte.

Die demente Form ist wahrscheinlich die häufigste Verlaufsart der Paralyse überhaupt. Obgleich gerade diese Kranken wegen ihrer Harmlosigkeit verhältnissmässig seltener in die Irrenanstalt gelangen, gehörten doch mehr als 40% der während der letzten Jahre in meiner Klinik beobachteten Fälle dieser Form an. Die körperlichen Begleiterscheinungen sind dieselben wie bei den übrigen Formen. Insbesondere habe ich bei genauerer Prüfung nicht finden können, dass tabische Störungen hier verhältnissmässig häufiger seien. Dagegen sah ich paralytische Anfälle beträchtlich öfter auftreten, in mehr als 45% der Fälle. Dem entsprechend wurden ausgiebige Nachlässe der Krankheitserscheinungen seltener beobachtet, als bei den anderen Formen, namentlich der expansiven Paralyse. Die Krankheitsdauer überstieg in fast der Hälfte der Fälle zwei Jahre nicht; in 18% erfolgte der Tod bereits innerhalb eines Jahres nach dem Auftreten der ersten Krankheitserscheinungen, und nur vereinzelte Fälle wiesen eine Dauer bis zu 4 und 5 Jahren oder länger auf. Die demente Form scheint demnach das schwerste paralytische Krankheitsbild darzustellen. —

Wie sich aus den vorstehenden Einzelschilderungen ergiebt, setzt sich der Gesammtverlauf der Paralyse im allgemeinen aus einem bisweilen ganz unbemerkt bleibenden Einleitungsstadium und aus einer Zeit lebhafterer Krankheitserscheinungen zusammen, an welche sich dann der später zu besprechende Endzustand tiefen Blödsinns anschliesst. Es ist jedoch von grösster Wichtigkeit, zu bemerken, dass in diesen verschiedenen Abschnitten des Krankheitsverlaufes die Stärke der körperlichen Störungen durchaus nicht immer der Ausbildung der psychischen Krankheitszeichen entspricht. Es giebt einerseits Fälle, in denen selbst schwere Sprach- und

Schriftstörungen lange Zeit bestehen können, bevor eine irgend auffallendere Beeinträchtigung des Gedächtnisses oder Verstandes nachweisbar ist. Andererseits aber — und das ist praktisch weit wichtiger — vermögen wir aus dem psychischen Krankheitsbilde sehr häufig die beginnende Paralyse bereits mit voller Sicherheit zu erkennen, während die körperliche Untersuchung durchaus noch keine verwerthbaren Anzeichen liefert. Aus der ungenügenden Berücksichtigung dieser Erfahrung entspringen zahlreiche diagnostische Fehlschlüsse.

Der Verlauf aller Formen der Paralyse kann durch zwei verschiedene Ereignisse fast stets in unberechenbarer Weise beeinflusst werden, durch paralytische Anfälle und durch Remissionen. Die ersteren können jederzeit einen unvorhergesehenen, bedeutenden Fortschritt aller Krankheitserscheinungen oder auch plötzlichen Tod zur Folge haben; sie sind bei weitem am häufigsten in der dementen, am seltensten in der expansiven Form. Auf der anderen Seite sieht man gelegentlich ausgiebige Nachlässe der psychischen und nervösen Störungen in nahezu allen Abschnitten der Paralyse, mit Ausnahme des allerletzten, den Ablauf der Krankheit verzögern. Am häufigsten scheinen derartige Besserungen bei der agitirten und namentlich bei der expansiven Form vorzukommen; selten und wenig ausgeprägt beobachtet man sie bei der depressiven und dementen Form. Der Eintritt der Beruhigung vollzieht sich bisweilen ganz rasch, von einem Tage zum andern, wenn auch die volle Höhe der Remission erst allmählich, vielleicht im Laufe von Monaten, erreicht wird. Der Kranke erscheint klar, besonnen, geordnet; die Wahnideen treten zurück und werden von ihm als Träume und Einbildungen bezeichnet; er kann sich oft selbst nicht genug wundern, wie ihm nur all das „dumme Zeug" in den Kopf hat kommen können. Gleichwol geräth er vielleicht in den ersten Tagen gelegentlich immer wieder in seine früheren Ideen hinein, um erst auf ernstes Zureden die Wahnhaftigkeit derselben von neuem einzusehen und zuzugestehen.

Die Erinnerung an die Zeit der Krankheit ist zunächst oft eine verworrene, doch tauchen nach und nach viele Einzelheiten wieder deutlicher auf. Allmählich kann sogar eine gewisse Krankheitseinsicht zu Stande kommen, wenn auch manche der verkehrten Handlungen noch in krankhafter Weise begründet oder als durch äussere Umstände und Einwirkungen veranlasst dargestellt werden. Mit dieser mangelhaften Klarheit über die Vergangenheit verbindet sich häufig eine siegesgewisse Einsichtslosigkeit hinsichtlich der Zukunft. Der Kranke fühlt sich nunmehr vollständig gesund und weiss ganz bestimmt, dass er es auch in Zukunft bleiben wird; die Mahnungen des Arztes schlägt er daher leichthin in den Wind. Die Stimmung ist bald eine selbstzufriedene, vergnügte, bald aber auch gedrückt und theilnahmlos, indem der Kranke sich müde, abgespannt, erholungsbedürftig fühlt und über allerlei körperliche Beschwerden klagt, namentlich über Druck und Schmerzen im Kopfe.

Nach und nach kann sich der Zustand des Kranken immer mehr bessern, so dass er, besonders in den engen, geschützten Verhältnissen der Anstalt, den Eindruck eines nahezu oder völlig gesunden Menschen macht. Den nächsten Angehörigen und Freunden pflegt freilich eine leichte Abschwächung des Verstandes und des Gedächtnisses, eine Abstumpfung seiner geistigen Regsamkeit und seiner gemüthlichen Antheilnahme sowie ein gewisser Mangel an Thatkraft und Nachhaltigkeit kaum jemals verborgen zu bleiben. Dennoch sind manche derartige Kranke im Stande, selbst den verantwortungsvollen Beruf eines Eisenbahnbeamten, Officiers, Arztes während der Besserung mit Erfolg wieder aufzunehmen. Einer meiner Kranken füllte nicht nur seine Stellung als Telegraphenbeamter zur vollen Zufriedenheit 5 Jahre lang aus, sondern rückte auch in höhere Stellen vor, bestand Prüfungen und heirathete; ein anderer, der Grössenideen, Sprachstörung, Pupillenstarre, Westphal'sches Zeichen und Schwindelanfälle darbot, verlor seine Grössenideen, war 6 Jahre lang wieder in seinem früheren Amte als Schuldiener thätig, erkrankte von neuem mit den früheren Erscheinungen, ist aber nach rascher Besserung schon wieder ein Jahr lang in seinem Dienste. In der Regel allerdings dauern die Nachlässe höchstens eine Reihe von Monaten; jene Fälle, in denen die Kranken länger als 2—3 Jahre annähernd gesund bleiben, sind immerhin als vereinzelte Ausnahmen zu betrachten.

Die letzten Stadien der Krankheit sind allen Formen derselben, mit Ausnahme der frühzeitig tödtlich verlaufenden Fälle, gemeinsam. Der Kranke wird immer stumpfer und blöder; er kennt die Gegenstände und Personen seiner Umgebung nicht mehr, versteht weder Aufforderung noch Geberde und ist schliesslich kaum viel mehr, als ein vegetirender Körper, in dem das psychische Leben gänzlich oder fast gänzlich erloschen ist. Bisweilen tritt zeitweise eine gewisse Erregung mit stunden- und tagelangem lallendem, einförmigem Schreien und Brüllen hervor. Zugleich machen auch die nervösen Störungen unaufhaltsame Fortschritte. Der Kranke wird nahezu vollkommen unempfindlich; die Schwäche nimmt immer mehr zu; es stellen sich Steifigkeit, Intentionszuckungen, Beugecontracturen und ausgebreitete Muskelatrophien ein, so dass er die Möglichkeit der selbständigen Bewegung verliert, weder gehen, noch stehen, noch am Ende auch sitzen kann. Zugleich magert er immer mehr ab und ist dauernd hochgradig unrein, so dass er wie ein Kind nach jeder Richtung hin der sorgfältigsten Pflege bedarf. Bis zu diesen tiefsten Stufen des apathischen Blödsinns und der allgemeinen Lähmung giebt es allerdings zahlreiche Uebergangsformen, die sich durch die verschiedene Erhaltung der geistigen Regsamkeit, durch Ueberreste depressiver oder expansiver Stimmungen und Vorstellungen sowie endlich durch die verschiedenartige Ausbreitung der nervösen Störungen von einander abgrenzen.

Der Ausgang der Paralyse ist regelmässig der Tod. Freilich sind einzelne Fälle bekannt geworden, in denen die Besserung der Krankheitserscheinungen andauernd ein Jahrzehnt und darüber Stand hielt, so dass man hier von einer Heilung der Paralyse zu sprechen berechtigt ist. Allein derartige Beobachtungen sind so ungemein selten (lange nicht 1 % der Fälle), dass sie gegenüber dem gewöhnlichen Verlaufe gar nicht in Betracht kommen. Ueberdies erhebt sich hier der Verdacht, dass es sich vielleicht um ganz andersartige chronische diffuse Hirnerkrankungen handeln kann, die wir vor der Hand klinisch noch nicht von der dementen Form der Paralyse unterscheiden können. Jedenfalls thut man gut, allen Fällen von „geheilter“ Paralyse das äusserste Misstrauen entgegen zu bringen, da Nasse*) festgestellt hat, dass unter 6 von ihm als geheilt angesehenen Paralytikern nur ein einziger nicht wieder erkrankt ist, bei dem obendrein die Diagnose nicht über allen Zweifel erhaben war. Müller**) giebt an, dass etwa 3/4 der Kranken inner-

*) Allgem. Zeitschr. f. Psychiatrie, XLII, 136.
**) Allgem. Zeitschr. f. Psychiatrie, LIV, 1027.

halb der ersten drei Jahre zu Grunde gehen; Heilbronner fand, dass nur 10—13% der Paralytiker mehr als 5 Jahre den Beginn des Leidens überleben. Die längste zuverlässig festgestellte Krankheitsdauer betrug 18 Jahre.

Herbeigeführt wird der tödtliche Ausgang durch die verschiedensten Ursachen. Abgesehen von den in der ersten Zeit doch bisweilen glückenden Selbstmordversuchen, können im ganzen Verlaufe der Krankheit paralytische Anfälle plötzlich und unerwartet dem Leben ein Ende machen. Im letzten traurigen Abschnitte des Leidens sind Schluckpneumonien (Speichel, Speisen), namentlich während der Anfälle, die bei weitem häufigste Todesursache; ausserdem aber kommen noch gelegentlich Blutvergiftungen oder Fettembolien in Betracht, wie sie sich bei der Unruhe und Unempfindlichkeit der Kranken aus Verletzungen aller Art, in Folge von Decubitus oder Blasenkatarrh (Pyelitis) entwickeln können. Vereinzelte Kranke gehen durch Ersticken zu Grunde, indem sie sich beim Essen den ganzen Mund mit Speisen, namentlich Brod, vollpfropfen und dann einen Theil derselben in den Kehlkopf hinunterwürgen. Endlich aber ist der gewissermassen natürliche Ausgang der Paralyse, wie man ihn bei einzelnen Kranken beobachtet, welche allen jenen Gefahren glücklich entgangen sind, ein schwerer Marasmus, der Tod in Folge von Herzschwäche. In solchen Fällen magern die Kranken schliesslich zum Skelett ab; die gesammte Körpermuskulatur atrophirt bis zum Aeussersten; die Temperatur sinkt häufig dauernd sehr tief unter die Norm; der Puls wird langsam und immer schwächer, schliesslich nicht mehr fühlbar, bis endlich das Leben vollkommen erlischt. —

Die pathologische Anatomie der Paralyse zeigt uns in den nervösen Centralorganen eine Reihe von Veränderungen, welche in ihrer Gesammtheit bis zu einem gewissen Grade für diese Krankheit kennzeichnend erscheinen. Als wesentlich sind nicht zu betrachten die bisweilen beobachteten Hyperostosen und Exostosen des Schädels, die auch bei Gesunden nicht ganz selten vorkommen, doch ist die in weit vorgeschrittenen Fällen recht häufige allgemeine Verdickung der knöchernen Hülle wol mit Wahrscheinlichkeit als Ausgleichserscheinung gegenüber der Druckabnahme des schrumpfenden Gehirns aufzufassen. Vielfach sieht man dabei tiefes Einschneiden der Gefässfurchen in die mit Osteophyten reichlich besetzte Knochentafel.

Wichtiger sind schon die Veränderungen der Hirnhäute. Die Dura ist oft theilweise, seltener in ganzer Ausdehnung mit dem Schädeldache verwachsen; bisweilen lässt sie sich ohne Zerstörung gar nicht von diesem letzteren trennen. Recht häufig findet man Pachymeningitis interna und Haematome der Dura, bald nur zarte, schleierartige Anflüge, bald dicke, mehrfache Schichtung aufweisende Schwarten oder frische, massige Blutergüsse, meist auf der Scheitelhöhe. Auch unter der Pia bemerkt man öfters mehr oder weniger ausgedehnte Oberflächenblutungen. Die weichen Hirnhäute sind in Folge von zelliger Infiltration fast immer getrübt, verdickt, bisweilen sehr beträchtlich, namentlich längs der Gefässe; hie und da finden sich eingelagerte Knochenplättchen. Ihre Venen sind stark erweitert, besonders bei der galoppirenden Paralyse, zeigen auch häufig verdickte Wandungen; die Pacchioni'schen Granulationen sind nicht selten auffallend entwickelt. Das Gehirn ist bei länger bestehenden Fällen stets atrophisch; das Gewicht desselben sah ich selbst bei Männern von normaler Körpergrösse bis auf 900 gr herabsinken. Die Windungen sind verschmälert, besonders in den vorderen Partien; es finden sich stellenweise förmliche Einsenkungen, über welche die Pia in Gestalt serumgefüllter Blasen hinwegzieht. Auch die Rinde ist verschmälert und, namentlich am Stirnhirn, öfters mit der Pia so fest verwachsen, dass sich diese nicht ohne Substanzverlust von ihr ablösen lässt. Die Ventrikel sind mehr oder weniger stark erweitert; das Ependym derselben, vorzüglich des vierten, zeigt oft reichliche, stark entwickelte, knötchenartige Granulationen. Nach Weigert's Befunden handelt es sich dabei um Verlust der Epitheldecke, Wucherung und hyaline Entartung der Neuroglia.

Die mikroskopische Untersuchung bietet vor allem in der Rinde*) ausgesprochene Veränderungen. Einen Ueberblick über dieselben sollen die beiliegenden Tafeln gewähren, welche nach Mikrophotogrammen angefertigt sind. Die nach Nissl's Verfahren gefärbten Bilder von einzelnen Zellen und das Mitosenbild wurden meist mit dem Zeiss'schen Apochromaten 2 mm, Apertur 1,30,

---

*) Binswanger, Die pathologische Histologie der Grosshirnrinden-Erkrankung bei der allgemeinen progressiven Paralyse. 1893; Nissl, Archiv f. Psychiatrie, XXVIII, 989; Heilbronner, Allgem. Zeitschr. f. Psychiatrie, LIII, 172.

zum Theil mit 3 mm. Apertur 1,40 und dem Projectionsocular 2 aufgenommen; die Vergrösserung ist 1000. Dagegen sind die Schichtbilder mit dem achromatischen System AA ohne Ocular und in einer Vergrösserung von 250 angefertigt. Bei ihrer Wiedergabe fand eine Verkleinerung auf etwa $^1/_3$ statt. Dabei mussten natürlich manche Einzelheiten verloren gehen, doch vertragen die Bilder sehr gut die Betrachtung durch die Lupe. Die Vergrösserung der Gliahüllen, die mit Seibert V aufgenommen wurden, betrug 1250; die Bilder wurden auf $^1/_3$ verkleinert. Die Spinnenzellen auf Tafel V sind bei 500facher, die einzelne Zelle auf Tafel IX ist bei 1000facher Vergrösserung angefertigt; in beiden Fällen hat eine geringe Verkleinerung stattgefunden.

Bei weitem am wichtigsten sind ohne Zweifel die Erkrankungsvorgänge an den Nervenzellen. Wie ich den Darlegungen Nissl's entnehme, haben wir hier zunächst acute und langsame Verlaufsarten des Krankheitsvorganges zu unterscheiden. Die erste Veränderung ist bei den acuten Processen eine Schwellung des Zellleibes, an der regelmässig auch der Zellkern Antheil nimmt. Zugleich beginnt die nicht färbbare Substanz sich zu färben, so dass die Protoplasmafortsätze auf weite Strecken sichtbar werden; auch der sonst unsichtbare Achsencylinderfortsatz tritt deutlich hervor. Diesen Vorgang an einer grossen Pyramidenzelle zeigt die Figur 4 der Tafel IV, auf der zum Vergleiche in Figur 1 die entsprechende gesunde Form wiedergegeben ist. An beiden Zellen sind die Achsencylinderfortsätze sichtbar. Bei höheren Graden und rasch fortschreitender Schädigung zerfällt die färbbare Substanz vollständig; der Kern bläht sich auf, und es kommt zu einer Art Zerbröckelung der ganzen Zelle, die mehr und mehr ein schattenhaftes Ansehen gewinnt und schliesslich ganz verschwindet. Die acute Erkrankung pflegt alle Zellen der Hirnrinde in gleichmässiger Weise zu ergreifen.

Die schwerste Form der paralytischen Veränderung, die man allerdings auch bei anderen zerstörenden Eingriffen wiederfindet, besteht in einem sofortigen Zerfall der färbbaren Substanz des Zellkörpers unter gleichzeitiger Verkleinerung des Kerns, der seine Membran und seine Structur verliert, sich abrundet (Verflüssigung des Inhaltes?) und gleichmässig blauviolett färbt. Er bleibt schliesslich mit oder ohne spärliche Reste des Zellleibes als kleines, structurloses Klümpchen allein übrig. Die Figur 5 stellt diese Umwand-

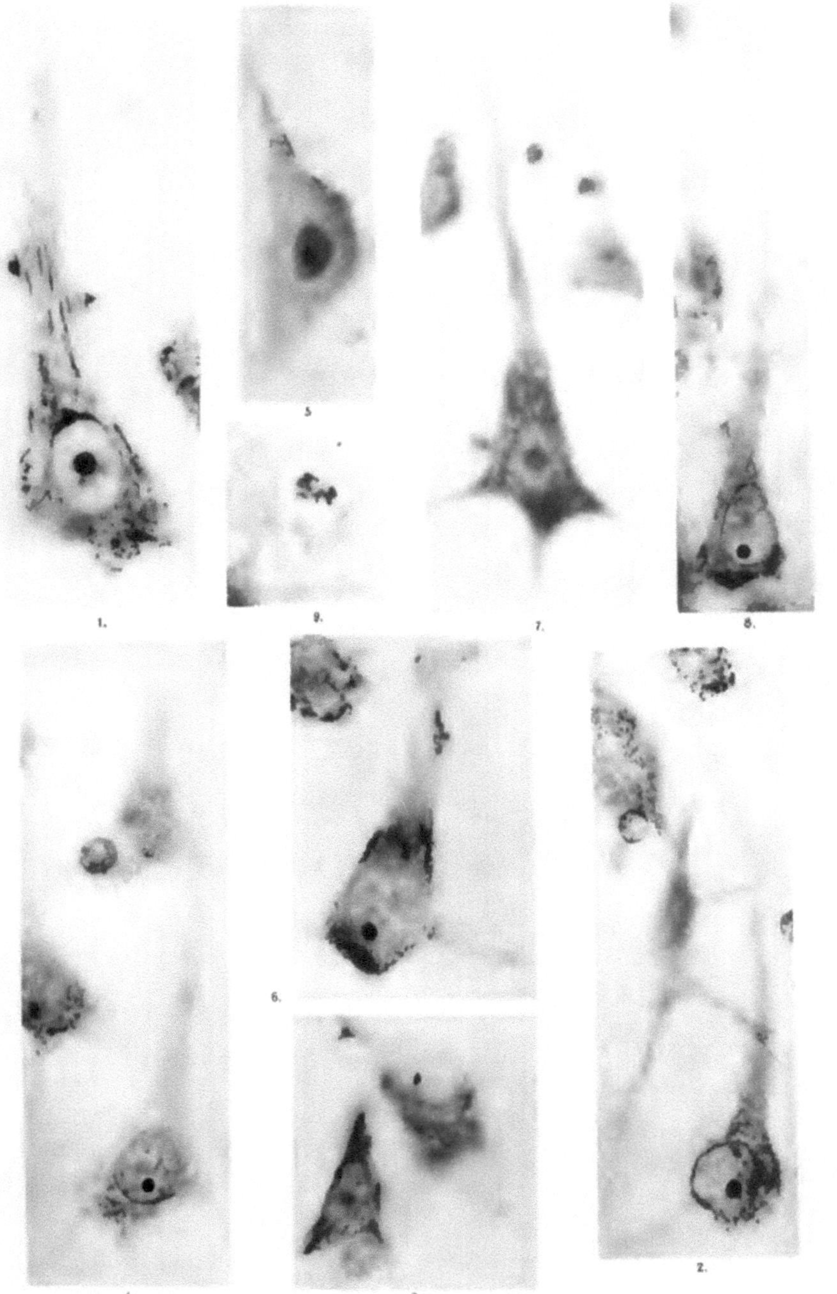

1. Gesunde grosse Pyramidenzelle. 2. Acute Schwellung bei Typhus. 3. Körniger Zerfall mit Einwanderung grosser Gliazellen bei Katatonie an der Zelle links ein gewöhnlicher Trabantkern. 4. Acute Veränderung bei Paralyse. 5. Schwere Veränderung bei Paralyse. 6. Zellschwund bei Paralyse. 7. Zellsklerose bei Paralyse. 8. Sklerose mit acuter Veränderung (Mischform) bei Paralyse. 9. Mitose eines Gliakerns bei Paralyse; rechts oben ein Centrosoma (Weigert's Mitosenfärbung.)

lung dar. Dieser Vorgang scheint eine Rückbildung nicht mehr zuzulassen, während die ersterwähnten Veränderungen anscheinend sich wenigstens einigermassen wieder ausgleichen können.

Eine weitere Veränderung, die wahrscheinlich den chronischeren angehört, ist der von Nissl so genannte Zellschwund. Es handelt sich dabei um ein Abblassen und Schwinden der färbbaren Theile, von denen jedoch einzelne Abschnitte, Verzweigungskegel, Kernkappen und Basalkörper, auffallend lange erhalten bleiben. Zugleich wird der Kern regelmässig mit ergriffen. Seine Membran schwindet ganz oder theilweise, so dass er für die oberflächliche Betrachtung vergrössert erscheinen kann. Die ungefärbte Substanz färbt sich bei dieser Veränderung nicht merklich; gleichwol kann man den Achsencylinderfortsatz erkennen und verfolgen, ein Zeichen dafür, dass dennoch eine Betheiligung der ungefärbten Bahnen an dem Krankheitsvorgange stattfindet. Wahrscheinlich ist der Zellschwund als eine schwere, nicht der Rückbildung zugängliche Erkrankung zu betrachten. Ein Beispiel für denselben giebt Figur 6, in der allerdings der nach unten abgehende Achsencylinderfortsatz nicht mit eingestellt ist.

Die häufigste Form der chronischen Erkrankung bildet die Zellsklerose. Hier färben sich die Zellfortsätze auf weite Strecken; auch der Zellleib nimmt reichlich Farbe auf. Der geschwollene Zellkörper schrumpft mehr und mehr zusammen; die Fortsätze schlängeln sich, und die Umrisse der Zelle nehmen eigenthümlich starre, eckige, morgensternartige Formen an, namentlich gegen die Basis zu; auch die ganz kleinen Zellen erinnern an spitze, zackige Sternchen. Zugleich wird der Kern länglich, spitzer; der innere Aufbau der Zelle geht mehr und mehr verloren, wenn sich auch noch sehr lange einzelne heller gefärbte Bahnen in dem tief dunklen Zellleibe erkennen lassen. Bei der Beurtheilung dieser Bilder, von denen Figur 7, ferner Figur 3 der Tafel V einen Begriff geben mag, ist wegen der Gefahr einer Verwechselung mit Kunsterzeugnissen einige Vorsicht geboten. Auch hier handelt es sich um eine Erkrankung, die zwar das Leben der Zellen anscheinend noch lange Zeit hindurch fortbestehen lässt, einer Rückbildung jedoch schwerlich fähig ist.

Einige seltenere Zellerkrankungen, die sich gelegentlich in paralytischen Rinden finden, sollen hier nicht näher besprochen werden, ebensowenig die weiteren Veränderungen, welche die abgestorbenen

Zellen durch Imprägnirung mit Kalk und anderen Stoffen, durch Anhäufung von Pigment u. s. f. erleiden können. Dagegen sei darauf hingewiesen, dass auch chronisch erkrankte Zellen späterhin noch einmal acute Veränderungen erleiden können, so dass Mischungen zwischen verschiedenen Erkrankungsformen zu Stande kommen. Wir geben ein solches Bild in Figur 8. An den schmächtigen Formen, der dunkleren, diffusen Färbung und namentlich dem länglich gewordenen Kern erkennt man noch die Sklerose, während der beginnende Schwund der färbbaren Theile den acuten Krankheitsvorgang anzeigt.

Alle geschilderten Veränderungen, mit Ausnahme der ersten, acuten Erkrankung, ergreifen niemals die ganze Hirnrinde gleichzeitig. Vielmehr finden sich mannigfache örtliche Verschiedenheiten in der Ausbreitung und Stärke des Vernichtungsvorganges. Auch an derselben Stelle der Rinde kann man regelmässig verschiedene Abstufungen der krankhaften Veränderungen, ja unmittelbar daneben zahlreiche Zellen sehen, die noch völlig gesund erscheinen. Nur bei sehr schwerem oder lange dauerndem Krankheitsverlaufe zeigen schliesslich alle Zellen der Rinde in höherem oder geringerem Grade die Zeichen der paralytischen Erkrankung; ein sehr grosser Theil derselben geht ausserdem vollständig zu Grunde. Ob die verschiedene örtliche Vertheilung der Zellveränderungen in einer verschiedenen Widerstandsfähigkeit der einzelnen Rindenabschnitte und Zellengruppen oder in einer verschiedenen Localisation des Krankheitsvorganges an sich ihre tiefere Ursache hat, ist noch unbekannt; mir ist die erstere Annahme weit wahrscheinlicher.

Es ist auch bisher nicht gelungen, bestimmte Beziehungen zwischen dem Sitze der Veränderungen und dem klinischen Krankheitsbilde aufzufinden. Nur das Eine lässt sich sagen, dass im allgemeinen die Ausdehnung und Stärke der anatomischen Veränderung um so grösser ist, je weiter der klinische Verlauf vorgeschritten war. Immerhin dürften für gewisse Symptome, die Sprachstörungen, die Worttaubheit, die Krampferscheinungen, die durch die Localisationslehre geforderten allgemeinen Beziehungen auch hier bestehen (besondere Betheiligung der Stirn-, Schläfen-, Centralwindungen). So hat Lissauer nach paralytischen Anfällen mit sensorischen Herdsymptomen gerade in der Rinde des Hinterhauptes fleckweise und schichtweise besonders starke Veränderungen der Ganglienzellen bis zum völligen Schwunde derselben beobachtet.

Mit dem Untergange der Nervenzellen steht derjenige der Fasern in innigstem Zusammenhange. Es ist Tuczek's*) Verdienst, diese Veränderungen mit feineren Methoden (Exner'sche, Weigert'sche Methode) genauer studirt zu haben. Dabei hat sich herausgestellt, dass bei allen länger dauernden Fällen von Paralyse sowol die aus der weissen Substanz in die Hirnrinde einstrahlenden „Radiärfasern" als auch die in der äussersten Rindenschicht der Hirnoberfläche parallel laufenden „zonalen Rindenfasern" (Tangentialfasern) in höherem oder geringerem Grade zu Grunde gehen, so dass in den spätesten Stadien kaum noch Nervenfasern in der Rinde nachzuweisen sind. Eine gesetzmässige Beziehung zwischen Stärke und Sitz der Veränderung lässt sich nach Zacher's Untersuchungen nicht mit Bestimmtheit feststellen, ja es kann nicht zweifelhaft sein, dass auch der Faserschwund gar nicht ausschliesslich der Paralyse, sondern unter Umständen auch anderen Psychosen, namentlich der nahe verwandten Dementia senilis, sowie sonstigen, z. B. den epileptischen Blödsinnsformen, zukommen kann. Allerdings dürfte die Häufigkeit, die Ausdehnung und die Stärke jener Veränderungen bei der Paralyse eine weit grössere sein, als bei irgend einer anderen psychischen Erkrankung.

Durch den Ausfall massenhaften Nervengewebes kommt in vorgeschrittenen Fällen eine Schrumpfung der Rinde zu Stande, die sich schon an der Verschmälerung derselben erkennen lässt und bisweilen so hochgradig wird, dass die Breite der Rinde auf die Hälfte zurückgeht. Einzelne Stellen, namentlich um die Gefässe herum, können dabei ganz an narbige Schrumpfungen erinnern. Aber auch schon geringere Grade dieses Vorganges deuten sich dadurch an, dass die regelmässige Anordnung der noch vorhandenen Ganglienzellen vielfach gestört wird; sie stehen nicht mehr reihenförmig, sondern verschoben und verzerrt. An manchen Stellen erscheinen sie, wie man in Figur 3 der Tafel V erkennt, zusammengerückt, gedrängt; an anderen sind grosse Lücken entstanden, die nur durch Stützgewebe und Gefässe ausgefüllt werden.

---

*) Beiträge zur pathologischen Anatomie und zur Pathologie der Dementia paralytica. 1884.

Dieses Verhalten ist es, welches als eigentlich kennzeichnend für den Krankheitsvorgang der Paralyse bezeichnet werden muss. Die Veränderungen an den einzelnen Zellen finden sich in gleicher Weise auch bei anderen Erkrankungen wieder; ja sie können zum Theil beim Thier künstlich erzeugt werden. Sie sind daher gewissermassen nur als Zustandsbilder und nicht als der Ausdruck bestimmter eigenartiger Vorgänge zu betrachten. Diese Erkenntniss schliesst natürlich die Möglichkeit nicht aus, dass wir mit vervollkommneten Hülfsmitteln vielleicht doch im Stande wären, auch an der einzelnen erkrankten Zelle Besonderheiten aufzufinden, die uns den Rückschluss auf die Paralyse gestatten könnten. Jedenfalls aber vernichtet die paralytische Erkrankung das gesammte Nervengewebe der Rinde in weit grösserem Umfange, als irgend eine andere. Auch bei der Idiotie, bei der Dementia praecox, beim Altersblödsinn gehen zahlreiche Zellen und Fasern zu Grunde. Allein dort bleibt überall, wie ein Blick auf Tafel IX lehrt, der allgemeine Aufbau der Rinde erhalten; man sieht die durch Glia ausgefüllten Lücken in den Zellenreihen, ohne dass doch ihre Ordnung sonst gestört wäre. Hier dagegen pflegt sich auch dann schon eine Verzerrung und Schrumpfung im Rindenbau zu zeigen, wenn die Vernichtung der erkennbaren Bestandtheile noch verhältnissmässig geringfügig ist. Am wenigsten tritt das bei der sehr stürmisch verlaufenden Erkrankung hervor, die in Figur 2 der Tafel V, wiedergegeben ist. Dagegen erscheint die Veränderung des Gesammtbildes der Rinde bei den chronischen Formen, bei denen die Zellen zum Theil lange erhalten bleiben, gegenüber etwa dem Altersblödsinn sehr auffallend, da bei letzterem weit zahlreichere Zellen ohne Störung des allgemeinen Aufbaues zu Grunde gegangen sind. Wenn wir daher auch nach Nissl's Auffassung zur Zeit die Paralyse nicht aus der einzelnen erkrankten Zelle erkennen können, so pflegt doch das Gesammtbild der paralytischen Hirnrinde so eigenartige Züge zu tragen, dass wir es meist von andersartigen Erkrankungen zu unterscheiden im Stande sind.

Man könnte vielleicht daran denken, die besondere Gestaltung des Rindenbildes auf Rechnung der Neurogliaveränderungen zu setzen, die in der Paralyse ungemein verbreitet zu sein pflegen. Namentlich durch Weigert's klassische Untersuchungen*) wissen

*) C. Weigert, Beiträge zur Kenntniss der normalen menschlichen Neuroglia. 1895.

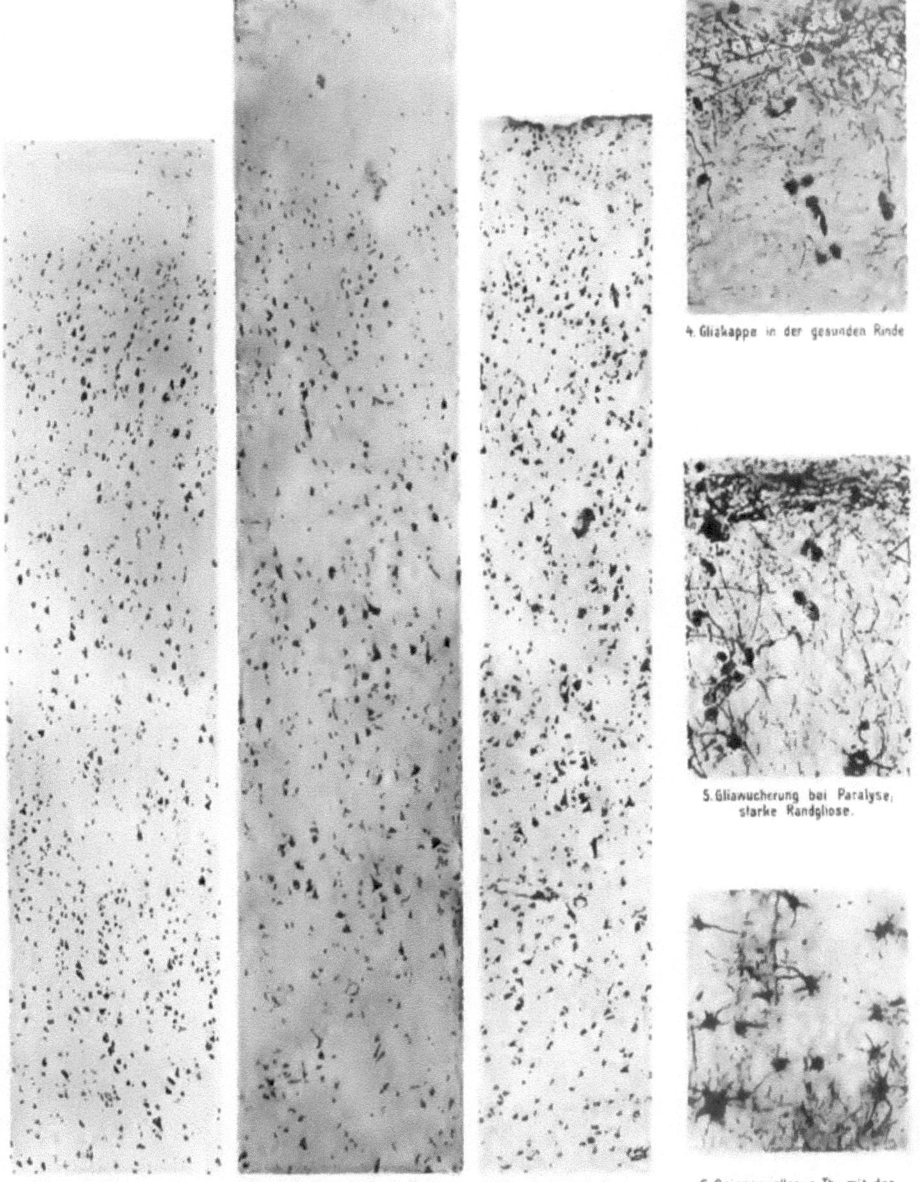

1. Gesunde Rinde aus der vorderen Centralwindung.

2. Stürmisch verlaufende Paralyse. (Schwere Veränderung mit Andeutungen von Sklerose.)

3. Chronisch verlaufende Paralyse. (Ausgesprochene Sklerose.)

4. Gliakappe in der gesunden Rinde

5. Gliawucherung bei Paralyse; starke Randgliose.

6. Spinnenzellen, z. Th. mit der Gliahülle eines Blutgefässes in Verbindung tretend.

wir, dass jeder Untergang von nervösem Gewebe regelmässig von einer Wucherung der umgebenden Neuroglia begleitet wird. In der That sehen wir denn auch in der Paralyse, entsprechend der Vernichtung massenhafter Zellen und Fasern, ein ausserordentlich üppiges Wachsthum der Stützsubstanz. Nissl konnte als Zeichen dieser Vorgänge in paralytischen Gehirnen Kerntheilungsfiguren an den Gliazellen nachweisen. Ein Beispiel giebt Figur 9, Tafel IV; ausser der Mitose ist ein Centrosoma sichtbar.

Die Kerne erscheinen bedeutend vermehrt, ihr Fasernetz stark verdichtet. Ganz besonders auffallend und schon seit langer Zeit bekannt sind jene Gebilde, welche man mit dem Namen der Astrocyten oder Spinnenzellen zu belegen pflegt. Sie erreichen hier vielfach eine geradezu monströse Entwicklung. (Siehe Tafel V, Fig. 6; Tafel IX, Fig. 4.) Wie Weigert nachgewiesen hat, handelt es sich dabei um Gliazellen, welche gewissermassen die Stützpunkte für zahlreiche, von ihnen gebildete und an sie sich anlegende Fasern abgeben. Am schönsten finden sich die Spinnenzellen meist in der Nähe der Gefässe und in den tieferen Schichten der Rinde entwickelt. Auf Tafel V in den Figuren 4 und 5 ist die normale und eine paralytische Gliahülle des Rindensaumes nebeneinandergestellt. Man sieht hier sehr deutlich die mächtige Faserbildung und Kernvermehrung in der Paralyse. Häufig stehen die Gliazellen durch Faserzüge mit der Gliahülle der Gefässe in Verbindung. (Siehe Tafel V, Fig. 6.)

Die Ausbildung der Gliawucherung steht nur im allgemeinen, nicht aber im einzelnen zu dem Untergange der Nervenzellen in Beziehung. Auf der einen Seite beobachten wir ausgebreiteten Zellenschwund ohne nennenswerthe Vermehrung der Glia; andererseits finden wir öfters mitten im stark gewucherten Gliagewebe annähernd oder völlig gesunde Zellen. Daraus geht hervor, dass die Vernichtung der Zellen jedenfalls unabhängig von der Vermehrung der Glia erfolgt und nicht etwa durch diese letztere bedingt ist. Das Nervengewebe wird unmittelbar durch den Krankheitsvorgang geschädigt und zerstört; die Gliawucherung ist eine gewöhnliche, wenn auch bisweilen vermisste oder erst später hinzutretende Begleiterscheinung.

Jedenfalls kann sie schwerlich allein die eigenartige Gestaltung des paralytischen Rindenbildes erklären. Wir wissen, dass massenhafte Gliawucherungen auch bei andersartigen Erkrankungen, bei Idioten, Epileptikern, Altersblödsinnigen vorkommen, ohne zu einer derartigen Verzerrung des Rindenaufbaus zu führen. Will man nicht zu der von vorn herein wenig wahrscheinlichen Annahme greifen, dass jene eigenartige Veränderung hier auf einer ganz besonderen Form der Gliaerkrankung beruhe, so wird man zu der Vermuthung gedrängt, dass die Paralyse noch Gewebstheile zerstört, die bei anderen Erkrankungen weniger in Mitleidenschaft gezogen werden. Die oft schon dem blossen Auge so auffällige Schrumpfung der Rinde vermag uns hier vielleicht den Weg zu zeigen. Da bei den chronischen Formen die Zellen vielfach dicht an einander rücken, so dass sie im Gesichtsfelde bisweilen zahlreicher erscheinen, als bei der gesunden Rinde, wird man kaum zweifeln können, dass zwischen ihnen Rindenbestandtheile ausgefallen sein müssen. Der Schwund markhaltiger Fasern, der auch bei anderen Erkrankungen ziemlich bedeutend sein kann, genügt schwerlich zur Erklärung; vielmehr dürfte wol an weitreichende Zerstörungen des grauen Netzes zu denken sein, von dessen Ausdehnung und Wichtigkeit wir vielleicht noch immer zu unvollkommene Vorstellungen haben. Ist diese Anschauung richtig, so würde möglicherweise gerade die starke Betheiligung der fibrillären grauen Substanz zwischen den Zellen die besondere Eigenthümlichkeit des paralytischen Krankheitsvorganges darstellen.

Endlich haben wir unter den krankhaften Befunden in der Hirnrinde noch der Gefässveränderungen zu gedenken, die wir zwar nicht ausnahmslos, aber doch sehr häufig antreffen. Einerseits handelt es sich um eine mehr oder weniger beträchtliche Vermehrung der Blutgefässe, vielfach auch um eine Erweiterung derselben, dann aber um eine Verdickung ihrer Wandungen mit reichlicher Kernvermehrung. (Siehe Tafel V, Fig. 3.) Das dadurch bedingte Klaffen der Lumina kann man bisweilen beim Durchschneiden schon mit blossem Auge feststellen. Oefters finden sich in den Wandungen kleinzellige Infiltrationen, seltener hyaline Ausscheidungen. Hie und da kommt es zu Verengerungen, auch wol zu kleinen Aneurysmen.

Die Tafel V ist trotz der Verkleinerung, welche die Bilder haben erfahren müssen, doch vielleicht geeignet, einige der im Vorstehenden beschriebenen Veränderungen zu verdeutlichen, namentlich wenn man die Uebersichtsbilder mit dem Durchschnitte durch die gesunde Centralrinde Figur 1 vergleicht, der den übrigen Schnitten vollkommen entspricht. Das erste Bild (Figur 2) stellt eine ungemein rasch verlaufende agitirte Paralyse dar. Die Zellen befinden sich zumeist im Zustande der schweren Veränderung, hie und da auf dem Boden der Sklerose; die Zeichnung der gefärbten Theile ist verwaschen; die ungefärbten Bahnen und damit die Fortsätze sind auf weite Strecken gefärbt, so dass man überall die feinen Streifen im Gewebe erkennt; die Kerne sind zum Theil verkleinert, dunkler gefärbt und ohne scharfe Umgrenzung. An zahlreichen Zellen lassen sich die verschiedensten Stufen des fortschreitenden Zerfalles wahrnehmen; häufig ist nur noch das Kernkörperchen mit geringen Resten des Kernes und der Zellmasse vorhanden. Ueberall im Gewebe zerstreut finden sich Gruppen von blassen kleinen Gliakernen, namentlich in den unteren Schichten.

Das nächste Bild (Figur 3) zeigt uns eine sehr chronisch verlaufene Paralyse. Hier sind die Zellen zum grössten Theile erhalten, ja sie erscheinen in Folge der Schrumpfung verhältnissmässig zahlreich und gedrängt, wenn auch ihre regelmässige Anordnung erheblich gestört ist. Die Zellen selbst sind sämmtlich in höherem oder geringerem Grade sklerotisch erkrankt. Sie haben sich ungemein stark gefärbt; ihr feinerer Bau ist gänzlich unkenntlich geworden; meist heben sich nicht einmal die Kerne ab. Die Körper der Zellen sind geschrumpft, die Fortsätze dünn, vielfach geschlängelt, die gesammten Umrisse zackig, stachlig. An verschiedenen Stellen bemerken wir abgeblasste, zerfallende Klümpchen, die an ihren Kernkörperchen noch als Reste früherer Zellen kenntlich sind, ein Beweis dafür, dass doch auch hier ein Untergang von Nervengewebe stattgefunden hat. Zahlreiche Gliakerne durchsetzen das Gewebe, besonders stark im zellenarmen Rindensaum. Mehrere durchschnittene Gefässe zeigen gewaltig verdickte Wandungen.

Ausser den feineren Veränderungen sehen wir in der Rinde gegelegentlich noch kleinere erweichte Stellen, welche sich durch die leichte Ablösbarkeit der oberflächlichen Rindenschichten oder auch der ganzen Rindendecke von der weissen Substanz bemerkbar machen. Ausgedehntere Zerstörungen in der Rinde, wie man sie insbesondere zur Erklärung der paralytischen Anfälle vermuthen sollte, sind dagegen recht selten; selbst bei einer viele Monate andauernden Hemiplegie mit vollständiger Paraphasie konnte ich einen bestimmten Erweichungsherd im Gehirne nicht auffinden. Dagegen werden hie und da kleinere oder grössere Gummata angetroffen.

Aehnliche Veränderungen, wie in der Grosshirnrinde, finden sich ganz verbreitet auch in den übrigen Theilen des Gehirns, wie das schon im Hinblicke auf die sehr bedeutende Gewichtsabnahme als erwiesen angesehen werden darf. Die Markmassen der Hemisphären zeigen regelmässig einen zerstreuten Faserschwund, der nur bisweilen einzelne dichtere Bündel verschont. Seltener sind fleckweise Entartungsherde oder, im Anschluss an umschriebenere Rindenzerstörungen, strangförmige Degeneration bestimmter Leitungsbahnen. In den grossen Stammganglien, im centralen Höhlengrau und ebenso im Kleinhirn ist ausgedehnter Faserschwund nachgewiesen worden. Lissauer sah nach stärkerem Befallensein gewisser Bezirke der Scheitel- und Hinterhauptsrinde bestimmt umgrenzten Faserschwund in den entsprechenden Abschnitten der Sehhügel. Weigert hat in der Körnerschicht des Kleinhirns hochgradige Gliawucherungen aufgefunden, aus denen er auf den Untergang der Fortsätze der Purkinje'schen Zellen schliesst. Ausserdem finden sich in den Nervenkernen der Medulla oblongata, namentlich in denjenigen des Hypoglossus, ähnliche Veränderungen der Ganglienzellen wie in der Hirnrinde.

Im Rückenmarke*) beobachtet man ausser pachymeningitischen und leptomeningitischen Veränderungen bei weitem am häufigsten eine degenerative Erkrankung der Hinter- und Seitenstränge, seltener Veränderungen in den ersteren oder letzteren allein. Fürstner fand jene gemischte Erkrankung in 50%, Betheiligung der Seitenstränge allein in 12%, der Hinterstränge allein in 19% der Fälle; meist waren beide Seiten in verschiedenem Grade befallen. Bei 11% fanden sich im Rückenmarke keine Veränderungen. Sehr selten waren Erkrankungen der Vorderstränge. Ausserdem wurde einige Male diffuse, hie und da auch herdartige Vermehrung der Stützsubstanz festgestellt. In einzelnen Fällen kommen syringomyelitische Veränderungen vor. Hoche**) wies Entartungsvor-

*) Westphal, Allgem. Zeitschr. f. Psychiatrie, XX, XXI; Virchow's Archiv, XXXIX; Archiv f. Psychiatrie, I. XII; Fürstner, ebenda, XXIV, 1.

**) Hoche, Beiträge zur Kenntniss des anatomischen Verhaltens der menschlichen Rückenmarkswurzeln. 1891.

gänge in den vorderen und hinteren Wurzeln nach, anscheinend unabhängig von den Erkrankungen des Rückenmarks. Auch an den peripheren Nerven, am Saphenus major, am Peronaeus, Thoracicus longus sind Entartungsvorgänge beschrieben worden, welche mit den Befunden bei Tabes wie mit den gelegentlich im Leben beobachteten Lähmungen gut vereinbar sein würden. Angesichts der Seltenheit solcher Befunde betont indessen Fürstner, dass wir noch nicht berechtigt seien, hier diese Veränderungen gerade auf Rechnung der Paralyse zu setzen. Er macht vielmehr darauf aufmerksam, dass noch eine Reihe von anderen Ursachen mitspielen, Alkoholismus, Tuberculose, Marasmus, Contusionen, welche erfahrungsgemäss im Stande seien, neuritische Erkrankungen zu erzeugen.

An den übrigen Organen sind natürlich in erster Linie diejenigen Veränderungen zu verzeichnen, welche durch die gewöhnlichen Todesursachen der Paralytiker bedingt werden, namentlich Pneumonien, Tuberculose, septische Erkrankungen, Pyelonephritis u. dergl. Ausserdem aber haben wir noch eine Reihe von Befunden zu erwähnen, die einerseits nicht als Folgeerkrankungen aufgefasst werden können, andererseits doch so häufig sind, dass auch ein zufälliges Zusammentreffen unwahrscheinlich wird. Dahin gehören vor allem die ausgebreiteten Gefässveränderungen, namentlich das Atherom der Aorta, welches hier selbst bei recht jugendlichen Personen öfters in sehr starker Ausbildung angetroffen wird. Angiolella fand auch in der Leber und den Nieren bei einer Reihe von Kranken periarteriitische Veränderungen. Weiterhin sind die Herzerkrankungen zu nennen. Unter 56 Paralytikersectionen der letzten Jahre fand sich Entartung des Herzmuskels 11mal, braune Atrophie 4mal, Fettherz 3mal, Endocarditis 4mal, Pericarditis 1mal. Granularatrophie der Niere wurde 6mal angetroffen. Einige Male waren auch parenchymatöse Erkrankungen der Leber zu verzeichnen. —

Die Dementia paralytica ist erst seit verhältnissmässig kurzer Zeit näher bekannt. Wenn man von einzelnen unsicheren Andeutungen absieht, so scheint erst Haslam vor nunmehr 100 Jahren die erste genauere Beschreibung der Krankheit geliefert zu haben, die dann im Anfange unseres Jahrhunderts namentlich von französischen Irrenärzten eingehend studirt wurde. Bei der Eigenart und Schwere des klinischen Bildes liegt unter diesen Umständen die Annahme nahe, dass die Krankheit erst in unserem Zeitalter ihre jetzige Häufigkeit erlangt habe. Zur Zeit gehören ihr bei uns im Durchschnitte etwa 10—20% aller Aufnahmen in Irrenanstalten an; doch ist dieses Verhältniss ausserordentlichen Schwankungen unterworfen.*) In einzelnen Ländern, so in Island, ist die Paralyse fast unbekannt; unter den Negern Nordamerikas hat sie erst im letzten Jahrzehnt etwas weitere Ausdehnung gewonnen. Wie es scheint, nimmt die Paralyse im allgemeinen zu, namentlich in den Grossstädten. Von den beiden Geschlechtern ist das männliche ungefähr 2—5mal so stark unter den Erkrankten vertreten, als das weibliche; in der Charité waren 1891/92 nicht weniger als 45,6% der geisteskranken Männer Paralytiker. Bei Frauen höherer Stände ist die Krankheit recht selten. Die relative Häufigkeit der weiblichen Paralyse ist gewachsen, besonders stark in den grossen Städten. Von den klinischen Formen ist es nach meinen Erfahrungen besonders die depressive Paralyse, an welcher das weibliche Geschlecht zu erkranken pflegt; agitirte Formen sind verhältnissmässig selten. Dass die durchschnittliche Dauer des Leidens bei Frauen eine längere sei, kann ich bisher nicht bestätigen.

Ueber die Betheiligung der einzelnen Altersklassen giebt die nebenstehende prozentische Darstellung Aufschluss, deren Grundlage 249 Fälle bilden. Die grösste Häufigkeit fällt demnach bei uns in das Jahrfünft zwischen dem 40. und 45. Lebensjahre: vor dem 25. und nach dem 55. Jahre werden nur noch vereinzelte Fälle beobachtet; zwischen dem 30. und dem 50. Jahre liegen über 81% aller Erkrankungen. In Bezug auf diese Verhältnisse bestehen indessen zweifellos örtliche Unterschiede; in Berlin und Wien z. B. erkrankt die Mehrzahl schon zwischen dem 35. und 40. Lebensjahre. In den jüngeren Jahren scheinen die expansiven und agitirten Formen, späterhin die depressive Paralyse ein wenig zu überwiegen. Frauen erkranken meist in etwas höherem Alter. Von meinen Kranken hatten 46,6% der Männer und 29% der Frauen beim Beginne des Leidens das 40. Lebensjahr noch nicht überschritten. Man hat deswegen für die weibliche Paralyse auch dem Klimakterium eine gewisse Bedeutung zugeschrieben. Die Erfahrungen in Berlin deuten darauf hin, dass die Betheiligung der jugendlicheren Lebensalter an

---

*) Wollenberg, Archiv f. Psychiatrie, XXVI, 2; Gudden, ebenda; v. Krafft-Ebing, Jahrb. f. Psychiatrie XIII, 2 u. 3; Oebecke, Allgem. Zeitschr. f. Psychiatrie XL; Hirschl, Jahrbücher f. Psychiatrie XIV, 321.

der Paralyse beim weiblichen Geschlechte im Zunehmen begriffen ist. Andererseits scheinen auch gerade die späteren Jahre gegenüber den mittleren eine wachsende Neigung zur Erkrankung darzubieten. Eine stärkere Betheiligung der jugendlichen Altersklassen scheint sich in beschränkterem Maasse bei der Paralyse überhaupt herauszubilden. Namentlich im Laufe des letzten Jahrzehntes sind eine grössere Anzahl von Erkrankungen an Paralyse bei ganz jugendlichen Personen bekannt geworden; einzelne gehen bis in das 9. und 10. Lebensjahr zurück. Hier sind auffallender Weise beide

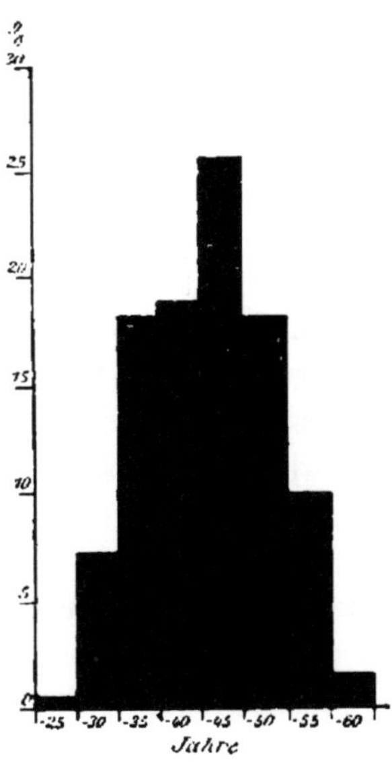

Geschlechter gleichmässig vertreten. Erbliche Veranlagung scheint dabei eine ganz besonders grosse Rolle zu spielen; namentlich fand sich vielfach Paralyse bei den Eltern, ferner Alkoholismus und syphilitische Erkrankungen. Alzheimer*) meint, dass in etwa 70°/₀ der Fälle ein Zusammenhang mit der Lues sicher oder sehr wahrscheinlich sei. Die klinische Form der Krankheit zeigte meist eine einfache Demenz, dabei häufige Anfälle und starkes Hervortreten der Lähmungserscheinungen; der Verlauf war im allgemeinen ein ziemlich langsamer.

Ledige Personen scheinen mehr gefährdet zu sein, als Verheirathete;

---

*) Allgem. Zeitschr. f. Psychiatrie, LII. 3.

jugendliche weibliche Paralysen sind auffallend häufig Prostituirte, paralytische Frauen vielfach kinderlos. Nicht ganz selten beobachtet man, dass zwei Ehegatten gleichzeitig oder kurz nach einander paralytisch werden. Grosse Städte liefern einen sehr bedeutend höheren Procentsatz von Paralytikern, als die Landbevölkerung. In Freiburg mit vorwiegend ländlichem Aufnahmebezirk ist nach mündlicher Mittheilung von Emminghaus die Paralyse ziemlich selten, während die mehr städtische Bevölkerung im nördlichen Baden einen recht grossen Bruchtheil von Paralytikern liefert. Unter den Berufsarten sind Officiere, Kaufleute, Feuerarbeiter, Eisenbahnbeamte verhältnissmässig zahlreich vertreten, während katholische Geistliche sehr selten paralytisch werden. v. Krafft-Ebing sah unter 2000 Paralytikern keinen einzigen katholischen Geistlichen, umgekehrt aber unter den geisteskranken Officieren bis zu 90% Paralytiker. Der Einfluss der erblichen Anlage tritt hier gegenüber den sonstigen Geistesstörungen mehr in den Hintergrund, scheint aber bei jugendlicheren Paralytikern eine etwas grössere Rolle zu spielen. Meine eigenen Erfahrungen ergaben in 50% derjenigen Fälle erbliche Veranlagung, in denen sichere Nachrichten über diese Verhältnisse vorlagen, etwas mehr bei Männern als bei Frauen. In einem Falle war auch Vater und Grossvater paralytisch gewesen.

Unter den Ursachen der Paralyse haben wir in allererster Linie der Syphilis zu gedenken. Dieselbe findet sich auffallend häufig in der Vergangenheit der Paralytiker, wenn sich auch gegenwärtige syphilitische Krankheitserscheinungen nur verhältnissmässig selten nachweisen lassen. Damit stimmt die Erfahrung überein, dass es anscheinend vorzugsweise leichte syphilitische Erkrankungen sind, welchen ein ursächlicher Zusammenhang mit der Paralyse zukommt, vielleicht deswegen, weil bei ihnen häufiger keine durchgreifende Behandlung stattfindet. Die Zwischenzeit zwischen der luetischen Ansteckung und dem Ausbruche der Paralyse ist sehr grossen Schwankungen unterworfen. Unter 21 Fällen, in denen mir diese Zeit genauer bekannt war, betrug sie 8 mal weniger als 10, 8 mal 10—20 Jahre; die kürzeste Zwischenzeit waren 2, die längste 31 Jahre. Hirschl, der über 78 Fälle verfügt, sah die Paralyse in 23 Fällen innerhalb der ersten 10, in 40 Fällen zwischen 10 und 20 Jahren nach der Ansteckung zum Ausbruche kommen; die Grenzen waren 2 und 29 Jahre.

Er weist im Anschlusse an Obersteiner darauf hin, dass diese zeitlichen Beziehungen etwa denjenigen der tertiären Lues entsprechen.

Ueber die Häufigkeit, mit welcher die Syphilis als Vorgängerin der Paralyse beobachtet wird, gehen die Angaben sehr weit auseinander (11—77%). Hougberg*) fand sogar in 75,7 bis 86,9 seiner Fälle vorausgegangene Syphilis. Meine eigenen Aufzeichnungen ergeben, übereinstimmend mit den Erfahrungen Gudden's in der Charité, bei Männern sichere Syphilis in etwa 34% der Fälle. Eine gewisse Wahrscheinlichkeit besteht ausserdem noch vielfach. Bei Frauen ist es mir nicht gelungen, über diesen Punkt hinreichende Sicherheit zu erhalten; richtet man sich nach dem Vorkommen von Aborten, so ergiebt sich annähernd dasselbe Verhältniss wie bei Männern. Wollenberg nimmt an, dass von seinen weiblichen Kranken die Hälfte sicher oder sehr wahrscheinlich an Lues gelitten habe. Hirschl fand bei 200 Kranken in 6% die sicheren Zeichen überstandener Lues. Aus der Vorgeschichte von 175 paralytischen Männern konnte er entnehmen, dass 56% sicher, 25% wahrscheinlich an Lues gelitten hatten, und nur bei 19% fehlten verwerthbare Anhaltspunkte. Natürlich ist es aus naheliegenden Gründen ungemein schwierig, über frühere syphilitische Erkrankungen auch nur einigermassen zuverlässige Angaben zu gewinnen, sei es, dass die Ansteckung gar nicht bemerkt, sei es, dass sie verheimlicht wurde. So konnte Hirschl feststellen, dass von Kranken mit tertiärer Syphilis nicht weniger als 36,5% keinerlei Angabe über Ansteckung oder frühere luetische Erscheinungen machen konnten. Alle bei Paralytikern gefundenen Zahlen bedeuten daher nur untere Grenzwerthe der wirklichen Häufigkeitsverhältnisse.

Jedenfalls steht der Zusammenhang zwischen Syphilis und Paralyse über allem Zweifel fest. Heiberg will in Kopenhagen gefunden haben, dass einer Häufung der syphilitischen Erkrankungen nach 15 Jahren (12 Jahre Zwischenzeit, 3 Jahre Krankheitsdauer) ein Höhepunkt der Todesfälle an Paralyse entspreche. Ferner hat v. Krafft-Ebing die Versuche eines vor der Hand ungenannten Arztes über die Einimpfung von Syphilisgift bei 9 Paralytikern mitgetheilt, bei denen bis dahin keinerlei Anhaltspunkte für eine frühere Ansteckung vorlagen. In keinem dieser Fälle entwickelten sich

*) Allgem. Zeitschr. f. Psychiatrie, L, 3 u. 4.

Secundärerscheinungen. Daraus wird geschlossen, dass bei jenen Kranken höchst wahrscheinlich doch Lues voraufgegangen war. Auch manche Punkte der oben angeführten allgemeinen Prädisposition, insbesondere die Unterschiede zwischen Stadt und Land, die Seltenheit der Paralyse bei Frauen der besseren Stände und bei katholischen Geistlichen, ihre Häufigkeit bei Officieren, Kaufleuten, Prostituirten, das Vorkommen paralytischer Ehepaare sind mit grösster Wahrscheinlichkeit auf einen Zusammenhang zwischen Paralyse und Lues zu beziehen, ebenso die verschiedene Betheiligung der Geschlechter, da auch bei der Lues auf eine weibliche 4 männliche Kranke kommen. Das Anwachsen der Paralyse bei den ganz jugendlichen und bei den älteren Frauen lässt daran denken, dass die Lues im ersteren Falle vor, im letzteren während der Ehe erworben wurde. Sehr auffallend ist es freilich, dass die Mehrzahl gerade der französischen Irrenärzte die ursächliche Bedeutung der Syphilis für die Paralyse leugnet und statt dessen den Alkoholmissbrauch in den Vordergrund stellt. Unsere Erfahrungen in Deutschland führen nach beiden Richtungen zu durchaus anderen Ergebnissen. Neuerdings mehren sich übrigens auch dort die Stimmen, welche die Lues für das Entstehen der Paralyse verantwortlich machen. So berichtet Morel-Lavallée von 5 Männern, die sich aus derselben Quelle syphilitisch ansteckten und sämmtlich paralytisch wurden.

Von sonstigen Schädlichkeiten, denen man für die Entstehung der Paralyse eine gewisse Rolle zuzuschreiben pflegt, sind auf körperlichem Gebiete der Alkoholismus, Sonnenstich, Wärmebestrahlung des Kopfes und Kopfverletzungen zu nennen. An diese letzteren schliesst sich die Erkrankung in einzelnen Fällen ziemlich bald an. Da es sich hier meist um jugendliche, noch anderweitig zu Geistesstörungen prädisponirte Personen handelt, so haben wir es nach Gudden's Ansicht wesentlich mit einer Auslösung des Leidens durch die Kopfverletzung zu thun. Andererseits sehen wir die Paralyse dem Trauma oft erst nach Jahren folgen, so dass man mehr eine vorbereitende Wirkung des Traumas anzunehmen hätte. Natürlich wird dann die Sicherheit des Zusammenhanges eine immer geringere; zugleich ist es wol zweifelhaft, ob solche Fälle wirklich gleichartig und namentlich, ob sie ohne weiteres der Paralyse zuzurechnen sind. Der Alkoholmissbrauch ist nach meinen Erfahrungen ziemlich häufig Folge, aber schwerlich Ursache der Paralyse, wenn er auch eine grosse vorbereitende und auslösende Rolle spielen mag. Ebenso können auch manche andere Einflüsse, körperliche Erkrankungen, das Wochenbett, psychische Schädlichkeiten die Entwicklung der Krankheit beschleunigen. Namentlich eine sehr verantwortungsvolle, mit heftigen Gemüthsschwankungen verbundene Thätigkeit, andauernde Unruhe und Aufregung scheint die Entstehung der Paralyse zu begünstigen. Wenigstens sehen wir, dass der Krieg mit seiner Anspannung der gesammten psychischen Leistungs- und Widerstandsfähigkeit, das Börsenspiel, Ausschweifungen, der aufreibende Kampf ums Dasein in dem lebhaften Getriebe der grossen Städte regelmässig zahlreiche Opfer fordert. Einfache Verstandesarbeit dagegen, und sei sie noch so anstrengend an sich, hat auf die Entwicklung der Paralyse schwerlich einen Einfluss. Allerdings ist bei allen derartigen Erfahrungen die Beziehung zur Häufigkeit der Syphilis nirgends abzutrennen.

Suchen wir uns nunmehr an der Hand der vorliegenden Thatsachen wenigstens ungefähr ein Bild von dem Wesen des paralytischen Krankheitsvorganges zu machen, so muss gleich im Beginne einer solchen Betrachtung betont werden, dass möglicherweise eine Reihe verschiedener Krankheitsformen unter dem klinischen Bilde des fortschreitenden Blödsinns mit Lähmung zusammengefasst werden, die uns erst eine eingehendere Kenntniss der pathologischen Anatomie dereinst auseinanderzuhalten lehren wird. Es ist ja ohne weiteres begreiflich, dass jede ausgebreitete Zerstörung der Hirnrinde annähernd die gleichen Erscheinungen zu erzeugen im Stande sein wird. In der That finden wir auch heute schon gelegentlich bei anscheinend dementer Paralyse an der Leiche ganz andersartige allgemeinere und selbst umgrenzte Hirnerkrankungen, die wir später noch etwas genauer zu besprechen haben werden.

Trotzdem aber darf es als sicher gelten, dass der überwiegenden Mehrzahl der Fälle von progressiver Paralyse ein ganz bestimmter, einheitlicher Krankheitsvorgang zu Grunde liegt, der durch den fortschreitenden Schwund des Nervengewebes, namentlich in der Hirnrinde, gekennzeichnet ist. Das Wesen dieses Vorganges kann Angesichts der Bilder, die uns das Mikroskop liefert, nicht zweifelhaft sein. Offenbar haben wir es hier mit einer Vergiftung zu thun, welche in ihrem Ablaufe vollkommen den Erfahrungen bei anderen, künstlich herbeigeführten Vergiftungen entspricht. Die anfänglichen

Reizungserscheinungen an den Zellen, der rasche Zerfall, die langsame Schrumpfung, das gelegentliche Aufflackern des Krankheitsvorganges, die Möglichkeit einer Rückbildung wiederholen sich in ganz ähnlicher Weise bei der schnelleren oder langsameren Vergiftung des Versuchsthiers mit irgend einem Stoffe, der die Nervenzellen schädigt. Dass diese anatomischen Thatsachen mit den klinischen Beobachtungen der schleichenden Verblödung, der plötzlichen Erregungen und Anfälle, der weitgehenden Besserungen in vollster Uebereinstimmung stehen, bedarf wol kaum des besonderen Hinweises. Lassen wir für diese Betrachtung die Ausbreitung der Schädigung auf andere Gebiete des Nervensystems zunächst ausser Acht, so betrifft die Vergiftung wesentlich die Ganglienzellen und das graue Netz in der Hirnrinde. Der Untergang der markhaltigen Fasern und die Wucherung der Neuroglia würden als die weiteren Folgen des Zellenschwundes anzusehen sein.

Das Gift, mit welchem wir es hier zu thun haben, muss im Blute kreisen. Dafür spricht einmal die weite Verbreitung der Schädigung, dann aber wol auch die häufige Betheiligung der Blutgefässe an dem Krankheitsvorgange. Man könnte sogar geradezu daran denken, wie es häufig geschehen ist, dass erst die Erkrankung der Hirngefässe den eigentlichen Anstoss zu der schweren Ernährungsstörung gebe, die wir an den Ganglienzellen sich abspielen sehen. Dieser Gedanke liegt um so näher, als die Schädlichkeiten, welchen gewöhnlich die Entstehung der Paralyse zugeschrieben wird (Syphilis, Alkohol, Gemüthsbewegungen), alle gemeinsam eine schwächende Wirkung auf die Muscularis der Gefässwand auszuüben im Stande sind. Gerade die Erschlaffung der Muscularis aber giebt, wie Thoma nachgewiesen hat, den regelmässigen Anlass zur Entstehung endarteriitischer Erkrankungen, wie wir sie im paralytischen Gehirne so häufig beobachten. Allein es muss darauf hingewiesen werden, dass einerseits die Gefässerkrankungen eine zwar häufige, aber keineswegs ausnahmslose Begleiterscheinung des paralytischen Krankheitsvorganges darstellen und jedenfalls keine bestimmte Beziehung zu dem sonstigen anatomischen oder klinischen Bilde erkennen lassen. Andererseits aber begegnen uns vielfach noch weit stärkere Veränderungen an den Gefässen, ohne dass die eigenartige Störung der Paralyse zu Stande käme.

Vielmehr weist uns das ganze klinische Bild der Paralyse, wie ich meine, mit grosser Bestimmtheit darauf hin, dass es sich hier um eine schwere allgemeine Ernährungsstörung handelt, bei welcher die Hirnerkrankung zwar die wichtigste und auffallendste, aber doch nur eine Theilerscheinung darstellt. Zur näheren Begründung dieses früher schon kurz ausgesprochenen Satzes sei zunächst auf die ganze Reihe von Störungen hingewiesen, welche die Paralyse, im Gegensatz zu den reinen Hirnerkrankungen, in den verschiedensten Theilen des Körpers hervorruft. Dahin gehören ausser den Gefässveränderungen die häufigen Erkrankungen des Herzens oder der Nieren, die vielleicht zum Theil mit jenen ersteren in einem gewissen Zusammenhange stehen mögen, zum Theile jedoch unmittelbar auf tiefgreifende Schädigungen der gesammten Ernährungsvorgänge hinweisen. Sicherlich werden solche Schädigungen nicht etwa erst durch das Verhalten der Kranken herbeigeführt, sondern sie müssen in dem Krankheitsvorgange selber begründet sein. Dafür zeugt die Thatsache, dass wir jene Erkrankungen bei anderen Formen des Irreseins nicht wiederfinden, obgleich dieselben mit den gleichen ungünstigen Umständen, mit Aufregung, Schlaflosigkeit, Nahrungsverweigerung u. s. f. einhergehen. Dasselbe gilt für die so sehr in die Augen fallenden Störungen, die man als „trophische" von dem Erkrankungsvorgange im Nervengewebe abhängig gedacht hat. Diese Erklärung kann nur in sehr beschränktem Maasse und höchstens für den Druckbrand zugestanden werden. Die erhöhte Brüchigkeit der Knochen finden wir bei keiner einzigen örtlichen Hirnerkrankung wieder, wol aber bei verschiedenen allgemeinen Ernährungsstörungen, insbesondere bei den Greisenveränderungen.

Auch die gewaltigen Schwankungen des Körpergewichtes, die schlechterdings nicht aus dem äusseren Verhalten der Kranken zu erklären sind, sprechen für Krankheitsursachen, welche den Allgemeinzustand des Körpers entscheidend beeinflussen. Nimmermehr kann uns der Untergang des Nervengewebes bei der Paralyse erklären, dass die Kranken zu gewissen Zeiten von einem Heisshunger befallen werden, dessen rücksichtslose Befriedigung zu einer ungeheuerlichen Fettansammlung im Körper führt, während gegen das Ende des Leidens wieder binnen kurzer Zeit die denkbar höchsten Grade der Abmagerung erreicht werden. Bei keiner anderen Hirnerkrankung begegnet uns Aehnliches. Dagegen werden wir lebhaft an die Erscheinungen bei gewissen Stoffwechselerkrankungen erinnert, insbesondere an das Myxödem und den Diabetes. Hat doch v. Noorden gezeigt, dass der übermässige Fettansatz vielfach geradezu auf eine verminderte Lebhaftigkeit der Verbrennungsvorgänge im Körper zurückweist, die durch allgemeinere Stoffwechselstörungen bedingt ist.

Wir haben ferner an jene früher angeführten Beobachtungen zu denken, welche für tiefer greifende Veränderungen im Verhalten des Blutes sprechen. Ebenso würden die gelegentlichen Steigerungen wie die dauernden Senkungen der Körperwärme, die man meist auf Schädigungen der Wärmeregulirungscentren zurückzuführen pflegt, wol ungezwungener als Vergiftungserscheinungen aufzufassen sein. Entsprechende Störungen sind uns ja von anderen Vergiftungen her genugsam bekannt. Man denke nur an die Eklampsie einerseits, an das Myxödem andererseits. Aber auch die paralytischen Anfälle selbst vertragen kaum eine andere Erklärung, als diejenige durch Vergiftung. In den urämischen, den eklamptischen Anfällen, in den epileptiformen Anfällen nach Schilddrüsenausschneidung, im Koma diabeticum haben wir so zahlreiche Beispiele für eine solche Entstehungsweise vor uns, dass wir diese Annahme jedenfalls als die nächstliegende und am besten beglaubigte betrachten dürfen. Der gelegentliche stürmische Zerfall der Zellen, wie er von Nissl anatomisch im einzelnen festgestellt und von Lissauer geradezu als Grundlage der paralytischen Anfälle betrachtet wurde, würde einer solchen plötzlich eintretenden Ueberschwemmung mit dem Krankheitsgifte bestens entsprechen. Vielleicht können wir hier auch an die von Kemmler studirten rhythmischen Zuckungen in Folge des Anpralles der Blutwelle erinnern. Freilich ist mit Recht darauf hingewiesen worden, dass gerade die paralytischen Anfälle die Kennzeichen örtlicher Reizerscheinungen tragen, die darum schwerlich auf allgemeine Giftwirkungen zurückgeführt werden könnten. Wir dürfen uns aber nach Ausweis des mikroskopischen Bildes vorstellen, dass sich das Rindengewebe des Paralytikers vielfach in ganz verschiedenen Stufen der Erkrankung befindet; ein im Blute kreisendes Gift könnte daher recht wol zunächst nur in bestimmten, gerade besonders empfindlichen Gegenden Reizerscheinungen auslösen, die sich erst allmählich weiter ausbreiten. Man könnte sogar versucht sein, den Unterschied zwischen apoplektiformen, allgemeinen und umgrenzten epileptiformen Krämpfen auf das wechselnde Verhältniss zwischen Stärke der Giftwirkung und örtlicher Empfindlichkeit zurückzuführen.

Alle die angeführten Erfahrungen werden, wie ich meine, nur dann verständlich, wenn die Paralyse, indem sie die gesammten Ernährungsvorgänge und nach Umständen eine Reihe von Organen, Gefässe, Herz, Nieren, Knochengewebe, in Mitleidenschaft zieht, zugleich ein Gift erzeugt, welches weite Bezirke des Nervensystems vernichtet. Kein Gebiet scheint völlig unverletzlich zu sein, doch bestehen hinsichtlich der Widerstandsfähigkeit der einzelnen Gebiete und Zellen vielfache Unterschiede. Der gleichen Erfahrung begegnen wir bei anderen Vergiftungen, z. B. derjenigen mit Alkohol. Auch durch ihn werden bei verschiedenen Menschen nicht immer dieselben psychischen und nervösen Störungen, und sie werden nicht immer in derselben Reihenfolge erzeugt. Wie es scheint, gelangt das paralytische Gift, ähnlich dem urämischen und dem diabetischen, nicht dauernd oder doch nicht immer in grösseren Mengen in die Blutbahn. Vielmehr dürfte zeitweise ein Stillstand in seiner Erzeugung eintreten, während zu anderen Zeiten reichlichere Mengen den Organen zugeführt werden. So wenigstens würden sich am einfachsten die Nachlässe und Besserungen der Krankheit einerseits, die Anfälle und Verschlimmerungen andererseits erklären. Dass sowol Nachlässe wie Steigerungen der Krankheitserscheinungen durch äussere Verhältnisse einigermassen beeinflusst werden, darf uns dabei nicht Wunder nehmen. Gerade wenn der allgemeine Haushalt des Körpers durch die Krankheit wesentlich gestört ist, wird es leicht verständlich, dass günstige hygienische Verhältnisse, Ruhe, regelmässiges Leben, sorgfältige Ernährung einen Ausgleich der Störung erleichtern, Ueberanstrengungen, Ausschweifungen, Gemüthsbewegungen denselben erschweren müssen. Dazu kommt, dass natürlich auch die Widerstandsfähigkeit des Nervengewebes gegen die andringende Schädlichkeit in beiden Fällen eine sehr verschiedene sein muss.

Die hier durchgeführte Auffassung der Paralyse bringt die Krankheit, wie man ohne weiteres übersieht, in eine gewisse Verwandtschaft mit dem Myxödem und weiterhin mit Diabetes, Osteomalacie, Akromegalie. Bei diesen letzteren Krankheiten vermag allerdings das zweifellos im Körper kreisende Gift nicht das Nervengewebe zu zerstören. Dagegen haben wir früher in der Dementia praecox eine Form des Irreseins kennen gelernt, welche nach den verschiedensten Richtungen hin das Bindeglied zwischen dem Myxödem und der Paralyse zu bilden geeignet ist. Nur war dort das vermuthete Gift ausser Stande, andere, als die Träger ganz bestimmter Verrichtungen des Hirns zu vernichten; das Urtheil, die Gefühlsbetonung und die Willensentschliessungen wurden in erster Linie in Mitleidenschaft gezogen, während Gedächtniss und Auffassung verhältnissmässig wenig litten. Aehnlich sehen wir etwa das Morphium in gewisser Beziehung die gleichen psychischen Störungen erzeugen wie der Alkohol; andere, die Gewaltthätigkeit, die Wahnbildungen, die Gedächtnissschwäche, ferner die neuritischen Erkrankungen, die Epilepsie kommen auch bei dem längstdauernden Missbrauche des Mittels nie zu Stande. Von besonderer Bedeutung aber erscheint es mir, dass bei der Dementia praecox nicht nur ganz ähnliche psychische Krankheitsbilder zur Entwicklung kommen können wie bei der Paralyse, die einleitende Verstimmung, der Grössenwahn, die Hypochondrie, die einfache Verblödung u. s. f., sondern dass auch Anfälle, freilich meist leichterer Art, centrale Sprachstörungen, Pupillenveränderungen, endlich jene auffallenden Schwankungen des Körpergewichts sich dort wiederfinden, welche diese beiden Krankheitsgruppen vor anderen auszeichnen.

Wir stehen nunmehr aber vor der Frage, wie weit sich die hier vertretene Anschauung mit den bisher über die Entstehung der Paralyse bekannten Thatsachen in Uebereinstimmung bringen lässt. Hauptsächlich werden wir uns dabei nur mit der Verursachung durch Syphilis abzufinden haben, da alle sonstigen Ursachen der Paralyse theils überhaupt unsicher, theils doch nur als unterstützende Einwirkungen zu betrachten sind.

Allerdings hat Binswanger*) den Satz aufgestellt, dass wir den paralytischen Krankheitsvorgang „unbestritten als die Folgeerscheinung einer functionellen Ueberanstrengung des Centralnervensystems und dabei in erster Linie der Grosshirnrinde“ zu betrachten haben. Ich kann dieser Auffassung nicht zustimmen. Wir kennen in der Hauptsache die Krankheitsbilder, welche durch Erschöpfung erzeugt werden, ziemlich gut; sie entsprechen in keiner Weise der Paralyse. Auch die besonderen Entstehungsbedingungen

*) Berliner klinische Wochenschrift, 1894, 49.

des Leidens bieten für die erwähnte Annahme schwerlich eine Bestätigung. Es ist zwar richtig, dass dauernde gemüthliche Erregungen anscheinend die Entwicklung der Paralyse begünstigen; doch lässt sich gewiss nicht erweisen, dass sie wirkliche Ursachen der Krankheit sind, mag man der Verschiedenheit der persönlichen Widerstandsfähigkeit einen noch so grossen Spielraum zugestehen. Sehen wir doch zahllose kräftige Männer paralytisch erkranken, die in den einfachsten und geregeltsten Verhältnissen leben, während andererseits die grösste Anspannung der geistigen und gemüthlichen Leistungsfähigkeit zwar regelmässig alle Störungen der nervösen Erschöpfung, aber nicht Paralyse herbeiführt. Was aber meines Erachtens die Frage entscheidet, ist der Umstand, dass Ermüdung und Erschöpfung, so viel wir wissen, sicher vorübergehende, vielleicht unter Umständen auch einmal dauernde Schädigungen, nicht aber einen fortschreitenden Krankheitsvorgang erzeugen können. Fällt die Ursache fort, so hört die Wirkung auf — diesen Satz finden wir gerade bei den Störungen nach Erschöpfung überall bewahrheitet, auch dort, wo schwere Schädigungen voraufgegangen waren. Es wäre nicht zu verstehen, warum Ueberanstrengungen, die in keiner Weise das Durchschnittsmaass überschreiten, so ungemein häufig eine Erkrankung der Hirnrinde herbeiführen sollten, die trotz vollster geistiger Ruhe sich nicht bessert, sondern unaufhaltsam bis zur Vernichtung fortschreitet.

Dem gegenüber ist die Rolle der Syphilis offenbar eine durchaus wesentliche. Es hat daher in älterer wie in neuerer Zeit auch nicht an Forschern gefehlt, welche die Paralyse, ebenso wie die ihr offenbar nahe verwandte Tabes, einfach als syphilitische Erkrankung des centralen Nervensystems auffassen zu können glaubten. Strümpell hat die Paralyse in Parallele mit den diphtherischen Lähmungen gestellt, indem er annahm, dass dort wie hier durch den lebenden Ansteckungsträger, also bei der Paralyse den Syphiliskeim, nach Ablauf des ersten Krankheitsabschnittes ein chemisches Gift erzeugt werde, welches nun in eigenthümlicher Weise auf die verschiedenen Abschnitte des Nervensystems zerstörend einzuwirken im Stande sei. Auch Möbius hält Tabes und Paralyse geradezu für Nachkrankheiten der Syphilis. Leider gestatten die heute vorliegenden Thatsachen eine so einfache Deutung, wie mir scheint, noch nicht. Selbst wenn wir die Annahme machen wollten, dass alle „wahren Paralysen“

mit der Syphilis in ursächlichem Zusammenhange stehen, so erwachsen dem Verständnisse doch noch eine Reihe von Schwierigkeiten. Erstens lehrt uns die anatomische Untersuchung, dass bei den paralytischen Veränderungen von eigentlicher Syphilis keine Rede sein kann. Zwar finden wir nicht so selten Infiltrationen der Gefässwandungen, die als gummöse Erkrankungen aufgefasst werden dürfen, vereinzelt auch einmal ein grösseres Gumma; dagegen entspricht der Erkrankungsvorgang in der Hirnrinde in keiner Weise den uns sonst bekannten Einwirkungen der Syphilis. Dazu kommt, dass die Paralyse durch antiluetische Behandlung erfahrungsgemäss nicht zum Stillstande gebracht, noch weniger gebessert, geschweige denn geheilt werden kann. In den nicht ganz seltenen Fällen, in denen die Zeichen einer fortbestehenden Lues vorhanden sind, sehen wir diese letzteren auf Quecksilber und Jodkalium in gewohnter Weise schwinden, während die paralytischen Störungen völlig unberührt bleiben oder sich gar verschlimmern. Endlich aber ist zu berücksichtigen, dass die Paralyse der syphilitischen Ansteckung regelmässig erst nach recht langer Zeit, meist nach mehr als einem Jahrzehnte, zu folgen pflegt.

Aus diesen Thatsachen geht mit Bestimmtheit soviel hervor, dass die Paralyse schwerlich eine einfache syphilitische Erkrankung sein kann. Dagegen muss sie im Stande sein, innerhalb längerer Zeiträume auf irgend welche Weise eine tiefgreifende Stoffwechselerkrankung herbeizuführen, die als solche mit der Syphilis nichts mehr zu thun hat und ihrerseits ein Gift erzeugt, das wir als die letzte Ursache der paralytischen Veränderungen anzusehen haben. Eine solche Annahme würde, so viel ich sehe, allen besprochenen Schwierigkeiten der Erklärung weitaus am besten gerecht werden. Freilich können wir uns über das Wesen des Bindegliedes zwischen Lues und Paralyse heute noch keine bestimmteren Vorstellungen machen, doch möchte ich daran erinnern, dass z. B. auch Myxödem durch die Syphilis erzeugt werden kann, wenn die Krankheit gerade die Schilddrüse zerstört. Auch hier wird sich das Myxödem erst lange nach der syphilitischen Ansteckung entwickeln, da ihm die völlige Vernichtung der Drüse voraufgehen muss; auch hier ist die antiluetische Behandlung machtlos geworden, trotzdem sie andere gleichzeitige Zeichen der Syphilis glatt beseitigt. Auch hier endlich haben die anatomischen Veränderungen nicht die geringsten Beziehungen mehr zu der ursprünglichen Syphilis. Andererseits kann die Schilddrüse auch durch Tuberculose, durch Geschwulstbildungen, durch das endemische Gift des Kretinismus und wol noch durch eine Reihe von weiteren Krankheitsvorgängen zerstört werden. Aehnlich sehen wir die Addison'sche Krankheit, ebenfalls eine allgemeine Ernährungsstörung, oftmals durch die Tuberculose erzeugt werden, obgleich diese letztere mit jenem Leiden nicht die geringste Verwandtschaft besitzt. So wäre es denkbar, dass auch die gleiche, der Paralyse zu Grunde liegende Allgemeinerkrankung auf verschiedenen Wegen zu Stande kommen könnte, von denen derjenige der luetischen Ansteckung nur der gangbarste ist. Damit endlich würde die Thatsache begreiflich, dass uns die Syphilisstatistik immer noch in einer ziemlich grossen Zahl von Fällen im Stiche lässt.

Die Erkennung der Paralyse*) ist eine der wichtigsten Aufgaben des Irrenarztes, weil von ihr fast immer sehr einschneidende Massregeln, namentlich auch wirthschaftlicher Natur (Entmündigung, Auflösung von Geschäften), abhängig sind. Die grössten Schwierigkeiten erwachsen natürlich im ersten Beginne, so lange körperliche wie psychische Störungen noch unbestimmte sind. Hier gilt zunächst die Regel, dass man bei geistigen Erkrankungen, die ohne greifbare Ursache erstmals in mittleren Lebensjahren auftreten, besonders bei Männern, immer an die Möglichkeit einer Paralyse denken soll. Von körperlichen Zeichen sind fast unbedingt beweisend reflectorische Pupillenstarre und die eigenartige Sprachstörung. Nach Siemerlings Zusammenstellung betraf die Pupillenstarre bei Geisteskranken in 92% der Fälle Paralytiker. Ebenso dürfte die Unfähigkeit zur richtigen Zusammenordnung der Wörter, Silben und Buchstaben nahezu oder ganz ausschliesslich der Paralyse angehören, während die aphasischen Störungen bekanntlich auch anderen Hirnerkrankungen zukommen, die rein articulatorischen aber zudem angeboren sein können. Auch die paralytischen Anfälle sind ungemein wichtige Zeichen der Krankheit; doch ist es begreiflicherweise nöthig, im gegebenen Falle die Möglichkeit epileptischer, alkoholischer, urämischer, diabetischer Anfälle aus der Art derselben, aus der Vorgeschichte und durch die körperliche Untersuchung auszuschliessen. Anfälle mit vorübergehender

*) Hoche, Die Frühdiagnose der progressiven Paralyse. 1896.

Aphasie oder rasch schwindenden Lähmungen sind stets in höchstem Grade der Paralyse verdächtig. Nicht ganz selten gehen einzelne körperliche Krankheitszeichen dem Auftreten der psychischen Veränderungen lange Zeit voraus. Thomsen hat Fälle berichtet, in denen Pupillenstarre, Augenmuskellähmungen, aphasische oder epileptiforme Anfälle, Verschlechterung der Sprache 5, 7, ja 10 und 11 Jahre vor dem eigentlichen Ausbruche der Krankheit beobachtet wurden. Ich kann diese Angaben durchaus bestätigen. Man wird daher beim Auftreten derartiger Erscheinungen immer auf die allmähliche Entwicklung einer Paralyse gefasst sein müssen, auch wenn sich zunächst Jahre lang keine weiteren Erscheinungen geltend machen.

Wo psychische Veränderungen neben den angeführten kennzeichnenden körperlichen Störungen vorhanden sind, zu denen noch als weniger werthvoll Steigerung oder seltener Fehlen der Kniesehnenreflexe und Herabsetzung der Schmerzempfindlichkeit hinzuzufügen wären, wird im allgemeinen die Aufdeckung der Krankheit keine Schwierigkeiten bieten. Wir sind aber thatsächlich sehr häufig in der Lage, die Diagnose der Paralyse ausschliesslich oder wesentlich aus dem psychischen Zustande stellen zu müssen. Einzelne Fehlgriffe sind dabei unausbleiblich, doch ist die Zuverlässigkeit auch dieser Merkmale eine recht grosse. In erster Linie steht dabei die Störung des Gedächtnisses und der Merkfähigkeit, weiterhin die Urtheilsschwäche, die Gemüthsstumpfheit, die Beeinflussbarkeit der Stimmung und die Bestimmbarkeit des Handelns.

Alle diese Zeichen werden bei der Abgrenzung der Paralyse von der Neurasthenie zu beachten sein, die in den ersten Zeiten der Krankheit zuweilen ebenso schwierig wie durch die Sachlage dringend gefordert erscheint. Wir haben der einzelnen Unterscheidungsmerkmale bereits bei Besprechung der nervösen Erschöpfung gedacht, möchten aber hier noch hinzufügen, dass den Klagen über gelegentlichen Schwindel, leichtem Stottern, Zittern der Zunge und mässiger Steigerung der Sehnenreflexe keine schwerwiegende diagnostische Bedeutung zukommt. Klare Einsicht und Verständniss für die Krankheitserscheinungen, nachhaltiges Streben nach Beseitigung derselben, Zugänglichkeit für vernünftigen Zuspruch, fortschreitende Besserung durch angemessene Erholung sprechen für Neurasthenie, während der Paralytiker manche deutliche Störungen (Gedächtnissschwäche, Reizbarkeit) selbst vielleicht gar nicht beachtet, dafür andere in hypochondrischer Weise vorbringt, Belehrungen nur unvollkommen versteht und verarbeitet, im Vergleiche zu seinen lebhaften Klagen merkwürdig wenig gegen seine Krankheit unternimmt, keine Behandlung zu Ende führt und durch einfaches Ausspannen oft gar nicht gebessert wird.

Sehr gross kann öfters die äusserliche Aehnlichkeit der paralytischen Depression mit anderen, sonst ganz verschiedenartigen Zuständen sein. Die Abgrenzung von der Melancholie kommt namentlich beim weiblichen Geschlechte in Frage, bei dem ohnedies depressive Paralysen ziemlich häufig sind; bei Männern wird wegen der grossen Seltenheit wirklicher Melancholien vor dem 50. Jahre schon das Lebensalter einen gewissen Anhalt geben. Für Paralyse spricht ferner der Nachweis auffallender Schwäche des Urtheils, der Stimmung, des Handelns und ganz besonders des Gedächtnisses, mangelhafte zeitliche Orientirung, Verständnisslosigkeit für die Umgebung und die Sachlage, Unsinnigkeit und Zusammenhangslosigkeit der Wahnbildungen. Allerdings treten bei Frauen in den 50er Jahren, wo die Paralyse noch vielfach beobachtet wird, auch in der Melancholie öfters schon die Zeichen einer psychischen Schwäche deutlich hervor. Wenn hier nicht das Verhalten des Gedächtnisses die Sachlage klärt, kann die sichere Abgrenzung der Paralyse von der Melancholie auf Grund des psychischen Bildes allein in der ersten Zeit unmöglich werden. Verwerthbar ist bisweilen auch die Entwicklung des Leidens, die bei der Paralyse eine allmählichere und schleichendere zu sein pflegt, als bei der Melancholie. Den Ausschlag aber wird meist das Auffinden dieses oder jenes entscheidenden körperlichen Krankheitszeichens geben müssen.

Aehnliches gilt von der Unterscheidung der Paralyse gegenüber den Depressionszuständen des manisch-depressiven Irreseins. Wo freilich die Vorgeschichte frühere manische oder depressive Erkrankungen aufweist, ist die Erkennung leicht. Da sich aber die ersten Anfälle eines manisch-depressiven Irreseins auch in mittlerem und höherem Lebensalter zeigen können, so ist man bei der Diagnose nicht selten auf das Zustandsbild allein angewiesen. Bei besonnenen und geordneten Kranken wird der Nachweis oder das Fehlen der Gedächtnissstörung, der Urtheilsschwäche und der Bestimmbarkeit von besonderer Bedeutung sein. Einfacher Stimmungswechsel und das gelegentliche Auftauchen von Bewegungsdrang und leichten Grössenideen ist wegen der Möglichkeit des Umschlagens in einen manischen Zustand nur mit grösster Vorsicht für die Annahme einer Paralyse zu verwerthen. Die Diagnose bei Stuporzuständen wird im allgemeinen zu berücksichtigen haben, dass circuläre Kranke einerseits etwas besser aufzufassen pflegen, als paralytische, andererseits motorisch gebundener sind. Sie folgen daher den Vorgängen in der Umgebung mit grösserer Aufmerksamkeit, gerathen leichter in Angst, wenn man sie etwa mit einer Nadel bedroht, bewegen sich aus freien Stücken wenig und langsam, doch macht sich die innere Erregung bisweilen in flüsternden Selbstgesprächen Luft. Dem gegenüber kümmern sich stuporöse Paralytiker wenig um die Aussenwelt, beachten auch drohende Gefahren kaum, sind in ihren Bewegungen freier, entweder unruhig, ängstlich oder stumpf, unzugänglich. Es ist aber im einzelnen Falle natürlich nicht immer möglich, sich über die inneren Vorgänge der Kranken soweit Klarheit zu verschaffen, dass die Unterscheidung ohne Berücksichtigung der freilich auch vielfach unsicheren körperlichen Zeichen rasch und zuverlässig durchführbar wäre.

Die expansiven Erregungszustände der Paralytiker können zu Verwechselungen mit manischen Erkrankungen Anlass geben. Abgesehen von den körperlichen Zeichen sprechen Unfähigkeit, sich neue Eindrücke einzuprägen, Unsicherheit in den Zeitangaben und in den Schulkenntnissen (Rechnen), abenteuerliche und widerspruchsvolle Wahnbildungen, grosse Beeinflussbarkeit der Stimmung, Lenksamkeit des Willens für Paralyse. Auch in der Manie werden übrigens nicht selten Wahnvorstellungen vorgebracht, die inhaltlich ganz an diejenigen der Paralytiker erinnern, aber man merkt meist bald, dass die Kranken mit ihnen mehr spielen, aufschneiden, verblüffen wollen, sie nicht mit der naiven Ueberzeugtheit vorbringen wie die Paralytiker. Manische Kranke haben ein weit besseres Verständniss für ihre Lage, pflegen lebhaft nach Hause zu verlangen, Thatendrang zu zeigen, lassen sich nicht so leicht beschwichtigen und vertrösten wie paralytische. In den ganz schweren Erregungszuständen ist die Auffassung, die Orientirung und der Gedankenzusammenhang bei den Paralytikern erheblich stärker getrübt, als bei manischen Kranken. Nicht selten wird hier auch die Vorgeschichte, das frühere Auftreten manischer oder depressiver Erkrankungen, Anhaltspunkte für die Diagnose liefern.

Manche sehr plötzlich auftretende Erregungszustände der Paralytiker können für Delirium tremens gehalten werden, besonders wenn Alkoholmissbrauch vorlag. Im allgemeinen sind die Paralytiker dabei schwerer benommen, geben weniger Auskunft, zeigen auch nicht die eigenthümliche Mischung von Angst und Humor, die wir so oft bei Alkoholdeliranten finden. Bisweilen wird uns aber erst die nach dem Schwinden des Deliriums zurückbleibende psychische Schwäche über die paralytische Grundlage des Krankheitsbildes aufklären, wenn nicht Vorgeschichte oder körperliche Anzeichen darauf schon hingewiesen haben.

Auf die Unterscheidung der Paralyse von der Amentia brauchen wir wol kaum des näheren noch einzugehen. Es dürfte genügen, auf den Anschluss der Amentia an schwere erschöpfende Schädigungen, auf die Erhaltung der Aufmerksamkeit bei tiefer Störung des Verständnisses und der Orientirung, auf die Verwirrtheit und Unbesinnlichkeit ohne eigentliche Schwäche des Urtheils und des Gedächtnisses für die fernere Vergangenheit hinzuweisen.

Die Abgrenzung der Paralyse von den verschiedenartigen Zuständen der Dementia praecox haben wir bereits bei der Darstellung jener Krankheit besprochen. Massgebend ist überall ausser körperlichen Zeichen und klinischer Entwicklung der Krankheit die Gedächtnissstörung der Paralytiker, die tiefere Trübung der Besonnenheit, das Fehlen oder doch die weit geringere Ausbildung der eigenthümlichen katatonischen Erscheinungen. Dem paralytischen Schwachsinn fehlen die Schrullen und Manieren sowie die periodischen Erregungen, dem Stupor der zähe, unbeeinflussbare Negativismus, wenn auch Nahrungsverweigerung, Stummheit, Reactionslosigkeit längere Zeit hindurch bestehen kann. In der Erregung beobachten wir wol einzelne triebartige Bewegungsstereotypen, aber nicht die ganz beziehungslosen Antworten, die Sprachverwirrtheit; zudem sind die Kranken nicht besonnen und orientirt wie zumeist die Katatoniker. Immerhin sind auch hier die Fälle keineswegs selten, in denen die Unterscheidung zwischen Paralyse und Dementia praecox erst nach längerer Beobachtungszeit mit einiger Sicherheit möglich ist, besonders da auch manche körperliche Zeichen, so die

Anfälle, die Steigerung der Reflexe, hier für die Beurtheilung nicht immer verwerthbar sind.

In ganz vereinzelten Fällen können besonnene Paralytiker zunächst das Bild einer beginnenden Paranoia darbieten. Soweit die Klärung hier nicht durch den Nachweis körperlicher Zeichen gelingt, wird eine gewisse Weichheit und Nachgiebigkeit, Unklarheit und Veränderlichkeit der Wahnbildungen, zeitweise hervortretendes Krankheitsgefühl, Wechsel zwischen auffallender Gereiztheit und Stumpfheit die Diagnose erleichtern.

Bei weitem am schwierigsten, aber glücklicher Weise praktisch weniger wichtig ist die Abgrenzung der Paralyse von gewissen Krankheiten, die ebenfalls ausgebreitete Zerstörungen der Hirnrinde mit sich bringen. Zunächst käme etwa der Altersblödsinn in seinen verschiedenen Formen in Betracht. Für ihn spricht hohes Alter. sehr langsamer Verlauf der Erkrankung, Dürftigkeit der Wahnideen sowie geringere Entwicklung der motorischen Störungen, die sich auf einfache Lähmungen und Paresen zu beschränken pflegen. Ueber die Abgrenzung einiger weiteren, zum Theil erst neuerdings von der Paralyse getrennten Krankheitsbilder, welche durch diffuse Hirnrindenveränderungen erzeugt werden, haben wir im folgenden Abschnitte näher zu handeln. Hie und da sieht man auch einmal eine Hirngeschwulst unter dem Bilde der dementen Paralyse verlaufen, indem der gesteigerte Hirndruck eine ähnliche allgemeine Abschwächung der psychischen Leistungen erzeugt wie die paralytische Vergiftung. Meist wird hier der Nachweis der Stauungspapille Klarheit bringen, auch wenn wegen des Sitzes der Herderkrankung keine örtlichen Ausfallserscheinungen vorhanden waren. Zerstreute Herderkrankungen sind von der dementen Paralyse nur unter Berücksichtigung des Lebensalters, durch den geringeren Grad der geistigen Schwäche, das Fehlen der eigentlich kennzeichnenden paralytischen Störungen und den meist viel langsameren Verlauf des Leidens zu unterscheiden. Syphilitische Hirnerkrankungen, wenn sie nicht herdartig sind oder durch den Erfolg der antiluetischen Behandlung erkannt werden, lassen sich nicht mit Sicherheit von der Paralyse abgrenzen. Das ist verständlich, weil eben die Lues anscheinend nur durch Erzeugung ausgebreiteter Gefässerkrankungen und dadurch bedingte Ernährungsstörungen ausgeprägtere psychische Krankheitsbilder hervorruft.

Bei der Behandlung der Paralyse hat man in erster Linie häufig genug die Ursache der Krankheit dadurch zu beseitigen gesucht, dass man mit kräftigen antisyphilitischen Massnahmen gegen die Kranken vorging. Die Erfahrung lehrt indessen regelmässig, dass hier noch weniger, als bei der Tabes, durch Quecksilber oder Jodkalium Heilerfolge erzielt werden. Nachlässe der Krankheit kommen allerdings ebenso wie bei jeder anderen Behandlungsart, namentlich unter dem Einflusse der Anstaltsruhe, nicht selten vor. Auf der anderen Seite habe ich in einer ganzen Reihe von Fällen, in denen Syphilis sicher voraufgegangen und zum Theil noch in frischen Anzeichen vorhanden war, im unmittelbaren Anschlusse an eine Schmiercur raschen Verfall der Kräfte und plötzliches Auftreten schwerer Aufregungszustände beobachtet. Ich kann daher in Uebereinstimmung mit der Mehrzahl der Irrenärzte einstweilen nur rathen, sich im allgemeinen höchstens mit der Darreichung von Jodkalium oder zunächst überhaupt mit symptomatischer Behandlung der Paralyse zu begnügen.

Das wichtigste Erforderniss einer solchen ist in der ersten Zeit vor allem Ruhe, Entfernung des Erkrankten aus den gewohnten Verhältnissen und Beschäftigungen sowie eine sorgfältige Regelung der gesammten Lebensweise. Aufgeregte Kranke und solche mit Selbstmordneigung gehören unbedingt in eine Anstalt, um sie und ihre Umgebung vor den Folgen ihrer Handlungen zu schützen; ruhige und lenkbare Kranke in besseren Vermögensverhältnissen können, soweit eine sachverständige Behandlung und Ueberwachung möglich ist, auch in privater Pflege erhalten werden. Zu vermeiden sind jedoch besuchte Badeorte mit ihren vielfachen Zerstreuungen und Aufregungen, anstrengende Reisen, alle schwächenden Massregeln, angreifende Hunger-, Kaltwasser-, Badecuren u. s. f. Eine sehr gewöhnliche Erfahrung ist rasche Verschlechterung des Allgemeinzustandes und plötzlicher Ausbruch tobsüchtiger Erregung in Folge von Kaltwassermisshandlung. Ausser der Ruhe ist Sorge für kräftige Ernährung, Regelung der Verdauung, Bewegung in frischer Luft, Vermeidung von geistigen Getränken, von Tabak, Kaffee, Thee von Wichtigkeit; auch eine ganz milde, gut überwachte hydropathische Behandlung (Abreibungen, laue Bäder, Einwicklungen; keine Douche, keine Ueber- und Untergüsse!) kann gute Dienste leisten.

Bei den Aufregungszuständen der Paralytiker hilft sehr häufig schon die Versetzung in eine ruhige Umgebung, die Bettruhe, ein verlängertes Bad sowie die Ablenkung durch freundliches und geschicktes, der Stimmung des Kranken angepasstes Entgegenkommen. Ist die Erregung sehr heftig, so gelingt es nur durch grosse Geduld, allmählich die Kranken an die hier sehr empfehlenswerthen Dauerbäder zu gewöhnen, zunächst vielleicht nach voraufgehender Betäubung durch Sulfonal oder Hyoscin, später ohne Arzneimittel. Unter Umständen wird man, da die Kranken vielfach auch keine genügende Nahrung zu sich nehmen, ein bis zwei Mal täglich zur Sondenfütterung schreiten, bei der man versuchen kann, durch Zusatz von 50—60 gr Alkohol oder von 1 gr Sulfonal längere Ruhe zu erzielen. Die grössten Schwierigkeiten für die Behandlung bieten die ängstlichen Aufregungen der Paralytiker. Hier erweisen sich die Bäder meist als undurchführbar, und auch die Arzneimittel pflegen nicht viel Erfolg zu haben. Man wird sich daher unter Umständen auf beständige Ueberwachung, Schutz der Kranken vor Verletzungen, sorgfältige Behandlung der entstehenden Hautabschürfungen u. s. w. beschränken müssen. Gelegentlich habe ich bei starker, sinnloser Erregung den Versuch gemacht, durch planmässig zweimal täglich wiederholte subcutane Infusionen Besserung zu erzielen; wir liessen jeweils etwa 750 gr Kochsalzlösung einfliessen. Die Behandlung wurde in einem Falle ohne üble Zufälle zwei Wochen lang fortgesetzt. Es trat bei dem Kranken, der einem raschen Verfalle entgegen zu gehen schien, eine entschiedene, andauernde Besserung ein, so dass weitere Versuche mit dem genannten Verfahren in verzweifelten Fällen gerechtfertigt sein dürften.

Die meiste Pflege erfordern die Paralytiker im letzten, bettlägerigen Stadium und besonders in den Anfällen. Schon vorher ist es vielfach nothwendig, sorgfältig auf die Reinhaltung der Kranken zu achten und die Nahrungsaufnahme zu überwachen, wegen des mangelhaften Kauens nur gut zerkleinerte, leicht verdauliche Speisen einzuführen und das gierige Schlingen durch vorsichtiges Eingeben zu verhindern, da sonst leicht tödtliche Erstickungsanfälle vorkommen. Im Anfalle und bei sehr erschöpften, blödsinnigen Kranken ist vor allem der Entstehung von Decubitus vorzubeugen. Dieser Aufgabe dienen peinlichste Reinlichkeit, häufige Waschungen der gefährdeten Theile mit kaltem Wasser oder einer spirituösen Sublimatlösung, sorgfältige Beseitigung aller Falten, Brodkrumen u. dergl. aus dem Bette, die Anwendung von Wasser- oder Luftkissen oder die Lagerung auf feine Holzwolle oder Moos, welche rasch jede Verunreinigung aufsaugen, aber von den blödsinnigen Kranken leider vielfach verzehrt werden. Endlich aber ist ein regelmässiger, durch Wärterhände bewirkter Wechsel der Lage nothwendig, so dass der Kranke (in schweren Fällen alle $^1/_2$ Stunde Tag und Nacht) von einer Seite auf die andere, auf den Rücken, den Bauch u. s. f. herumgedreht wird. Diese von Gudden eingeführte Massregel, welche bis zu einem gewissen Grade auch der Entstehung von „hypostatischen" Pneumonien entgegenarbeitet, ermöglicht es, den sonst für unvermeidlich gehaltenen Druckbrand von den Paralytikern (10% derselben sollen nach Mendel's Angaben daran zu Grunde gehen) fast ganz fernzuhalten und jedenfalls gefahrdrohende Formen desselben vollständig zu verhüten. Weit schwieriger ist es, den einmal entstandenen Druckbrand wieder zur Heilung zu bringen, zumal der Kranke durch seine Unruhe und Abreissen des Verbandes dieselbe oft sehr erschwert. Eine regelrechte chirurgische Behandlung hat mich bei rechtzeitigem Einschreiten dennoch stets zum Ziele geführt, wo eine Nachlässigkeit des Wartpersonals die Vorbeugung verabsäumt und (in wenigen Stunden!) das Uebel herbeigeführt hatte.

Als ein ausserordentlich zweckmässiges Hülfsmittel sowol für die Verhütung des drohenden Druckbrandes bei sehr unreinlichen und schwer beweglichen Kranken wie zur Heilung selbst der ausgebreitetsten Formen kann ich das Dauerbad empfehlen, nach Umständen unter Lagerung des Kranken auf ein durchgespanntes Tuch oder auf ein Wattepolster. Selbst die Anwendung bestimmter Arzneistoffe auf die Wundflächen lässt sich mit Hülfe deckender Pflaster im Bade ohne Schwierigkeit durchführen. Die Kranken pflegen sich sehr leicht an das Verfahren zu gewöhnen, welches ich in einzelnen Fällen mit bestem Erfolge Tag und Nacht hindurch fortgesetzt habe.

Für die Behandlung des paralytischen Anfalles empfiehlt Kemmler Einpackung des Kopfes in Eis, bei starken Krämpfen Klystiere von Amylenhydrat (6 gr) oder Chloralhydrat; ersteres Mittel wurde auch in 5—10%iger Lösung subcutan gegeben. Ist rasche Wirkung nothwendig, so soll zur Chloroformbetäubung bis zum Nachlasse der motorischen Reizerscheinungen geschritten werden. Bei eintretender Herzschwäche passen anregende Mittel, Coffeïn, Kampher, Alkohol in kleinen Gaben, endlich Kochsalzinfusionen.

Die Entleerung des Mastdarms und der Blase bedarf im paralytischen Anfalle gewöhnlich nur anfangs einer Nachhülfe durch Eingiessung, Auspressen der Blase oder Einführung des (sorgfältigst gereinigten und desinficirten!) Katheters; später vollzieht sie sich regelmässig von selbst, wenn man nicht durch zu langes Warten Ueberfüllung und dadurch Lähmung beider Organe hat entstehen lassen, die dann zu dauernder Kunsthülfe zwingt. Leider wird die Behandlung der sehr leicht eintretenden Blasenlähmung öfters durch alte Stricturen erschwert. Zweckmässig ist es, an jede künstliche Entleerung der Blase regelmässig eine Ausspülung (Borsäure) anzuschliessen, der man bei Schlaffheit des Detrusor kühle Temperatur gebe. Auch ausserhalb des Anfalles sind übrigens Urin- und Kothentleerung dauernd zu beachten, wenn nicht anhaltendes Urinträufeln und Schlussunfähigkeit des Mastdarms entstehen soll. Ich habe bei einem Paralytiker, der bereits 2 Jahre lang katheterisirt worden war, nach 2 mal täglich wiederholten Blasenausspülungen (Tanninlösung) in Zeit von 4 Wochen die selbständige Entleerung sich wiederherstellen und dann auch in einem 13 Tage dauernden paralytischen Anfalle nicht versagen sehen. Bei demselben Kranken entstand trotz andauernden tiefsten Komas und fast völliger Pulslosigkeit unter der oben erwähnten Behandlung bis zum Tode keine Spur von Druckbrand. Die Ernährung hat im Anfalle stets durch die Sonde zu geschehen (nur bei mehrtägigen Anfällen nöthig); blosses Eingiessen in den Mund ist im höchsten Grade gefährlich. Sorgt man dann noch für häufige Reinigung und Desinfection des Mundes durch Auswischen mit einem feuchten Läppchen (Kali chloricum) und für Feuchterhaltung der Hornhaut durch regelmässiges (alle $^1/_2$ Stunde) Bewegen der meist halbgeöffneten Augenlider (Vermeidung von Ulcerationen), so kann es gelingen, die Kranken noch nach 8—14 Tagen aus dem paralytischen Anfalle sich erholen zu sehen.

VII. Das Irresein bei Hirnerkrankungen.

In ähnlicher Weise wie bei der Paralyse sehen wir auch bei dem an sonstige Hirnerkrankungen sich anschliessenden Schwachsinn Seelenstörungen mit nervösen Reizungs- oder Ausfallserscheinungen sich verbinden. Die besondere Gestaltung der klinischen Krankheitsbilder ist dabei wesentlich durch die Ausdehnung, den Sitz und die Art des Hirnleidens bedingt. Wir werden unter diesem Gesichtspunkte vor allem ausgebreitete und örtlich begrenzte Erkrankungen auseinander zu halten haben.

Wie es scheint, lassen sich gerade unter den Hirnerkrankungen, welche sich über einen grösseren Rindenbezirk erstrecken, noch eine Anzahl verschiedener Krankheitsvorgänge von einander unterscheiden, die wir jetzt mit unter dem Sammelnamen des „fortschreitenden Blödsinns mit Lähmung", der Dementia paralytica, zusammenwerfen. Ein Anfang in dieser Richtung ist bereits gemacht mit der besonders von Fürstner*) und seinen Schülern näher studirten „Gliose der Hirnrinde", vorwiegend tumorartigen, multiplen Gliawucherungen in den oberflächlichen Rindenschichten mit Höhlenbildung und Schwund der nervösen Bestandtheile. Die Krankheit entwickelt sich überaus chronisch bei Menschen, welche schon von Jugend auf einzelne, als erste Anfänge des Leidens zu deutende Störungen (Krämpfe, Imbecillität, Reizbarkeit) dargeboten haben; später stellt sich dann eine fortschreitende Verblödung ein, mit Gedächtnissschwäche, Sprachstörung, Opticusatrophie und häufig auch tabischen Erscheinungen.

*) Fürstner und Stühlinger, Archiv f. Psychiatrie, XVII, 1.

In einer gewissen Verwandtschaft zu dieser Form steht vielleicht auch jener Krankheitsvorgang, den man als diffuse Hirnsklerose bezeichnet, eine ausgedehnte Vermehrung des Stützgewebes in einer oder in beiden Hemisphären, die ebenfalls mit allmählich fortschreitendem Schwachsinn und mannigfachen centralen Ausfalls- und Reizungserscheinungen einhergeht, Hemiplegien, Krampfanfällen, Steigerung der Patellarreflexe und Spasmen in den Beinen. Ferner hat Homén*) ein eigenthümliches, bei mehreren Geschwistern beobachtetes Krankheitsbild als vermuthliche Erscheinungsform der Lues hereditaria tarda beschrieben, welches klinisch der dementen Form der Paralyse ähnelt. Das Leiden begann in jugendlicherem Lebensalter mit Schwindel, Kopfschmerzen, Unsicherheit des Ganges und fortschreitender Abnahme des Gedächtnisses und des Verstandes. Dazu gesellten sich später Verlangsamung und Erschwerung des Sprechens, Spasmen, Contracturen, Incontinenz, Schluckstörungen, leichter Tremor und bisweilen auch Krämpfe, während die geistige Schwäche bis zu den höchsten Graden fortschritt. Der Tod erfolgte nach einer Reihe von Jahren. Die anatomische Untersuchung ergab vor allem sehr ausgedehnte endarteriitische Erkrankungen, ferner Faseratrophie, namentlich im Stirnhirn, sowie leichte Veränderungen an den Pyramidenzellen und geringe Neurogliawucherung.

Endlich ist in neuester Zeit der Versuch gemacht worden, noch einige Krankheitsbilder von der Paralyse abzugrenzen, als deren Grundlage umschriebene oder ausgebreitete Erkrankungen der Hirngefässe betrachtet werden. In erster Linie ist die arteriosklerotische Hirnentartung zu nennen, wie sie von Binswanger**) und Alzheimer***) bezeichnet worden ist. Es handelt sich dabei um ausgebreitete, aber doch in einzelnen Herden auftretende arteriosklerotische Veränderungen an den Hirngefässen, denen übrigens ähnliche Erkrankungen in anderen Organen, namentlich in der Niere, auch im Herzmuskel, zu entsprechen pflegen. Die Gefässe sind theils atrophisch, theils verdickt, die Gefässlumina stark erweitert; vielfach sieht man Aneurysmenbildungen und die Spuren

*) Archiv f. Psychiatrie, XXIV, 1.

**) Berliner klinische Wochenschrift 1894, 49.

***) Allgem. Zeitschr. f. Psychiatrie. LI, 809; ebenda LIII, 863.

capillärer Blutungen. Diese letzteren habe auch ich in ausgedehntestem Maasse neben ungemein starken Gefässveränderungen bei einem Kranken gesehen, der im Leben ganz das Bild der dementen Paralyse darbot. Die Neuroglia ist gewuchert, ganz besonders in Herden um die erkrankten Gefässe herum; endlich finden sich Entartungsvorgänge an Nervenzellen und Fasern. Klinisch soll die Krankheit durch die langsame Entwicklung mit Kopfschmerzen, Schwindel, Reizbarkeit und Verlust des Gedächtnisses, durch vielfache Nachlässe der Erscheinungen, das Auftreten stumpfer Benommenheit neben vorübergehenden guten Verstandesleistungen, geordnetes Benehmen bei bereits vorgeschrittenem Blödsinn gekennzeichnet sein, doch erscheint die Abgrenzung des psychischen Krankheitsbildes nach den bisher vorliegenden Schilderungen noch wenig zuverlässig. In körperlicher Beziehung wird auf die wesentlich paretische Sprachstörung, die aphasischen Erscheinungen und die Häufigkeit umschriebener, dauernder Lähmungen hingewiesen. Das Leiden entwickelt sich zu Ende der 40er oder zu Beginn der 50er Jahre und ist daher in nähere Beziehung zu den senilen Entartungsvorgängen gebracht worden. Die Syphilis soll keine ursächliche Rolle spielen. Alzheimer hat als perivasculäre Gliose auch Fälle beschrieben, in denen alle Veränderungen nur in einzelnen, sich an die Gefässe anschliessenden Herden auftraten. Klinisch entstand dadurch das Bild einer umschriebenen Hirnerkrankung.

Ein zweites Krankheitsbild hat Binswanger mit dem Namen der Encephalitis subcorticalis chronica progressiva bezeichnet. Auch diese Krankheit beginnt am häufigsten an der Schwelle des Greisenalters und selbst noch später. Ihr sollen ausgeprägte Atrophien des Marklagers mit sehr starker Erweiterung der Hirnhöhlen zu Grunde liegen, besonders in den hinteren Theilen des Gehirns. Zugleich findet sich ausgebreitete Atheromatose der Gefässe. Im Krankheitsbilde, welches im allgemeinen wieder eine allmählich fortschreitende Verblödung darstellt, sollen dauernde Herderscheinungen (Lähmungen, die verschiedenen Formen der Aphasie) stark in den Vordergrund treten; der Verlauf ist ein sehr langsamer.

Bei der multiplen Sklerose gestaltet sich die Stärke und Ausdehnung der psychischen Erscheinungen je nach der Oertlichkeit und Grösse der einzelnen Herde sehr verschieden. Wo überhaupt das Gehirn in beträchtlicherem Maasse betheiligt ist, sehen wir in der Regel einen einfachen, fortschreitenden Schwachsinn, Abnahme des Verstandes und des Gedächtnisses ohne Verwirrtheit oder Aufregung sowie allmählich zunehmende Stumpfheit und Willenlosigkeit sich entwickeln. Unter Umständen können derartige Kranke grosse Aehnlichkeit mit dementen Paralytikern darbieten; die Beachtung der mehr auf einzelne Herde hinweisenden nervösen Störungen, gelegentlich auch der scandirenden Sprache, des Intentionszitterns, Nystagmus, sowie der Mangel jener eigenartigen, tieferen Bewusstseinstrübung, welche den Paralytiker auszeichnet, ermöglichen jedoch fast immer die Unterscheidung.

Die multiple Sklerose bildet gewissermassen den Uebergang von den diffusen zu den strenger umgrenzten Erkrankungen des Gehirns. Im Bereiche dieser letzteren haben wir hauptsächlich zwei grössere Gruppen von Veränderungen auseinander zu halten, die Geschwülste auf der einen, die Blutungen, Erweichungen, Embolien, Thrombosen auf der anderen Seite. Bei grösseren Geschwülsten pflegen die psychischen Störungen meist wesentlich durch die Steigerung des Druckes im Schädel, weniger durch ihren Sitz bedingt zu werden. So kommt es, dass dort, wo die Geschwülste sehr langsam wachsen, oder wo sie mehr zerstören, als verdrängen, die psychischen Erscheinungen lange Zeit hindurch gering sein können. Einer meiner Kranken, dem eine über faustgrosse, im Anschlusse an ein Trauma aufgetretene tuberculöse Geschwulst den grössten Theil des rechten Stirnhirns mit der Rinde vernichtet hatte, bot bis wenige Tage vor seinem Tode keinerlei Störung der Besonnenheit und des Verstandes dar, nur eine mässige, von dem Kranken selbst bemerkte Gedächtnissschwäche. Bei denjenigen Geschwülsten dagegen, welche den Druck in der Schädelhöhle erheblich steigern, stellt sich zunächst eine gewisse Benommenheit und Unbesinnlichkeit ein. Die Aufmerksamkeit der Kranken wird nur durch kräftigere Reize und auch dann nur für kurze Zeit erregt; sie liegen theilnahmlos oder sich unter unerträglichen Kopfschmerzen herumwälzend da, ohne sich um ihre Umgebung zu kümmern. Bisweilen tritt Katalepsie auf. Nach und nach werden die Kranken immer stumpfer und schlafsüchtiger, obgleich vielleicht noch gar keine ausgeprägteren Herderscheinungen hervortreten. Nicht selten beobachtet man bis in die letzte Zeit der Schlafsucht hinein einzelne Täuschungen auf Sinnesgebieten, die für gesunde Reize völlig unerregbar geworden sind, namentlich, wie es scheint, bei Kleinhirngeschwülsten. In einem solchen, von mir beobachteten Falle glaubte der blinde Kranke (Trinker) lange Reisen zu machen, sah bunte Gegenden und kleine Schnapsgläser vor sich, nach denen er griff; ein anderer derartiger Kranker, der kein Trinker war, sah trotz völliger Atrophie der Sehnerven ebenfalls monatelang wechselnde „Bilder" und hörte bei allmählich fortschreitender und schliesslich vollständiger Taubheit sehr häufig seinen Namen und allerlei Schimpfworte rufen. Stärkere Aufregungszustände sind bei Hirngeschwülsten selten.

Hirnabscesse können lange Zeit ohne jegliche psychische Störungen verlaufen, namentlich, wenn sie sich sehr langsam entwickeln. Ich sah einen Schreiber, der bis zum Eintritte in die Abtheilung seinen Dienst gethan hatte, dann aber unter den Erscheinungen leichter Benommenheit und mit Krampfanfällen erkrankte, die auf das täuschendste hysterischen glichen. Als er 3 Wochen später in einem solchen Anfalle starb, fand sich ein apfelgrosser Abscess im linken Hinterhauptslappen. Bei frischen traumatischen Abscessen pflegt die Benommenheit im Vordergrunde des Krankheitsbildes zu stehen. Die Kranken verstehen ihre Umgebung und die an sie gerichteten Anreden nicht, geben ganz verkehrte Antworten, sind theilnahmlos, unruhig, widerstrebend, deliriren bisweilen in traumhaft zusammenhangsloser Weise. Dazu können sich dann noch Katalepsie, aphasische Störungen, Rindenepilepsie, Pulsverlangsamung, Cheyne-Stockes'sches Athmen und andere Reizerscheinungen gesellen.

Ein wesentlich anderes Bild pflegen die psychischen Störungen bei Blutungen und Embolien darzubieten. In unmittelbarem Anschlusse an den Schlaganfall sind die Kranken meist benommen, desorientirt, verwirrt, verkennen ihre Umgebung, begehen allerlei verkehrte Handlungen. Bisweilen treten vorübergehend lebhafte Erregungszustände mit lautem Schreien, Fortdrängen, Widerstreben auf. Späterhin jedoch pflegen die Kranken, wenn nicht schon umfangreichere endarteriitische Veränderungen vorliegen, vollständig klar und über ihre Umgebung orientirt zu sein. Am meisten in die Augen fällt gewöhnlich neben den nervösen Störungen eine mehr oder weniger erhebliche Gedächtnissschwäche. Die Kranken irren sich leicht, ohne es zu bemerken, hinsichtlich wichtiger Daten und Ereignisse aus ihrem Vorleben; besonders die zeitliche Ordnung ist sehr unsicher. Das Rechnen geht schlecht, selbst wenn früher grosse Fertigkeit darin bestand. Auch die Erinnerung an die jüngste Vergangenheit haftet nicht zuverlässig. Dazu kommt, dass dem Kranken leicht einzelne Klassen von Vorstellungen, Eigennamen und Zahlen, verloren gehen, Störungen, die bereits als erste Andeutungen der amnestischen Aphasie zu betrachten sind.

Die Beurtheilung der Verstandesthätigkeit wird gerade durch das Hineinspielen aphasischer und paraphasischer Störungen vielfach sehr erschwert; die Kranken erscheinen dadurch bei flüchtiger Untersuchung oft weit blödsinniger, als sie wirklich sind. So stellte sich bei einem jugendlichen Herzkranken meiner Beobachtung, der zunächst eine wahrscheinlich embolische, linksseitige Hemiplegie mit Hemianaesthesie, Hemianakusie, Abducens- und Trigeminus-Lähmung, Gesichtsfeldeinschränkung, kurz darauf aber eine mit Krämpfen auftretende rechtsseitige Hemiparese erlitt, ein eigenthümlicher Agrammatismus ein, der ihn vollständig kindisch erscheinen liess, da er ohne jede Construction nur in Infinitivsätzen nach Art der Kinder sprach. Als sich diese Störung nebst sämmtlichen übrigen Krankheitszeichen allmählich verlor und er mit einer gewissen Anstrengung auch die immer noch vorhandene Neigung zum Reden in Infinitiven überwinden konnte, stellte sich heraus, dass der Verstand vollkommen erhalten war und sogar nicht unbeträchtlich über das Mittelmaass hinausging. Die gleiche Störung, das kindliche Reden in Infinitivsätzen, beobachtete ich vorübergehend bei einer 62jährigen Frau mit Mammakarcinom und alter Lues nach einem Schlaganfall mit Aphasie und starker verwirrter Aufregung.

Wo es sich um ausgedehntere Zerstörungen in der Hirnrinde handelt, pflegt eine gewisse Schwächung der gesammten Verstandesthätigkeit nicht auszubleiben. Namentlich langes Fortbestehen aphasischer Störungen scheint regelmässig eine empfindliche Einbusse der geistigen Leistungsfähigkeit und des Vorstellungsschatzes nach sich zu ziehen. Die Kranken zeigen eine Erschwerung und Verlangsamung ihres Denkens, ermüden ungemein leicht, vermögen keinem schwierigeren Gedankengange mehr zu folgen, verlieren in ihren Erzählungen alle Augenblicke den Faden, werden leichtgläubig und urtheilslos. Oft haben sie ein deutliches Gefühl für die Veränderung, die sich mit ihnen vollzogen hat, jammern über ihre Unfähigkeit. „Ich bin so dumm", klagte mir eine solche Kranke. In einzelnen Fällen treten dürftige Verfolgungsideen auf; eine Kranke meinte, ihr Mann treibe Unzucht mit ihrer Tochter; sie werde verzaubert, spüre es an ihrem Körper. Die Stimmung ist bald mehr weinerlich, verdriesslich, querulirend, bald sorglos heiter und unbekümmert, immer aber leicht erregbar und zu Schwankungen geneigt. Bisweilen kommt es zeitweise zu lebhafteren Aufregungszuständen mit Ideenflucht, grosser Geschwätzigkeit und Grössenvorstellungen, namentlich im Anschlusse an epileptische Anfälle, wie sie bei alten Apoplektikern nicht selten auftreten. Sehr auffallend ist oft die sittliche Stumpfheit, die Gleichgültigkeit gegenüber den Angehörigen, gegenüber den früher sorgfältig gepflegten Lebensinteressen, die ausgeprägte Selbstsucht und die Unempfindlichkeit gegenüber den Geboten der Sitte und des Anstandes. Der Kranke ist lenksam, leicht bestimmbar, fängt häufig an, zu bummeln, zu trinken, zu vergeuden. Ein derartiger Kranker aus guter Familie, der vor 13 Jahren eine rechtsseitige Lähmung in Folge von Lues erlitten hatte, gerieth dadurch mit dem Strafgesetze in Berührung, dass er bei jeder Gelegenheit ohne klaren Beweggrund Strümpfe stahl.

Auch noch in anderer Richtung können die psychischen Störungen nach Hirnblutungen eine bedeutende forensische Wichtigkeit gewinnen. Die Verstandesschwäche und Urtheilslosigkeit der Apoplektiker, ihre Reizbarkeit auf der einen, ihre leichte Bestimmbarkeit auf der andern Seite stellen den Arzt bei den bisweilen vorkommenden Eheschliessungen, bei Kaufverträgen und Testamentsstreitigkeiten vor die Frage nach dem Vorhandensein der Dispositionsfähigkeit. Einer meiner Kranken, der sich durch seine besondere Tüchtigkeit ein riesiges Vermögen erworben hatte, begann nach einem Schlaganfalle auf luetischer Grundlage, zu trinken, fremde Personen in verschwenderischer Weise zu bewirthen, überall auf das handgreiflichste zu prahlen und durch unsinnige geschäftliche Massnahmen alles zu verschleudern, so dass er, trotz seines heftigsten Widerstandes, entmündigt werden musste. Sein Zustand dauerte noch fast 20 Jahre in wesentlich gleicher Weise fort. Hier können bedeutende Schwierigkeiten für die Beurtheilung entstehen, da die Schwäche auf den verschiedenen Gebieten des psychischen Lebens von den allerleichtesten, noch in die Gesundheitsbreite fallenden

Schädigungen alle Grade bis zum tiefsten Blödsinn erreichen kann.

Eine besondere, recht wichtige hierher gehörige Gruppe stellen endlich die durch schwere Kopfverletzungen erzeugten Geistesstörungen dar. Auch dann, wenn wir dabei nicht mit umschriebenen Erkrankungen der Hirnrinde (Blutungen, Knocheneindrücke, Eindringen von abgesprengten Splittern) zu rechnen haben, scheinen heftige Erschütterungen des Kopfes dauernde und tiefgreifende Veränderungen in den Rindenzellen hervorrufen zu können, über deren Wesen wir allerdings einstweilen noch im Unklaren sind. Die nächste Folge einer schweren Hirnerschütterung pflegt eine mehr oder weniger lange anhaltende Bewusstlosigkeit zu sein, an die sich bisweilen wochenlange Verwirrtheit anschliessen kann. Die Kranken sind schwerfällig in ihrem Denken, vermögen sich zeitlich und örtlich nicht zu orientiren, verstehen ihre Lage nicht und haben gewöhnlich gar keine oder nur sehr unklare Erinnerung an den Unfall, erzählen ihn auch wol zu verschiedenen Zeiten ganz verschieden. Sie fassen schlecht auf, verlieren leicht den Zusammenhang, können sich nicht recht besinnen, fabuliren. Sie sind reizbar, eigensinnig, unruhig, öfters weinerlich, sprechen viel, haben kein klares Verständniss für ihre Krankheit, fühlen sich ganz gesund und begreifen nicht, was man von ihnen will. Bei einem meiner Kranken entwickelte sich wenige Tage nach einem gewaltigen Schlage mit dem Stuhlbein auf den Schädel eine Monate lang andauernde Benommenheit, in welcher der Kranke nach seiner Angabe „Papier vor den Gedanken hatte". Er wurde in diesem Zustande, aus dem er ziemlich plötzlich mit sehr unklarer Erinnerung erwachte, vom Arzte für blödsinnig gehalten.

In anderen Fällen verlieren sich die unmittelbaren Folgen der Verletzung sehr rasch; nicht einmal eine eigentliche Bewusstlosigkeit braucht zu Stande zu kommen. Früher oder später aber stellt sich eine ausgeprägte Veränderung des psychischen Gesammtzustandes heraus. Der Kranke ermüdet leicht, wird vergesslich, zerstreut, klagt über Schwindel, Benommenheit, Ohrensausen, Kopfdruck. Er wird reizbar, heftig, zeitweise ängstlich, verstimmt, zeigt meist ein starkes Krankheitsgefühl. Dazu gesellen sich sehr häufig einzelne epileptische Anfälle, sowol Krämpfe wie Ohnmachten, seltener Dämmerzustände, wie ja Hirnerschütterungen auch das Bild der einfachen

Epilepsie erzeugen können. In einem von mir beobachteten Falle stellte sich der erste und einzige Krampfanfall 3 Wochen nach der ohne Bewusstlosigkeit verlaufenen Verletzung ein, während die psychische Veränderung erst nach 5 Jahren deutlicher hervortrat. Derartig lange Zwischenzeiten scheinen durchaus nicht ungewöhnlich zu sein. Im weiteren Verlaufe pflegt sich der Zustand nur langsam und in geringem Maasse zu ändern. Es kann jedoch unter Umständen zur Entwicklung eines ausgeprägten Schwachsinns kommen. „Der Verstand wächst nicht mit", sagte der Vater eines Jungen, der vor einigen Jahren vom 4. Stockwerk heruntergestürzt war, eine Basisfractur mit Sehnervenatrophie und Glykosurie davongetragen hatte und nun bei voller Besonnenheit kindisch, reizbar und vergesslich geworden war.

Fast immer finden sich nach schweren Hirnerschütterungen einzelne nervöse Zeichen, die auf eine organische Hirnerkrankung hindeuten. In der ersten Zeit beobachtete ich wechselnde Pupillenstarre; ferner sind ungleiche Innervation der Gesichtshälften, Zittern der Zunge, der Mundmuskulatur, Abweichen der Zunge, namentlich aber starke Steigerung der Sehnenreflexe sehr häufig. Meist besteht besondere Empfindlichkeit gegen Alkohol. In einzelnen Fällen entwickelt sich nach Trauma geradezu das Krankheitsbild der Paralyse. Ob es sich dabei bisweilen um eine eigenartige Erkrankung oder nur um die Auslösung des bereits vorbereiteten Leidens handelt, lässt sich nicht sicher entscheiden.

Die verschiedenen Formen des Schwachsinns bei Hirnleiden sind im Ganzen überaus häufige Erkrankungen, wenn sie auch dem Irrenarzte nur selten, vielmehr zumeist dem inneren Mediciner oder dem Nervenarzte zu Gesicht kommen. Wir dürfen annehmen, dass jede ausgedehntere Erkrankung der Hirnrinde bis zu einem gewissen Grade psychische Störungen erzeugen muss, auch wenn wir sie heute bei oberflächlicher Betrachtung nicht immer aufzudecken verstehen.

Die Abgrenzung von der Paralyse ergiebt sich im Leben theils aus den ursächlichen Verhältnissen, theils aus der Art der klinischen Entwicklung, theils endlich aus den besonderen Zeichen herdartig umschriebener Hirnerkrankungen. Diffuse Erkrankungen der Hirnrinde lassen sich, wie es scheint, durch die Symptome allein nicht mit Sicherheit von der Paralyse trennen. Mitunter können organische Hirnerkrankungen hysterieähnliche Bilder erzeugen, und umgekehrt vermag die Hysterie die Zeichen eines schweren Hirnleidens vorzutäuschen. Auf die einzelnen Unterscheidungsmerkmale in solchen schwierigen Fällen können wir indessen hier nicht eingehen, da sie wesentlich auf rein neurologischem Gebiete liegen.

Die Behandlung wird sich hier im allgemeinen auf die Bekämpfung der Krankheitserscheinungen zu beschränken haben. An eine ursächliche Behandlung kann nur bei den syphilitischen Herderkrankungen, bei umschriebenen Geschwülsten, Abscessen und bei den Hirnverletzungen gedacht werden, namentlich bei Knocheneindrücken und Absprengungen. In frischen Fällen ist hier der operative Eingriff oft von ausgezeichnetem Erfolge begleitet. Dagegen hat die Erfahrung gelehrt, dass bei langsam sich entwickelnden Störungen nach Trauma die Ergebnisse auch dann weit weniger günstige sind, wenn Knocheneindrücke, Narbenschmerzen, halbseitige Krämpfe auf einen bestimmten Sitz des Leidens hinweisen. Meist erreicht hier die Trepanation mit Entfernung der erkrankten Theile nur eine vorübergehende Besserung; nach einiger Zeit pflegt sich der frühere Krankheitszustand wieder herauszubilden. Wir müssen daraus schliessen, dass es sich in solchen Fällen thatsächlich nicht um eine eng abgegrenzte, sondern um eine ausgebreitete Veränderung in der Hirnrinde handelt, welche sich durch den örtlichen Eingriff nicht mehr beseitigen lässt.

VIII. Das Irresein des Rückbildungsalters.

Als Irresein des Rückbildungsalters wollen wir alle diejenigen Geistesstörungen zusammenfassen, die in ursächlichen Beziehungen zu den allgemeinen Altersveränderungen stehen. Ohne Zweifel giebt es eine Reihe von psychischen Erkrankungen, die in den verschiedensten Lebensabschnitten auftreten können; ebenso unzweifelhaft ist es jedoch, dass sich in der Zeit des körperlichen Niederganges ganz bestimmte Formen des Irreseins einstellen, die in ihrer klinischen Gestaltung den Ursprung aus den Rückbildungsvorgängen verrathen. In besonderem Maasse gilt das für das eigentliche Greisenalter; aber auch schon vorher, vom 5. Lebensjahrzehnte an, beginnen sich die ersten Zeichen auch des geistigen Rückganges in dem Auftreten eigenartiger Formen des Irreseins bemerkbar zu machen. Eine scharfe Grenze lässt sich natürlich zwischen diesen beiden Lebensabschnitten nicht ziehen. Immerhin tragen die Geistesstörungen der Rückbildungsjahre im engeren Sinne trotz mancher gemeinsamer Züge doch ein etwas anderes Gepräge, als diejenigen des eigentlichen Greisenalters. Ihre kennzeichnende Erkrankungsform ist in erster Linie die Melancholie; daneben werden wir noch kurz den eigenartigen praesenilen Beeinträchtigungswahn zu schildern haben. Den letzten Abschnitt dagegen bilden die verschiedenartigen Gestaltungen des Altersblödsinns.

A. Die Melancholie.*)

Mit dem Namen der Melancholie bezeichnen wir alle krankhaften ängstlichen Verstimmungen der höheren Lebens-

*) v. Krafft-Ebing, Die Melancholie; Christian, étude sur la mélancolie 1876; Voisin, de la mélancolie. 1881; Roubinowitsch et Toulouse, la mélancolie. 1897.

alter, welche nicht Verlaufsabschnitte anderer Formen des Irreseins darstellen. Ausser der gemüthlichen Störung gehören zum Krankheitsbilde der Melancholie regelmässig noch Wahnbildungen, namentlich Versündigungswahn, aber auch Verfolgungsideen und hypochondrische Vorstellungen. Die Entwicklung der Krankheit vollzieht sich allmählich, nachdem meist bereits Monate, bisweilen selbst Jahre lang allerlei unbestimmtere Anzeichen voraufgegangen sind, Kopfschmerzen, Schlaflosigkeit, Appetitlosigkeit, Verstopfung, Mattigkeit, Schwere in den Gliedern, Herzklopfen, Ohrensausen, Unschlüssigkeit, Arbeitsunlust. Die Kranken werden niedergeschlagen, verzagt, weinerlich, ängstlich; wüste Gedanken steigen ihnen auf, Sorgen, Befürchtungen, Zweifel, Selbstquälereien. Sie fühlen sich schwer krank, dumm im Kopf, sind zerstreut, vergesslich, bringen nichts mehr fertig, legen die Hände in den Schooss, um verzweifelt zu jammern und zu wehklagen. Freilich schieben sich dazwischen einzelne freiere Tage oder Stunden ein, allein allmählich stellt sich immer klarer heraus, dass die vielleicht zunächst als Folge eines traurigen Ereignisses aufgefasste Verstimmung krankhafte Ausdehnung gewinnt.

Vor allem zeigt sich sehr bald die Entwicklung der dem melancholischen Krankheitsbilde besonders eigenthümlichen Versündigungsideen. Der Kranke beginnt in seiner Verstimmung sein früheres Leben zu mustern. Mit erschreckender Deutlichkeit stellen sich ihm dabei eine ganze Reihe von kleinen und grossen Verfehlungen vor Augen, die ihm jetzt als schwärzeste Unthaten und als der wahre Grund seiner trüben Gemüthsverfassung erscheinen. Bisweilen klagen sich die Kranken nur in allgemeinen Ausdrücken an. Sie seien schlecht, nichts mehr werth, Scheusale, mit Bosheit angefüllt, haben Fehler begangen, etwas angestellt, dumme Streiche gemacht, betrogen, Unkeuschheit getrieben, nicht gelebt, wie sich's gehört. Meist aber knüpfen sich die Selbstanklagen an bestimmte, aber mehr oder weniger harmlose, oft sehr weit zurückliegende Erlebnisse an. So führte ein 59 Jahre alter Kranker an, er habe als Junge „Aepfel und Nüss'" gestohlen, „einer Kuh an der Natur herumgespielt". Das Gewissen regt sich; „freilich wär's besser gewesen, wenn es sich schon früher geregt hätte", meinte er auf meinen Einwand, dass er sich doch bis dahin über die vermeintlichen Sünden keine Gedanken gemacht habe. Andere haben einmal einen Bettler unfreundlich abgewiesen, bei einer Erkrankung nicht rechtzeitig den Arzt gerufen, den Tod eines Angehörigen durch mangelhafte Pflege verschuldet, unrichtige Aussagen gemacht, Jemanden beim Kauf übervortheilt, im Amte nicht ihre volle Kraft eingesetzt. Durch das Miethen einer Wohnung, das Unternehmen eines Neubaues, einen unbedachten Kauf, einen Selbstmordversuch haben sie ihre Familie ins Elend gebracht; sie haben gelogen, ihre Krankheit übertrieben, sich verstellt, den Arzt und die Angehörigen hintergangen, sich nicht genug „zusammengenommen", hätten nicht in die Anstalt gehen sollen, dann wäre alles ganz anders gekommen. In ganz vereinzelten Fällen endlich liegen auch wirkliche ernstere Verschuldungen zu Grunde, mit denen sich der Kranke in gesunden Tagen längst abgefunden hatte, die aber nun von neuem drohend in seiner Erinnerung auftauchen. Häufig spielen die Selbstanklagen in das religiöse Gebiet hinüber. Der Kranke kann nicht mehr so beten wie früher, hat den Glauben, den Segen Gottes, die ewige Seligkeit verloren, die Sünde wider den Heiligen Geist begangen, die Kirche nicht fleissig besucht, das Göttliche verkauft, nicht genug Lichter geopfert, ist vom Herrgott abgefallen, vom Teufel besessen; der Geist Gottes hat ihn verlassen; der böse Feind hat ihn holen wollen. Ihm ist, als dürfe er nicht in die Kirche hinein; er muss mit der Sündenschuld in die Ewigkeit gehen, arme Seelen erlösen.

Einen guten Einblick in den Seelenzustand solcher Kranken gewährt der nachfolgende Ausschnitt aus dem Briefe einer Dame, in welchem sich Versündigungsideen mit unklarem Krankheitsgefühl und der Hoffnung auf Genesung in sehr bezeichnender Weise mischen.

„Ein krankhafter, teuflischer Zug trieb mich von Hause fort; ich war krank, ebenso wie ich jetzt krank bin, geplagt von Gewissenspein. Die Meinigen mussten glauben, dass ich krank sei, mussten mich hierher bringen, weil ich noch mehr Krankheit heuchelte, als factisch da war, und nur ein in derartigen Betrügereien erprobter Arzt das Falsche vom Wahren unterscheiden konnte." „Mein Leben war eine lange Kette von Lügen, indem ich mich besser stellte, als ich war, tiefere Gefühle heuchelte, als ich sie hatte, wovon ich mich gerade in letzter Zeit immer mehr überzeugte, dass ich lange nicht das leisten konnte, was man von mir voraussetzte. Ich kam eben in einen solchen Zwiespalt, dass ich zur Verbrecherin wurde, indem ich N. verliess." „Wenn ich immer sagte, ich könne nicht mehr lügen, so wollte ich damit sagen, dass ich nicht mehr im Stande sei, ein scheinbar guter Mensch zu sein, während ich doch eigentlich durch und durch nichts taugte." „O fürchterliches Gericht, dass ich, ein erbärmliches Wesen, ein

Räthsel, wie es vielleicht nur wenige giebt, so viel Schönes, Edles zerstören musste. Mir graut davor; ich möchte mich einzeln zerstückeln lassen, wenn ich nur etwas ungeschehen machen könnte." „Jetzt, wo alles zu spät ist, kommt es mir vor, als könnte es wieder sein, wenn Alle nur vergessen könnten, aber dies ist unmöglich, und das Fatum muss sich erfüllen."

Griesinger hat das Auftreten von Versündigungsideen aus dem Untergrunde der trüben Verstimmung als eine Art Erklärungsversuch angesehen, den der Kranke unternimmt, um sich über den Ursprung des peinlich empfundenen Unbehagens Rechenschaft zu geben, ähnlich etwa, wie der Gesunde nach einem schweren Schicksalsschlage geneigt ist, über die Fehler und Unterlassungen nachzugrübeln, welche vielleicht das Unheil haben herbeiführen helfen. Es ist wahrscheinlich, dass in der That ein tieferer Zusammenhang zwischen Verstimmung und Versündigungswahn besteht, aber schwerlich ist derselbe durch Ueberlegungen vermittelt. Das lehren am besten die häufigen Fälle, in denen die Kranken sich geradezu gegen die in ihnen zahlreich auftauchenden Selbstvorwürfe mit allen Kräften wehren. Ich habe doch nichts Schlechtes gethan, nichts gestohlen, das Vaterland nicht verrathen, hört man solche Kranke jammern. Andere fürchten, dass man sie wegen des Todes eines Angehörigen im Verdachte des Giftmordes haben könne („Ist denn Gift gefunden?"), sie vor Gericht stelle, weil sie über den Kaiser geschimpft, ein Attentat geplant haben sollen.

Für den gemeinsamen Ursprung der Versündigungsideen und der Verstimmung aus einer krankhaften Veränderung des Gesammtzustandes spricht ferner auch die häufige Beobachtung, dass die Selbstanklagen sich fortlaufend an alle Handlungen und Erlebnisse des Kranken anknüpfen. Er merkt, dass er immer neue Fehler begeht, so dumm daherredet, Alle beleidigt. „Was ich mache, ist verkehrt; ich muss immer alles wieder zurücknehmen, was ich rede." Er macht zu viel Mühe, ist Schuld, dass die Andern so jammern, fortgebracht werden. „Ich werd' wol der Thäter sein von all Dem", meinte ein Kranker. Er hat alle Mitkranken hereingebracht, muss für Alle sorgen, ist für Alle verantwortlich, jammert, dass er doch nicht im Stande sei, die Andern zu füttern, den Dienst des Oberwärters zu versehen, für Alle zu zahlen. Alle müssen hungern, wenn er isst.

In solchen Fällen gewinnen alle Vorgänge in der Umgebung

sofort eine besondere Bedeutung für das eigene Wohl und Wehe. Der Kranke bezieht jede Aeusserung der Mitkranken auf sich; dieselben sind unruhig um seinetwillen, beschimpfen ihn, sprechen über seine Angelegenheiten. „Jemand hat von Amerika gesprochen: gewiss ist mein Sohn mit dem Schiff untergegangen,“ sagte eine Frau. Der Kranke fühlt sich zu viel da, gehört nicht daher, sollte fort, ist Allen ein Dorn im Auge. Die Anderen missbilligen seine Anwesenheit, empfinden sie als eine Beleidigung, können ihn gar nicht mehr unter sich dulden. Er ist ehrlos, wird ausgelacht, kann sich nicht mehr sehen lassen.

An das bisher gezeichnete Bild des Versündigungswahns schliessen sich nicht selten noch andere depressive Vorstellungskreise an, die nach verschiedenen Richtungen hin entwickelt sein können. Am häufigsten handelt es sich um die Befürchtung schwerer Strafen, die sich gewissermassen als Folgerung aus dem Schuldbewusstsein ergiebt. Der Kranke ist so sündhaft und verworfen, dass ihm Gott nicht mehr verzeihen kann; er wird verdammt werden, in die Hölle kommen. Man wird ihn abholen, fortschleppen, vor Gericht stellen, ihm den Process machen, ihn ins Zuchthaus sperren, öffentlich preisgeben, hinrichten, ins Feuer, ins heisse Wasser werfen, ersäufen. Die Leute stehen schon draussen; die Anklageschrift ist schon geschrieben; er ist ganz verlassen, bittet um gnädige Strafe; wie wirds ihm ergehen! Freilich hat er es nicht anders verdient, ist das Essen nicht werth, das man ihm reicht, will gerne büssen für seine Schlechtigkeit, verlangt Gift. Nicht selten schildert er daher seine Fehler in recht lebhaften Farben oder bekennt selbst Dinge, die er gar nicht begangen hat, um die Bestrafung zu erreichen, die ihm die Ruhe seines Gewissens wiedergeben soll. Auch die Angehörigen müssen leiden, werden gemartert; „sie werden doch hoffentlich noch daheim sein?“ Die Familie ist eingesperrt; die Kinder verhungern, liegen in Ketten, werden von den Wölfen gefressen; die Tochter muss nackt im Schnee herumirren.

In anderen Fällen tragen die Wahnvorstellungen mehr hypochondrischen Inhalt. Der Kranke ist das elendeste, unglücklichste Menschenkind auf der ganzen Welt; so, wie er, hat noch nie ein Wesen gelitten; seit Jahrtausenden ist so etwas nicht vorgekommen. Alles ist aus und vorbei durch seine eigene Schuld; er ist jetzt so tief hineingerathen, dass seine Genesung gar nicht mehr möglich ist.

Er hat Gift bekommen; Krebs und Schlaganfall sind im Anzuge; jede Hoffnung ist verloren; er muss „verrückt“ werden, sein Lebelang in der Anstalt bleiben, sterben, verlangt operirt zu werden. In Folge von alten „Jugendsünden“, Onaniren, überstandener Syphilis ist das ganze Nervensystem zerrüttet, die Lunge angegriffen, der Magen vollständig in Unordnung; der Stuhlgang geht nicht mehr; man hat ihn dumm gemacht. Endlich erstrecken sich die Befürchtungen häufig auch auf die äusseren Verhältnisse des Kranken. Es langt nicht mehr; er muss sparen, kann nicht mehr zahlen, hat sein ganzes Vermögen verloren, soll aus dem Amte gejagt werden, muss betteln gehen.

Nicht selten bestehen neben den Wahnvorstellungen einzelne Sinnestäuschungen, freilich meist ziemlich unbestimmter Art. Der Kranke sieht Engel, Kinder, Teufel, Schutzmänner, die ihn holen wollen, erblickt seine Angehörigen als Leichen vor sich; man führt ihm alles Schreckliche von Hause vor Augen; alles wird ihm vorgespiegelt, ganz tolles Zeug. Innere Stimmen, „Einsprechungen“ fordern ihn zum Selbstmorde auf, machen ihm Vorwürfe, rufen ihm zu: „Du schlechtes Mensch!“

Das Bewusstsein der Kranken ist meist ungetrübt. Abgesehen von den wahnhaften Deutungen fassen sie die Personen und Vorgänge in ihrer Umgebung richtig auf; die Orientirung bleibt erhalten. Freilich kommt es vor, dass die Kranken glauben, an ganz anderem Orte, nicht in der „richtigen“ Anstalt, bei „richtigen“ Aerzten, sondern im Zuchthause zu sein, dass sie die Mitkranken für Bekannte oder Angehörige halten, Briefe als gefälscht bezeichnen. Allein man überzeugt sich leicht, dass dabei die Wahrnehmung an sich nicht gestört ist. Auch der Gedankengang zeigt keine gröberen Widersprüche und ist zusammenhängend, wenn auch meist sehr einförmig. In dem begrenzten Rahmen der krankhaften Vorstellungen kann dabei allerdings die Menge der auftauchenden Gedanken eine recht grosse sein. Die Kranken müssen zwangsmässig immer wieder über die Vergangenheit und über allerlei traurige Möglichkeiten nachgrübeln. Vielfach klagen sie geradezu darüber, dass ihnen so Vieles einfällt und sie sich an alle möglichen Dinge erinnern müssen, die ihnen längst entfallen waren und nun mit peinlicher Deutlichkeit sich wieder aufdrängen. „Ich komme in der ganzen Welt herum mit meinen Gedanken,“ meinte eine solche Kranke. In der Regel besitzen sie ein deutliches Gefühl für die Veränderung, welche die Krankheit erzeugt hat, wenn auch nicht immer die wirklichen Krankheitszeichen als solche klar erkannt werden; der Kopf ist verfinstert; „ich hab's gerade wie eine Gemüthskrankheit". Vorübergehend werden auch wol einzelne der Wahnvorstellungen von dem Kranken berichtigt; sobald jedoch die gemüthliche Erregung steigt, geht die besonnene Ueberlegung rasch wieder verloren.

Von diesen leichteren Formen der Erkrankung führen allmähliche Uebergänge zu einer zweiten, weit weniger zahlreichen und besonders den höheren Lebensaltern angehörenden Gruppe von Fällen, bei der die Wahnbildungen der Kranken einen ganz abenteuerlichen, unsinnigen Inhalt annehmen. Es handelt sich hier um jenes klinische Bild, welches man vielfach unter dem Namen des depressiven Wahnsinns geschildert hat. Die ganze Umgebung erscheint in schreckhafter Weise verändert. Die Häuser machen den Eindruck von Festungen; die Anstalt ist ein Todtenpalast, ein ewiges Haus, ein Gefängniss ohne Ausgang und Zugang, in welchem sich fürchterliche Ereignisse abspielen. Jedes Geräth, jeder Vorgang hat einen grauenerregenden, unheimlichen Anstrich; die Worte der Umgebung enthalten einen versteckten Sinn. Das Licht ist ein Todtenlicht, das Bett ein Zauberbett, der rasselnde Wagen draussen ein Leichenwagen; die Bäume im Walde, die Felsen erscheinen unnatürlich, als wenn sie künstlich gemacht und eigens für ihn dort aufgebaut wären. Die Personen, die ihn besuchen, sind nicht die richtigen, werden ihm nur vorgemacht; die Aerzte sind Figuranten, ja selbst die Sonne, der Mond, das Wetter sind ganz anders, als früher, und kommen ihm vor wie Blendwerk, dazu bestimmt, ihn noch mehr zu verwirren. Aus allen Wahrnehmungen ziehen die Kranken die absonderlichsten Schlüsse. Fliegende Raben bedeuten, dass die Tochter im Keller zerschnitten wird; der Sohn hat beim Besuche einen schwarzen Shlips getragen, also ist die Kleinste todt. Ein abgenutztes Streichholz sagt dem Kranken, dass er ebenfalls verbraucht sei und den Kopf verlieren müsste; die Krautsuppe bei Tisch soll ihn an den Scharfrichter „Krauts" erinnern, der ihn alsbald hinrichten wird.

Der Kranke hat die ganze Welt ins Unglück gestürzt, die eigenen Kinder gegessen, die Gnadenquelle fortgetrunken, die Dreifaltigkeit gepeinigt, kann nicht leben vor Schande. Die Häuser fallen ein; Städte und Länder sind um seinetwillen verwüstet worden; jedesmal, wenn er isst oder wenn er sich im Bette umdreht, wird ein Mensch hingerichtet. In der Nacht schläfert man ihn ein, bringt ihn fort, lässt ihn tolle Streiche begehen, für die man ihn später verantwortlich machen wird, ohne dass er etwas davon weiss. Er ist nicht werth, dass man mit ihm spricht, ihn auch nur ansieht; man soll ihn doch nur erschiessen, in ein finsteres Loch werfen, lebendig begraben, ihm die Zunge herausreissen, den Kopf abschlagen; er will sich vom Abfall nähren und auf der Diele schlafen. Man soll ihn in den Fluss werfen, nackt in den Wald hinauslaufen lassen, am besten, wenn es recht schneit und friert. Die Welt geht unter; das jüngste Gericht kommt; die Rache Gottes bricht herein; er wird von einer Million Teufel geholt, auf ein „Extraschaffot" geschleppt, nach Sibirien zu den Eskimos geschickt, an eine Leiche festgebunden, nackt im wilden Wald von den Wölfen zerrissen, in 1000 Stücke zerfetzt; ihm wird die Haut abgezogen; Hände und Füsse werden ihm abgehackt. Die Angehörigen werden vom Pöbel umgebracht, gekreuzigt, müssen Trillionen von Jahren unter Räubern und Mördern leben; den Kindern ist das Augenwasser herausgelassen worden.

In einzelnen Fällen wird das Krankheitsbild ganz durch sogenannte „nihilistische" Wahnideen beherrscht. Es ist kein Geld mehr da; es giebt keine Eisenbahnen, keine Städte, keine Aerzte mehr; das Meer läuft aus. Alle Menschen sind todt, verbrannt, verhungert, weil es nichts mehr zu essen giebt, weil der Kranke in seinen ungeheuren Magen alles hineingeschlungen, die Wasserleitung leer getrunken hat. Niemand isst oder schläft mehr; der Kranke ist das einzige Wesen von Fleisch und Blut, allein auf der Welt, nicht mehr da, überhaupt gar nichts mehr. Er hat kein Nachtlager, keinen Namen, kann nicht sterben, nicht todtgeschlagen werden, ist so alt wie die Welt, muss ewig herumlaufen. Es wird nicht mehr Nacht; alles ist gefälscht und Schein; die Menschen sind Schatten und Geister; es ist ein ganz anderes Jahrhundert. Einer meiner Kranken hielt die Sonne für künstliche elektrische Beleuchtung und beklagte sich über die Schwäche seiner Augen, weil er die eigentliche Sonne (in der Nacht) nicht sehen könne. Bisweilen gesellt sich dazu die Vorstellung häufiger Ortsveränderung. „Ich bin wieder da," sagte eine Kranke bei jeder Visite, da sie meinte, sie werde immer fortgeführt, sei jede Stunde an einem anderen Ort.

Häufig sind ferner gerade hier unsinnige hypochondrische Vorstellungen. Es ist ein Stück aus dem Kopf in den Schlund gefahren; der Teufel hat das Gehirn herausgenommen; im Schädel ist Dreck; die Adern sind eingetrocknet, mit Gift gefüllt; die Kehle geht zu; ein Stein sitzt im Halse; in allen Gliedern steckt Eiter und geht massenhaft mit dem Stuhlgang fort, wird beim Räuspern ausgeworfen. Unter der Haut liegen Würmer und krabbeln; die Haut ist über den Achseln zu eng; der Körper dehnt sich aus oder schrumpft zusammen; auf der Brust sitzt das Panzergefühl. Es ist aus; der Kranke ist todt, versteinert, syphilitisch, innerlich verfault, stinkt, wird das ganze Krankenhaus anstecken, hat keine Augen, keinen Athem, keinen Kopf, keine Seele und kein Herz mehr, kann nicht sitzen, keinen Schritt gehen, nicht die Hand geben. Er ist in ein wildes Thier verwandelt, wenigstens innerlich, muss bellen, rasen und toben.

Auch geschlechtliche Wahnideen sind nicht selten. Eine 65jährige Kranke beklagte sich über unsittliche Angriffe, glaubte, in einem schlechten Hause untergebracht, in die Wochen gekommen zu sein; eine andere in gleichem Alter wähnte sich fortwährend den Nachstellungen alter Junggesellen ausgesetzt, die sich zu ihr ins Bett legten. Vielfach halten weibliche Kranke ihre Mitkranken für verkleidete Männer. Ein älterer Herr wurde seiner Meinung nach gegen seinen Willen allnächtlich in Bordells herumgeschleppt, um dort syphilitisch gemacht zu werden.

Endlich kommt es in einzelnen Fällen, namentlich bei vorgeschrittener geistiger Schwäche, auch zur Entwicklung dürftiger G r ö s s e n i d e e n. Die Kranken erzählen mit geheimnissvoller Miene, dass man sie für die Jungfrau Maria halte, die nun bald mit Christus niederkommen werde, dass man immer glaube, sie hätten die ganze Welt hergestellt, könnten Wunder thun, Gold machen und alle Krankheiten heilen. Sie sollen in einem „silbernen Kessel" gesotten werden; der Kaiser soll kommen und sie ansehen. Der Arzt ist der Grossherzog, andere Personen der Schah von Persien oder die Königin von England. Eine Kranke mit Namen Fürst meinte, sie sei nun eine Fürstin, und verlangte fürstliches Essen.

Sinnestäuschungen pflegen hier vielfach eine Rolle zu spielen.

Teufelsstimmen tönen ins Ohr; im Kopf sitzt ein Männlein, welches schwätzt; die Gedanken werden laut. Eine meiner Kranken gab an, in der Zunge zu fühlen, dass sie immerfort unverantwortliche Sachen rede. Viele dieser Täuschungen sind wol mehr als Illusionen aufzufassen. Das „schreckliche“ Essen ist fade von Geschmack oder brennt wie Feuer auf der Zunge. Oft stinkt es wie die Pest, und der Kranke bemerkt nun bei genauerem Zusehen, dass es ganz verdorben, mit Schimmel bedeckt ist, sich bewegt, oder dass demselben die abscheulichsten Bestandtheile, Würmer, Grünspan, Blut, Menschenfleisch, Sperma, ganz kleine abgeschnittene Köpfe mit grinsenden Fratzen beigemischt sind. Die kleinen Knötchen seiner Bettleinwand erscheinen ihm wie zahlloses Ungeziefer; am Fenster erblickt er Todtengesichter, die Skelette seiner Angehörigen, an den Bäumen aufgehängte Leichen, oder er sieht Schlangen auf dem Boden kriechen, Katzen, kleine Männer im Zimmer herumlaufen, glaubt bis an die Kniee im Blute zu waten.

Das Bewusstsein erscheint bei dieser Form öfters stärker getrübt, die Orientirung unklar, der Gedankengang verworren und ungemein einförmig, namentlich in den Zeiten stärkerer Erregung. Dennoch ist man vielfach überrascht durch die Besonnenheit, mit welcher die Kranken auf Fragen Auskunft geben und ihre krankhaften Vorstellungen äussern. Bisweilen besteht sogar ein dumpfes Bewusstsein von der Natur der Störung; die Kranken klagen, dass man sie durch das Essen, die Arzneien ganz verwirrt gemacht, hypnotisirt habe, dass sie immerfort Unsinn reden, bald dies, bald jenes Verbrechen bekennen müssten, verrückt geworden seien. In anderen Fällen fehlt den Kranken die Fähigkeit vollkommen, selbst die gröbsten Widersprüche zu erkennen und zu berichtigen; sie behaupten, dass sie keinen Bissen mehr geniessen könnten, während sie mit vollen Backen kauen; „dies ist der letzte,“ meinte einer meiner Kranken jedesmal, wenn man ihn auf diesen Widerspruch hinwies. Sie bitten in einem Augenblicke, dass man sie durch Gift aus der Welt schaffen möge, während sie im nächsten erklären, dass sie überhaupt nicht sterben könnten, was immer man auch mit ihnen anfange.

Den Grundzug der melancholischen Verstimmung bildet, wie ich glauben möchte, ganz regelmässig eine mehr oder weniger deutliche Angst, das Gefühl eines schweren Druckes, einer inneren Beklemmung.

„Berg und Thal liegen auf mir," sagte mir eine Bäuerin, die später durch Selbstmord endete. Die Kranken fühlen sich verzagt, kleinmüthig, unbehaglich und pflegen diese Verstimmung als „Heimweh", Sehnsucht nach den Angehörigen, dem Geschäft, Scheu vor der fremden Umgebung zu deuten.

Gleichwol wird die heimliche Furcht und Beunruhigung regelmässig ganz besonders durch den Verkehr mit denjenigen Personen verstärkt, an die den Kranken die innigsten Gefühlsbeziehungen knüpfen. Je stärker der gemüthliche Widerhall ist, den ein Eindruck in seinem Innern weckt, desto lebhafter werden auch die krankhaften Gefühle angeregt. Der fremden Umgebung stehen sie ziemlich theilnahmlos gegenüber, obgleich sie alle Vorgänge gut aufzufassen pflegen. Sie sind jedoch so völlig mit sich selbst beschäftigt, dass sie dadurch wenig berührt werden. So erklärt es sich, dass ganz ruhige Melancholiker durch die Aufregungszustände ihrer Mitkranken auffallend wenig belästigt werden und gewöhnlich erst dann darüber klagen, wenn die eigene Verstimmung schon bedeutend abgenommen hat.

In einer Reihe von Fällen entladet sich die innere Beängstigung in heftigen Gefühlsausbrüchen. Man spricht dann wol von einer Angstmelancholie (Melancholia activa), doch giebt es zwischen diesen und den weniger stürmisch auftretenden Formen (Melancholia simplex) keinerlei scharfe Grenzen. Die Lebhaftigkeit der krankhaften Verstimmung und Erregung zeigt regelmässig vielfache Schwankungen. Während die Kranken vorübergehend nahezu frei erscheinen können, brechen zu anderen Zeiten, namentlich nach Besuchen oder vorzeitigen Entlassungen, bisweilen plötzlich Angstanfälle von ausserordentlicher Heftigkeit herein, die sogar mit tiefer, selbst deliriöser Bewusstseinstrübung einhergehen können (Raptus melancholicus). Hie und da, besonders in sehr schweren Fällen, sieht man auch wol ganz vorübergehend eine eigenthümlich heitere Stimmung hervortreten. Bald kommt es nur zu einem unbestimmten Lächeln, bald auch zu einer Art Galgenhumor. Die Kranken sind ärgerlich und verzweifelt, lachen aber über ihre Dummheit, ihre krankhaften Ideen, über Vorkommnisse in ihrer Umgebung, machen witzige Bemerkungen und jammern zugleich darüber, dass sie lachen, da ihnen nichts weniger als froh zu Muthe sei. Das Auftreten dieser Stimmung scheint Zeichen einer gewissen geistigen Schwäche zu sein.

Das Handeln des Kranken wird durch die melancholische Verstimmung stets erheblich in Mitleidenschaft gezogen. Er verliert die Lust und das Interesse an seiner Thätigkeit, die Thatkraft, kann nicht mehr recht schaffen, sich zu keinem Entschlusse aufraffen. Ein estnischer Bauer sagte mir, er komme sich vor wie ein Rad am Wagen, das willenlos mitlaufen müsse. Man kann sich jedoch leicht davon überzeugen, dass nicht die Ausführung der Bewegungen an sich erschwert ist. Die Kranken befolgen Aufforderungen, wenn sie nicht durch ihre Angst gehindert werden, ohne Zögern, vollziehen alle Verrichtungen in natürlicher, freier Weise, wenn auch ohne besondere Kraft und Schnelligkeit.

Es scheint sich demnach bei der Melancholie nicht um eine psychomotorische Hemmung, sondern wesentlich um die Wirkung der gemüthlichen Verstimmung auf die Schaffensfreudigkeit zu handeln. Dem Kranken erscheint seine Berufsarbeit zwecklos und vergeblich; alles wird ihm zu viel, steht bergehoch vor ihm. In Folge dessen verabsäumt er die nothwendigsten Geschäfte und Pflichten, lässt alles gehen, wie es geht. Manche Kranke suchen noch eine Zeit lang gegen diese Unfähigkeit anzukämpfen, führen mit grösster Anstrengung nothdürftig ihre täglichen Aufgaben durch; andere entwickeln sogar eine fieberhafte Thätigkeit, bitten flehentlich um Arbeit, stehen des Nachts auf, um zu schaffen, stricken bis zur völligen Erschöpfung, um dem vermeintlichen Vorwurfe der Faullenzerei zu entgehen.

Der Gesichtsausdruck der Kranken ist bald bekümmert, bald weinerlich oder ängstlich gespannt. Manche geben nur spärliche, von Seufzern und Jammern unterbrochene Auskunft; andere haben das Bedürfniss, sich auszusprechen, erzählen eingehend von ihrem Zustande, kommen aber freilich immer rasch auf ihre Klagen zurück, sobald man den Versuch macht, über fernliegende Dinge mit ihnen zu sprechen. Vielfach wird das Bild vollkommen von der ängstlichen Unruhe und Erregung beherrscht. Die Kranken sind unfähig, ein geordnetes Gespräch zu führen oder sich zusammenhängend zu beschäftigen, jammern vor sich hin, verkriechen sich, fragen, ob sie fortmüssen, fortgejagt werden, entschuldigen sich, dass sie noch da sind. Bei stärkerer Angst können sie schliesslich nicht mehr ruhig sitzen oder liegen, springen immer von neuem wieder auf, um rastlos umherzuwandern, irren im

Wald herum, klammern sich an Vorübergehende an, drängen zur Thüre hinaus, da sie nicht mehr dableiben können, „so starkes Heimweh haben“. Auch im Bette finden sie keine Ruhe, sondern steigen immer und immer wieder heraus, reissen auch Andere aus den Betten, rufen um Hülfe, flehen um Gnade, klagen sich an, jedem Zuspruche unzugänglich, anfangs leise, dann immer lauter, Tag und Nacht unablässig, einförmig dieselben abgerissenen Redewendungen wiederholend, bis zur völligen Heiserkeit. Sie ringen die Hände, zittern und beben am ganzen Leibe, zupfen sich Nase, Finger, Lippen, Ohrläppchen blutig, schlagen sich mit der Faust vor die Stirn, zerraufen ihre Haare, entblössen ihre Genitalien, zerschlitzen ihre Kleider und wälzen sich am Boden. Allen äusseren Einwirkungen, allen Beschwichtigungsversuchen setzen sie unter raschem Anwachsen der Angst den verzweifeltsten Widerstand entgegen.

Es ist unter diesen Umständen selbstverständlich, dass die Befriedigung der körperlichen Bedürfnisse bei den Kranken erhebliche Störungen erleidet. Die Kranken hören auf, regelmässig zu essen, verlieren ganz den Appetit, weisen schliesslich auch wol die Nahrung, wenigstens das Fleisch, zurück, spucken alles wieder aus, weil sie das Essen nicht werth sind, den Andern nichts wegnehmen wollen, nicht bezahlen können, Gift oder Unrath im Essen bemerken. Auch Arzneien oder Bäder werden abgelehnt, so dass die Sorge für Reinlichkeit und Körperpflege auf grosse Schwierigkeiten stösst. Ein Kranker lief barfuss herum, um an die Kälte gewöhnt zu sein, wenn er in den Schnee hinausgejagt werde. In einzelnen Fällen tritt Harnverhaltung und Bettnässen auf, sei es, dass die Kranken das Bedürfniss nicht beachten, sei es, dass sie nicht wagen, es zu befriedigen.

Das bei weitem schwerste und von allen Irrenärzten mit Recht ausserordentlich gefürchtete Krankheitszeichen ist bei Melancholischen die Neigung zum S e l b s t m o r d e, die nur sehr selten ganz fehlt, oft genug aber auch ungemein stark in den Vordergrund tritt. Diese Erfahrung steht in voller Uebereinstimmung mit der statistischen Thatsache, dass die Häufigkeit des Selbstmordes auch in der gesunden Bevölkerung mit wachsendem Lebensalter stetig zunimmt. Der Antrieb zum Selbstmorde erscheint bisweilen als der Ausfluss einer gewissen Ueberlegung. Der quälende Gedanke, ein unnützes und sittlich verworfenes Geschöpf, von aller Welt verachtet zu sein, der Blick in eine vermeintlich finstere und trostlose Zukunft, die Unerträglichkeit des gegenwärtigen Zustandes regen in dem Kranken den Wunsch der Vernichtung des Daseins an. Wenn er nur weg von der Welt, nie geboren, als kleines Kind gestorben wäre! Alle würden dann von ihm befreit sein und er selber Ruhe haben; er strebt daher bisweilen in geradezu leidenschaftlicher Weise nach einer Gelegenheit zur Ausführung seiner Selbstmordpläne.

In anderen Fällen tauchen die Selbstmordgedanken ganz plötzlich, triebartig auf, selbst noch bei weit vorgeschrittener Besserung, ohne dass die Kranken sich über die eigentlichen Beweggründe klare Rechenschaft ablegen können. Eine meiner Kranken war mit häuslicher Arbeit beschäftigt, als ihr unvermittelt der Antrieb kam, sich zu erhängen, was sie auch sofort ausführte; mit Mühe wurde sie gerettet. Nach solchen Handlungen wissen die Kranken oft selbst nicht, wie es kam, ja sie erinnern sich manchmal des Vorganges überhaupt nicht, besonders nach Erhängungsversuchen. Hie und da beginnt die Krankheit nach sehr unbestimmten Vorboten mit einem plötzlichen Selbstmordversuche, nach welchem erst das ganze Bild deutlich hervortritt. Bisweilen hat man endlich auch den Eindruck, dass die Kranken nur mit dem Gedanken des Selbstmordes spielen, ohne den Muth und die Kraft zu seiner Ausführung zu haben. Sie selbst geben das so an; trotzdem darf man niemals sicher sein, dass nicht plötzlich einmal ein Angstanfall den krankhaften Drang verstärkt und den gesunden Widerstand überwältigt.

Jeder Melancholiker ist daher als ein äusserst gefährlicher Kranker zu betrachten, um so gefährlicher, wenn er besonnen oder gar zu Verstellung und List geneigt und befähigt ist. Er kann dann auf die verschiedenste Weise die Wachsamkeit seiner Umgebung täuschen, sich in der Badewanne ertränken, an der Thürklinke, an irgend einer vorspringenden Ecke im Abtritte, ja selbst im Bette (auch in der Zwangsjacke!) erwürgen, Nadeln, Nägel, Glasscherben verschlucken, sich die Treppe hinunterstürzen, den Schädel mit einem schweren Gegenstande zertrümmern, sich aushungern u. s. f. Beachtenswerth erscheint es, dass die Kranken in ihrer Aufregung fast ganz unempfindlich gegen körperlichen Schmerz zu sein pflegen, ein

Umstand, der ihnen die Ausführung ihres Vorhabens wesentlich erleichtert. Eine meiner Kranken, die sich mit einem Küchenmesser im Abtritte eine grosse Schnittwunde am Halse beigebracht hatte, bohrte in derselben mit dem stumpfen Stiel einer Abtrittsbürste herum, um sie zu erweitern; ein anderer Kranker schlug mit dem Halse so oft auf die Schneide eines am Boden aufgestellten Stemmeisens, bis dasselbe durch die ganzen Weichtheile in den Wirbelkörper eindrang.

In einer kleinen Zahl schwerer Fälle kann man einzelne katatonische Krankheitszeichen beobachten, namentlich langdauernde Stummheit, eigenthümlich gezwungene Stellungen, Katalepsie, auch wol Echolalie. Stets besteht hier stärkere Bewusstseinstrübung. Ich muss es einstweilen dahingestellt sein lassen, ob diese Formen, die zum Theil in Genesung, zum Theil in Blödsinn übergehen, der Melancholie zuzurechnen oder etwa als Katatonien aufzufassen sind. Einstweilen möchte ich mich mehr der ersteren Ansicht zuneigen, da die eigentlich kennzeichnenden Erscheinungen der Katatonie, der starre Negativismus bei erhaltener Besonnenheit, die Bewegungsstereotypen und Manieren, die Triebhandlungen, in den von mir beobachteten Fällen nicht vorhanden waren und wir ja auch bei der Paralyse gelegentlich katatonische Andeutungen auftreten sehen. Immerhin ist die Frage keineswegs spruchreif.

Begleitet wird das Krankheitsbild der Melancholie regelmässig von einer Reihe von Störungen, die auf eine allgemeine Betheiligung verschiedener Körperverrichtungen an dem Krankheitsvorgange hinweisen. Der Schlaf der Kranken ist regelmässig schlecht, kurz, unruhig, von lebhaften, unangenehmen und quälenden Träumen, bisweilen von nächtlichem Aufschreien begleitet. „Der Geist kann nicht schlafen," sagte mir ein Kranker. Bei Tage besteht ein dauerndes Gefühl der Abspannung, Müdigkeit und Schwere in allen Gliedern, eine dumpfe Benommenheit im Kopfe, die sich bisweilen zu wirklich schmerzhaften Empfindungen, Druck auf der Scheitelhöhe, Spannung im Hinterkopfe u. dergl. steigert. Hie und da beobachtet man die ersten Zeichen seniler Hirnveränderungen, Schwindelanfälle, träge Pupillenreaction, Facialisdifferenz, Zittern der Zunge und der Hände. Einmal sah ich während einer ängstlichen Erregung vorübergehend aphasische Störungen auftreten. Schwerhörigkeit als Alterszeichen ist nicht gerade selten. Sehr gewöhnlich wird über unangenehme Empfindungen in der Herzgegend geklagt, Spannung, Druck, „Unruhe", „Beängstigung", „Vibriren" am Herzen, die bisweilen anfallsweise, namentlich Nachts, stärker hervortreten; „das Herz hat arg Angst". Der Muskeltonus erscheint herabgesetzt; gleichzeitig besteht das Gefühl allgemeiner körperlicher Schwäche und Hinfälligkeit. Die Ernährung nimmt nach Ausweis der Körpergewichtscurve stets, auch dort, wo keine Nahrungsverweigerung besteht, im Beginne der Erkrankung rasch ab, um erst mit dem Eintritte der Besserung sich wieder zu heben. Die Curve IX giebt dafür ein Beispiel. Hier wurde der anfangs günstige Krankheitsverlauf durch einen vorzeitigen, von den Angehörigen erzwungenen Entlassungsversuch unterbrochen. Nach einem Selbstmordversuche zu Hause wurde die Kranke in die Klinik zurückverbracht, wo sie nach einigen Wochen nochmals einen schweren Selbstmordversuch unternahm. Erst nach diesem stellte sich rasche Genesung ein.

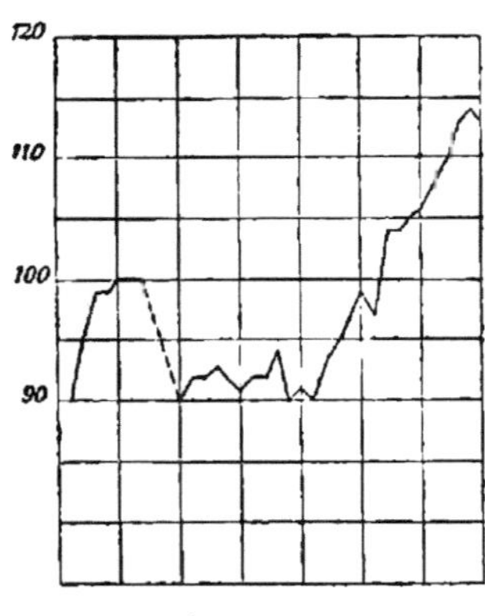

Curve IX.
Melancholie; Rückfall; Genesung.

Die Schleimhäute sind blass, blutleer. Die Esslust ist sehr gering oder ganz aufgehoben, die Verdauung träge; sehr häufig findet man äusserst hartnäckige Stuhlverstopfung. Starker Belag der Zunge und foetor ex ore pflegen diese Störungen anzuzeigen. Die Wärmeproduction wie die Wärmeabgabe ist vermindert, die Temperatur häufig dauernd herabgesetzt, vielfache Unregelmässigkeiten in ihrer Vertheilung auf die einzelnen Körperpartien darbietend. Sehr erhebliche Störungen zeigen regelmässig die Kreislaufsorgane. Abgesehen von den atheromatösen Veränderungen an den Blutgefässen, wie sie dem Lebensalter der Kranken entsprechen, finden wir Kleinheit und Verlangsamung, öfters auch Unregelmässigkeit des Pulses, Kälte und Cyanose, ja sogar Oedeme der Füsse und Hände. Der Befunde von Reinhold, welcher allerdings die Melancholie viel weiter fasst (Veränderungen des Spitzenstosses, der Herzdämpfung und Herztöne), ist bereits bei früherer Gelegenheit gedacht worden. Seltener werden auch an der Haut die Erscheinungen ungenügender Ernährung, Trockenheit, Sprödigkeit, kleienartige Abschuppung u. s. w. beobachtet.

Der Verlauf der Melancholie zeigt regelmässig ein langsames Ansteigen und nach längerer Dauer ein noch langsameres Schwinden der Krankheitserscheinungen. Während der ganzen Zeit aber pflegt der Zustand fast immer mehr oder weniger regelmässige Schwankungen darzubieten, welche die Geduld der Kranken und namentlich der Angehörigen oft auf eine recht harte Probe stellen. Zeitweise kann sich der Kranke ganz leicht und wohl fühlen, um doch vielleicht bereits am nächsten Tage von trüber Stimmung und schweren Gedanken wieder völlig beherrscht zu sein. Sehr häufig findet sich ein Nachlass der Krankheitserscheinungen gegen Abend, während am Morgen die Verstimmung in verstärktem Maasse wiederkehrt. Ferner pflegen äussere Schädigungen, namentlich Briefe oder Besuche der nächsten Angehörigen, auf der Höhe der Krankheit fast immer eine deutliche Verschlechterung nach sich zu ziehen. Endlich wird auch bisweilen ein ziemlich regelmässiger Wechsel zwischen schlimmeren und besseren Zeiten oder Tagen beobachtet, ohne dass sich eine äussere Ursache dafür auffinden liesse.

Das allmähliche Schwinden der Krankheit unter vielfachen Nachlässen und Verschlimmerungen ist durchaus die Regel; plötzliche, im Verlaufe weniger Tage eintretende „Heilungen“ bedeuten, wenn es sich nicht um ganz leichte und kurzdauernde Erkrankungen handelt, die Zugehörigkeit des Krankheitsbildes zum manisch-depressiven Irresein und damit meist das Umschlagen der traurigen in eine heitere Verstimmung. Einen sehr guten Anhaltspunkt für die prognostische Beurtheilung der Veränderungen im psychischen Krankheitsbilde giebt das Verhalten des Körpergewichtes an die Hand. Stetiges Ansteigen desselben deutet mit Entschiedenheit auf eine bevorstehende günstige Wendung hin. Gleichzeitig bessern sich nach und nach Schlaf und Verdauung; die Nachlässe der Verstimmung werden anhaltender und ausgiebiger, wenn auch noch einzelne schlechte Tage dazwischen vorkommen. Nicht selten entwickelt sich in dieser Zeit eine ausserordentliche Reizbarkeit, die von den Kranken selbst als krankhaft empfunden oder auch wol im Sinne des Versündigungswahnes als sittliche Verschlechterung aufgefasst wird. An Stelle der früheren Angst und Verzagtheit tritt eine missmuthige, nörgelnde, unzufriedene Stimmung. Man kann ihnen nichts mehr recht machen; alles quält sie, regt sie auf; sie können es nicht mehr aushalten und drängen stark nach Hause, wo sie „besser ihre Ordnung haben". In einzelnen Fällen kann, wie es scheint, eine solche unleidliche, reizbare Stimmung bei unvollkommener Einsicht als Ueberbleibsel der Krankheit nach dem Schwinden der anderen Störungen dauernd zurückbleiben. Als ein Zeichen von besonders guter Vorbedeutung ist die Rückkehr des Interesses für die gewohnten Beschäftigungen zu betrachten. Sobald der Kranke wieder beginnt, zu arbeiten, zu lesen, sich zu unterhalten, pflegt die Reizbarkeit bald zu schwinden; er wird einsichtig, geduldig, dankbar und gehorsam. Gleichwol besteht immer noch für einige Zeit eine leichtere Ermüdbarkeit sowie eine vermehrte Empfindlichkeit gegen äussere Schädlichkeiten, besonders Gemüthsbewegungen, Ueberanstrengungen, Ausschweifungen, welche vorübergehende Verschlimmerungen nach sich ziehen können, bis sich im Laufe der Wochen und Monate auch diese Störung vollkommen ausgleicht.

Die Prognose der Melancholie muss im ganzen als eine zweifelhafte bezeichnet werden. Von meinen Kranken fanden nur 32% volle Genesung; ausserdem wurden allerdings noch 23% soweit gebessert, dass sie in ihre Familie zurückkehren und selbst bis zu einem gewissen Grade ihre frühere Beschäftigung wieder aufnehmen konnten. Ungeheilt blieben 26%, während 19% innerhalb der ersten zwei Jahre nach Beginn der Krankheit zu Grunde gingen. Die Wahrscheinlichkeit der Heilung wird nicht unbedeutend durch das Lebensalter der Erkrankten beeinflusst. Von meinen Kranken unter 55 Jahren wurden 40%, von den älteren dagegen nur 25% vollständig geheilt.

Eine ungünstige Wendung des Krankheitsverlaufes pflegt sich im allgemeinen durch eine Abnahme der gemüthlichen Erregung ohne Zurücktreten der krankhaften Vorstellungen oder gar mit der Ausbildung unsinnigerer Wahnideen anzukündigen. In den leichteren Fällen schwindet nun allmählich die Verstimmung nebst den Wahnideen, aber die Kranken sind trotz einer ungefähren Krankheitseinsicht doch stumpfer, gleichgültiger, leistungsunfähiger geworden. Zugleich besteht meist noch ein kleinmüthiges, verzagtes oder weinerliches Wesen. Bei weiter fortschreitender Schwäche pflegen zwar auch die Wahnvorstellungen mehr und mehr zu verblassen, aber die

Kranken werden gedankenarm, verworren, desorientirt, vergesslich, blöde, affectlos, arbeitsunfähig, gewinnen keine Krankheitseinsicht, stehen stumpfsinnig und trübselig herum oder jammern eintönig vor sich hin. Andere werden ganz unzugänglich, kindisch-eigensinnig, mürrisch, kreischen, sobald man sie anrührt, kratzen, schlagen rücksichtslos um sich, gehen zeitweise aus dem Bett, um ihre Nachbarn zu misshandeln, gesticuliren vor sich hin, murmeln unverständlich und zusammenhangslos. Hie und da erhalten sich auch wol noch einzelne zerfahrene Reste der früheren Wahnvorstellungen und Sinnestäuschungen. Das Körpergewicht kann, wie die Curve X zeigt,

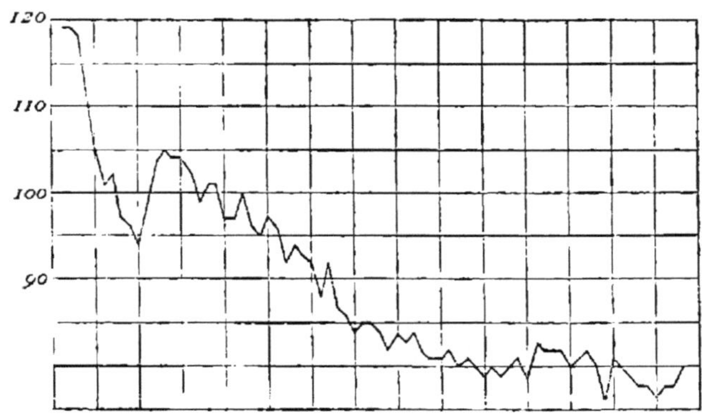

Curve X.
Melancholie; Ausgang in Schwachsinn.

sehr bedeutend sinken, um nun dauernd auf niedrigem Stande zu bleiben; bisweilen jedoch erfolgt später wieder ein ausgiebiges Ansteigen ohne psychische Besserung. Das erste rasche Sinken war hier durch Nahrungsverweigerung bedingt, die durch Kochsalzinfusionen erfolgreich bekämpft wurde.

Der Tod erfolgte in meinen Fällen meist unter den Erscheinungen der Herzschwäche in lebhaften ängstlichen Aufregungszuständen, einige Male an Lungentuberculose nach längerem Krankheitsverlaufe. Zwei meiner Kranken erhängten sich wenige Tage nach der gegen ärztlichen Rath erfolgten Entlassung zu Hause. Die pathologische Anatomie hat uns ausser verbreiteter Arteriosklerose mit ihren Folgezuständen am Herzen und in den Nieren einstweilen kein verwerthbares Ergebniss geliefert. Bei zwei älteren Kranken wurden die Zeichen einer beginnenden Hirnatrophie aufgefunden.

Die Dauer der Melancholie erstreckt sich regelmässig über eine längere Reihe von Monaten, selbst über Jahre. Von meinen geheilten Fällen dauerten die meisten etwa $^3/_4$—1 Jahr; fast ein Drittel derselben erstreckten sich jedoch über 1 Jahr hinaus. Auch in anscheinend leichten Fällen ist es immer misslich, bestimmte Vorhersagen über die muthmassliche Dauer zu machen, da sich der Krankheitsverlauf oft ungemein schleppend gestaltet, ohne dass man darum die Hoffnung auf endliche Genesung aufzugeben brauchte. Einzelne Fälle heilen noch nach 2—3 Jahren.

Die Melancholie, wie sie hier geschildert wurde, ist eine Erkrankung des beginnenden Greisenalters. Sie ist vielleicht als der krankhafte Ausdruck jenes schon dem gesunden Alter eigenthümlichen Gefühls der wachsenden Unfähigkeit und Unzulänglichkeit zu betrachten, im Gegensatze zu dem überquellenden Kraftbewusstsein der Jugendjahre. Mehr als 64% meiner Kranken standen zwischen dem 50. und 60. Lebensjahre. Die ersten Erkrankungen beginnen bald nach dem 40., die letzten bald nach dem 65. Jahre. Ob auch gewisse der Schwangerschaft und der Lactation angehörige, klinisch ähnliche Formen aus früherem Lebensalter hierher zu rechnen sind, möchte ich einstweilen noch unentschieden lassen. In den höheren Altersklassen werden allmählich die Formen mit unsinnigen Wahnbildungen häufiger. Das weibliche Geschlecht liefert etwa 60% der Kranken, ist also ein wenig stärker betheiligt, als das männliche. Das gilt ganz besonders für die Erkrankungen im 5. und zu Anfang des 6. Lebensjahrzehntes, wo Männer nur ausnahmsweise melancholisch werden, während beim Weibe das Klimakterium gerade für diese Form des Irreseins den günstigen Boden abzugeben scheint. Späterhin ist ein Unterschied zwischen beiden Geschlechtern kaum mehr erkennbar.

Die erbliche Veranlagung scheint hier hinter der erworbenen Disposition zurückzustehen, da ich nur bei 53% der Kranken mit genauer bekannter Vorgeschichte irgend eine, wenn auch öfters nur entfernte Familienanlage auffinden konnte. Auffallend oft begegneten mir bei Geschwistern und Eltern Apoplexien und Altersblödsinn, auch Alkoholismus. Zu berücksichtigen ist übrigens, dass bei den älteren Kranken genauere Angaben über das Verhalten der Eltern und deren Geschwister vielfach fehlen. Dadurch wird die Vergleichbarkeit der Zahlen über die erbliche Anlage beeinträchtigt. Dem entspricht die Erfahrung, dass hier die Häufigkeit von Geistesstörungen bei Geschwistern gegenüber derjenigen bei den Eltern stark in den Vordergrund trat. Eine Reihe der Kranken werden als Sonderlinge, kleinliche, ängstliche Naturen, zu Grübeleien geneigt geschildert; mehrfach fand sich vorzeitiges Greisenthum. Sehr häufig scheinen bestimmte äussere Anlässe den Ausbruch der Melancholie zu begünstigen. Als solche sind zu nennen körperliche Krankheiten (Influenza, Magenkatarrh), Operationen, Vermögensverluste, Schreck, Sorgen durch Unternehmungen, Veränderungen in den ganzen Lebensverhältnissen, vor allem aber Krankheit und Tod der nächsten Angehörigen.

In der hier gegebenen Abgrenzung umfasst die Melancholie den grössten Theil jener Beobachtungen, die man früher als einfache und als Angstmelancholie zu bezeichnen pflegte, ferner den depressiven Wahnsinn und endlich die senilen Depressionszustände. Dass diese und nur diese Formen in der That eine innere Zusammengehörigkeit darbieten, davon glaube ich mich in den letzten Jahren überzeugt zu haben. Aus dieser Auffassung ergiebt sich, dass zunächst alle depressiven Verstimmungen der jugendlicheren Altersstufen nicht zur Melancholie zu rechnen sind. Sie gehören nach meiner Ueberzeugung entweder dem manisch-depressiven Irresein oder der Dementia praecox an, einzelne dem Entartungsirresein und vielleicht auch der Hysterie. Andererseits ist zu bedenken, dass sich bisweilen auch das manisch-depressive Irresein erst in den Rückbildungsjahren entwickelt. Auffallend rascher und günstiger Verlauf des Anfalles und das Auftauchen einzelner manischer Andeutungen, starker Thatendrang, Ideenflucht, Grössenideen, fröhliche Stimmung ohne die Zeichen des Schwachsinns werden hier die Unterscheidung ermöglichen. Nicht selten freilich wird es recht schwierig sein, den vorliegenden Anfall richtig zu deuten. Den besten Anhalt giebt, wie mir scheint, das psychomotorische Verhalten. Während das Benehmen der Melancholiker in allen Stücken den natürlichen Ausdruck ihrer ängstlichen oder reizbaren Stimmung bildet, sehen wir in den Depressionszuständen des circulären Irreseins die Entschlussunfähigkeit, die Verlangsamung und Erschwerung aller Willenshandlungen durchaus in den Vordergrund treten. Andererseits geht die bei dieser Krankheit gelegentlich beobachtete reizbare Verstimmung regelmässig mit lebhaftem Thätigkeits- und Rededrang einher, indess die Reizbarkeit der Melancholiker das Gepräge der inneren Beängstigung trägt.

Auch die Melancholie zeigt übrigens eine gewisse Neigung, sich zu wiederholen. Unter meinen Kranken fanden sich 15%, die vor der beobachteten schon einmal eine Melancholie überstanden hatten, regelmässig ebenfalls in den Rückbildungsjahren. Fast immer waren die früheren Anfälle sehr leicht verlaufen. Endlich fand sich noch eine ganz kleine Gruppe von Fällen, bei denen schon im 4. Lebensjahrzehnt eine depressive Geistesstörung vorausgegangen war; gerade diese Kranken schienen sich mir durch grosse psychische Beeinflussbarkeit, Zunahme des Jammerns bei äusserer Anregung, Einförmigkeit des Affectes und Dürftigkeit der Wahnbildungen auszuzeichnen. Ich bin nicht sicher, ob sie der Melancholie zuzurechnen sind und habe sie bei meinen Untersuchungen überall unberücksichtigt gelassen.

Die mit stärkerer geistiger Schwäche und unsinnigeren Wahnbildungen einhergehenden Formen der Melancholie leiten ganz allmählich in die senile Verwirrtheit hinüber. In einzelnen Fällen kann die Frage entstehen, ob wir es nicht mit einer Dementia praecox zu thun haben, namentlich beim Auftreten von katatonischen Zeichen. Wir werden uns für die Annahme einer, in diesem Alter freilich recht seltenen, katatonischen Erkrankung entscheiden, wo sich starrer Negativismus, eigenartige läppische Erregungszustände und Manieren entwickeln, zumal bei Fortbestehen der Besonnenheit und Orientirung. Bei weitem die grössten diagnostischen Schwierigkeiten jedoch entstehen bei der Abgrenzung der Melancholie von der Paralyse. Namentlich diejenigen Fälle, welche etwa zwischen dem 45. und dem 55. Jahre liegen, können lange Zeit zweifelhaft bleiben, da die psychischen Krankheitsbilder einander bisweilen fast völlig gleichen. Grössere Besonnenheit und Klarheit, lebhafter, gleichmässiger Affect, subacute Entwicklung ohne länger zurückreichende Vorboten sprechen mehr für Melancholie, während die Paralyse aus den Zeichen der sonst in diesen Jahren noch nicht leicht vorkommenden psychischen Schwäche (Vergesslichkeit, mangelhafte zeitliche Orientirung, Unbesinnlichkeit, Urtheilslosigkeit, unsinnige und widerspruchsvolle Wahnbildungen, Schwächlichkeit des Affectes), dann aber namentlich auch aus den körperlichen Krankheitszeichen erkannt wird. Auch die schleichende Entwicklung des Leidens unter den bekannten Zeichen einer allmählichen Verblödung kann in dieser Richtung einen Fingerzeig geben. Wie weit die arteriosklerotischen Hirnerkrankungen das Bild der Melancholie darbieten können, entzieht sich einstweilen meiner Beurtheilung.

Die Behandlung*) der Melancholie hat dem Kranken unter allen Umständen Ruhe zu verschaffen, deren das leidende Gehirn unbedingt bedarf. In erster Linie wird es daher nöthig sein, für die Entfernung aller den Kranken schädigenden Reize zu sorgen. Dazu gehören namentlich diejenigen Personen und Dinge, welche ihn gemüthlich am meisten berühren, die nächsten Anverwandten, das eigene Heim und die Berufsarbeit. Bei ganz leichter Erkrankung kann unter Umständen ein einfacher Aufenthaltswechsel, die Unterbringung bei einer befreundeten, verständnissvollen Familie genügen. Dringend zu warnen ist vor „Zerstreuungen", anstrengenden Reisen, eingreifenden Curen, lebhafter Geselligkeit, die ebenso wie lange Auseinandersetzungen und Zurechtweisungen immer rasch verschlimmernd wirken. In der überwiegenden Mehrzahl der Fälle wird die Verbringung in die Anstalt nothwendig sein, ganz unbedingt dann, wenn irgendwie Selbstmordneigung hervortritt.

Das beste Beruhigungsmittel ist die Bettlagerung, die man namentlich bei schwachen oder sehr gequälten Kranken mit kurzen Unterbrechungen durch Aufenthalt im Freien lange Zeit hindurch fortsetzen kann. Besondere Aufmerksamkeit erfordert ferner die Sorge für eine gute, kräftige Ernährung. Der Kranke wird regelmässig zum Essen angehalten; die Appetitlosigkeit und Verdauungsträgheit wird durch Eingiessungen oder milde Abführmittel, unter Umständen durch Magenausspülungen, sowie durch passende Auswahl der Speisen bekämpft. Meist gelingt es besser, in häufiger Wiederholung kleinere Mengen von Nahrung zuzuführen, als die reichlicheren Hauptmahlzeiten einzuhalten. Geduld und Beachtung der Wünsche des Kranken vermag hier viel zu erreichen. Bei sehr ängstlichen und erregten Kranken wird man die Sondenfütterung nicht immer umgehen können, ja ich habe bei drohender Herzschwäche auch schon zu Kochsalzinfusionen meine Zuflucht nehmen

*) Ziehen, Erkennung und Behandlung der Melancholie in der Praxis. 1897.

müssen. Besonnene Kranke geben den Widerstand gegen das Essen meist bald auf, sobald man ihnen die Nutzlosigkeit desselben vor Augen führt.

Von grösster Wichtigkeit ist selbstverständlich ferner die Regelung des Schlafes. Bei der langen Dauer der Krankheit ist die Anwendung von Arzneimitteln möglichst zu beschränken, da sie meist nicht sehr lange hintereinander fortgegeben werden können. Häufig thut der Alkohol recht gute Dienste, der in kleinen Gaben die innere Spannung mildert, in grösseren den Schlaf begünstigt. Ausserdem passen gelegentliche Gaben von Trional, Sulfonal, auch von Brom oder Paraldehyd. Von diätetischen Massregeln kommen abendliche verlängerte Bäder, Priesnitz'sche Einpackungen, mässige Bewegung im Freien u. dgl. in Betracht, soweit sie nicht die Angst der Kranken steigern.

Als Beruhigungsmittel hat sich namentlich bei den heftigeren Angstzuständen der Melancholiker mit Recht das Opium und Morphium einen grossen Ruf erworben. Man giebt diese Mittel planmässig in rasch steigender Gabe (bis zu dreimal täglich 50 oder selbst 60 Tropfen Opiumtinctur), um später allmählich wieder herunterzugehen. Wo nicht bald ein deutlich beruhigender Einfluss bemerkbar wird, ist die Fortsetzung der Cur zwecklos. Ausserdem aber giebt es einzelne Fälle, in denen nicht nur keine Besserung, sondern geradezu eine Steigerung der Angst eintritt; hier ist schleunige, aber vorsichtige Beseitigung des Mittels geboten. Bei den leichteren und ruhigeren Formen der Melancholie erweist sich oft die Verbindung mässiger Opiumgaben mit Bromnatrium nützlich.

Wo die geringsten Anzeichen von Selbstmordneigung hervortreten, ist auch in den anscheinend mildesten Formen der Erkrankung dringend eine sorgfältige Ueberwachung geboten, wie sie nur in einer zuverlässigen Irrenanstalt (nicht sogenannten „offenen" Curanstalt) durchgeführt werden kann. Tag und Nacht muss in solchen Fällen Jemand in unmittelbarer Nähe des Kranken sein und ihn unausgesetzt im Auge behalten. Das Schlafen eines Wärters im gleichen oder gar im Nebenraum ist in irgendwie bedenklichen Fällen durchaus unzureichend. Diese peinliche Aufmerksamkeit, die den Kranken keinen Augenblick, auch auf dem Abort nicht, ausser Acht lässt, ist bis zur vollen Genesung fortzusetzen, da oft unvorhergesehene Verschlechterungen mit Wiedererwachen der krankhaften Triebe vorkommen und die Besserung bisweilen nur eine scheinbare, zur Erreichung der Entlassung vorgetäuschte ist.

Die psychische Behandlung muss eine ruhige, gleichmässig freundliche und geduldige sein. Viele Gespräche über den psychischen Zustand sind zu vermeiden; auch tröstender Zuspruch pflegt meist wenig oder nichts zu helfen. Weit zweckmässiger ist es, eine Ablenkung des Vorstellungsverlaufes auf ganz fernliegende Gebiete anzustreben, was allerdings fast nur in leichteren Fällen mit einiger Sicherheit gelingt. Auf der Höhe des Leidens verbieten sich solche Versuche von selbst; in der Genesungszeit jedoch sind sie ein wichtiges Hülfsmittel, das Denken und Fühlen wieder in die gewohnten Bahnen zu leiten. Dazu dient anregende, nicht ermüdende Beschäftigung, Lesen, Zeichnen, Handarbeit, sobald mit dem Nachlassen der Verstimmung eine freiere Hingabe an dieselbe möglich wird. Diese Entwicklung pflegt sich ganz von selbst zu vollziehen; der Arzt hat nichts zu thun, als dieselbe nach Kräften zu fördern und Störungen durch Ueberanstrengung, starke Gemüthsbewegungen, körperliche Schädlichkeiten zu verhüten. Besuche seitens der nächsten Angehörigen wirken namentlich auf der Höhe der Krankheit nicht selten sehr aufregend, machen dem Kranken das Herz schwer; hier ist besondere Vorsicht geboten.

Von Wichtigkeit ist es endlich, den Kranken nicht zu früh aus der Anstaltsbehandlung zu entlassen; Selbstmorde sind nur zu häufig die Folge davon. Bisweilen kehren die Kranken auch von selbst wieder zurück, da sie merken, dass sich ihr Zustand zu Hause sofort wieder verschlechtert. „Mich hat gleich alles gereut,“ sagte mir ein solcher Kranker. Sehr häufig hat man freilich den besonnenen, über „Heimweh“ klagenden, stark drängenden Kranken und noch mehr ihren Angehörigen gegenüber einen schweren Stand. Erst wenn das ungeduldige Drängen verschwindet, volle Krankheitseinsicht besteht, die Ernährung auf ihren früheren Stand zurückgekehrt und der Schlaf ungestört ist, kann man die Heilung als vollendet und die Zeit der Entlassung als gekommen ansehen; Ausnahmen sind nur bei sehr günstigen Verhältnissen und zweifellos fortschreitender Genesung zulässig. Jedenfalls bedürfen alle Entlassenen noch längere Zeit hindurch einer gewissen Schonung und Pflege sowie einer verständigen, ruhigen Behandlung seitens ihrer Umgebung.

B. Der praesenile Beeinträchtigungswahn.

Unter dieser Bezeichnung möchte ich eine kleine Gruppe von Fällen aus den Rückbildungsjahren zusammenfassen, die durch allmähliche Entwicklung grosser Urtheilsschwäche mit Wahnbildungen und gesteigerter gemüthlicher Erregbarkeit gekennzeichnet sind. Der Beginn der Krankheit ist immer ein schleichender. Ganz unmerklich stellt sich eine Veränderung im Wesen und Benehmen der Kranken heraus. Sie werden stiller, menschenscheu, unzufrieden, grundlos traurig, misstrauisch und reizbar. Die Besonnenheit und Orientirung bleibt vollkommen erhalten. Dagegen tauchen nach und nach Wahnvorstellungen auf, anfangs unbestimmt und flüchtig, später hartnäckiger und in ausgeprägterer Form. Zunächst sind es vielfach hypochondrische Ideen. Die Kranken klagen über die verschiedenartigsten, häufig wechselnden nervösen Schmerzen, Singultus, krampfhaftes Zucken, Schwindel, Schmerzen hier und dort, unruhige Träume, Schwäche Schwellungen, Krachen im Kopf u. dergl. Sie erinnern dadurch sehr an Hysterische, doch laufen auch sehr unsinnige Klagen mit unter; das Rückenmark ist geschwunden, das Gehirn vertrocknet, alle Kraft verloren gegangen.

Weiterhin pflegen sich Verfolgungsideen einzustellen, die ebenfalls einen ganz abenteuerlichen Inhalt annehmen können. Kleider und Gegenstände werden vertauscht oder gestohlen; das Klavier ist nicht mehr das alte, muss heimlich ausgewechselt worden sein. Es sind Räuber im Hause; Nachts schleicht sich Jemand ein; verdächtige Dinge geschehen; im Essen, in der Cigarre ist Gift. Eine meiner Kranken liess durch den Tapezierer das Sopha öffnen, da sie vermuthete, dass in demselben Jemand stecke, der das Haus in die Luft sprengen wolle. Die Aerzte machen heimliche Eingiessungen und Einreibungen, treiben Schweinerei, reissen die Gebärmutter heraus, erzeugen die Krankheit künstlich, um daran zu studiren; die Frau wendet hinter dem Rücken der Kranken Mittel an.

Ganz besonders häufig pflegt der Wahn ehelicher Untreue in den Vordergrund zu treten. Der Mann verkehrt mit allen möglichen Frauenzimmern, liebäugelt auf der Pferdebahn hinter der Zeitung mit seiner Nachbarin, tauscht verständnissvolle Blicke mit begegnenden Mädchen, hat ein Verhältniss mit der Dienstmagd, bestellt sich zu jeder Reise eine Dame, die im gleichen Zuge mitfahren muss, empfängt Briefe von den Schulfreundinnen der Tochter. Die Frau steht in der Nacht ohne genügenden Grund aus dem Bette auf, stöhnt in eigenthümlicher Weise, schrickt bei der Heimkehr des Mannes zusammen, verliert einen Zettel mit höchst verdächtigen Andeutungen.

Gewöhnlich sind alle diese Wahnvorstellungen ungemein veränderlich; sie tauchen in einem Augenblicke auf, um im nächsten von dem Kranken preisgegeben zu werden, aber ebenso rasch in anderer Form wiederzukehren. Viele Kranke geben auf eindringliche Vorstellungen ohne weiteres zu, dass sie sich getäuscht haben könnten, krank seien, aber sie kommen nicht zu einem wirklichen Verständnisse für die Unsinnigkeit ihrer Vorstellungen; man findet sie vielleicht schon nach einer halben Stunde in der grössten Erregung darüber, dass sie mit der Milch soeben ein schreckliches Gift zu sich genommen hätten, unfehlbar sterben müssten, dass ein Mann unter dem Bette gesteckt haben müsse, ein eigenthümliches Gefühl am Herzen ihnen nunmehr den Tod ihrer Tochter ganz bestimmt angezeigt habe. Auch jetzt genügen meist wieder einige beruhigende Worte, um diese Befürchtungen in den Hintergrund zu drängen.

In einzelnen Fällen geht der Wahn mit Sinnestäuschungen einher. Der Kranke wird bedroht, hört, wie fremde Personen sich des Verkehrs mit seiner Frau rühmen, wie seine gemisshandelten Kinder schreien, sieht Nachts eine dunkle Gestalt zur Thür hinaus huschen, fühlt beim Hinüberlangen, dass Jemand neben der Frau im Bette liegt. Merkwürdiger Weise sucht er nun den Schuldigen nicht näher zu überführen; indessen auch wenn die sofortige Untersuchung kein Ergebniss liefert, ist er nur entrüstet über die Schamlosigkeit und Schlauheit, mit der die eheliche Treue in seiner Gegenwart gebrochen wird.

Der Gedankengang der Kranken bleibt vollkommen geordnet. Dagegen ist man immer wieder aufs neue erstaunt über die ausserordentliche Schwäche des Urtheils, welche den Kranken die abenteuerlichsten Wahnvorstellungen bei voller Besonnenheit ohne weiteres hinnehmen lässt. Ihm fehlt offenbar durchaus die Fähigkeit, deren Unsinnigkeit wirklich klar einzusehen; er lässt sich im Augenblicke wol ohne Mühe überreden, aber nicht überzeugen. Das Gedächtniss für frühere Zeiten zeigt keine Störung, doch schieben sich in die Darstellung der wahnhaft verarbeiteten Erlebnisse leicht allerlei Zusätze und Verdrehungen hinein.

Die Stimmung der Kranken ist in der ersten Zeit niedergeschlagen, ängstlich; nicht selten kommt es zu Selbstmordversuchen. Späterhin tritt meist eine gewisse Erregung und Reizbarkeit hervor. Die Kranken sprechen viel, beklagen sich mit grossem Wortschwall, führen lärmende Auftritte herbei, gerathen in heftige Wuth, schimpfen, lassen sich aber meist leicht beruhigen, lachen und weinen ohne Anlass. Oefters macht sich gehobenes Selbstgefühl bemerkbar.

An die Wahnvorstellungen schliessen sich vielfach allerlei unsinnige Handlungen. Manche Kranke laufen bei allen Aerzten herum, lassen sich ungezählte Rathschläge geben, ohne einen einzigen zu befolgen; andere hören zeitweise auf, zu essen, ziehen sich von ihrer Umgebung zurück, zerstören plötzlich, was ihnen unter die Finger kommt, werden gewaltthätig. Eine meiner Kranken hatte ihr Dienstmädchen so vollständig von der Wirklichkeit ihrer Verfolgungsideen überzeugt, dass dieses mit ihr das Haus nach eingedrungenen Mördern durchsuchte und den Nachbarn der Vertauschung des Kronleuchters beschuldigte. Der Eifersuchtswahn führt zu peinlicher Ueberwachung des Gatten. Das Dienstmädchen wird ihm nachgesandt; aus dem Papierkorbe werden zerrissene Briefe wieder zusammengestellt, um den Beweis der Schuld zu erbringen. Es kommt zu unverständlichen Wuthausbrüchen gegen die vermeintlichen Verführerinnen; eine Dame ging auf die Polizei, um ein ihr verdächtiges Fräulein unter Sittencontrolle stellen zu lassen.

Im weiteren Verlaufe werden die Wahnvorstellungen immer unsinniger. Frau und Kinder werden gemartert, das Söhnchen am Boden festgenagelt, am Gartenzaun aufgehängt. Die Frau geht jede Nacht aus einer Hand in die andere; alle sprechen davon. Weibliche Kranke glauben, dass sich der Mann mit den eigenen Kindern, ja mit anderen Männern abgiebt, die sie für verkleidete Frauenzimmer halten; sie merken es an den Empfindungen ihres eigenen Körpers, wenn er sie mit anderen betrügt. Der liebe Gott verkündet alles, spricht dem Kranken ins Ohr, liegt Nachts wie ein Schatten rechts neben ihm im Bett. Personen und Umgebung sind vertauscht; der eigene Körper wird entstellt, beeinflusst. Manche Kranke verhalten sich daher sehr ablehnend, verhüllen sich, sprechen zeitweise kein Wort, um dann plötzlich wieder ganz freundlich und mittheilsam zu werden. Die Wahnvorstellungen wechseln vielfach, treten wol auch vorübergehend in den Hintergrund, wenn auch gewisse allgemeine Grundzüge immer wiederzukehren pflegen. Trotz weit vorgeschrittenen Schwachsinns werden aber die Kranken, soweit meine Erfahrung reicht, nicht verwirrt. Heilungen oder auch nur weitgehende Besserungen scheinen nicht vorzukommen.

Das hier versuchsweise abgegrenzte Krankheitsbild ist nicht gerade häufig; ich habe in den letzten 10 Jahren höchstens etwa ein Dutzend Fälle gesehen. Die Mehrzahl bildeten Frauen; bei ihnen begann das Leiden regelmässig im 5. oder im Beginne des 6. Lebensjahrzehntes, während die Männer immer erst in den 50er Jahren zu erkranken pflegen. Fast überall bestand erbliche Veranlagung zum Irresein; sonstige greifbare Ursachen habe ich nicht auffinden können.

Es liegt daher die Annahme nahe, dass wir es hier mit einer vorzeitigen Alterserkrankung auf krankhaft vorbereitetem Boden zu thun haben, um so mehr, als wir im eigentlich senilen Verfolgungswahn ein Bild kennen, welches viele ähnliche Züge aufweist. Ob es sich indessen um einen eigenartigen Krankheitsvorgang handelt, wird erst weitere Erfahrung entscheiden müssen. Meist werden wol diese Fälle zur Paranoia gerechnet. Sie unterscheiden sich aber meiner Auffassung nach von jener Krankheit dadurch ganz scharf, dass es hier nicht zu einer weiteren Verarbeitung der Wahnvorstellungen kommt. Vielmehr machen die Kranken gar keinen Versuch, die feindseligen Wahrnehmungen etwa auf eine bestimmte Quelle zurückzuführen. Die Verfolger bleiben ganz unbestimmt, oder sie wechseln doch überaus häufig; selbst die beargwöhnten Ehegatten werden nicht eigentlich als Feinde, sondern vielfach als Verführte betrachtet. Auch ziehen die Kranken aus ihren auftauchenden und wieder schwindenden Wahnvorstellungen keine weiteren Schlussfolgerungen für ihr Handeln; abgesehen von gelegentlichen Heftigkeitsausbrüchen behandeln sie die vermeintlichen Verfolger gar nicht besonders feindselig, verkehren mit den untreuen Gatten weiter, ja drängen sich ihnen auf, sind plötzlich gegen dieselben

Personen zugänglich und freundlich, die sie kurz vorher verdächtigt und beschimpft haben. Vielfach bleiben sie auch trotz der Klagen über alle möglichen Nachstellungen recht gern in der Anstalt, freuen sich über den Schutz, den sie dort geniessen. Endlich aber sind die Wahnvorstellungen durchaus nicht feststehend, sondern vielfachem Wandel unterworfen, bisweilen sogar in ganz kurzen Zeiträumen. Die Kranken gestehen oft überraschend bereitwillig und nicht blos, um den Arzt zu täuschen, die Möglichkeit eines Irrthumes zu. Auch ihre Erregungszustände scheinen weniger durch Ueberlegungen. als durch gemüthliche Schwankungen bedingt zu sein.

Auf der anderen Seite könnte man geneigt sein, diese Formen des Irreseins einfach der Dementia praecox zuzurechnen, die zweifellos, wenn auch nicht häufig, noch in diesem Alter beobachtet wird. Ich vermag diese Auffassung nicht bestimmt zu widerlegen, möchte aber darauf hinweisen, dass die Kranken keine katatonischen Zeichen darbieten. Ihr gelegentliches Widerstreben, ihre Stummheit, ihre Nahrungsverweigerung, ihre Erregungen sind regelmässig durch Wahnvorstellungen oder Stimmungen begründet, nicht einfach zwangsmässig oder triebartig. Die Kranken werden auch nicht rasch gemüthlich stumpf, sondern bleiben im Gegentheil erregbar; die Urtheilsstörung überwiegt weit diejenige des Fühlens und Handelns. Der Ausgang ist niemals tiefer Blödsinn oder Sprachverwirrtheit, sondern ein mässiger Schwachsinn mit einzelnen wechselnden und zusammenhangslosen Wahnvorstellungen. Gegenüber der Paralyse ist, abgesehen natürlich von den körperlichen Zeichen und dem weiteren Verlaufe. auf den Mangel einer Gedächtnissschwäche trotz bedeutender Urtheilslosigkeit hinzuweisen.

Von einer eigentlichen Behandlung dieser Krankheitszustände kann heute keine Rede sein. Manche Kranke bedürfen der Anstaltspflege, weil sie zu störend werden und ihre Umgebung in hohem Grade beunruhigen; sie pflegen sich vielfach ohne besondere Schwierigkeiten in die Freiheitsentziehung und die Tagesordnung der Anstalt zu finden. Andere vermögen unter einigermassen günstigen Verhältnissen auch ausserhalb der Anstalt zu leben, ohne dass die tiefgreifende Störung allzu auffallend hervorträte.

C. Der Altersblödsinn.*)

Schon bei Besprechung der allgemeinen Ursachen des Irreseins sind in grossen Umrissen die Wandlungen geschildert worden, welche die psychische Persönlichkeit im Alter regelmässig zu erleiden pflegt. In ihrer stärksten Ausprägung führen diese Veränderungen zum Krankheitsbilde des Altersblödsinns. Der Grundzug desselben ist eine allmählich fortschreitende, eigenartige Verblödung. Die Auffassung äusserer Eindrücke geschieht nur noch in grossen Umrissen. Feinheiten, kleinere Abweichungen werden nicht mehr bemerkt, der Zusammenhang verwickelterer Erscheinungen nicht mehr verstanden. Der Kranke verliert daher leicht die klare Orientirung in den täglichen Vorkommnissen, findet sich nicht gut zurecht, weiss im Gespräche nicht, wovon die Rede ist, überhört und übersieht wichtige Einzelheiten. Er wird schläfrig, denkfaul, benommen, zeitweise verwirrt, verliert leicht den Faden.

Die Anpassungsfähigkeit und Beweglichkeit des Denkens ist dahin; die schöpferische Thätigkeit versagt; der Kranke ist unfähig geworden, seinen geistigen Standpunkt zu verändern, neue Gesichtspunkte zu gewinnen. Das altgewohnte Spiel erstarrter Vorstellungsverbindungen erhält sich noch in stetem Kreislaufe, aber es ist keiner weiteren Entwicklung mehr fähig, keiner Anregung von aussen mehr zugänglich. Die gleichen Gedankenreihen kehren immer wieder, flechten sich ohne Rücksicht auf das Ende überall ein, sobald sie einmal angeregt wurden. Die geistige Verarbeitung äusserer Eindrücke, die Bildung von Urtheilen und Schlüssen, die kritische Sichtung und Prüfung aufsteigender Vorstellungsreihen wird immer ungenügender und unsicherer. Daraus erklärt sich der völlige Mangel an Verständniss für fremde Anschauungen und Verhältnisse, die Unbeugsamkeit seniler Vorurtheile und die geringe Widerstandsfähigkeit gegenüber den hier sehr häufig sich einstellenden Wahnideen. Meist pflegen sich diese letzteren im Rahmen übertriebener

*) Fürstner, Archiv f. Psychiatrie XX, 2; Nötzli, Ueber Dementia senilis, Diss. Zürich, 1895; Alzheimer, Monatsschrift f. Psychiatrie u. Neurologie, 1898, 101.

Krankheitsfurcht, unsinnigen Misstrauens oder kindischer Selbstüberschätzung zu halten. Die Kranken haben keinen Stuhlgang mehr, werden bestohlen, von den Franzosen todtgeschossen. Bisweilen tauchen Selbstmordgedanken auf. Dazu kommen vielfach Sinnestäuschungen, namentlich Illusionen, aber auch einzelne Hallucinationen. Die Kranken hören Engel, Leute, die ihnen den Hals abschneiden wollen, sehen abenteuerliche Bilder, namentlich Nachts, Landschaften, bunte Scenen, bekannte Persönlichkeiten. Wirkliche Krankheitseinsicht besteht nicht, doch klagt der Kranke öfters, dass er zu nichts mehr nütze sei, sich über nichts mehr freue, etwas im Kopfe habe, dass es mit ihm aus und vorbei sei.

Sehr erheblich sind regelmässig die Störungen auf dem Gebiete des Gedächtnisses. Zwar die Erinnerung an längst entschwundene Tage haftet noch fest, ja einzelne Erlebnisse aus früher Kindheit tauchen nicht selten mit erstaunlicher Lebhaftigkeit wieder auf, um in weitschweifiger Breite immer von neuem vorgebracht zu werden. Allein das Gedächtniss für die jüngste Vergangenheit beginnt immer zahlreichere und unbegreiflichere Lücken aufzuweisen. Die Gegenwart geht fast spurlos, ohne zu haften, an dem Kranken vorüber; sie ist ihm schon nach kurzer Zeit völlig entschwunden, weil sie keinen Widerhall in seinem Innern findet. Er vergisst, was er gestern, vorgestern gethan hat, erzählt im Laufe einer Unterhaltung dieselben altbekannten Geschichten zum zweiten Male, ohne es zu bemerken, verirrt sich in seiner neuen Wohnung, weiss sich auf die Namen alter Bekannter nicht zu besinnen und verwechselt die Personen seiner Umgebung. Ganz ähnlich wie in der Paralyse können auch hier die wirklichen Erinnerungen nicht nur vielfache unwillkürliche Abänderungen erfahren, sondern es können auch die Lücken geradezu durch allerlei Erdichtungen ausgefüllt werden, deren subjective Entstehung dem Kranken selbst nicht klar wird. Halberlebtes und frei Erfundenes mischt sich derart zu höchst unzuverlässigen Erzählungen, dass der Wahrheitskern oft äusserst schwierig oder gar nicht sich herausschälen lässt. Endlich kommt es bei dem fortschreitenden Versagen des Gedächtnisses, dem kein neuer Erwerb gegenübersteht, mehr und mehr zu einer Verarmung des Vorstellungsschatzes, deren Folge uns in der ausserordentlichen Dürftigkeit und Einförmigkeit des Gedankeninhaltes entgegentritt.

Auch im Gemüthsleben macht sich die Verödung geltend. Der Kranke wird stumpf und theilnahmslos; seine Empfänglichkeit für die Leiden, aber auch für die Freuden des Daseins erlischt. In den Vordergrund des Interesses tritt mehr und mehr das eigene Ich und die Befriedigung der persönlichen Bedürfnisse und Launen. Das körperliche Wohlbefinden, das Essen und Trinken, die Verdauung, der Schlaf, der Tabak gewinnen eine ganz besondere Wichtigkeit. Verlust der nächsten Angehörigen und ähnliche Schicksalsschläge gehen ohne nachhaltigen Eindruck vorüber. Die Familie, der Beruf, seine Lieblingsbeschäftigung werden dem Kranken gleichgültig. Den Stimmungshintergrund bildet bald mürrische Unzufriedenheit, bald mehr kindische Fröhlichkeit und gehobenes Selbstgefühl.

Dabei nimmt die augenblickliche Erregbarkeit häufig zu. Der Kranke ist rücksichtslos, eigenwillig, rechthaberisch, fühlt sich durch jeden Widerspruch gereizt und beleidigt. Dennoch sind die Schwankungen der Stimmung oberflächlich und ohne Nachhaltigkeit; weinselige Rührung, läppische Freude, klägliches Verzagen werden durch die geringfügigsten Anlässe hervorgerufen, um ebenso rasch wieder zu verschwinden. Der Geschlechtstrieb ist vielfach gesteigert und äussert sich in schamlosen Reden, stutzerhafter Kleidung, zotigen Aufschneidereien, Heirathsplänen, aber auch in unzüchtigen Handlungen, namentlich an Kindern, für deren strafrechtliche Bedeutung dem geschwächten Verstande die klare Einsicht mangelt.

Im übrigen zeigt das äussere Verhalten der Kranken grosse Verschiedenheiten. Viele bleiben immer ruhig, harmlos, zufrieden, geben trotz ihrer wachsenden geistigen und gemüthlichen Stumpfheit zu keinerlei Störungen Anlass; sie werden ohne Schwierigkeit in ihren Familien, in Pfründen und Siechenhäusern verpflegt. Bei anderen dagegen entwickelt sich allmählich eine wachsende Unruhe. Die Kranken jammern, klagen, nörgeln, zanken mit ihrer Umgebung, schimpfen bei jeder Gelegenheit in den unfläthigsten Ausdrücken, drohen oder werden sogar gewaltthätig. Andere beginnen viel zu schwatzen, sich Ausschweifungen hinzugeben, zu masturbiren, laufen zwecklos herum, verirren sich im Walde, machen unsinnige Einkäufe und Pläne, sammeln allen möglichen Plunder bei sich an und gerathen durch ihr unvernünftiges Treiben in mannigfache Schwierigkeiten. Namentlich in der Nacht finden sie keine Ruhe, sondern führen durch vielfaches Aufstehen, Herumwandern im Hause, Kramen in alten Scharteken, unvorsichtiges Hantiren mit Licht allerlei Störungen und selbst ernste Gefahren herbei. Am Tage sind die Kranken dann müde und schläfrig, nicken mitten im Gespräche oder bei der Mahlzeit ein. Für ihre körperliche Pflege sind sie nicht im Stande, selbst zu sorgen, verkommen daher vielfach in Schmutz und Ungeziefer, wenn Niemand sich ihrer annimmt.

Die körperlichen Begleiterscheinungen der Dementia senilis sind ausser der unregelmässigen Störung des Schlafes ein sehr beträchtlicher Rückgang des allgemeinen Kräftezustandes, gewöhnlich auch eine Abnahme der Esslust. Die abgemagerten Kranken sehen mit ihren gerunzelten Zügen und der fahlen Gesichtsfarbe meist noch älter aus, als sie wirklich sind; ihre Muskulatur ist schwach; die Körperkräfte sind gering. Der ergraute, spärliche Haar-

Schriftprobe X.

wuchs, der Greisenbogen an der Hornhaut, die Linsentrübungen, die Schwerhörigkeit, die Schwerfälligkeit der Bewegungen, das Zittern sind als Zeichen des Greisenalters auch bei unseren Kranken häufig. Die besonderen Eigenthümlichkeiten der letztgenannten Erscheinung im Gegensatze zu dem Zittern der Paralytiker und der Trinker, die grosse Regelmässigkeit und Ausgiebigkeit der einzelnen Bewegungen, lässt die beigegebene Schriftprobe deutlich erkennen. Dazu können sich eine Reihe von Erscheinungen gesellen, welche auf leichtere oder tiefere Veränderungen in der Hirnernährung hindeuten, Kopfschmerzen, Schwindelanfälle mit vorübergehenden oder andauernden aphasischen Erscheinungen, ferner Hemianaesthesie, Hemianopsie, Ptosis, Hemiparesen des Gesichtes, der Zunge, der Extremitäten; auch die Gefahr wirklicher Apoplexien und Hemiplegien liegt hier überall ausserordentlich nahe. Die Pupillen sind nicht selten eng, ungleich, reagiren träge, in einzelnen Fällen gar nicht; die Reflexe sind gesteigert, seltener geschwunden; die Sprache ist undeutlich.

Vielfach bestehen neuritische Störungen, bisweilen Pruritus senilis. An den geschlängelten, starren Arterien, an dem harten, aber kleinen und verlangsamten, nicht selten unregelmässigen Pulse lassen sich oft schon im Leben die Zeichen der arteriosklerotischen Veränderungen erkennen, welchen wir wol nicht mit Unrecht die wichtigste Rolle in der Entstehungsgeschichte der Dementia senilis zuschreiben dürfen.

Die höchsten Grade des Altersblödsinns bezeichnen wir als senile Verwirrtheit. In diesen Zuständen geht das Verständniss der Lebensereignisse und die Orientirung allmählich ganz verloren. Die Kranken fassen wol noch Anreden auf, geben auch sinngemässe Antworten, haben aber keine Ahnung mehr davon, wo sie sich befinden, reden die Personen ihrer Umgebung wahllos mit den Namen längst verstorbener Jugendbekannter an, kennen ihre eigenen Angehörigen nicht mehr, wissen nicht, wie alt sie sind, wie viel Kinder sie haben, entschuldigen sich mit ihrer Vergesslichkeit. Meist sind sie ungemein ablenkbar, vermögen keinen Gedanken festzuhalten. Der Vorstellungskreis ist stark eingeengt; die gleichen, oft ganz sinnlosen Wendungen werden immer wieder vorgebracht. Auch sinnlose, eigenthümlich rhythmische, halb singende Wiederholung einzelner Wörter oder Silben wird beobachtet. Bisweilen bemerkt man in dem Fehlen der Hauptwörter und in der eigenthümlichen Unbestimmtheit der Reden die Spuren aphasischer Störungen. Ein Beispiel dafür giebt die folgende Nachschrift:

„O Gott, wie ich dann herein gekommen bin in die Stube, wo die vielen sind, wie sie da auch sind in der Stube, da haben sie gekrischen und da haben sie mir mein Sach ausgezogen. Und da ist er heraus und die haben es zugemacht und haben mich hier dabei gelassen und die auch, wo da so kreischen, und da haben sie mich in die Stube daneben hinein und da — ach Gott ich bin ganz verwälscht — es ist mir nicht ganz klar — mein Kopf — ich bin doch recht gescheidt."

Vielfach entwickeln sich ganz abenteuerliche, wechselnde Wahnbildungen, Verfolgungs- oder Grössenideen. Hier bestehen fliessende Uebergänge zu den früher besprochenen Spätformen der Melancholie, deren unsinnigen hypochondrischen und nihilistischen Vorstellungen wir wieder begegnen. Der Kranke kann nichts mehr reden, nichts essen, ist todt, wird bestohlen, soll geschlachtet werden; man will ihn prügeln, ihm den Zwangskittel anziehen, den Bauch aufschneiden, die Därme herausnehmen: „die Wärter freuen sich schon darauf.“ Der Arzt ist ein Mörder, wird ihn vergiften; die Frau hält es mit anderen Männern; er muss die Leiden des Heilands durchmachen. Kleider, Geld, Kaffee ist für ihn angekommen; er besitzt Millionen, ist von Adel; Gott gehorcht ihm auf den leisesten Wink.

Ganz besonders ausgebildet pflegt die Neigung zum Fabuliren zu sein. Der Kranke erzählt von allen möglichen wahnhaft erfundenen Erlebnissen, dass er einen Brief erhalten, Besuch gehabt, einen Spaziergang gemacht habe. Er hat Kartoffeln herausgenommen, kommt soeben aus dem Stall. Gestern hat er beim Kaiser gespeist, im Kriege ein ganzes Regiment eigenhändig umgebracht, fabelhafte Reisen unternommen und Abenteuer erlebt, deren Einzelheiten sich durch Gegenfragen leicht beeinflussen lassen. Bei diesen Erzählungen lässt sich öfters ein gewisses Gefühl der Unsicherheit feststellen; der Kranke verbessert sich, nimmt auf eindringlichen Vorhalt seine Aussagen zurück, meint, er sei ganz irre, nicht richtig im Kopf. Vielfach leben die Kranken wie in einer Traumwelt, weit zurück in der Kindheit, verkehren mit Eltern und Grosseltern, halten sich für 20 Jahre alt, faseln von ihrer Hochzeit, glauben, die Menses zu haben, wähnen sich bei einer eingebildeten Beschäftigung. Einzelne Sinnestäuschungen, besonders des Gesichts, sind nicht selten.

Die Stimmung ist bald niedergeschlagen, ängstlich, verzagt, bald reizbar, unwirsch, bald entwickelt sich eine läppische Heiterkeit, die allerdings oft unvermittelt in weinerliche Angst umschlägt. Die Kranken jammern und schimpfen, kratzen, schlagen zu, sind eigensinnig und widerspenstig, machen plötzliche Selbstmordversuche; sie tänzeln mit freundlich-blödem Lächeln herum, springen ausgelassen durchs Zimmer, werfen Kusshände. Oft sind sie sehr unruhig, ganz besonders des Nachts, gehen aus dem Bette, wollen fort, wühlen ihre Bettstücke durcheinander, packen alles zusammen, um abzureisen, zerstören, schmieren, kriechen und wischen am Boden herum, entkleiden sich am Tage, weil sie meinen, es sei Schlafenszeit. Sie werden hülflos und unrein; der Schlaf ist stets sehr gestört, die Nahrungsaufnahme bald gierig, bald ganz ungenügend. —

Auf der Grundlage des Altersschwachsinns können sich eine Reihe von Krankheitsbildern entwickeln, in deren klinischer Gestaltung mehr oder weniger deutlich der Einfluss der allgemeinen psychischen Rückbildung zum Ausdrucke kommt. Wir sehen dabei ganz ab von denjenigen Störungen, die in jedem und somit auch in hohem Alter eintreten können, wenn auch eine gewisse Färbung derselben durch die Greisenveränderungen sich häufig genug beobachten lässt.

Die überwiegende Mehrzahl der Geistesstörungen des Greisenalters sind Depressionszustände, deren senile Gestaltungen wir bereits in dem Abschnitte über Melancholie eingehender geschildert haben. Erheblich seltener sind manische Erregungszustände, entweder in der leichteren Form der Hypomanie oder mit starker ideenflüchtiger Verwirrtheit, Wahnbildungen und Sinnestäuschungen. Da solche Erregungen sich meist mehrmals wiederholen, öfters auch mit deutlichen Depressionen abwechseln, so halte ich es für wahrscheinlich, dass wir es hier einfach mit Spätformen des manisch-depressiven Irreseins zu thun haben. Im Klimakterium gehört die Entwicklung zweifellos circulärer Geistesstörungen nicht gerade zu den Seltenheiten, aber auch noch erheblich später habe ich einzelne ganz sichere derartige Fälle beobachtet.

Etwas anders liegt die Sache, wie mir scheint, mit den deliriösen Erkrankungen des Greisenalters; hier dürften wir wahrscheinlicher eigenartige Aeusserungen der senilen Hirnveränderungen vor uns haben. Es handelt sich um plötzlich sich entwickelnde und rasch verlaufende verwirrte Aufregungszustände mit lebhaften Sinnestäuschungen. Regelmässig sind schon einzelne Zeichen des beginnenden Altersblödsinns einige Zeit voraufgegangen. Den äusseren Anstoss zum Ausbruche des Deliriums giebt eine acute Erkrankung, ein Fall, eine gemüthliche Aufregung; bisweilen schliesst es sich an einen Schlaganfall an; öfters ist auch gar kein Anlass auffindbar.

Die Kranken werden unter starker Trübung des Bewusstseins rasch völlig verwirrt, sind nicht zu fixiren, halluciniren und gerathen in eine äusserst hochgradige Erregung hinein, welche binnen kurzem für sie verhängnissvoll werden kann. Aus ihren kaum verständlichen Reden entnimmt man, dass sie sich vergiftet, verhext glauben, dass der Teufel vor der Thüre steht, Leute mit Beilen, Pistolen und Messern hereindringen, dass ein Schaffot gezimmert wird. Sie sind in der Unterwelt, von feindlichen Mächten umgeben, sehen das Gnadenlicht nicht mehr; die Polizei ist da; die Welt geht unter. Sie erblicken Gestalten an der Decke, hören Stimmen, Singen, drohende Zurufe, geschlechtliche Vorwürfe; es wird Sand in das Zimmer geworfen. Die Umgebung wird vollständig verkannt.

Die Stimmung ist meist ängstlich oder gereizt, vorübergehend aber auch heiter und vergnügt oder theilnahmlos, brütend. Die sprachlichen Aeusserungen sind ganz zusammenhangslos, weitschweifig, ideenflüchtig, beschränken sich oft auf abgerissene, kaum verständliche Worte oder die eintönige Wiederholung einzelner sinnloser Silben; dabei besteht meist ausgeprägter Rededrang. Hie und da wird Echolalie beobachtet. Die Kranken sind unruhig, nahezu schlaflos, drängen fort, rütteln an den Thüren, schlagen die Fenster entzwei, schreien laut, rufen um Hülfe, schimpfen und drohen; sie verkriechen sich, rutschen am Boden herum, zerreissen, wischen, schmieren, wälzen und rollen sich, beissen, knirschen mit den Zähnen, widerstreben sinnlos, verweigern die Nahrung. Bei den Dunkelzimmerdelirien nach Kataraktoperationen, die vielleicht auch zum Theil hierher gehören, pflegt die motorische Erregung nicht so stürmisch zu sein; dagegen treten Täuschungen des Gesichts wie des Gehörs stärker in den Vordergrund.

Der Verlauf dieser Formen, welche eine grosse Aehnlichkeit mit dem Collapsdelirium und mit paralytischen Delirien darbieten können, zeigt fast regelmässig Schwankungen, plötzliche Nachlässe mit mehr oder weniger vollständiger Rückkehr der Besonnenheit. Bisweilen setzt kurze Zeit nachher das Delirium wieder ein, oder aber die Erregung geht in einen Zustand von weinerlich-ängstlicher Schwäche über, der sich einigermassen allmählich wieder verlieren, aber auch ein bleibender sein kann. Im ungünstigsten Falle steigert sich die Erregung rasch zu sehr hohen Graden; es kommt zu Flockenlesen und Fädenspinnen, zu äusserstem Verfalle der Kräfte und zu tödtlichem Zusammenbruche in Folge von Erschöpfung, Schluckpneumonien oder zufälligen Erkrankungen und Verletzungen.

Eine eigenartige Erscheinungsform des Altersblödsinns bildet schliesslich noch der senile Verfolgungswahn, der dem entsprechenden Krankheitsbilde der früheren Lebensalter in vieler Beziehung ähnlich ist und wol ohne scharfe Grenze in denselben übergeht. Auch diese Form entwickelt sich ganz allmählich, indem die Kranken verschlossen, reizbar, misstrauisch werden, sich zurückziehen und der Umgebung feindlich gegenüber stellen. Nach und nach wird es deutlich, dass sie von Wahnvorstellungen beherrscht sind. Sie glauben sich bestohlen, von den Nachbarn verhöhnt, geschmäht, entdecken Gift in ihren Speisen; Gebrauchsgegenstände werden ihnen verdorben und vertauscht. Meist sind diese Wahnvorstellungen ziemlich dürftig, verworren und zusammenhangslos, werden nicht weiter ausgebildet, können aber längere Zeit unverändert bleiben. Oefters bestehen einzelne Sinnestäuschungen („Du musst verrecken“), namentlich bei schwerhörigen Kranken. Sie hören Schimpfworte, Drohungen, fühlen, dass sie elektrisirt, mit Glassplittern beschossen, mit Säuren bespritzt, mit Dampfausströmungen gequält werden, dass man ihnen künstlich den Stuhlgang zurückhält, Pferdestaub in den Hals bläst. Die Besonnenheit und Orientirung der Kranken bleibt vollkommen erhalten. Dagegen verkennen sie leicht die Personen ihrer Umgebung, bringen fabulirende Erzählungen über dieselben vor, verflechten sie in ihre Wahnbildungen. Die Stimmung ist im allgemeinen gleichmüthig, hie und da gereizt, bisweilen selbstbewusst und hochfahrend. Die Kranken benehmen sich geordnet, beschäftigen sich, sind leicht lenkbar, nur zeitweise erregter.

Die Entwicklung des Altersblödsinns beginnt meist erst zwischen dem 65. und 75. Lebensjahre, doch kann sich bei einzelnen schon ursprünglich schwach veranlagten oder durch aufreibende Lebenserfahrungen und schwere Ueberarbeitung „verbrauchten“ Menschen auch bereits erheblich früher, selbst schon gegen Ende des fünften Lebensjahrzehntes, ein vorzeitiges Greisenthum (Senium praecox) einstellen. Bei dem stärker durch Arbeit und Ausschweifungen gefährdeten Manne scheint der Eintritt des gewöhnlichen Altersblödsinns im allgemeinen etwas früher zu erfolgen als beim weiblichen Geschlechte. Die Erblichkeit spielt hier anscheinend keine grosse Rolle; nur bei wenig mehr als der Hälfte der Fälle mit bekannter Vorgeschichte fand ich Geistesstörung in der Familie. Fast ausschliesslich handelte es sich um kranke Geschwister, wol auch um altersblödsinnige Eltern; der Verdacht unvollkommener Nachrichten über die Schicksale der Vorfahren erscheint daher sehr begründet. Einzelne der Kranken waren von jeher schwach im Kopf. Sehr vielfach hört man, dass sich die ersten Zeichen der Verblödung nach äusseren Schädigungen, nach einer Kopfverletzung, einer fieberhaften Krankheit, besonders Influenza, Bronchialkatarrh, nach einer heftigen Gemüthsbewegung gezeigt haben.

Der Leichenbefund*) zeigt uns in schwereren Fällen des Altersblödsinns makroskopisch wie mikroskopisch deutliche Atrophie der Nervensubstanz. Das Hirngewicht ist verringert, nach Forel's Wägungen im Mittel um 200 gr; das Volumen hat abgenommen (compensatorische Schädelverdickungen und hydropische Serumansammlungen); die Rinde der gesammten Hirnwindungen ist gleichmässig verschmälert. Die Ganglienzellen erscheinen in verschiedenem Grade atrophisch, vielfach sehr stark pigmentirt; dazu können sich alle die acuteren Veränderungen gesellen, die wir schon bei der Paralyse als Ausdruck allgemeiner Erkrankungen der Nervenzellen kennen gelernt haben. Auch von den markhaltigen Nervenfasern geht in den Tangential- wie in den Radiärbahnen ein mehr oder weniger grosser Theil zu Grunde.

Die Figur 1 der Tafel IX zeigt die Rinde einer an Altersblödsinn erkrankten Frau. Man erkennt leicht die grossen Lücken, die durch den Ausfall zahlreicher Nervenzellen entstanden sind. Auch die noch vorhandenen Zellen erscheinen ausnahmslos erheblich erkrankt. Ausser den Spuren einer langsam verlaufenden Sklerose zeigen sie die beginnende Auflösung durch acute Zellveränderungen. Dagegen hat der allgemeine Aufbau der Rinde, im Gegensatze zur Paralyse, nicht gelitten; eine ungleichmässige Schrumpfung ist nicht wahrzunehmen. Vielfach finden sich capilläre Blutungen und Blutaustritte in die adventitiellen Lymphscheiden der Gefässe, die ihrerseits in weitem Umfange atheromatös entartet sind. Ausserdem trifft man gelegentlich auf Erweichungsherde und Blutungen in Rinde und Marklager, in deren Umgebung das Hirngewebe in höherem oder geringerem Grade zu Grunde gegangen ist. Die Neuroglia erscheint stark gewuchert; ihre Kerne sind vermehrt. Die zarten Hirnhäute sind getrübt und verdickt; auch pachymeningitische Erkrankungen, namentlich Hämatome, sind verhältnissmässig häufig. Im Rückenmarke und an den peripheren Nerven lässt sich ebenfalls

*) Campbell, Journal of mental science, 1894, 638.

der Untergang zahlreicher Nervenfasern sowie Wucherung des Stützgewebes und Verdickung der Gefässe nachweisen. Auch im Bereiche des übrigen Körpers finden wir ausgedehnte arteriosklerotische Veränderungen an den grossen und kleinen Gefässen mit deren Folgezuständen, Erkrankungen der Aorta, des Herzmuskels, der Nieren.

Der unmerkliche Uebergang der ausgeprägten Formen des Altersblödsinns in die gewöhnlichen psychischen Veränderungen der Greise macht eine scharfe Abgrenzung derselben von der Gesundheitsbreite unmöglich. Bis zu einem gewissen Grade ist daher die Kennzeichnung des Krankhaften hier vollkommen willkürlich, wenn auch das Auftreten von Wahnideen und stärkeren Erregungszuständen natürlich an der Ueberschreitung der gesunden Grenzen keinen Zweifel mehr zulässt. Andererseits gehen die senilen Geistesstörungen auch ganz allmählich in diejenigen der Rückbildungsjahre über, in denen sich ja gewissermassen die Einleitung des Greisenalters vollzieht. Bei den Depressionszuständen kündigt sich, wie schon erwähnt, die geistige Schwäche des Alters durch das Auftreten hypochondrischer, nihilistischer oder anderer unsinniger Wahnbildungen sowie durch das Missverhältniss zwischen Verstandesstörung und Stärke der gemüthlichen Erregung an. Der Abgrenzung von der Paralyse ist bei Besprechung jener Krankheit bereits eingehend gedacht worden. Die senilen Delirien werden sich zur Zeit klinisch, soweit ich sehe, wesentlich nur durch die einleitenden oder begleitenden Erscheinungen des Altersblödsinns von anderen ähnlichen Formen unterscheiden lassen, mit denen sie vielleicht innerlich eine gewisse Verwandtschaft haben. Der senile Verfolgungswahn geht in den praesenilen Beeinträchtigungswahn unmerklich über. Immerhin ist vielleicht neben den sonstigen Zeichen stärkerer Verblödung auf die dürftigere Ausbildung und die Verworrenheit der Wahnvorstellungen wie auf das Fehlen tieferer gemüthlicher Erregung hinzuweisen. Gegenüber der Paranoia ist ebenfalls die starke geistige Schwäche, die Gleichgültigkeit der Kranken, die geringe Folgerichtigkeit in der geistigen Verarbeitung des Wahnes und endlich der Mangel an Zusammenhang zu beachten.

Die Behandlung der Krankheit hat naturgemäss meist nur einen sehr engen Spielraum. Sorgsame körperliche Pflege und Ueberwachung der oft gebrechlichen und schlecht genährten Kranken, gelegentliche Bekämpfung der Schlaflosigkeit durch Trional oder Sulfonal, der Angst durch vorsichtige Darreichung von Morphium oder Opium, zuweilen auch passend durch geistige Getränke (abendliches Bier) und Regelung der Lebensweise ist so ziemlich alles, was geschehen kann. In den deliriösen Aufregungszuständen ist häufiger die Anwendung des Polsterbettes, verlängerter Bäder sowie die Sondenfütterung (mit Alkohol oder Paraldehyd) notwendig. Andererseits ist bei den ruhigen Schwachsinnsformen sehr häufig die Anstaltsbehandlung unnöthig und unter günstigen häuslichen Verhältnissen durch die Verpflegung in der Familie oder in einer Pfründe vollständig zu ersetzen.

IX. Das manisch-depressive Irresein*).

Das manisch-depressive Irresein, wie es in diesem Abschnitte geschildert werden soll, umfasst einerseits das ganze Gebiet des sogenannten periodischen und circulären Irreseins, andererseits die meist noch davon unterschiedene einfache Manie. Im Laufe der Jahre habe ich mich mehr und mehr davon überzeugt, dass alle die genannten Bilder nur Erscheinungsformen eines einzigen Krankheitsvorganges darstellen. Möglich ist es freilich, dass sich späterhin eine Reihe von Unterformen bilden oder auch einzelne kleine Gruppen wieder ganz abspalten werden; wenn das aber geschieht, so werden dabei nach meiner Ansicht ganz gewiss nicht diejenigen Zeichen massgebend sein dürfen, die man zur Zeit überall in den Vordergrund zu stellen pflegt. Was mich zu dieser Stellung in der Frage veranlasst, ist die Erfahrung, dass in allen angeführten Krankheitsbildern trotz vielfacher äusserlicher Verschiedenheiten doch gewisse Grundzüge immer in gleicher Weise wiederkehren. Kennt man diese, so wird man, abgesehen von gewissen praktischen Schwierigkeiten, stets im Stande sein, aus ihnen die Zugehörigkeit des einzelnen Zustandsbildes zu dem grossen Formenkreise des manisch-depressiven Irreseins zu erschliessen und damit eine Reihe von Anhaltspunkten für die besondere klinische und prognostische Bedeutung des Falles zu gewinnen. Auf der anderen Seite ist es, so viel ich sehe, gänzlich unmöglich, irgend welche bestimmten Grenzen zwischen den einzelnen bisher auseinander gehaltenen

*) Kirn, Die periodischen Psychosen. 1878; Mendel, Die Manie, eine Monographie. 1881; Emmerich, Schmidt's Jahrbücher CXC, 2; Pick, Circuläres Irresein, Eulenburg's Realencyclopädie, 2. Auflage; Hoche, Ueber die leichteren Formen des periodischen Irreseins. 1897; Hecker, Zeitschrift für praktische Aerzte, 1898, 1.

Krankheitsbildern aufzufinden. Von der „einfachen“ Manie führen die zahlreichen Beobachtungen mit 2, 3, 4 Anfällen im Leben ganz unmerklich zur periodischen Form hinüber, und von dieser gelangen wir zum circulären Irresein durch jene Fälle, in denen immer deutlichere depressive Vor- oder Nachstadien das reine Bild der Manie allmählich trüben, oder in denen die lange Reihe der manischen Anfälle unvermuthet einmal durch einen Depressionszustand unterbrochen wird.

Es giebt keinen Irrenarzt, und kann nach meiner Ueberzeugung keinen geben, der im Stande wäre, aus dem Zustandsbilde allein zu erkennen, ob ein gegebener Krankheitsfall als einfache, als periodische Manie oder als circuläres Irresein aufzufassen ist. So verschiedenartig sich auch das Bild der Erregung oder Verstimmung an sich gestalten kann — für die besondere klinische Deutung des Falles erfahren wir daraus ebenso wenig, wie wir etwa die verschiedenen Gestaltungen der paralytischen Erregung und Depression zu Schlüssen über den muthmasslichen weiteren Verlauf verwerthen können, abgesehen natürlich in beiden Fällen von gewissen allgemeinen statistischen Regeln, die im einzelnen Falle sehr trügerisch sein und daher niemals zur Abgrenzung wirklicher Krankheiten dienen können.

Dazu kommt, dass wir in einem und demselben Krankheitsverlaufe gar nicht selten die verschiedensten Zustandsbilder nach einander auftreten sehen. Alle die mannigfachen Erscheinungsformen der manischen Erregung können einander ablösen in demselben wie in verschiedenen Anfällen, bei einfacher wie bei periodischer Manie und beim circulären Irresein. Sie erscheinen daher als Aequivalente, als Ausdruck ganz nahe verwandter und ohne weiteres in einander übergehender Grundzustände. Aehnlich wie wir in den äusserlich so mannigfaltigen Zustandsbildern des epileptischen Irreseins, der Dementia praecox, der Paralyse doch immer wieder den bestimmten zu Grunde liegenden Krankheitsvorgang erkennen, wie sich dort bei demselben Kranken alle jene Bilder nach einander entwickeln können, so giebt es auch für das manisch-depressive Irresein einen ganz bestimmten Kreis von klinischen Erscheinungsformen, die mit einander abwechseln, ohne dass wir berechtigt wären, die so entstehenden zahllosen Spielarten des Krankheitsbildes auf wesentlich verschiedene Grundvorgänge zurückzuführen. Dagegen sind wir durchaus in der Lage, auch jedes kleinste Bruchstück eines hierher gehörigen Krankheitsverlaufes ohne weiteres in den grossen Rahmen des manisch-depressiven Irreseins einzuordnen; zu den übrigen Gruppen von Geistesstörungen, abgesehen etwa vom Entartungsirresein, führen keine Brücken hinüber. Aus allen diesen Gründen sehe ich mich veranlasst, den klinischen Formenkreis des manisch-depressiven Irreseins als eine Einheit aufzufassen und die einzelnen Zustandsbilder und Verlaufsarten als Sondergestaltungen des einen gemeinsamen Krankheitsvorganges darzustellen.

Das manisch-depressive Irresein verläuft, wie schon sein Name andeutet, in einzelnen Anfällen, die entweder die Zeichen einer sogenannten manischen Erregung, Ideenflucht, gehobene Stimmung und Beschäftigungsdrang, oder diejenigen einer eigenartigen psychischen Depression mit psychomotorischer Hemmung oder endlich eine Mischung beider Zustände darbieten.

Die Auffassung und das Verständniss äusserer Eindrücke zeigt gewöhnlich eine mehr oder weniger schwere Beeinträchtigung; nur in den ganz leichten Formen scheint diese Störung bisweilen zu fehlen. In den Erregungszuständen spielt dabei eine wesentliche Rolle die ausserordentliche Ablenkbarkeit der Aufmerksamkeit. Den Kranken geht die Fähigkeit zur Auswahl und Ordnung der Eindrücke verloren; jeder auffallende Sinnesreiz drängt sich ihnen mit einer gewissen Gewalt auf, so dass sie sich ihm sofort zuzuwenden pflegen. Wenn man daher auch meist im Stande ist, ihre Aufmerksamkeit durch Vorzeigen von Gegenständen, Zurufen von Worten rasch anzuziehen, so schweift dieselbe doch ungemein leicht wieder auf irgend einen neuen Reiz ab. Das Bild der Umgebung bleibt darum für den Kranken auch dann unzusammenhängend und lückenhaft, wenn eine schwerere Beeinträchtigung des Wahrnehmungsvorganges an sich gar nicht vorhanden ist. Es muss indessen als sehr wahrscheinlich betrachtet werden, dass die centrale Erregbarkeit für äussere Eindrücke bei diesen Kranken meistens bis zu einem gewissen Grade herabgesetzt ist. Dafür spricht namentlich die ganz auffallende Unempfindlichkeit der Kranken gegen Hitze und Kälte, Hunger und Durst, Schmerzen und Verletzungen. Sie setzen sich stundenlang dem glühendsten Sonnenbrande aus, entkleiden sich bei Wintertemperatur, vergessen Essen und Trinken, reissen schonungslos die Verbände von ihren Wunden und misshandeln ihre kranken Körpertheile oder gebrochenen Glieder, ohne auch nur ein Zeichen des Unbehagens zu äussern.

In den Depressionszuständen kann die Auffassung sehr hochgradig gestört sein. Einerseits ist auch hier die Ablenkbarkeit nicht selten erhöht, so dass die Kranken sich neuen kräftigen Reizen sofort widerstandslos zuwenden. Noch stärker aber pflegt die Unfähigkeit hervorzutreten, die Eindrücke geistig zu verarbeiten, zu begreifen. Wir sehen daher die Kranken unter Umständen ganz verständnisslos der Aussenwelt gegenüber stehen, auch wenn die sinnliche Wahrnehmung an sich noch leidlich gut von Statten geht.

Das Bewusstsein der Kranken ist bei den schwereren Formen des Leidens regelmässig etwas getrübt. Auf der Höhe der Erregung werden Eindrücke und Vorstellungen unklar und verschwommen. In Folge dessen leidet die Klarheit der Orientirung. Die Kranken wissen nicht recht, wo sie sich befinden, verkennen die Personen, begrüssen Aerzte oder Mitkranke mit den Namen von Angehörigen oder Nachbarn. Diese Verkennungen knüpfen sich bisweilen an entfernte Aehnlichkeiten an; in anderen Fällen aber erscheinen sie mehr als ein scherzhaftes Spiel, in dem der Kranke sich gefällt, halb und halb der Willkürlichkeit seiner Bezeichnung sich bewusst. Das tritt namentlich bei Abnahme der Erregung hervor, wenn die falschen Bezeichnungen noch festgehalten werden, während aus dem sonstigen Benehmen und gelegentlichen Aeusserungen des Kranken hervorgeht, dass er über Aufenthaltsort und Personen seiner Umgebung völlig im klaren ist. Am stärksten pflegt die Bewusstseinstrübung in den Depressionszuständen, besonders im Stupor zu sein. Hier kann sich der Kranke bisweilen viele Monate lang in geradezu traumhafter Benommenheit befinden und die abenteuerlichsten, verworrensten deliriösen Schicksale durchleben.

Vielfach und in den verschiedensten Zuständen beobachtet man einzelne Sinnestäuschungen, wenn sie auch nicht gerade häufig sehr in den Vordergrund treten. Meist handelt es sich um illusionäre Vorgänge, wie sie durch die Unvollkommenheit und Flüchtigkeit der Wahrnehmungen besonders begünstigt werden, aber auch wirkliche Hallucinationen kommen öfters vor, namentlich in den depressiven und stuporösen Zuständen. Ebenso sind Wahnbildungen keineswegs selten. In der Erregung pflegen dieselben vielfach zu wechseln und in der Form von scherzhaften Aufschneidereien und

Uebertreibungen aufzutreten, doch werden bei grösserer Besonnenheit auch lange festgehaltene und ausgesponnene Wahnvorstellungen beobachtet, Grössenideen wie Verfolgungswahn, Eifersuchtswahn, Vergiftungsfurcht. In den Depressionszuständen tauchen vor allem Versündigungs- und Verfolgungsideen, ferner hypochondrische Vorstellungen auf. Alle diese Wahnbildungen können unter Umständen ungemein abenteuerliche Formen annehmen, so dass sie bisweilen an diejenigen bei der Paralyse oder beim Altersblödsinn erinnern, einer von den vielen Beweisen dafür, dass der Inhalt der Wahnideen ebenso wenig wie ihr Vorkommen überhaupt irgend welche zuverlässigen Schlüsse auf die Art eines Krankheitsvorganges zulässt. Ein gewisses Verständniss für die durch die Krankheit erzeugte Veränderung ist recht häufig vorhanden, doch wird in der Regel die Erregung wie die traurige Verstimmung nicht auf eine Erkrankung, sondern auf äussere oder innere Ursachen zurückgeführt, Lebensschicksale, ungeeignete Behandlung, Verfehlungen.

Sehr wichtige und ausgeprägte Störungen bietet regelmässig der Vorstellungsverlauf unserer Kranken dar. In den Erregungszuständen vermögen sie nicht, einen bestimmten Gedankengang planmässig zu verfolgen, sondern sie springen immerfort von einer Vorstellungsreihe auf eine ganz andere über, um auch diese sofort wieder fallen zu lassen. Eine beliebige Frage wird zunächst vielleicht ganz richtig beantwortet, aber es knüpfen sich daran eine Menge von Nebenbemerkungen, die nur in sehr lockerem oder bald in gar keinem Zusammenhange mehr mit dem Ausgangspunkte stehen. In Folge dieser fortwährenden Einschiebsel und Zwischenfälle sind die Kranken ganz ausser Stande, etwa allein irgend ein verwickelteres Erlebniss zu erzählen, wenn man sie nicht durch stete Unterbrechungen und Zwischenfragen immer von neuem auf den angefangenen Weg zurückführt. Der Vorstellungsverlauf wird somit nicht mehr, wie beim Gesunden, durch eine Gesammtvorstellung beherrscht, welche zur Zeit nur eine bestimmte Richtung der Gedankenverknüpfung zulässt und alle nebensächlichen und zufälligen Einfälle hemmt. Nicht die von dem ganzen Zusammenhange geforderten, sondern die durch allgemeine Denkgewohnheiten begünstigten Vorstellungen gewinnen daher in jedem Augenblicke die Oberhand. Dadurch kommt es zum Abschweifen von einem Gegenstande auf andere ähnliche oder häufig damit verbundene, ohne

Rücksicht auf das Ziel des ursprünglichen Gedankenganges. Der Zusammenhang des Denkens lockert sich mehr und mehr; es entsteht jene Störung, die wir als ideenflüchtige Verwirrtheit kennen gelernt haben.

Nicht selten pflegen bei solchen Kranken auch äussere Eindrücke, namentlich solche aufdringlicher Art, den Anstoss zu einer neuen Wendung des zügellosen Gedankenganges zu geben. Man hat darin bisweilen das Anzeichen einer gesteigerten Empfänglichkeit für äussere Wahrnehmungen erblickt. In Wirklichkeit zeigt sich indessen, dass die Kranken keineswegs genau beobachten, sich vielmehr um die Vorgänge in ihrer Umgebung oft sehr wenig kümmern. Aber wenn sie etwas bemerken, so geschieht das nicht ohne Reaction; sie fassen ihre Wahrnehmung sogleich in Worte und sprechen sie aus, weil die Auslösung von Bewegungsvorgängen bei ihnen erleichtert ist. Auch in den Depressionszuständen scheint bisweilen eine gewisse Ideenflucht zu bestehen. Für den Beobachter deutlich wird sie allerdings nur dann, wenn die Kranken ihre Gedanken auch fortlaufend aussprechen, was nur bei gleichzeitigem Rededrang, in Mischzuständen, der Fall ist. Wir hören indessen nicht selten deprimirte Kranke darüber klagen, dass ihnen alle möglichen Gedanken in den Kopf kämen, dass in ihrem Kopfe alles wirr durcheinander gehe.

Ganz regelmässig aber können wir in der Depression, ferner in manisch-stuporösen Mischzuständen und mit ihnen verwandten Formen der manischen Erregung eine mehr oder weniger ausgesprochene Denkhemmung nachweisen, die Unfähigkeit, über die eigenen Vorstellungen nach Bedarf zu verfügen. Daraus entsteht eine grosse Schwerfälligkeit und Verlangsamung des Denkens, Unbesinnlichkeit bei der Beantwortung einfacher Fragen, Ideenarmuth. Solche Kranke fördern nur eine auffallend dürftige Zahl von Vorstellungen zu Tage, auch wenn sie augenscheinlich am Aussprechen ihrer Gedanken durchaus nicht gehindert sind. Sie werden dann gewöhnlich für sehr schwachsinnig gehalten, während der weitere Verlauf deutlich zeigt, dass es sich hier nur um eine Erschwerung des Denkens, nicht um eine Vernichtung des Vorstellungsschatzes gehandelt hat.

Die hier vertretene Auffassung steht in einem gewissen Gegensatze zu der weit verbreiteten Ansicht, dass der Gedankengang in

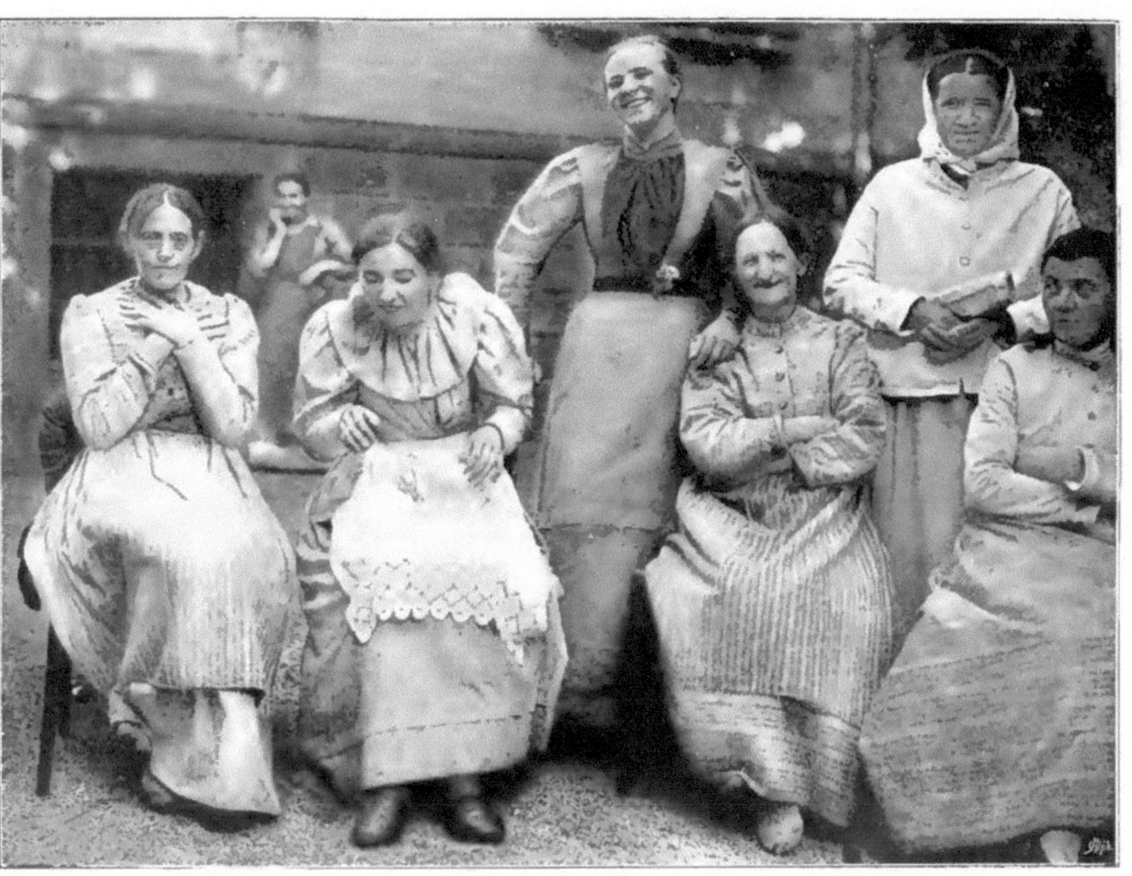

Manische Kranke.

der Manie überstürzt sei. Man nimmt gewöhnlich an, dass die ideenflüchtige Zusammenhangslosigkeit der Vorstellungen in der Manie wesentlich durch das Ausfallen ganzer Gedankenreihen bedingt sei, welche schneller auf einander folgen, als die Sprachorgane sie ausdrücken können. Genauere Untersuchungen haben mir gezeigt, dass jene Ansicht nicht nur nicht beweisbar, sondern höchst wahrscheinlich falsch ist. Es lässt sich nämlich bei der künstlich, durch Alkohol oder körperliche Anstrengung, erzeugten Ideenflucht zeigen, dass keineswegs unausgesprochene associative Bindeglieder zwischen den ganz sinnlos aneinander geknüpften Vorstellungen bestehen, und dass der Associationsvorgang thatsächlich sehr beträchtlich verlangsamt ist. Dagegen ist es richtig, dass die einzelnen Vorstellungen, weil sie nicht durch feste Zielvorstellungen gestützt werden, nur von sehr kurzer Dauer sind und rasch von anderen abgelöst werden. Die Ideen sind flüchtig, aber sie drängen einander nicht. „Meine Gedanken sind so schnell, dass ich sie gar nicht festhalten kann," sagte eine Kranke. Nicht auf eine Beschleunigung des Gedankenganges weist uns diese Aeusserung hin, sondern auf die Flüchtigkeit und Unbeständigkeit der einzelnen Glieder. Thatsächlich lehrt auch die Beobachtung manisch erregter Kranker, dass sie keineswegs ideenreich, sondern nur wortreich sind und sich häufig ganz eintönig wiederholen. Auch die gelegentlichen Witze solcher Kranken sind fast immer einfache Wortspiele, wie sie eben durch die Neigung zu Klangassociationen hervorgerufen werden. Wir begegnen ihnen wie der Sucht, in fremden Sprachen zu reden, und einer Reihe von ähnlichen Zügen im Alkoholrausche, bei dem die Lähmung der Verstandesthätigkeit mit voller Sicherheit nachgewiesen werden konnte. Trotzdem stossen wir hier im Gegensatze zu dem Messungsergebnisse häufig auf die Selbsttäuschung einer Erhöhung der geistigen Leistungsfähigkeit. Sie hat ebensowenig Beweiskraft wie die aus dem manischen Wohlgefühl erwachsende Vorstellung besonderer geistiger Frische und Gesundheit.

Die Stimmung ist in der manischen Erregung meist eine gehobene. Die Kranken sind vergnügt, fühlen sich sehr wohl, zu allen möglichen Spässen und Neckereien aufgelegt, lachen, singen und scherzen. Den Ausdruck dieser Stimmung in verschiedener Färbung von leichter Fröhlichkeit bis zum unbändigen Lachen giebt das beigefügte Gruppenbild manisch erregter Kranker wieder (Tafel VI).

Zugleich beobachten wir gewöhnlich eine erhebliche Steigerung der gemüthlichen Reizbarkeit. Daher schieben sich in die ausgelassene Heiterkeit bei geringfügigen Anlässen Zornausbrüche mit rücksichtslosestem Schimpfen und Neigung zu Gewaltthätigkeiten ein. Andererseits aber schlägt die Stimmung auch auffallend leicht in Traurigkeit und Weinerlichkeit um, freilich meist nur ganz vorübergehend. Ich möchte annehmen, dass sich in dieser Erfahrung die nahe Verwandtschaft der manischen und der depressiven Zustände ausdrückt. In diesen letzteren ist die Stimmung regelmässig düster, hoffnungslos, verzweifelt oder ängstlich, wenn es auch einzelne Fälle giebt, in denen neben der Hemmung eine bestimmte Färbung der Gemüthslage nicht deutlich erkennbar ist. Auch in der Depression deutet indessen nicht selten ein verlorenes Lächeln oder selbst eine plötzliche Fröhlichkeit darauf hin, wie leicht hier die Stimmungen in einander übergehen. In den Misch- und Uebergangszuständen sehen wir einerseits Stupor mit stiller Lustigkeit, andererseits eine erregte Verstimmung, die sich in unleidlichem Nörgeln und reizbarer Missvergnügtheit kundgiebt.

Die bei weitem auffallendsten Störungen liegen beim manisch-depressiven Irresein auf psychomotorischem Gebiete. In den Erregungszuständen ist das Krankheitsbild beherrscht vom Beschäftigungsdrange. Wir haben es hier mit einer allgemeinen Erleichterung der Umsetzung centraler Erregungen in Handlungen zu thun. Jeder aufsteigende Antrieb führt alsbald zur That, während der Gesunde zahllose Willensregungen schon im Entstehen zu unterdrücken pflegt. Die Störung scheint in hohem Grade mit derjenigen übereinzustimmen, die wir künstlich durch Alkoholeinwirkung erzeugen können; daher die grosse Aehnlichkeit vieler manischer Kranker mit leichter oder schwerer Angetrunkenen. Freilich pflegt im Rausche die Beeinträchtigung der Auffassung und des Denkens verhältnissmässig weit stärker hervorzutreten, als bei unseren Kranken. Der manische Beschäftigungsdrang führt naturgemäss zu mehr oder weniger ausgesprochener Unruhe (Tobsucht). In den leichtesten Graden ist es nur eine gewisse Unstetigkeit und Vielgeschäftigkeit, die uns auffällt, rastlose, überstürzte Unternehmungslust. Bei stärkerer Erregung drängen sich die Antriebe immer mehr, und der Zusammenhang des Handelns geht allmählich verloren. Der Kranke ist ausser Stande, irgend eine weiterreichende Absicht wirklich durchzuführen, weil sich ihm immerfort neue Antriebe dazwischen schieben, die ihn von dem ursprünglichen Ziele ablenken. So kann sich schliesslich sein Thatendrang in eine bunte Folge immer neuer, rasch wechselnder Willenshandlungen auflösen, die gar kein gemeinsames Ziel mehr erkennen lassen, sondern kommen und gehen, wie sie der Augenblick geboren hat. Immer aber sind die einzelnen Handlungen, im Gegensatze zu dem katatonischen Bewegungsdrange, durch Vorstellungen oder Stimmungen, wenn auch noch so flüchtiger Art, verursacht; es sind Ausdrucksbewegungen, übermüthige Scherze, Angriffe, Zeitvertreib, Liebeswerbungen u. dergl. Ausser der Erregung besteht bei unseren Kranken regelmässig auch eine Steigerung der Erregbarkeit. Vielleicht ist diese sogar als die wesentliche Grunderscheinung zu betrachten. Oft sind die Kranken ziemlich ruhig, so lange man alle äusseren Reize nach Möglichkeit abschliesst; eine Anrede, ein Besuch, das Schreien der Mitkranken führt aber ungemein leicht zu rasch wachsender Erregung. Je mehr man sie reden und gewähren lässt, desto stärker pflegt der Beschäftigungsdrang zu werden, eine für die Behandlung sehr wichtige Erfahrung.

Trotz der hochgradigsten motorischen Erregung, die bisweilen Wochen, ja viele Monate lang mit geringen Unterbrechungen in vollster Stärke fortdauert, fehlt dem Kranken das Ermüdungsgefühl vollständig. Er ist nicht matt und abgespannt; der Verbrauch des Muskelgewebes erzeugt keine Unlustempfindung, zum Theil vielleicht wegen der früher besprochenen Abstumpfung seiner Empfindlichkeit, namentlich aber wol wegen der Leichtigkeit, mit welcher die centrale Auslösung seiner Bewegungen von Statten geht. Bei ihm genügt schon der leiseste Antrieb, um ausgiebige Bewegungsäusserungen hervorzurufen, während der Gesunde zur Erzielung des gleichen Erfolges eines unvergleichlich grösseren Aufwandes von centraler Arbeitsleistung bedürfen würde. Darum muss auch jeder Versuch der Nachahmung dieses Zustandes nothwendig nach sehr kurzer Zeit an der Unmöglichkeit scheitern, das lähmende Ermüdungsgefühl durch die blosse Willensanstrengung zu überwinden. Dieser Umstand wie die Rücksichtslosigkeit, mit der die Kranken ihre Glieder gebrauchen, hat zu der verbreiteten, unrichtigen Anschauung geführt, dass sie über aussergewöhnliche Körperkräfte verfügen.

Eine Theilerscheinung des allgemeinen Thatendranges ist der

oft sehr ausgeprägte Rededrang der Kranken. Auch die Umsetzung von Wortvorstellungen in Sprachbewegungen ist krankhaft erleichtert. Wie wir schon früher ausgeführt haben, dürfte gerade dieser Umstand bei der besonderen Gestaltung der manischen Ideenflucht eine gewisse Rolle spielen. Die leicht angeregten motorischen Sprachvorstellungen gewinnen einen unverhältnissmässig starken Einfluss auf den Ablauf des Gedankenganges, während die inhaltlichen Beziehungen der Vorstellungen mehr in den Hintergrund treten. So kommt es, dass in den höheren Graden der Ideenflucht, ganz wie unter dem Einflusse des Alkohols, an die Stelle des sachlichen Bandes der Vorstellungen mehr und mehr sprachlich eingelernte Redensarten, Wortzusammensetzungen, Anklänge und Reime treten. Namentlich gewinnen mehr und mehr die reinen Klangassociationen die Oberhand, bei denen jede Spur einer inneren Beziehung der Vorstellungen verschwunden ist, die Gleichklänge und Reime, sogar ganz sinnlose. Eine Kranke schrieb auf ein Blatt: Nelke — welke — Helge — Hilde — Tilde — Milde — Hand — Wand — Sand.

In den sprachlichen Aeusserungen des Kranken macht sich die Ideenflucht und der Rededrang gleichzeitig geltend. Er kann nicht lange stillschweigen, schwatzt und schreit mit erhobener Stimme, lärmt, brüllt, johlt, pfeift, überstürzt sich im Reden, reiht zusammenhangslose Sätze, Worte, Silben aneinander, predigt mit feierlicher Betonung und leidenschaftlichen Geberden, vom Hochtrabenden ganz unvermittelt ins Humoristisch-Gemüthliche, Drohende, Weinerliche verfallend oder plötzlich in ausgelassenem Lachen endigend. Bisweilen kommt es zu eigenthümlich gezierter Sprechweise, auch wol zum Reden in selbsterfundenen Sprachen, die zum Theil aus sinnlosen Silben, zum Theil aus fremdländisch zurechtgestutzten und verstümmelten Wörtern bestehen. Eine Probe manischer Reden giebt die folgende Nachschrift:

„Notiren Sie genau, es scheint mir alles so grau; die Uhr (wurde der Kranken vorgehalten) bedeutet den Kreislauf der Zeit; Herr N. hat einen Chronometer bereit. Mein Magen thut mir weh, immer hipp, hipp hurrah! Der Geibel ist der Dichter, der Genius der Zeit gewesen, été, der Sommer muss kommen, die Bäume schlagen aus, und Du bist nicht zu Haus. Röslein, so hold am Haag, mich doch Niemand holen mag. Les extrêmes se touchent; Zeiten fliehen so manches Jahr, mich doch Niemand holen mag. (Zur Wärterin) Du Luder, Du unverschämtes Saumensch, kannst Du darüber lachen, dass die guter Hoffnung ist, von Rosa gesprochen, drum bist Du Esel so grau. Grau, theurer Freund, ist alle Theorie. Stern, Blume so gern. Der Grossherzog soll leben hoch. Leberecht Hühnchen" u. s. w.

Die Zusammenhangslosigkeit ist hier keineswegs durch einen sprudelnden Reichthum an Gedanken, sondern durch die mangelnde Ausbildung richtunggebender Zielvorstellungen bedingt. Auch der Gesunde kann ganz ähnliche Reihen liefern, wenn er seinem Denken die Zügel schiessen lässt und wahllos alles ausspricht, was ihm in den Sinn kommt. Freilich ist in der Manie dieses Aussprechen erheblich erleichtert und beschleunigt. In Folge dessen setzt sich jede auftauchende Vorstellung sofort in Worte um; der Kranke sagt alles, was er denkt. Da aber beim ziellosen Denken stets die Vorstellungen rascher auf einander folgen, als man sie in Worte kleiden kann, überhastet sich das Reden des Kranken, trotzdem sein Denken eher verlangsamt, als beschleunigt ist.

Auch in den Schriftstücken der Kranken zeigt sich die Neigung, Fremdwörter zu gebrauchen, verschiedene Sprachen durcheinander zu werfen. Die Ablenkbarkeit und Erregbarkeitssteigerung pflegt sich in dem Umstande kundzugeben, dass die ersten Worte oder Zeilen meist ganz zusammenhängend geschrieben sind, während sich der weitere Inhalt in eine wirre Folge von Aufzählungen, Reminiscenzen, Versbruchstücken, Anklängen und Reimen auflöst. Zugleich werden auch die Schriftzüge grösser, anspruchsvoller und unregelmässiger. Sie nehmen keine Rücksicht mehr auf den Leser, laufen durcheinander, werden verschmiert; die Unterstreichungen, Ausrufungszeichen, kühnen Schnörkeleien nehmen zu. Alle diese Störungen, die inhaltlichen wie die formalen, treten an der beigegebenen Schriftprobe in ausgezeichneter Weise hervor. Die Menge der von manischen Kranken erzeugten Schriftstücke ist bisweilen eine erstaunliche; freilich rechnen sie selbst nicht darauf, dass sie gelesen werden; nur das Vergnügen des Schreibens selbst ist der Beweggrund.

In den Depressionszuständen des manisch-depressiven Irreseins tritt an Stelle des Beschäftigungsdranges sein völliges Gegenstück, die psychomotorische Hemmung. Die centrale Auslösung von Handlungen ist hier erschwert, selbst bis zur Unmöglichkeit. Die leichteren Grade der Störung zeigen sich in der Entschlussunfähigkeit der Kranken. Die auftauchenden

Antriebe gewinnen nicht die Macht, die entgegenstehenden Hemmungen zu überwinden; trotz der klaren Erkenntniss der Noth-

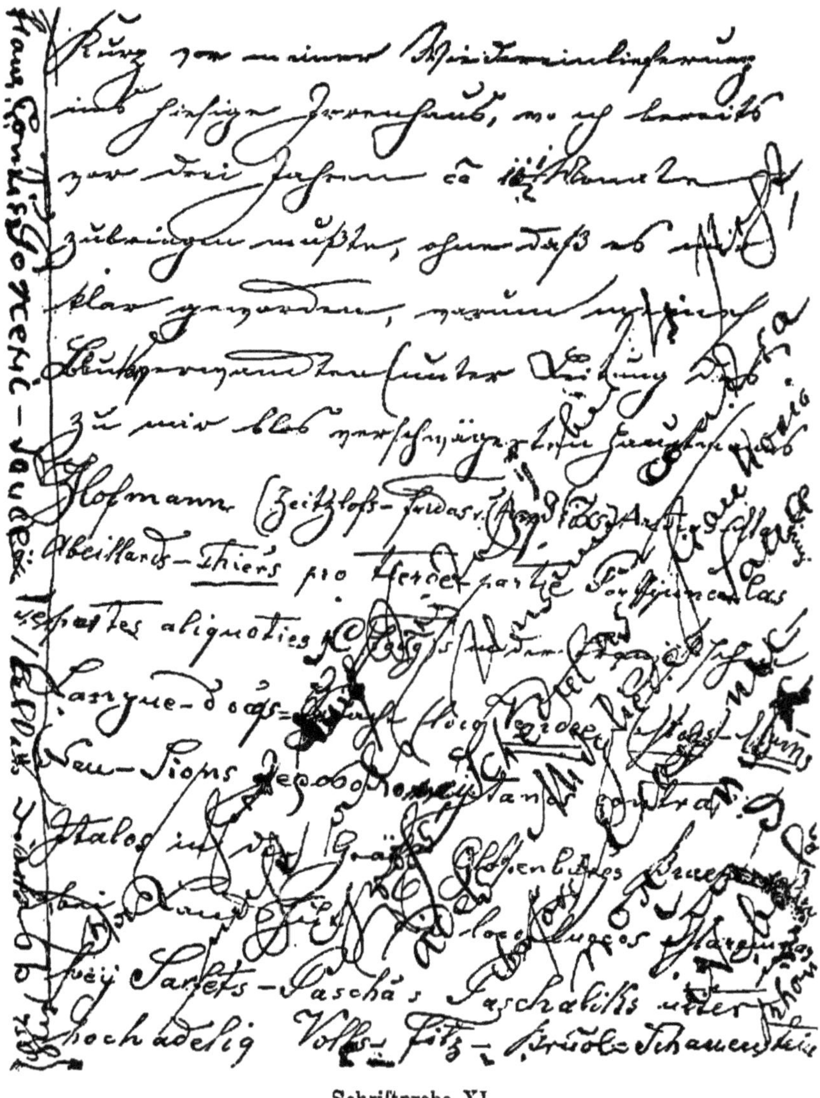

Schriftprobe XI.

wendigkeit, trotzdem alle wirklichen Gegengründe oder Bedenken fehlen, vermag sich der Kranke doch nicht zu den einfachsten Handlungen aufzuraffen. Auch die endlich nach vielem Zögern begonnene Thätigkeit bleibt jeden Augenblick stecken, da ihr der Nachdruck des kräftigen Entschlusses fehlt. Alle einzelnen Bewegungen, soweit sie einen Willensantrieb erfordern, sind mehr oder weniger verlangsamt und geschehen ohne Kraft. Aeussere Einwirkung und namentlich gemüthliche Erregung kann die Hemmung verringern. Unter stetem Zureden oder in der Gefahr vermag der Kranke noch Leistungen zu vollbringen, die ihm sonst unmöglich sind. Bei den schwersten, stuporösen Formen kann jede Willensäusserung des Kranken aufgehoben sein, so dass er nicht mehr im Stande ist, das Bett zu verlassen oder seine Bedürfnisse zu verrichten. Bemerkenswerth ist es, dass die Ausdrucksbewegungen, die am meisten durch seelische Einflüsse beherrscht werden, am schwersten von der Hemmung betroffen zu sein pflegen. Wir sehen Kranke bisweilen schon sich ohne wesentliche Störung beschäftigen, während sie trotz guten Verständnisses doch noch kein Wort über die Lippen zu bringen vermögen.

Einen guten Einblick in die Eigenthümlichkeiten der psychomotorischen Störungen beim manisch-depressiven Irresein dürfte die beiliegende Curventafel gewähren. Dieselbe stellt die Druckschwankungen beim Schreiben der 1 und der 10 aus einer fortlaufenden Zahlenreihe vor, wie sie mit Hülfe der Schriftwage gewonnen werden. Die senkrechten Bewegungen einer kleinen, durch Federzug immer wieder in die Gleichgewichtslage zurückkehrenden Platte, auf die der Druck des Bleistiftes beim Schreiben wirkte, wurden auf einer Drehtrommel aufgezeichnet. Die Abstände auf den wagerechten Linien geben einen Begriff von der während des Schreibens verflossenen Zeit; die Höhe der Curven dagegen stellt in vergrössertem Maassstabe den in jedem Augenblicke auf die Schreibunterlage ausgeübten Druck dar. Unter den einzelnen Curven befinden sich getreue Nachbildungen der Schriftzüge, die bei den Versuchen geliefert wurden. Figur I stammt von einer gesunden Wärterin. Man erkennt bei der ersten, noch besser bei der zweiten 1 das Nachlassen des Druckes während der Umkehr der Schreibbewegung sowie das Ansteigen im Grundstriche; auch in der 0 entspricht der Umbiegung eine kleine Druckschwankung. Die Zacken am Schlusse der Curven entstehen durch Nachschwingungen der Feder bei raschem Absetzen des Stiftes.

Figur III wurde von einer manischen Kranken geliefert. Die psychomotorische Erregung tritt hier schon in den mächtigen, anspruchsvollen Schriftzeichen hervor. Der Druck ist erheblich gesteigert, ebenso die Schreibgeschwindigkeit, wenn wir die verschiedene Länge des zurückgelegten Schreibweges berücksichtigen. In der zweiten 1 sind sowol Druck wie Geschwindigkeit sehr bedeutend gestiegen, eine Erscheinung, die sich auch bei Gesunden überall findet, nur in ungleich schwächerer Ausprägung. Da sie uns die wachsende Erleichterung der Leistung während der Arbeit anzeigt, darf sie als Ausdruck der gesteigerten psychomotorischen Erregbarkeit angesehen werden. Die im Laufe des Schreibens rasch zunehmende Ausgiebigkeit der Nachschwingungen deutet auf die grössere Plötzlichkeit der Druckschwankungen bei den heftigen Schreibbewegungen hin.

Ein vollkommen anderes Bild bietet die Figur II dar, die von einer Kranken im Depressionszustande gewonnen wurde. Die Schriftzüge sind auffallend klein; trotzdem nahmen sie erheblich grössere Zeit in Anspruch als Figur I, waren also stark verlangsamt. Zugleich ist der Druck ausserordentlich niedrig; er betrug noch nicht 50 gr und zeigt sehr wenig ausgeprägte Schwankungen. Nachschwingungen fehlen ganz; der Schreibdruck hörte also nicht plötzlich, sondern ganz allmählich auf. Auch hier ist übrigens eine geringe Zunahme der Geschwindigkeit bei der zweiten 1 nachzuweisen. Fanden wir demnach bei der manischen Kranken heftige, sehr beschleunigte Bewegungen mit rascher, erheblicher Zunahme der Erregbarkeit, so begegnet uns hier zögerndes Ein- und Ausschleichen, geringer Nachdruck und bedeutende Verlangsamung des Schreibens, Zeichen, die in klarer Weise auf das Bestehen einer psychomotorischen Hemmung hindeuten.

Allein die beiden hier auseinandergehaltenen Zustände des Werkzeuges unseres Willens sind schwerlich solche Gegensätze, wie es auf den ersten Blick scheinen mag. Wir sehen sie wenigstens im Verlaufe der Krankheit häufig genug unvermittelt in einander übergehen. Hemmung und Erleichterung der Willensantriebe müssen demnach nur nahe verwandte Erscheinungsformen einer gemeinsamen Grundstörung sein. Noch deutlicher wird das, wenn wir sehen, dass sich die Zeichen beider krankhafter Veränderungen gar nicht selten mit einander mischen. Die besonderen klinischen Gestaltungen

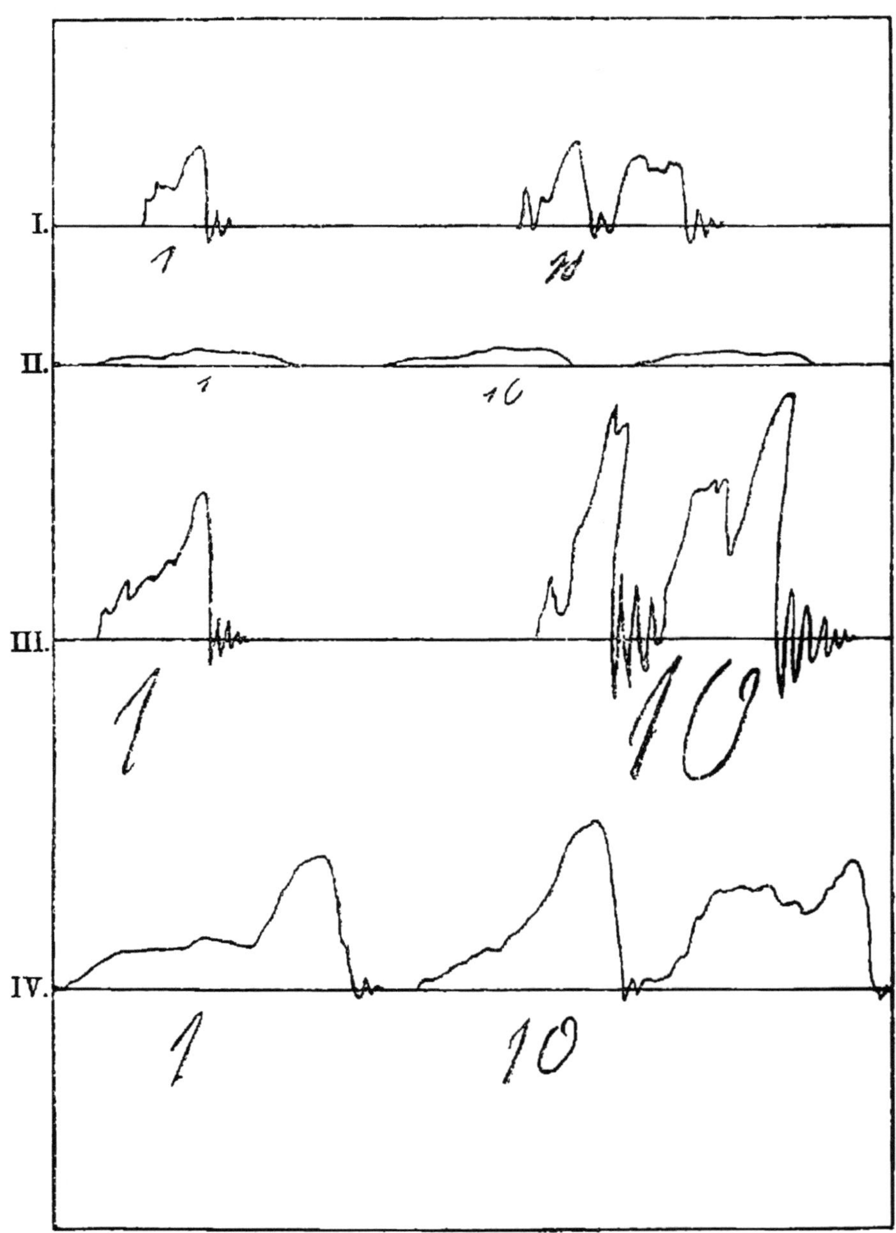
I.
1
10
II.
1
10
III.
1
10
IV.
1
10

dieser Mischung werden wir späterhin genauer ins Auge zu fassen haben. Hier möchte ich nur auf die Figur IV der Curventafel hinweisen, die von der gleichen Kranken geschrieben wurde wie Figur III. Nur befand sich dieselbe damals in einem Zustande, in dem während einer schweren Manie einige Tage lang der Beschäftigungsdrang vollständig geschwunden war. Die Druckcurve der Schrift zeigt uns bei kleiner gewordenen Schriftzügen eine geringe Abnahme des Druckes, langsames Ansteigen und Erlöschen desselben und sehr erhebliche Verlangsamung des Schreibens, also eine höchst eigenartige Mischung der Veränderungen, die wir oben bei der manischen Erregung und bei der Hemmung kennen gelernt haben. —

Wie schon die Betrachtung der allgemeinen Krankheitszeichen lehrt, haben wir beim manisch-depressiven Irresein zunächst zwei grosse Gruppen von Zustandsbildern auseinanderzuhalten, die manischen und die depressiven. Ihnen schliessen sich dann noch als dritter Formenkreis die bisher viel zu wenig beachteten Mischzustände an, die neben einander einzelne Erscheinungen der manischen Erregung und der Hemmung darbieten. Gerade die Thatsache solcher Mischzustände lehrt uns, dass die manischen und die depressiven Formen ohne bestimmte Grenzen in einander übergehen; trotzdem wird es sich der Uebersichtlichkeit halber empfehlen, diese beiden Gruppen von Krankheitsbildern in einer Reihe häufiger beobachteter Spielarten gesondert darzustellen.

Manische Zustände. Die leichtesten Formen der manischen Erregung pflegt man als „Hypomanie", Mania mitis, mitissima, auch wol, aber unzweckmässig, als Mania sine delirio zu bezeichnen. Die Franzosen haben von einer „Folie raisonnante", einem Irresein ohne Verstandesstörung gesprochen. In der That erscheint die Besonnenheit, die Auffassungsfähigkeit, das Gedächtniss der Kranken im allgemeinen ungestört. Die geistige Regsamkeit, die Beweglichkeit der Aufmerksamkeit ist sogar nicht selten gesteigert; die Kranken können aufgeweckter, scharfsinniger, leistungsfähiger erscheinen, als früher. Namentlich ist es die Gewandtheit in der Erfassung entfernter Aehnlichkeiten, die nicht selten den Hörer überrascht, weil sie den Kranken zu witzigen Wendungen und Einfällen, Wortspielen, verblüffenden, wenn auch bei genauerer Betrachtung meist wenig stichhaltigen Vergleichen und ähnlichen Leistungen der Einbildungskraft befähigt. Dennoch ist auch bei den leichtesten Graden der Störung der Mangel an innerer Einheit des Vorstellungsverlaufes, die Unfähigkeit zur folgerichtigen Durchführung einer bestimmten Gedankenreihe, zur ruhigen, logischen Verarbeitung und Ordnung gegebener Ideen, die Unbeständigkeit des Interesses, das jähe, unvermittelte Abspringen von einem Gegenstande zum andern ausserordentlich bezeichnend. Allerdings wissen die Kranken nicht selten mit einiger Anstrengung diese Erscheinungen vorübergehend zu verwischen und die Herrschaft über ihren zügellos gewordenen Vorstellungsverlauf noch für einige Zeit wiederzugewinnen; in Schriftstücken und namentlich in den oft eifrig betriebenen Reimereien pflegt dann doch eine leichte Ideenflucht regelmässig deutlich hervorzutreten. Vorübergehend kann sich übrigens auch bei diesen leichten Formen stärkere Erregung und Verwirrtheit einstellen.

Die Erinnerung an die jüngsten Erlebnisse ist nicht immer treu, sondern vielfach durch eigene Zuthaten gefärbt und ergänzt. Der Kranke lässt sich in seinen Erzählungen leicht zu Uebertreibungen und Verdrehungen hinreissen, die zum Theil schon einer schiefen Auffassung, zum Theil aber auch nachträglicher Umdeutung entspringen, ohne dass deren Willkürlichkeit dem Kranken selbst klar zum Bewusstsein kommt. Obgleich daher eigentliche Wahnbildungen fehlen, begegnet uns doch regelmässig eine stark übertriebene Selbstschätzung. Der Kranke rühmt seine Leistungen und Fähigkeiten, prahlt mit seinen vornehmen Bekanntschaften, versteht alles am besten, bespöttelt das Treiben Anderer mit vornehmer Geringschätzung und verlangt besondere Anerkennung für seine eigene Person. Demgemäss ist von einer Krankheitseinsicht gar keine Rede; auch durch den Hinweis auf frühere Anfälle, die er während der traurigen Verstimmung vielleicht ganz richtig beurtheilte, lässt er sich keinen Augenblick von der krankhaften Natur seines Zustandes überzeugen.

Im Gegentheil fühlt er sich gesünder und leistungsfähiger, als jemals, höchstens etwas erregt durch die unwürdige Behandlung. Die Beschränkung seiner Freiheit betrachtet er als einen schlechten Witz oder als eine unverzeihliche Kränkung, die er auf Quertreibereien seiner Angehörigen oder sonst ihm feindlich gesinnter Personen zurückführt und zu deren Beseitigung und Sühne er gesetzliche Massregeln zu ergreifen droht. Nicht selten meint er, nicht er, sondern diejenigen seien geisteskrank, die seine geistige

Ueberlegenheit, seine Begabung nicht zu würdigen verständen und ihn durch aufreizende Reibereien in Erregung zu versetzen suchten. Man wird durch dieses Verhalten an die Erfahrungen erinnert, die man so häufig über die Selbsttäuschungen Angetrunkener zu machen Gelegenheit hat.

Die Stimmung des Kranken ist vorwiegend eine gehobene, heitere, durch das Gefühl der erhöhten Leistungsfähigkeit beeinflusste. Er ist in unverwüstlich guter Laune, fühlt sich glücklich und froh, nicht selten in etwas überschwänglicher Weise, sieht sich von lieben, edlen Menschen umgeben, findet volle Befriedigung in den Genüssen der Freundschaft, der Kunst, der Humanität. Bisweilen entwickelt sich ein ausgeprägt humoristischer Zug, die Neigung, allen Dingen und Ereignissen die scherzhafte Seite abzugewinnen, Spitznamen zu erfinden, sich selbst und Andere lustig zu verspotten. Meist treten jedoch gerade die Bedürfnisse und Wünsche der eigenen Person gänzlich in den Vordergrund. Auf der anderen Seite besteht regelmässig eine grosse gemüthliche Reizbarkeit. Der Kranke ist unzufrieden, unduldsam, nörgelnd, namentlich im Verkehr mit Nahestehenden, wo er sich gehen lässt; er wird rücksichtslos, patzig und selbst roh, wo er mit seinen Wünschen und Neigungen auf Widerstand stösst; geringfügige äussere Anlässe können ungemein heftige Zornesausbrüche mit kräftigem Schimpfen und Neigung zu Gewaltthätigkeiten herbeiführen. Der innere Halt des Kranken ist verloren gegangen; er lässt sich gänzlich durch augenblickliche Eindrücke und Gemüthsbewegungen beherrschen, die sofort eine unwiderstehliche Macht über seinen steuerlosen Willen erlangen. Seine Handlungen tragen daher vielfach das Gepräge des Triebartigen, Unüberlegten und — wegen der geringen Störung des Verstandes — des Unsittlichen.

Was vor allem auffällt, ist seine erhöhte Geschäftigkeit. Der Kranke fühlt das Bedürfniss, aus sich herauszugehen, mit seiner Umgebung in lebhafteren Verkehr zu treten, eine Rolle zu spielen. Da er keine Ermüdung kennt, duldet es ihn nicht lange im Bett; in aller Frühe, um 4 Uhr bereits, steht er auf, räumt alle Rumpelkammern auf, erledigt rückständige Angelegenheiten, unternimmt Morgenspaziergänge, Ausflüge. Er beginnt, Gesellschaften, Vergnügungen mitzumachen, viele und lange Briefe zu schreiben, ein Tagebuch zu führen, viel zu musiciren, zu schriftstellern, entfernte Bekannte zu besuchen, sich um alle möglichen Dinge und Verhältnisse zu kümmern, die ihm früher gänzlich fern lagen. Namentlich die Neigung zum Reimen (Briefe!) pflegt sich stark geltend zu machen. Ein einfacher Bauer gab seine ideenflüchtigen Reimereien im Selbstverlage heraus; eine junge Dame verfasste bei ihrem Scheiden aus der Anstalt ein humoristisches Testament in Knittelversen und liess es drucken. Der Kranke knüpft zahlreiche Verbindungen an, zahlt plötzlich ohne Nöthigung sämmtliche Geschäftsschulden, macht grossartige Geschenke, baut allerlei Luftschlösser und stürzt sich mit rascher Begeisterung in gewagte, seine Kräfte weit übersteigende Unternehmungen. Er lässt von seinem Dörfchen 16000 Stück Ansichtspostkarten drucken, sucht einen Negerknaben aus Kamerun zu adoptiren. Ein Kranker erbot sich plötzlich, der Polizei einen lange gesuchten politischen Verbrecher sofort zur Stelle zu schaffen, verlieh dabei dem Beamten in scherzhafter Weise eine Phantasieuniform, lud durch die Zeitung „die ganze Haute volée" zum Ballfest in einem Aussichtshäuschen ein.

Die wirkliche Arbeitsfähigkeit des Kranken erleidet dabei regelmässig eine erhebliche Einbusse. Er hat keine Ausdauer mehr, lässt das Angefangene halbfertig liegen, ist liederlich und sorglos in der Ausführung, thut nur, was ihm zusagt. Wie es ihm gerade einfällt, unternimmt er unnöthige Reisen, treibt sich herum, macht zwecklose Einkäufe und Tauschgeschäfte, auch ohne einen Pfennig in der Tasche, weil jeder neue Gegenstand seine Begierde reizt. Selbst der gelegentliche Diebstahl und die Uebervortheilung wird in dieser krankhaften Lust am Besitze bisweilen nicht gescheut, um das Gewünschte zu erlangen.

Im äusseren Benehmen des Kranken macht sich gewöhnlich das gehobene Selbstgefühl, die Sucht, hervorzutreten, dann aber Unruhe und Unstetigkeit bemerkbar. Er kleidet sich gegen seine sonstige Gewohnheit nach der neuesten Mode, wenn auch vielleicht nachlässig, trägt Blumen im Knopfloch, begiesst sich mit Wohlgerüchen. Die Schrift zeigt grosse, anspruchsvolle Züge, viele Ausrufungs- und Fragezeichen, Unterstreichungen neben Flüchtigkeiten in der äusseren Form. Der Kranke führt überall das Wort, drängt sich bei jeder Gelegenheit in den Vordergrund, declamirt öffentlich, zeichnet hohe Beiträge bei Sammlungen, sucht Aller Augen auf sich zu lenken, Eindruck zu machen; er spricht viel und gern, weitschweifig, laut, mit lebhaften Geberden und besonderer Betonung, in gesuchten Ausdrücken, von sich selbst oft in der dritten Person, um sich ein gewisses Ansehen zu geben, ergeht sich in handgreiflichen Prahlereien und Aufschneidereien. Er benimmt sich sehr ungenirt, lässt sich Verstösse gegen Anstand und Sitte zu Schulden kommen, macht trotz tiefer Trauer geräuschvolle Vergnügungen mit, erzählt gewagte Witze in Damengesellschaft, nimmt sich mit lustigem Uebermuthe unpassende Vertraulichkeiten gegen Fremde oder höher stehende Personen heraus, schliesst mit dem ersten Besten Freundschaft und Duzbrüderschaft und geräth in die mannigfaltigsten Streitigkeiten mit seiner Umgebung und der öffentlichen Ordnung, indem er seinen augenblicklichen Launen folgt, die ihn zu allerlei muthwilligen, unüberlegten und ungehörigen Streichen treiben.

Besonders verhängnissvoll pflegt dem Kranken die Neigung zu Ausschweifungen zu werden. Er fängt an, sich häufig zu betrinken, unsinnig zu spielen, die Nächte auszubleiben, sich in Bordellen und zweifelhaften Wirthschaften herumzutreiben, übermässig zu rauchen und zu schnupfen, stark gewürzte Speisen zu essen. Ein älterer, sonst sehr eingezogen lebender Familienvater begann, mit den Kunstfechterinnen eines Circus Champagner zu trinken. Bei Frauen treten in der Erregung häufig lebhafte geschlechtliche Gelüste hervor, die sich in auffallender Kleidung, künstlichen Frisuren, flottem Benehmen, zweideutigem Entgegenkommen, in der Neigung, Bälle zu besuchen, zu tändeln, Liebesverhältnisse anzuknüpfen, schlüpfrige Romane zu lesen, besonders kundzugeben pflegen. Eine meiner Kranken erliess in diesem Zustande regelmässig Heirathsgesuche, die schliesslich den Erfolg hatten, dass sie unter Beihülfe eines Vermittlers thatsächlich mit einem wenig vertrauenswürdigen Menschen die Ehe einging. Unbegreifliche Verlobungen, auch Schwängerungen sind in diesen Zuständen nicht selten; ich kenne Fälle, in denen sich das Einsetzen der Erregung mehrfach durch eine plötzliche Verlobung ankündigte.

Alle seine auffallenden und unsinnigen Handlungen weiss der Kranke mit ausserordentlicher Spitzfindigkeit zu begründen; um einen Entschuldigungs- und Erklärungsgrund ist er nie in Verlegenheit. Die Bemühungen seiner Angehörigen, ihn zu beruhigen, erweisen sich daher nicht nur als erfolglos, sondern sie reizen den

Kranken geradezu und führen leicht zu heftigen Zornausbrüchen und selbst Gewaltthaten. In der Anstalt drängt er meist vom ersten Tage an auf Entlassung, führt seine Heftigkeit ausschliesslich auf die ungerechte Freiheitsberaubung zurück, verlangt, von anderen Aerzten untersucht zu werden. Einer meiner Kranken wusste seine Frau durch Nörgeln dazu zu bewegen, dass sie ihm gegen meinen Rath die Uebersiedelung in eine andere Anstalt zugestand. Auf der ganz kurzen Reise übernahm er jedoch selbst die Führung, fuhr seiner Frau davon und begab sich nach Berlin, um sich von einem Arzte untersuchen zu lassen, der sich in der Gesunderklärung Geisteskranker einen gewissen Ruf erworben hat.

Die Mannigfaltigkeit dieses Krankheitsbildes im einzelnen ist trotz aller gemeinsamen Züge eine sehr grosse. Je leichter der eigentliche Krankheitsvorgang den Menschen berührt, desto mehr muss ja seine persönliche Eigenart in der Gestaltung der Krankheitserscheinungen mit zur Geltung kommen. Namentlich in der Art und Heftigkeit der gemüthlichen Regungen machen sich die Verschiedenheiten bemerkbar. Während manche Kranke in dieser Zeit liebenswürdig, gutmüthig, lenksam, umgänglich sind und höchstens durch ihre Ruhelosigkeit für die Umgebung störend werden, sind andere wegen ihrer Reizbarkeit, ihrer Herrschsucht und ihres rücksichtslosen Thatendranges ausserordentlich schwierig und unangenehm. Gerade die eigenthümliche Mischung von Besonnenheit mit echt tobsüchtigem Handeln, vielfach auch die grosse Anstaltserfahrung macht sie überaus erfinderisch in Mitteln, ihre zahlreichen Gelüste zu befriedigen, die Umgebung zu hintergehen, sich allerlei Vortheile zu verschaffen, fremdes Eigenthum in ihren Besitz zu bringen. Ihre Mitkranken pflegen sie bald vollständig zu beherrschen, sie auszubeuten, dem Arzte in Kunstausdrücken über sie zu berichten, sie zu bevormunden und in Schach zu halten.

Von den hier geschilderten leichteren Formen der Manie führen zahllose Uebergänge allmählich hinüber zu dem Krankheitsbilde der eigentlichen T o b s u c h t. Der Beginn der Erkrankung ist regelmässig ein ziemlich plötzlicher; höchstens gehen Kopfschmerzen, Mattigkeit, Arbeitsunlust dem Ausbruche der stürmischeren Erscheinungen einige Tage oder Wochen voraus, wenn nicht etwa ein ausgeprägter Depressionszustand die Einleitung gebildet hat. Die Kranken werden rasch unruhig, reizbar, zusammenhangslos in ihren

Reden, gewaltthätig, lärmend, so dass in der Regel schon nach wenigen Tagen die Verbringung in die Anstalt erfolgen muss. Hier erweisen sie sich als besonnen und annähernd orientirt, aber ausserordentlich ablenkbar in ihrer Auffassung und ihrem Gedankengange. Sie verstehen eindringliche Anreden, geben auch einzelne zutreffende Antworten, lassen sich aber durch jeden neuen Eindruck beeinflussen, schweifen ab, kommen vom hundertsten ins tausendste, kurz zeigen mehr oder weniger entwickelte Ideenflucht, wie wir sie früher eingehend geschildert haben.

In einer ganzen Reihe von Fällen aber kommt es vorübergehend oder dauernd zu einer schwereren Trübung des Bewusstseins mit völliger Verworrenheit. Die Kranken fassen nur noch ganz bruchstückweise auf, was um sie her vorgeht, wissen nicht mehr, wo sie sich befinden, schwatzen zusammenhangslos und unverständlich, bisweilen in selbsterfundener Sprache.

Vielfach wird auch das Auftreten von ausgeprägten Sinnestäuschungen und Wahnvorstellungen, Grössenideen sowol wie Verfolgungsideen, beobachtet, namentlich in den Formen mit stärkerer Verworrenheit. An der Wand erscheint ein Todtenkopf, „schimmernde Seidenwürmer"; die Kranken sehen Schlangen und Leichen, den Teufel, die Franzosen, arme Seelen, Geisterköpfe, Engelsgesichtchen, die Mutter Gottes; auf der Bettdecke werden Bilder vorgeführt, durch das Fenster farbige Signale gegeben. Die Personen ihrer Umgebung sind ganz verändert, werden für frühere Bekannte, Prinz Heinrich, den Grossherzog von Luxemburg, auch wol für historische Grössen, Ludwig XIV., Caesar, Elisabeth gehalten. Meist bleiben die einmal gewählten wahnhaften Bezeichnungen während des ganzen Krankheitsverlaufes die gleichen. Ferner hören die Kranken Stimmen aus der Unterwelt, verworrenes Getöse; sie werden verhöhnt und verspottet; der knarrende Fussboden, die pfeifende Lokomotive, die Glocken sprechen mit ihnen. Es wird ihnen befohlen, dass sie nicht essen sollen; Gott bestimmt sie zu etwas Höherem. In der Nacht werden giftige Dünste, Schwefelgeruch ins Zimmer geleitet, geschlechtliche Angriffe auf sie ausgeführt; sie fühlen elektrische Schläge; die Speisen schmecken nach Gift. Ihre Gedanken werden ihnen eingegeben, nachgesprochen, die Eingeweide verdorben; sie sind verhext, verzaubert, in einem Zauberpalast, werden durch Mittel aufgeregt, sind allen möglichen Verfolgungen ausgesetzt, müssen mit dem Tode ringen; man quält sie, macht ihnen Zahnschmerzen.

Sehr bemerkenswerth ist dabei die Neigung, beliebigen Wahrnehmungen eine besondere Bedeutung beizulegen. Auf einem alten Zettel entdecken sie das Zeichen von Oesterreich und Deutschland; die Buchstaben ihres Namens weisen auf königliche Abstammung hin; die Schwalben fliegen genau nach den Winken ihrer Hand. Sie haben übernatürliche Kräfte, himmlische Gedanken, sind eine Art Erlöser, zweite Braut Christi, Joseph von Aegypten, vom heiligen Geiste überschattet, Gott der Allmächtige. Andere sind adelig, Husarenoffizier, Königin von England, Schlachtenlenker, General, Kaiser und Papst Leo XIII. Der Kranke hat Berge erschaffen, Städte gebaut, besitzt die ganze Anstalt, diamantene Tassen, bekommt eine goldene Krone, ein Schloss in Gibraltar, den Paradiesgarten, kündigt dem Kaiser den Krieg an. Das Deutsche Reichsheer gehört ihm; er muss böse Geister bannen, ein Regiment führen, wird seines Glaubens wegen verfolgt: alles geht durcheinander; die Welt geht unter.

Alle diese Wahnbildungen, die noch durch allerlei fabulirende Erzählungen von merkwürdigen und grossartigen Erlebnissen bereichert werden, pflegen flüchtig zu sein und vielfach zu wechseln; sie werden als Einfälle, oft mit lachendem Munde, vorgebracht und nicht weiter verarbeitet. Hie und da kommt es indessen auch vor, dass gewisse Vorstellungen lange Zeit hindurch in gleicher Weise und mit Leidenschaftlichkeit festgehalten werden. Nicht selten besteht Krankheitsgefühl; die Kranken sprechen davon, dass sie „närrisch" seien, ihre Gedanken nicht beisammen halten könnten.

Die Stimmung ist ausgelassen, lustig, übermüthig, oft aber auch reizbar, zornmüthig, gelegentlich in heftiges Weinen und Jammern umschlagend. Auf motorischem Gebiete besteht lebhafte Unruhe und Erregung. Der Kranke kann nicht lange still sitzen oder liegen, geht herum, springt, läuft, tanzt, wälzt sich am Boden. Er schwatzt unaufhörlich, singt, jodelt und jauchzt, bedeckt ungezählte Bogen mit mächtigen, flüchtigen Schriftzügen; er gesticulirt lebhaft, klatscht in die Hände, schneidet Gesichter, schmiert und wischt am Boden, an den Wänden und Fenstern herum, poltert und trommelt an der Thür, entkleidet sich, zerschlitzt seinen Anzug, sein Bettzeug, um die Fetzen hundertfältig verknotet und verschlungen zu abenteuerlichem Aufputz zu benutzen. Alle irgend erreichbaren Gegenstände werden in ihre Bestandtheile zerlegt, um zu neuen Gebilden verschiedener Art zusammengesetzt zu werden, wie es just der Augenblick eingiebt. Die Knöpfe werden abgedreht, die Taschen herausgerissen, der Rock umgekehrt, die Hosen in die Strümpfe gesteckt, die Hemdzipfel zusammengeknüpft, Ringe aus Garnresten um die Finger geknotet. Was dem Kranken in die Hände fällt, Steine, Holzstückchen, Glasscherben, Nägel, sammelt er auf, um mit ihrer Hülfe Wände, Möbel, Fenster zu zerkratzen und kreuz und quer mit Malereien oder Schriftzeichen zu bedecken. Nicht selten dienen ihm dabei in Ermangelung anderer Hülfsmittel auch die eigenen Ausscheidungen. Cigarrenreste und trockene Blätter werden in Papier gewickelt geraucht, Papierfetzen zum Schreiben, Nägel zum Pfeifenstopfen, Scherben zum Bleistiftspitzen benutzt; andere Funde dienen als Tauschmittel, um von den Mitkranken kleine Vortheile zu erlangen. Bisweilen wird auch allerlei in die Nase oder die Ohren gesteckt, das Ohrläppchen mit Streichhölzern oder Drahtstückchen durchbohrt, Asche und Staub als Schnupftabak verwendet, das Barthaar theilweise mit der Cigarre versengt. Mit den anderen Kranken geräth er wegen seiner Herrschsucht und Rücksichtslosigkeit häufig in Streit; er nimmt ihnen fort, was ihm gefällt. Die Erhöhung der gemüthlichen Reizbarkeit führt bei den geringfügigsten Anstössen zu Wuthausbrüchen von ungemeiner Heftigkeit, zu wahren Hochfluthen von überlautem Schimpfen und Brüllen, zu gefährlichen Drohungen, zu blindem Zerstören und Angreifen. Das weibliche Geschlecht ist zu solchen Ausbrüchen ungleich mehr geneigt als das männliche. Die geschlechtliche Erregung macht sich in unfläthigen Reden, Herandrängen an jugendliche Kranke, schamlosem Onaniren, beim weiblichen Geschlechte auch im Duzen der Aerzte, Auflösen der Haare, Salben mit Speichel, häufigem Ausspucken, Schimpfen in unanständigen Ausdrücken sowie in geschlechtlichen Verdächtigungen des Wartpersonals Luft.

Eine weitere, seltenere Form der manischen Erregung ist gekennzeichnet durch die rasche Entwicklung *tiefer, traumhafter Bewusstseinstrübung* mit *zahlreichen Sinnestäuschungen und verworrenen Wahnideen* (deliriöse Form). Der Anfall beginnt gewöhnlich ganz plötzlich; nur Schlaflosigkeit, Unruhe oder ängstliche Verstimmung kann sich schon 1—2 Tage, seltener einige Wochen vorher bemerkbar machen. Das Bewusstsein trübt sich rasch; die Kranken werden schwer benommen, verwirrt, verkennen ihre Umgebung und verlieren vollständig die zeitliche und örtliche Orientirung. Sofort treten massenhafte Sinnestäuschungen auf. Alles ist verändert; es brennt; Vögel fliegen in der Luft herum; Engel erscheinen; Geister werfen den Kranken Schlangen ins Gesicht; an den Wänden huschen Schatten. Sie hören Glockenläuten, Schiessen, Wasserrauschen; die Stimme Gottes kündigt ihnen das jüngste Gericht, die Erlösung von allen Sünden an. Der Kaffee riecht nach Todten, die Hände wie verwest; das Essen schmeckt wie Ziegen- oder Menschenfleisch, das Wasser nach Schwefel. Der Kopf ist ganz taumelig, voll Fieberhitze; die Kranken glauben gehoben, in Abgründe geworfen zu werden; alles stürzt um sie her zusammen. Zugleich entwickeln sich zerfahrene, traumhafte Wahnideen. Ein schreckliches Unglück bricht herein; der Teufel kommt; der Kranke muss sterben, schreckliche Kämpfe durchmachen; er soll vergiftet, geköpft werden, ist verloren, verflucht, verfault, ganz allein auf der Welt. Alles ist vernichtet; die Angehörigen sind sämmtlich gestorben. Er hat das grosse Loos gewonnen, ist zum Kaiser ausgerufen, der verheissene Held, der die Welt erlösen soll. Das 1000jährige Reich ist angebrochen; die grosse Schlacht mit dem Antichristen wird geschlagen.

Die Stimmung ist während dieses Deliriums sehr wechselnd, bald ängstlich verzweifelt („Todesgedanken"), weinerlich schreckhaft, bald ausgelassen heiter oder verzückt, bald theilnahmlos und gleichgültig. Im Anfange bieten die Kranken vielfach die Zeichen der sinnlosesten Tobsucht dar, schwatzen, schreien, tanzen herum, wälzen sich am Boden, entkleiden sich; sie widerstreben, zerstören, lassen unter sich gehen, schmieren, machen triebartige Selbstmordversuche, werden rücksichtslos gewaltthätig. Sie sind gar nicht zu fixiren, geben keinerlei Auskunft, beten, schimpfen, bitten um Verzeihung; in ihren unverständlichen, stammelnden Reden zeigt sich hochgradige Ideenflucht und Ablenkbarkeit. Zeitweise werden sie plötzlich ruhig, sind aber dabei nicht klar, sondern unbesinnlich, verworren, bis ebenso rasch die Erregung wieder beginnt. Während der ersten Zeit pflegt fast völlige Schlaflosigkeit zu bestehen. Die Nahrung wird häufig verweigert; die Ernährung sinkt sehr schnell. Der Kopf erscheint nicht selten stark geröthet; die Reflexe sind lebhaft; bisweilen beobachtet man deutliches Zittern am ganzen Körper ohne alkoholische Grundlage.

Auf voller Höhe erhält sich der Anfall gewöhnlich nur sehr kurze Zeit. Nach einigen Tagen, spätestens nach 3—4 Wochen, pflegt ziemlich rasch Beruhigung einzutreten. In einzelnen Fällen verlieren sich sämmtliche Krankheitserscheinungen von einem Tage zum andern; meist jedoch vollzieht sich dieser Nachlass mehr allmählich. Einzelne Täuschungen, Reste der Wahnideen und namentlich der Stimmungsanomalien bleiben noch kurze Zeit zurück, nachdem die Aufregung und Verwirrtheit bereits geschwunden sind. Die Kranken sind zunächst noch misstrauisch, einsichtslos, unzufrieden, reizbar, auch wol leicht ideenflüchtig, namentlich in Schriftstücken, redselig oder unzugänglich, drängen fort, bis dann im Laufe einiger Wochen nach und nach auch die letzten Krankheitszeichen zurücktreten. Die Erinnerung an die deliriöse Zeit ist meist eine ziemlich unklare; vielfach besteht sogar fast völlige Amnesie. —

Die körperlichen Erscheinungen der manischen Zustände sind je nach der besonderen Gestaltung derselben etwas verschieden. Bei den Formen mit stärkerer Erregung ist der Schlaf stets sehr gestört; bisweilen besteht sogar fast völlige, höchstens auf wenige Stunden unterbrochene Schlaflosigkeit, die Wochen, selbst Monate andauern kann. Auch in den leichteren Erregungszuständen kommen die Kranken spät zur Ruhe und sind schon sehr früh wieder munter, scheinen aber ausserordentlich tief zu schlafen. Die Esslust ist vielfach gesteigert, die Nahrungsaufnahme aber dennoch in Folge der Hast und Unruhe unregelmässig. Das Körpergewicht sinkt bei der Tobsucht stets sehr bedeutend, während es in hypomanischen Anfällen meist ansteigt. Dem entsprechend gewinnt hier die Haut frische Farbe und Spannung; die Bewegungen werden elastisch und kräftig; das spärlich gewordene Haar wächst nach, bisweilen mit verjüngtem Pigment. Bei starker Erregung ist die Temperatur bisweilen hochnormal, der Puls etwas beschleunigt; die Reflexe sind gesteigert. In vereinzelten Fällen treten Ohnmachten und selbst epileptiforme Anfälle auf; häufiger sind einzelne hysterische Erscheinungen. Hie und da beobachtet man Wallungen zum Kopfe, geröthetes Gesicht, injicirte Bindehäute, starkes Schwitzen am Kopfe, Kälte der Extremitäten. Einige Male sah ich in Folge des anhaltenden Schreiens hochgradige Ausdehnung und Schlängelung der oberflächlichen Venen am Halse. Im Harn fand Mendel eine auffallende

Abnahme des Phosphorgehaltes; in einzelnen Fällen wird Diabetes insipidus beobachtet.

Der Verlauf des manischen Anfalles ist ein recht verschiedener. Die Höhe der Krankheitserscheinungen wird in der Regel ziemlich rasch erreicht, bisweilen schon innerhalb weniger Tage. Von da ab kann der Zustand ebenso schnell wieder dem gesunden sich nähern, doch ist das meist nur bei den deliriösen Formen, selten auch einmal bei einfacher Tobsucht der Fall. In der Regel erhält sich die manische Erregung längere Zeit hindurch in annähernd gleicher Stärke, allerdings immer mit vielfachen Schwankungen. Sehr häufig sind Einschiebsel trauriger Verstimmung und selbst vorübergehenden Stupors, eine Erscheinung, die uns das Verständniss für die später zu besprechenden Mischformen eröffnet. Die endgültige Beruhigung stellt sich nach längerer Krankheitsdauer stets ganz allmählich ein, indem die Besserungen des Zustandes sich immer deutlicher ausprägen. Die Kranken werden klarer über ihre Umgebung, zugänglicher, aufmerksamer, gerathen aber sehr leicht wieder in die frühere Ideenflucht hinein. Auch dann, wenn die stürmischeren Störungen bereits in den Hintergrund getreten sind, pflegt doch eine erhöhte gemüthliche Reizbarkeit, gehobenes Selbstgefühl sowie eine gewisse Unstetigkeit noch einige Zeit lang zurückzubleiben. Plötzliche, unerwartet heftige Zornausbrüche können sich an die geringfügigsten Anlässe anschliessen, auch nachdem anscheinend schon längst völlige Beruhigung eingetreten ist, namentlich bei den späteren, gern schleppend verlaufenden Anfällen. Oefters sieht man auch die anscheinend gänzlich geschwundene manische Erregung noch einmal aufflackern, wenn die Kranken in ungünstige Verhältnisse kommen oder zu trinken anfangen.

Auch die Dauer der manischen Erregung ist grossen Schwankungen unterworfen. Während die deliriösen Formen meist innerhalb einiger Wochen ablaufen, erstreckt sich die übergrosse Mehrzahl der Erkrankungen über viele Monate. Aber auch Anfälle von 2 bis 3jähriger Dauer gehören keineswegs zu den Seltenheiten; ich habe sogar eine Tobsucht gesehen, die noch nach 7 Jahren in Genesung überging. Es scheinen namentlich die Formen mit allerlei Wahnbildungen und mässiger, sich nur von Zeit zu Zeit steigernder Erregung zu sein, die einen so langwierigen Verlauf zeigen.

Recht häufig schliesst sich an das Schwinden der manischen Erregung ein mehr oder weniger ausgeprägter Zustand von Schwäche und Kleinmüthigkeit an, der gewöhnlich als Erschöpfung nach der schweren Krankheit aufgefasst wird, während ich mehr geneigt bin, darin einfach den Umschlag in die unserer Krankheit eigenthümliche Depression zu erblicken. Die Kranken sind äusserst leicht ermüdbar, unfähig zu jeder geistigen oder körperlichen Anstrengung, meist niedergeschlagen, besorgt wegen ihrer Zukunft, einsilbig, schwerfällig, unentschlossen. Im weiteren Verlaufe pflegen sich diese Störungen unter beträchtlichem Steigen des Körpergewichtes nach und nach wieder zu verlieren. In einzelnen, ganz besonders schweren Fällen kann jedoch, wie es scheint, eine gewisse Abnahme der geistigen Leistungsfähigkeit (Urtheilslosigkeit mangelhafte Krankheitseinsicht) und namentlich der gemüthlichen Widerstandsfähigkeit (Reizbarkeit, Bestimmbarkeit) dauernd zurückbleiben.

Der Ausgang in Tod ist nicht sehr häufig. Derselbe kann durch verschiedenartige hinzutretende Erkrankungen, durch einfache Erschöpfung (Collaps), durch Verletzungen und durch Fettembolien der Lungen in Folge von ausgedehnten Zerquetschungen oder Vereiterungen des Unterhautzellgewebes herbeigeführt werden. Sehr fettreiche Personen mit ungenügender Leistungsfähigkeit des Herzmuskels sind in schwereren manischen Anfällen entschieden gefährdet. Von irgend gesicherten Leichenbefunden ist noch keine Rede. Jedenfalls ist auf die häufig berichtete Hyperaemie des Hirns und seiner Häute wegen der bekannten Fehlerquellen, welche der Beurtheilung von Blutfüllungen an der Leiche anhaften, kein grosses Gewicht zu legen.

Depressive Zustände. Die leichtesten Formen der Depressionszustände sind gekennzeichnet durch das Auftreten einer einfachen psychischen Hemmung ohne Sinnestäuschungen und ohne ausgeprägte Wahnideen. Dem Kranken wird das Denken schwer; er vermag nicht mehr aufzufassen, dem Gedankengange eines Buches, eines Gespräches zu folgen, fühlt sich müde, abgespannt, verdummt; er beherrscht die ihm sonst geläufigen Kenntnisse nicht mehr, muss sich auf einfache Dinge lange besinnen, findet keine Worte, kann die Sätze nicht richtig zusammenfügen.

Die Stimmung ist eine trübe, hoffnungslose. Nichts vermag

sein Interesse dauernd anzuregen; nichts macht ihm Freude; er ist gleichgültig geworden gegenüber seinen Angehörigen und dem, was ihm früher das Liebste war. Ueberall sieht er nur die Schattenseiten und Schwierigkeiten; die Menschen um ihn herum sind nicht so gut und uneigennützig, wie er gedacht hat; eine Enttäuschung und Ernüchterung folgt der andern. Schwere Gedanken steigen auf: seine Vergangenheit wie seine Zukunft erscheinen ihm in gleichmässig trübem Lichte; er fühlt sich namenlos unglücklich, ohne doch sagen zu können, warum. Sein Leben ist verpfuscht; er passt nicht für seinen Beruf, will umsatteln, hätte sein Leben anders einrichten, sich mehr zusammennehmen sollen. Er hat keinen Lebenszweck mehr, zweifelt an unserem Herrgott, ist ein „Enterbter des Schicksals" und schleppt sich mit einer gewissen dumpfen Ergebung, die jeden Trost und jeden Lichtblick ausschliesst, mühsam von einem Tage zum andern hin. Alles ist ihm verleidet; er hat keine Freude in der Welt, mag nicht mehr leben, wird missmuthig, unfreundlich, menschenscheu, bald weinerlich-verzagt oder ängstlich, bald reizbar und finster. An allen Ecken und Enden kostet es Geld, mehr als er bezahlen kann. Der wirthschaftliche Zusammenbruch ist unausbleiblich; der Kranke fängt daher an, zu sparen und zu knausern, sich und Andern nichts mehr zu gönnen, trägt seine schlechtesten Kleider, isst sich nicht mehr satt.

Bisweilen tauchen in diesen Zuständen allerlei Zwangsvorstellungen auf. Die Kranken müssen wider ihren Willen grübeln, sich mit der Ausmalung unangenehmer Bilder beschäftigen. Eine meiner Kranken wurde auf das schwerste durch den Zwang gepeinigt, an religiöse Darstellungen (Crucifixe) obscöne geschlechtliche Vorstellungen anzuknüpfen. Andere quälen sich mit dem Gedanken, wie man sie martern, stückweise zerreissen könnte. Auch Zwangsantriebe kommen gelegentlich vor, die eigene Mutter umzubringen, Feuer anzulegen. Diese Erscheinungen dürfen wir vielleicht als den Ausdruck einer gewissen, auch durch andere Gründe gestützten Verwandtschaft des manisch-depressiven Irreseins mit dem Entartungsirresein betrachten.

Ganz besonders auffallend ist der vollständige Mangel an Thatkraft. Der Kranke ist „muthlos und willenlos", wie erstarrt und versteinert, spricht kaum ein Wort, sitzt oft tagelang, die Hände in den Schooss gelegt, stumpf vor sich hinbrütend da, unfähig, sich zu irgend einer Handlung emporzuraffen. Jede kleinste Leistung kostet ihm eine unerhörte Anstrengung; selbst die alltäglichsten Verrichtungen, das Aufstehen, Ankleiden, Waschen werden nur mit der grössten Mühe erledigt, unterbleiben schliesslich auch wol ganz. Arbeiten, wichtige Briefe, Geschäfte bleiben liegen, weil der Kranke nicht die Kraft findet, die entgegenstehenden Hemmungen zu überwinden. Beim Spazierengehen bleibt er in der Hausthüre oder an der nächsten Ecke stehen, unschlüssig, wohin er sich wenden soll, fürchtet sich vor jeder Begegnung, jedem Gespräche. Bisweilen entwickelt sich eine förmliche Bettsucht; die Kranken versprechen immer wieder, „morgen“ aufzustehen, haben aber stets neue Vorwände, liegen zu bleiben. Gerade wegen dieser schweren Willensstörung kommt es verhältnissmässig selten zu ernsteren Selbstmordversuchen, wenn auch der Wunsch, zu sterben, recht häufig auftaucht.

Die Besonnenheit und Orientirung der Kranken ist trotz der starken Erschwerung der Auffassung und des Denkens vollständig erhalten. Zumeist besteht auch ein sehr lebhaftes Krankheitsgefühl, ja nicht selten sogar eine gewisse Krankheitseinsicht, insofern die Kranken ihr Bedauern über früher vorgekommene Ungehörigkeiten und die Besorgniss aussprechen, dass sie sich in der Aufregung aufs neue hinreissen lassen möchten. Vielfach wird indessen die Wiederkehr der Verstimmung auf äussere Zufälligkeiten, unangenehme Erfahrungen, Aenderungen in den Verhältnissen u. dergl. zurückgeführt. Für den unbefangenen Beobachter ist es dabei deutlich, dass die psychische Wirkung jener Einflüsse überhaupt erst durch die krankhafte Trübung der Gemüthslage zu Stande gekommen war.

In ihren höchsten Graden kann die psychische Hemmung bis zur Entwicklung eines ausgeprägten Stupors fortschreiten. Die Kranken sind tief benommen, vermögen die Eindrücke der Umgebung nicht mehr aufzufassen und zu verarbeiten, verstehen die an sie gerichteten Fragen nicht, haben keine Ahnung von ihrer Lage. Ein bestimmter Affect ist dabei meist nicht erkennbar, doch pflegt sich in den erstaunten Mienen der Kranken die Rathlosigkeit gegenüber den eigenen Wahrnehmungen, ferner in ihren Abwehrbewegungen eine gewisse ängstliche Unsicherheit auszudrücken. Die Willensäusserungen der Kranken sind äusserst spärliche. In der

Regel liegen sie stumm im Bette, geben keinerlei Antwort, ziehen sich höchstens scheu vor Annäherungen zurück. Bald zeigen sie Katalepsie und Willenlosigkeit, bald planloses Widerstreben bei äusseren Eingriffen. Sie sitzen hülflos vor ihrem Essen, lassen es sich aber vielleicht ohne weiteres einlöffeln; sie halten fest, was man ihnen in die Hand drückt, drehen es langsam in der Hand, ohne zu wissen, wie sie sich wieder davon befreien können. Sie sind daher gänzlich ausser Stande, für ihre körperlichen Bedürfnisse zu sorgen, werden nicht selten unrein. Von dem eigenthümlich verstörten Gesichtsausdrucke solcher Kranker giebt die Figur 1 auf Tafel VII eine gute Vorstellung. Die Erinnerung ist nach der meist ziemlich rasch eintretenden Aufhellung des Bewusstseins sehr unklar und für manche Zeiten ganz erloschen.

In einer zweiten grossen Gruppe von Fällen gesellen sich der Denkstörung und der psychomotorischen Hemmung verschiedenartige Wahnbildungen hinzu, vor allem Versündigungs- und Verfolgungsideen. Der Kranke fühlt sich ganz von Gott verlassen, ist unnütz auf der Welt, von Jugend auf der schlechteste Mensch, ein grosser Sünder und Verbrecher, heimgesucht vom bösen Geist, ganz verworfen und verdammt; er hat seine Schuldigkeit nicht gethan, die Ehe gebrochen, nicht alles gebeichtet, Alle beleidigt und unglücklich gemacht, ist Schuld am Krieg. Es werden ihm so Sachen vorgestellt, als ob er jeden Schritt und Tritt in seinem Leben nicht richtig gemacht hätte. Ihm ist, als müsse er fort; die Leute sehen ihn an; er kann nicht mehr beten, hat kein Gefühl, keine Thränen mehr, so roh ist er; im Gemüth fehlt's. Er hat sich verkauft, kommt in die Hölle; der Teufel holt ihn. Alle verachten und verspotten ihn; er wird eingesperrt, von den Gensdarmen abgeholt, kommt ins Zuchthaus, muss sterben, wird vergiftet, mit Hunden gehetzt, verstümmelt; das Schaffot wird schon gezimmert. Die ganze Familie wird eingesperrt; die Frau hat sich ertränkt; der Kranke wird schimpflich aus seiner Stellung gejagt, muss nackt und elend herumlaufen; das Vermögen reicht nicht mehr; er kann nichts zahlen, kommt nicht mehr durch. Häufig sind auch hypochondrische Vorstellungen. Der Kranke hat seine Gedanken verloren, seine Gesundheit zerstört, fühlt sich wie halb todt; er ist unheilbar, kann nie wieder gesund werden. Weibliche Kranke fühlen sich schwanger, sind geschlechtlich gemissbraucht worden; eine Kranke fing an, zu fasten und ganz dünne Röckchen zu tragen, um ihren vermeintlich gesegneten Zustand nicht offenkundig werden zu lassen. Eine solche Kranke mit tief bekümmertem Gesichtsausdrucke stellt die Figur 3 der Tafel VII dar.

Vielfach gewinnen die Wahnideen einen ganz abenteuerlichen und unsinnigen Inhalt. Alles kracht zusammen, ist verändert, gefälscht, „alles fingirt, alles Talmi"; es ist eine ganz andere Welt, gar nicht die richtige Stadt. Die Heimath ist vom Erdboden verschwunden; die Angehörigen sind todt. Der Kranke hat den Kaiser vergiftet, gehört gar nicht mehr zur Welt, ist kein Mensch mehr, eine Missgeburt, ein Bild, ein Gespenst, „gerade nur so eine Gestalt". Er kann nicht leben und nicht sterben, muss so herumschweben, ewig auf der Welt sein. Wenn man ihn mit der Axt vor den Kopf schlägt, ihm die Brust aufschneidet, ihn ins Feuer wirft, ist er doch nicht umzubringen. „Man kann mich nicht mehr begraben", sagte eine Kranke; „wenn ich mich auf die Wage setze, so heisst es: Null!" Das Herz schlägt nicht mehr, ist ein todtes Stück Fleisch; die Eingeweide sind vertrocknet und zerfressen, der Stuhlgang seit Monaten ausgeblieben, alle Glieder aus dem Gelenk, die Knochen heruntergerutscht; der Körper ist durch und durch syphilitisch, hat keinen Zusammenhalt mehr; der Magen ist gar nicht mehr da, der Kopf so gross wie Palaestina; ein Wurm steckt im Leibe, ein Stück Fleisch im Halse.

Hie und da werden auch Sinnestäuschungen beobachtet. Der Kranke sieht drohende Schatten, Gespenster, Geister, erblickt Thiere mit spitzen Zähnen, die zur Thüre hereinkommen, junge Löwen, Schlangen, einen grauen Kopf mit grossem Munde auf seinem Bett. Er hört seine Angehörigen jammern, wird bedroht, beschimpft, mit Vorwürfen überhäuft; seine eigenen Gedanken werden laut. Man lässt ihm Qualm ins Zimmer; ihm wird Russ ins Gesicht geworfen, in die Augen geschossen.

In einzelnen Fällen entwickeln sich bei völliger Besonnenheit zusammenhängende Verfolgungsideen mit Sinnestäuschungen, die etwa an den Alkoholwahnsinn erinnern. Die Kranken werden misstrauisch, fühlen sich beobachtet, werden von Spionen verfolgt, von verkappten Mördern bedroht, erblicken einen Dolch in der Hand des Nachbarn. Bei anderen bestehen dauernd zahlreiche Gehörstäuschungen. Sie hören auf der Strasse, im Wirthshause vom Neben-

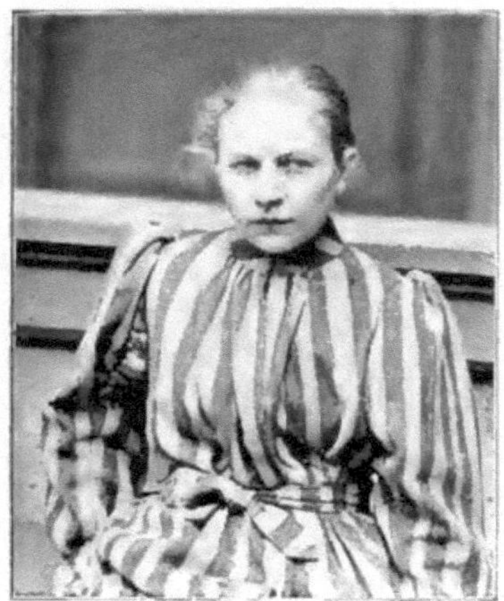

Fig. 1. Circulärer Stupor

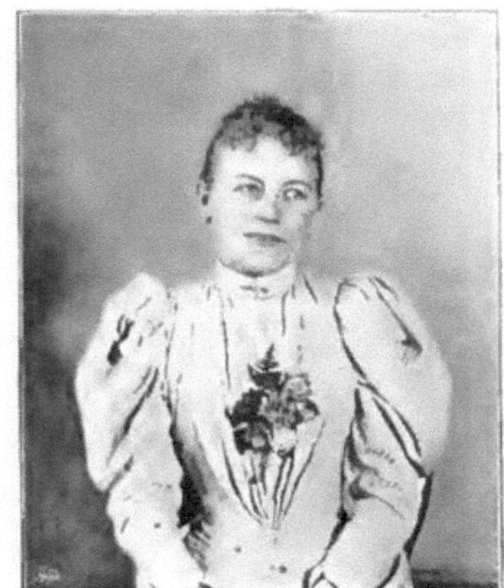

Fig. 2. Hypomanie

bei derselben Kranken.

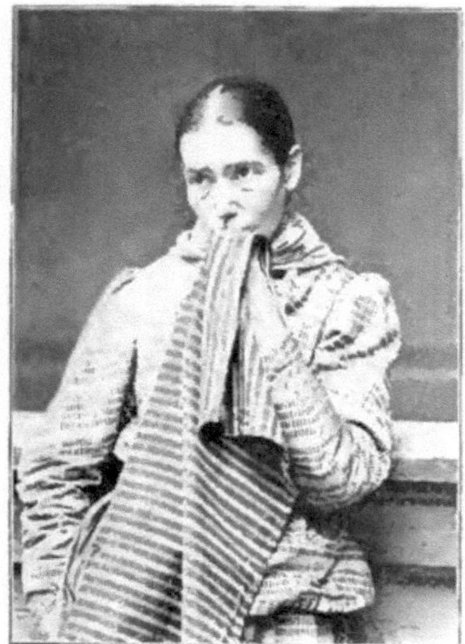

Fig. 3. Circuläre Depression.

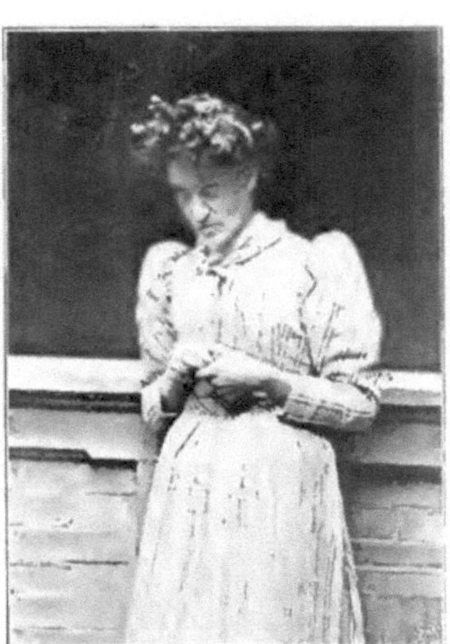

Fig. 4. Manischer Stupor.

Circuläres Irresein.

tische einzelne Bemerkungen über sich fallen. Im Nebenzimmer findet eine Gerichtssitzung über sie statt; es werden Intriguen gesponnen, Versuche an ihnen gemacht; mit geheimen Worten und mit verdächtigen Geberden wird gedroht; die Personen werden wahnhaft verkannt.

Trotz aller dieser Wahnbildungen pflegt die Besonnenheit und Orientirung der Kranken vollständig erhalten zu sein, obgleich sie vielleicht ihren Aufenthaltsort wie die Personen ihrer Umgebung wahnhaft umdeuten. Sie verstehen ohne weiteres alle Anreden, wenn sie auch mit ihren Gedanken nicht sehr dabei sind, bringen ihre Klagen geordnet, aber in überaus eintöniger Weise vor, kehren sofort zu denselben zurück, sobald man versucht, über andere Dinge mit ihnen zu sprechen. Sie sind denkträge, mögen und können sich nicht viel besinnen, versagen sehr bald, wenn man ihnen Aufgaben stellt, erlahmen beim Versuche, einen einfachen Brief zu schreiben.

In leichteren Fällen kann auch ein gewisses Krankheitsverständniss vorhanden sein. Der Kranke kommt vielleicht von selbst in die Anstalt, wenn er nicht von vorn herein alles für nutzlos hält. An dieser Ansicht vermag auch der Hinweis auf frühere, glücklich verlaufene Anfälle nichts zu ändern. Damals war alles noch ganz anders; damals war noch die Möglichkeit einer Wiederherstellung, jetzt nicht mehr. Dieser Anfall ist viel schlimmer, als irgend einer zuvor.

Die Stimmung ist muthlos, düster, verzweifelt und macht sich bisweilen in lebhaftem, eintönigem Jammern Luft. Vielfach aber erscheinen die Kranken im Zusammenhalte mit den von ihnen geäusserten Wahnvorstellungen merkwürdig stumpf, gehen wenig aus sich heraus, starren vor sich hin, ohne sich um die Umgebung zu bekümmern. Eine Kranke verkroch sich in den Keller, um Ruhe zu haben. Bei Besuchen der Angehörigen kann man sich indessen öfters überzeugen, dass die Kranken durchaus nicht gleichgültig sind; sie können dabei in sehr lebhafte Erregung gerathen.

In der Regel lassen sich deutlich die Zeichen der psychomotorischen Hemmung nachweisen, leise, zögernde Antworten, langsame, müde Bewegungen, Fehlen selbständiger Handlungen. In anderen Fällen sind die Kranken lebhafter, ängstlich. Sie wollen sich selbst der Polizei stellen, bitten um Verzeihung, flehen um Erbarmen.

Sehr häufig sind Todesgedanken. Der Kranke möchte weg sein von der Welt; man soll ihm den Kopf herunterschlagen. Er macht auch Versuche, sich umzubringen, allerdings in Folge der Entschlussunfähigkeit vielfach mit geringem Nachdruck, stösst mit dem Kopfe gegen die Wand, knüpft sich ein Tuch um den Hals, ritzt sich mit dem Tischmesser am Handgelenk. Eine meiner Kranken kaufte sich Strychninweizen und Phosphorpasta, nahm aber zum Glück nur den ersteren, weil der Phosphor „zu wüst roch". Eine andere trat auf die Fensterbrüstung im zweiten Stocke, um sich herunterzustürzen, kehrte aber ins Zimmer zurück, als ihr ein zufällig vorübergehender Polizist mit dem Finger drohte.

Auch die wahnhaften Formen der Depressionszustände können sich mit tiefer, stuporöser Trübung des Bewusstseins verbinden. Die Kranken versinken hier in einen Dämmerzustand, in welchem sie äusseren Eindrücken nahezu völlig unzugänglich sind, während sie von bunten, zusammenhangslosen Delirien und Sinnestäuschungen erfüllt werden. Ihre Umgebung verändert sich in der abenteuerlichsten Weise: das Zimmer dehnt sich aus ins Unendliche, wird zum Himmel, in welchem sie Gott auf dem Throne sitzen sehen, oder zum engen Grabe, in dem sie ersticken, während draussen Todtengebete gemurmelt werden. Die ganze Welt verbrennt und erstarrt dann wieder zu Eis; der Kranke ist der letzte Mensch, der ewige Jude, allein in der Verwüstung, in Sibirien. Draussen wird das Schaffot aufgeschlagen; eine zahlreiche Gesellschaft beobachtet und verspottet ihn; der Ofen macht bissige Bemerkungen. Man lässt ihn nackt auf der Strasse herumlaufen, stellt ihn als siamesischen Zwilling öffentlich aus, fordert ihn auf, sich aufzuhängen, um seine Schande zu begraben. Er befindet sich auf schaukelndem Schiffe, wohnt der feierlichen Beerdigung eines Fürsten mit Trauermusik und grossem Gefolge bei; auf einem hohen Berge sitzt ein kleines Männchen mit einem Regenschirm, das immer wieder vom Winde heruntergeblasen wird. Die Gesichter um ihn herum verzerren sich; die Personen haben eine geheimnissvolle Bedeutung, sind geschichtliche Grössen, Gottheiten. Der Kranke selbst ist anderen Geschlechtes geworden, geschwollen wie ein Fass; er ist von hoher Abkunft, der Welterlöser, ein Schlachtross.

Während dieser wechselnden, traumhaften Erlebnisse sind die Kranken äusserlich meist stark gehemmt, ausser Stande, ein Wort zu sprechen oder selbst für ihre Bedürfnisse zu sorgen, essen nicht, werden unreinlich. Ohne lebhaftere Gefühlsregungen zu verrathen, liegen sie stumm, unzugänglich, theilnahmlos im Bett; nur der gespannte, scheue Gesichtsausdruck und das Widerstreben gegenüber äusseren Einwirkungen, bisweilen auch einzelne absonderliche Stellungen oder Bewegungen sowie unvermuthete triebartige Handlungen (Selbstmordversuche) deuten auf die Vorgänge in ihrem Innern hin. Hie und da hört man auch einzelne abgerissene, langsam, wie staunend, von ihnen vorgebrachte Aeusserungen. Die folgende Nachschrift lässt die tiefe Verworrenheit deutlich erkennen:

„Eine Stimme hat die andere verstickt — Nein, so wars nicht — Es ist etwas sonderbar — Es war ganz anders — Das Haus ist überzwerch — Alle haben Gift — Nein, die haben das geschrieen — Nein, ich hab's extra geschrieben — Ja, jetzt ess' ich nichts mehr — Hätten Sie es anders nun gemacht, dann wär's besser gewesen — Sie hätten gar nichts geschrieben — Die hat alle Leute verschreckt — Es ist halt keine richtige Schildwache droben — jetzt wird's nicht mehr besser —“.

Bei dem allmählichen Erwachen aus diesem Zustande bleiben oft noch längere Zeit hindurch einzelne illusionäre oder hallucinatorische Täuschungen zurück, selbst wenn die Kranken sie schon richtig zu beurtheilen verstehen.

Auch die Depressionszustände sind regelmässig von allerlei **körperlichen** Störungen begleitet. Die Kranken klagen über Druck und Benommenheit, Leere im Kopfe, Ohrensausen, Beklemmungsgefühle, Herzklopfen, Schaudern im Nacken, Schwere in den Gliedern. Die **Esslust** ist in der Regel sehr herabgesetzt, die Zunge belegt, der Stuhlgang angehalten; die Kranken nehmen nur mit Widerwillen und auf vieles Zureden Nahrung zu sich. Der **Schlaf** ist trotz starken Schlafbedürfnisses stets empfindlich beeinträchtigt; die Kranken liegen stundenlang, von peinigenden Vorstellungen gequält, schlaflos im Bette, um nach wirren, ängstlichen Träumen am andern Morgen mit wüstem Kopfe, abgeschlagen und ermattet zu erwachen. Sie stehen meist sehr spät auf, bleiben auch wol Tage oder Wochen lang ganz liegen. Der **Gesichtsausdruck** und die **Körperhaltung** ist schlaff und matt, die **Sprache** leise, zögernd, die **Augen** glanzlos; die **Haut** ist fahl, runzelig, welk; das **Körpergewicht** pflegt bedeutend zu sinken, namentlich in den mit Wahnbildungen oder Stupor eingehenden Formen.

Mischzustände. Wenn man genauer eine grössere Zahl von Fällen beobachtet, die den verschiedenen Gestaltungen des manisch-depressiven Irreseins angehören, so macht man bald die Bemerkung, dass zwischen den bisher auseinandergehaltenen Grundformen, der manischen Erregung und der Depression, zahlreiche Uebergänge bestehen. Wir haben schon darauf hingewiesen, dass manische Kranke vorübergehend nicht nur traurig oder verzweifelt, sondern auch still und gehemmt erscheinen können. Solche plötzliche Umschläge für Stunden oder einzelne ganze Tage sind in der einen wie in der anderen Richtung ungemein häufig. Ein Kranker geht vielleicht verstimmt und gehemmt zu Bette, wacht plötzlich mit dem Gefühle auf, als ob ein Schleier von seinem Hirn weggezogen wäre, verbringt den Tag in manischer Schaffensfreudigkeit, um am nächsten Morgen zerschlagen, mit schwerem Kopfe das ganze Elend seines Zustandes wieder in sich vorzufinden. Oder der hypomanische, übermüthige Kranke unternimmt ganz unvermuthet einen schweren Selbstmordversuch.

Weiterhin aber beobachten wir auch wirkliche Mischungen gleichzeitig bestehender manischer und depressiver Krankheitszeichen. So begegnen uns in den Depressionszuständen vielfach einzelne Zeichen heiterer Stimmung oder erleichterter Auslösung von Willensantrieben. Wir sehen die tiefbekümmerten Kranken bei der Aeusserung einer unsinnigen Wahnvorstellung plötzlich lächeln; sie machen trotz ihrer Verzweiflung vielleicht eine treffende, witzige Bemerkung über einen Vorfall in der Umgebung. Umgekehrt werden manische Kranke zeitweise missmuthig, unzufrieden, äussern Verfolgungsideen und ängstliche Befürchtungen; sie werden vergiftet, unterdrückt, von der Frau betrogen.

Abgesehen aber von solchen mehr vorübergehenden Erscheinungen, giebt es bei unseren Kranken auch ganze, mitunter sehr lange dauernde Anfälle, die wir wol am zutreffendsten als Zwischenformen zwischen den bisher besprochenen Zuständen auffassen dürfen. In der Hauptsache lassen sich vielleicht zwei grosse Gruppen auseinanderhalten, manische Zustände mit Hemmung und Depressionszustände mit Erregung.

Zu der erstgenannten Gruppe sind zunächst die Fälle zu rechnen, in denen die Kranken trotz unzweifelhaft manischer Störung ganz auffallend gedankenarm und unbesinnlich sind. Die Kranken nehmen langsam und ungenau wahr, verstehen Fragen öfters erst bei mehrfacher, eindringlicher Wiederholung, passen gar nicht auf, geben vielfach verkehrte, ausweichende Antworten, können sich auf einfache Dinge nicht gleich besinnen. Sie machen darum nicht selten einen geradezu schwachsinnigen Eindruck, während sie sich später sogar als recht begabt erweisen können. Der Zustand ist grossen Schwankungen unterworfen, so dass die Kranken vorübergehend sehr schlagfertig und gewandt antworten, während sie zu anderen Zeiten gar nichts vorzubringen vermögen.

Die Stimmung der Kranken ist heiter, vergnügt, ausgelassen; sie lachen mit und ohne Anlass, freuen sich über jede Kleinigkeit. Ihre Reden sind zusammenhangslos, faselig, oft sehr einförmig; sie sprechen weder besonders hastig noch viel, können sich lange Zeit hindurch ganz still verhalten, wenn sie nicht von aussen angeregt werden. Immerhin pflegt eine gesteigerte Erregbarkeit zu bestehen. Während die Kranken zunächst keine Worte finden, kann sich im Laufe eines Gespräches allmählich ein rasch anschwellender Rededrang entwickeln. Der Beschäftigungsdrang beschränkt sich vielfach auf Gesichterschneiden, gelegentliches Herumtanzen, übermüthiges Schleudern von Gegenständen, Veränderung in Kleidung und Haartracht, ohne die rastlose Geschäftigkeit zu zeigen, wie sie sonst der Manie eigenthümlich ist. Manche dieser Kranken benehmen sich für gewöhnlich so ruhig und geordnet, dass die Erregung bei oberflächlicher Beobachtung gar nicht hervortritt. Dagegen sind sie in gehobener, hie und da etwas gereizter Stimmung und gerathen in Gesprächen bei grosser Gedankenarmuth sofort in ein zusammenhangsloses, ideenflüchtiges Gefasel hinein, das mit einer gewissen zufriedenen Selbstverständlichkeit vorgebracht wird. Allmählich bemerkt man dann, dass sie zu keiner geordneten Beschäftigung fähig sind, vielmehr Neigung zu allerlei Schabernack und unnützen Streichen zeigen, sammeln, zusammenstehlen, zerreissen, verknoten, Schlüssellöcher verstopfen, Papierfetzen an die Wand kleben, muthwillig verderben. Zeitweise kommt es auch zu ganz unvermittelten, kurzdauernden, triebartigen Ausbrüchen von grosser Heftigkeit. Ein solcher Kranker sprang ohne Anlass plötzlich aus dem Bade, schlug den Wärter mit einem Stuhle nieder, zertrümmerte einige Fensterscheiben und schlüpfte völlig nackt in den schneebedeckten

Garten hinaus, wo er sich ganz ruhig wieder einfangen liess, als ob nicht das Geringste geschehen wäre; er war auch nicht im Stande, irgend einen Beweggrund für sein Handeln anzugeben. Vorübergehend kann sich auch wirkliche Tobsucht mit Ideenflucht und lebhaftem Rededrang einstellen.

Am überzeugendsten vielleicht tritt die wechselvolle Zusammensetzung der Krankheitsbilder aus den einzelnen Zeichen des manischdepressiven Irreseins in jenen Zuständen hervor, für die ich die Bezeichnung des „manischen Stupors" vorgeschlagen habe. Es handelt sich hier um die Mischung von stuporöser Hemmung mit manischer Erregung. Die Kranken sind gewöhnlich ganz unzugänglich, kümmern sich nicht um ihre Umgebung, geben keine Antwort, sprechen höchstens leise vor sich hin, lächeln ohne erkennbaren Anlass, liegen vollkommen still im Bett oder nesteln an ihren Kleidern und Bettstücken herum, putzen sich in abenteuerlicher Weise heraus, alles ohne Zeichen von äusserer Unruhe oder gemüthlicher Erregung. Bisweilen werden einzelne Wahnvorstellungen wechselnden Inhaltes geäussert. Die Kranken fühlen Kälte im Hirn, haben eine Zunge von Eisen, werden von Eisbären gefressen, sind vertauschtes Fürstenkind, Eleonora von Halberstadt. Meist aber erweisen sie sich als ziemlich besonnen und orientirt. Nicht selten lässt sich Katalepsie nachweisen. Ganz unvermuthet jedoch werden sie lebhaft, schimpfen laut und heftig, machen unter ausgelassenem Lachen eine schnippische, treffende Bemerkung, springen aus dem Bett, werfen ihr Essen ins Zimmer, entkleiden sich plötzlich, rennen im Sturmschritt durch einige Säle, zerreissen ein Kleidungsstück oder misshandeln ohne äussere Veranlassung einen Mitkranken, um sofort wieder in ihre frühere Unzugänglichkeit zurückzuversinken. Zu anderen Zeiten trifft man sie auch wol einmal ruhig, besonnen und einsichtig an, meist allerdings nur ganz vorübergehend. Manche Kranke wandern gemessenen Schrittes auf der Abtheilung herum, reden fast nichts, machen aber gelegentlich einen Witz, duzen den Arzt, drängen sich erotisch an ihn heran, lächeln. Eine solche Kranke stahl Nachts ihrer schlafenden Wärterin die Schlüssel und entwich damit in das Zimmer eines Arztes, freute sich sehr über den gelungenen Streich, ohne ein Wort zu sprechen. Oft haben die Kranken eine ganz genaue Erinnerung an die verflossene Zeit, vermögen aber ihr absonderliches Benehmen durchaus nicht zu erklären. „Ich wollte keinen Willen haben,“ sagte mir ein derartiger Kranker. Er hatte die Nahrung verweigert, um leichter zu werden und dadurch die Gesundheit zu erlangen, fühlte sich aber durch den Hunger veranlasst, grosse Mengen Milch durch die Nase einzuschlürfen und an einer Semmel leidenschaftlich zu riechen. Bei diesen absonderlichen Veranstaltungen lächelte er selbst, sprach aber kein Wort und liess sich nicht davon abbringen.

Eine gewisse Vorstellung von diesem Zustande kann vielleicht die Figur 4 der Tafel VII geben. In dem mürrischen, finsteren Gesichtsausdrucke der immer starr auf demselben Flecke stehenden Kranken giebt sich deutlich die Verstimmung und Hemmung zu erkennen, die sie viele Monate lang beherrschte und stumm machte. Gleichzeitig aber trat in der fast unüberwindlichen Neigung zum Zerreissen und Schmieren die manische Erregung hervor, die in dem Schmucke aus abgerupften Blättern und Zweigen auch auf dem Bilde erkennbar ist. Bisweilen, wie bei dieser Kranken, dauert der manische Stupor während eines ganzen Anfalles an. Oefters aber schiebt sich dieser Zustand nur vorübergehend in einen ausgeprägt manischen Anfall ein. Noch häufiger bildet er den Uebergang zwischen einem depressiven Stupor und der an ihn sich anschliessenden Manie. Man kann dann schrittweise die verschiedenen Zwischenstufen verfolgen, das Nachlassen der traurigen Verstimmung, das Auftreten des ersten Lächelns, das Freierwerden der Bewegungen, die Entwicklung einer gewissen Unruhe mit leisem Flüstern und endlich das Schwinden der Hemmung auch auf sprachlichem Gebiete mit Hervorbrechen von Rededrang und Ideenflucht.

Auf eine Mischung von manischen und depressiven Krankheitszeichen lassen sich ferner wol auch die nicht seltenen n ö r g e l n d e n Formen der Manie zurückführen, auf deren leichteste Gestaltungen H e c k e r besonders hingewiesen hat. Hier zeigen die Kranken wol ein gehobenes Selbstgefühl, aber durchaus keine heitere Stimmung. Vielmehr sind sie unzufrieden, unleidlich, vielleicht sogar leicht ängstlich, haben an allem etwas auszusetzen, fühlen sich bei jeder Gelegenheit schlecht behandelt, bekommen schlechtes Essen, können es in der entsetzlichen Umgebung nicht aushalten, in den miserablen Betten nicht schlafen, mit den anderen Kranken nicht verkehren. Bei ihrer völligen Besonnenheit haben sie eine grosse Neigung und Fähigkeit, Andere zu verletzen und zu kränken, sie unter einander zu verhetzen, aufzuwiegeln, überall das Unangenehme herauszufinden und in den Vordergrund zu stellen. Jeden Tag bringen sie neue Klagen vor, bevormunden ihre Umgebung, werden gereizt, wenn man ihnen nach ihrer Meinung nicht genügend Gehör schenkt. Die manische Grundlage deutet sich in leichter Ideenflucht, grosser Unstetigkeit und Rastlosigkeit an, die den Kranken dazu treibt, viel herumzuwandern, alle möglichen Curen zu beginnen, ohne eine einzige durchzuführen, übermässig zu rauchen und zu trinken.

Die richtige Deutung dieser Fälle wird uns durch die Erfahrung gegeben, dass derartige Zustände ungemein häufig in der Uebergangszeit zwischen manischer Erregung und Depression beobachtet werden. Die bis dahin gehemmten und traurig verstimmten Kranken sehen wir allmählich unruhiger werden, aber sie erscheinen zunächst mit sich und aller Welt zerfallen, bringen in immer lebhafterer Weise alle möglichen Klagen über ihren Zustand und bald auch über die Umgebung vor, machen treffende, oft bissige Bemerkungen, beschäftigen sich gewandt, aber ruhelos, sind immerfort in Bewegung, sprechen viel, einförmig, bis endlich ein gelegentliches Lächeln, Neigung zu Reimereien und Wortspielen, Unternehmungslust die Ausbildung des manischen Krankheitszustandes immer deutlicher verkündet. Umgekehrt verliert sich bei manischen Kranken die ausgelassene und übermüthige Stimmung; sie werden missmuthig, unverträglich, unlenksam, quälerisch für ihre Umgebung, drängen und nörgeln, bis nach und nach die Unruhe immer mehr zurücktritt und die Zeichen der psychomotorischen Hemmung das Uebergewicht erhalten. Während aller dieser Uebergangszustände, in denen sich traurige Verstimmung ohne ausgesprochene Hemmung findet, sind die Kranken sich selbst am gefährlichsten, obgleich ihr Zustand vielleicht weniger schwer erscheint, als auf der Höhe der Verstimmung oder Erregung. Mehrfach sah ich gerade dann Selbstmordversuche, die vorher wegen der Willenlosigkeit trotz schweren Lebensüberdrusses nicht zu Stande gekommen waren. Ein Kranker mit sehr leichter Verstimmung erhängte sich wenige Tage vor seiner Entlassung auf einem freien Ausgange, nachdem er bereits auffallend heiter erschien.

Wir erkennen bei diesen Zuständen unmittelbar, dass sie durch die Verbindung von psychomotorischer Erregung mit depressiver Verstimmung gekennzeichnet sind, und werden diese Auffassung daher auch für diejenigen Fälle festhalten dürfen, bei denen das Krankheitsbild dauernd die Erscheinungen der depressiven Erregung aufweist.

In einer kleinen Zahl von Fällen habe ich neben schweren depressiven Wahnvorstellungen und verzweifelter Stimmung geradezu ausgeprägte Ideenflucht beobachtet. Eine Kranke mit Versündigungswahn schrieb zu meinem Erstaunen ausserordentlich flott bogenlange Briefe voll von Selbstanklagen und wahnhaften Befürchtungen. Manche traurig verstimmte Kranke sind ungemein redselig und überschütten ihre Umgebung mit zusammenhangslosen Klagen über ihr schreckliches Unglück. Da wir auch diese Erscheinung vielfach in der Uebergangszeit zur manischen Erregung beobachten, bin ich geneigt, darin schon das Umschlagen der psychomotorischen Hemmung in erleichterte Auslösung von Bewegungsantrieben zu sehen. Nicht selten erfahren wir von gehemmten Kranken, sobald sie wieder anfangen, sich über ihre Zustände zu äussern, dass sie ihre Gedanken gar nicht festhalten können, dass ihnen immerfort massenhafte Dinge in den Kopf kämen, an die sie niemals gedacht hätten. Im Hinblicke auf die sonstigen Erfahrungen über Mischung der Krankheitszeichen läge die Annahme nahe, dass wir es in solchen Fällen mit dem Auftreten einer Ideenflucht zu thun haben, die nur wegen der Hemmung der sprachlichen Bewegungen nach aussen hin nicht erkennbar wird. Gesellt sich späterhin der Rededrang hinzu, so haben wir das gewöhnliche Bild der manischen Ideenflucht vor uns. —

Das manisch-depressive Irresein in dem hier umgrenzten Sinne ist eine recht häufige Krankheit; etwa 10—15 °/₀ der Aufnahmen in meiner Klinik gehören demselben an. Die Ursachen desselben haben wir, wie es scheint, wesentlich in krankhafter Veranlagung zu suchen. Erbliche Belastung konnte ich in etwa 80 °/₀ meiner Fälle nachweisen, vielfach gerade auch circuläres oder periodisches Irresein bei anderen Familienmitgliedern. Nicht selten findet sich bei den Kranken eine vortreffliche verstandesmässige oder künstlerische Begabung. Bei anderen wird berichtet, dass sie von Jugend auf ungewöhnliche, aufgeregte Menschen mit häufigem, grundlosem Stimmungswechsel oder im Gegentheil grüblerisch, übertrieben fromm, scheu und still gewesen seien. Hie und da besteht auch geradezu angeborener Schwachsinn. In einer Reihe von Fällen treten namentlich während der Anfälle, aber auch schon vorher, allerlei hysterische Züge hervor, Schreianfälle, Magenkrämpfe, Ohnmachten, grosse Anfälle. Auch körperliche Entartungszeichen, besonders Schädelverbildungen, Kleinheit desselben, Skoliosen, hydrocephalische Ausbuchtung, finden sich öfters. Das weibliche Geschlecht liefert nahezu zwei Drittel der Kranken. Die Vertheilung der ersten Anfälle auf die einzelnen Lebensalter erhellt aus der nebenstehen-

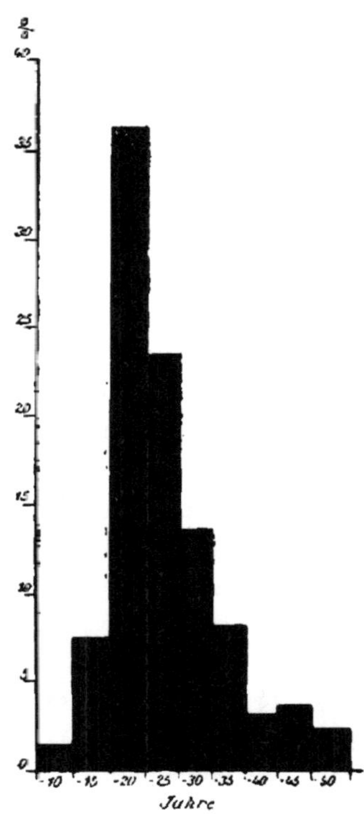

den Darstellung. Die Krankheit beginnt demnach in mehr als $^2/_3$ der Fälle vor dem 25. Lebensjahre; hie und da reichen ihre ersten Andeutungen schon vor das 10. Lebensjahr zurück. Ganz besonders stark ist das Ueberwiegen der jugendlicheren Lebensalter beim weiblichen Geschlechte. Hier fallen $^3/_4$ der Fälle vor das 25. Jahr; auch im Rückbildungsalter findet sich bei den Frauen wieder eine etwas stärkere Neigung, in der hier geschilderten Weise zu erkranken. Bisweilen setzt die Krankheit mit dem ersten Auftreten der Menses ein; auch späterhin beobachten wir häufig Verschlimmerungen des Zustandes während der Regel. Umgekehrt deutet das Wiedererscheinen derselben nach längerem Aussetzen während der Depression auf eine bevorstehende Aenderung des Krankheitsbildes hin. Nicht ganz selten sieht man einen Anfall im Wochenbette beginnen. Bei einer meiner Kranken erfolgten die drei ersten Anfälle im Anschlusse an Geburten, die späteren dann freilich ohne solchen Anlass; eine andere erkrankte zunächst nach einem von ihr selbst herbeigeführten Abortus und dann wieder in einem Wochenbette, gebar aber dazwischen einmal ohne Störung.

Von sonstigen äusseren Anlässen ist die Entwicklung der Krankheit im allgemeinen unabhängig, wenn auch gewöhnlich vom Kranken und seiner Umgebung irgend welche Zufälle zur Erklärung herbeigezogen werden. Immerhin können allerlei Schädigungen, eine heftige Gemüthserschütterung, ein körperliches Unwohlsein, eine fieberhafte Krankheit, auf vorbereitetem Boden den letzten Anstoss zum Ausbruche der Störung geben. Eine meiner Kranken wurde manisch nach einem Bauchschnitte. Kopfverletzungen werden öfters als Ursachen der Krankheit angegeben, doch lässt sich der Nachweis des Zusammenhanges wol kaum jemals in überzeugender Form erbringen. Auf der anderen Seite beobachten wir vielfach eine erstaunliche Unabhängigkeit der gesammten Krankheitsanfälle von äusseren Einwirkungen, so dass wir an der inneren Verursachung derselben nicht wol zweifeln können.

Vielleicht der wichtigste Beweisgrund für diese Auffassung ist aber die Thatsache, dass die manisch-depressiven Geistesstörungen eine sehr ausgesprochene Neigung haben, im Leben mehrfach, ja sogar sehr häufig wiederzukehren; in manchen Fällen können die verschiedenartigen Formen desselben Jahrzehnte lang ununterbrochen mit einander abwechseln. Diese Eigenthümlichkeit der Krankheit hat von jeher die Aufmerksamkeit der Irrenärzte in besonderem Maasse auf sich gezogen und ihnen Anlass gegeben, die Hauptmasse der Beobachtungen unter dem Namen des periodischen Irreseins zusammenzufassen. Da man die selbständige Periodicität als ein wesentliches Kennzeichen der Krankheit betrachtete, schloss man aus dem Bilde alle diejenigen Formen aus, welche jene Eigenschaft anscheinend oder wirklich nicht darboten. Zunächst ins Auge fielen unter diesem Gesichtspunkte diejenigen Beobachtungen, in denen die einzelnen Anfälle, seien sie manischer oder depressiver Gestaltung, mit grösster Regelmässigkeit wiederkehrten. So unterschied man eine periodische Manie, eine periodische Melancholie und das circuläre Irresein mit regelmässigem Wechsel zwischen „Manie“ und „Melancholie“. Diese Umgrenzung ist noch heute in Deutschland die verbreitetste. Schwierigkeiten entstehen dabei einmal für die Mischformen und für die Fälle mit ausgeprägten Wahnbildungen, die auch wol als „periodische Paranoia“ bezeichnet werden, andererseits für jene Fälle, in denen die einzelnen, bald manischen, bald depressiven Anfälle ganz unregelmässig auf einander folgen. Meist wird hier die Zugehörigkeit zum „periodischen“ oder „circulären“ Irresein verneint oder doch stark bezweifelt. Vielmehr handelt es sich dabei nach der landläufigen Anschauung um einzelne, von einander unabhängige Erkrankungen an „Manie“ und „Melancholie“. Vor allem gilt das natürlich für die Fälle mit sehr wenigen oder gar nur einem einzigen Anfalle im Leben. Allerdings hat die Erfahrung überall gezeigt, dass die Zahl solcher Fälle bei genauerer Untersuchung merkwürdig stark einschrumpft und die einfache Manie eine immer seltenere Krankheit wird*); immerhin aber giebt es ohne Zweifel vereinzelte Beobachtungen, in denen nur ein einziger Anfall manischer Erkrankung im ganzen Leben nachgewiesen werden kann.

Wer meinen bisherigen Darlegungen gefolgt ist, wird leicht erkennen, dass diese Thatsache, um deren Festlegung sich eine Reihe von Forschern bemüht haben, in keiner Weise geeignet ist, die hier vertretene Anschauung von der Einheitlichkeit des manisch-depressiven Irreseins zu erschüttern. Auf dem Wege einer mehr oder weniger angreifbaren Statistik kann diese Frage überhaupt nicht entschieden werden. Vielmehr kommt es offenbar darauf an, festzustellen, ob die Wiederkehr der Anfälle bei dieser Krankheit ein wesentliches oder ein mehr nebensächliches Krankheitszeichen darstellt. Im ersteren Falle werden wir die „periodischen“ Formen den „einfachen“ als besondere Krankheitsgruppe gegenüberzustellen haben, im letzteren nicht.

Zu dieser Frage ist zunächst zu bemerken, dass die mehr oder weniger regelmässige Wiederkehr gewisser Störungen eine allgemeine

---

*) von Erp Taalman Kip, Allgem. Zeitschr. f. Psychiatrie, LIV, 119; Hinrichsen, ebenda, 86.

Eigenschaft aller derjenigen Formen des Irreseins ist, die aus einem gleichmässigen psychischen Schwächezustande hervorwachsen oder zu einem solchen führen. Alle aus krankhafter Veranlagung entstehenden Geistesstörungen, das Entartungsirresein im engeren Sinne, die Epilepsie, die Hysterie, andererseits wieder die Endzustände der Dementia praecox zeigen die Neigung, von Zeit zu Zeit sich in heftigeren Krankheitserscheinungen zu entladen, in „Krisen", Anfällen, Aufregungen u. s. f. Bisweilen spielen dabei auslösende Anstösse eine gewisse Rolle, bisweilen auch nicht, ganz wie bei den sogenannten periodischen Geistesstörungen. In manchen Fällen ist die Wiederkehr eine streng regelmässige, so namentlich hie und da in der Epilepsie; meist aber wird die Periodicität durch allerlei unberechenbare Einflüsse derart gestört, dass nur ganz im allgemeinen die häufigere Wiederholung derselben Zufälle ins Auge fällt. Ueberall aber, auch in der sonst am meisten zu gesetzmässiger Periodicität neigenden Epilepsie, kann man einzelne Beobachtungen sammeln, in denen die eigenartigen Störungen nicht häufig, sondern nur wenige oder gar nur ein einziges Mal im Leben zur Entwicklung kommen. Wie wir wol annehmen dürfen, scheint in derartigen Fällen die krankhafte Grundlage so wenig ausgeprägt zu sein, dass sich der schlummernde Krankheitskeim nur unter besonders ungünstigen Umständen wirklich einmal zur geistigen Störung ausbildet. Trotzdem sprechen wir auch in solchen Ausnahmefällen von epileptischen, hysterischen Zuständen, von Zwangsirresein u. dergl., ohne die häufigere Wiederkehr der Erscheinungen als durchaus massgebend für die Diagnose zu betrachten.

Mit vollem Recht. Entscheidend ist uns das klinische Krankheitsbild selbst, dessen sämmtliche Einzelheiten sich widerspruchslos in den Rahmen der bekannten Formen einordnen lassen müssen. Wie mir scheint, ist nicht abzusehen, warum wir bei den sogenannten periodischen Geistesstörungen ein anderes Verfahren einschlagen sollten. Zunächst ist von einer wirklich streng periodischen Wiederkehr der Anfälle nur in einer verhältnissmässig recht kleinen Zahl von Beobachtungen die Rede. Von diesen aber führt eine unabsehbare Schaar allmählicher Uebergänge zu den Formen mit ganz unregelmässigem Verlaufe hinüber, ja wir sehen — und darauf möchte ich besonderes Gewicht legen — überaus häufig, dass auch bei sonst ausgeprägter Periodicität die Anfälle im Beginne des Leidens oder selbst nach längerer Dauer sehr unregelmässig einsetzen oder eine Reihe von Jahren plötzlich ausbleiben. Mit anderen Worten, die Fälle mit grosser Regelmässigkeit unterscheiden sich nur nach dem Grade, nicht nach dem Wesen der Störung von den übrigen.

Ganz ähnliche Erwägungen aber gelten für die Zahl der Anfälle bei dem einzelnen Kranken. Wir kennen Beobachtungen, in denen viele Dutzende von Anfällen in unabsehbarer Reihe zu verzeichnen sind. Sodann giebt es Kranke mit 6, 8, 10 Anfällen im Leben, die in grösseren Pausen auf einander folgen. Wird hier die Zugehörigkeit zum periodischen Irresein zugestanden, so wird man sie auch nicht ablehnen können, wenn etwa alle 15—20 Jahre von der Entwicklungszeit an ein Anfall eintritt, also im ganzen 3—4 während des Lebens. Wer aber will behaupten, dass hier die Grenze des „periodischen" Irreseins endgültig erreicht wäre? Es giebt Fälle, in denen zwischen den Anfällen 17, 23, ja, wie es mir kürzlich vorgekommen ist, sogar 32 Jahre liegen; natürlich schrumpft hier die Zahl der Erkrankungen auf höchstens 2—3 zusammen. Erkrankt Jemand mit so langen Zwischenzeiten erst in höherem Lebensalter oder dehnt sich die Pause noch länger aus, so kann es leicht geschehen, dass er einen späteren Anfall überhaupt nicht mehr erlebt, ganz abgesehen von der Möglichkeit, dass er gar schon in verhältnissmässig frühen Jahren stirbt.

Wie man sieht, könnte man die vereinzelten Ausnahmefälle mit nur einmaliger Erkrankung auch unter der Voraussetzung recht wol erklären, dass wir es bei unserer Krankheitsform überall wirklich mit einer strengen Periodicität zu thun hätten. Da aber davon schlechterdings gar keine Rede sein kann und wir vielmehr nur von einer allgemeinen Neigung zu häufigerer Wiederkehr sprechen dürfen, so bedürfen wir derartiger Künsteleien gar nicht. Worauf es uns vielmehr einzig und allein ankommt, das ist die grundsätzliche und vollkommene Uebereinstimmung des allgemeinen klinischen Krankheitsbildes. Bis auf den heutigen Tag hat man sich immer wieder abgemüht, die einfache und die periodische Manie aus den Krankheitszeichen selbst von einander abzugrenzen, aber stets vergebens, weil diese Grenze eine künstliche ist, von der die Natur nichts weiss. So sicher wir bei gehöriger klinischer Erfahrung die Zugehörigkeit eines gegebenen Krankheitsfalles zu dem vielgestaltigen Formenkreise des manisch-depressiven Irreseins zu erkennen vermögen, so unmöglich ist es, irgend ein Kennzeichen anzugeben, welches uns gestatten soll, den „einfachen“ von dem „periodischen“ manischen Anfalle zu unterscheiden. Dass uns hier die Thatsache der Wiederkehr allein nicht helfen kann, liegt auf der Hand; wir müssten ja sonst unter Umständen 30 und mehr Jahre warten, bis wir unserer Diagnose gewiss wären. Oder will man den Punkt ganz willkürlich bestimmen, jenseits dessen ein sich wiederholender Anfall nicht mehr der Ausdruck einer periodischen, sondern eine Neuerkrankung an einfacher Manie ist? Wären beide Krankheiten nicht wirklich wesensgleich, so müssten sich wenigstens nachträglich bei den Fällen mit nur einer Erkrankung irgend welche Eigenthümlichkeiten auffinden lassen, die wir bei den übrigen nicht finden. Bis das geschehen ist, halte ich die Ansicht für berechtigt, dass wir es hier mit einer *einheitlichen* Krankheit zu thun haben, die zwar in der Regel, aber nicht ausnahmslos mehrfach, bisweilen sogar sehr oft im Leben wiederkehrt.

Die einzelnen Anfälle des manisch-depressiven Irreseins sind, wie schon aus der klinischen Schilderung hervorgeht, unter einander nicht gleich, sondern können sich recht verschieden gestalten. Vor allem können wir diejenigen Beobachtungen auseinanderhalten, deren sämmtliche Anfälle wenigstens die gleiche Stimmungsfärbung aufweisen, die sogenannte periodische Manie bezw. Melancholie, und diejenigen mit einem Wechsel von manischen und depressiven Anfällen, das circuläre Irresein. Auch ich habe früher diese drei Formenkreise unterschieden, freilich mehr der Ueberlieferung, als der eigenen Ueberzeugung folgend. Im Laufe der Zeit bin ich zu der Ansicht gelangt, dass alle diese Gruppenbildungen nur eine sehr untergeordnete Bedeutung haben. Zwischen periodischer Manie und circulärem Irresein ist eine scharfe Grenze schlechterdings nicht zu ziehen. Bei der ungeheuren Mehrzahl der Manien beobachtet man, sobald man einmal darauf aufmerksam geworden ist, einleitende oder abschliessende Depressionszustände, die freilich oft nur einige Tage andauern und wenig ausgeprägt sind. Auch in den Verlauf der Erregung schieben sich ungemein häufig Stunden oder Tage von ganz entgegengesetzter Färbung ein, und endlich entdeckt man oft genug, dass leichtere Verstimmungen in den Zwischenzeiten zwischen den manischen Anfällen vorhanden gewesen sind. Umgekehrt folgt den hierher gehörigen Depressionszuständen vielfach eine auffallende „reactive“ Heiterkeit, die von Aerzten und Kranken gewöhnlich als Ausdruck der Freude über die Genesung angesehen wird, wie die reactive „Melancholie“ nach Manie als Erschöpfung oder als Trauer wegen der überstandenen Geisteskrankheit. Während der Depression beobachten wir plötzliche Erregungszustände, vorübergehende Lustigkeit, oder wir erfahren, dass die Kranken sich vorher oder nachher auffallend geputzt, gegen ihre Gewohnheit Vergnügungen besucht haben, reizbar und aufgeregt gewesen seien. Von ganz besonderer Bedeutung aber sind die Mischzustände, die uns auf das eindringlichste lehren, dass manische und depressive Bilder in allernächstem Grade mit einander verwandt sind. Sehen wir doch auch ungezählte Male die anscheinend so verschiedenartigen Zustände ganz unvermittelt in einander übergehen! Wie mir scheint, ist demnach der Schluss unabweisbar, dass alle die geschilderten Gestaltungen des Krankheitsbildes nichts anderes sind, als Erscheinungsformen eines und desselben grundlegenden Krankheitsvorganges, Aequivalente, wie es die mannigfachen Abarten des epileptischen Anfalles sind.

Eine wichtige Bestätigung erhält dieser Satz durch die Erfahrung, dass thatsächlich in einem und demselben Krankheitsfalle die verschiedenartigsten Zustandsbilder für einander eintreten können. Man beobachtet zwar im allgemeinen, dass die einzelnen Anfälle bei einem Kranken eine gewisse Aehnlichkeit mit einander darbieten, die sich hie und da zur „photographischen“ Gleichheit steigern kann. Allein andererseits hat man nicht selten Gelegenheit, in demselben Krankheitsverlaufe eine ganze Anzahl der hier geschilderten Zustände nach einander auftreten zu sehen, von der leichten Depression und dem Stupor durch die mannigfachsten Mischzustände hindurch zur Hypomanie und zur schweren Tobsucht. Irgend eine Gesetzmässigkeit dabei aufzufinden, ist mir bisher nicht gelungen. Namentlich ist auch ein ganz regelmässiger Wechsel zwischen manischen und depressiven Krankheitsabschnitten verhältnissmässig selten. Weit häufiger ist die unregelmässige Aufeinanderfolge oder ein starkes Ueberwiegen der Anfälle einer Färbung. In eine ganze Reihe von manischen Anfällen schiebt sich unvermuthet einmal ein depressiver oder ein Mischzustand und umgekehrt. Die klinischen Zeichen der manischen Anfälle selbst sind auf ein Haar dieselben, gleichviel, ob sie mit depressiven gemischt auftreten oder nicht. Auf Grund aller dieser Erwägungen und Erfahrungen sehe ich keine Möglichkeit, die periodische Manie im allgemeinen wie im einzelnen Falle vom circulären Irresein abzutrennen.

Weniger einfach liegt die Frage vielleicht hinsichtlich der periodischen „Melancholie“. Da es ohne Zweifel Beobachtungen mit nur manischen Anfällen giebt, so lässt sich die Wahrscheinlichkeit nicht von der Hand weisen, dass auch hierher gehörige Erkrankungen vorkommen, deren sämmtliche Anfälle depressive Bilder aufweisen. In der That kennen wir solche wiederkehrende Formen, deren einzelne Anfälle in allen klinischen Kennzeichen, namentlich in der ausgeprägten psychomotorischen Hemmung, den depressiven Abschnitten circulär verlaufender Erkrankungen entsprechen. Auf der anderen Seite sehen wir aber auch die klimakterischen Melancholien sich öfters mehrmals wiederholen. Freilich pflegen hier die späteren Anfälle, anders als bei circulären Fällen, deutlich die fortschreitende Greisenschwäche zu zeigen. Ausserdem dürfte auch das klinische Bild gewisse, früher näher besprochene, eigenartige Züge aufweisen. Immerhin ist die genauere Umgrenzung derjenigen Formen periodischer Depressionszustände, die der hier behandelten Krankheit angehören, einstweilen noch etwas erschwert. So lange wir die Kennzeichen der circulären Depressionszustände noch nicht bis in ihre feinsten Einzelheiten erforscht haben, werden wir vielleicht im einzelnen Falle zweifelhaft bleiben, ob wir uns auf die Möglichkeit einer späteren Manie gefasst machen müssen oder nicht. Dass diese Schwierigkeit indessen nicht im Wesen der Sache, sondern nur in unserer unvollkommenen Kenntniss beruht, bedarf keiner besonderen Begründung. —

Ueber das Wesen des manisch-depressiven Irreseins sind wir noch gänzlich im Unklaren. Sowol die häufige Wiederkehr der Anfälle wie der eigenthümliche Wechsel zwischen Erregung und Hemmung sind durchaus räthselhafte Thatsachen. Wir können vorerst nur darauf verweisen, dass in unserem Nervensysteme die Neigung zu periodischem Ablaufe der Hemmungs- und Erregungsvorgänge auf den verschiedensten Gebieten wiederkehrt. Meynert hat die Erklärung für den Wechsel gegensätzlicher Zustände in periodischen Störungen der vasomotorischen Innervation gesucht.

In Folge von gesteigerter Reizbarkeit des Gefässcentrums soll sich ein verstärkter Spannungszustand im gesammten Arteriengebiete mit gleichzeitiger Hirnanaemie als Ursache der depressiven Verstimmung entwickeln. Gerade die so entstandene mangelhafte Ernährung des vasomotorischen Centrums soll dann weiterhin eine Lähmung desselben, Erweiterung der Gefässe und Hyperaemie des Gehirns herbeiführen, als deren Ausdruck die Entwicklung der manischen Erregung betrachtet wird. Zweifellos ist es, dass Veränderungen im Verhalten der Pulsbilder den beiden Abschnitten des Anfalles entsprechen; im übrigen jedoch rechnet die vorgetragene Anschauung mit völlig unbekannten Grössen. Zudem versagt sie durchaus vor der Thatsache der Mischzustände.

Die sehr beträchtlichen Schwankungen des Körpergewichtes könnten auch hier an allgemeinere Umwälzungen im Bereiche der Stoffwechselvorgänge denken lassen, doch reichen unsere Kenntnisse durchaus nicht zur Aufstellung brauchbarer Gesichtspunkte aus. Erwähnen will ich, dass mir einige Male von den Kranken über epileptiforme Anfälle berichtet wurde. Das würde etwa auf eine chemische Theorie hinweisen können, um so mehr, als man jetzt auch bei der ebenfalls periodischen Epilepsie sich der Annahme einer Selbstvergiftung zu nähern scheint. Lange*) hat eigenthümliche periodische Depressionszustände mit psychischer Hemmung beschrieben, für die er eine gichtische Entstehungsweise annimmt. Nach seiner Schilderung kann ich, wie Hecker, nicht zweifeln, dass er leichte Formen des manisch-depressiven Irreseins im Auge gehabt hat, deren manische Abschnitte ihm entgangen sind. Dass wirklich die Gicht eine wesentliche Ursache bilden sollte, ist jedoch bis jetzt weder erwiesen noch auch wahrscheinlich; immerhin dürfte von Stoffwechseluntersuchungen vielleicht einmal Aufklärung in dieser Frage zu erwarten sein.

Den **Beginn** der ganzen Krankheit bildet am häufigsten, in etwas über 60% der Fälle, ein Depressionszustand, namentlich beim weiblichen Geschlechte und bei den in jugendlichem Alter einsetzenden Formen. Die Färbung des ersten Anfalls ist bald eine einfach traurige oder ängstliche, bald diejenige eines stärkeren oder

---

*) Periodische Depressionszustände und ihre Pathogenesis auf dem Boden der harnsauren Diathese, deutsch von Kurella. 1896.

schwächeren Stupors. Auf diesen ersten Anfall folgt etwa in der Hälfte der Fälle eine freie Zwischenzeit; ebenso häufig jedoch schliesst sich an die Depression sogleich eine manische Erregung, die meist in vorläufige Genesung überführt. Nur in einer kleinen Zahl von Fällen beginnt nun sofort die Depression von neuem, um wieder einer Erregung Platz zu machen u. s. f. Wo die Krankheit mit einem manischen Anfalle beginnt, scheint in der Regel zunächst eine Remission einzutreten; weit seltener knüpft sich schon jetzt eine Verstimmung oder ein Stupor an. Auch der nächste oder sogar mehrere der folgenden Anfälle sind oft noch manisch, so dass es längere Zeit den Anschein haben kann, es handle sich um eine periodische Manie, bis unvermuthet ein depressiver Anfall sich einschiebt. Ebenso können sich mehrere depressive Anfälle mit freien Zwischenzeiten wiederholen, bevor einmal die manische Erregung sich zeigt. Bei den Fällen, welche nicht schon im ersten Anfalle beide Bilder vereinigt darbieten, ist zunächst die gleichartige Fortsetzung der Anfälle sogar das häufigere Verhalten. Auch im weiteren Verlaufe der Krankheit ist ein regelmässiger Wechsel zwischen manischen und depressiven Zuständen eher die Ausnahme. Vielmehr sind die Fälle gar nicht selten, bei denen die überwiegende Mehrzahl der Anfälle eine gleichartige Färbung aufweist, während einige wenige oder auch wol nur ein einziger dem anderen Formenkreise angehört. Vielfach entwickelt sich ein regelmässigerer Wechsel nach längerer Krankheitsdauer, wenn in der ersten Zeit die eine Art von Anfällen überwog oder allein vorhanden war. Auch die Mischformen, insbesondere der manische Stupor, kommen, wie es scheint, gewöhnlich erst nach wiederholten Anfällen zur Ausbildung.

Die Dauer der einzelnen Anfälle ist eine ungemein verschiedene. Es giebt solche, die nur 8—14 Tage währen, ja wir sehen bisweilen, dass zweifellos krankhafte Verstimmungen oder Erregungen bei diesen Kranken nur einen oder zwei Tage anhalten können. Meist pflegt jedoch ein einfacher Anfall 6—8 Monate zu dauern. Andererseits sind die Fälle nicht ganz selten, bei denen sich ein Anfall 1—2, ja 3 und 4 Jahre hindurch, ein Doppelanfall die doppelte Zeit fortsetzt. Die depressiven Anfälle verlaufen meist etwas schleppender, doch pflegen die ersten Anfälle verhältnissmässig selten die Dauer von einigen Monaten zu überschreiten.

Fast immer liegen zwischen je zwei einfachen oder Doppelanfällen freie Zwischenzeiten. Die Dauer derselben ist ebenfalls ausserordentlichen Verschiedenheiten unterworfen und steht, soviel ich sehen kann, in keinem bestimmten Verhältnisse zu derjenigen der Anfälle selbst. Leichte Anfälle können sich rasch wiederholen, schwere durch längere Zwischenzeiten getrennt sein und umgekehrt. Im Beginne der Krankheit betragen die Pausen meist einige Jahre, können sich aber bis zu 10 Jahren und darüber, ja soweit ausdehnen, dass überhaupt nur noch ein oder zwei Anfälle im späteren Leben folgen. Bisweilen ist die Dauer der Zwischenzeiten so regelmässig, dass sich die Kranken zur gewohnten Zeit pünktlich wieder in der Anstalt einstellen; meist aber zeigt die Krankheit die Neigung, späterhin in rascherem Zeitmaasse zu verlaufen und die Zwischenzeiten abzukürzen, selbst bis zum vollständigen Fortfallen derselben. Dabei pflegt die Dauer der Anfälle allmählich zu wachsen. So sah ich bei einer Kranken im Laufe von 13 Anfällen die Dauer dieser letzteren von 3—4 auf 6—7 Monate wachsen, während die Zwischenzeiten von 1 Jahre auf 6—7 Monate abnahmen. Uebrigens kann auch trotz langen Bestandes der Krankheit ein Anfall einmal unerwartet rasch verlaufen, besonders bei den Formen mit langen Zwischenzeiten.

In den Rückbildungsjahren nehmen die Zwischenzeiten gern ab, bisweilen um sich später wieder zu verlängern. In einzelnen Fällen sieht man nach den ersten Anfällen im Entwicklungsalter eine Pause bis zum Ende der 40er Jahre eintreten, wo die Krankheit wiederkehrt, nun vielleicht ohne weitere Unterbrechung.

Zuweilen beginnt das Leiden mit einer abgeschlossenen Reihe sehr kurzer und sehr rasch auf einander folgender Anfälle von manischer oder manisch-stuporöser Färbung, denen dann eine längere, mehrjährige Pause folgt. Besonders ist das der Fall bei einer kleinen Gruppe von jugendlichen, wie es scheint, vorzugsweise weiblichen Kranken. Die einzelnen Erregungen dauern dabei oft nur wenige Tage, können aber sehr heftig sein und mit starker Verworrenheit einhergehen. Nur eine kleine Minderzahl, wol kaum mehr als 4—5%, bilden die Fälle, in denen vom ersten Anfalle an die Krankheit in regelmässigem Wechsel der Färbung das ganze Leben gleichmässig und vollständig ausfüllt. Mehrfach sah ich dabei die Verstimmung im Herbste einsetzen, um im Frühling, „wenn der Saft in die Bäume schiesst", in Erregung überzugehen, in gewissem Sinne den Stimmungswandlungen entsprechend, welche auch den gesunden Menschen im Wechsel der Jahreszeiten überkommen. In der Regel dürfte es sich dabei um sehr leicht verlaufende Formen, Hypomanie und einfache Hemmung, handeln. Auch nach längerem, ununterbrochenem Verlaufe kann übrigens doch immer gelegentlich noch eine Remission sich einstellen.

Die verschiedenen Verlaufsarten des manisch-depressiven Irreseins, wie sie durch das wechselnde Verhalten in Dauer und Färbung der einzelnen Anfälle wie in der Länge der Zwischenzeiten bedingt werden, sind, namentlich von französischen Forschern, in eine Reihe von klinischen Abarten zerlegt worden. Ich glaube mich überzeugt zu haben, dass derartige Bestrebungen zur Gruppirung an der Regellosigkeit der Krankheit nothwendig scheitern müssen. Die Art und Länge der Anfälle und Zwischenzeiten bleibt im einzelnen Falle durchaus nicht die gleiche, sondern kann vielfach wechseln, so dass derselbe immer neuen Formen zugerechnet werden müsste. Bis jetzt sind auch alle meine Bemühungen vergebens geblieben, aus den Eigenthümlichkeiten eines Anfalles einigermassen zuverlässige Schlüsse für die weitere Gestaltung des Krankheitsfalles zu gewinnen; vielleicht aber gelingt es bei sehr ausgedehntem Beobachtungsstoffe doch einmal, gewisse prognostische Regeln abzuleiten, wenn auch die unberechenbaren Einflüsse der persönlichen Veranlagung und Lebensführung stets bedeutende Fehlerquellen darstellen werden. Immerhin kann man etwa sagen, dass sich Hypomanie am häufigsten mit einfacher Hemmung verbindet, während auf schwere Tobsucht leicht tiefer Stupor folgt. Sinnestäuschungen und Wahnbildungen scheinen gern beide Abschnitte der Krankheit zu begleiten, wenn sie überhaupt auftreten.

In den Zwischenzeiten erscheinen die Kranken zunächst wenigstens vollkommen gesund. Vielleicht fällt nach einer Depression das besonders blühende Aussehen und die Lebensfrische, nach einer Manie die Muthlosigkeit und Verdrossenheit auf, die der Kranke lange Zeit hindurch nicht überwinden kann. Bei längerer Dauer der Krankheit und bei häufigerer Wiederholung der Anfälle pflegen sich die psychischen Veränderungen auch während der Zwischenzeiten deutlicher herauszustellen. Wenn auch keine auffallenden Krankheitszeichen mehr nachweisbar sind, so ist doch eine gewisse

Unfreiheit und Unselbständigkeit, gedrücktes, menschenscheues, „verzweiflerisches“ Wesen, leichte Ermüdbarkeit, grosses Schlafbedürfniss und Herabsetzung der Arbeitskraft, andererseits Reizbarkeit, stark gehobenes Selbstgefühl, Streitsucht, Unstetigkeit, Aufgeregtheit vielfach unverkennbar. Oefters gewinnen die Kranken auch keine volle Klarheit über den Umfang und die Bedeutung ihres Leidens. Sie geben wol zu, aufgeregt oder schwermüthig gewesen zu sein, schieben aber die Schuld zum grossen Theile auf zufällige Umstände, das Verhalten ihrer Umgebung, die Verbringung in die Anstalt. Darum werden sie auch nicht gern an die Zeit der Krankheit erinnert, weichen allen Erörterungen darüber aus, gehen dem Arzte bei späteren zufälligen Begegnungen aus dem Wege.

Ausserordentlich häufig sind während der Zwischenzeiten ganz leichte, angedeutete Anfälle, deren krankhafte Natur nur aus genauer Kenntniss der ausgebildeteren Anfälle und dieser Krankheitsformen überhaupt erschlossen werden kann, plötzlich erwachende Lebenslust, ungewöhnlicher Unternehmungsgeist, Abschütteln der Alltagssorgen, Geschwätzigkeit, Ausgelassenheit, Reizbarkeit, oder unbegründet sorgenvolles, in sich gekehrtes Wesen, wochenlange Unthätigkeit und Theilnahmlosigkeit, die dann auf Ueberarbeitung, einen Aerger oder dergl. zurückgeführt wird, aber ebenso rasch wieder verschwindet, wie sie gekommen war. Einer meiner Kranken liess sich in einem hypomanischen Anfalle von einer Hochstaplerin ausbeuten; die dann folgende Verstimmung wurde von der Familie durch die erlittene Enttäuschung anscheinend ganz natürlich erklärt. Kürzere Erregungen schliessen sich bei Frauen leicht an die Menses an.

Das Herannahen eines neuen Anfalles fühlen die Kranken selbst bisweilen schon Tage oder gar Wochen vorher, ohne sich darüber klare Rechenschaft zu geben. Eine meiner Kranken machte häufig einige Zeit vor dem Ausbruche des Anfalls einen sonst ganz zwecklosen Besuch in der Anstalt, bei dem sie noch keine Spur von Krankheitszeichen darbot. Andere haben noch Zeit, vor dem Beginne der Erregung ihr Haus zu bestellen und sich dann freiwillig in die Behandlung zu begeben; ein derartiger Kranker sprang einmal mitten in der Nacht über die hohe Mauer in die Anstalt herein, nachdem er schon mehrere Stunden weit gelaufen war.

Der Uebergang der beiden Krankheitsabschnitte in einander vollzieht sich bisweilen ganz plötzlich und dann regelmässig in der Nacht.

Der deprimirte Kranke wacht zur gegebenen Zeit wider sonstige Gewohnheit sehr früh auf und ist nun manisch; der Erregte fühlt sich eines Morgens müde, abgeschlagen, gehemmt. Häufiger sieht man den Wechsel der Zustände sich schon von langer Hand vorbereiten. Der Gesichtsausdruck und die Haltung des bis dahin deprimirten Kranken wird allmählich freier, sein Auge lebhafter; Esslust und Ernährung heben sich. Seine Haut gewinnt die frühere Spannung seine Bewegungen ihre Spannkraft wieder. Nach und nach wird er zugänglicher, zeigt mehr Antheilnahme für seine Umgebung, beginnt sich andauernder zu beschäftigen, fühlt sich frischer und wohler, äussert die Sehnsucht nach Freiheit und Berufsthätigkeit, „nach Frühling und Waldesgrün", fasst seine Entlassung ins Auge und macht oft längere Zeit hindurch den Eindruck eines Genesenden Eine entlassene Kranke schrieb in diesem Zustande, sie wolle als Wärterin eintreten, „aber nur auf der ruhigen Abtheilung".

Die krankhafte Natur der anscheinenden Besserung deutet sich oft schon jetzt an. „Es geht mir unnatürlich gut," erklärte mir eine später durch Selbstmord endende Kranke; sie fühle sich um Jahre verjüngt, schlafe ganz kurze Zeit und sei dabei doch immer frisch: „so kann es doch eigentlich nicht weiter gehen". Einzelne Handlungen tragen vielleicht bereits einen manischen Anstrich, während im ganzen noch die Zeichen der Hemmung überwiegen. Ich behandelte eine Kranke, die nach schwerer Depression trotz völliger Besonnenheit kaum im Stande war, ein Wort hervorzubringen, dabei körperlich aufblühte, häufig lächelte und zum allgemeinen Erstaunen plötzlich blitzschnell eine Ohrfeige austheilte. Eine Dame, die noch von schweren Verfolgungsideen geplagt wurde, erfasste unversehens eine Bauersfrau, um mit ihr um den Tisch herumzutanzen. Eine andere hatte, als sie verzweifelnd an einem Putzgeschäfte vorüberging, den Einfall, sich ein Ballkleid zu kaufen, und erschien zur grössten Verwunderung ihrer Angehörigen in demselben zwei Tage später auf einem Balle, den sie bereits abgesagt hatte. Mehr und mehr gewinnt dann die gehobene Erregung die Oberhand. „Charfreitag ist heute, aber bei mir ist schon Ostern geworden," schrieb eine Kranke in ihr Tagebuch.

In ähnlicher Weise spielt sich die entgegengesetzte Wandlung ab. Das Körpergewicht, welches sich trotz der Erregung in der letzten Zeit gehoben hatte, beginnt langsam wieder zu sinken. Nun lässt die Vielgeschäftigkeit allmählich nach; die grossen Pläne treten in den Hintergrund; der Kranke hat „keinen solchen Muth mehr“; die Stimmung wird ruhiger, ernster, trüber. Ein junger Jurist, der

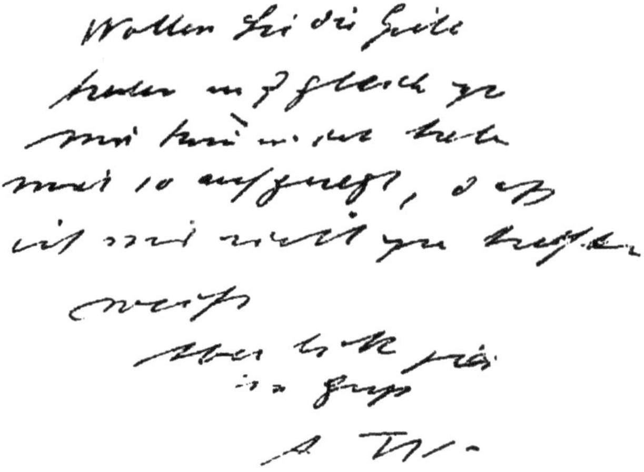

Schriftprobe XII. Manisch-depressives Irresein: Erregung nach Streit mit einer Wärterin (13. II. 92, Mittags 2 U.).

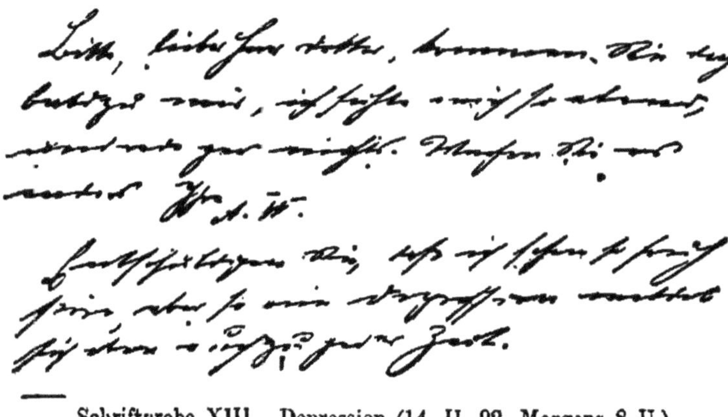

Schriftprobe XIII. Depression (14. II. 92, Morgens 8 U.).

in der Erregung eine Preisarbeit verfasst hatte, besass in der folgenden Verstimmung nicht den Muth, sie einzureichen. Zum Glücke kehrte die Erregung noch rechtzeitig wieder, und er gewann den Preis. Hie und da tauchen einzelne Betrachtungen über getäuschte Hoffnungen, verfehlte Anläufe, schwere Lebenserfahrungen auf; die Bewegungen werden langsamer, schlaffer, kraftloser, der Gesichtsausdruck matt, abgespannt, der Blick müde, und nun treten auch alle die übrigen Erscheinungen der früheren Depressionszustände eine nach der andern wieder hervor.

Der gesetzmässige Verlauf dieser allmählichen Uebergänge ist oft in hohem Grade schlagend. Bis in die kleinsten Einzelheiten der Lebensführung, Kleidung, Haartracht, in alle Neigungen und Abneigungen hinein pflegt sich der durchgreifende Gegensatz der Zustände zu erstrecken, so dass man glauben möchte, zwei vollständig verschiedenartige Menschen vor sich zu haben. Sehr deutlich wird das bei Vergleichung der Figuren 1 und 2 auf Tafel VII, welche

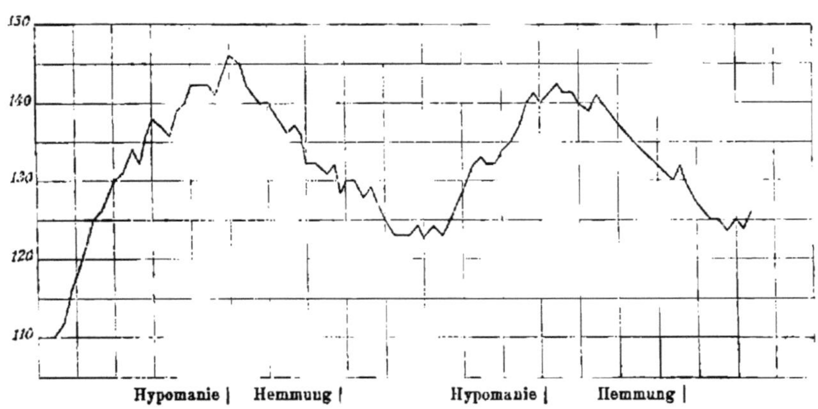

Curve XI.
Manisch-depressives Irresein: 2 Doppelanfälle.

dieselbe Kranke einmal im Stupor und wenige Wochen später in hypomanischer Erregung darstellt, das letztere Mal mit riesigem Strausse an der Brust und geziertem Lächeln. Ebenso sind die Schriftproben XII und XIII geeignet, diesen Wechsel zu zeigen. Die erste mit den flüchtigen, zusammenhangslosen, stark abgekürzten Zügen ist in der Erregung nach einem Streite mit der Wärterin geschrieben; die zweite dagegen, welche in der kleinen, gedrängten, stark geneigten Schrift die eingetretene Depression andeutet, stammt vom Morgen des nächsten Tages. Auch der Unterschied in Ton und Inhalt der kleinen Briefe ist ungemein bezeichnend.

Den Gang des Körpergewichtes in zwei Doppelanfällen von einer Kranken mit leichter Hypomanie und einfacher Hemmung zeigt die Curve XI. Wir erkennen, wie dasselbe während der Erregung ansteigt und genau mit dem Einsetzen der Verstimmung wieder sinkt.

Die Prognose des manisch-depressiven Irreseins ist für den einzelnen Anfall eine günstige. Seit langer Zeit gelten namentlich die Heilungsaussichten bei manischer Erregung als recht gute. In der That kann man auch nach sehr langer Dauer der Erregung oder Verstimmung bei zuverlässiger Diagnose noch mit grosser Wahrscheinlichkeit auf völlige Wiederherstellung hoffen. Insbesondere darf man sich nicht durch die anscheinend während der Manie oder nach schwerer Tobsucht öfters bestehende geistige Trägheit täuschen lassen, die gewöhnlich nur der Ausdruck der Denkhemmung ist und sich später, wenn auch langsam, völlig wieder auszugleichen pflegt. Dagegen müssen wir es in jedem Falle, der dem Formenkreise des manisch-depressiven Irreseins angehört, für äusserst wahrscheinlich halten, dass der erste Anfall nicht der letzte sein wird, sondern dass die Krankheit sich mehrfach oder selbst sehr häufig im Leben wiederholen wird. Leider lässt sich der Zeitpunkt der Wiederkehr, wenn sich nicht schon eine gewisse Regelmässigkeit herausgestellt hat, bis jetzt auch nicht annähernd voraussagen. Im allgemeinen freilich dürfte bei den sehr früh und ohne äusseren Anlass einsetzenden Fällen auf vielfache Wiederkehr der Anfälle mit kurzen Pausen zu rechnen sein. Tritt jedoch das Leiden erst später und im Anschlusse an tiefer greifende Schädigungen, etwa im Wochenbette, auf, so pflegen die späteren Anfälle weniger zahlreich zu sein. Im Klimakterium muss man auf die Wiederkehr früherer Anfälle gefasst sein; die Formen, die in diesem Alter zuerst auftreten, schienen mir eine gewisse Neigung zu mehrfacher Aneinanderreihung wechselnder Anfälle zu haben.

Auch bei sehr langer Dauer der Krankheit entwickelt sich kein eigentlicher Schwachsinn, wenn die Anfälle selbst in milden Formen verlaufen. Im Gegentheil giebt es zahlreiche derartige Kranke, die in ihren Zwischenzeiten recht tüchtige geistige Leistungen aufzuweisen haben. Kahlbaum hat diese leichteren Gestaltungen der Krankheit als „Cyclothymie“ den schwereren, zum Schwachsinn führenden gegenübergestellt, die er als „Vesania typica circularis“ bezeichnete.

Von der Berechtigung einer derartigen grundsätzlichen Scheidung habe ich mich nicht zu überzeugen vermocht, zumal wir in demselben Krankheitsverlaufe ganz leichte und sehr schwere Anfälle nach einander auftreten sehen. Auch giebt es Kranke genug mit heftigen, aber seltenen Tobsuchtsanfällen, die keine Einbusse ihrer geistigen Fähigkeiten erkennen lassen. Es ist jedoch richtig, dass namentlich sehr lange anhaltende und häufige, schwere Krankheitsanfälle auf die Dauer nicht ohne schädigenden Einfluss bleiben. Solche Kranke sind während der Zwischenzeiten zwar besonnen, orientirt, behalten ein leidliches Gedächtniss, aber sie werden

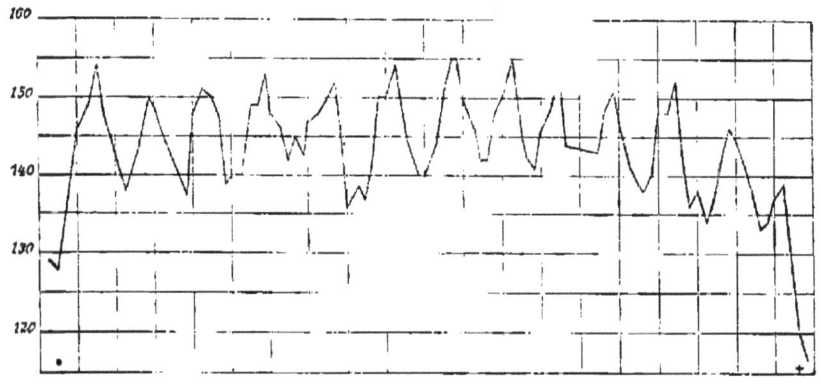

Curve XI.

Manisch-depressives Irresein. Rascher, ununterbrochener Wechsel von Tobsucht und Stumpfheit. Bei jedem Einsetzen der Erregung Sinken des Körpergewichtes.

schliesslich dauernd urtheilslos, reizbar, ungemein schwankend in ihrer Stimmung, oder stumpf, gleichgültig und willenlos. Regelmässig handelt es sich dabei um Kranke, bei denen das Leiden in der Entwicklungszeit begonnen hat, während die später einsetzenden Formen meistens leichter verlaufen.

Eine ganz besonders ungünstige Bedeutung dürfte die Kürze der Zwischenzeit zwischen den Anfällen haben. Wir kennen eine kleine Gruppe von Fällen, bei denen Anfälle wie Zwischenzeiten nur wenige Wochen andauern, so dass ein ziemlich regelmässiger Wechsel zwischen Erregung und Beruhigung entsteht. Das eigentliche Krankheitsbild ist fast immer das einer ganz acut sich entwickelnden und rasch verlaufenden Tobsucht. Beim weiblichen Geschlechte schliesst sich der Ausbruch derselben häufig an die Menstrualperioden an, in der Weise, dass mit dem Eintritte der Menses oder kurz vorher auch der Anfall beginnt, um dann etwa 1—2 Wochen anzudauern, bis er einer gewöhnlich etwas längeren freien Zwischenzeit weicht (menstruelles Irresein). Nachdem höchstens leichte Andeutungen des beginnenden Anfalles, grundloses Lächeln, Blitzen der Augen, Herumwandern, voraufgegangen sind, werden die Kranken von einem Tage zum andern, oft mitten in der Nacht, unruhig, aufgeregt, verwirrt, stark ideenflüchtig, sind in gehobener Stimmung, reizbar und zeigen lebhaften Beschäftigungsdrang. Sie tanzen und singen, fangen an, zu zerreissen und zu schmieren, ihre Umgebung zu necken, sind oft geschlechtlich stark erregt, essen in ihrer Unruhe wenig und schlafen fast gar nicht. Das Körpergewicht nimmt dabei regelmässig rasch ab, bisweilen um 5—8 Pfund in 24 Stunden (Fürstner). Die Curve XI veranschaulicht den Gang desselben während einer längeren Reihe von Anfällen.

Der Eintritt der Beruhigung vollzieht sich in der Regel ebenso schnell wie derjenige der Erregung, wenn man auch meist schon gegen das Ende des Anfalles eine leichte Abnahme der Ideenflucht und der Unruhe bemerken kann. Mehrfach schien mir die anfänglich heitere und übermüthige Stimmung späterhin mehr reizbar und unwirsch zu werden. Der Kranke ist nun mit einem Male geordnet, aber auffallend still, gleichgültig, stumpf und gewinnt in der Regel keine vollständige Einsicht in die krankhafte Natur seines Zustandes, wenn er sich auch vieler Einzelheiten desselben noch gut erinnert. Vielmehr sucht er die überstandene Aufregung als etwas ganz Harmloses oder als durch die Umgebung, die Zurückhaltung in der Anstalt und dergl. veranlasst hinzustellen. Eine gewisse körperliche Erholung pflegt sich dann rasch zu vollziehen, doch bleibt das Körpergewicht auch während der nun folgenden Zwischenzeit häufig niedriger, als in früheren, gesunden Zeiten.

Gerade diese Form führt gewöhnlich ziemlich rasch zur Verblödung, wenn nicht nach einer Reihe von Anfällen ein Stillstand des Leidens eintritt. In diesem Falle pflegen späterhin neue Gruppen von Anfällen aufzutreten, die durch längere Zwischenzeiten von einander geschieden sind. Folgen die Anfälle dauernd rasch auf einander, so zeigen sie regelmässig die Neigung, sich im Laufe der Zeit immer mehr auszudehnen, und es kommt auf diese Weise allmählich zu einem Zustande dauernder ideenflüchtiger Verwirrtheit und Aufregung, der nur hie und da in unregelmässigen, selteneren Zwischenräumen durch plötzlich eintretende und ebenso plötzlich wieder abschneidende ruhigere Zeiten unterbrochen wird.

Das gesammte Seelenleben der Kranken pflegt bei diesem Verlaufe sehr empfindlich zu leiden. Verstand und Gedächtniss nehmen stark ab, wenn die Kranken auch bisweilen in den Zwischenzeiten noch durch einzelne Ueberbleibsel aus gesunden Tagen überraschen. Das Urtheil über die Umgebung und namentlich über den eigenen Zustand ist stets äusserst unklar: die Kranken halten sich schon am ersten Tage der eingetretenen Beruhigung für völlig gesund und drängen auf Entlassung. Ebenso hat die gemüthliche Seite ausnahmslos sehr gelitten. Ist auch oft die äussere Form ihrer Gefühlsbeziehungen, annähernd wenigstens, die frühere geblieben, so vermag sie doch den tieferblickenden Beobachter nicht über die innere Leere und Theilnahmlosigkeit dieser schwachsinnig gewordenen Kranken hinwegzutäuschen.

Die Erkennung des manisch-depressiven Irreseins ist leicht in denjenigen Fällen, in denen bereits eine Reihe von wechselnden oder gleichartigen Anfällen voraufgegangen ist. Immerhin ist zu bemerken, dass auch in der Paralyse und in der Dementia praecox ein ähnlicher Wechsel zwischen Erregung und trauriger Verstimmung oder Stupor vorkommen kann wie hier. Die Unterscheidung hat in solchen Fällen die besonderen klinischen Zeichen der Anfälle selbst zu berücksichtigen, auf die wir später näher eingehen werden. Die leichteren und leichtesten Formen des manisch-depressiven Irreseins gehen, wie es scheint, ganz unmerklich in gewisse Entartungszustände über, bei denen wir häufig genug mehr oder weniger regelmässige Schwankungen in der Gemüthslage, in der gesammten Lebensauffassung und im Handeln beobachten. Solche Zeiten grundloser Verstimmung oder ungestümer Ausgelassenheit können lange Zeit für einfache Launen gehalten und mit allerlei Zufälligkeiten in Verbindung gebracht werden. Derartige Fälle, die vielleicht niemals in die Hände des Irrenarztes kommen, sondern höchstens wegen „Nervosität" die verschiedensten Curen durchmachen, sind ungemein häufig. Trifft dann die Cur gerade mit dem Umschlage der Stimmung zusammen, so erzielt sie einen glänzenden Erfolg. Auch hier kann übrigens die Umgebung jederzeit einmal durch einen schwereren Anfall überrascht werden, wenn auch meistens das Leben in einem Wechsel zwischen allerlei tollen Streichen und der vermeintlichen Reue über dieselben, zwischen fieberhafter Unternehmungslust und den anscheinenden Nachwehen der Ueberarbeitung hinzufliessen pflegt.

Weit schwieriger, als aus dem Gesammtverlaufe, lässt sich das manisch-depressive Irresein aus dem einzelnen, besonders dem ersten Anfalle erkennen; manche Irrenärzte halten diese Diagnose überhaupt für unmöglich. Dem gegenüber glaube ich ohne weiteres behaupten zu können, dass zunächst alle wirklich manischen Anfälle nichts anderes sind, als Erscheinungsformen der hier beschriebenen Erkrankung. Auch hier giebt es Formen, deren Aeusserungen so wenig aus dem Rahmen des Gesunden heraustreten, dass sie nur von dem Erfahrenen richtig beurtheilt werden können. „Sie wird von Leuten, die sie nicht kennen, blos als lebenslustig bezeichnet,“ schrieb uns die sehr verständige Mutter einer solchen Kranken. Massgebend ist hier stets der Umstand, dass die erhöhte Geschäftigkeit und Ruhelosigkeit nicht von Jugend auf bestanden, sondern zu einem bestimmten Zeitpunkte eingesetzt hat, vielleicht auch zu wiederholten Malen dagewesen und immer wieder verschwunden ist.

Die Abgrenzung der manischen Erregung von der katatonischen und paralytischen wie von den Erschöpfungspsychosen haben wir bei der Besprechung jener Krankheitsformen bereits ausführlicher gewürdigt. Den hysterischen Erregungszuständen, auf welche die Erscheinungen bisweilen hindeuten, fehlt die Ideenflucht und die grosse Ablenkbarkeit; die Erregung schliesst sich mehr an bestimmte Anlässe an und tritt in Form einzelner Gefühlsausbrüche auf gegenüber dem ganz allgemeinen manischen Bethätigungsdrange. Zudem schwindet die hysterische Aufregung jeweils nach kurzer Dauer rasch und vollständig, während auch die leichtesten Formen des manischen Anfalles ungleich länger andauern und erst allmählich zur Gleichgewichtslage zurückkehren. Die deliriösen Anfälle können mit epileptischen Dämmerzuständen verwechselt werden. Davor schützt die ausgeprägte Ideenflucht und die Ablenkbarkeit der Kranken. Der epileptische Gedankengang ist in den Delirien einförmig und ganz durch Wahnvorstellungen und Sinnestäuschungen beherrscht, die Stimmung vorwiegend ängstlich, reizbar oder verzückt, während die manischen Kranken deutlichen Wechsel der Stimmung mit Ueberwiegen der heiteren Gefühlsbetonungen darzubieten pflegen.

Viele der hier beschriebenen manischen wie depressiven Zustände werden noch immer als „acute Paranoia" bezeichnet. Dass man sich durch diese Auffassung selber den richtigen Weg zu einer Prognose verbaut, wird hier keiner weiteren Ausführung mehr bedürfen. Sobald Wahnbildungen, und seien sie noch so „paranoisch", von den Zeichen der manischen Erregung oder von psychomotorischer Hemmung begleitet sind, handelt es sich stets um Anfälle des manisch-depressiven Irreseins.

Die depressiven Zustände müssen vor allem von den einleitenden Verstimmungen der Dementia praecox abgegrenzt werden. Wie wir schon früher ausgeführt haben, liegt hier der Schwerpunkt auf der Unterscheidung von Negativismus und psychomotorischer Hemmung, die im gegebenen Falle recht schwierig sein kann. Weiterhin ist die Besonnenheit und das Fehlen der Denkstörung sowie namentlich die gemüthliche Stumpfheit bei der Dementia praecox gegenüber der Benommenheit, Unbesinnlichkeit und traurigen oder ängstlichen Verstimmung bei der hier besprochenen Krankheit zu berücksichtigen. Rasches Auftreten sehr unsinniger Wahnbildungen und zahlreicher Sinnestäuschungen ohne stärkere Bewusstseinstrübung und Verstimmung spricht sehr für Dementia praecox.

Langdauernde Stuporzustände können als Schwachsinn aufgefasst werden. Ich kenne eine Kranke, die nach zwei Anfällen von Depression und nachfolgender Tobsucht später an Erregung mit folgendem Stupor erkrankte und als unheilbar der Pflegeanstalt überwiesen wurde. Dort genas sie wider Erwarten und ist nach einer freien Zwischenzeit von 15 Jahren nochmals erkrankt, dieses Mal unter dem Bilde des manischen Stupors. Die Entstehungsgeschichte und der Nachweis von Hemmungserscheinungen auf dem Gebiete des Denkens und Handelns wird uns vor solchen Irrthümern bewahren können. Wirklich tiefe und rasche Verblödungen scheinen bei manisch-depressiven Kranken überhaupt nicht vorzukommen; darum darf man auch nach sehr langer Dauer noch auf annähernde Wiederherstellung rechnen.

Die Abgrenzung der Depressionszustände von denen der Paralyse und von der Melancholie haben wir bereits eingehend besprochen. Die leichtesten Formen werden vielfach für Neurasthenie, Hysterie, Hypochondrie gehalten, wie Hecker sehr zutreffend betont hat, da die Kranken in den zugehörigen manischen Zeiten für gesund gelten. Sie haben jedoch in der Depression, die sie zum Arzte treibt, recht häufig selbst ein deutliches Gefühl für die Krankhaftigkeit der Erregung, die sie bisweilen sehr fürchten. Es gelingt daher meist leicht, den Wechsel der Zustände, die Wiederkehr der einzelnen Abschnitte und damit die Natur des vorliegenden Leidens aufzudecken. Die einfache, ohne Anlass hereinbrechende Entschlussunfähigkeit ist so eigenartig, dass sie oft ohne weiteres den richtigen Schlüssel für die Deutung des Zustandes liefert.

Am häufigsten werden die Mischzustände verkannt. Die Manien mit Denkhemmung betrachtet man vielfach als „Imbecillität mit Erregung"; davor schützen die Zeichen von Ideenflucht, die Unbesinnlichkeit der Kranken und ihre tobsüchtigen Handlungen bei geringer Unruhe. Der manische Stupor kann leicht für katatonisch gehalten werden. Indessen die Kranken sind nicht negativistisch. Wo sie etwa widerstreben, liegt eine ärgerliche, gereizte Stimmung zu Grunde, die sich dann auch in gewaltthätigen Handlungen oder Schimpfausbrüchen kundgiebt. Die Kranken beachten die Umgebung viel mehr, werden in ihrem Thun und Lassen deutlich durch die Umstände beeinflusst, im Gegensatze zu der stumpfen oder geflissentlichen Gleichgültigkeit der Katatoniker. Ihre gelegentlichen Aeusserungen zeigen grosse Gedankenarmuth, aber nicht die Stereotypie und unsinnige Beziehungslosigkeit jener Kranker. Auch die Erregungen führen hier zu zielbewussten, oft scherzhaften und der Sachlage angepassten Handlungen, während wir es dort mit planlosem, triebartigem, oft einförmigem Bewegungsdrange zu thun haben. Die nörgelnden Erregungszustände unserer Kranken erweisen ihre Zugehörigkeit zum manischen Formenkreise durch die Weitschweifigkeit und Ideenflucht; zudem bilden sie meist den Uebergang zwischen ausgeprägter Manie und Verstimmung, so dass dadurch ihre richtige Deutung erleichtert wird.

Eine ursächliche Behandlung des manisch-depressiven, tief in der Persönlichkeit wurzelnden Irreseins giebt es nicht. Dass eine sehr gleichmässige Lebensweise in geschützten Verhältnissen, namentlich auch unter Vermeidung von Alkohol, eine gewisse vorbeugende Wirkung bei gefährdeten Menschen haben kann, darf im Hinblicke auf den vielfach zweifellosen Einfluss äusserer Schädigungen als wahrscheinlich angesehen werden. Auch in dem ruhigen Anstaltsleben sieht man oft die Anfälle verhältnissmässig milde verlaufen. Wie weit es möglich ist, den einzelnen drohenden Anfall im Entstehen zu unterdrücken, wissen wir noch nicht. Kohn hat derartige Versuche namentlich für die Formen mit kurzen, rasch auf einander folgenden Anfällen angestellt, bei denen man den Eintritt einer neuen Verschlechterung etwas genauer vorhersehen kann. Er empfahl die Einspritzung von Chininlösung, besonders aber sehr grosse Gaben von Bromsalzen. Man giebt 12—15 gr täglich, womöglich schon einige Tage vor dem erwarteten Ausbruche des Anfalls beginnend, dessen erste Anzeichen man recht genau beachten soll. Es gelingt auf diese Weise bisweilen mit ganz überraschender Zuverlässigkeit, das Auftreten der Erregung zu verhindern. Nachdem die besonders gefährlichen Tage vorübergegangen sind, geht man ganz allmählich mit der Gabe des Mittels herunter, um bei der Annäherung an den nächsten zu erwartenden Anfall von neuem zu der angeführten grossen Gabe anzusteigen u. s. f. Neuerdings hat Hitzig in einigen Fällen die Anwendung von Atropineinspritzungen versucht..

Die Behandlung der manischen Erregung wird vor allem möglichst die äusseren Reize abzuhalten haben. Dieser Anzeige dient die Versetzung in die Anstalt, von der man in ganz leichten Formen absehen darf, sobald die Freiheitsbeschränkung schlecht ertragen wird und nicht zu schweren Schädigungen und Unzuträglichkeiten führt. Da wir ferner wissen, dass die Erregung sich durch die Thätigkeit immer mehr steigert, werden wir den Beschäftigungsdrang nach Möglichkeit beschränken und alle unruhigen Kranken im Bette halten, was namentlich bei körperlicher Schwäche und Blutleere dringend anzurathen ist. Bei sehr starker Erregung empfiehlt sich statt dessen das Dauerbad. Hat man den Kranken erst einmal an diese Einrichtung gewöhnt, was im Beginne vorübergehend die Anwendung von Sulfonal oder selbst Hyoscin erfordern kann, so ist die wohlthätige und beruhigende Wirkung des Dauerbades eine geradezu überraschende. Alle die sonst so gefürchteten Uebelstände, die Isolirung, das

Schmieren, Zerstören, die Gewaltthätigkeit lassen sich durch diese Massregel ganz oder doch nahezu ganz vermeiden. Nach Abnahme der Erregung lässt sich die Badebehandlung recht gut mit zeitweiligem Aufenthalte im Freien verbinden. Wo bei sehr stürmischer Tobsucht die Gefahr eines Collapses besteht, zieht man Alkoholica (Grog, Glühwein, Champagner), auch Campher Moschus, Aether, letztere allerdings mit meist nur ganz vorübergehendem Erfolge, in Anwendung; gleichzeitige Herzschwäche lässt vorsichtige Gaben von Digitalis oder Coffein rathsam erscheinen. Bei andauernder hochgradiger Schlaflosigkeit wird man die Schlafmittel, vielleicht auch das Hyoscin, nicht immer umgehen können. Für die Behandlung sehr schleppend verlaufender Manien ist von Jolly das Opium empfohlen worden.

Besondere Aufmerksamkeit erfordert die Ernährung der Kranken, die vielfach unter ihrer Unruhe Noth leidet. Reichliche, leicht verdauliche Nahrung soll häufig gereicht, nach Umständen mit grosser Geduld eingegeben werden. In schweren Fällen empfehlen sich tägliche Wägungen, um genau den Stand des Körpergewichtes beurtheilen und im Nothfalle rechtzeitig mit der Sondenernährung eingreifen zu können.

Die psychische Behandlung des Tobsüchtigen hat natürlich auf seine Reizbarkeit Rücksicht zu nehmen. Ruhige Freundlichkeit, im geeigneten Augenblicke mehr scherzhaftes Eingehen auf die heitere Stimmung desselben, vorsichtiges, geduldiges Laviren erleichtern den Verkehr ungemein und machen oft den in ungeschickten Händen recht gefährlichen und widerspenstigen Kranken lenksam und gutmüthig. Beim Eintritte der Beruhigung wird auf die Vermeidung äusserer Anreizungen und Verführungen besonders Bedacht genommen werden müssen. Nicht unerhebliche Schwierigkeiten können bei Festsetzung des Entlassungszeitpunktes entstehen, da die Kranken oft sehr ungeduldig sind und auf alle Weise hinausdrängen. Selbst ganz beruhigte Kranke können aber in der Freiheit, besonders unter dem Einflusse des Alkohols, sofort wieder erregt werden und die gefährlichsten Streiche begehen. Den sichersten Anhalt für die Beurtheilung des Zustandes giebt auch hier das Körpergewicht.

In den Depressionszuständen pflegt man Opium oder Morphium, Bromsalze, hie und da auch Schlafmittel, abendliche Bäder mit kühlen Ueberrieselungen, gelegentlich vorsichtige Massage in Anwendung zu ziehen; dazu kommt die Sorge für kräftige Ernährung, Regelung der Verdauung, Bettruhe mit regelmässigem Aufenthalte im Freien, endlich sorgfältige Ueberwachung, namentlich in den Uebergangszeiten zwischen Erregung und Verstimmung.

Die psychische Behandlung wird sich wesentlich auf die Fernhaltung gemüthlicher Reize zu beschränken haben. Besuche von Angehörigen, lange Gespräche, Briefe, geschäftliche Auseinandersetzungen sind nach Möglichkeit zu vermeiden. Besonderer tröstender Zuspruch ist auf der Höhe der Verstimmung meist ziemlich wirkungslos; späterhin, wenn die Stimmung sich aufhellt, erscheint sein Nutzen gewiss oft grösser, als er in Wirklichkeit ist. In leichten Fällen kann gegen die unangenehmen Empfindungen, die Schlaflosigkeit und Niedergeschlagenheit hypnotische Beeinflussung gewisse Dienste leisten. Grosse Vorsicht ist bei deprimirten Kranken hinsichtlich der Entlassung aus dem Schutze der Anstalt anzurathen. Wo Selbstmordneigung vorhanden ist, pflegt sie, wie schon früher erwähnt, meist nicht während der stärksten Hemmung, sondern gerade mit dem Nachlasse derselben zur That zu führen, so lange dabei die verzweifelte Stimmung noch fortbesteht. Oft wissen derartige Kranke die letzten Reste ihrer trüben Gemüthslage mit grosser Geschicklichkeit vor dem Arzte zu verbergen, um das lange geplante Vorhaben sicherer zur Ausführung bringen zu können.

X. Die Verrücktheit (Paranoia)*).

Unter dem Namen der Paranoia fasst eine grosse Zahl Deutscher Irrenärzte alle diejenigen functionellen Geisteskrankheiten zusammen, bei denen die Störung sich hauptsächlich oder ausschliesslich auf dem Gebiete der Verstandesthätigkeit abspielt. Als wesentliches Kennzeichen dieser Krankheit gilt daher einfach das Auftreten von Wahnideen und Sinnestäuschungen. Der tiefere Grund für diese ganz verschwommene Begriffsbestimmung liegt in der Entstehungsgeschichte derselben. Nach der älteren Lehre Griesingers war die Verrücktheit stets der Ausgang einer voraufgegangenen affectiven Geistesstörung. Erst die Untersuchungen von Snell, Westphal, Sander haben dazu geführt, dass man eine „primäre“ Form der Verrücktheit allgemein anerkannte. Unter dem Eindrucke dieses unleugbaren Fortschrittes kam man dazu, die neugewonnene Krankheitsform als primäre Erkrankung des Verstandes in Gegensatz zu stellen zu der Manie und Melancholie, bei denen man die massgebenden Störungen auf dem Gebiete des Gefühlslebens erblickte. Die bei der ersteren Form gelegentlich beobachteten Affectschwankungen sollten ausschliesslich „secundär“, durch Vermittlung von Wahnbildungen oder Sinnestäuschungen, zu Stande kommen, gerade so wie man das Auftauchen von Verstandesstörungen bei den affectiven Erkrankungen erst als Folgeerscheinung aus der primären heiteren oder traurigen Verstimmung ableiten zu können glaubte.

*) Snell, Allgem. Zeitschr. f. Psychiatrie XXII, S. 368; Griesinger, Archiv f. Psychiatrie I, S. 148; Sander, ebenda S. 387; Westphal, Allgem. Zeitschr. f. Psychiatrie XXXIV. S. 252; Mercklin, Studien über primäre Verrücktheit. 1879; Amadei e Tonnini, Archivio italiano per le malattie nervose, 1884, 1, 2; Werner, Die Paranoia. 1891; Schüle, Allgem. Zeitschr. f. Psychiatrie L, 1 u. 2; Cramer, ebenda, LI, 2; Sandberg, ebenda, LII, 619.

Es war daher für die Diagnose von grösster Bedeutung, im einzelnen Falle zu wissen, ob die Störungen der Stimmung oder diejenigen des Verstandes den Ausgangspunkt der Krankheitserscheinungen gebildet hatten.

Besonders verhängnissvoll für die weitere Entwicklung der klinischen Psychiatrie wurde die von Westphal zuerst kurz angedeutete Möglichkeit eines acuten Verlaufes der Verrücktheit mit Uebergang in Genesung. Die letzten Folgerungen dieser Lehre haben in neuester Zeit Cramer und Ziehen gezogen. Durch diese Verschiebung des ursprünglichen Begriffes, der nur mit chronischen, unheilbaren Zuständen rechnete, wurde die rein äusserlich-symptomatische Fassung des Krankheitsbildes mächtig gefördert. Wenn der Verlauf der Krankheit nicht mehr massgebend war, blieb eben die Verstandesstörung, das Auftreten von Wahnideen oder Sinnestäuschungen, als das einzig greifbare Kennzeichen der Verrücktheit übrig. Mit Nothwendigkeit mussten nun eine Reihe von Krankheitsbildern zur Verrücktheit gezogen werden, die, klinisch genommen, nicht mehr die geringste wirkliche Gemeinschaft mit der ursprünglichen Verrücktheit darboten, so die Amentia, der Alkoholwahnsinn und zahlreiche Zustandsbilder, die unzweifelhaft der Dementia praecox oder dem manisch-depressiven Irresein angehören. Sprach man doch ganz harmlos von einer periodischen Paranoia!

Es bedarf wol kaum einer besonderen Ausführung, dass ich diese Entwicklung der Paranoiafrage für eine völlig verfehlte halten muss. In ihr begegnet uns mit greifbarster Deutlichkeit der Grundfehler unserer klinischen Psychiatrie in den letzten Jahrzehnten, die rein symptomatische, auf ausgeklügelten Voraussetzungen beruhende Abgrenzung der Krankheitsformen. Der als grundlegend angesehene Gegensatz zwischen den Störungen des Verstandes und denjenigen der Gefühle ist nur ein psychologischer, aber durchaus kein klinischer. In den wirklichen Krankheitsbildern sehen wir beide in ganz unberechenbarer Weise sich mit einander verknüpfen. Wem das nicht einleuchtet, der versuche doch einmal bei dem allseitig anerkannten Krankheitsbilde der Paralyse, die Fälle nach der primären oder secundären Entstehung der Wahnideen zu gruppiren. An diesem klaren Beispiele, von dem die klinische Auffassung der Seelenstörungen noch immer nichts lernen will, zeigt es sich bis zum Ueberdrusse, dass Wahnbildungen und Sinnestäuschungen an sich für die Kennzeichnung eines Krankheitsbildes ebenso unwesentlich sind wie das Auftauchen von Verstimmungen und Erregungen. Ganz dasselbe kann man aus dem manisch-depressiven Irresein und aus der Dementia praecox lernen, wenn man sich nicht den freien Blick zuvor durch bestimmte Voraussetzungen versperrt hat.

In der That hat denn auch jeder bisher unternommene Versuch, die „Paranoiagruppe“ in sich zu ordnen und sie von anderen Formen des Irreseins abzugrenzen, regelmässig mit dem Geständnisse geendet, dass Mischformen und Uebergänge in Menge die Formen selbst überwuchern und sogar zu den angeblich grundverschiedenen affectiven Geistesstörungen hinüberführen. Dadurch fällt die einzige Grundlage des jetzigen Paranoiabegriffes, der künstliche Gegensatz zwischen Verstandeskrankheiten und Gemüthskrankheiten, in sich zusammen. Wir können nicht zweifeln, dass die Hoffnungslosigkeit, auf dem eingeschlagenen Wege zu einer Klarheit zu kommen, einen grossen Theil der Schuld an der allgemeinen Unlust zur Beschäftigung mit klinisch-psychiatrischen Fragen trägt. Was nützt uns auch die Zerlegung der grossen Verstandeskrankheit in ihre feinsten Spielarten, wenn wir dadurch nicht zugleich erfahren, ob der Kranke gesund, ob er periodisch, ob er einfach schwachsinnig oder im alten Sinne „verrückt“ werden wird? Ueber diese wichtigen Fragen muss uns jede Diagnostik Aufschluss geben, die uns befriedigen und unsere Anschauungen klären soll. Dass uns gerade nach dieser Richtung die jetzige Universalkrankheit Paranoia, die bei manchen Irrenärzten bereits 70—80 % des gesammten Krankenmaterials umfasst, nicht einen einzigen Schritt weiter bringt, bedarf keines Beweises. Wir wissen zur Genüge, dass Wahnbildungen und Sinnestäuschungen bei den günstigsten und ungünstigsten, bei den acutesten und chronischesten, bei einfachen und periodischen Formen des Irreseins vorkommen können und daher an sich keinerlei Schlüsse auf den weiteren Verlauf des einzelnen Falles gestatten.

Dem gegenüber ist kein Mittel in so hohem Grade geeignet, unseren Blick für die wirklich wesentlichen Eigenthümlichkeiten eines Krankheitsvorganges zu schärfen, wie die Beachtung des Verlaufes und endlichen Ausganges. Hat sich doch auch die Erkenntniss der Paralyse und ihrer körperlichen Zeichen zuerst an die Erfahrung angeknüpft, dass alle Kranken mit Sprachstörung und Lähmungen schliesslich in gleicher Weise zu Grunde gingen. Haben wir einmal eine Gruppe von Fällen vor uns, die den gleichen Ausgang genommen haben, so werden wir nunmehr vielfach auch im klinischen Bilde selbst schon kleine Eigenthümlichkeiten erkennen, die uns von vorn herein gestatten, ähnliche Fälle künftighin richtig zu beurtheilen. So sind wir heute meist im Stande, die paralytische Erregung nur an der Hand der psychischen Krankheitszeichen von der so sehr ähnlichen manischen oder katatonischen sicher zu unterscheiden, aus den besonderen Zeichen des circulären oder katatonischen Stupors den periodischen oder fortschreitenden Verlauf zu prognosticiren, die verschiedenen Depressionszustände der Paralyse. der Melancholie, der Dementia praecox, des manisch-depressiven Irreseins beim ersten Beginne der Krankheit in ihrer Bedeutung für die Zukunft zu würdigen. In der praktischen Thätigkeit werden wir natürlich nicht immer das Richtige treffen, sondern uns nicht selten auch irren. Immer aber wird die Geschichte des einzelnen Falles die Wahrheit unfehlbar an den Tag bringen; sie wird uns bestätigend oder berichtigend zu immer klarerer Erfassung des Wesentlichen gegenüber dem Zufälligen und Nebensächlichen führen müssen. Dagegen kann eine Diagnose, die darauf verzichtet, mehr als eine Umschreibung einzelner Krankheitszeichen zu sein, überhaupt weder bewiesen noch widerlegt werden. Wer heute damit zufrieden ist, jede Psychose mit vorwiegender Verstandesstörung als Paranoia zu bezeichnen, lernt aus der weiteren Beobachtung schlechterdings nichts für künftige Fälle. Da seine Diagnose nichts enthält, was nicht auch jeder Laie sofort sehen könnte, so wird ihn auch die Zukunft nicht enttäuschen, aber sie wird ihm auch nichts offenbaren.

Dies sind in Kürze die Ueberlegungen, welche mich bewegen, in der Paranoiafrage eine grundsätzlich abweichende Stellung einzunehmen. Ich kann nur solche Krankheitsfälle für wesensgleich halten, welche, von gradweisen Unterschieden und besonderen Zwischenfällen abgesehen, in der Hauptsache zu demselben Ende führen. Aus diesem Grunde halte ich die Aufstellung einer acuten Paranoia für ein Unding, weil durch sie wesentliche Merkmale der Krankheit, die grundsätzliche Unheilbarkeit, das dauernde Fortbestehen der auftretenden Wahnbildungen, vollkommen verwischt werden. Wenn die Paranoia eine Krankheit ist, so kann sie nur entweder acut oder chronisch sein. Ich ziehe die letztere Bestimmung vor, da ich die sogenannten acuten Formen weit befriedigender zu deuten weiss.

Aber auch von der grossen Zahl chronischer Fälle, die man der Paranoia zuzurechnen pflegt, bedürfen, wie ich denke, diejenigen einer gesonderten Betrachtung, bei denen die Wahnbildung mit den Zeichen einer deutlichen geistigen Schwäche einhergeht. Wir sehen dabei die Wahnvorstellungen rasch sehr abenteuerliche Gestaltungen annehmen, widerspruchsvoll, ausserordentlich üppig oder sehr dürftig werden, sich vielfach verändern und wechseln, endlich nach kürzerer oder längerer Zeit in den Hintergrund treten und verblassen. Diese Zustandsbilder tragen in allen Zügen so deutlich den Stempel der hebephrenischen, katatonischen, senilen Erkrankungen, dass wir bei Beachtung dieser Zeichen schon im ersten Beginne die nebensächliche Bedeutung der Wahnbildungen und die Entwicklung eines ganz bestimmten Endzustandes voraussagen können. Andererseits aber giebt es ohne Zweifel eine Gruppe von Fällen, in denen sich von Anfang an klar erkennbar ganz langsam ein dauerndes, unerschütterliches Wahnsystem bei vollkommener Erhaltung der Besonnenheit und der Ordnung des Gedankenganges herausbildet. Diese Formen sind es, denen ich die Bezeichnung der Paranoia vorbehalten möchte. Sie sind es, die mit Nothwendigkeit zu einer tiefgreifenden Umwandlung der gesammten Lebensanschauung, zu einer „Verrückung“ des Standpunktes führen, welchen der Kranke gegenüber den Personen und Ereignissen seiner Umgebung einnimmt.

Die Entwicklung dieser Krankheit scheint sich immer sehr langsam zu vollziehen. Den oft über Jahre sich erstreckenden Beginn bilden leichte Verstimmungen, Misstrauen, auch wol unbestimmte körperliche Beschwerden und hypochondrische Befürchtungen. Der Kranke ist unzufrieden mit seiner Lage; er fühlt sich zurückgesetzt, glaubt sich vielleicht schon von seinen Eltern und Geschwistern nicht mit der rechten Liebe behandelt, sondern vielfach verkannt; man hat für seine Eigenart kein Verständniss. So entwickelt sich ein geheimer, allmählich wachsender Gegensatz zwischen ihm und seiner Umgebung; er steht seinen Angehörigen als ein Fremder, als Mensch aus einer anderen Welt gegenüber; sein Verhältniss zu ihnen ist ein kaltes, äusserliches, unnatürliches, selbst feindliches. „Gott ist mein Vater und die Kirche meine Mutter,“ sagte ein Kranker, der durch häufiges Fasten das Irdische in sich abtödten und dadurch in ein inniges Verhältniss zu Gott kommen wollte. Er zieht sich daher von ihnen zurück, begegnet ihnen schroff, abweisend, such die Einsamkeit auf, um ungestört seinen Gedanken nachhängen zu können, beschäftigt sich mit unpassender und unverstandener Lectüre. Im Innern des Kranken besteht dabei eine tiefe Sehnsucht nach etwas Grossem und Hohem, ein geheimes Drängen nach kühner Bethätigung, die stille Hoffnung auf ein unfassbares Glück, die sich bisweilen in dem Aufbau und der genauen Ausmalung unwirklicher Situationen, farbenreicher Luftschlösser befriedigt, in denen die eigene Person die Heldenrolle spielt. Mehr und mehr befestigt sich in ihm die Ueberzeugung, zu etwas „Besonderem" geboren, „nicht wie der grosse Haufe gebacken" zu sein. Er glaubt an seine „Bestimmung", an seine Mission, die er zu erfüllen hat. Alle praktischen Misserfolge können ihn dabei nicht entmuthigen. „Um den Glauben mir zu nehmen," schrieb ein Kranker, „müsste die Stimme meiner innersten Seele ausgerodet, die Seele selbst oder mein Leben vernichtet werden: per aspera ad astra!"

Nach und nach beginnen die krankhaften Ahnungen und Gedankenreihen auch seine Wahrnehmungen zu beeinflussen. Er macht die Bemerkung, dass man ihm bei dieser oder jener Gelegenheit nicht mehr so freundlich entgegenkommt wie früher, dass man zurückhaltender gegen ihn ist, ihm aus dem Wege geht und trotz manchen, wie er meint, heuchlerischen Freundschaftsbeweises nichts mehr mit ihm zu thun haben will. In Folge dessen steigert sich seine Empfindlichkeit und sein Misstrauen; er beginnt, in einer harmlosen Bemerkung, einer zufälligen Geberde, einem aufgefangenen Blicke Beleidigungen und versteckte Andeutungen einer feindseligen Gesinnung zu argwöhnen. Aus den Gesprächen der Tischgesellschaft entnimmt er, dass ein geheimes Einverständniss besteht; die gleichen Redewendungen werden mit auffallender Absichtlichkeit bei ganz bestimmten Gelegenheiten zu Tode gehetzt. Man pfeift in bemerkenswerther Weise gewisse Lieder, um damit auf kleine Erlebnisse in seiner Vergangenheit hinzuweisen, ihm Winke für sein Handeln zu geben. In Theaterstücken, Zeitungsartikeln finden sich besondere Beziehungen auf sein Thun und Treiben; der Geistliche auf der Kanzel, ein Wahlredner macht „in der Bildersprache" nicht misszuverstehende Anspielungen über seine Person. Er begegnet plötzlich immerfort denselben Menschen, die ihn anscheinend beobachten, ihm wie zufällig folgen; man fixirt ihn, sieht ihn von der Seite an; man räuspert sich, hustet um seinetwillen, spuckt vor ihn hin oder weicht ihm aus; in öffentlichen Localen rückt man von ihm fort oder steht auf, sobald er erscheint, wirft ihm verstohlene Blicke zu und kritisirt ihn. Die Droschkenkutscher, Eisenbahnschaffner, Arbeiter unterhalten sich über ihn. Ueberall ist die Aufmerksamkeit auf ihn gerichtet; seine Kleidung wird trotz ihrer Ungewöhnlichkeit von zahlreichen Unbekannten nachgeahmt. Einzelne Bemerkungen, die er hat fallen lassen, werden sofort zur öffentlichen Parole. Einer meiner Kranken hatte Gelb als die Farbe des Verstandes bezeichnet; am nächsten Tage trug alle Welt gelbe Rosen, um ihm, da die Rose das Symbol des Schweigens ist, anzudeuten, dass er klug sein und schweigen solle. „Wer will all das aufzählen, was hier zu mir spricht!"

Alle diese Erfahrungen sind an sich ganz gleichgültigen Inhalts; sie erscheinen „Jedem nicht Eingeweihten ganz natürlich", als Zufälligkeiten, aber der Kranke merkt nur zu deutlich, dass alles mit der ausgesuchtesten Schlauheit „gemacht" wird, dass es sich um die „künstliche Erzeugung von Zufällen" handelt, hinter der sich ein abgekarteter Handel, irgend ein niederträchtiger Anschlag verbirgt. Allerdings wird das ganze Spiel äusserst geschickt eingefädelt, um ihn zu täuschen und um ihm jede Möglichkeit einer wirksamen Vertheidigung gegen alle die versteckten Gemeinheiten, gegen das ganze Spionir- und Beobachtungssystem zu benehmen. So oft er Jemanden offen zu Rede stellt und zu erkennen giebt, dass er alles durchschaut, thut man ganz unschuldig und erfindet allerlei Ausflüchte; man steuert nicht geradezu, sondern auf Umwegen dem Ziele zu, indem die wirklichen Zwecke nur in verschleierten Andeutungen berührt werden. Man kommt ihm freundlich entgegen, um seine Wachsamkeit zu täuschen, verwickelt ihn in eigenthümliche Gespräche, macht ihm allerlei Vorspiegelungen mit Hintergedanken, deren wahren Sinn er sofort erkennt. Ein junger Jurist, der die feindseligen Absichten seiner Mutter durch unmittelbare Eingebung zu verstehen glaubte, betrachtete die telegraphische Nachricht von deren Tode als eine „kindische Mystification" und war nicht zu einer Regelung der Erbangelegenheiten zu bewegen, da er überzeugt war, dass die Mutter noch lebe und sich nur zum Zwecke ihrer Wiederverheirathung von ihm lossagen wolle.

Von der ganz eigenthümlichen Verschiebung, die sich in dem Verhältnisse des Kranken zur Aussenwelt vollzieht, giebt vielleicht eine Vorstellung die folgende Stelle aus dem Tagebuche eines Kranken, der sich von einem Geheimbunde zur Beförderung der Päderastie aufs Korn genommen glaubte:

„Dass eine Verbindung mit Zwecken, wie sie aus diesen Zeilen ersichtlich sind, alles aufbietet, um dieselben nicht in die Oeffentlichkeit kommen zu lassen, und daher in versteckter oder symbolischer Form Propaganda zu machen sucht, ist einleuchtend. Da sie nun nicht sicher sein kann, welche Stellung der von ihr Beeinflusste der Sache gegenüber einnehmen wird, so sucht sie durch allerlei mit der Hauptbestrebung gleichsam parallel laufende, aber in sich unschuldige Kunstgriffe denselben zu verwirren, bezw. sich vor unliebsamen Enthüllungen zu schützen. So z. B. hatte ich mir damals, wie dies ja bei fast allen Menschen der Fall ist, einige stereotype Redensarten angewöhnt, unter anderem: „Gewiss!" und „Kaum zu glauben", und siehe da, ich fand diese beiden Sentenzen und noch manches andere in rascher Aufeinanderfolge als Ueberschrift einer Reclame fett gedruckt im Generalanzeiger. Daraus musste ich natürlich schliessen, dass das Zufall und mein Leben also tagtäglich aus lauter Zufällen zusammengesetzt sei, so dass es schliesslich das reinste phantastische Doppelleben geworden wäre. — Das ist allerdings kaum zu glauben! —"

Durch die fortgesetzte vorurtheilsvolle Verarbeitung seiner Erfahrungen wird dem Kranken klar, dass eine weitverbreitete Verschwörung gegen ihn im Werke ist. Es werden Verleumdungen über ihn ausgestreut, er habe sich durch Ausschweifungen ein Nervenleiden zugezogen, sei syphilitisch, der Paederastie ergeben. Man hat seine Photographie in Bordells gesandt, um ihn dort als Stammgast hinzustellen; es wurden gefälschte Rechnungen veröffentlicht, als ob er täglich unsinnige Mengen Alkohol trinke. Das Essen schmeckt höchst verdächtig; der Tischnachbar erkrankt, nachdem er zufällig aus dem für den Kranken bestimmten Glase getrunken hat. Man will ihn also aus dem Wege räumen, mit Gewalt unterdrücken, wahnsinnig machen, zu geschlechtlichen Ungeheuerlichkeiten, zur Onanie verführen. Diese Zwecke verfolgt, wie er annimmt, eine mit erstaunlichen Mitteln arbeitende Gesellschaft, der nicht nur alle möglichen Privatpersonen aller Stände, sondern auch Beamte, Gerichte, Zeitungsschreiber, Geistliche, Schriftsteller als geheime Agenten angehören. Die Triebfeder derselben sind entweder einzelne, bestimmte Personen, oder es handelt sich um einen allgemeinen Bund der

Freimaurer, Socialisten, welcher, durch furchtbare Eide zusammengehalten, aus besonderen Gründen den Kranken in seine Gewalt zu bringen trachtet.

Hand in Hand mit der Entwicklung des Verfolgungswahns gehen regelmässig Grössenideen. Bisweilen halten sich dieselben im Rahmen eines stark erhöhten Selbstgefühls. Schon die Ungeheuerlichkeit der ganzen Machtmittel, die der Kranke gegen sich aufgeboten wähnt, deutet auf eine sehr bedeutende Ueberschätzung der eigenen Persönlichkeit, des vermeintlichen Mittelpunktes derartiger Kraftanstrengungen, hin. Der Kranke betrachtet sich als besonders veranlagt, genial, als bedeutenden Dichter, Musiker, Entdecker, Gelehrten, legt grossen Werth auf sein Aeusseres, hält etwas auf sich, glaubt sich berufen, eine hervorragende Stellung in der Welt einzunehmen. Weiterhin aber schiesst vielfach nach jahrelangem, unklarem Grübeln in dem Kranken die siegreiche Ahnung hervor, dass er überhaupt nicht das rechte Kind seiner Eltern, sondern viel höherer und herrlicherer Abstammung sei. Den äusseren Anlass zur Entstehung dieser Wahnidee, welche sofort für ihn unzweifelhafte Gewissheit erlangt, giebt oft eine ganz gleichgültige Begebenheit. In einem Streite gebraucht der Vater einen heftigen Ausdruck, den er seinem wirklichen Kinde gegenüber niemals anwenden würde. Der Kranke merkt, dass seine Eltern im Nebenzimmer flüstern, bei seinem Eintritte erblassen, ihn mit besonderem Ernste begrüssen; es wird in seiner Gegenwart „bedeutungsvoll" der Name einer hochgestellten Persönlichkeit genannt; auf der Strasse, im Theater blickt ihn irgend eine vornehme Dame aussergewöhnlich freundlich an; beim Beschauen des Bildes eines Grafen oder Fürsten, der Büste Napoleons fällt ihm plötzlich eine überraschende Aehnlichkeit zwischen sich und Jenem auf, oder endlich es wird ihm ein Brief in die Hände gespielt, zwischen dessen Zeilen er das grosse Geheimniss ohne Mühe herausliest.

Mit besonderer Genugthuung erkennt der Kranke, dass auch von seiner näheren und ferneren Umgebung die Ueberlegenheit seiner Person und seiner Stellung mehr oder weniger offen anerkannt wird. Man behandelt ihn, wohin er kommt, mit unverkennbarer Ehrerbietung; fremde Personen ziehen tief den Hut vor ihm; die königliche Familie sucht ihm möglichst oft zu begegnen; die Musik auf der Parade oder im Theater beginnt zu spielen, sobald er erscheint. In den Zeitungen, die ihm vom Kellner vorgelegt werden, in den Büchern, die ihm der Buchhändler zuschickt, findet er mehr oder weniger verblümte Anspielungen auf sein Schicksal. Die Schauspieler auf der Bühne, der Geistliche auf der Kanzel richten lange Sätze mit dem Hinweise auf seine hohe Abkunft geradezu an ihn, und die Vorübergehenden auf der Strasse begleiten ihn mit beifälligen und beziehungsreichen Bemerkungen. Nicht selten vermag er bei gewissen Gelegenheiten das unmittelbare Eingreifen der Vorsehung in sein Lebensschicksal festzustellen. Aus den Veränderungen des Wetters, dem eigenthümlichen Blinken der Sterne, aus dem Fluge der Vögel, aus der Kleidung der Menschen, die ihm begegnen, dem Papierfetzen, den er auf der Landstrasse findet, geht auf das klarste hervor, dass Gott in ganz besonderer Weise seine Hand über ihm hält und ihm Zeichen für sein Handeln giebt, die er ohne weiteres zu deuten versteht und auch mit freudiger Zuversicht auf das gewissenhafteste befolgt. In Folge aller dieser Erfahrungen entsteht ein ausgedehntes Netz geheimnissvoller Beziehungen, dessen Mittelpunkt der Kranke bildet. Er ist Thronerbe, Reformator, Friedensfürst, Kaiser und Papst in einer Person, Messias, Gottesgebärerin, erhält seine Gedanken von Gott, wird zum auserwählten Werkzeuge des Himmels, ja zum Mittelpunkte der Welt.

In manchen Fällen macht der Kranke die Bemerkung, dass eine wirklich oder vermeintlich durch hervorragende Stellung ausgezeichnete Person des anderen Geschlechts ihm gewogen ist und ihm eine nicht misszuverstehende Aufmerksamkeit schenkt (erotische Verrücktheit). Bisweilen ist es ein aufgefangener Blick, eine vermeintliche Fensterpromenade, eine zufällige Begegnung, welche diese verborgene Liebe dem Kranken zur Gewissheit werden lässt; häufiger jedoch erfährt er davon nur auf Umwegen durch verblümte Anspielungen seiner Umgebung, Zeitungsanzeigen, ohne dass er vielleicht den Gegenstand seines Interesses jemals gesehen hat.

Sehr bald mehren sich die Zeichen des geheimen Einverständnisses. Jedes zufällige Erlebniss, Kleidung, Begegnungen, Lectüre, Gespräche gewinnen für den Kranken eine Beziehung zu seinem eingebildeten Abenteuer. Seine Liebe ist öffentliches Geheimniss und Gegenstand allgemeinster Aufmerksamkeit; überall spricht man davon, allerdings niemals mit klaren Ausdrücken, sondern immer nur in feinen Andeutungen, deren tiefen Sinn er aber sehr gut versteht.

Natürlich muss diese ausserordentliche Liebe einstweilen geheim gehalten werden; darum erhält der Kranke alle Nachrichten nie auf geradem Wege, sondern stets durch Vermittelung Anderer, durch die Zeitung und in Form versteckter Bemerkungen; auf dieselbe Weise weiss er sich durch gelegentliches Fallenlassen von Anspielungen mit dem Gegenstande seiner Liebe in Verbindung zu setzen. Der Flug der Tauben, die symbolisch ihn und die Geliebte darstellen, zeigt ihm, dass man ihn verstanden hat, dass er nach langen Kämpfen endlich sein Ziel erreichen wird; irgend eine Person, mit der er in Berührung tritt, erscheint ihm als die Erkorene, die sich verkleidet hat, um ihre Zuneigung der Welt zu verbergen, ja, eine geheime Ahnung vermag ihn bei einer derartigen Erkennungsscene über die handgreiflichsten Unähnlichkeiten, sogar über die Geschlechtsverschiedenheit hinwegzusetzen.

Dieser eigenthümliche Wahn kann sich, besonders durch Vermittelung von verblümten Zeitungsanzeigen genährt, lange Zeit hindurch in der geschilderten Weise fortspinnen, ohne dass im sonstigen Thun und Treiben des Kranken, der ja seine Angelegenheit geheim zu halten sucht, etwas Verkehrtes hervortritt. Im weiteren Verlaufe gesellen sich nicht selten traumhafte Sinnestäuschungen, das Gefühl eines Kusses im Schlafe u. dergl. hinzu. Die ganze Färbung der Liebe ist dabei stets eine schwärmerische, romanhafte, häufig platonische, der eigentliche Geschlechtstrieb bei dem Kranken oft wenig oder in ungesunder Weise (Onanie) entwickelt. Zwischen die Zeiten seligen „Hangens und Bangens" schiebt sich bisweilen tiefe Zerknirschung ein, das Gefühl der Unwürdigkeit gegenüber dem mit allen möglichen Vorzügen ausgeschmückten Ideale, Enttäuschung über unbegreifliche Zurückweisungen, unbestimmter Versündigungswahn.

Die Entstehung aller dieser Wahnbildungen vollzieht sich wesentlich auf dem Wege krankhafter Auslegung wirklicher Erlebnisse. Einmal werden thatsächliche Wahrnehmungen in vorurtheilsvoller Weise gedeutet. Ganz gleichgültige Erfahrungen gewinnen für den Kranken eine geheime Beziehung zu seiner eigenen Person, wie das aus vielen der angeführten Züge klar erkennbar ist. Ein Fleck am Kleide, ein Loch im Stiefel ist nicht die Folge der gewöhnlichen Abnutzung, sondern eine sehr auffallende Thatsache, deren Zustandekommen nur durch ganz besondere Umstände, durch feindliche Machenschaften zu erklären ist. Ein Wassertropfen in der Essschüssel, Ohrensausen, Hitze im Kopf, Bauchgrimmen beweisen auf das unzweideutigste einen Vergiftungsversuch; „ich weiss schon, was das ist". Namentlich in den Reden der Umgebung und im Lesestoffe fliesst diese Quelle reichlich. Stets ist es „die gewohnte Bildersprache"; „sie haben gemeint, ich versteh's nicht". Der Kranke liest etwas vom Antichrist und weiss sofort, dass er gemeint ist und zu Christus verklärt werden soll; einen biblischen Satz: „Die Stadt liegt viereckig" bezog ein Kranker ohne weiteres auf seine, im quadratisch gebauten Mannheim erlittene Untersuchungshaft. Ein Kranker hörte in einer Volksversammlung davon sprechen, dass man doch einem Ertrinkenden helfen werde und schloss daraus, dass man ihn beschuldige, einen hohen Beamten umgebracht zu haben, der sich ertränkt hatte. Weiterhin werden sehr häufig innere Zusammenhänge zwischen zwei zufällig aufeinanderfolgenden Ereignissen angenommen. Ein Kranker hatte an den Kaiser geschrieben: „Ich bin nicht gekommen, aufzulösen, sondern zu erfüllen"; alsbald wurde der Reichstag aufgelöst. Ein anderer unterbreitete dem Badischen Ministerpräsidenten eine Karte, auf der die noch nicht besetzten Gebietstheile der Erde angezeichnet waren; unmittelbar darauf begann die Deutsche Colonialpolitik.

Weit seltener, als die wahnhafte Verarbeitung wirklicher Erfahrungen sind eigentliche Sinnestäuschungen. Nur in vereinzelten Fällen begleiten zahlreichere Sinnestäuschungen längere Zeit den Krankheitsverlauf; in der Regel kommt nur hie und da einmal eine Gehörstäuschung vor, meist ein einzelnes Wort oder ein kurzer Satz: „Heinrich, Heinrich!" „der säuft"; „da kommt der stinkige Prophet". Personen am Nebentische stecken die Köpfe zusammen und flüstern sich Bemerkungen zu, die der Kranke deutlich versteht, da er „ein feines Gehör hat". Oder es fällt auf dem Spaziergange ein Schuss, und der Kranke hört die Kugel an seinem Kopfe vorbeipfeifen, fühlt auch wol den Luftdruck. Aus der Luft sprüht ein feiner Giftregen auf ihn herab; eine plötzliche Beklemmung überfällt ihn, und dabei hört er eine warnende Stimme. Auch nächtliche Visionen kommen vor, das Sehen von Sternen, glänzenden Figuren, göttlichen Erscheinungen. Eine Verheissung ertönt; dem Kranken wird der Segen Esaus auf die linke, der Segen Jacobs auf die rechte Schulter verliehen. Stets pflegt es sich hier nur um vereinzelte Erlebnisse zu handeln, die auch von dem Kranken regelmässig als ganz besondere, aus dem Rahmen der gewöhnlichen Erfahrung herausfallende Vorkommnisse aufgefasst werden.

Wie mir scheint, haben wir es dabei vielfach mit einer eigenartigen Störung zu thun, die nachweisbar in der Entstehung der Wahnbildungen bisweilen eine gewisse Rolle spielt, nämlich mit Erinnerungsfälschungen. Indem der Kranke die Erfahrungen seiner Vergangenheit durchmustert, fällt es ihm wie Schuppen von den Augen. Mit voller Klarheit treten ihm eine Menge von Einzelheiten entgegen, die er früher gar nicht beachtet hat, die aber jetzt plötzlich eine hohe Bedeutung für ihn gewinnen. Sein Gedächtniss schärft sich, wie er meint, in erstaunlichem Maasse, so dass sein ganzes vergangenes Leben wie ein aufgeschlagenes Buch vor ihm liegt. Der Kranke weiss noch ganz genau, wie er als kleines Kind seinen wirklichen Eltern aus einem schönen Schlosse geraubt, in der Welt herumgeschleppt und schliesslich bei seinen falschen Eltern untergebracht wurde. Vielfache Aeusserungen und Handlungen dieser letzteren, der Zuschnitt und die Farbe seiner Kleidung, die Behandlung in der Schule, prophetische Träume, alle kleinen und grossen Ereignisse seines Lebensganges haben von seiner frühesten Jugend an auf seine Abstammung, seinen zukünftigen hohen Beruf hingewiesen. Ein wenig gebildeter Kranker schilderte genau die Villa seines Vaters, der Hannöverscher Finanzminister gewesen sei und sich Windthorst's Plänen widersetzt habe. Als man ihm nachwies, dass es einen Minister seines Namens niemals gegeben habe, behauptete er, man habe aus Feindschaft sämmtliche alte Staatshandbücher von Hannover vernichtet und gefälscht neugedruckt, um den Namen seines Vaters auszumerzen. Bisweilen kann man es unmittelbar verfolgen, wie derartige Erinnerungen in dem Kranken auftauchen und sich festsetzen. Ein Kranker meinte, schon früher sei alles wahr geworden, was er sich dachte.

Die gemeinsame Eigenthümlichkeit aller, auf den verschiedensten Wegen entstandenen Wahnbildungen ist ihre grundsätzliche Unerschütterlichkeit. Obgleich der Kranke vielleicht selbst zugiebt, dass er selten oder nie den zwingenden Beweis für die Richtigkeit seiner Auffassung erbringen könne, prallt doch jeder Versuch, ihn von der Wahnhaftigkeit seiner Ideen zu überzeugen, wie an einer Mauer ab. Man geht eben so schlau vor, dass sich die Erkenntniss des inneren Zusammenhanges aller der scheinbaren Zufälligkeiten nur vom Standpunkte jener subjectiven Ueberzeugung aus gewinnen lässt, „die einmal unerschütterlich bestand und bestehen wird“, wie ein Kranker sagte. „Ich lebe in der Einbildung, dass das keine Einbildung ist; ich drücke mich eben sehr vorsichtig aus.“ Der Kranke fühlt daher auch bisweilen, dass ein Uneingeweihter seinen Gedankengängen nicht überall folgen kann, und fürchtet dann, dass seine Verfolger sich diese Sachlage zu Nutze machen möchten, um ihn für einen mit Verfolgungswahn Behafteten zu erklären. Von einer Krankheitseinsicht ist niemals die Rede; dagegen bestehen nicht selten allerlei hypochondrische Klagen, über Nervosität, Kopfdruck, Verdauungsschwäche, für die gern die ärztliche Behandlung verantwortlich gemacht wird; die Kranken nehmen daher wol zu allerlei absonderlichen, zum Theil selbst erfundenen Curen ihre Zuflucht.

Die Stimmung des Kranken steht mit seinen Wahnvorstellungen in innigstem Zusammenhange. Er empfindet die vermeintlichen Verfolgungen als eine Art „geistiger Folter“, fühlt sich dauernd beunruhigt und gequält, wird argwöhnisch, menschenscheu, gereizt. Andererseits sind die Kranken selbstzufrieden, anmassend, hochfahrend und rechthaberisch. Oft wechselt die Stimmung aus wahnhaften Anlässen. Einen sonst sehr selbstbewussten Kranken fand ich eines Tages ängstlich und am ganzen Leibe zitternd, da er aus einem zufällig gehörten Schimpfworte den Schluss gezogen hatte, dass man ihn eines vor Jahren vorgekommenen Mordes beschuldige. Bisweilen tauchen auch plötzlich Selbstmordgedanken auf.

Das Handeln und Benehmen des Kranken kann verhältnissmässig lange ohne deutlichere Störung bleiben. Allerdings erscheint seine gesammte Lebensführung oft sonderbar und unverständlich. Ein Kaufmann, der sich in Amerika ein kleines Vermögen erworben hatte und krank von dort zurückgekehrt war, verzehrte dasselbe allmählich, bis er der Armenpflege anheimfiel, zu stolz, um eine seiner hohen Selbstschätzung nicht angemessene Arbeit zu übernehmen. Nun erst stellte sich heraus, dass er seit fast 20 Jahren an ausgeprägten Verfolgungs- und Grössenideen litt. Trotz guter Anlagen bringt der Kranke doch nichts Rechtes fertig, sondern hat überall

Misserfolge, macht Ausgaben, die weit über seine Verhältnisse hinausgehen, beschäftigt sich mit absonderlichen Fragen, baut an einem Perpetuum mobile, an einem lenkbaren Luftschiffe mit nie entmuthigter Zuversicht herum. Da er überall Geheimbündelei vermuthet, hält er nirgends lange aus, zieht sich zurück, schreibt an fremde Personen beleidigende Briefe, führt gelegentlich Auftritte mit seinen Freunden und Verwandten herbei, die diesen gänzlich unverständlich bleiben. Viele dieser Kranken sind jedoch im Stande, ihre Kämpfe und Wünsche dauernd derart in sich zu verschliessen, dass nur der Eingeweihte über den Krankheitszustand ins Klare kommt und im täglichen Lebensgange keine krankhaften Handlungen ohne weiteres erkennbar sind. Dennoch fällt wol hier und da einmal eine räthselhafte Aeusserung, eine unbegreifliche Handlung des Kranken auf, absonderliche Lebensgewohnheiten, ungewöhnliche Kleidung, schwärmerische Vorliebe für gewisse einseitige religiöse, künstlerische, populär-wissenschaftliche Bestrebungen, allein man pflegt alle diese Dinge berechtigten Eigenthümlichkeiten einer stark entwickelten Persönlichkeit oder einfachen Charakterfehlern zuzuschreiben, ohne die tiefere Bedeutung derselben zu durchschauen.

Um sich den Verfolgungen und fortgesetzten Anzapfungen zu entziehen, wechselt der Kranke plötzlich unter nichtigem Vorwande seine Stellung, oder er begiebt sich auf Reisen. Dieses Mittel hilft nicht selten für einige Zeit. Allein sehr bald bemerkt er, dass man ihm wie einer bereits angemeldeten Persönlichkeit begegnet, über ihn und sein gesammtes Vorleben vollständig unterrichtet ist. In allerlei Andeutungen spinnen sich geheime Fäden aus seiner früheren in die jetzige Umgebung hinein. Man spionirt ihm überall nach; einzelne Personen, die er trotz vermeintlicher Verkleidung, falscher Bärte, gefärbter Haare überall wiedererkennt, folgen ihm auf Schritt und Tritt, überwachen ihn beständig, so dass seine Lage oft „schlimmer ist, als die eines steckbrieflich Verfolgten“. Seine Vorstellungen von der Ausdehnung und den Machtmitteln der ihn verfolgenden Bande erweitern sich dabei allmählich immer mehr. Zugleich wird seine Lebensführung wie sein äusseres Benehmen eigenthümlich unstet und zerfahren. Die Fähigkeit zu andauernder sachlicher Beschäftigung, zur regelmässigen Erfüllung bestimmter Berufspflichten wird durch die fortwährende gemüthliche Beunruhigung empfindlich beeinträchtigt, auch wenn seine Verstandesleistungen an sich keine gröberen Störungen erkennen lassen.

In dem Gefühle wachsender Unsicherheit sucht er nun in Form von Zeitungsanzeigen oder Flugblättern das schändliche Spiel seiner Gegner öffentlich zu brandmarken und sich gegen die versteckten Anschuldigungen zu vertheidigen. Er reicht auch wol eine Verleumdungsklage ein, ruft die Hülfe der Behörden, des Staatsoberhauptes an. Oder er greift zur Selbsthülfe, ohrfeigt einen vermeintlichen Spion im Wirthshause, sucht einen Verleumder niederzuschiessen, die öffentliche Aufmerksamkeit durch eine auffallende Handlung auf seine Person und seine gefährdete Lage zu lenken. Auch Selbstmordversuche kommen vor. Ein Student, der sich für einen Napoleoniden hielt, brachte seiner Mutter, seinen beiden Schwestern und sich selbst schwere Verletzungen bei, weil der sonderbare Geschmack der Suppe ihm einen Vergiftungsversuch anzeigte. Die Grössenideen können den Kranken veranlassen, sich seinen vermeintlichen hohen Eltern, seiner erlauchten Braut zu nähern, anfangs vielleicht auf allerlei Umwegen, indem er an ihrem Hause vorübergeht, Fremden gegenüber geheimnissvolle Andeutungen fallen lässt, von denen er überzeugt ist, dass sie richtig verstanden und an die bestimmte Adresse befördert werden. Er schreibt einen Brief und, da derselbe erfolglos bleibt, einen zweiten und dritten, macht schliesslich den Versuch, persönlich zu den in sein Wahnsystem verflochtenen Personen und Behörden vorzudringen. Bei mehr religiöser Färbung des Grössenwahns tritt der Kranke öffentlich als Apostel hervor, sucht sich eine Gemeinde zu gründen, einen neuen Gottesdienst in eigenartigen Formen einzuführen, predigt in Wort und Schrift, unterbricht den Geistlichen in der Kirche.

Vielfach führen absonderliche oder gefährliche Handlungen verschiedenster Art zur Verbringung des Kranken in die Irrenanstalt. Dieses Ereigniss ist für ihn ein neuer hinterlistiger Schachzug seiner Gegner, die ihm schon längst angedeutet haben, dass er mit Wahnsinn endigen müsse. Zunächst fügt er sich, da er sicher ist, dass man seine geistige Gesundheit bald erkennen werde. In allen seinen Aeusserungen hält er sich sehr zurück, weicht eindringlicheren Fragen aus und verbirgt oft lange Zeit das Netz seiner Wahnideen hinter einem äusserlich tadellosen Benehmen, bis ihm ein besonderer Anlass, eine gemüthliche Erregung dieselben herauslockt. Allmählich wird ihm jedoch klar, dass sich das versteckte Verfolgungssystem auch in der Anstalt fortsetzt. Die Aerzte sind gedungen, ihn unschädlich und womöglich wirklich geisteskrank zu machen, da man ihm auf andere Weise nicht beizukommen vermochte. Kleine Reibereien und Unannehmlichkeiten, Aenderungen im Befinden, gelegentliche Bemerkungen zeigen ihm, dass die Anfechtungen und Einschüchterungen auch von der neuen Umgebung ins Werk gesetzt werden. Seine Mitpatienten sind gar nicht krank, sondern bestochene Simulanten oder Polizeispione, welche ihn durch ihr Verhalten, ihre unsinnigen Streiche „prüfen“ sollen. Er dringt daher sehr nachdrücklich auf seine Entlassung, schreibt Briefe über Briefe, um dieselbe zu erwirken, verfasst Beschwerden wegen widerrechtlicher Freiheitsberaubung, macht Fluchtversuche und führt nicht selten den erbitterten Kampf um seine Menschenrechte mit grossem Geschicke und äusserster Hartnäckigkeit.

Oder aber der Kranke erkennt, dass der Aufenthalt in der Anstalt nur ein nothwendiges Glied in der Kette der Prüfungen darstellt, die er bestehen muss, um am Ende zu seinem hohen Ziele zu gelangen. Ja, bei genauerem Nachdenken ergiebt sich ihm klar, dass schon in seiner Vergangenheit vielfache Hinweise auf dieses Fegefeuer der Irrenanstalt enthalten waren. Weit entfernt daher von der Muthlosigkeit und Verzweiflung, schöpft er aus dem pünktlichen Eintreffen alles dessen, was das Schicksal vorher mit ihm bestimmt hatte, neue Hoffnung auf die Erreichung auch seiner letzten und höchsten Ziele. Eine besondere Bestätigung findet diese seine Auffassung nicht selten in der alsbald von ihm gemachten Wahrnehmung, dass auch in der Anstalt die geheimnissvollen Andeutungen über seine glänzende Zukunft nicht ausbleiben. Er wird mit besonderer Aufmerksamkeit behandelt; man giesst ihm Rosenöl in sein Badewasser, sagt ihm verblümte Schmeicheleien, spielt ihm Zeitungen und Bücher in die Hand, deren Inhalt sich auf ihn bezieht. Es kann ihm daher nicht entgehen, dass die Aerzte ihn nur „auf höheren Befehl“ zurückhalten und gar nicht daran denken, ihn wirklich für krank anzusehen. Unter seinen Mitkranken entdeckt er sehr hochgestellte Persönlichkeiten, die man unter falschem Namen zu seiner Gesellschaft mit in die Anstalt versetzt hat.

Der weitere Verlauf der Krankheit ist regelmässig ein sehr

langsamer, meist viele Jahre hindurch fast stillstehender. Die Kranken bleiben ruhig, besonnen, bewahren andauernd eine äusserlich geordnete Haltung und vermögen sich vielfach sogar recht gut geistig zu beschäftigen. Ein einfacher Bauernsohn, der sich für den Kaiser und Papst in einer Person, späterhin sogar für unsterblich hielt, lernte im Laufe einiger Jahre unter meinen Augen mit äusserst unzulänglichen Hülfsmitteln nicht weniger als acht verschiedene alte und neuere Sprachen leidlich lesen, um sich die für seinen hohen Beruf nöthige Bildung zu verschaffen. Andere sind künstlerisch oder schriftstellerisch thätig, sogar mit Erfolg, oder sie vermögen doch wenigstens ihren Lebensunterhalt zu verdienen, werden nur für eigenthümliche Känze gehalten, da sie ihre Wahnvorstellungen sorgfältig in sich verschliessen. Vielfach führen sie freilich ein unstetes, abenteuerliches Leben voller Unbegreiflichkeiten und Absonderlichkeiten. Erst im Laufe von Jahrzehnten pflegt sich eine langsam zunehmende psychische Schwäche geltend zu machen, Nachlassen der geistigen Regsamkeit unter ganz allmählicher Weiterbildung des Wahnsystems. Irgend welche körperliche Störungen, insbesondere Schwankungen des Gewichtes, pflegen die Krankheit nicht zu begleiten; sie können nur einmal durch zufällige Nebenumstände herbeigeführt werden.

Die Häufigkeit der hier beschriebenen Form des Irreseins ist keine grosse; sie erreicht nach meinen Erfahrungen noch nicht 1% der Aufnahmen. Männer scheinen in höherem Maasse betheiligt zu sein, als Frauen. Erbliche Veranlagung zu Geistesstörungen dürfte eine erhebliche Rolle spielen. Im übrigen werden widrige Lebensschicksale, Enttäuschungen, Einsamkeit, der Kampf mit Noth und Entbehrung als Ursachen aufgeführt; oft sind sie aber wol mehr als Folge des schon lange Zeit absonderlichen Verhaltens der Kranken anzusehen. Meist tritt die Krankheit zwischen dem 25. und 40. Lebensjahre auf. Allerdings hat Sander unter dem Namen der originären Paranoia eine Form beschrieben, bei der nach seiner Anschauung die Krankheit bis in die Jugendzeit zurückreichen sollte. In der That hört man nicht selten von solchen wie von anderen wahnbildenden Kranken, dass schon ihre früheste Jugend von Ahnungen und Wahrnehmungen erfüllt gewesen sei, die auf ihre hohe Geburt und auf die mächtigen Feinde hingewiesen hätten. Ich habe mich indessen allmählich davon überzeugen können, dass sich in diesen

Fällen der Beginn der Krankheit mit einiger Sicherheit meist nur bis in die erste Hälfte des 3. Lebensjahrzehntes verfolgen lässt. Alle weiter in die Vergangenheit hineinreichenden Erzählungen der Kranken sind höchst wahrscheinlich immer nachträgliche Erfindungen. Neisser hat geradezu als kennzeichnendes Merkmal der von Sander geschilderten Gruppe das dort in der That besonders häufige Krankheitszeichen der Erinnerungsfälschungen bezeichnet und die Unterscheidung einer „confabulirenden Paranoia" vorgeschlagen. Es erscheint mir indessen nicht möglich, unter dem einen oder dem anderen Gesichtspunkte eine einheitliche Gruppe von Krankheitsfällen gegenüber anderen Formen abzugrenzen.

Die Erkennung der Krankheit hat bei aufmerksamer Beachtung der langsamen Entwicklung, der eigenthümlichen, zusammenhängenden Wahnbildung, der ausgezeichneten Erhaltung des Verstandes sowie der Ordnung in Gedankengang, Benehmen und Handeln kaum irgend welche Schwierigkeiten. Freilich können manche Fälle von Dementia praecox, von Paralyse, Altersblödsinn und selbst von manisch-depressivem Irresein für die oberflächliche Betrachtung vorübergehend ein ganz ähnliches Bild darbieten. Wir sind bei den genannten Krankheiten überall schon auf die unterscheidenden Merkmale eingegangen und wollen hier daher nur nochmals betonen, dass die Paranoia immer schon Jahre lang besteht, bevor sie überhaupt erkannt wird, dass die Wahnvorstellungen folgerichtig verarbeitet, Einwände scharfsinnig, wenn auch vielleicht durch Trugschlüsse, widerlegt werden. Ferner steht das ganze Denken und Handeln des Kranken hier vollkommen unter dem Einflusse des Wahnes; er ist durchaus unbelehrbar, leidenschaftlich, hartnäckig in der Vertheidigung und in der Verfolgung seiner Ideen. Die Freiheitsberaubung empfindet er als eine schwere Unbill und wird nicht müde, mit allen Mitteln gegen dieselbe anzukämpfen, alles im Gegensatze zu der Weichheit und Bestimmbarkeit der Paralytiker, zu der Zerfahrenheit und gemüthlichen Stumpfheit in der Dementia praecox. Der senile und praesenile Beeinträchtigungswahn sind durch die rasche Entstehung, den Wechsel, die Zusammenhangslosigkeit und Abenteuerlichkeit der Wahnbildung ausgezeichnet, während das manisch-depressive Irresein überall neben dem Wahne die Zeichen der psychomotorischen Hemmung oder Erregung erkennen lässt.

Die Behandlung unserer Kranken hat nur die Aufgabe, sie durch Ablenkung und Beschäftigung möglichst von der Versenkung in ihre Wahnvorstellungen abzuhalten. Vielfach gelingt das unter günstigen Verhältnissen Jahrzehnte lang so gut, dass die Kranken trotz der ausgeprägtesten Wahnbildungen doch im Stande sind, ohne allzu grosse Schwierigkeit in der Freiheit zu leben. Die Zurückhaltung in der Anstalt vertragen sie regelmässig sehr schlecht; man wird daher bestrebt sein, ihnen, so weit es irgend angeht, diese Beschränkung zu ersparen. —

Eine ganz eigenartige Entwicklungsform der Verrücktheit bildet der Querulantenwahn*). Den Grundzug im Krankheitsbilde liefert hier die Vorstellung der rechtlichen Benachtheiligung und der leidenschaftliche Drang, gegen das vermeintlich erlittene Unrecht bis auf das äusserste anzukämpfen. In der Regel knüpft sich jene Vorstellung an irgend einen wirklichen Nachtheil an, den der Kranke, meistens in einem Rechtsstreite und mit vollem Rechte, erlitten hat. Bei dieser Gelegenheit stellt sich heraus, dass ihm die Fähigkeit fehlt, sein Unrecht einzusehen. Er ist ausser Stande, die Sachlage unparteiisch zu betrachten, auch den gegnerischen Standpunkt zu würdigen, und verlangt ohne weiteres die allgemeine Anerkennung seiner persönlichen Auffassungen und Wünsche. Der Widerstand, auf den er dabei stösst, meist auch greifbare Nachtheile, die ihm erwachsen, befestigen in ihm die Ansicht, dass ihm bitteres Unrecht geschehen sei, gegen das er sich mit allen Mitteln auflehnen müsse. Es liegt auf der Hand, dass der Gedanke, auf jeden Fall die Anerkennung der eigenen Rechtsansprüche zu erzwingen, an sich ein vollkommen gesunder genannt werden muss. Was den Querulanten kennzeichnet, ist der Mangel an Verständniss für das wirkliche Recht, die einseitige Betonung der persönlichen Interessen gegenüber dem höheren Gesichtspunkte des allgemeinen Rechtsschutzes. „Er sucht das Recht, kann es aber nicht finden,“ sagte ein Zeuge im Entmündigungsverfahren sehr bezeichnend von einem Querulanten.

Ihre tiefere Grundlage hat die Entwicklung einer derartig schiefen Auffassung immer in einer Unzulänglichkeit des Urtheils.

*) Hitzig, Ueber den Querulantenwahnsinn, 1895; Köppen, Archiv f. Psychiatrie, XXVIII, 221.

Thatsächlich lässt sich diese Störung regelmässig bei Querulanten nachweisen. Sie zeigt sich namentlich in der vollkommenen Unbelehrbarkeit dieser Kranken. Selbst die handgreiflichsten Beweisstücke machen nicht den geringsten Eindruck auf sie, ja sie werden gar keiner eigentlichen Prüfung gewürdigt. Die Kranken hören die an sie gerichteten Auseinandersetzungen wol ruhig mit an, geben zu, was nach ihrer Ansicht unverfänglich ist, entziehen sich jedoch jedem logischen Zwange dadurch, dass sie als Antwort einfach ihre früheren Ansichten wiederholen oder alle Einwendungen durch einen gänzlich untriftigen Gegenbeweis abschneiden. „Ich bleibe bei meiner Sache stehen; was geschrieben ist, ist geschrieben.“ Selbst die Gewährung der vom Kranken geforderten Genugthuung vermag ihn nicht zu befriedigen. Einer meiner Kranken, der sich auf Grund einer Aeusserung des Richters „amtlich für närrisch erklärt“ glaubte, machte diese Behauptung zum Ausgangspunkte eines erbitterten Kampfes gegen die Behörden, obgleich ihm wiederholt, sogar vom Ministerium, dargelegt wurde, dass gar nichts gegen ihn geschehen sei, und obwol man sich von allen Seiten bemühte, ihn durch freundliches, schonendes Entgegenkommen zu beruhigen; er wies kurzer Hand jeden Versuch, ihm zu helfen, zurück, „so lange die amtliche Närrischerklärung nicht aufgehoben sei“. Durch diese Unerschütterlichkeit kennzeichnet sich die Vorstellung rechtlicher Benachtheiligung schon von vorn herein als Wahn. Alle der eigenen Ansicht entgegenstehenden Aussagen werden ohne weiteres für unglaubwürdig und erlogen erklärt; die fremden Zeugen sind meineidig, bestochen. Dem gegenüber beruft sich der Kranke bei jeder seiner Behauptungen auf eine Menge namhaft gemachter Zeugen, die indessen gar keine oder ganz belanglose Angaben zu machen wissen und dann verleugnet werden, weil sie nicht recht ausgesagt haben. An ihre Stelle treten gewöhnlich andere und wieder andere, von denen der Kranke besonders wichtige Aufschlüsse in Aussicht stellt, um stets von neuem in seiner Erwartung betrogen zu werden.

Aus der Quelle des Wahnes entspringt auch die eigenthümliche Leichtgläubigkeit der Querulanten, die in bemerkenswerthem Gegensatze zu ihrer Unbelehrbarkeit steht. Jede Klatschgeschichte, jedes Gerücht, jede beliebige Rederei gilt ihnen sofort als unumstössliche Gewissheit, sobald sich ihr Inhalt in den eigenen Vorstellungskreis einfügt. So unzugänglich sie gegenüber den schlagendsten Einwänden sind, so empfänglich erweisen sie sich für jede üble Nachrede über ihre Gegner. Sie halten sich nicht nur für berechtigt, ohne die geringste Prüfung daran zu glauben, sondern sie auch in der schärfsten und übertriebensten Form weiter zu verbreiten. Die eingehendsten und wohlwollendsten Belehrungen über die Rechtslage von wirklich Sachverständigen fruchten bei ihnen nichts, sobald sie ihrer Auffassung zuwiderlaufen; dagegen bauen sie felsenfest auf die Bestätigung dieser letzteren, welche ihnen „rechtskundige Männer“ im Dorfe gegeben haben.

Die Auffassung und das Gedächtniss des Querulanten erscheint zunächst ungestört, ja man ist oft sogar über die Genauigkeit erstaunt, mit welcher der Kranke umfangreiche Actenstücke, Verhöre, Gesetzesstellen, anscheinend wörtlich, auswendig herzusagen weiss. Bei eingehenderer Prüfung findet man jedoch sehr häufig, dass der Kranke den Sinn seiner Ausführungen durchaus nicht verstanden hat und die klarsten Sätze in ganz verschrobener Weise ausdeutet, sogar in ihr Gegentheil verkehrt. Ausserdem laufen, namentlich bei der Wiedergabe von Unterredungen, die gröbsten Unrichtigkeiten mit unter, von denen sich schwer sagen lässt, ob sie durch ursprüngliche Missverständnisse oder durch nachträgliche Fälschungen der Erinnerung entstanden sind. Zweifellos kommt auch das letztere vor; man hat bisweilen Gelegenheit, unmittelbar zu beobachten, wie sich eine Erzählung bei häufiger Wiedergabe immer mehr im Sinne des Wahnes verändert. Ein Kranker behauptete hartnäckig, ich habe ihn vor Gericht für gesund erklärt und gesagt, die Geisteskrankheit werde erst in 3 bis 4 Jahren ausbrechen. Er hielt an dieser Behauptung trotz meiner Ableugnung dauernd fest. Bei einem anderen Kranken wuchs die Summe, um die er geschädigt sein wollte, sehr rasch von 1200 auf 10000 Gulden an; eine Geldschuld, die er anfangs zugab, behauptete er späterhin bereits vor Jahren abgetragen zu haben.

Wenn die ersten Anfänge des Querulantenwahnes wegen ihrer Anknüpfung an thatsächliche Vorkommnisse für die oberflächliche Betrachtung als Ausfluss eines besonders empfindlichen Rechtsgefühls erscheinen können, so tritt nach und nach die krankhafte Natur jener Gedankengänge immer deutlicher hervor. Die Unmöglichkeit, sein vermeintliches Recht zu erlangen, beweist dem Kranken, dass die Zeugen meineidige Schurken, die Richter und Behörden eine

Bande von Räubern und Spitzbuben sind, die alle zusammenhalten, um ihn zu unterdrücken und ihre eigenen Schlechtigkeiten nicht an den Tag kommen zu lassen. „Dem hilft alles," sagt er von seinem Gegner. Man ladet seine Zeugen nicht, die nunmehr ganz gewiss glänzend zu seinen Gunsten ausgesagt haben würden; man verdreht seine Aussagen, fälscht die Acten und Protocolle, seine Unterschrift, schickt ihm die Vorladungen durch falsche Postboten, macht unter die Bescheide „Stempel, wie wenn es von der Kgl. Hoheit herkommen würde". Bisweilen gesellen sich noch auffallendere Wahnbildungen hinzu. Der Kranke spürt, dass man ihn im Gefängnisse durch stark gewürzte und gepfefferte Speisen hat närrisch machen wollen, glaubt, dass man ihm nach dem Leben trachte. Mehrfach sah ich gleichzeitig ausgeprägten Eifersuchtswahn. Hie und da kommen einzelne Sinnestäuschungen vor; in einem Falle entwickelte sich im Gefängniss vorübergehend ein ängstlicher Erregungszustand mit zahlreichen Gehörstäuschungen. Der Kranke hörte Vorwürfe und Drohungen, glaubte, dass seine Hinrichtung bevorstehe.

Die Besonnenheit des Kranken ist dauernd ungetrübt, die Ordnung seiner Gedanken erhalten. Niemals aber wird man eine sehr grosse Eintönigkeit seines Vorstellungsinhaltes vermissen. Jede Unterredung mit einem Querulanten pflegt sehr bald auf seine Beeinträchtigungsideen zu führen, welche, je länger, desto mehr, sein ganzes wirkliches Interesse in Anspruch nehmen. Von jedem, noch so entlegenen Punkte aus führt sein Gedankengang immer wieder auf diesen Mittelpunkt zurück. In endlosen, vielfach wörtlichen Wiederholungen kehren bei seinen Ausführungen dieselben Gedankengänge wieder, offenbar, ohne dass der Kranke im Stande wäre, sie zu unterdrücken oder auch nur abzukürzen. Bei längerem Bestande der Krankheit pflegt übrigens auch der Zusammenhang der langathmigen Auseinandersetzungen zu leiden. Von einer Einsicht in die Krankheit ist hier natürlich niemals die Rede; vielmehr betrachtet der Kranke den Einwand der geistigen Störung als einen „treulosen Schwindel". Fast immer findet er aber auch Laien und selbst Aerzte genug, die ihm auf Wunsch seine geistige Gesundheit bescheinigen. Einer meiner Kranken brachte mit Genugthuung die Gesundheitszeugnisse vor, die ihm sechs Bürgermeister ausgestellt hatten.

Eine regelmässige Begleiterscheinung des Querulantenwahnes ist das stark gehobene **Selbstgefühl**. Die Kranken halten sich für hervorragend tüchtig und rechtlich, blicken daher unter allen Umständen auf ihre Gegner herab. Sie halten etwas auf sich, finden es besonders erschwerend, dass man gerade ihnen, als „verheiratheten Männern" das Recht vorenthält. Ein Kranker unterzeichnete sich: „Bürger, Landwirth und Wittwer"; ein anderer, der ein recht geschickter Uhrmacher war, sprach von dem Undanke, mit dem das Vaterland seinen grossen Söhnen lohne. Mit dieser Selbstüberschätzung hängt es auch zusammen, dass der Kranke die unsittlichsten Mittel für erlaubt hält, sobald sie ihm zur Schädigung seines Feindes dienen, während selbst die mildesten Formen des rechtlichen Zwanges in ihrer Anwendung auf ihn selbst als unerhörte Angriffe und Vergewaltigungen, als „gefühllose Misshandlungen" aufgefasst werden. Ein Kranker empfand die verzögerte Ablieferung einer Postkarte seitens des Postbeamten an ihn als eine schwere Schädigung, während ihm die Blutschande mit seiner Stieftochter und die Unterschlagung einer Geldsumme als geringfügige Uebertretungen erschienen; er schrieb seiner Frau Briefe mit hochtrabenden Ermahnungen zur Sittlichkeit und rühmte sein gutes Gewissen. „So gefühlvoll?" schrieb ein anderer erstaunt, als wegen eines von gröbsten Beleidigungen strotzenden Briefes Anklage gegen ihn erhoben wurde. In seinem gehobenen Selbstgefühle pflegt der Kranke ungeheure Summen als Entschädigung für das ihm angethane Unrecht zu verlangen.

Ausnahmslos finden wir ferner bei den Querulanten eine bedeutende **Steigerung der gemüthlichen Erregbarkeit**; vielleicht ist in ihr der nächste Grund für den Mangel an ruhiger sachlicher Ueberlegung bei diesen Kranken zu suchen. Während sie für gewöhnlich keine auffallenderen Störungen der Stimmung darbieten, gerathen sie bei der Besprechung ihrer Rechtsstreitigkeiten sofort in die leidenschaftlichste Aufregung, überschütten den Hörer mit einer wahren Fluth von Schmähungen über ihre Gegner und wenden sich gegen jeden Widerspruch oder Einwand mit der gleichen zornigen Gereiztheit. Einer meiner Kranken bat den Grossherzog schriftlich um die Erlaubniss, seine Gegner selbst abthun zu dürfen.

Diese Leidenschaftlichkeit in Verbindung mit der Unbelehrbarkeit ist es auch, welche dem Handeln des Kranken den eigenartigen Stempel aufdrückt. Er ist nicht im Stande, sich nach Erschöpfung der gewöhnlichen Rechtsmittel bei der endgültigen, unabänderlichen Entscheidung zu beruhigen. Ohne jedes Verständniss für die völlige Nutzlosigkeit, ja die sicheren schweren Folgen weiterer Schritte sucht er um jeden Preis und mit allen Mitteln den Sieg im Kampfe um sein vermeintliches Recht zu erzwingen. Blind gegen jeden besseren Rath, setzt er alle nur irgend möglichen Rechtsmittel in Bewegung, verlangt „eine richtige Untersuchung“ über Dinge, die längst abgethan sind, appellirt von einer Instanz an die andere, durch keinen Misserfolg belehrt oder wenigstens eingeschüchtert. Vielmehr nimmt die Hartnäckigkeit und Leidenschaftlichkeit immer zu. Er schreibt unzählige Briefe und Eingaben an die Gerichte, an Privatpersonen, Beamte, an den Reichstag, den Landesfürsten und den Kaiser, in denen er in den schärfsten, beleidigendsten Ausdrücken, ja in unfläthigen Schimpfereien über seine Gegner, über die Behörden, die Richter seinem Herzen Luft macht. Schon in der äusseren Form, in den Unterstreichungen, Ausrufungs-, Frage- und Anführungszeichen, in der Hervorhebung der Kraftstellen durch besondere Schrift oder farbige Tinte, ferner in der Langathmigkeit, Umständlichkeit und Eintönigkeit des Inhaltes pflegen diese Schriftstücke ihre krankhafte Entstehungsweise zu verrathen. Auch der Stil zeigt vielfach eine eigenthümlich verzwickte, verschrobene Ausdrucksweise, die Wiederkehr einzelner absonderlicher, halbverstandener, aber tönender Redewendungen, die sich an die Rechtssprache anlehnen. Ein Kranker schrieb viel vom „falschen Meineid“; ein anderer gebrauchte mit Vorliebe den angeblich von mir geäusserten Satz: „Juristenrecht geht über Reichsrecht“. Die Paragraphen der Gesetzbücher, die Berufung auf die „Acten“ spielen eine grosse Rolle. Abschriften seiner Eingaben, Vorladungen, Bescheide pflegt der Kranke wohlverpackt mit sich herumzutragen und bei passender Gelegenheit auszukramen.

Die zunächst folgenden Anklagen und Strafen wegen Beleidigung oder Verleumdung steigern nur die Erbitterung des Kranken; er antwortet mit neuen, immer weiter gehenden und ungeheuerlicheren Schmähungen. Seine ganze Thätigkeit, seine Lebensinteressen gehen immer mehr in der Sucht auf, Recht zu behalten, mag auch alles Andere darüber zu Grunde gehen; seine Häuslichkeit, sein Geschäft, sein Vermögen, alles wird diesem krankhaften Drange geopfert. Auf diese Weise kommt er in seinen Verhältnissen herunter, wird durch die endlosen Processe und Anklagen in dauernder Aufregung erhalten, die ihn zu immer schrofferer Stellungnahme gegenüber seinen Feinden veranlasst. Schliesslich weist er jede Gemeinschaft mit der bestehenden Rechtsordnung, ja auch mit den staatlichen Einrichtungen überhaupt zurück. Er unterschreibt kein Protokoll mehr, verweigert die Annahme von Vorladungen, lässt sich zur Verhandlung mit Gewalt vorführen. Er greift zur Selbsthülfe, nimmt einfach fort, was er als sein Eigenthum betrachtet, wendet sich an die Presse, bedroht seine Gegner persönlich, schiesst auf den pfändenden Gerichtsvollzieher.

Sehr häufig gelingt es dem Kranken mit seiner leidenschaftlichen Thatkraft, diese oder jene Person seiner Umgebung von der Rechtmässigkeit seiner Ansprüche zu überzeugen. Ich kannte einen 58jährigen Querulanten, der in einem fernen Dorfe mehrere Bauern veranlasst hatte, grosse Geldopfer zu bringen, um eine vermeintliche Entschädigungssumme von 50,000 Mark von einem Bürgermeister herauszupressen. Die von ihnen verfassten Eingaben ähnelten denen des Kranken ganz überraschend; einer der Bauern hatte den letzteren bereits als willkommenen Schwiegersohn in Aussicht genommen. Andererseits ergreifen Querulanten vielfach mit Freuden die Gelegenheit, auch für Andere Briefe, Eingaben, Proteste, Streitschriften zu schreiben, und gerathen auf diese Weise bisweilen geradezu in die Laufbahn von Winkeladvocaten hinein. Dabei kommt ihnen besonders eine gewisse Spitzfindigkeit und ihre äusserliche Kenntniss der Rechtssätze zu Gute, die sie überall hervorkehren.

Im weiteren Verlaufe der Krankheit stellt sich regelmässig eine deutliche Zunahme der geistigen Schwäche ein. Die Eingaben und Reden des Kranken werden immer einförmiger und zusammenhangsloser. Der Kranke wartet auch meist gar nicht mehr auf eine Antwort, sondern schreibt nur noch gewohnheitsmässig von Zeit zu Zeit eines seiner eigenartigen Schriftstücke. Die Erregbarkeit nimmt ab; der Kranke wird stumpf, harmlos und gleichmüthig, öfters sogar weinerlich und rührselig, wenn man ihn nicht durch Berührung des wunden Punktes geflissentlich reizt. Er verkehrt freundlich mit dem Arzte, den er vielleicht eben noch in einer Eingabe als infamen Lügner und Schwindler bezeichnet hat. Bisweilen verleugnet er geradezu seine früheren Handlungen, um unangenehmen Auseinandersetzungen auszuweichen; er will nichts mehr davon wissen; das ist vorbei. Von einer wirklichen Berichtigung der krankhaften Vorstellungen ist dabei jedoch keine Rede; vielmehr lässt sich bei Anregung der alten Erinnerungen in den Augenblicken, wo die Selbstbeherrschung versagt, stets erkennen, dass der Kranke unverändert auf seinem früheren Standpunkte stehen geblieben ist und nur die Spannkraft zu äusserem Widerstande verloren hat.

Die Erkennung des Querulantenwahnes bietet namentlich im Beginne gewisse Schwierigkeiten. Einerseits kann das Queruliren als Krankheitszeichen bei verschiedenen Formen des Irreseins auftreten, so bei der Paralyse und namentlich im circulären Irresein. Die Beachtung der für jene Erkrankungen kennzeichnenden Erscheinungen, der körperlichen und Gedächtnissstörungen dort, der Ideenflucht, der Ablenkbarkeit, des Bethätigungsdranges, der Stimmungsschwankungen und des anfallsweisen Auftretens hier, wird die Sachlage in der Regel bald aufklären. Andererseits kann unter Umständen auch ein Gesunder queruliren, sogar mit Hartnäckigkeit und Leidenschaftlichkeit. Gerade nach dieser Richtung hin sind in neuerer Zeit vielfache Fehldiagnosen von solchen Gutachtern zu verzeichnen, denen die Thatsache des Querulirens an sich und der Umfang der aufgelaufenen Acten als die wesentlichen Kennzeichen des Querulantenwahnes galten. Dem gegenüber ist als massgebend für die Diagnose vor allem die wahnhafte Gestaltung der Vorstellungskreise zu bezeichnen, die völlige Unbelehrbarkeit, die allmähliche Ausbreitung der Verfolgungsideen auf immer weitere Personen, der Ausgang der ganzen Entwicklung von einem einzigen Punkte, welcher dauernd im Vordergrunde steht und allen späteren Gedanken und Handlungen des Kranken immer wieder zur Anknüpfung dient. Gerade deswegen sind die Querulanten nicht zu verwechseln mit jenen gesunden streitsüchtigen und rechthaberischen Menschen, die mit ihrer ganzen Umgebung in Unfrieden leben. Im Gegentheil scheint es mir, als ob Querulanten wie andere Verrückte vielfach im täglichen Verkehr ganz verträgliche, wenn auch oft eigenthümliche Menschen sind. Während jene gesunden Kampfhähne bei den verschiedensten Gelegenheiten Zank und Streit vom Zaune brechen, Processe anfangen, Beleidigungen begehen, besteht hier ein innerer Zusammenhang zwischen allen einzelnen

Abschnitten des Kampfes; der ganze Rattenkönig von Processen, Klagen und Beschwerden weist auf einen bestimmten ersten Anstoss zurück. Bei der einfachen Streitsucht findet jede einzelne Angelegenheit, wenn auch nach langen Kämpfen, endlich ihre Erledigung, bei der sich alle Betheiligten beruhigen; hier dagegen endet der ursprüngliche Streit niemals; er wächst nur immer ungeheuerlicher an und erreicht erst in der Entmündigung des Kranken seinen gewaltsamen und äusserlichen Abschluss.

Auf der anderen Seite ist es natürlich möglich, dass die anscheinend wahnhaften Vorstellungen und Behauptungen wirklich der Wahrheit entsprechen. Die Erbitterung und der rücksichtslose Kampf bis auf das äusserste kann die gesunde Antwort eines lebhaft entwickelten und schnöde beleidigten Rechtsgefühls sein. So stellte sich in einem von mir beobachteten Falle nachträglich heraus, dass der schwer angeschuldigte Gegner in der That nicht der Ehrenmann war, für den er amtlich galt, sondern sich ernster Verbrechen schuldig gemacht hatte. Ein anderes Mal konnte nachgewiesen werden, dass eine zunächst wahnhaft erscheinende Unterschriftfälschung von dem Beschuldigten wirklich begangen war. In dieser Beziehung ist also äusserste Vorsicht geboten. Trotzdem waren übrigens in beiden Fällen die Ankläger Querulanten, aber das liess sich nicht aus der Richtigkeit oder Unrichtigkeit der vorgebrachten Beschuldigungen entscheiden, sondern aus der Art, wie sie dieselben begründeten und wahnhaft weiter verarbeiteten. Freilich pflegt auch in ausgesprochenen Fällen der Querulantenwahn erst nach sehr langer Zeit erkannt zu werden, weil das oft gut erhaltene Gedächtniss und die Gewandtheit im Reden und Schreiben für den richterlichen Beobachter die geistige Schwäche und Zerfahrenheit sowie die wahnhafte Ausgestaltung der Vorstellungskreise verdecken. Die Entstellungen und Verdrehungen des Thatbestandes, die der Kranke vom Standpunkte seiner krankhaften Auffassung in bestem Glauben vorbringt, werden leicht für absichtliche, schlau berechnete Täuschungen gehalten und als Beweis für die sittliche Verkommenheit und Unverschämtheit desselben angesehen.

Die eigentlichen Ursachen des Querulantenwahnes sind höchst wahrscheinlich in krankhafter, meist ererbter Veranlagung zu suchen. Mehrmals fand ich Trunksucht der Eltern angegeben. In der Regel beginnt die Krankheit zwischen dem 35. und dem 45. Lebensjahre, bisweilen auch noch etwas später. Der Rechtsstreit ist ohne Zweifel nur als Auslösung, nicht als Ursache zu betrachten; öfters haben die Kranken früher bereits allerlei Processe gehabt, ohne dabei zu queruliren. Die Prognose muss als ungünstig bezeichnet werden; der Ausgang ist ein mehr oder weniger hoher Grad von geistiger Schwäche unter Fortbestehen der Wahnbildungen. Gleichwol scheinen erhebliche Besserungen in der Weise vorzukommen, dass die Kranken, ohne ihre Auffassung zu ändern, sich wenigstens längere Zeit einer Aeusserung derselben enthalten; ganz ähnliches sehen wir ja auch bei anderen Formen der Verrücktheit.

Die Behandlung dieser Kranken hat nur die Aufgabe, dieselben für einige Zeit, noch besser für immer, der Umgebung zu entziehen, welche auf sie erregend wirkt. Vorübergehend kann das durch die Verbringung in die Anstalt, dauernd durch die Uebersiedelung in andere Verhältnisse geschehen. Längeren Anstaltsaufenthalt vertragen die Kranken in der Regel schlecht. Man thut daher gut, sie nach eingetretener Beruhigung möglichst rasch wieder zu entlassen, wenn man nicht durch die Rücksicht auf die Gemeingefährlichkeit im einzelnen Falle genöthigt wird, sie auch trotz der Schädigung durch das Anstaltsleben ihrer Freiheit zu berauben.

XI. Die allgemeinen Neurosen.

Als allgemeine Neurosen wollen wir in der folgenden Darstellung eine Gruppe von Krankheitszuständen zusammenfassen, welche mit mehr oder weniger ausgeprägten nervösen Functionsstörungen einhergehen. Gemeinsam ist diesen Gestaltungen des Irreseins, dass wir es überall mit dauernd krankhafter Verarbeitung der Lebensreize zu thun haben; gemeinsam ist ihnen ferner das Auftreten mehr vorübergehender, eigenartiger Krankheitsäusserungen bald auf körperlichem, bald auf psychischem Gebiete. Diese anfallsweise auftretenden Schwankungen des psychischen Gleichgewichtes sind demnach keine selbständigen Erkrankungen, sondern nur die gelegentlichen Steigerungen eines anhaltenden Krankheitszustandes. Sie entsprechen unter diesem Gesichtspunkte ungefähr den Anfällen des manisch-depressiven Irreseins, doch pflegt bei den allgemeinen Neurosen auch in den Zwischenzeiten die eigenartige krankhafte Grundlage weit deutlicher erkennbar zu sein, als bei jenen Formen. Vielfach wenigstens sind wir im Stande, schon in dem alltäglichen Verhalten der Kranken die Anzeichen einer ganz bestimmten allgemeinen Umwandlung der ganzen Persönlichkeit aufzufinden. Es scheint mir zweckmässig, vorläufig zwei Hauptformen der allgemeinen Neurosen auseinanderzuhalten, das epileptische und das hysterische Irresein. An dieses letztere schliesst sich jedoch noch ein besonderes, ihm näher verwandtes Krankheitsbild an, welches unter dem Namen der traumatischen Neurose oder traumatischen Hysterie bekannt genug geworden ist. Aus Gründen, die späterhin erörtert werden sollen, ziehe ich für dasselbe die Bezeichnung „Schreckneurose“ vor.

A. Das epileptische Irresein.

Am tiefgreifendsten sind die psychischen Begleiterscheinungen der allgemeinen Neurose bei der Epilepsie. Zwar ist uns aus der Geschichte bekannt, dass eine Reihe historischer Grössen, namentlich Feldherrn (Cäsar, Narses, Napoleon I.), an Epilepsie gelitten haben, allein diese Fälle sind als seltene Ausnahmen zu betrachten, denen die ungeheure Masse jener armen Kranken gegenübersteht, welche durch die Epilepsie der psychischen Entartung entgegengeführt werden. Zudem lassen sich auch bei jenen hervorragenden Persönlichkeiten fast immer wenigstens einige Züge nachweisen, die auf eine gewisse Verwandtschaft mit dem klinischen Bilde des epileptischen Irreseins hindeuten.

Verhältnissmässig am wenigsten scheint die Epilepsie die Verstandesthätigkeit zu schädigen. Es giebt einzelne Epileptiker, die dauernd sogar ganz hervorragende geistige Leistungen aufzuweisen haben. In mehr als der Hälfte der Fälle jedoch, die dem Irrenarzte zu Gesicht kommen, findet sich ein mehr oder weniger ausgeprägter, eigenartiger Schwachsinn. Bei demselben bleibt die Orientirung, die Besonnenheit und der Zusammenhang des Gedankenganges fast immer vollständig erhalten, aber die geistige Regsamkeit geht allmählich verloren; das ganze geistige Leben spielt sich langsam und schwerfällig ab (Verlängerung der psychischen Zeiten); es entwickelt sich ein Zustand, der am besten durch den Ausdruck „Beschränktheit" gekennzeichnet wird. Der Kranke vermag keine wesentlich neuen Erfahrungen mehr in sich aufzunehmen und zu verarbeiten, sondern bewegt sich mit Vorliebe in gewohnten Bahnen. Stehende Redensarten, Gemeinplätze, Bibelverse, Sprichwörter pflegen daher eine grosse Rolle in seinen Aeusserungen zu spielen. Ihm fehlt jener Ueberblick über die Lebenserfahrungen, welcher uns befähigt, überall das Wichtige von dem Nebensächlichen zu trennen und einen Gedankengang geradeswegs einem bestimmten Ziele zuzuführen. So kommt gerade hier nicht selten ein sehr eigen-

*) Féré, Die Epilepsie, Deutsch v. Ebers. 1896; Marinesco et Sérieux, essai sur la pathogénie et le traitement de l'épilepsie. 1895; Roncoroni, trattato clinico dell'epilessia con speciale riguardo alle psichosi epilettiche. 1895; J. Voisin, l'épilepsie. 1897.

artiges Krankheitszeichen zu Stande, die Umständlichkeit der Epileptiker. Bei jeder Erzählung beginnt der Kranke mit Daten, deren Beziehung zur Frage zunächst kaum erkennbar ist, und er häuft dabei an jedem Punkte eine solche Menge von ganz gleichgültigen Nebenumständen, dass seine Darstellung schlechterdings nicht von der Stelle zu rücken scheint. Jeder Versuch, hn durch Zwischenfragen zu einer rascheren Entwicklung des Wesentlichen zu veranlassen, pflegt zu scheitern; der Kranke nimmt den Faden einfach an der unterbrochenen Stelle wieder auf. Dabei verliert er jedoch niemals den Zusammenhang, sondern kommt immer schliesslich zum Ziel, freilich auf stark gewundenen Pfaden. Gewöhnlich wird die gleiche Erzählung immer mit den gleichen Wendungen und in derselben Ausführlichkeit vorgebracht.

Bei stärker ausgebildetem epileptischem Schwachsinn leidet regelmässig auch das Gedächtniss in erheblichem Grade. Der Kranke wird vergesslich, merkt sich den Namen des Arztes oder seiner Mitkranken nicht, weiss nichts über seine Erlebnisse zu berichten, erzählt wiederholt dieselben Dinge, ohne es zu bemerken. Bisweilen kommt es zu fabulirenden Erzählungen, die vielleicht als Erinnerungen an deliriöse oder traumhafte Erlebnisse aufzufassen sind. Auch eine grosse Zahl von Erfahrungen des früheren Lebens geht dem Kranken spurlos wieder verloren, und nur diejenigen Vorstellungskreise bleiben sein dauerndes Eigenthum, die sich durch immerwährende Wiederholung unverrückbar befestigt haben. Auf diese Weise entwickelt sich eine fortschreitende Verarmung des Vorstellungsschatzes, so dass der Kranke, unfähig, neue Erfahrungen zu sammeln, schliesslich nur noch über einen ganz kleinen, allmählich immer mehr einschrumpfenden Vorrath von Ideen verfügt. Im Gegensatze zu anderen Formen des erworbenen Schwachsinns ist er jedoch im Stande, sich innerhalb dieses kleinen Kreises von Vorstellungen noch klar und zusammenhängend zu bewegen, wenn es sich auch dabei zumeist nur um die ständige Wiederholung derselben Gedankengänge und Wendungen handelt.

Es ist natürlich, dass bei der Verarmung des Vorstellungsschatzes nach und nach die Bedeutung des eigenen Ich in der Weltanschauung der Kranken ausserordentlich anwachsen muss. So kommt es, dass die Kranken, je weiter der Schwachsinn gediehen ist, um so mehr in ihrem Selbstgefühle wachsen, und dass schliesslich der Inhalt ihrer Reden sich wesentlich auf die Lobpreisung der eigenen Person und alles dessen, was mit ihr zusammenhängt, namentlich auch der übrigen Familienglieder, beschränkt. Eine grosse Rolle spielt vielfach die Sorge um das eigene Befinden, dessen kleinste Aenderungen von dem Kranken vermerkt werden und auf ärztliche Beachtung Anspruch machen. Gleichzeitig beobachtet man öfters eine auffallende Hoffnungsfreudigkeit gegenüber dem eigentlichen Leiden. Die Kranken meinen nach jedem Anfalle, derselbe sei nur noch ganz klein gewesen; sie seien nun bald ganz gesund, fühlen sich, Gott sei Dank, recht wohl. Ausserdem sind es religiöse Vorstellungen, die mit ungemeiner Vorliebe gepflegt werden. Sei es, dass bisweilen eigenthümliche, mit den Anfällen verbundene Empfindungen die Idee einer göttlichen Beeinflussung nahe legen, sei es, dass bei den hülflosen Kranken die Hoffnung auf Erlösung durch übernatürliche Macht einen besonders günstigen Boden findet — sehr häufig glauben sie, zum Himmel in einem vorzugsweise innigen Verhältnisse zu stehen, weil sie immer so brav gewesen sind und immer so fleissig gebetet haben. Sie bitten um Bibel und Katechismus, ergehen sich in frommen Sprüchen, lesen fleissig im Gesangbuche, gehen möglichst häufig in die Kirche, zur Beichte und lieben es, Verbindung mit dem Geistlichen zu unterhalten.

Die stärksten Umwälzungen pflegt die Epilepsie auf gemüthlichem Gebiete herbeizuführen, auch dort, wo eine Beeinträchtigung des Verstandes nicht erkennbar ist. Fast immer entwickelt sich eine Steigerung der gemüthlichen Reizbarkeit, die in geringerem Grade dauernd bestehen kann, vor allem aber in den unten näher zu schildernden Anfällen und unter dem Einflusse des Alkohols in krankhafter Weise hervortritt. Die Kranken werden empfindlich, schrullig, launenhaft, rechthaberisch, schwer zu behandeln, gerathen bisweilen bei geringfügigen Anlässen in heftige Zornausbrüche mit rücksichtsloser Gewaltthätigkeit. Zugleich bildet sich häufig eine starke Selbstsucht aus, welche den Kranken jeden Eingriff in die eigenen Rechte ungemein lebhaft empfinden lässt, während ihn fremdes Leid sehr wenig berührt. Dazu kommt vielfach ein unglaublich hartnäckiger, bornirter Eigensinn, der den Kranken allen Ueberredungsversuchen gegenüber taub macht und ihn mit der grössten Rücksichtslosigkeit eine einmal gefasste Idee festhalten und durchführen lässt.

Alle diese Eigenthümlichkeiten kennzeichnen auch das äussere Verhalten des Epileptikers. Dasselbe bleibt trotz hochgradigster geistiger Schwäche meist ein ganz geordnetes. Die Kranken beschäftigen sich in der Regel gerne, führen ihre Arbeiten zwar langsam, aber oft mit kleinlicher Genauigkeit aus. Freilich pflegt ihnen dabei die Fähigkeit zu freiem, selbständigem Schaffen vollständig abzugehen. Ein recht blödsinniger Kranker lieferte mir ziemlich schwierige farbige Federzeichnungen, die von den Steindruckvorlagen nicht mehr zu unterscheiden waren, während er sich ausser Stande erwies, trotz genauester Anleitung ganz einfache Diagramme aus den gegebenen Zahlen herzustellen. Andere Kranke zeigen eine gewisse täppische Hülfsbereitschaft, mischen sich in alles ein, suchen Wärterdienste zu thun, ihre Mitkranken zu erziehen. Trotz ziemlich gut erhaltener Arbeitsfähigkeit bringen es die Kranken vielfach zu keiner dauernden Beschäftigung, weil sie eine eigenthümliche Unstetigkeit darzubieten pflegen. Sie versagen plötzlich, halten nicht lange auf derselben Stelle aus, verlassen ohne erkennbaren Grund ihre Stellungen, ziehen planlos in der Welt herum und liefern auf diese Weise einen sehr starken Beitrag zu den Insassen der Arbeitshäuser und Gefängnisse. Zum guten Theil steht jene Unstetigkeit gewiss mit den sogleich zu besprechenden periodischen Verstimmungen in nahem Zusammenhange. Andererseits bildet die Beschränktheit, die Selbstsucht und die Reizbarkeit der Epileptiker ohne Zweifel den günstigen Boden für die Entwicklung verbrecherischer Neigungen. Lombroso hat bekanntlich gerade die Epilepsie als die eigentliche Grundlage des moralischen Irreseins und damit der geborenen Verbrechernaturen überhaupt hingestellt, eine Anschauung, die indessen sicherlich über das Ziel erheblich hinausschiesst. Häufig sind auch krankhafte geschlechtliche Neigungen.

In ihren Reden sind die Kranken im allgemeinen klar und verständlich; sie begrüssen den Arzt, vielfach sogar mit einer gewissen umständlichen Förmlichkeit, kleiden sich sauber und halten auf Ordnung und Herkommen, geben allen Vorgesetzten in Anrede und Titel die Ehre, die ihnen nach ihrem Dafürhalten gebührt. Oefters entwickelt sich bei ihnen ein etwas süssliches, gespreiztes Wesen und eine eigenthümlich verzwickte Redeweise. Einer meiner Kranken sprach von dem „immer allgegenwärtigen, verzweifelnden Täuschungssinn“. Einen guten Einblick in so manche Eigenthümlichkeiten des epileptischen Schwachsinns giebt vielleicht der nachfolgende Brief eines Kranken an den Geistlichen seines Heimathsortes:

Gestatten der Herr Pfarrer, dass ich mir erlaube, Herrn Pfarrer mit einigen Zeilen, soviel und wie ich es vermag, erfreuen zu können. Ich bekomme hierzu von ganzem Herzen Antriebe und will so meinem allerhochgeehrtesten Herrn Pfarrer meine Geistesempfindungen und körperliches Gedeihen aussprechen. Ich habe Tag und Nacht zu kämpfen, bald geistig, bald körperlich und bin froh damit, dass es so ist, sonst würde Manches nicht erfüllt werden, wovon die heilige Schrift lehrt, durch unseren Herrn Jesum Christum; darum sage ich: wer auf Gott vertraut, der hat auf keinen Sand gebaut, denn ich empfand es und will somit meine Freude auch Herrn Pfarrer zu Theil werden lassen, indem ich sage: Ich freue mich in Christo, von ganzem Herzen mittheilen zu können, dass alles von Gott kommt, worüber ich jetzt in keinem Zweifel mehr bin.

Dasselbige, wie ich vernommen, ist geoffenbart durch die heilige Schrift. Ich danke täglich Gott für seine Gnade allerseits, und bin froh, dass Gott mich bin hierher gebracht, denn er hat Grosses an mir (uns) gethan und thut noch Grösseres an mir (uns) und vielen Menschen, aber selig sind diese Menschen, welche es vernehmen. Ich wurde zu jahrelangem Kampfe verwendet, sah und fühlte es, konnte mich aber nicht frei davon machen, aber Gott sei Dank, der mir (uns) den Sieg gegeben hat durch Herrn Jesum Christum. Ich hoffe, dass ich in Manchem kräftiger werde, das unruhige Schlafen hat sich gebessert.

So harre ich nun wieder der Gnade und Kraft Gottes in Christo Jesu.

Auf's allerfreundlichste grüsset Herrn Pfarrer nebst allerhochgeehrteste Familie

Georg G.

Man erkennt in dem nichtssagenden und inhaltlosen Schriftstücke leicht die Umständlichkeit, die Verschrobenheit der Ausdrucksweise, die gespreizte Höflichkeit, die Neigung zu religiösen Redensarten, das gehobene Selbstgefühl und die Hoffnungsfreudigkeit.

Die im Vorstehenden geschilderte dauernde Entartung der Epileptiker ist in den einzelnen Fällen ausserordentlich verschieden ausgebildet. Häufig nur leise angedeutet oder nur bei besonderen Gelegenheiten erkennbar, beherrscht sie in anderen Fällen das Krankheitsbild derartig, dass die Diagnose der Epilepsie schon aus der Eigenart des Schwachsinns abgeleitet werden kann, wie es mir nicht selten gelungen ist. Nicht ganz selten sehen wir aber hier auch die schwersten Formen der Verblödung zu Stande kommen, die wir überhaupt kennen, namentlich bei jugendlichen Kranken.

Die dauernde epileptische Veränderung bildet die Grundlage, auf welcher sich eine Reihe mehr vorübergehender Störungen entwickeln können, deren gemeinsame Eigenthümlichkeit in ihrer selbständigen, von äusseren Einflüssen unabhängigen Periodicität liegt. Zunächst haben wir dabei jener wol nur wenigen Epileptikern ganz fehlenden psychischen Gleichgewichtsschwankungen zu gedenken, welche ohne auffallende Bewusstseinstrübung mit den Anzeichen einer starken gemüthlichen Spannung einhergehen. Aschaffenburg fand sie in 78% unserer Fälle ausgesprochen. Meist ist die Verstimmung Morgens beim Aufwachen plötzlich da; seltener entwickelt sie sich im Laufe des Tages. Im Beginn ist öfters eine gewisse geschlechtliche Erregung vorhanden, die sich in Pollutionen, wollüstigen Träumen und Gelüsten kundgiebt. Die Kranken werden plötzlich missmuthig, finster, mürrisch, abweisend, ziehen sich zurück, grüssen nicht, bleiben von der Arbeit weg, oder sie beginnen zu nörgeln, zu schimpfen, ihre Entlassung zu verlangen, sich in stehenden Wendungen über eine längst erlittene Benachtheiligung zu beklagen. Dabei sind sie regelmässig sehr reizbar, drohend, ärgern sich „über die Fliege an der Wand“, gerathen leicht mit ihrer Umgebung in Streit und schlagen bei dem geringsten Anlasse roh drauf los. „Da darf mich Niemand reizen; wenn man mich in Ruhe lässt, geht's schnell vorüber,“ sagte ein solcher Kranker. „Das sind Tage, an denen ich mich selbst nicht leiden kann,“ sagte ein anderer. Hie und da stellen sich auch unbestimmte Gesichtstäuschungen (Funken vor den Augen, rothe Flämmchen), ferner Gehörstäuschungen (Rauschen und Brausen in den Ohren, Stimmen) sowie einzelne Verfolgungsideen ein. Man verachtet und verspottet sie, schaut sie curios an, will ihnen ans Leben, sie heimlich überfallen, zerstückeln, im Abtritt aufhängen. Einer meiner Kranken erklärte sich gerne bereit, sich von den Aerzten ordnungsmässig hinrichten zu lassen, verwahrte sich aber gegen die vermeintlichen Absichten der andern Patienten, ihn hinterrücks niederzumachen. Er sass daher, heimlich mit selbstverfertigten, recht gefährlichen Waffen ausgerüstet, die ganze Nacht wachend im Bett, um sein Leben so theuer wie möglich zu verkaufen. Nach einem oder wenigen Tagen pflegen diese Zustände ebenso rasch zu schwinden, wie sie gekommen sind. Der Kranke ist wieder zugänglich, gutmüthig, harmlos, will nichts mehr von den „Verfolgungen“ wissen, lacht über seine „Einbildungen“. Seltener beobachtet man Wochen und selbst Monate lang eine derartige „Geladenheit“, die dann vielfache Schwankungen zu zeigen und ganz allmählich zu verschwinden pflegt.

Ungemein häufig nehmen die gemüthlichen Schwankungen der Epileptiker die Form innerer Beängstigungen an. „So Tage habe ich, dass mir das Leben gerad' verleidet ist," sagte ein Kranker; „das dauert verschiedene Zeit, bis ich's wieder vergesse." Es kommt „wie angeflogen", ohne irgend welchen Anlass, wenn auch der Kranke bisweilen bestimmte Ueberlegungen oder Erfahrungen dafür verantwortlich macht. „Ich bin betrübt, wenn ich gerade nach Hause denke und man weiss nicht, was die Zukunft bringt," sagte ein Kranker; ein anderer gab an, dass der Zustand jedesmal komme, wenn er so recht schön von seiner verstorbenen Frau geträumt habe; der Gegensatz zu seinem freudlosen Leben beim Erwachen drücke ihn dann so nieder. Ihnen wird plötzlich schwer ums Herz, muthlos, „heimwehartig", „so recht von innen heraus betrübt", „lebensmüd' und lebenssatt"; es steigen ihnen traurige Gedanken, trübe Ahnungen, Versündigungsideen auf. Es wäre am besten, sie wären nicht mehr auf der Welt; ihr Leben ist verpfuscht; es ist alles umsonst; sie haben sich am Allerhöchsten vergangen, den Kelch verunreinigt, sind unbussfertig gewesen; sie sind nicht gesund und werden nicht gesund. Meist gesellt sich auch das Gefühl von Benommenheit und Druck im Kopfe hinzu, Klingen und Läuten in den Ohren, Erschwerung des Denkens und innere Unruhe. Sie sind dann unfähig zu arbeiten, stieren vor sich hin, bleiben im Bett, beten viel, oder sie laufen planlos herum, greifen zum Alkohol, machen einen triebartigen Selbstmordversuch, über dessen Beweggründe und Ausführung sie sich später oft selbst keine Rechenschaft zu geben vermögen. Auch diese Störungen pflegen einige Stunden oder Tage nicht zu überdauern; bisweilen scheint ihnen eine Art Erleichterung, ein auffallendes Wohlbefinden zu folgen.

Seltener ist das anfallsweise Auftreten expansiver oder ekstatischer Stimmungen. Die Kranken werden erregt, laufen mit glänzenden Augen, geröthetem Kopfe und freudig gehobenem Gesichtsausdrucke herum, springen und jauchzen, begehen allerlei muthwillige Streiche, werfen alles durcheinander, necken die Mitkranken, beten laut und feierlich, äussern auch wol religiöse Grössenideen oder prahlen mit hoher Abkunft und vornehmer Verwandtschaft. Ideenflucht scheint dabei nicht vorzukommen, wol aber grosse gemüthliche Reizbarkeit mit Neigung zu raschen Gewaltthaten. Die Dauer ist meist eine kurze.

In der Regel zeigen die einzelnen Anfälle bei dem gleichen Kranken eine ausserordentliche Uebereinstimmung untereinander. Man bemerkt sofort an einer bestimmten Redensart, einer kleinen Aenderung im Benehmen, im Gesichtsausdruck, dass wieder etwas im Gange ist, dass „ein schlechter Wind weht". Die gleichen Klagen, die gleichen, oft berichtigten Wahnideen kehren wieder, die gleichen Antriebe und Handlungen, um der inneren Erregung einen Ausweg zu schaffen. Freilich giebt es auch unvollkommene Anfälle, in denen die gewöhnlichen Erscheinungen nur theilweise oder nur in ganz schwachen Andeutungen ausgebildet sind oder sehr rasch wieder vorübergehen. Die Zwischenzeiten zwischen den Anfällen sind bisweilen regelmässige, so dass man den Eintritt der Erscheinungen mit ziemlicher Wahrscheinlichkeit vorhersagen kann. Meist jedoch wechseln die Intervalle; zeitweise kann es zu einer Häufung der Störungen kommen. Durchschnittlich pflegen sich dieselben etwa alle paar Wochen oder Monate einzustellen, in einzelnen Fällen auch wol nur ein oder zwei Mal im Jahre.

Diese ungemein wichtigen, aber meist wenig beachteten Verstimmungen der Epileptiker gehen ohne scharfe Grenze allmählich in diejenigen Zufälle über, die mit mehr oder weniger tiefer Trübung des Bewusstseins einhergehen, die eigentlichen Dämmerzustände. Gar nicht selten bildet eine Verstimmung die Einleitung des Dämmerzustandes; oft auch wird sie durch Alkoholeinfluss in einen solchen übergeführt. Wir können bei der Schilderung der Dämmerzustände von der schweren Bewusstseinsstörung ausgehen, die regelmässig den epileptischen Krampfanfall begleitet. Die Auffassung äusserer Eindrücke wie die Erzeugung von Vorstellungen sind vollständig aufgehoben, und an Stelle der Willenshandlungen treten unwillkürliche Muskelzusammenziehungen (tonische und klonische Krämpfe). Die Krampfbewegungen können indessen in dem Bilde des epileptischen Anfalles auch vollkommen fehlen, so dass einzig die Bewusstseinsstörung den wesentlichen Zug desselben ausmacht (psychische Epilepsie). Uebergangsformen bilden jene Fälle, in denen sich der Krampf nur durch ein leichtes Verdrehen der Augen, rasch vorübergehende starre Haltung, einige eigenthümliche, stereotype Bewegungen, unverständliche Ausrufe, krampfhaftes Lachen gerade noch andeutet. Die einfachsten Erscheinungen der psychischen Epilepsie sind leichte Schwindelanfälle (petit mal), Ohnmachten, Schlafanfälle oder rasch vorübergehende Bewusstlosigkeit (absence). Die letztere Störung ist dadurch gekennzeichnet, dass der Kranke plötzlich in seiner Beschäftigung, in der Unterhaltung abbricht und regungslos in der eingenommenen Stellung verharrt, um nach wenigen Secunden ohne Bewusstsein des Vorgefallenen fortzufahren, als ob nichts geschehen wäre.

Vielfach gewinnt die Bewusstseinstrübung im epileptischen Anfalle insofern eine grössere Selbständigkeit, als sie entweder schon vor dem Beginne der Krämpfe einsetzt oder, häufiger, das Ende derselben überdauert. Auf diese Weise entstehen jene Dämmerzustände, die man als prae- oder post-epileptisches Irresein zu bezeichnen pflegt. Vor dem Anfalle können sich allerlei krankhafte Sinnesempfindungen einstellen, Lichterscheinungen, Verlust der Farbenwahrnehmung, Vergrösserung oder Verkleinerung der Gesichtsbilder, Sausen, Klingen und Brodeln in den Ohren, Hören bestimmter Worte, eigenthümliche Gerüche, Tintengeschmack, Kopfschmerzen, Hitzegefühl, Zucken, Stechen, Kriebeln in verschiedenen Körpertheilen, Empfindung von Nässe oder Kälte (Aura). Bestimmte Gedanken, Zweifel am Dasein Gottes, Erinnerungen tauchen auf, identificirende Erinnerungsfälschungen, Worttaubheit, aphasische Störungen, einförmiges Wiederholen derselben Worte, Zwangsantriebe, unwillkürliche Bewegungen; das Bewusstsein trübt sich, und der eigentliche Anfall beginnt. In der Regel dauern diese Vorläufer, die sich noch nicht in der Hälfte der Fälle finden, nur ganz kurze Zeit, wenige Minuten oder Secunden; weit seltener geht dem Krampfanfalle schon Stunden oder Tage lang ein ausgeprägter Dämmerzustand voraus.

Nach dem Anfalle dagegen beobachten wir ganz regelmässig eine deutliche, vielfach sogar recht tiefe Benommenheit. Die Kranken verstehen die an sie gerichteten Fragen nicht und vermögen nicht zu antworten, reden verworren, paraphasisch; sie wissen nicht recht, wo und in welcher Lage sie sich befinden, verkennen die Personen, wälzen sich herum, zupfen, wühlen, suchen sich zu entkleiden, legen sich ins Bett, machen Gehbewegungen, wie um eine Treppe zu ersteigen, trinken aus dem Nachtgeschirr, stecken allerlei erreichbare Gegenstände in die Tasche. Unzweifelhaft finden dabei nicht selten lebhafte Sinnestäuschungen statt.

Ganz ähnliche Störungen können auch unabhängig von den

Krampfanfällen, als psychische Epilepsie auftreten. Die Kranken werden benommen, verkennen die Personen, äussern einzelne zusammenhangslose Wahnvorstellungen, hören Stimmen, sehen die Umgebung in unheimlicher, veränderter Gestalt. Raben folgen ihnen krächzend; die Wellen des Flusses scheinen emporzusteigen. In diesem Traumzustande begehen sie allerlei verkehrte Handlungen, verlassen ihre Arbeit, irren planlos herum. Nach einigen Stunden oder Tagen erwachen sie ohne klare Erinnerung an das Vorgefallene, sehr verwundert, sich in der inzwischen entstandenen Lage wiederzufinden. Ein junges Bauernmädchen lief in einem solchen Anfalle beim Mähen in einen Bach, dabei immer noch mechanisch die Bewegung des Mähens fortsetzend. Später legte sie in einem ähnlichen Zustande zweimal Feuer an (sehr häufig bei jugendlichen Epileptikern!) und verübte eine Reihe von Diebstählen, indem sie alle Gegenstände, die ihr unter die Hände kamen, in einem versteckten Winkel zusammentrug. Ein anderer Kranker zündete sein Bett an, in der Absicht, sich Kaffee zu kochen. Wieder ein anderer klagte sich in Briefen an die Polizei mit allen Einzelheiten verschiedener, gar nicht begangener Verbrechen an, einmal eines unsittlichen Angriffes, ein anderes Mal des Todtschlages. Wegen des ersteren wurde er verurtheilt, und erst in der späteren Untersuchung konnte die Wahnhaftigkeit auch jener früheren Selbstbeschuldigung festgestellt werden. Der Kranke gab an, er könne sich zu gewissen Zeiten des Gedankens durchaus nicht erwehren, dass er dies und jenes verbrochen habe; es sei ihm, als ob Jemand hinter ihm stehe und ihm zurufe, er müsse sich jetzt der Polizei anzeigen. „Ich habe es mit nichts zu thun gehabt, als mit Mord und Todtschlag,“ erklärte er später.

In manchen Fällen zeigen die Kranken bei traumhafter Bewusstseinstrübung mehr eine heitere, ausgelassene Erregung, in der sie zunächst ganz den Eindruck von Angetrunkenen machen können. Sie treten patzig und selbstbewusst auf, schreien, johlen, toben, schimpfen, lachen, tanzen herum, geben Antwort, verstehen aber ihre Umgebung nicht und kümmern sich auch nicht um dieselbe. Endlich gehören hierher manche Beobachtungen, in denen unter dumpfer Benommenheit eine triebartige geschlechtliche Aufregung periodisch hervortritt. Solche Kranke masturbiren, selbst ganz öffentlich, entblössen ihre Genitalien auf der Strasse vor Frauenspersonen oder Kindern, begehen geschlechtliche Angriffe. Gar nicht selten geben derartige Zustände bei Soldaten Veranlassung zu ärztlicher Begutachtung, da in ihnen leicht Gehorsamsverweigerung, auch Fahnenflucht begangen werden.

Recht häufig sind solche Dämmerzustände in der Form des Nachtwandelns. Andeutungen desselben (lautes Sprechen im Schlafe, Aufrichten und lebhafte Bewegungen im Bette) kommen allerdings wol auch ohne eigentlich epileptische Grundlage bei nervös veranlagten Kindern zur Beobachtung. Die Handlungen der Kranken sind auch hier gewöhnlich sehr einfache, durch vielfache Gewöhnung eingeübte; sie stehen aus ihrem Bette auf, gehen im Zimmer oder im Hause herum, zünden Licht an, schüren den Ofen, schliessen Thüren auf und zu u. dergl., um sich dann nach kurzer Zeit (einige Minuten bis $^1/_2$ Stunde) meist wieder ruhig ins Bett zu legen. Die Augen sind dabei geschlossen oder halb geöffnet, starr. Die Wahrnehmung der Aussenwelt ist sehr beschränkt; es werden nur diejenigen Gegenstände bemerkt, die der Kranke gerade vor sich hat; alles Uebrige entgeht ihm. So kommt es, dass der Nachtwandler sich nur mit solchen Dingen zu beschäftigen pflegt, die sich an ihrem gewohnten Platze befinden; ein wirkliches planmässiges „Suchen" ist in diesem Zustande kaum möglich. Die Auffassung der Umgebung scheint eine traumhaft verfälschte zu sein; der Nachtwandler, der durch das Fenster steigt, hält dieses für eine Thür u. s. f.

Die Bewegungen tragen meist die Zeichen des Automatenhaften an sich, gehen aber zweifellos oft aus Bewusstseinsvorgängen hervor, da sie in der Vermeidung und Ueberwindung von Hindernissen bisweilen die Spuren einer, wenn auch nur dunklen, Ueberlegung verrathen. Die Sicherheit, mit welcher Nachtwandler sich manchmal in schwieriger Lage, bei Wanderungen auf Dächern bewegen, erklärt sich lediglich aus ihrer unvollkommenen Auffassung, welche ihnen die Gefahr nicht zum Bewusstsein kommen lässt und somit die Entstehung der ängstlichen Gefühlsregungen hindert, durch die ja unsere Unsicherheit bei schwindelerregendem Klettern bedingt wird. In seltenen Fällen erheben sich die Leistungen von Nachtwandlern über diese einfachen Vorgänge hinaus zu höheren psychischen Verrichtungen. Es werden Beispiele erzählt, in denen man mit derartigen Kranken lange Gespräche über gleichgültige Dinge führen konnte, in denen Gedichte angefertigt, Recepte ausgeführt und Aufgaben gelöst wurden. Die Verwandtschaft mit den hypnotischen Dämmerzuständen liegt hier sehr nahe.

Meist genügen schon kräftiges Anreden oder doch Anspritzen mit kaltem Wasser und ähnliche stärkere Reize, um den Nachtwandler aus seinem Zustande zu erwecken. Aus naheliegenden Gründen muss man sich hüten, das Erwachen in irgend einer gefährlichen Lage herbeizuführen, weil die sich sofort einstellenden lebhaften Affecte dem Gefährdeten die Sicherheit der Bewegung alsbald rauben. Ausgedehntere Anfälle von Somnambulismus machen sich am nächsten Morgen beim Erwachen gewöhnlich durch das Gefühl einer gewissen Ermattung und Abgeschlagenheit bemerklich. Dabei ist die Erinnerung an die ausgeführten Handlungen vollständig erloschen und kann selbst durch die Wahrnehmung ihrer unzweifelhaften Spuren meist nicht wieder erweckt werden.

Wahrscheinlich ebenfalls auf epileptische Grundlage zurückzuführen sind jene vereinzelten Beobachtungen, in denen bei plötzlichem Erwachen aus dem Schlafe eine mehr oder weniger lange Andauer der Bewusstseinstrübung mit illusionärer Verfälschung der Wahrnehmung besteht. Die Erwachenden glauben sich, unter Fortspinnen beängstigender Traumvorstellungen, in grosser Gefahr und begehen in ihrer Verwirrung bisweilen äusserst gefährliche Handlungen, namentlich Angriffe auf Schlafkameraden.

Die ausgeprägteren und länger dauernden Formen einfacher Bewusstseinstrübung werden als epileptischer Stupor bezeichnet. Zuweilen bleibt dabei die äussere Ordnung des Handelns einigermassen erhalten; die Kranken arbeiten, essen, sprechen, aber alles wie im Traume und ohne klares Verständniss, auch ohne rechte Erinnerung. Meist jedoch zeigen die Kranken einen schwer benommenen, stieren Gesichtsausdruck, sprechen nicht oder bringen höchstens einzelne abgerissene, zusammenhangslose, stotternde oder flüsternde Worte hervor. Aeusserlich verhalten sie sich ruhig, bleiben im Bett liegen, verunreinigen sich, kümmern sich nicht um die Vorgänge in ihrer Umgebung, antworten auf keine Anrede. Bei äusseren Einwirkungen widerstreben sie meist sehr heftig, unter Umständen auch durch plötzliche, rücksichtslose Angriffe, doch wird in einzelnen Fällen wenigstens zeitweise Katalepsie beobachtet. Aus den Ausdrucksbewegungen der Kranken, ihrem ängstlichen Zusammenkauern, Kopfschütteln, Händefalten, Knieen lässt sich entnehmen, dass sie wahrscheinlich von verworrenen Wahnideen beherrscht sind, welche am häufigsten einen schreckenerregenden, grauenvollen, hie und da jedoch auch einen beglückenden, religiös-ekstatischen Inhalt zu haben scheinen. Die Nahrung wird in der Regel ganz oder theilweise verweigert; triebartige Selbstmordversuche sind nicht selten.

Die Dauer dieses Zustandes beträgt gewöhnlich 1—2 Wochen, nur bei sehr schwerem Verlaufe erheblich mehr. Die Lösung ist fast immer eine allmähliche. Der Kranke wird im Verlaufe einiger Tage klarer, orientirt sich wieder über seine Umgebung, hat keine oder nur sehr undeutliche Erinnerung an den Anfall; „es fehlten mir zwei Tage", sagte ein solcher Kranker. Höchstens weiss er anzugeben, dass ihm allerlei Schreckliches vorgekommen sei und er grosse Angst gehabt habe, ist auch wol noch einige Tage gedrückt und niedergeschlagen. Einige Male sah ich während des allmählichen Schwindens der Bewusstseinstrübung eine ausserordentliche Suggestibilität bestehen, die ganz an das Verhalten in der Hypnose erinnerte. Namentlich bei einer jungen Frau war es möglich, sie zu der Ueberzeugung zu bringen, bald dass sie 7, bald dass sie 70 Jahre alt sei, ein künstliches Gebiss trage, von einem Bären gebissen worden sei, gestohlen habe, einen erwachsenen Sohn in Amerika besitze und dergl. Mehrere Tage lang ging sie auf alle diese Suggestionen ein, ergänzte sie und hielt sie fest, allerdings in stumpfer, theilnahmloser Weise. In einzelnen Fällen verschwindet die Benommenheit und Verworrenheit ungemein langsam. Es vergehen Monate unter immer wiederholten Rückfällen mit Krämpfen, und auch nach der endgültigen Besserung bleibt der Kranke lange Zeit hindurch unklar, zerfahren und stumpf.

Die praktisch bei weitem wichtigste Geistesstörung der Epileptiker ist das ängstliche Delirium, welches viel häufiger, als der Stupor, auch ohne Verbindung mit Krampfanfällen, beobachtet wird. Die Entwicklung des Zustandes vollzieht sich rasch, innerhalb einiger Minuten oder längstens Stunden. Häufig gehen allerdings schon kurze Zeit Verstimmungen, ängstliche Träume, eigenartige Empfindungen und Benommenheit voraus, bis dann plötzlich der eigentliche Anfall losbricht. Vielfach wird die Einleitung durch eine ganz bestimmte, sich regelmässig wiederholende Sinnestäuschung gebildet; namentlich bemerkenswerth ist der „schwarze Mann" und das Sehen von rothen Gegenständen, Blut, Flammen, Mann im rothen

Mantel u. s. f. Der Kranke verliert völlig die Orientirung; seine Umgebung verändert sich; Sinnestäuschungen und ängstliche Wahnbildungen treten auf. Er fasst nur sehr unvollkommen auf, was um ihn herum vorgeht, lauscht auf die Stimmen, die ihn beschimpfen und bedrohen. Er soll wegen Onanie bestraft werden, hört Gott sprechen, das Todtenwägelchen fahren, muss sterben, hat etwas angerichtet, fühlt sich gepackt, sieht sich von Teufeln, Gespenstern, wilden Thieren, grossen Volksmassen umgeben, die aus der Wand kommen und oft von allen Seiten gegen ihn anrücken. Vor dem Fenster steht ein Mann, der ihn erschiessen will; er hat schon Kugeln im Leibe; der Arzt führt Böses im Schilde; Milch und Brot schmecken nach Schwefel. Schlachten werden geschlagen, ein furchtbares Blutbad angerichtet; er watet im Blut und schreitet über Leichen; Mutter und Schwester sind auf der Eisenbahn umgekommen; das Haus wird in die Luft gesprengt. Man führt ihn in einen unterirdischen Gang, in welchem auf schrecklichen Marterwerkzeugen Menschen und Thiere zerstückelt werden. Alles stürzt über ihm zusammen; Luft und Licht wird ihm abgeschnitten; das jüngste Gericht bricht herein; er fährt in die Hölle. Zugleich bemächtigt sich seiner die äusserste Todesangst, so dass er zitternd sein Ende erwartet, ein Stossgebet nach dem andern stammelt oder in feierlichen Worten sein Leben in Gottes Hände legt. Dazwischen schieben sich fabulirende Aeusserungen; der Kranke ist gestern mit der Postkutsche angekommen, zum Militär eingezogen worden, hat mit dem Grossherzog gesprochen. Bisweilen erscheinen auch Gott und Christus, schenken ihm die Freiheit, verheissen ihm Gnade, krönen ihn zum Friedenskaiser, führen ihn auf prächtigem Wagen ins Paradies, in den Himmel, wo ihm seine selige Mutter erscheint; doch sind solche freudigen Erhebungen regelmässig nur rasch vorübergehende Einschiebsel.

Die mehr oder weniger deutlich ausgesprochene Grundstimmung des ganzen Anfalles bleibt immer ängstliche oder zornige Erregung. Sie treibt den Kranken nur allzuhäufig zu grässlichen Gewaltthaten, die sich durch die rücksichtslose Rohheit ihrer Ausführung auszuzeichnen pflegen. Ihm ist, als müsse er seiner Frau den Hals abschneiden, die Kinder aufhängen, sich erschiessen. Er sucht zu entfliehen, klettert aus dem Fenster, oder er greift in dem verzweifelten Drange, sich den vermeintlichen furchtbaren Gefahren zu entziehen oder sein Leben zu retten. blindlings zur ersten besten Waffe, um sie gegen sich selbst oder gegen seine Umgebung zu richten. Mit stark geröthetem Kopfe und stierem Gesichtsausdrucke, stumm oder kurze, abgerissene Sätze, ein unarticulirtes Schreien und Brüllen ausstossend, wüthet er unter Aufgebot seiner ganzen Kraft plan- und ziellos, alles zerstörend und vernichtend, was ihm erreichbar ist. Hierhin gehören auch die öfters beobachteten Soldaten, die plötzlich blind und toll um sich schiessen und zahlreiche Personen verwunden oder tödten. Vielleicht handelt es sich bei dem „Amok" der Malayen um ähnliche Zustände. In anderen Fällen sind es ganz bestimmte Handlungen, welche der Kranke unter dem Einflusse einer in ihm auftauchenden Idee, einer Sinnestäuschung, eines Antriebes begeht. So erinnere ich mich eines Falles, in welchem ein Brauknecht durch den Teufel in Gestalt eines schwarzen Hundes zur Zerschmetterung seines schlafenden Kameraden veranlasst wurde. Ein anderer Kranker ging mit den Worten: „Bist du ein Jude, so musst du sterben" auf einen ihm gänzlich unbekannten Mann los und brachte ihm mit einem bereit gehaltenen Messer eine schwere Verletzung bei; noch ein anderer endlich fühlte bei einer Procession, wie sich sein Arm hob und mit voller Wucht auf eine arme alte Frau niedersauste, die am Wege sass. Hier können die Kranken für die oberflächliche Betrachtung einen ziemlich geordneten Eindruck machen und ihre Handlung zunächst in unsinniger. aber doch zusammenhängender Weise begründen.

Die Dauer des ängstlichen epileptischen Deliriums beträgt oft nur einige Stunden, höchstens ein bis zwei Wochen. Die Besonnenheit kehrt bisweilen nach einem längeren Schlafe plötzlich zurück; meist aber erfolgt die Aufhellung des Bewusstseins allmählich, so dass sich vorübergehend deliriöse und gesunde Vorstellungen in eigenthümlicher Weise mischen. Einer meiner Kranken bezeichnete am letzten Tage eines solchen Deliriums mich als Gott, den klinischen Praktikanten als Christus, während er doch die ihm bereits vertrauten Räume der Klinik richtig erkannte. Unter Umständen kann der Kranke schon ganz klar und gesund erscheinen, während er in Wirklichkeit noch sehr benommen und von mannigfachen wahnhaften Erinnerungen wie Verfälschungen der Auffassung beherrscht ist, ein Verhalten, welches sich dann nachträglich erst bei vollkommener Genesung herausstellt.

Eine etwas seltenere Form der epileptischen Dämmerzustände ist das langsamer verlaufende besonnene Delirium, welches ebenfalls im Anschlusse an einen Krampf oder als selbständiger psychischer Anfall beobachtet wird. Die Bewusstseinstrübung ist hier weniger tief, so dass die Kranken äusserlich fast ganz besonnen erscheinen. Dennoch wird die Auffassung der Aussenwelt sehr stark beeinträchtigt; mannigfache illusorische und hallucinatorische Trugwahrnehmungen spiegeln dem Kranken eingebildete Gefahren vor; meist sind auch gleichzeitig Grössenideen vorhanden. Trotzdem er auf einfache Fragen ganz zutreffende, oft freilich auch mit deliriösen Elementen durchsetzte Antworten giebt, lässt doch sein ganzes Benehmen eine gewisse Benommenheit und Desorientirtheit erkennen. Er ist in gereizter, meist etwas ängstlicher, selten auffallend heiterer Stimmung und begeht oft genug auch plötzliche Gewaltthaten auf Grund von verschiedenartigen Wahnideen, die indessen meist nicht näher geäussert werden. In anderen Fällen wird das Bewusstsein erfüllt durch traumartige Einbildungen mit Personenverkennung und Sinnestäuschungen von häufig religiöser Färbung (Weltuntergang, jüngstes Gericht), während dessen der Kranke bei scheinbarer Besonnenheit eine Menge unsinniger, zweckloser, ja verbrecherischer Handlungen (Herumirren, weite Reisen, wiederholtes Hin- und Herfahren auf derselben Strecke, Diebstähle, Brandstiftung, Auflehnung gegen die Staatsgewalt, Sittlichkeitsverbrechen) begehen kann, ohne irgend welche Einsicht in die Bedeutung derselben zu besitzen. Sehr bekannt geworden ist der von Legrand du Saulle mitgetheilte Fall eines Pariser Kaufmanns, der aus einem solchen Anfalle plötzlich auf der Rhede von Bombay wieder erwachte. Solche Zustände können Wochen, ja eine Anzahl von Monaten dauern; es können sich auch mehrere, durch kurze Zwischenzeiten getrennte Anfälle aneinanderreihen.

Die Erinnerung an die Zeit des Dämmerzustandes kann während des Anfalles noch ziemlich klar sein, schwindet aber später rasch und zwar entweder vollständig oder nur theilweise, so dass der Kranke sich auf einzelne Erlebnisse bisweilen noch zu besinnen vermag, während ihm andere gänzlich entfallen sind. Bisweilen erstreckt sich der Erinnerungsverlust auch rückschreitend auf kürzere oder längere Zeiten vor dem Anfalle, ähnlich wie das nach einfachen Krampfanfällen beobachtet wird. Die Kranken wissen sich dann nicht an Erlebnisse zu entsinnen, die ihnen in noch zweifellos völlig gesundem Zustande begegnet sind. Alzheimer hat Fälle mitgetheilt, in denen sich der Ausfall bis auf $1^1/_2$ Jahre erstreckte, so dass die Kranken nichts von ihrem Wohnungswechsel in dieser Zeit, nichts von ihrem jüngstgeborenen Kinde wussten. In der Regel fallen diese Dinge dem Kranken ziemlich plötzlich wieder ein, während die Erinnerung an die Zeit kurz vor dem Anfalle dauernd verloren sein kann. Auch die Erinnerung an die deliriösen Erlebnisse, die zunächst völlig erloschen war, kann nach einigen Tagen oder Wochen wenigstens in dunklen Umrissen wieder auftauchen. Alle diese Erfahrungen fordern zu grosser Vorsicht in der forensischen Beurtheilung derartiger Fälle auf. Scheint doch der Verdacht einer Verstellung ausserordentlich nahe zu liegen, wenn ein anfangs zu Protokoll gegebenes Geständniss von dem Thäter weiterhin vollständig widerrufen wird, oder wenn der Thäter zuerst hartnäckig leugnet, später aber, anscheinend auf eindringlichen Vorhalt hin, dennoch gesteht! Hingewiesen sei hier nur auf den Umstand, dass wir auch unsere Träume sehr häufig unmittelbar nach dem Erwachen noch zurückzurufen vermögen, während sie später unserem Gedächtnisse völlig entschwinden, und dass sie plötzlich von selbst wieder auftauchen, nachdem wir uns lange vergebens bemüht haben, uns ihrer zu entsinnen.

Als körperliche Begleiterscheinungen der epileptischen Dämmerzustände sind Steigerung der Sehnenreflexe und starke Erweiterung der Pupillen mit sehr geringer Lichtreaction zu nennen; mehrfach sah ich ausgeprägte Dikrotie des Pulses (Erschlaffung der Gefässwand). Ausserdem können sich, wo Krampfanfälle voraufgegangen sind, noch eine ganze Reihe von anderweitigen nervösen Zeichen bemerkbar machen, Gesichtsfeldeinschränkung, Störung des Farbensinnes, der Hautempfindlichkeit, des Geruches und Geschmackes, Herabsetzung der Muskelkraft, leichte Lähmungserscheinungen, Paraphasie, Nystagmus u. s. f.

Die Häufigkeit der epileptischen Dämmerzustände bei einem Kranken ist ausserordentlich verschieden. Während sie sich bisweilen in ganz kurzen Zeitabständen wiederholen, giebt es andererseits Fälle, in welchen neben sonstigen epileptischen Zufällen nur ein oder zwei Male im Leben ausgeprägte Dämmerzustände auftreten. Bei zahlreichen Epileptikern kommt es überhaupt niemals dazu. Die einzelnen Anfälle bei demselben Kranken pflegen eine sehr grosse Uebereinstimmung in ihrem Inhalte und Verlaufe darzubieten. So begann das fast alljährlich wiederkehrende besonnene Delirium bei einem meiner Kranken regelmässig damit, dass er behauptete, von einem Beamten der Polizei geschossen worden zu sein. Er gerieth dann in einen halb traumhaften, halb besonnenen, mehrfach von Krampfanfällen unterbrochenen Dämmerzustand hinein, aus dem er nach mehreren Wochen eines Morgens klar, aber ohne jede Erinnerung an die Zwischenzeit erwachte.

In vereinzelten Fällen können sich auf der epileptischen Grundlage noch andersartige Geistesstörungen entwickeln. So sah ich einige Male bei völliger Besonnenheit und Orientirung Monate lang Verfolgungs- und Grössenideen mit lebhaften Sinnestäuschungen fortbestehen, die dann allmählich vollständig verschwanden. Die Fälle erinnerten sehr an den Wahnsinn der Trinker, und in der That hatte vorher Alkoholmissbrauch stattgefunden. Recht häufig ist auch die Verbindung von alkoholischen mit epileptischen Delirien. Wir sehen dann das Zittern und die eigenartigen lebhaften Gesichtstäuschungen der Trinker sich mit den religiösen Vorstellungen und der ängstlichen Gewaltthätigkeit der Epileptiker vermischen. Natürlich spreche ich hier nicht von jener Form der Epilepsie, die sich erst in Folge des Alkoholmissbrauches entwickelt und auch dem Bilde des Deliriums keine besondere Färbung zu geben pflegt. Endlich kommt es bei Epileptikern bisweilen auch zu dauernden Wahnbildungen, die ganz dem Bilde der Verrücktheit entsprechen*). Wir werden uns über eine solche Verbindung nicht sonderlich wundern, wenn wir berücksichtigen, dass beide Formen des Irreseins auf dem Boden krankhafter Veranlagung zu erwachsen pflegen.

Unter den Ursachen der Epilepsie spielt die erste Rolle ohne Zweifel die Erblichkeit. In 87% der Fälle mit genauer bekannter Vorgeschichte fand ich erbliche Veranlagung und unter diesen wieder in mehr als ein Viertel der Fälle Epilepsie bei den Eltern. Umgekehrt zeigte Echeverria, dass von den Nachkommen epileptischer Eltern mehr als die Hälfte an Krämpfen erkranken. Bei den Vorfahren und Verwandten der Epileptiker beobachtet man,

---

*) Buchholz, Ueber die chronische Paranoia bei epileptischen Individuen. 1895.

wie Féré mittheilt, ausserdem ungemein häufig Migräne, ferner Kinderkrämpfe, Geistesstörungen, Altersblödsinn; von ihren Kindern bleiben höchstens $^1/_5$ gesund. Eine ganz besonders grosse Bedeutung aber hat endlich der Alkoholismus für die Erzeugung der Epilepsie bei den Nachkommen; nach Wildermuths Angaben ist sein Einfluss nicht viel geringer, als derjenige geistiger Erkrankungen. Neumann stellt fest, dass in etwa 23,7 % der Fälle die Epilepsie auf Trunksucht eines oder beider Eltern zurückzuführen ist. Martin kommt zu dem Schlusse, dass von den überlebenden Kindern trunksüchtiger Eltern nicht weniger als $^1/_3$ an Epilepsie erkranken. Auch bedeutenden Altersunterschieden der Eltern sowie starken gemüthlichen Erregungen der Mutter während der Schwangerschaft hat man Einfluss auf die Entstehung der Epilepsie bei den Kindern zugeschrieben.

Jedenfalls entwickelt sich die Epilepsie regelmässig auf der Grundlage einer angeborenen Entartung. Häufig deutet sich dieselbe in körperlichen Zeichen an, besonders Verbildungen des Schädels, Mikrocephalie, Hydrocephalie, Asymmetrien, oder in der „epileptischen Physiognomie“, welche durch die breite Stirn, die eingedrückte, breite Nase, durch vorspringende Backenknochen, wulstige Lippen und glänzende Augen mit auffallend weiten Pupillen gekennzeichnet wird. Dem entspricht die Erfahrung, dass ein erheblicher Theil der Epileptiker schon von Jugend auf einen gewissen Grad von Schwachsinn darbietet. Auch sonstige Entartungszeichen finden sich nicht selten. Bei 34 % der Kranken treten schon in der ersten Kindheit Krämpfe auf. Die weitere Entwicklung der Krankheit kann durch eine ganze Reihe von äusseren Schädlichkeiten bestimmt werden. Dahin gehören acute Krankheiten, heftige Gemüthsbewegungen, Nervenverletzungen. Ferner werden Fälle berichtet, in denen der Geschlechtsact, ein cariöser Zahn, Fremdkörper im Ohre, ein Glassplitter in der Fusssohle epileptische Krämpfe erzeugt haben. Schon die Verschiedenartigkeit dieser Einflüsse lehrt uns, dass sie nicht als wahre Ursachen, sondern nur als auslösende Reize angesehen werden dürfen.

Aehnliches dürfte wol auch für die Mehrzahl der Fälle gelten, in denen sich die Epilepsie an Kopfverletzungen anschliesst. Unter den von mir in den letzten Jahren beobachteten Fällen befanden sich fast ein Viertel, in denen solche Unfälle, allerdings oft leichterer Art, als Ursache des Leidens angeführt wurden. Alle derartigen

Angaben sind schwer zu verwerthen, weil sich ein bestimmter Beweis für den inneren Zusammenhang zwischen Verletzung und Erkrankung nur selten wird führen lassen. Vielfach sind auch die Verletzungen, deren Spuren wir so häufig in Form von zahlreichen und ausgedehnten Narben bei Epileptikern finden, nicht die Ursache, sondern die Folge des Leidens; der Kranke ist gefallen, weil er von epileptischem Schwindel ergriffen wurde, ohne sich des wahren Herganges recht bewusst zu werden. Dennoch dürfen wir daran festhalten, dass in einer Anzahl von Fällen ein ursächlicher Zusammenhang thatsächlich besteht. Wildermuth giebt dessen Häufigkeit nach seinen eigenen Erfahrungen auf 3,8%, nach der Statistik des Deutschen Heeres auf 4,2% an. Bei einem meiner Kranken traten 4 Jahre nach einem beim Militär erlittenen Hufschlage vor die Stirn mit folgender Bewusstlosigkeit und theilweiser Zertrümmerung des Nasenbeins die ersten Anfälle auf. Den allmählich sich weiter entwickelnden Anfällen ging als Aura Stirnkopfschmerz voraus; ein Anfall wurde durch langwierige Untersuchung der verengten Nase hervorgerufen; einigen anderen, die zu kommen drohten, konnte durch Einpinselung der Nasenschleimhaut mit Cocainlösung vorgebeugt werden. Freilich darf man auch in solchen Fällen wol annehmen, dass eine gewisse Neigung zu epileptischer Erkrankung schon vorher bestanden haben mag. So war bei jenem Kranken der Vater epileptisch gewesen.

Die bei weitem wichtigste äussere Ursache der Epilepsie ist ohne Zweifel der Alkoholmissbrauch. Einerseits ist das Auftreten schwerer Krampfanfälle beim chronischen Alkoholismus nicht selten, wenn es auch zweifelhaft bleiben muss, ob wir es hier mit wirklicher Epilepsie zu thun haben. Weit häufiger aber und überzeugender ist die verderbliche Wirkung, welche selbst sehr mässige Alkoholgaben bei Epileptikern auszuüben pflegen. Zunächst haben wir hier der sogenannten pathologischen Rauschzustände zu gedenken, wie sie bei Epileptikern häufig genug beobachtet werden. Es handelt sich dabei um das Auftreten schwerer Bewusstseinstrübungen mit mangelhafter Erinnerung und meist auch heftigen zornmüthigen Erregungen in Folge von verhältnissmässig geringen Alkoholmengen. Das epileptische Gehirn mit seiner erhöhten Erregbarkeit ist eben ganz besonders empfindlich, „intolerant“ gegen die Wirkungen des Alkohols. Begünstigt wird das Zustandekommen solcher häufig verkannter Störungen durch voraufgehende Gemüthsbewegungen, welche eben gleichfalls die Erregbarkeit steigern. Weiterhin können wir bei Epileptikern vielfach die Erfahrung machen, dass auch die eigentlichen Anfälle durch Alkoholgenuss mit der Sicherheit eines Experiments ausgelöst werden. Einer meiner Kranken, ein Student, verfiel regelmässig nach Commersen in ein epileptisches Delirium, in welchem er mehrfach nur mit genauer Noth an der Ausführung des Selbstmordes verhindert werden konnte.

Endlich aber kann es keinem Zweifel unterliegen, dass nicht nur leichte epileptische Zufälle unter dem Einflusse geistiger Getränke in schwere und schwerste Formen übergeführt werden können, sondern dass auch die schlummernde epileptische Anlage häufig geradezu erst durch den Alkohol geweckt wird. Fälle dieser Art sind es, welche man unter dem Namen der Dipsomanie zu einem Krankheitsbilde zusammengefasst hat, das nach meiner Ueberzeugung der Epilepsie angehört, so weit es überhaupt als ein einheitliches angesehen werden kann. Wir haben es dabei mit dem anfallsweise auftretenden Drange zu ganz unsinnigem Missbrauche geistiger Getränke zu thun. Wie sich bei genauerem Befragen herausstellt, beginnt der Anfall regelmässig mit einem Zustande, der vollständig den oben geschilderten epileptischen Verstimmungen gleicht, mit Unbehagen, Beklemmungsgefühlen, tiefer Traurigkeit, Lebensüberdruss, erhöhter Reizbarkeit, Eingenommenheit des Kopfes, Appetitmangel, Schlaflosigkeit, bisweilen auch geschlechtlicher Erregung. Smith fand dabei vorübergehende Vergrösserung der Herzdämpfung. Gleichzeitig bemächtigt sich des Kranken eine lebhafte innere Unruhe und damit die triebartige Begierde, sich durch den Alkoholgenuss Erleichterung zu verschaffen, so dass er alles stehen und liegen lässt und „im hellen Galopp" der Kneipe zueilt. Unter dem Einflusse des Alkohols kommt es in einer Reihe von Fällen zur Entwicklung eines gewöhnlichen epileptischen Dämmerzustandes, in welchem der Kranke schimpft und lärmt, gewaltthätig wird, sinnlose Reisen unternimmt.

Damit ist natürlich die Auffassung der Krankheit gesichert. So kannte ich einen Herrn, der regelmässig nach einigen Tagen reizbarer Verstimmung ganz plötzlich davonlief, jede ihm erreichbare Menge schwerster alkoholischer Getränke hinunterstürzte und dann in tiefer Bewusstlosigkeit irgendwo aufgefunden wurde, einmal auf dem Eise eines Flusses, wo er die Nacht zugebracht hatte. Ein anderer, sonst sehr nüchterner Kranker, der ausser zwei Ohnmachtsanfällen keine Zeichen von Epilepsie dargeboten hatte, gerieth unter dem Einflusse des Alkohols, zu dem er in seinen Verstimmungen griff, in stundenlanges, zwangsmässiges Schimpfen und Singen; dabei machte er nur den Eindruck leichter Angetrunkenheit, vermochte sich aber später durchaus seiner Erlebnisse nicht mehr zu entsinnen. Er wurde mehrfach wegen Majestätsbeleidigung verurtheilt, die er in solchen Zuständen begangen hatte. In einem weiteren Falle trat nach dem durch Verstimmungen eingeleiteten Alkoholgenusse tage- und wochenlange leichte Benommenheit auf, in welcher der Kranke viel trank, planlos herumfuhr, bis er schliesslich irgendwo ohne Geld und ohne Werthsachen, in verwahrlostem Zustande wieder zu sich kam, völlig im Unklaren über das, was inzwischen mit ihm vorgegangen war. Die psychische Veränderung war dabei äusserlich so geringfügig, dass sie von den Personen, mit denen er in Berührung kam, durchaus nicht bemerkt wurde. Einmal stellte sich zu seinem Schrecken nachträglich heraus, dass er, ein wohlhabender Kaufmann, während einer solchen Zeit mit einem Thierbändiger einen für Jenen äusserst vortheilhaften Vertrag auf Errichtung einer Menagerie abgeschlossen und sich dadurch um Tausende geschädigt hatte.

Durch diese Erfahrungen wird ein Licht auf jene Fälle geworfen, in denen bei Dipsomanen typisch epileptische Störungen ausbleiben und der Kranke nur in einen rauschartigen Zustand geräth, in welchem er fortfährt, fast ohne Unterbrechung Wein, Bier, Schnaps, selbst Spiritus Tag und Nacht in grossen Mengen herunterzustürzen. Meist kehrt er nicht eher nach Hause zurück, als bis das letzte Geldstück vertrunken ist, ja er verkauft und versetzt die Kleidungsstücke von seinem Leibe, um seine krankhafte Gier zu befriedigen. Dabei besteht Schlaflosigkeit, vollständiger Appetitmangel und eine deutliche Unruhe. Trotz der grossen Mengen des genossenen Alkohols kommt es vielfach doch nicht zu sinnloser Betrunkenheit. Nach einigen Tagen oder Wochen hört das Trinken plötzlich auf; es stellt sich unter starkem Ekelgefühl ein bisweilen von Delirien und Sinnestäuschungen begleiteter Collapszustand ein, in welchem auch die körperlichen Folgen der Unmässigkeit, Erbrechen, Appetitmangel, Magenkatarrh, Unsicherheit der Bewegungen, Zittern, stark hervortreten. Aus ihm geht der Kranke verhältnissmässig gesund hervor und zeigt oft eine tiefe Reue über das Vorgefallene sowie Abscheu gegen den Alkohol, aber meist nur eine ziemlich unklare Erinnerung.

Trotz aller guten Vorsätze wiederholen sich die Anfälle in mehr oder weniger regelmässigen Abständen ohne besonderen äusseren Anlass in genau gleicher Weise. Die Zwischenzeiten, während derer die Kranken entweder gar keine oder doch nicht übermässig geistige Getränke zu sich zu nehmen pflegen, betragen einige Wochen oder Monate („Quartalsäufer"), seltener Jahre; sie pflegen sich bei längerem Bestande des Leidens allmählich zu verkürzen, wobei sich zugleich mehr und mehr eine Herabsetzung der sittlichen Widerstandsfähigkeit und namentlich auch die körperlichen Zeichen des Alkoholmissbrauches herausbilden.

Dies ist das eigentliche Bild der Dipsomanie. Von ihm zu der ersterwähnten Gruppe führt eine ununterbrochene Reihe von Uebergängen, durch welche die innere Uebereinstimmung beider zweifellos dargethan wird. Eine weitere Bestätigung für diesen Satz wird durch die Erfahrung geliefert, dass auch bei den Dipsomanen im engeren Sinne unabhängig vom Alkohol die gleichen Verstimmungen auftreten wie bei den sonstigen Epileptikern. Endlich aber finden sich Fälle, bei denen einzelne Anfälle zwar in der Form der Dipsomanie verlaufen, während andere Male, vielleicht auch nur ein einziges Mal im Leben, der Rausch unvermuthet in einem epileptischen Dämmerzustande endigt. Führen hier die Verstimmungen und der Wunsch, sich Erleichterung zu verschaffen, zum Alkoholmissbrauche, so sind die Epileptiker auch sonst in grosser Gefahr, Trinker zu werden. Ihre Widerstandsfähigkeit gegen den Alkohol pflegt herabgesetzt zu sein, so dass leicht schwere Vergiftungserscheinungen auftreten; ferner haben viele von ihnen, da sie von trunksüchtigen Eltern abstammen, von Jugend auf durch Vererbung und Erziehung schon die Neigung zum Trunke. Endlich aber sind sie wegen der grossen Schwankungen ihrer Arbeitsfähigkeit, die das Leiden bedingt, in grosser Gefahr, in die Klasse der Landstreicher und Obdachlosen herabzusinken, bei denen die Verführung zum Trinken eine so verhängnissvolle Rolle spielt.

Mit der Bedeutung des Alkoholmissbrauches für die Erzeugung der Epilepsie hängt die Thatsache zusammen, dass in den letzten Jahren bei uns noch nicht 15% der in die Anstaltsbehandlung gelangten Epileptiker Frauen waren. Bei den Frauen tritt nicht selten eine Verschlimmerung der epileptischen Zufälle zur Zeit der Menses ein. In der Schwangerschaft werden Besserungen, aber auch Verschlimmerungen des Leidens beobachtet; ich sah einmal die Entwicklung eines Status epilepticus bei einer Schwangeren. Meist beginnt die Krankheit schon in der Jugend sich zu zeigen; freilich bleiben die ersten Anzeichen derselben, leichte Ohnmachten, Bettnässen, gelegentliches Fortlaufen, Verstimmungen, vielfach unbeachtet, bis ein stärkerer Krampfanfall, vielleicht nach übermässigem Alkoholgenusse, die Sachlage klärt. In den Entwicklungsjahren verschlechtert sich oft die Epilepsie, oder sie tritt erst jetzt deutlicher hervor. Die ersten Menses geben dazu bisweilen den Anstoss. Andererseits giebt es auch Formen, welche sich weit später, besonders nach Infectionskrankheiten (Masern, Scharlach, Typhus) oder gar erst in den Rückbildungsjahren einstellen, vielleicht im Zusammenhange mit den Veränderungen an den Gefässen, wie man gewöhnlich anzunehmen pflegt (Epilepsia tarda, senilis).

Ueber das Wesen der Epilepsie gehen die Anschauungen noch ziemlich weit auseinander. Zunächst steht es fest, dass in einer gewissen Anzahl von Fällen gröbere Hirnveränderungen aufgefunden werden. Wildermuth theilt mit, dass 13,3% seiner Fälle auf Polioencephalitis, 5,8% auf anderweitige Rindenerkrankungen zurückzuführen seien. In der That begegnen uns öfters die Reste früherer Hirnerkrankungen, Hemiparesen, Hemiathetose, Contracturen. Anatomisch entsprechen ihnen Porencephalien, encephalitische Narben, seltener einmal Missbildungen, multiple Tuberkel, Geschwülste u. s. f. Aber auch in denjenigen Fällen, die wir als „genuine" Epilepsie zu betrachten pflegen (nach Wildermuth 82%), scheinen sich häufig genug allerlei Veränderungen zu finden, die nicht ohne Beziehung zu den klinischen Erscheinungen sein dürften. Im Status epilepticus fand Kazowsky starke Blutüberfüllung, Infiltration der Gefässwandungen und des Hirngewebes mit Leukocythen, zahlreiche Blutaustritte und Veränderungen an den Nervenzellen. Dass bei der senilen Epilepsie die Alterserkrankungen der Gefässe wie des Nervengewebes ausgesprochen zu sein pflegen, wurde soeben angedeutet. Chaslin hat ferner bei der Epilepsie eine weit verbreitete Vermehrung und Verdickung der Gliafasern nachgewiesen, die vorzugsweise die oberen Rindenschichten betraf und sich an einzelnen

Stellen strudelförmig in die Rinde hineinerstreckte. Ebenso fand Bleuler bei 26 Epileptikern mit chronischer Verblödung regelmässig eine sehr auffallende Wucherung der Glia in den obersten Rindenschichten („Randgliose").

Andererseits liegen von zahlreichen Beobachtern Angaben über sklerotische Veränderungen am Ammonshorn der Epileptiker vor, die allerdings bisher noch wenig mit feineren Methoden nachgeprüft wurden. Bratz konnte neuerdings feststellen, dass von 32 „genuinen" Epileptikern 14 in der That auch mikroskopisch eine meist einseitige, ausserordentlich gleichförmige Erkrankung des Ammonshorns darboten, „Atrophie der Zellen eines bestimmten Gebietes und Erfüllung des betroffenen Raumes mit feinfasriger Neuroglia". Nissl, der freilich nur wenige Fälle untersuchen konnte, ist zu der Ansicht gekommen, dass die Erkrankung des Ammonshornes nur die besonders leicht erkennbare Theilerscheinung einer allgemeineren Erkrankung der gesammten Rinde bedeute, bei der zunächst am meisten das Auftreten zahlreicher und stark entwickelter Spinnenzellen, besonders in den oberen Rindenschichten, ins Auge fällt. Auch die Nervenzellen erwiesen sich in weitem Umfange, aber in verschiedener Weise und in sehr verschiedenem Grade erkrankt, vielleicht auch das zwischen ihnen liegende Grau; ebenso zeigten die Gefässe ausgebreitete Veränderungen. Eine irgend befriedigende Deutung lassen leider alle diese Befunde zur Zeit noch nicht zu, doch dürfen wir wol annehmen, dass der Verblödung der Epileptiker eine allgemeine und schwere Erkrankung der Hirnrinde entspricht.

Eine andere Frage ist es, wie sich die eigenthümliche Periodicität der epileptischen Störungen erklärt. Man kann hier auf die Thatsache hinweisen, dass in unserem Nervensystem offenbar eine Reihe von Einrichtungen vorhanden sind, die eine periodische Entladung von dauernd einwirkenden Reizen vermitteln. Ausser den vielfachen Thatsachen des gesunden Lebens sei hier nur die Erfahrung genannt, dass auch in den Endzuständen der Dementia praecox oft eine bemerkenswerthe Regelmässigkeit der Erregungen beobachtet wird. Man hat indessen bei der Epilepsie vielfach versucht, den Schwankungen in den körperlichen Zuständen nachzugehen, um dadurch einen Einblick in das Zustandekommen des epileptischen Anfalles zu gewinnen. Vor allem ist nach Giften gefahndet worden, die sich im Körper der Epileptiker bilden oder zu gewissen Zeiten anhäufen sollten. Zunächst hat Voisin nachgewiesen, dass nach dem epileptischen Anfalle, besonders, wenn eine Reihe derselben auf einander folgen häufig Eiweiss im Harn auftritt. Er stellte ferner fest, dass der Harn der Epileptiker vor den Anfällen eine geringere, nach denselben eine grössere Giftigkeit für Kaninchen besass, als in den anfallsfreien Zeiten. Agostini*) fand den Harn unmittelbar vor und nach dem Anfalle am giftigsten. Haig**) kam zu dem Ergebnisse, dass vor dem Anfalle weniger, nach demselben aber mehr Harnsäure ausgeschieden werde, als sonst; er meint daher, dass ein Ueberschuss von Harnsäure im Blute zu einer Verengerung der kleinen Gefässe und damit zu einer Steigerung des Blutdruckes führe, der dann den Anfall auslöse. Zu noch genaueren Vorstellungen ist Krainsky***) gelangt, der die periodische Anhäufung von carbaminsaurem Ammoniak mit Bestimmtheit für die Entstehung der epileptischen Anfälle verantwortlich macht; er weist es nicht nur im Blute der Epileptiker nach, sondern konnte auch bei Thieren epileptische Anfälle durch Einspritzung jenes Körpers erzeugen. Im Anfalle soll das carbaminsaure Ammoniak in Harnstoff und Wasser zerfallen, von dem der erstere in Form von Harnsäure im Harn erscheint. Es gelang ihm geradezu, aus der Verminderung oder Vermehrung der Harnsäureausscheidung die Anfallstage zu bezeichnen oder vorherzusagen. Der Anfall bildet also gewissermassen ein Sicherheitsventil gegen die Anhäufung des Giftes im Blute.

Vorster fand bisweilen nach den Anfällen eine Erhöhung des specifischen Blutgewichtes und eine Zunahme des Hämoglobingehaltes, während Féré umgekehrt von einem Sinken dieses letzteren berichtet. Vermehrte Giftigkeit des Blutplasmas nach dem Anfalle führt Agostini an, ferner Vermehrung des Salzsäuregehaltes im Magensafte, abnorme Gährungsproducte, Herabsetzung der Verdauungskraft, der Empfindlichkeit, der Beweglichkeit, der Aufsaugungsfähigkeit des Magens. Vor dem Anfalle, noch mehr aber kurz nachher, war der Magensaft in erhöhtem Maasse giftig. Cabitto†) fand, dass Blutserum von

*) Rivista sperimentale di freniatria, XXII, 267.

**) Brain, 1896, 1.

***) Allgem. Zeitschr. f. Psychiatrie, LIV, 612.

†) Rivista sperimentale di freniatria, XXIII, 36.

Epileptikern bei Kaninchen Krämpfe hervorrief; der Schweiss der Kranken erzeugte ebenfalls Krämpfe, um so stärker, je näher der Anfall war. Abnorme Bestandtheile, Aceton, Indican, die auf krankhafte Zersetzungen im Körper hindeuten, sind auch von anderen Forschern nachgewiesen worden.

Wenn sich die hier angeführten Erfahrungen bestätigen, so würde die Epilepsie, wenigstens in manchen Fällen, als eine Stoffwechselkrankheit anzusehen sein, bei der sich giftige Zersetzungsstoffe im Blute anhäufen, die dann vielleicht als die näheren Ursachen des Anfalles zu betrachten wären. Für diese Auffassung wird namentlich auch die Beobachtung ins Feld geführt, dass die Anfälle vielfach von Erscheinungen begleitet sind, die auf eine Vergiftung hindeuten, Hinfälligkeit, Schläfrigkeit, Kopfschmerzen, Aufstossen, Erbrechen, Zungenbelag, Darmstörungen. Aus dem Schwinden oder Fortbestehen dieser Zeichen soll man schliessen können, ob eine Reihe von Anfällen abgeschlossen ist oder nicht. Ferner wäre darauf hinzuweisen, dass wir gerade bei so manchen chronischen Vergiftungen, vor allem durch Alkohol und Blei, bei der Urämie u. s. f., epileptische Anfälle auftreten sehen. Allerdings wird es wol immer nur ein Theil der Fälle sein, auf den die toxische Erklärung passt. Wo wir umschriebene Hirnerkrankungen antreffen, bedürfen wir jener letzteren kaum. Aber auch sonst bietet sie uns noch viele Schwierigkeiten. Wollen wir auch die nachgewiesenen allgemeinen Hirnveränderungen auf chronische Giftwirkungen zurückführen, so bleibt doch die Periodicität der Anfälle, die anscheinende Aufspeicherung des Giftes im Körper bis zu einem gewissen Zeitpunkte noch räthselhaft, ebenso die Erblichkeitsbeziehung der Epilepsie zu anderen Geistes- und Nervenkrankheiten. Gerade diese letztere Thatsache scheint mir sehr dafür zu sprechen, dass doch in den Zuständen des Nervengewebes die eigentliche und letzte Ursache für die eigenartigen Krankheitsäusserungen liegt, die wir unter dem Namen der Epilepsie zusammenfassen.

Die Prognose des epileptischen Irreseins hängt sehr wesentlich von der Ursache des Leidens und von dem Zeitpunkte seines Auftretens ab. Wo gröbere Hirnerkrankungen zu Grunde liegen, ist natürlich eine Besserung nicht zu erwarten; im Gegentheil beobachtet man vielfach sogar ein allmähliches Fortschreiten der geistigen Schwäche. Dagegen kann die selbständige Epilepsie heilen und ist auch häufig der Behandlung bis zu einem gewissen Grade zugänglich, die Alkoholepilepsie und die dipsomanischen Störungen sogar in ziemlich hohem Maasse. Die schweren postepileptischen stuporösen und deliriösen Zustände pflegen sich besonders gern nach Reihen von starken Krampfanfällen einzustellen, während sich die rein psychischen Anfälle mehr mit den leichteren, besonders auch mit den nach Kopfverletzungen auftretenden Formen der Epilepsie zu verbinden scheinen. Die Gefahr des epileptischen Schwachsinns ist im allgemeinen geringer bei den örtlich umgrenzten Formen, doch können auch diese sich allmählich zu allgemeiner Epilepsie weiter entwickeln und dann zur Verblödung führen. Am schlimmsten sind die Fälle mit häufigen und schweren allgemeinen Krämpfen, vor allem, wenn das Leiden in frühem Lebensalter auftritt. Auch abgesehen von den beträchtlichen Hindernissen, welche die Krankheitserscheinungen selbst der geistigen Ausbildung entgegensetzen, bleibt hier die gesammte psychische Entwicklung regelmässig zurück, oft sogar auf den niedrigsten Stufen. Weit seltener und wol nur bei den leichten Formen der Epilepsie kann sich die Störung auf das gemüthliche Verhalten beschränken, während die Kranken verstandesmässig normal oder sogar besonders gut veranlagt sind. Andererseits giebt Féré an, dass sich in höherem Alter die Verblödung auffallend rasch einstellen könne, bisweilen ziemlich plötzlich nach einem bestimmten Anfalle. Selbstverständlich ist bei allen Epileptikern auch das Leben in hohem Maasse gefährdet, sei es durch die Verletzungen im Anfalle, sei es durch Selbstmordversuche und Unglücksfälle, sei es endlich durch die Entwicklung eines Status epilepticus. Worcester fand, dass unter 70 Epileptikern nicht weniger als 45 in Folge ihrer Anfälle zu Grunde gingen.

Die Epilepsie ist, wie so viele unserer Krankheitsbezeichnungen, heute noch ein Sammelbegriff, dessen Umfang nicht genau feststeht. Ganz allgemein hat man sich indessen gewöhnt, die auf gröberen Herderkrankungen beruhenden Formen von der eigentlichen, „genuinen“ Epilepsie abzutrennen. Klinisch unterscheiden sie sich namentlich durch das Auftreten solcher Erscheinungen, die auf einen bestimmten Sitz des Leidens in der Hirnrinde hindeuten, seien es dauernde Reizungen oder Lähmungen, seien es Herdzeichen, die dem Anfalle selbst unmittelbar vorangehen oder folgen. Es zeigt sich jedoch bei genauerer Betrachtung, dass die Grenzen zwischen der allgemeinen und der örtlich umgrenzten oder Rindenepilepsie keineswegs scharfe sind. Namentlich kommt es häufig vor, dass die ursprünglich umgrenzten Krankheitserscheinungen sich allmählich ausdehnen, dass sich zwischen Anfälle zweifellos umschriebenen Sitzes andere von ganz allgemeiner Ausbreitung einschieben.

Eine zweite umstrittene Gruppe von epileptischen Erscheinungen sind diejenigen, die bei chronischen Vergiftungen auftreten. So weit wir es hier nicht einfach mit der Erweckung einer schlummernden epileptischen Anlage zu thun haben, scheinen diese Fälle eine Sonderstellung einzunehmen, die sich klinisch darin ausdrückt, dass bei ihnen zwar schwere Krampfanfälle häufig sind, dass aber die übrigen Gestaltungen der Epilepsie, insbesondere die Geistesstörungen, ganz in den Hintergrund treten, vielleicht sogar in ihrer besonderen Eigenart völlig fehlen. Andererseits vertritt Féré den Standpunkt, dass die Eklampsie, die wir auf urämische Vergiftung zurückzuführen pflegen, nichts sei, als gewöhnliche Epilepsie, für die das Wochenbett nur die Rolle einer auslösenden Ursache spiele. Ein abschliessendes Urtheil über diese Umgrenzungsfragen ist zur Zeit noch nicht möglich.

Sehen wir von diesen grundsätzlichen Schwierigkeiten ab, so wird die Erkennung einer epileptischen Geistesstörung im allgemeinen leicht sein, sobald man Gelegenheit hat, das Vorhandensein der kennzeichnenden Krämpfe festzustellen, deren unterscheidende Eigenthümlichkeiten wir bei Besprechung der hysterischen Anfälle aufzuführen haben werden. Bei der Epilepsia tarda allerdings ist es nothwendig, die Möglichkeit einer Paralyse in Erwägung zu ziehen, die bisweilen mit epileptiformen Anfällen beginnt. Die Beachtung der sonstigen paralytischen Krankheitszeichen wird hier meist rasch Klarheit bringen. Die epileptischen Erregungen werden durch das Fehlen der Ideenflucht von den manischen Zuständen leicht unterschieden. Dagegen können bei der Abgrenzung von den Aufregungen und Stuporzuständen der Dementia praecox Schwierigkeiten entstehen, zumal auch hier epileptiforme Anfälle vorkommen. Wir haben die unterscheidenden Merkmale bei der Besprechung jener Krankheit bereits aufgeführt. Besonderes Gewicht ist auf die Vorgeschichte zu legen, den Nachweis einzelner Schwindel- oder Ohnmachtsanfälle, periodischer Verstimmungen, ferner auf solche Anzeichen, die nächtliche Anfälle wahrscheinlich machen, zeitweises Bettnässen, Zungenverletzungen, das gelegentliche Gefühl starker Abspannung oder heftiger Kopfschmerzen am Morgen. Der epileptische Schwachsinn unterscheidet sich von den Endzuständen der Dementia praecox vor allem durch das Fehlen des Negativismus, der Stereotypie, der Schrullen und Manieren. Die Kranken fassen schlechter auf, sind ungemein schwerfällig in ihrem Denken, aber nicht so verworren wie jene letzteren; sie sind dauernd reizbarer, gewaltthätiger, im Gegensatze zu den selteneren und harmloseren Erregungen bei verblödeten Hebephrenen und Katatonikern.

Allein selbst nach Abrechnung aller derjenigen Fälle, in denen man an der Hand der aufgeführten Gründe zur Annahme eines epileptischen Irreseins geführt wird, bleiben noch eine Reihe von Beobachtungen übrig, deren klinisches Bild genau demjenigen des epileptischen Irreseins entspricht, ohne dass doch irgend eines der gewohnten Zeichen der epileptischen Neurose nachweisbar wäre. Einige Forscher, vor allem der um die Kenntniss der epileptischen Psychosen so sehr verdiente Samt*), sind so weit gegangen, auch hier aus allgemeinen Gründen eine epileptische Ursache vorauszusetzen. Der psychisch-epileptische Anfall wurde von Samt gewissermassen als ein Aequivalent des Krampfanfalles betrachtet, und jene zweifelhaften Formen waren ihm daher nichts Anderes, als Epilepsie, bei welcher sämmtliche Krampfanfälle in psychisch-epileptische Aequivalente umgewandelt sind.

Auf Grund meiner eigenen Erfahrungen bin ich geneigt, einer solchen Auffassung durchaus zuzustimmen. Wenn wir uns gewöhnt haben, als das eigentliche Kennzeichen der Epilepsie den Krampfanfall zu betrachten, so ist zu bedenken, dass einerseits durchaus nicht alle epileptiformen Anfälle wirklich Epilepsie bedeuten, und dass es andererseits zahlreiche Fälle giebt, in denen alle sonstigen Erscheinungsformen der Epilepsie auf das schönste ausgebildet sind, während Krämpfe vollkommen fehlen. Endlich lehrt die Erfahrung, dass von diesen letzterwähnten Fällen alle denkbaren Uebergänge zu denjenigen hinüberführen, welche den ganzen Formenreichthum der epileptischen Anfälle gleichzeitig darbieten. Ich kannte einen Kranken, der häufig in epileptischen Stupor verfiel, aber niemals Krämpfe und nur zweimal kurzdauernde Ohnmachten gehabt hatte.

*) Archiv für Psychiatrie, V u. VI.

Ein anderer bot in ausgeprägtester Form die epileptische Charakterveränderung, ferner die periodischen Verstimmungen mit heftigen Gewalthandlungen, endlich krankhafte Rauschzustände dar, hatte aber nur ein einziges Mal eine Ohnmacht und einmal einen Anfall von Nachtwandeln, dagegen niemals Krämpfe. Diese Beispiele, deren Zahl sich leicht beliebig vermehren liesse, sind es gewesen, welche mich zu der Anschauung geführt haben, dass der Krampf zwar ein wichtiges, aber doch nur ein Zeichen der Epilepsie darstellt, und dass wir berechtigt sind, auch dort Epilepsie anzunehmen, wo nur eine oder mehrere der übrigen Erscheinungsformen der Epilepsie nachweisbar sind.

Diese Erweiterung der Begriffsbestimmung ist zunächst von Bedeutung für die Auffassung der Dipsomanie. Es giebt ohne Zweifel Periodentrinker, welche zugleich einzelne epileptische Krampfanfälle darbieten. In der Regel aber ist das nicht der Fall. Vielmehr erkranken vorzugsweise solche Personen dipsomanisch, bei denen sich die Epilepsie in Form von periodischen Verstimmungen äussert. In einer Reihe von Fällen kommt es ausserdem, wie oben ausgeführt, unter dem Einflusse des Alkohols zu Anfällen, wie sie uns von der Epilepsie bekannt sind, zu schweren Ohnmachten und Dämmerzuständen. Sobald man sich einmal daran gewöhnt hat, als gleichberechtigte Formen der Epilepsie neben den Krämpfen und Ohnmachten ebenso die periodischen psychischen Störungen, die Dämmerzustände wie die plötzlichen Verstimmungen anzusehen, erkennt man unschwer die Zusammengehörigkeit der hier vereinigten Krankheitsbilder, welche überall neben und für einander auftreten können.

Zugleich wird diese Auffassung uns noch über eine andere Schwierigkeit hinweghelfen, die ebenfalls zur Aufstellung einer neuen Krankheitsform geführt hat. Die Epilepsie ist eine periodische Krankheit. Man hat daher Bedenken getragen, solche Fälle derselben zuzurechnen, in denen bei Fehlen sonstiger epileptischer Krankheitszeichen nur ein einziges Mal im Leben ein Dämmerzustand beobachtet wurde. Vielmehr hat man eine besondere Krankheit, die „Mania transitoria“*), besser vielleicht das Delirium transitorium,

---

*) Schwartzer, die transitorische Tobsucht. 1880; Venturi, le pazzie transitorie. 1888; v. Krafft-Ebing, Psychiatrische Arbeiten, I, 1.

angenommen. v. Krafft-Ebing spricht auch von transitorischem Irresein bei Neurasthenie und scheint dabei namentlich die milder verlaufenden Anfälle im Auge zu haben. Es handelt sich hier um einen mehr oder weniger heftigen Aufregungszustand mit traumhafter Trübung des Bewusstseins, der sehr rasch verläuft und keinerlei Erinnerung hinterlässt. Kleine Alkoholmengen und voraufgehende Gemüthsbewegungen scheinen die günstigen Bedingungen für den Ausbruch der Krankheit abzugeben. Klinisch geht die Uebereinstimmung mit epileptischen Dämmerzuständen offenbar bis in die kleinsten Einzelheiten. Ich halte es daher nicht für möglich, solche Fälle von der Epilepsie zu trennen. Ganz abgesehen davon, dass jene kleinen, gelegentlichen Zufälle, die wir sonst als Zeichen der Epilepsie anerkennen, namentlich die viel zu wenig beachteten periodischen Verstimmungen, sehr leicht übersehen oder vergessen werden können, ist es durchaus denkbar, dass ein an sich periodisches Leiden bei weniger ausgeprägter Veranlagung nur unter ganz besonders ungünstigen Umständen einmal zum Ausbruche gelangt. Wie es Epileptiker giebt, die neben unscheinbaren Störungen etwa nur ein einziges Mal einen Krampfanfall erleiden, so kann wol auch nur einmal ein Dämmerzustand auftreten. Meist werden dann freilich andere Zeichen der Epilepsie deutlicher ausgeprägt sein. Es ist aber gewiss möglich, dass in seltenen Fällen ganz allein jener Dämmerzustand die schlummernde epileptische Veranlagung anzeigt. In einem von mir lange Zeit beobachteten derartigen Falle stellte sich übrigens heraus, dass ausser dem schweren Dämmerzustande wahrscheinlich mehrfach krankhafte Rauschzustände dagewesen waren, und dass von Jugend auf gut gekennzeichnete periodische Verstimmungen bestanden hatten; später treten dann noch mehrfach leichtere Dämmerzustände auf.

Die Bekämpfung der Epilepsie hat vor allem mit der Vorbeugung zu beginnen. Der Weg wird uns hier durch die erblichen Beziehungen der Krankheit zum Alkoholismus gewiesen. Wenn wir bedenken, dass auf 1000 Menschen mindestens 1—2 Epileptiker kommen, und dass nahezu $^1/_4$ derselben von trunksüchtigen Eltern erzeugt wurden, so wird das für uns Aerzte ein neuer Antrieb sein, mit allen Kräften die Verbreitung des furchtbaren Volksgiftes zu bekämpfen, das nicht nur die Gegenwart, sondern auch die Zukunft vernichtet. Weiterhin wird unsere Aufgabe die ursächliche Behandlung des einzelnen Falles sein, wie sie bald in der Trepanation (Knocheneindrücke am Schädel, corticale Herderkrankungen), bald (Reflexepilepsie) im Ausschneiden von Narben, der Beseitigung cariöser Zähne, dem Ausbrennen der Nase, bald auch (Gummata, Periostitis) in einer antiluetischen Cur zu bestehen hätte. Meist werden dadurch allerdings nur vorübergehende Erfolge erzielt. Selbst in Fällen, die sich zweifellos an Kopfverletzungen angeschlossen haben, scheint nach längerem Bestehen des Leidens die Aussicht gering zu sein, durch Ausschneidung von Narben oder Knochensplittern dauernde Heilung zu erzielen, eine Erfahrung, die sehr für das Bestehen oder die allmähliche Entwicklung einer allgemeinen epileptischen Veränderung in solchen Hirnen spricht. Andererseits sieht man auch ohne sonstige Eingriffe am Hirn die einfache „Lüftung“ durch die Trepanation bisweilen eine Zeit lang günstig wirken*).

Eine ganz besondere Wichtigkeit möchte ich in der Behandlung der Epilepsie aus früher erörterten Gründen der Durchführung dauernder und vollständiger Enthaltsamkeit gegenüber dem Alkohol auch in jenen Fällen beilegen, in denen es sich nicht um eine eigentliche Alkoholepilepsie handelt. Jeder Epileptiker ist in höherem oder geringerem Grade intolerant gegen Alkohol und ist, wie ich glauben muss, in Gefahr, durch denselben gelegentlich in schwere geistige Störung zu verfallen, sich selbst und Anderen in hohem Grade gefährlich zu werden. Namentlich gilt jene Forderung natürlich für die Dipsomanie, bei welcher ihre unbedingte Durchführung das einzige, aber öfters erstaunlich günstig wirkende Heilmittel bildet. Wie ich in einer Reihe von Fällen beobachtet habe, verlaufen die hier so gefährlichen Verstimmungen ohne Alkohol nicht nur ganz harmlos, sondern sie werden auch nach und nach seltener und unbedeutender und können sich, wie es scheint, allmählich fast ganz verlieren.

Eine ganze Reihe von Behandlungsvorschlägen haben sich an die Anschauungen über die Verursachung der Epilepsie durch Selbstvergiftung angeknüpft. Um die Gifte im Magen und Verdauungskanal zu beseitigen, sind Magen- und Darmausspülungen, Abführmittel, innerliche Desinfectionsmittel (β-Naphthol, Salol, Ca-

---

*) Jolly, Charitéannalen, XX.

lomel) empfohlen worden. Ferner soll die Harnausscheidung durch reichliches Trinken von Wasser, schwachem Thee, Kochsalzlösungen angeregt worden, die Schweissabsonderung durch heisse Luftbäder. Um den Stoffwechsel dauernd günstig zu beeinflussen und namentlich die Bildung reichlicher Harnsäure zu verhindern, giebt Haig eine wesentlich pflanzliche Nahrung, Milch, Mehlspeisen, Gemüse, und vermeidet ausser Fleisch auch Thee, Kaffee und Bouillon. Agostini wiederum befürwortet mehr gemischte Kost, da er von einseitiger Pflanzennahrung verderbliche Magenstörungen erwartet. Trotz so mancher Unklarheiten scheint übrigens die Vermeidung allzu reichlicher Fleischkost für Epileptiker thatsächlich vortheilhaft zu sein.

Die Anfälle selbst hat man mit zahllosen Mitteln bekämpft. Allerdings könnte man zweifelhaft sein, ob dieses Bestreben zweckmässig ist, wenn die Anfälle wirklich Sicherheitsventile vorstellen und das angesammelte Gift vernichten. Vielleicht geschieht aber die Verringerung der Anfälle überhaupt nur durch Beseitigung ihrer Ursache. Von einer Aufzählung aller Mittel, die man zu jenem Zwecke angewendet hat, dürfen wir hier absehen; nur der Borax, der bei geringem Nutzen schwere Verdauungsstörungen, Hauterkrankungen und Nierenentzündungen erzeugt, das Argentum nitricum, das Bromäthyl, das Atropin und das von verschiedenen Seiten gerühmte Zinkoxyd (steigende Gaben von 0,06 gr an) sollen hier kurz erwähnt werden. Von Wildermuth sind ferner die Ueberosmiumsäure und namentlich das Amylenhydrat empfohlen worden, das in Gaben von 5—8 gr täglich Zahl und Stärke der epileptischen Anfälle herabzusetzen scheint. Besonders gute Dienste soll es neben dem Chloralhydrat in der Behandlung des Status epilepticus leisten, den man ausserdem durch verlängerte heisse Bäder, Kochsalzinfusionen, unter Umständen durch Aderlass bekämpfen kann.

Bei weitem die wirksamsten Mittel in der Behandlung der Epilepsie sind jedoch immer noch die Bromsalze, die hier zum ersten Male im Jahre 1851 von Locock angewendet wurden. Wir geben sie zu 5—6 gr täglich, einzeln oder in Form des Erlenmeyerschen Gemisches, doch sind schon viel grössere Gaben, bis zu 30 gr. verordnet und anscheinend auch vertragen worden. Wollen wir Erfolge erzielen, so muss das Brom ganz planmässig möglichst lange

Zeit hindurch genommen werden. Man nimmt an, dass durch das Schwinden des Rachenreflexes der Zeitpunkt gekennzeichnet werde, an dem der Körper mit Brom gesättigt ist. Bei längerer Darreichung von Brom in grösseren Gaben wird das Mittel im Körper aufgespeichert, vielleicht, indem es an Stelle des Chlornatrium tritt, das nach Laudenheimers Angaben in grösseren Mengen ausgeschieden wird. Im weiteren Verlaufe pflegen dann die Erscheinungen der Bromvergiftung hervorzutreten, Acne, Verdauungsstörungen, bronchitische Erkrankungen, Herzschwäche, Schläfrigkeit, Gedächtnissschwäche, Benommenheit. Durch fleissiges Baden kann man das Auftreten der Acne einigermassen hintanhalten; auch die neueren Ersatzmittel, das Bromalin und Bromipin (Merck), sollen weniger leicht Vergiftungserscheinungen herbeiführen. Bei schwererem Bromismus ist es unbedingt geboten, sofort, aber langsam mit der Arzneigabe herunterzugehen. Es gelingt aber bei gehöriger Vorsicht meist, den Kranken mittlere Bromgaben, nach Umständen mit kurzen Unterbrechungen, Jahre lang zuzuführen. Hier kommt es in einzelnen Fällen vor, dass die epileptischen Störungen nicht nur gänzlich verschwinden, sondern auch nach dem Aussetzen des Mittels nicht wiederkehren, so dass man von wirklichen Heilungen sprechen kann. Meistens wird wenigstens eine erhebliche Besserung erreicht, doch dauert der Erfolg in der Regel allerdings nur so lange und vielleicht noch nicht einmal so lange wie die Darreichung des Heilmittels.

Nach dem Aussetzen kommt es nicht selten vor, dass sich die Krämpfe und mit ihnen auch die psychischen Störungen rasch wesentlich verschlimmern. Ausserdem sah ich zweimal gerade unter dem Einflusse des Bromkalium einen wahren Status epilepticus sich entwickeln, der erst nach Ersetzung des Mittels durch Atropin wieder schwand, und endlich wurden in einem von mir beobachteten Falle zwar die Anfälle durch das Bromkalium vorübergehend beseitigt, doch stellten sich statt ihrer ungemein heftige Aufregungszustände mit leichter Bewusstseinstrübung ein, welche mich die Krämpfe zurückwünschen und die eingeleitete Cur aufgeben liessen. Indessen auch abgesehen von derartigen Zwischenfällen bleiben die Bromsalze in einer gewissen Zahl von Fällen, die nach den Angaben von Bratz zwischen 4 und 36% schwankt, ohne Wirkung. Man hat daher das Mittel mit verschiedenen anderen verbunden, namentlich mit Adonis vernalis (0,3--0,6 gr täglich als Infus nach Bechterew), Digitalis, Codein, Belladonna, Chloralhydrat, oder man hat die Wirkung durch Abwechselung mit anderen Arzneien zu erhöhen gesucht. So wurde von Möli das Brom zeitweilig durch Atropin ersetzt, während Flechsig*) die planmässige Folge von Opium und Brom in solchen Fällen empfohlen hat, in denen die einfache Brombehandlung keinen Nutzen zeigt. Man soll zunächst 6 Wochen lang Opium in steigender Gabe bis zu 1 gr täglich verabreichen, dann plötzlich dieses Mittel durch 8 gr Bromsalz täglich ersetzen. Durch Darmausspülungen und diätetische Massregeln, namentlich aber durch strenge Bettbehandlung soll die Cur unterstützt werden; die Kranken müssen unter genauester ärztlicher Aufsicht bleiben. Die bisherigen Berichte über diese Behandlung gehen ziemlich weit auseinander. Wie es scheint, können sich recht ernste Erscheinungen einstellen. Während der Opiumbehandlung sinkt das Körpergewicht bedeutend; die Kranken können nicht warm werden, verlieren die Esslust; mehrfach traten Delirien, Status epilepticus und selbst tödtliche Collapse auf. Andererseits wurden einzelne Kranke erheblich gebessert, bei denen andere Behandlungen ohne Erfolg gewesen waren.

In symptomatischer Beziehung erheischen die epileptischen Dämmerzustände eine äusserst sorgfältige Ueberwachung der Kranken wegen der grossen Gefahr, welche dieselben für sich und ihre Umgebung bedeuten. Epileptiker mit häufigen Dämmerzuständen bedürfen der Anstaltsfürsorge ebenso wie jene zahlreichen geistigen Krüppel und Halbkrüppel, denen das Leiden die Möglichkeit zu regelmässiger und lohnender Erwerbsthätigkeit raubt. In neuester Zeit ist auch auf diesem Gebiete der öffentlichen Fürsorge die Lösung der vorliegenden Aufgaben in Angriff genommen worden. Den ersten praktischen Versuch einer Epileptikeranstalt in grösstem Maassstabe hat Pastor v. Bodelschwingh in Bielefeld gemacht. Leider ist indessen schon jetzt erkennbar, dass hier die Wohlthaten des Krankenhauses durch eine specifisch theologische Auffassung und Behandlung der ohnedies zur Frömmelei neigenden Kranken vielfach

---

*) Neurolog. Centralblatt, 1893, 230; 1897, 50; Salzburg, Ueber die Behandlung der Epilepsie, insbesondere mit Opium-Brom nach Flechsig, Diss. 1894; Linke, Allgem. Zeitschr. f. Psychiatrie, LII, 753; Pollitz ebenda, LIII, 377; Bratz, ebenda LIV, 208.

beeinträchtigt werden. Dagegen verdanken wir den wenigen unter ärztlicher Leitung stehenden Epileptikeranstalten schon jetzt eine Reihe werthvoller Aufschlüsse über Wesen und Behandlung der Epilepsie, die uns sicherlich dem Ziele einer wirksamen Bekämpfung dieser furchtbaren Krankheit näher führen werden.

B. Das hysterische Irresein.

Wenn es heute kaum möglich erscheint, eine knappe und scharfe Begriffsbestimmung der Hysterie*) im allgemeinen aufzustellen, so tritt uns diese Schwierigkeit in fast noch höherem Grade entgegen beim Hinblicke auf das hysterische Irresein. Wir geben gelegentlich einer ganzen Reihe von krankhaften Seelenzuständen den Beinamen des „Hysterischen," ohne immer mit genügender Klarheit die Begründung desselben durchführen zu können. Ja, es kann kaum in Abrede gestellt werden, dass vielfach ein nicht zu rechtfertigender Missbrauch mit der verallgemeinerten Anwendung jener Bezeichnung getrieben worden ist. Als wirklich einigermassen kennzeichnend für alle hysterischen Erkrankungen dürfen wir vielleicht die ausserordentliche Leichtigkeit und Schnelligkeit ansehen, mit welcher sich psychische Zustände in mannigfaltigen körperlichen Störungen wirksam zeigen, seien es Anaesthesien oder Paraesthesien, seien es Ausdrucksbewegungen, Lähmungen, Krämpfe oder Secretionsanomalien.

Die eigentliche Grundlage dieser krankhaften Veränderung haben wir höchst wahrscheinlich in das Gebiet der Gefühle zu verlegen. Wir wissen wenigstens, dass von dieser Seite her schon beim gesunden Menschen ein sehr bedeutender, vielfach dem Willen entzogener Einfluss auf die Zustände unseres Körpers ausgeübt wird. Dem entsprechend pflegen auch Verstand und Gedächtniss der Hysterischen keine auffallenderen Störungen darzubieten. Allerdings begegnet uns nicht selten eine besonders starke Empfänglichkeit. Die

*) Möbius, Schmidts Jahrbücher 199, 2, S. 185 (Literatur); Neurologische Beiträge I; Pitres, leçons cliniques sur l'hystérie et l'hypnotisme. 1891; Gilles de la Tourette, traité clinique et thérapeutique de l'hystérie. 1891; Janet, Der Geisteszustand der Hysterischen (die psychischen Stigmata). 1894; Sollier, genèse et nature de l'hystérie. 1897; Ziehen, Eulenburgs Realencyclopaedie, 3. Auflage.

Kranken fassen vortrefflich auf, beobachten gut, haben ein scharfes Auge für Kleinigkeiten, namentlich auch für die Schwächen ihrer Umgebung. Einzelne Kranke zeigen geradezu hervorragende Begabung, wenigstens nach gewissen, namentlich künstlerischen Richtungen hin; in anderen Fällen freilich besteht im Gegentheil geistige Dürftigkeit und Gedankenarmuth. Vielfach überrascht im ersten Augenblicke eine grosse geistige Lebendigkeit und Regsamkeit. Bei näherer Bekanntschaft pflegt sich aber herauszustellen, dass sich mit derselben Ablenkbarkeit, Oberflächlichkeit des Urtheils und Leichtgläubigkeit verbindet. Die Kranken sind unbeständig in ihrem Interesse, gehen nirgends in die Tiefe, urtheilen wesentlich nach Aeusserlichkeiten, ersten Eindrücken, zufälligen Nebenumständen. Alles Neue hat für sie einen besonderen Reiz; sie geben sich ihm um so lieber und um so urtheilsloser hin, je mehr es mit dem Alltäglichen und Gewohnten im Widerspruche steht. Ungewöhnliche, äusserlich wirkungsvolle Persönlichkeiten und Begebenheiten pflegen daher auf sie einen grossen Eindruck zu machen. Wegen dieser ihrer blinden Empfänglichkeit sind Hysterische zu allen Zeiten die ersten Gläubigen und begeistertsten Vorkämpfer für Wundergeschichten der verschiedensten Art gewesen, namentlich auch auf religiösem Gebiete. Nur allzu häufig entspringt ferner aus diesen Eigenthümlichkeiten eine starke Neugier, die Neigung, sich um fremde Angelegenheiten zu bekümmern, die Freude am Klatsch, am Skandal, an öffentlichen Schaustellungen, aufregender Lectüre und nervenkitzelnden Genüssen aller Art.

Die Erinnerung ist bei unseren Kranken im allgemeinen treu, aber nicht selten ungemein einseitig. Wahrnehmung und Deutung werden nicht immer scharf auseinandergehalten. In einzelnen Fällen begegnet uns geradezu ein ausgeprägter Hang zu freier Ausschmückung der Vergangenheit, ja zur Vermischung der Erinnerungen mit vollkommen erfundenen Zügen. Bisweilen handelt es sich hier ohne Zweifel um bewusste Schwindeleien, die aus dem Wunsche entspringen, Aufsehen und Theilnahme zu erregen. Ich kannte mehrere Hysterische, die es in verblüffender Weise verstanden, den Hörer ohne das geringste Besinnen mit den abenteuerlichsten Erfindungen über ihre Vergangenheit zu überschütten und jedem Einwande mit der grössten Seelenruhe durch immer kühnere Ausflüchte zu begegnen. Diesen Kranken gewährte das Schwindeln offenkundig einen hohen Genuss, und sie wurden dadurch mit einer gewissen Nothwendigkeit in die Laufbahn unternehmungslustiger, wenn auch im ganzen harmloser Hochstapler hineingedrängt, zu der sie durch ihre rasche Auffassung und ihre Verstellungskunst in hervorragendem Maasse befähigt waren. Bei den kleineren Abweichungen von der Wahrheit, wie sie uns auch in den landläufigen Fällen von Hysterie häufig genug begegnen, lässt es sich mitunter kaum entscheiden, wie weit sie absichtlicher Täuschung, wie weit sie der Beeinflussung der Erinnerung durch eine gesteigerte Lebendigkeit der Einbildungskraft ihre Entstehung verdanken. Pick hat auf die Rolle hingewiesen, die gerade bei Hysterischen der Neigung zu träumerischer Ausmalung unwirklicher Situationen zukommen kann. Einzelne Kranke können sich derart in ihre Einbildungen hineinleben, dass sie dadurch in ihrem Denken und Handeln vollkommen beeinflusst werden, obgleich es sich nicht um eigentliche Wahnvorstellungen, sondern nur um Gedankenspielereien handelt, die mit Liebe und Leidenschaftlichkeit ausgesponnen werden.

Beim Zustandekommen aller dieser Störungen sind vor allem die Schwankungen der Stimmung massgebend. Sie sind es, welche in hohem Grade das gesammte Seelenleben der Kranken bestimmen. Ihr Einfluss ist weit stärker, als derjenige der vernünftigen Ueberlegung oder der sittlichen Grundsätze. Die Kranken sind ungemein erregbar; ihnen fehlt die Dämpfung, die beim gesunden Menschen allmählich die raschen und starken Gefühlsschwankungen der Kinderjahre abschwächt. Ihnen ist nichts gleichgültig; sie sehen sich veranlasst, zu allen Ereignissen in ihrer Umgebung persönlich Stellung zu nehmen. Daher ihre ausserordentliche Empfindlichkeit, die Heftigkeit der Gefühlsausbrüche bei den geringfügigsten Anlässen, daher ihre Neigung, sich überall getroffen zu fühlen, alle sachlichen Beziehungen und Ueberlegungen sofort mit persönlichen Zuthaten zu durchsetzen. In einzelnen Fällen, aber keineswegs besonders häufig, findet sich eine erhöhte geschlechtliche Erregbarkeit, welche die Kranken zu Ausschweifungen verführt; nicht so selten aber besteht im Gegentheil völlige geschlechtliche Unempfindlichkeit.

Die natürliche Folge der allzu lebhaften Gefühlsbetonung ist ein häufiger, unvermittelter Wechsel der Stimmung. Die Kranken sind unberechenbar, wetterwendisch, launenhaft; aus plötzlicher Ausgelassenheit verfallen sie binnen kürzester Frist und bei geringfügigstem Anlasse oder auch ganz ohne denselben in zornige, entrüstete, in bittere, weltschmerzliche oder in schwärmerisch empfindsame Gefühlsregungen. Diese Maasslosigkeit und Sprunghaftigkeit der Stimmungsäusserungen zeigt deutlich, dass die Kranken nicht jener tiefen Ergriffenheit fähig sind, welche trotz geringer äusserer Zeichen das gesammte Fühlen dauernder und mächtiger beherrscht, als die Stürme einer stets schwankenden, unausgeglichenen Gemüthsverfassung.

Vielleicht ist es auf die Steigerung der gemüthlichen Erregbarkeit zurückzuführen, dass die eigene Person für den Kranken besondere Bedeutung gewinnt. Je mehr die ruhige Betrachtung der Dinge durch die fortwährend sich vordrängenden Gefühlsbetonungen gefärbt wird, desto stärker wird unwillkürlich die Aufmerksamkeit durch diese Regungen des eigenen Innern in Anspruch genommen. Sehr gewöhnlich kommen daher die Kranken dazu, sich mit einer gewissen Liebe in ihre eigenen Zustände zu vertiefen, über dieselben nachzudenken, sich mit sich selbst zu beschäftigen. An diesem Punkte liegt die Wurzel der bei unseren Kranken so überaus häufigen hypochondrischen Beschwerden. Jedes Unbehagen wird von den überempfindlichen Kranken in vergrössertem Massstabe wahrgenommen und erregt die peinlichsten Gefühle. Weiterhin aber haben unangenehme Gemüthsbewegungen hier in noch erheblich höherem Grade, als schon bei Gesunden, die Neigung, nach den verschiedensten Richtungen hin Störungen des körperlichen Wohlbefindens zu erzeugen. Die Leichtigkeit, mit welcher sich diese Beeinflussung vollzieht, die Mannigfaltigkeit der Wege, die ihr zu Gebote stehen, ist ein besonderes Kennzeichen der hysterischen Veranlagung; sie erinnert durchaus an die erstaunliche Zugänglichkeit, welche die verschiedensten Verrichtungen des Körpers im hypnotischen Zustande gegenüber den durch Einreden erzeugten Vorstellungen und Gefühlen darbieten.

Vielfach sind es wirkliche, aber durch die lebendige Einbildungskraft der Kranken bis ins Ungeheuerliche vergrösserte Beschwerden, an welche sich die hypochondrischen Vorstellungen anknüpfen. Schmerz und Unbehagen, die durch irgend ein Leiden erzeugt wurden, verlieren sich oft nicht mit der Ursache, sondern überdauern dieselbe, werden gewissermassen selbständig und nehmen vielleicht sogar allmählich immer grössere Ausdehnung an. Das Gefühl einer allgemeinen Schwäche in Folge von Blutarmuth, Verdauungsbeschwerden, Kopfschmerzen verschiedener Art, unangenehme Empfindungen längs des Rückens, in den Beinen, im Unterleibe, am Herzen bieten der empfänglichen Selbstbetrachtung die Anhaltspunkte für den Aufbau eines äusserst merkwürdigen und quälenden Leidens, dessen Einzelheiten in feinster Ausmalung und wirkungsvollen Uebertreibungen bei jeder Gelegenheit in den Vordergrund geschoben werden.

Ein solches Leiden wird nicht selten zum Mittelpunkte der gesammten Interessen der Kranken. Es giebt ihnen eine Art Ausnahmestellung gegenüber allen anderen Menschen und wird vielleicht gar mit einem gewissen heimlichen Stolze erduldet. Ja, es kann dahin kommen, dass die Krankheit trotz der mit ihr verbundenen Beschränkungen zu einer Quelle der Unterhaltung, zum eigentlichen Lebensberufe wird, dem der Kranke nur mit entschiedenem, wenn auch geheimem, nicht klar bewusstem Widerstreben entsagen würde. Man möchte fast meinen, dass er in ihr eine Art Ersatz für wirklich fruchtbringende Lebensarbeit findet, die ihm durch die Unzulänglichkeit seiner Anlage verkümmert wird. Wir machen dann die merkwürdige Beobachtung, dass die Kranken trotz ihrer beweglichen Klagen doch gänzlich unfähig erscheinen, ernsthaft und zielbewusst an ihrer Wiederherstellung zu arbeiten. Sobald von ihrer Ausdauer und Beharrlichkeit die gewissenhafte Durchführung eines langwierigen Curplans gefordert wird, pflegen sie ungemein rasch zu versagen. Ihnen fehlt mehr oder weniger vollständig das Gefühl der eigenen Verantwortlichkeit für ihre Gesundheit, die natürliche, brennende Sehnsucht nach Genesung. Der Arzt hat dafür zu sorgen, dass sie sich wohl fühlen; ihn klagen sie an bei jeder Störung. Nicht für sich, sondern ihm zu Gefallen unterziehen sie sich der Behandlung, die ihnen daher keine Unbequemlichkeiten zumuthen darf. Nur wo es ganz absonderliche, neu erfundene Methoden oder grosse Operationen gilt, sind sie gern bereit, erstaunliche Dinge zu ertragen.

Andererseits sind sie oft gar nicht geneigt, auf den Lebensgenuss zu verzichten, so sehr ihnen auch ihr Leiden den Geschmack daran verbittern sollte. Es kommt vor, dass die ganz gelähmten Kranken sich nicht davon abhalten lassen, weite Reisen zu machen,

Gesellschaften zu geben, Museen zu besuchen. Ich selbst sah eine Deutsche Dame mit gelähmten Beinen, von zwei Männern getragen, oben auf der Akropolis. Das vermag nur die Hysterie zu leisten.

In manchen Fällen sind es namentlich psychische Leiden, welche die Kranken an den Rand der Verzweiflung bringen. Entsetzliche Gedanken, Angstzustände, die Erinnerung an die unerhörten Schicksale ihres Lebens, furchtbare Seelenpein, nächtliche Träume von grauenhafter Ausführlichkeit und Schrecklichkeit, selbst angebliche Sinnestäuschungen (ein schwarzer Mann mit einem langen Messer, die Mutter im Leichengewande, geschlechtliche Angriffe), alles in theatralischem und selbstgefälligem Aufputze, pressen den Kranken bei jeder passenden Gelegenheit ganze Sturzbäche von Thränen aus den Augen, während sie gleichzeitig einen sehr ausgeprägten, wenn auch bemäntelten Sinn für die Freuden des Lebens besitzen, bei keiner Anstaltsfeierlichkeit fehlen und überall ihren übermenschlichen Schmerz mit heldenhafter Ergebung zur Schau tragen. Häufig wird hier der Wunsch geäussert, zu sterben, sich das Leben zu nehmen; auch einige einleitende Schritte werden vielleicht gethan, ein Band um den Hals geschnürt, eine Nadel verschluckt, eine verdächtige Flüssigkeit getrunken; in der Regel hat es keine grosse Gefahr damit.

Die vielfachen hypochondrischen Beschwerden pflegen die hysterischen Kranken schon früh den Aerzten zuzuführen. Oefters besteht ein ausgeprägtes Arztbedürfniss. Der Arzt soll sich ihnen besonders widmen, auf ihre Klagen und Wünsche ausführlich eingehen, jeden Augenblick zu ihrer Verfügung stehen. Sie lieben es daher, ihn auch in der Zwischenzeit immer über ihre Zustände zu unterrichten, ihn mit Briefen zu überschütten, seine Hülfe bei den geringfügigsten Anlässen Tags oder Nachts in Anspruch zu nehmen. Auf diese Weise kann sich eine geradezu hülflose Abhängigkeit von einem bestimmten Arzte herausbilden, ohne den die Kranken nicht leben zu können glauben. Meistens jedoch wechseln diese Beziehungen häufiger. Die anspruchsvollen Kranken fühlen sich nicht genügend berücksichtigt, in ihren hochgespannten Erwartungen getäuscht; überdies sehnen sie sich nach Veränderung. So kommt es, dass sie bisweilen von einem Arzte zum andern wandern, zahllose Berühmtheiten und Specialisten um Rath fragen, aber nirgends aushalten, die eingeholten Rathschläge gar nicht oder nach Gutdünken befolgen. Man sieht solche Kranke, die alle nur erdenklichen Heilverfahren schon an sich erprobt haben und mit Begeisterung jedes neue Arzneimittel schlucken, freilich nur, um nach kurzer Zeit wieder zu dem allerneuesten überzugehen. „Sie kann in vielen Stücken ihr Arzt selbst sein," schrieb mir der Mann einer solchen Kranken. Schliesslich fallen sie dann oft genug Curpfuschern in die Hände, die ihren Neigungen entgegenkommen, ihren Drang nach wunderbaren Curen befriedigen und dadurch erstaunliche, wenn auch leider nur vorübergehende Erfolge erzielen. Meine Voraussage, dass die Röntgenstrahlen hier alsbald die merkwürdigsten Heilungen herbeiführen würden, hat sich mit grösster Pünktlichkeit erfüllt.

Eine sehr gewöhnliche Erscheinung bei Hysterischen ist ferner das erhöhte Selbstgefühl. Da die eigene Person und deren Zustände für den Kranken eine ganz ungebührliche Wichtigkeit gewinnen, so tritt die Rücksicht auf Andere und allgemeine Interessen in den Hintergrund. Jede kleine Beeinträchtigung seines eigenen Behagens empfindet er mit krankhafter Lebhaftigkeit, während ihm die schwersten Opfer von anderer Seite fast selbstverständlich erscheinen. Er wird daher ungerecht, unzufrieden, anspruchsvoll, fordert Beachtung und Auszeichnung von seiner Umgebung, ist sehr gekränkt durch vermeintliche Zurücksetzungen und Vernachlässigungen. Daraus entwickeln sich ungemein leicht Eifersüchteleien mit nachfolgenden Gefühlsausbrüchen, langen Aussprachen, endlosen Auseinandersetzungen, Versöhnungsscenen, alles aus lächerlich unbedeutendem Anlasse.

Aus dem erhöhten Selbstgefühl und der Unbeständigkeit der Stimmung geht die Begehrlichkeit so vieler Hysterischen hervor. Sie sind immer unbefriedigt, des Augenblickes überdrüssig, verlangen nach Neuem, noch nicht Dagewesenem, besonders nach Vergünstigungen, die sie vor Anderen auszeichnen. Immer andere Wünsche tauchen auf; Veränderungen in der Ausstaffirung des Zimmers, in der Kleidung, der Nahrung werden vorgenommen, der Verkehr gewechselt, und in zahllosen Briefen und Kärtchen ergiesst sich ein Strom von Aufträgen, Bitten, Forderungen, Beschwörungen und Klagen. Es ist oft erstaunlich, mit welchem Geschicke Hysterische es verstehen, nach den verschiedensten Richtungen hin Beziehungen anzuknüpfen, kleine und grosse Vortheile zu erlangen, sich zum wohlbeachteten Mittelpunkte ihrer Umgebung zu machen. Selbst unbegabte, ja geradezu schwachsinnige Kranke können diese Fähigkeit in hohem Grade besitzen. In den Familien pflegen daher Hysterische regelmässig die Herrschaft zu führen und ihre nächsten Angehörigen in der unglaublichsten Weise zu tyrannisiren.

Dabei ist meist das Bestreben erkennbar, interessant zu erscheinen, sich in ein besonderes Licht zu stellen, von sich reden zu machen. Ueberall tritt ihre eigene Persönlichkeit in den Vordergrund. Ihre Gefühle, Schmerzen, Wünsche spielen eine wichtige Rolle; ihre Mittheilungen sind vertrauliche Herzensergüsse oder unbestimmte Redensarten voll gegenstandsloser Geheimthuerei. In den Briefen wird die Einförmigkeit der Klagen durch schillernde Selbstverlachung schmackhaft gemacht. Eine meiner Kranken nannte sich Dulderin Schmerzensreich, die grosse Närrin, das Studienobject.

Dem entspricht es, wenn wir bei anderen Kranken an Stelle der krankhaften Selbstsucht vielmehr eine Neigung zu absichtlicher, geflissentlicher Hintansetzung der natürlichen selbstsüchtigen Neigungen treten sehen, allerdings mit dem stillen Anspruche auf besondere Anerkennung der weitgehendsten, ja geradezu thörichtsten Aufopferung. Viele hysterische Kranke berauschen sich an dem Gedanken, alles für die Armen zu geben, in selbstgewählter Erniedrigung den Kranken und Elenden zu dienen. Sie möchten etwas Grosses leisten, eine Thätigkeit haben, der Menschheit nützen. Freilich bleibt es in der Regel bei solchen grossen Gedanken oder einigen unzweckmässigen einleitenden Schritten. Dennoch unterliegt es keinem Zweifel, dass die schwärmerische Entsagung des Klosterlebens, der Beruf der Krankenpflege von jeher eine grosse Zahl hysterisch veranlagter Personen besonders angezogen haben.

Auf dem Gebiete des Willens macht sich vor allem die erhöhte Beeinflussbarkeit bemerkbar. Die Kranken sind leicht bestimmbar, allen möglichen Einwirkungen zugänglich, rasch begeistert, ebenso rasch aber auch wieder abgelenkt. Namentlich das Beispiel hat für die Handlungen der Kranken eine sehr grosse Bedeutung. Mit dieser ausserordentlichen Bestimmbarkeit durch die verschiedenartigsten und unbedeutendsten Anlässe steht in scheinbarem Widerspruche die häufig sehr stark hervortretende launenhafte Eigenwilligkeit. Wenn sie sich etwas „in den Kopf gesetzt“ haben, so kann es ausserordentlich schwer werden, ihren Widerstand zu überwinden; sie sind dann widerspenstig, hartnäckig, zähe und unlenksam. Man sieht solche Kranke bisweilen ohne erkennbaren Beweggrund sich lange Zeit hindurch den peinlichsten Selbstquälereien unterziehen, sich heimlich verletzen, die Nahrung verweigern, auf das Sprechen verzichten. Mehrfach sind mir junge Mädchen vorgekommen, die mit unglaublich geringen Nahrungsmengen Jahr und Tag an der Grenze des Verhungerns geblieben und zum Skelett abgemagert waren, während der Versuch ergab, dass sie körperlich nicht im geringsten am ausreichenden Essen verhindert waren. In Wirklichkeit entspringt dieses widerspruchsvolle Verhalten aus der Bestimmbarkeit des Willens durch zufällige Einflüsse, seien dieselben äussere Eindrücke oder eigene Einfälle. Aus der gleichen Grundstörung erwächst auch die Neigung der Hysterischen zu unüberlegten, triebartigen Handlungen. Es ist nicht die verstandesmässige Verarbeitung der Lebenserfahrungen, welche das Handeln bestimmt, sondern eine plötzliche Gefühlswallung, ein unvermittelter Antrieb, ein beliebiger Anstoss. So kommt es, dass die gesammte Lebensführung der Kranken eine eigenthümlich ungeregelte, sprunghafte wird. Die Entschlüsse wechseln rasch, ohne hinreichende Begründung; es entsteht ein wirres Durcheinander von einzelnen, sich kreuzenden Anläufen, verfehlten Unternehmungen, unüberlegten Streichen.

Aus diesem Mangel an Einheitlichkeit und innerer Festigkeit entwickelt sich eine gewisse Unruhe und Unstetigkeit, die oft in bemerkenswerthem Gegensatze zu der stark betonten Kränklichkeit und Hülfsbedürftigkeit der Kranken steht. Sie haben den Drang, etwas zu unternehmen, eine Rolle zu spielen, sich hervorzuthun, alles mitzumachen, treiben allerlei Unfug, gehen auf Abenteuer aus. Auch in ihrem Benehmen macht sich der Mangel an innerer Einheitlichkeit und Festigkeit geltend. Die Kranken schwanken vielfach unvermittelt zwischen herausfordernder Ungebundenheit, sprudelnder Lebhaftigkeit, gesuchter Derbheit einerseits, gezierter Unnahbarkeit, Verschämtheit oder leidseliger Empfindsamkeit andererseits. Vielfach führt sie die Gewohnheit sehr lebhafter Gefühlsäusserungen zu einer mehr oder weniger unwillkürlichen Uebertreibung der Ausdrucksbewegungen. Sie haben ihre Ausdrucksmittel so verbraucht, dass sie das Bedürfniss nach immer kräftigeren Kundgebungen fühlen, um die Stärke der inneren Erregung wiederzugeben. Darum pflegt der Leidenschaftlichkeit ihres äusseren Gebahrens meist auch nicht im entferntesten die wirkliche Stärke der Gemüthsbewegung zu entsprechen, die überraschend schnell durch eine andere, entgegengesetzte Gefühlsschwankung abgelöst werden kann. Auf diese Weise entwickelt sich bei den Kranken öfters eine gewohnheitsmässige Neigung zum Missbrauche starker Ausdrücke für ihre Gefühle, zu einer Art unwahrer Ueberschwänglichkeit. Das eigene Leid wird als entsetzlich, unsäglich, grenzenlos geschildert; die Kranken bezeichnen sich als Ausgestossene, Verfluchte, fallen bei der Erinnerung an die ausgestandenen Seelenqualen in Ohnmacht oder gebrauchen wenigstens fleissig das Taschentuch. Zugleich aber ist, im Gegensatze zu wirklich schweren Gemüthserschütterungen, die Freude an niederen Genüssen recht gut erhalten. Eine Kranke schloss einen Brief voll der schauerlichsten Selbstverwünschungen mit der Bitte um Zusendung einiger Makronen. Auf ihr Aeusseres pflegen die Kranken in der Regel etwas zu halten. Sie putzen sich möglichst vortheilhaft heraus, bald glänzend, auffallend, bald mit berechneter Einfachheit, haben Sinn für Zierlichkeit und Behaglichkeit, sammeln allerlei niedliche Sachen um sich, die sie malerisch aufzubauen lieben. Ihre eigentliche Arbeitsfähigkeit pflegt unter ihrer Abhängigkeit von Stimmungen und Einfällen empfindlich zu leiden; die Kranken haben keine Neigung zu ernster, anstrengender Beschäftigung, keine Ausdauer, fühlen sich leicht angegriffen, zu schwach, müssen sich schonen. Trotzdem sie oft viel Geschmack und Geschick zeigen, vertändeln sie doch ihre Zeit mit allerlei Nichtigkeiten und Spielereien, zierlichen Handarbeiten, künstlerischem Dilettantismus.

Das hier in grossen Zügen gezeichnete Bild der hysterischen Persönlichkeit ist natürlich nur die Zusammenfassung einer Reihe von ganz bestimmten Erfahrungen. Jeder einzelne Fall kann wieder seine Besonderheiten und wird vor allem eine gradweise sehr verschiedene Ausbildung der aufgezählten Eigenthümlichkeiten darbieten. Es ist sogar von angesehenen Forschern die Ansicht vertreten worden, dass die hier geschilderte psychische Veränderung an sich gar nichts mit der Hysterie zu thun habe, sondern dem Bilde des Entartungsirreseins angehöre, das sich mit der Hysterie verbinden könne, aber nicht verbinden müsse. Dass sich in der hysterischen Veränderung des gesammten Seelenlebens die Zugehörigkeit zum Entartungsirresein im weiteren Sinne ausdrückt, ist unzweifelhaft. Gerade weil die Hysterie auf einer krankhaften Veranlagung und Entwicklung der Persönlichkeit beruht, scheinen mir die Eigenthümlichkeiten des psychischen Verhaltens, die wenigstens uns Irrenärzten unendlich oft in schärfster Ausprägung begegnen, untrennbar zu dem ganzen Krankheitsbilde zu gehören. Eine Abgrenzung der „Entartung" von der „Hysterie" ist nur dann möglich, wenn man das Leiden rein vom neurologischen Standpunkte aus betrachtet. Das ist aber gerade hier ein schwerer Fehler. Auch in ganz leichten Fällen, bei denen zunächst nur die „neurologischen" Zeichen ins Auge fallen, wird man bei genauerer Betrachtung schwerlich die Andeutungen der oben geschilderten allgemeinen psychischen Veränderung vermissen. Dass diese nicht überall ihre ausgesprochensten Formen erreicht, ist ebenso begreiflich wie die Thatsache, dass auch die so ungemein kennzeichnende epileptische Umwandlung der Persönlichkeit in leichten Fällen fast vollständig fehlen kann.

Von grosser Bedeutung für das Krankheitsbild des hysterischen Irreseins sind natürlich auch jene k ö r p e r l i c h e n   F u n c t i o n s s t ö r u n g e n, die wir als die Kennzeichen der allgemeinen Neurose zu betrachten pflegen („Stigmata"). Namentlich sind es Lähmungen einzelner Glieder verschiedenen Grades, Gehstörungen (Astasie-Abasie), Chorea, Ovarie, unüberwindliche Appetitlosigkeit, hartnäckiges Erbrechen, Athmungsstörungen, Secretionsanomalien, Stimmlosigkeit, Verlust der Sprache, Sehstörungen, mannigfaltige Empfindungsstörungen, Globus, Clavus, Singultus, Ohnmachtsanfälle, örtliche oder allgemeine Krämpfe, Contracturen, welche das Krankheitsbild in mannigfaltigster Weise begleiten. Besonders häufig sind auch schwere Beeinträchtigungen des Schlafes. Allen diesen Störungen, deren Schilderung im einzelnen hier nicht unsere Aufgabe sein kann, ist der Umstand gemeinsam, dass sie einerseits in ihrer Gestaltung nicht den Regeln der anatomischen und physiologischen Zusammenhänge folgen, und dass sie in ihrem Auftreten und Verschwinden auf sehr bemerkenswerthe Weise von psychischen Einflüssen abhängig sind. So schliessen sich Kopfschmerzen, Krampfanfälle an einen Aerger, an die klinische Demonstration, an starkes Reiben der Augäpfel, ja an irgend einen beliebigen Eingriff an, der die Kranken beunruhigt. Eine meiner Kranken fühlte eine kalte Stelle an ihrem Rücken dort, wo sie von einem Schutzmanne gefasst worden war; dieselbe erwies sich unempfindlich.

Andererseits weichen die Erscheinungen nicht selten dem Drucke auf das hyperaesthetische Hypogastrium, der kräftigen Anwendung des faradischen Pinsels oder einer kalten Uebergiessung. Eine heftige Aufregung, ein kräftiger Befehl vermag die schwersten Lähmungssymptome plötzlich zum Schwinden zu bringen; das Erbrechen wird durch Magenausspülungen, die Beibringung von Nährklystiren, durch die Aussicht auf eine Vergünstigung beseitigt. Kranke, die monate- und jahrelang erbrochen, fast nichts gegessen, hülflos im Bett gelegen, sich heimlich immer wieder Verletzungen zugefügt haben, können durch ein einziges Wort, einen plötzlichen Einfall in ihrem ganzen Verhalten vollständig umgewandelt werden. Freilich muss bei dem geschilderten Zustande der Kranken allen solchen Wirkungen naturgemäss die Nachhaltigkeit fehlen; der nächste Augenblick schon kann Eindrücke bringen, welche die Wiederkehr der alten oder das Auftreten neuer, auch ihrerseits bald wieder von andern abgelöster Störungen herbeiführen. Dem entspricht durchaus die weitere Erfahrung, dass die Kranken, wenn sie unbefangen sind und sich unbeachtet glauben, oft alle ihre Beschwerden vergessen und in psychischer wie körperlicher Beziehung (Essen, Gehen) eine bedeutende Leistungsfähigkeit an den Tag legen, die sofort der alten, Mitleid heischenden Hinfälligkeit Platz macht und von ihnen vollständig verleugnet wird, sobald sie auf ihre Krankheit hingewiesen werden oder sich dem Arzte gegenüber sehen. Ich behandle eine Kranke, die sich seit vielen Monaten als „blind und taub“ bezeichnet, sich aber mit geschlossenen Augen ohne die geringste Schwierigkeit zurechtfindet und bei der klinischen Vorstellung sofort grosse Reden hält, während sie sonst auf alle Anreden stumm bleibt und in Gegenwart des Arztes auffällig herumtastet.

Man hat aus diesen und ähnlichen Beobachtungen nicht selten den in der That oft verführerischen Schluss gezogen, dass es sich bei Hysterischen überhaupt nicht um Krankheit, sondern um ganz gewöhnliche Verstellung handele. Ohne Zweifel werden einzelne

Krankheitszeichen (Geschwüre, Fieber, Blutspeien u. ähnl.) von Hysterischen willkürlich und zweckbewusst vorgetäuscht, um ihnen die Theilnahme des Arztes zu sichern und ihm eine möglichst schlimme Vorstellung von der Grösse ihres Leidens beizubringen. So kommt es nicht zu selten vor, dass sie vorgeben, nichts gegessen oder keinen Stuhlgang gehabt zu haben, trotzdem eine geschickte Beobachtung ergiebt, dass sie mit grösster Schlauheit (in der Nacht, mit Hülfe anderer Kranker) sich Nahrung zu verschaffen oder ihre Ausleerungen zu beseitigen wissen, während sie mit verzweiflungsvoller Duldermiene oder stillem Trotze an ihrer Behauptung festhalten. Auch habe ich es erlebt, dass eine solche Kranke sich mit einer Scheere heimlich, aber planmässig ziemlich schwere Verwundungen in der Vagina beibrachte, um Uterusblutungen vorzutäuschen. Ein Kranker behauptete, eine von einer Lipomausschneidung herrührende Narbe sei durch einen Bauchschnitt entstanden, den man bei ihm wegen eines Magengeschwürs vorgenommen habe. Andere übertreiben wenigstens und suchen ihre Beschwerden in recht grellen Farben darzustellen. Eine meiner Kranken sah alles „doppelt und dreifach". Man darf indessen nicht ausser Acht lassen, dass uns die Neigung zu einer Art Vortäuschung einzelner Störungen auch bei einer Reihe von anderen psychischen Erkrankungen gelegentlich begegnet. Es wäre daher durchaus verkehrt, aus dem Nachweise einer absichtlichen Täuschung auf den Mangel einer psychischen Erkrankung überhaupt schliessen zu wollen. Wenn auch dieses oder jenes von dem Kranken behauptete Symptom in Wirklichkeit nicht vorhanden ist, so fällt doch eben die eigenthümliche Neigung zur Täuschung des Arztes und der dem gesunden Menschen ganz unverständliche Beweggrund selber ohne Zweifel in das Gebiet des Krankhaften hinein.

Auf der allgemeinen hysterischen Grundlage entwickeln sich sehr häufig eigenartige, mehr vorübergehende psychische Störungen, von denen die bekanntesten und wichtigsten die Dämmerzustände sind. Man bezeichnet mit diesem Namen kürzer oder länger dauernde Anfälle stärkerer Bewusstseinstrübung, welche sich entweder für sich einstellen oder unmittelbar an Krampfanfälle anschliessen, auch häufig durch solche beendet oder unterbrochen werden. Als einfachste Form dieser Dämmerzustände können wir jene Bewusstseinsstörungen betrachten, welche regelmässig den Krampfanfall kürzere oder längere

Zeit überdauern. Die Kranken liegen mit schlaffen Gliedern, in denen nur gelegentlich noch eine Andeutung tonischer Starre hervortritt, ruhig athmend und mit meist verlangsamtem Pulse, die Augen nach oben und seitwärts gerollt, fast unbeweglich da, reagiren aber meist durch Ausweichbewegungen, Zucken, Augenrollen oder durch plötzliches Zusammenschrecken und Erwachen auf stärkere Reize, namentlich auf den faradischen Pinsel. In einzelnen Fällen kann sich dieser Zustand, unterbrochen durch zahlreiche Krampfanfälle, viele Tage, ja Wochen lang mit geringen freieren Zwischenzeiten hinziehen. Bisweilen gleichen die Dämmerzustände ganz dem gewöhnlichen Einschlafen („Schlafanfälle"). Die Gesichtszüge der Kranken nehmen plötzlich den Ausdruck der Ermüdung an; die Augen schliessen sich; der Kopf sinkt herab; die Glieder werden schlaff, und die Kranken scheinen mit tiefen, regelmässigen Athemzügen zu schlafen. Meist erwachen sie nach kurzer Zeit von selbst wieder, oder es gelingt, sie durch kräftige Reize zu erwecken. Sie scheinen dann zunächst noch schlaftrunken, blicken beim Erwachen verstört um sich und wissen gar nicht, wie alles gekommen.

Solche Schlafanfälle bilden den Uebergang zu den Erscheinungen des Nachtwandelns oder Somnambulismus, wie sie bei Hysterischen während des natürlichen Schlafes beobachtet werden. Die Kranken erheben sich aus ihrem Bette, sehen zum Fenster hinaus, gehen im Zimmer oder selbst im ganzen Hause herum, verrichten allerlei, oft ganz geordnete, bisweilen aber auch unsinnige (Zerreissen von Kleidern, Verstecken von Gegenständen) und sogar verbrecherische Handlungen (Diebstähle, Brandstiftungen), um sich dann nach einiger Zeit wieder ins Bett zu legen und am anderen Morgen mit höchst unklarer Erinnerung an das Geschehene zu erwachen. Nicht selten ist es möglich, die Kranken durch Anreden oder doch durch stärkere Reize (Kälte, Stechen, Kneifen) aus ihrem Zustande zu erwecken. Ganz ähnliche Anfälle beobachtet man auch bei Tage, wo sie sich gewöhnlich im Anschlusse an einen Krampfanfall, bisweilen auch einen Lach- oder Weinkrampf entwickeln. Die Kranken machen hier ganz den Eindruck von Nachtwandlern, indem sie mit verschränkten Armen, gesticulirend oder leise und unverständlich vor sich hinsprechend, auf- und abgehen. Indessen lassen sie sich meist durch äussere Störungen gar nicht beirren: selbst gewaltsames

Festhalten oder faradische Ströme genügen häufig nicht, um den krankhaften Zustand zu beseitigen.

Eine weitere Form der Dämmerzustände schliesst sich an den deliriösen Abschnitt des grossen hysterischen Anfalles an. Hier stellen sich bei mässig getrübtem Bewusstsein massenhafte Sinnestäuschungen ein, welche die Kranken entweder in unangenehme, aufregende Lebenslagen oder in Verzückungszustände mit Wonnegefühlen und himmlischen Visionen versetzen, Stimmungen, die sich dann natürlich in dem ganzen Benehmen, den Reden und den Ausdrucksbewegungen widerspiegeln. Eine meiner Kranken kämpfte in solchen Zuständen heftig mit einem imaginären Arzte, der ihr, nach ihren abgerissenen Ausrufen zu schliessen, Gewalt anthun wollte; eine andere sah ganze Berge von Papier vor sich, durch deren Anbrennen sie die Vernichtung ihres Anwesens und ihres Wohlstandes herbeiführte.

Endlich beobachtet man, namentlich bei jugendlichen Kranken, Dämmerzustände mit eigenthümlicher läppischer Erregung. Die Kranken befinden sich in vorwiegend heiterer, ausgelassener Stimmung, in welcher sie ihre Umgebung verkennen, schnippische Reden führen, ein eigensinniges, albernes Wesen an den Tag legen und allerlei thörichte oder muthwillige Streiche begehen, schreien, Thierstimmen nachahmen, davonlaufen. Oft tritt hier bei dem ziemlich besonnenen Benehmen der Kinder die krankhafte Natur der Störung dem Zuschauer erst dann recht deutlich zu Tage, wenn nach einigen Minuten oder Stunden ein leichter Krampfanfall die Erregung abschliesst und nun plötzlich bei völligem Mangel der Erinnerung an das Vorgefallene ein stilles, gedrücktes Wesen an Stelle der früheren Ausgelassenheit tritt. Die letzteren beiden Formen der Dämmerzustände war Rieger durch Hypnotisiren künstlich zu erzeugen im Stande, doch sind sie auch sonst nicht gerade selten.

Die Erinnerung an die Zeit des Dämmerzustandes pflegt sehr unklar, noch häufiger völlig aufgehoben zu sein. Auch rückschreitende Erinnerungslücken, welche die Zeit vor dem Anfalle in mehr oder weniger weiter Ausdehnung mit umfassen, kommen vor. In manchen Fällen taucht die Erinnerung an den früheren in einem späteren gleichartigen Anfalle vollständig wieder auf, während sie in der Zwischenzeit verloren gegangen war. Es kann auf diese Weise zu einer Art Verdoppelung der Persönlichkeit kommen, insofern der

Kranke abwechselnd zwei ganz verschiedene Zustände darbietet, deren gleichartige Abschnitte je untereinander in Zusammenhang stehen. Auch der anscheinende Wechsel von drei oder vier verschiedenen Persönlichkeiten ist gelegentlich beobachtet worden. Die Kenntnisse und Erfahrungen des einen Zustandes werden nicht in den anderen hinübergenommen. Bisweilen entspricht der eine Zustand einer ganz bestimmten Altersstufe, ähnlich wie man durch die Hypnose im Stande ist, Jemanden scheinbar in frühere Abschnitte seines Lebens zurückzuversetzen. Es muss indessen darauf hingewiesen werden, dass es sich bei derartigen Vervielfältigungen der Persönlichkeit immer nur um die Wirkung von Autosuggestionen handelt; der neue Zustand gestaltet sich so, wie der Kranke sich ihn vorstellt; er wird nicht wirklich geistig zum Kinde, sondern ahmt dasselbe nur nach, wenn auch unwillkürlich und unbewusst.

Da die Hysterie mit einer Umwandlung der ganzen psychischen Persönlichkeit einhergeht, werden natürlich auch die verschiedenartigsten nicht eigentlich hysterischen Psychosen auf dieser Grundlage durch Beimischung einzelner besonderer Züge eine eigenartige Färbung annehmen können. Das gilt besonders für das manisch-depressive Irresein, von dem wir ja wissen, dass es sich ebenfalls wesentlich aus krankhafter Veranlagung heraus entwickelt. Auch im Beginne der Dementia praecox begegnen wir vielfach allerlei hysterischen Zügen. Ausserdem aber werden eine ganze Reihe von Erkrankungen mit dem Beinamen des Hysterischen belegt, die mit der hier besprochenen Neurose gar keine Beziehungen haben. Meist will man auf diese Weise das Auftreten von geschlechtlicher Erregung kennzeichnen, die in Wirklichkeit bei anderen Formen des Irreseins weit häufiger und stärker in den Vordergrund tritt, als gerade bei der Hysterie. Endlich jedoch kommen auch im Verlaufe der Hysterie gewisse mehr abgegrenzte psychische Störungen zur Beobachtung, die nur Erscheinungsformen des Grundleidens zu sein scheinen. Dahin gehören zunächst kürzer oder länger dauernde, grundlose traurige oder ängstliche Verstimmungen, welche oft von unbestimmten Versündigungs- und Verfolgungsideen, bisweilen auch von Sinnestäuschungen begleitet sind. Noch häufiger fast sind Aufregungszustände aller Art, zumeist in Form zorniger Gereiztheit mit heftigen Schimpfanfällen, mit der Neigung, zu zerstören und selbst zu schmieren, gewöhnlich an irgend einen äusseren Anlass, einen Aerger, eine eifersüchtige Regung und dergl. sich anschliessend. Alle diese Zustände gehen meist rasch, binnen wenigen Stunden, Tagen oder höchstens Wochen, wieder vorüber. Sie nehmen im Gegensatze zu den manischen Geistesstörungen einen ganz unregelmässigen, durch Zufälligkeiten beeinflussten Verlauf, wenn sie auch bisweilen durch die Verbindung mit den Menses in bestimmten Zwischenzeiten wiederkehren. Ueberdies fehlen den Aufregungen stets die wichtigen manischen Zeichen der Ideenflucht und des eigenartigen Beschäftigungsdranges; vielmehr tragen sie durchaus die Züge lebhafter Gefühlsausbrüche. Ebenso sind die Verstimmungen der Hysterischen nicht von der psychomotorischen Hemmung begleitet, welche die Depressionszustände des manisch-depressiven Irreseins kennzeichnet.

Die Hysterie ist in der Hauptsache eine Ausdrucksform der krankhaften Veranlagung. Erbliche Belastung fand sich in 70—80% meiner Fälle. Gewiss ist aber dabei auch der Einfluss der Nachahmung sowie der verkehrten Erziehung mit zu berücksichtigen. In der Regel waren allerlei Eigenthümlichkeiten schon vor dem Auftreten der eigentlich hysterischen Störungen bei den Kranken bemerkt worden, Beschränktheit, selbst bis zum Schwachsinn, Eigensinn, Unstetigkeit, Schwatzhaftigkeit, Trägheit, Neigung zum Prahlen, Schwindeln, zum Deliriren bei geringem Fieber, übertriebene Frömmigkeit, namentlich aber grosse gemüthliche Reizbarkeit und häufiger, unvermittelter Stimmungswechsel. Vielfach waren einzelne körperliche Anzeichen vorausgegangen, Veitstanz, Schwindelanfälle, Schlafanfälle, Kopfschmerzen, Verlust der Sprache. Hie und da schlossen sich derartige Vorboten an einen Fall, eine Kopfverletzung, eine acute Krankheit, eine gemüthliche Erregung an.

Wie der Name bereits andeutet (ὑστέρα, die Gebärmutter), ist die Hysterie so sehr eine Krankheit des weiblichen Geschlechts, dass man sogar zweifelhaft gewesen ist, ob man überhaupt ein Recht hat, ähnliche Erkrankungen bei Männern mit derselben Bezeichnung zu belegen. Indessen die „männliche Hysterie“ ist heute, wie wir der Pariser Schule ohne weiteres zugestehen müssen, keine seltene Krankheit mehr, und es lässt sich nicht in Abrede stellen, dass eine scharfe Trennungslinie zwischen den allgemeinen Neurosen der beiden Geschlechter schwerlich gezogen werden kann. Weder die eigenthümlichen Krampferscheinungen noch die Charakterveränderung oder die Dämmerzustände fehlen bei Männern vollständig, wenn sie auch beim weiblichen Geschlechte eine viel grössere Ausdehnung und reichere Entwicklung zu erlangen pflegen. Unter den von mir beobachteten Hysterischen waren die Männer mit 30% betheiligt. Recht häufig ist die Hysterie bei Kindern*) bis in die jugendlichsten Lebensalter herab, bei denen das weibliche Geschlecht kaum mehr vorwiegt. Freilich sehen wir hier meist nur einzelne Krankheitserscheinungen auftreten, halbseitige Blindheit, Stummheit, Reflexkrämpfe, Lähmungen, Schreianfälle, krampfhaftes Husten, läppische Dämmerzustände (Chorea magna). Alle diese Störungen werden leicht durch körperliche Zufälle, aber auch durch Gemüthsbewegungen, namentlich durch psychische Ansteckung ausgelöst (Schulepidemien). Armuth, Abgeschlossenheit und mangelhafte Bildung begünstigen, wie Bruns anführt, die Entstehung derartiger Zufälle.

Aus den angeführten Erfahrungen geht jedenfalls soviel hervor, dass den überlieferten Beziehungen der Hysterie zum weiblichen Geschlechtsleben nicht diejenige Unverbrüchlichkeit zukommt, welche ihnen, selbst bis in die neueste Zeit, vielfach zugeschrieben worden ist. Ebenso muss uns der Umstand, dass gerade eine Reihe sehr tiefgreifender Erkrankungen der Geschlechtsorgane zwar recht schwere körperliche und selbst psychische Störungen zu erzeugen vermögen, ohne doch dabei die Erscheinungen der Hysterie auszulösen, gegen die Annahme einer massgebenden Bedeutung der Sexualerkrankungen immerhin misstrauisch machen. Sehen wir doch ferner hysterische Störungen schon lange vor dem Eintritte der Geschlechtsreife, sehen wir sie doch endlich auch bei vollkommen gesunden Geschlechtsorganen in deutlichster Weise sich entwickeln.

Auf der anderen Seite kann nicht geleugnet werden, dass häufig genug bei Hysterischen der Untersuchungsbefund oder doch die Beschwerden auf das Geschlechtsleben als auf die Quelle der Neurose hindeuten, und dass die Beseitigung kleiner Störungen auf diesem Gebiete, vielleicht auch einmal die Entfernung der gesunden Fortpflanzungsorgane, unter Umständen eine erhebliche Besserung der hysterischen Leiden herbeizuführen vermag. Aus allen diesen Thatsachen geht mit Sicherheit soviel hervor, dass die eigentliche Ursache der Hysterie, wie früher ausgeführt, in einer krankhaften

*) Bruns, Die Hysterie im Kindesalter. 1897.

Veranlagung des gesammten Nervensystems gelegen ist, dass wir aber beim Weibe in den Genitalorganen eine der ergiebigsten Quellen für jene äusseren Reize und Schädlichkeiten zu suchen haben, welche nun auf dem vorbereiteten Boden die hysterischen Erscheinungen auslösen. Nur so erklärt es sich, dass ein und dasselbe greifbare Leiden in einem Falle fast spurlos verläuft, im zweiten leichte nervöse Beschwerden, im dritten aber die ganze Mannigfaltigkeit der hysterischen Erscheinungen zu erzeugen im Stande ist.

Die Anschauungen über das Wesen der Hysterie zeigen noch wenig Uebereinstimmung. Auf der einen Seite ist sogar die ursprüngliche Entstehung des Leidens aus krankhaften Gehirnzuständen bezweifelt worden. Biernacki hat aus seinen Erfahrungen über das Verhalten des Blutes der Hysterischen geschlossen, dass hier wie bei der „Neurasthenie“ primäre Oxydationsstörungen vorliegen, die erst weiterhin die übrigen Krankheitszeichen erzeugen. Aehnlich betrachtet Vigouroux als Grundlage der Hysterie die gichtische Stoffwechselstörung, die ja auch zur Erklärung der Epilepsie wie des manisch-depressiven Irreseins schon hat herhalten müssen. Derartige, durch nichts gestützte Anschauungen sind mit unseren sonstigen klinischen und ätiologischen Erfahrungen unvereinbar, da sie die innigen Beziehungen der Hysterie zu anderen Formen der psychopathischen Entartung, die angeborene Eigenart der erkrankenden Personen und die psychische Entstehungsweise der einzelnen Krankheitszeichen gänzlich ausser Acht lassen. Andere Betrachtungsweisen haben unmittelbar an die Verdoppelung der Persönlichkeit wie an die eigenartigen Lähmungen und Empfindungsstörungen angeknüpft. Von Charcot und seinen Schülern ist durch scharfsinnige Versuche gezeigt worden, dass die anscheinend empfindungslosen Theile dennoch Vorstellungen und Bewegungen auslösen können, allerdings ohne dass die Eindrücke selbst ins Bewusstsein gelangen. Es liess sich sogar nachweisen, dass diese Umsetzung von Reiz in Bewegung rascher vor sich ging, als die willkürliche und bewusste. Man hat daher von einer „Spaltung“ des Bewusstseins gesprochen (Janet) in dem Sinne, dass einzelne, wechselnde Gebiete der Sinneserfahrung den Zusammenhang mit dem Gesammtbewusstsein der Persönlichkeit verlieren könnten. Sollier hat neuerdings geradezu einen theilweisen Schlafzustand, einen Somnambulismus der Hysterischen angenommen. Aehnlich wie im Schlafe mannigfache Eindrücke wohl unsere Träume und unsere Bewegungen beeinflussen, ohne doch bewusste Empfindungen und Vorstellungen zu erwecken, so fallen auch für das hysterische Bewusstsein gewisse Gebiete der Sinneserfahrung aus, weil die Hirntheile schlafen, denen die Reize zufliessen; ähnliches gilt für die Lähmungen. Das sind sicherlich recht hübsche Gleichnisse, um die klinischen Thatsachen unserem Verständnisse näher zu bringen.

Mit einer höchst merkwürdigen Auffassung der hysterischen und noch einer Reihe von anderen Störungen sind Breuer und Freud hervorgetreten. Nach ihren Versicherungen soll die Hysterie durch ganz bestimmte passive sexuelle Erlebnisse in der frühesten Kindheit erzeugt werden, die dann in Form unbewusster Erinnerungen durch das ganze spätere Leben hindurch fortspuken und in mannigfaltiger Umformung zur hysterischen „Abwehrneurose“ führen. War jenes Erlebniss nicht die Duldung, sondern die Begehung einer geschlechtlichen Handlung, so entstehen auf demselben Wege Zwangsvorstellungen, ja auch paranoische Krankheitsbilder sollen ähnlichen Ursprung haben können. Man erfährt alle diese Dinge, indem man die Kranken in der Hypnose ausfragt. Wir dürfen nicht bezweifeln, dass man auf diesem Wege noch ganz andere Dinge herausbringen könnte. Wenn aber unsere vielgeplagte Seele durch längst vergessene unliebsame sexuelle Erfahrungen für alle Zeiten ihr Gleichgewicht verlöre, so dürften wir am Anfange vom Ende unseres Geschlechts angekommen sein; die Natur hätte ein grausames Spiel mit uns getrieben! Freilich sollen alle jene Erinnerungen unschädlich werden, wenn es dem kundigen Arzte gelingt, sie ans Licht zu ziehen und zu bewussten zu machen.

Kurz und gut, die Hysterie ist ein angeborener abnormer Seelenzustand, dessen Eigenthümlichkeit darin liegt, dass, wie Möbius es ausdrückt, krankhafte Veränderungen des Körpers „durch Vorstellungen“ hervorgerufen werden. Ich möchte hinzufügen, was Möbius an anderer Stelle nachholt, dass es gefühlsstarke Vorstellungen sind, ja oft Gefühle, deren Vorstellungsinhalt ein sehr unklarer ist. Dadurch erklärt es sich, dass jene körperlichen Störungen ihrer Form nach durchaus nicht immer dem Inhalte der auslösenden Reize und Vorstellungen entsprechen und dass sie Gebiete betreffen können, die dem Einflusse des bewussten Willens gar nicht zugänglich sind, ja, dass sie bisweilen von den Kranken selbst gar nicht bemerkt werden. Das sind alles Erfahrungen, die uns von den körperlichen Begleiterscheinungen der Gefühle her wohl bekannt sind. Die innere Beziehung zwischen Trauer und Thränen ist nicht verständlicher als diejenige zwischen Schreck und Hemianästhesie. Die Angst kann unsere Darmthätigkeit anregen und unser Haar bleichen, wie die Hysterie Oedeme und Störungen in der Herzbewegung erzeugen kann. Auch Bewusstseinstrübungen, höchste einseitige Inanspruchnahme der Aufmerksamkeit bei Unempfindlichkeit nach anderen Richtungen begegnen uns unter den Wirkungen der Gemüthsbewegungen. So wenig ich daher auch daran denke, etwa die Erscheinungen der Hysterie erklären zu wollen, komme ich doch zu dem Schlusse, dass bei ihrem Zustandekommen wahrscheinlich gesteigerte Ausgiebigkeit der gemüthlichen Erregungen und krankhafte Ausbreitung ihrer unwillkürlichen Begleiterscheinungen eine wesentliche Rolle spielen.

Gerade darum aber muss ich Möbius widersprechen, wenn er die Geistesstörungen der Hysterischen für „Complicationen" hält. Sie sind nach meiner Ueberzeugung nichts als Aeusserungen derselben Ursache, die den körperlichen Störungen zu Grunde liegt. Die eigenartige Steigerung der gemüthlichen Beeinflussbarkeit wird man auch in denjenigen Fällen von Hysterie schwerlich vermissen, in denen schwerere Anzeichen der hysterischen Entartung noch fehlen. Es ist daher wol kein Zufall, dass wir bei Kindern mit ihrer grossen gemüthlichen Erregbarkeit auch ohne stärkere erbliche Belastung einzelne hysterische Störungen auftauchen sehen, die sich später, mit der Festigung der Persönlichkeit, spurlos wieder verlieren können. Ebenso dürfte sich die grössere Häufigkeit der Hysterie bei dem leicht erregbaren weiblichen Geschlechte und die verhältnissmässig ungünstige Bedeutung der männlichen Hysterie erklären. Bei der geringen Veranlagung des Mannes zu heftigen und ausgebreiteten Gefühlsreactionen (Weinen, Schreien, Zittern, Ohnmachten u. s. f.) werden hier hysterische Erscheinungen im allgemeinen nur dann zur Ausbildung kommen, wenn tiefgreifende Veränderungen im psychischen Gesammtverhalten vorliegen.

Wie sich aus den vorstehenden Erörterungen von selber ergiebt, ist der Verlauf der Hysterie regelmässig ein langwieriger, nicht selten über Jahrzehnte hinaus sich erstreckender. In manchen Fällen zeigen sich die ersten Andeutungen der Erkrankung, namentlich beim weiblichen Geschlechte, schon im zehnten bis zwölften Lebensjahre und noch früher, ja es sind einzelne Fälle aus dem zweiten Lebensjahre berichtet worden.

Im Gegensatze zu dem andauernden Fortbestehen des hysterischen Zustandes können die einzelnen Formen psychischer Erkrankung einen ausserordentlich wechselvollen und verschiedenartigen Verlauf nehmen. Ja, der rasche und unvermittelte Wechsel der Erscheinungen ist sogar in hohem Grade dem hysterischen Irresein eigenthümlich. Es ist gewissermassen eine Reihe von „Zufällen“, die sich auf der gemeinsamen Grundlage nach einander abspielen können, und deren Einzeldauer in der Regel einige Monate nicht überschreitet, häufig aber auch nur einige Tage oder Stunden beträgt. Immerhin kann sich aus Verstimmungen, Erregungen, Dämmerzuständen, körperlichen Störungen ein überaus mannigfaltiges, widerspruchsvolles Krankheitsbild zusammensetzen, welches Jahr und Tag ausfüllt. Bei der Hysterie der Kinder und namentlich bei derjenigen der Männer pflegt indessen das Bild ein weit einförmigeres zu sein. Die Reichhaltigkeit der Störungen im einzelnen Falle ist geringer, und diese letzteren haften, wenn sie sich nicht rasch und leicht beseitigen lassen, oft Jahre lang ohne merkliche Schwankung.

Die Prognose des hysterischen Irreseins ist, was die eigentlichen Anfälle psychischer Störung anbetrifft, eine durchweg günstige; dafür aber wird man fast immer mit Sicherheit beim nächsten Anlasse eine Rückkehr dieser oder einer anderen Form des Leidens erwarten dürfen. Nur die Hysterie der Kinder scheint sich mit fortschreitender körperlicher Entwicklung bis auf eine gewisse Herabsetzung der psychischen Widerstandsfähigkeit nicht selten völlig zu verlieren. Bei Erwachsenen ist an eine wirkliche Umänderung der hysterischen Anlage schwerlich zu denken. Dagegen werden sehr bedeutende und ans Wunderbare grenzende Heilerfolge bisweilen in solchen Fällen erzielt, in denen sich äussere Reize (Sexualerkrankungen, ungeeignete Lebensweise, schädlicher Einfluss der Umgebung) als wesentliche auslösende Ursache der Krankheitserscheinungen erkennen lassen. Andererseits giebt es, wie es scheint, vorzugsweise beim männlichen Geschlecht, schwere Formen der Hysterie mit hochgradigen hypochondrischen Beschwerden, die sich dem ärztlichen Eingreifen auf die Dauer nahezu ganz unzugänglich erweisen und eine Art fortschreitenden Verlaufes zeigen mit stetiger oder schubweiser Verschlechterung des gesammten Krankheitsbildes. Sie bilden die Uebergänge zum Entartungsirresein im engeren Sinne.

Schon die Schwierigkeit einer scharfen Begriffsbestimmung des hysterischen Irreseins deutet auf die nahen Beziehungen hin, die dasselbe zu verwandten Krankheitszuständen aufzuweisen hat. Namentlich die „männliche Hysterie" ist es, welche diese Beziehungen am klarsten hervortreten lässt. Nach der einen Seite hin haben wir zahlreiche Uebergänge zum Entartungsirresein zu verzeichnen. Indessen pflegt dieses letztere Krankheitsbild weit einförmiger zu sein, als die Hysterie; überdies fehlen ihm die Dämmerzustände und die mannigfachen körperlichen Begleiterscheinungen dieser Krankheit. Auch die Schreckneurose bietet eine viel einförmigere Entwicklung, doch ähneln die ungünstig ausgehenden Fälle sehr den schweren, fortschreitenden Formen der Hysterie. Zwischen der constitutionellen psychischen Depression und der hysterischen Veranlagung giebt es fliessende Uebergänge. Auf die Abgrenzung der Hysterie von organischen Hirnerkrankungen werden wir hier, wo wir es nur mit den psychischen Erscheinungen zu thun haben, nicht näher einzugehen brauchen. Ich will nur erwähnen, dass ich einen von seinem Lehrer geohrfeigten Knaben mit hysterischen Anfällen zu begutachten hatte, bei dem der Arzt eitrige Meningitis mit voraussichtlich tödtlichem Ausgange angenommen hatte, so dass der Lehrer wegen schwerer Körperverletzung in Anklage versetzt wurde.

Dagegen werden wir die Frage nach der Unterscheidung zwischen hysterischen und epileptischen Krampfanfällen berühren müssen, weil sie sich sehr wesentlich auf psychologische Kennzeichen stützt. Beim hysterischen Anfalle ist das Bewusstsein nicht so tief getrübt wie beim epileptischen; es kommt daher auch fast nie zu dem plötzlichen, rücksichtslosen Hinstürzen, zu ernsthaften Verletzungen und zum Zungenbiss. Die Kranken merken es meist vorher, wenn der Anfall kommt; hie und da beobachtet man auch wol Zuckungen, Steifigkeit einzelner Glieder bei völlig klarem Bewusstsein, was freilich auch in manchen Fällen von Epilepsie vorkommt. Die Pupillenstarre während des Anfalles, die man früher als wichtiges Erkennungszeichen der Epilepsie betrachtete, ist neuerdings auch bei der Hysterie gefunden worden.*) Sie kann sogar bei vereinzelten Kranken ausserhalb des Anfalles vorhanden sein, besonders während der Augenuntersuchung; man darf sich also durch sie nicht ohne weiteres zu der Annahme einer Paralyse verführen lassen. Weiterhin pflegt der hysterische Anfall eine viel grössere Mannigfaltigkeit in seiner Ausbildung zu besitzen, als der fast immer gleichförmige epileptische Insult. Tonische und klonische Muskelzusammenziehungen am ganzen Körper und einzelnen Theilen, Zwerchfellkrämpfe, Opisthotonus („arc de cercle"), Jactation, Herumrollen an der Erde, Purzelbäume („Clownismus"), ferner Delirien mit lebhaften Ausdrucksbewegungen („attitudes passionelles") wechseln mit einander ab, selbst bei demselben Anfalle, öfters in verschiedenartiger Weise. Endlich stehen die hysterischen Krämpfe in besonderem Maasse unter dem Einflusse äusserer Einwirkungen. Nicht selten gelingt es, sie durch Gemüthsbewegungen (ärztliche Visite, klinische Vorstellung) hervorzurufen und sie durch sehr lebhafte Reize abzukürzen oder plötzlich zu beseitigen. Auch schliessen sie sich gern an ganz bestimmte Anlässe, an das Essen, Aufstehen, den Glockenschlag an; sie vereinigen sich zu gehäuften Reihen, um dann plötzlich wieder gänzlich zu verschwinden.

Recht unsicher kann die Unterscheidung der hysterischen und epileptischen Dämmerzustände ausfallen. Im allgemeinen lässt sich nur sagen, dass die letzteren besonders häufig mit sehr heftigen Angstanfällen, grosser Reizbarkeit und der Neigung zu rohen, gewaltthätigen Handlungen einhergehen, während die hysterischen Dämmerzustände in der Regel ruhiger, theatralischer, mit geringerer Gemüthserschütterung zu verlaufen pflegen. Das Verhalten der Erinnerung ist in beiden Fällen ein wechselndes. Bei längerer Beobachtung wird sich übrigens auf Grund anderweitiger Anhaltspunkte, aus dem Vorhandensein der hysterischen Stigmata, aus der Art der Krampfanfälle sowie auch aus dem gesammten psychischen Verhalten der Kranken regelmässig eine Abgrenzung ermöglichen lassen. Dem hysterischen Charakter ist die sprunghafte Launenhaftigkeit, der rasche Wechsel der Stimmung, die Abhängigkeit von äusseren Be-

*) Karplus, Jahrb. f. Psychiatrie, XVII, 1; A. Westphal, Berl. klin. Wochenschr. 1897, 47.

einflussungen eigenthümlich, während bei dem Epileptiker die rohe Zornmüthigkeit, der beschränkte Eigensinn und die selbständige Periodicität der krankhaften Zufälle, namentlich auch der Verstimmungen, in den Vordergrund tritt. Zudem pflegt bei letzterem die geistige Schwäche meist häufiger und hochgradiger zu sein, als dort.

Eine vorbeugende Bekämpfung der Hysterie hätte bei der gesundheitsgemässen, auf die körperliche Ausbildung gerichteten, einfachen Erziehung einzusetzen. Sehr häufig sind gerade die Eltern gefährdeter Kinder aus nahe liegenden Gründen am wenigsten geeignet, die schlummernden Krankheitskeime an weiterer Entwicklung zu verhindern. In solchen Fällen wird man unter Umständen geradezu die Entfernung der Kinder aus dem Einflussbereiche ihrer Angehörigen durchzusetzen suchen. Eine weitere Aufgabe wird es sein, wenigstens die auslösenden Ursachen nach Möglichkeit zu beseitigen. Dabei können allerlei körperliche Störungen, namentlich solche der Verdauungsorgane und der Geschlechtswerkzeuge, in Betracht kommen. Gerade diese letzteren haben von jeher den Hauptangriffspunkt der Heilbestrebungen bei der Hysterie gebildet. In der That übt die Beseitigung greifbarer Veränderungen an den Genitalien bisweilen einen sehr günstigen Einfluss auf die Krankheitserscheinungen aus. Freilich wird man dabei gut thun, sich hinsichtlich der Dauer der erzielten Besserungen keinen übertriebenen Hoffnungen hinzugeben. Andererseits haben die genannten Eingriffe durchaus nicht selten entschiedene Verschlechterungen des Zustandes zur Folge.*)

In neuerer Zeit ist man sogar vor sehr eingreifenden Operationen, bis zur Castration, nicht zurückgeschreckt, um auf diese Weise den Hysterischen Hülfe zu bringen. Wie es scheint, ist dieses schneidige Vorgehen, welches selbst zur Entfernung ganz gesunder Eierstöcke fortgeschritten ist, in einzelnen Fällen von günstigem Erfolge gekrönt worden, namentlich dann, wenn die Störungen einen gewissen Zusammenhang mit der Menstruation darboten. Allerdings liegen andererseits sichere Anhaltspunkte dafür vor, dass vielfach der psychische Eindruck der Operation wirksamer war, als die chirurgische Bedeutung derselben. Endlich aber hat sich gezeigt, dass nur zu häufig jener Erfolg keinen dauernden Bestand hatte, oder

*) Angelucci e Pieracini, Rivista sperimentale di freniatria, XXIII, 290.

dass die Verstümmelung sogar schwere Depressionszustände nach sich zog. Ich habe Gelegenheit gehabt, eine ganze Reihe von Hysterischen zu behandeln, welche von der Keilexcision bis zur Castration und selbst zur Uterusamputation die ganze Stufenleiter der gynäkologischen Eingriffe überwunden hatten. Nur in einem einzigen Falle schien mir durch das Wegbleiben der sonst immer mit starken Beschwerden verbundenen Menses eine länger anhaltende Erleichterung des Leidens erreicht worden zu sein. Meist blieb der Eingriff für die Dauer völlig wirkungslos; einmal sah ich eine sehr bedeutende Verschlechterung. Eine sichere und allseitig anerkannte Feststellung der Anzeigen für die Verschneidung der Hysterischen ist bisher nicht erreicht worden. Vielmehr scheint die Messerfreudigkeit auf der ganzen Linie bedeutend nachgelassen zu haben.

In der überwiegenden Mehrzahl der Fälle wird man sich darauf beschränkt sehen, die Erscheinungen des hysterischen Irreseins zu bekämpfen. Einer besonderen Verbreitung hat sich für diesen Zweck bei den leichteren hypochondrischen Formen mit Lähmungen, Schlaflosigkeit, Verdauungsstörungen und starker Abmagerung die Weir Mitchell'sche Mastcur*) zu erfreuen gehabt, mit um so grösserem Rechte, als sie durch Bekämpfung der genannten Zeichen der Hysterie zum Theil auch gleichzeitig die Quellen verstopft, aus denen die Krankheit immer wieder neue Nahrung zieht. Die Erfolge dieser Cur, welche sich allerdings nur für eine gewisse Gruppe durch den Versuch zu erprobender Fälle eignet, sind ganz ausserordentliche; selbst nach 10—20jähriger Dauer schwerer Erscheinungen gelang es bisweilen, eine durchgreifende Besserung aller der angeführten Störungen bis zum völligen Verschwinden derselben herbeizuführen.

Leider ist jedoch immerhin die Zahl jener Fälle nur allzu gross, in denen von der Mastcur ein Heilergebniss nicht erwartet werden kann. Dahin gehören namentlich die Formen mit sehr ausgeprägten psychischen Störungen, mit denen es der Irrenarzt vor allem zu thun hat. Abgesehen von denjenigen Massregeln, welche durch die gelegentlichen psychischen Gleichgewichtsschwankungen selbst gefordert werden, wird man indessen auch hier auf eine Verbesserung des körperlichen Allgemeinzustandes durch die Sorge für zweck-

*) Burkart, Volkmanns Klinische Vorträge, 245.

mässige Ernährung, für ausreichende Bewegung in frischer Luft und genügenden Schlaf sein Augenmerk zu richten haben. Demselben Zwecke dienen ferner Bäder mit kühlen Ueberrieselungen Massage, Gymnastik, allgemeine Faradisation. Von Arzneien kommt als Beruhigungs- und Schlafmittel namentlich das Bromkalium in Betracht, ferner bei der gewöhnlich anaemischen Körperbeschaffenheit etwa das Eisen und zur Beseitigung leichterer „Anfälle" die Tinctura Valerianae, Aqua Laurocerasi u. dergl. Ausserdem können auch noch manche der übrigen Schlafmittel hie und da in Frage kommen, doch soll man mit letzteren möglichst sparsam sein, da die Kranken bei der langen Dauer ihres Leidens sehr die Neigung haben, Arzneien zu missbrauchen. Namentlich das Morphium führt bei Hysterischen ausserordentlich leicht zur Gewöhnung und muss daher unter allen Umständen vermieden werden; eine meiner Kranken hatte auch Chloroform gewohnheitsmässig eingeathmet. Die Krampfanfälle und die Dämmerzustände lassen sich durch kalte Uebergiessungen oder durch den faradischen Pinsel nicht selten wesentlich abkürzen.

Den bei weitem wichtigsten Theil der Behandlung Hysterischer bildet indessen die psychische Einwirkung. Sehr häufig liegen in der Umgebung der Kranken, wie sie sich von selber oder unter deren Einflusse gestaltet hat, oder in der ganzen Lebensführung Schädlichkeiten, welche immer von neuem das Entstehen der krankhaften Erscheinungen begünstigen. In allen schwereren Fällen kann daher eine Cur Hysterischer erfolgreich nur dann durchgeführt werden, wenn sie vollständig aus ihren bisherigen Verhältnissen entfernt und bedingungslos in die Hände des Arztes gegeben werden. Nichterfüllung dieser wichtigsten Voraussetzung führt fast regelmässig zu Misserfolgen, während man in anderen Fällen die glänzendsten Heilungen in kürzester Frist erleben kann. Für die weitere psychische Einwirkung lassen sich allgemeine Vorschriften kaum entwerfen, da sie sich in jedem Falle der besonderen Eigenthümlichkeit der Kranken anzupassen hat. Man kann den Kranken zart entgegenkommen, kühn und verwegen vorgehen („Ueberrumpelungsverfahren"), sich scheinbar gar nicht um sie kümmern („zweckbewusste Vernachlässigung"), — man kann auch mit Sollier die einzelnen schlafenden Hirntheile nach und nach erwecken oder mit Breuer und Freud die unbewussten geschlechtlichen Erinnerungen der Kindheit in bewusste umwandeln — immer aber wird man die ganze psychische Persönlichkeit zu berücksichtigen haben, mit der man es zu thun hat, wenn man die Krankheitserscheinungen bekämpfen will. Ohne jeden Zweifel beruhen die Erfolge, welche hier durch die verschiedensten Methoden, durch elektrische und diätetische Curen, durch Hydro-, Metallo-, Klimatotherapie, von Naturärzten, Homöopathen und Magnetiseuren erzielt werden, wesentlich oder vollständig auf dem Glauben der Kranken.

Diese Erfahrung muss die Richtschnur des gesammten ärztlichen Handelns bei Hysterischen bilden. Es ist daher für den Arzt vor allem nothwendig, sich das unerschütterliche Vertrauen und damit die unerlässliche Macht über die Kranken zu verschaffen, ein Ziel, das nicht durch barsches und rechthaberisches Entgegentreten, sondern nur durch ruhiges, ernstes, aber stets wohlwollendes und nicht kleinliches Festhalten an dem einmal aufgestellten Behandlungsplane erreicht wird. Das feste Vertrauen der Kranken, dass ihnen geholfen werden wird, ist das mächtigste Behandlungsmittel in der Hand des Arztes und lässt ihn oft genug durch die unbedeutendsten, ja scheinbar unsinnigsten Eingriffe die weittragendsten Erfolge erringen. Seiner Menschenkenntniss und seiner persönlichen Gewandtheit ist somit hier ein Spielraum überlassen wie bei keiner anderen Form psychischer Erkrankungen. Dass unter diesen Umständen auch mit Hülfe der hypnotischen Suggestion gute Erfolge erzielt werden können, liegt auf der Hand, doch müssen wir leider oft die Beobachtung machen, dass die im Augenblicke ungemein wirksame Suggestion bei diesen Kranken mit ihrer geringen inneren Festigkeit schon nach recht kurzer Zeit durch andere Einflüsse wieder in den Hintergrund gedrängt wird. In anderen Fällen entwickelt sich durch das hypnotische Verfahren eine höchst unerwünschte Abhängigkeit des Kranken vom Arzte, die eine wirksame Erziehung des eigenen Willens zum Kampfe gegen die krankhaften Störungen unmöglich macht. Endlich aber erweisen sich gerade die schwersten Formen der Hysterie dem Suggestivverfahren nicht selten nur in beschränktem Maasse zugänglich. Je grösser die Beeinflussbarkeit, desto leichter bilden sich störende Eigensuggestionen, und desto rascher wird die Wirkung der ärztlichen Eingebung durch andere, widerstrebende Vorstellungen wieder vernichtet. Dagegen kann ich, entgegen den Aeusserungen von

Bruns, aus sehr vielfacher Erfahrung mittheilen, dass die Hysterie der Kinder für die hypnotische Behandlung vielleicht das allergünstigste Feld bildet. Ich habe eine ganze Reihe von Kindern mit umschriebenen hysterischen Krankheitserscheinungen, die zum Theil von hervorragenden Fachgenossen Monate lang nach allen möglichen Verfahren ohne Erfolg behandelt worden waren, durch wenige hypnotische Sitzungen dauernd von ihren Störungen befreien können. Auch diejenigen Erwachsenen, bei denen einzelne Krankheitszeichen gewissermassen als Erinnerungen an frühere Leiden zurückgeblieben sind, lassen sich nach meinen Erfahrungen mit Hülfe der Hypnose selbst dann überraschend leicht und dauernd heilen, wenn alle sonstigen Curen schon viele Jahre hindurch vergebens gewesen sind.

C. Die Schreckneurose.

Das im Folgenden unter dem Namen der Schreckneurose beschriebene Krankheitsbild ist besonders von Westphal und seinen Schülern sowie von Charcot genauer studirt und als „traumatische Neurose“*) oder „traumatische Hysterie“ bezeichnet worden. Es handelt sich dabei um ein aus mannigfaltigen nervösen und psychischen Erscheinungen zusammengesetztes Krankheitsbild, welches sich in Folge von heftigen Gemüthserschütterungen, plötzlichem Schreck, grosser Angst ausbildet und daher nach schweren Unfällen und Verletzungen, besonders nach Feuersbrünsten, Explosionen, Entgleisungen oder Zusammenstössen auf der Eisenbahn u. dergl. beobachtet wird. Auch manche der nach Selbstmordversuchen gelegentlich auftretenden Störungen sind, wie Möbius wahrscheinlich gemacht hat, hierher zu rechnen.

Bei den bis dahin wenigstens anscheinend ganz gesunden Menschen entwickelt sich im Anschlusse an den vielfach vorüber-

*) Oppenheim, Die traumatischen Neurosen, 2. Auflage. 1892; Schultze, Sammlung klinischer Vorträge. N. F. 14 (Innere Medicin No. 6); Deutsche Zeitschrift für Nervenheilkunde, I, 5 u. 6, S. 445; Strümpell, Münchner Medicinische Wochenschrift, 1895, 49 u. 50; Sänger, Die Beurtheilung der Nervenerkrankungen nach Unfall. 1896; Fürstner, Monatsschrift für Unfallheilkunde, 1896, 10.

gehende Bewusstlosigkeit erzeugenden Unfall ganz allmählich, in Wochen oder selbst Monaten, ein Zustand, der sich psychisch durch traurige Verstimmung mit ängstlichen Befürchtungen der verschiedensten Art, Herabsetzung der körperlichen und gemüthlichen Widerstandsfähigkeit wie durch Unfähigkeit zu jeder ernsteren Anstrengung kennzeichnet. Die Kranken erscheinen still, gedrückt, fassen langsam auf, nehmen wenig Antheil an den Vorgängen in ihrer Umgebung, sind vielmehr dauernd durch quälende Vorstellungen in Anspruch genommen. Ihr Gedankengang ist in Folge dessen meist ungemein einförmig und schwerfällig, dreht sich wesentlich um den Unfall, der bisweilen mit grossem Wortreichthum geschildert wird. In einzelnen Fällen bestehen ausgeprägte Zwangsvorstellungen, Platzangst, Grübelsucht; meist aber treten hypochondrische Beschwerden in den Vordergrund. Die Kranken werden den Eindruck des erlittenen Unfalles nicht mehr los und fühlen sich durch denselben in ihrem Gesundheitszustande auf das schwerste geschädigt. Sie sind nicht mehr wie früher, müde und matt, „schwermüthig im Geiste“, können nicht mehr arbeiten und beobachten mit peinlicher Aufmerksamkeit alle Vorgänge an ihrem Körper, welche ihnen mit ihrem Leiden in Zusammenhang zu stehen scheinen.

In gemüthlicher Beziehung sind sie auffallend erregbar, gerathen ungemein leicht in Verlegenheit und Verwirrung, können sich oft nicht zusammenhängend aussprechen und fühlen sich dauernd durch das Gefühl innerer Beklemmung und Beängstigung in ihrem Denken und Handeln gehemmt. Auch hier kann sich die Angst anfallsweise zu heftigeren Ausbrüchen steigern, welche die Kranken sogar bisweilen zum Selbstmorde führen. Das Gedächtniss ist trotz der Klagen über Abnahme desselben meist gut, wenn sich auch eine gewisse Zerstreutheit und Vergesslichkeit, auf dem mangelnden Interesse und der Aufmerksamkeitsstörung beruhend, häufig nachweisen lässt. Die Arbeitsfähigkeit der Kranken wird durch ihre hypochondrische Willenlosigkeit wie durch die zahlreichen nervösen Beschwerden stets auf das empfindlichste beeinträchtigt oder ganz aufgehoben. Regelmässig besteht ungemeine Ermüdbarkeit; die Kranken erlahmen nach ganz kurzer Zeit, werden ungeschickt, stocken, begehen Fehler bei einfachen Aufgaben, zeigen in Folge vermehrter Anstrengung Wallungen zum Kopf. Herzklopfen, Schweissausbrüche.

Wir konnten in einem Falle durch planmässige Untersuchung der geistigen Leistungsfähigkeit die bedeutende Herabsetzung der Arbeitsleistung wie die hochgradige Ermüdbarkeit zahlenmässig feststellen. Eine weitere Ausbildung gewinnen die psychischen Störungen in der Regel nicht; nur hie und da wird das Auftreten von Dämmerzuständen, acuten hallucinatorischen Aufregungen oder noch seltener von ausgebildetem Schwachsinn beobachtet. Im letzteren Falle handelt es sich wol immer um wirkliche Kopfverletzungen.

Der Schlaf der Kranken ist regelmässig durch ängstliche Träume hochgradig gestört, der Appetit gering; das Körpergewicht sinkt vielfach beträchtlich. Im Kopfe bestehen allerlei krankhafte Empfindungen, Druck, Eingenommenheit, Schwindelgefühl, unangenehme Bewegungsempfindungen, im Rücken und Kreuz das Gefühl von Spannung und Steifigkeit, in den vom Unfall betroffenen Theilen mannigfache Paraesthesien und Schmerzen. Ausserdem wird über asthenopische Beschwerden, Ohrenklingen und -sausen, Herzklopfen, Abnahme der Potenz, Erschwerung der Harnentleerung und Stuhlverstopfung, bisweilen auch über hartnäckiges Erbrechen geklagt. Objectiv lassen sich in einzelnen Fällen Empfindungsstörungen in sehr wechselnder Ausbreitung nachweisen, Analgesie neben hyperaesthetischen Stellen, Einschränkung des Gesichtsfeldes, Schwerhörigkeit. Auf motorischem Gebiete werden Steigerung der Sehnenreflexe, Lähmungserscheinungen der verschiedensten Art, Langsamkeit und Unsicherheit der Bewegungen. Geh- und Sprachstörungen, leichtes Zittern beobachtet. Ferner treten öfters fibrilläre Muskelzuckungen auf, besonders nach Anstrengungen, bei Einwirkung von Kälte oder nach dem Aufhören stärkerer faradischer Reize. Nach lebhaften Muskelbewegungen, gemüthlicher Erregung oder bei Druck auf schmerzhafte Stellen zeigen sich vielfach der Puls, seltener auch die Athmung beschleunigt; hie und da kommen Ohnmachten und selbst ausgebildete epileptiforme Anfälle vor. Alle diese Erscheinungen weichen in ihrem regellosen Auftreten durchaus von den Störungen bei organischen Hirn- oder Rückenmarkserkrankungen ab und verrathen durch ihren Sitz, ihre Ausbreitung, ihr wechselndes Verhalten und den verschlimmernden Einfluss gemüthlicher Erregung ihre psychische Entstehungsweise. Friedmann hat ferner noch auf die geringere Widerstandsfähigkeit der Kranken gegen Anstrengungen, Alkoholgenuss, Gemüthsbewegungen, Galvanisation des Kopfes und Carotidencompression aufmerksam gemacht. Nur ganz vereinzelt und nur bei wirklichen Kopfverletzungen werden auch Störungen beobachtet, welche mit Sicherheit auf eine organische Grundlage hinweisen, so reflectorische Pupillenstarre und Sehnervenatrophie.

Die leichteren Fälle von Schreckneurose, die unmittelbar in die natürliche Ergriffenheit nach aufregenden Erlebnissen übergehen, können sich rasch wieder ausgleichen. Es giebt indessen auch Fälle genug mit überaus schleppendem Verlaufe und ungünstiger Prognose. Freilich kann nach monate- und selbst jahrelanger Dauer des Leidens noch Heilung oder doch sehr wesentliche Besserung eintreten; immerhin aber kommt es nicht selten zu einem langsam fortschreitenden Siechthum, welches bisweilen mit Entwicklung von Herzhypertrophie und Arteriosklerose einherzugehen scheint.

Die Deutung dieses Krankheitsbildes hat den Anlass zu ausgedehnten und noch heute keineswegs abgeschlossenen Erörterungen gegeben. Während Westphal und seine Schüler dasselbe anfangs unter Betonung gelegentlicher objectiver Befunde auf schleichende organische Veränderungen im Centralnervensysteme zurückführten, hat Charcot alle diese Fälle der Hysterie zugetheilt. Mit Recht ist indessen geltend gemacht worden, dass der Begriff der hysterischen Neurose durch diese Erweiterung noch verschwommener und unklarer wird, als er es leider heute schon ist. Späterhin hat Charcot die Schreckneurose den hypnotischen Zuständen verglichen, indem er meint, dass während der heftigen Bewusstseinserschütterung durch den Schreck das ganze Krankheitsbild auf dem Wege einer später fest einwurzelnden Eigensuggestion entstehe. Andererseits hat Oppenheim die Annahme einer organischen Grundlage, abgesehen von gewissen Ausnahmefällen, aufgegeben. Die wesentlich psychische Entstehungsweise des Leidens darf jetzt als allgemein anerkannt gelten.

Für diese Ansicht spricht vor allem die Thatsache, dass die Neurose oft genug auch dann zu Stande kommt, wenn gar keine wirkliche Verletzung stattgefunden hat, wenn z. B. der drohende Unfall noch im Augenblicke höchster Gefahr glücklich abgewendet werden konnte. In anderen Fällen sind die Verletzungen sehr geringfügige, oder sie betreffen gar nicht den Kopf, sondern irgend ein unwichtiges Glied des Körpers. Meist haben dann die Beschwerden gerade in den betroffenen Theilen ihren Sitz, so dass man auch wol von einer „localen“ traumatischen Neurose gesprochen hat. So zeigte ein junger Mann, der bei einem Brande zum Fenster hinausgesprungen war, noch nach Jahren Lähmung und Unempfindlichkeit an der ganzen Seite, auf die er damals gefallen war. Natürlich ist auch in solchen Fällen von einem umschriebenen Sitze des Leidens keine Rede. Die eigentliche Grundlage desselben bleibt immer die allgemeine psychische Veränderung, welche durch die Gemüthserschütterung herbeigeführt wird. An welchen Punkt des Körpers die krankhaft erregte Einbildungskraft dann die Störungen verlegt, ist für das Wesen des Krankheitsbildes ebenso nebensächlich wie etwa der besondere Inhalt der hypochondrischen Vorstellungen eines Paralytikers.

Es ist indessen in neuerer Zeit immer zweifelhafter geworden, ob die Gemüthsbewegung beim Unfalle selbst wirklich immer als die wesentlichste Ursache der Krankheit angesehen werden muss. Sehr häufig vergehen zwischen dem Unfalle und dem Auftauchen der kennzeichnenden Krankheitserscheinungen mehrere Wochen und selbst Monate, in denen der Verletzte sich verhältnissmässig gesund fühlt. Sodann aber zeigt sich, dass die Neurose unter dem Einflusse des Unfallversicherungsgesetzes nicht nur rasch an Häufigkeit zunimmt, sondern auch ungünstiger verläuft. Ohne Zweifel kommen die geschilderten Störungen auch ohne jeden Zusammenhang mit dem Versicherungsgesetze vor, aber sie scheinen dann in der Regel rascher und leichter überwunden zu werden. Diese Erfahrungen, die von vielen Beobachtern bestätigt werden, deuten darauf hin, dass in unserer Gesetzgebung selbst schädigende Einflüsse liegen, welche die rasche Ausgleichung der gemüthlichen Erschütterungen nach Unfällen hindern. In der That dürfte eine solche Schädigung eingreifendster Art in dem Kampfe um die Rente zu suchen sein, zumal er von Kranken geführt werden muss, deren Widerstandsfähigkeit zweifellos herabgesetzt ist. Zu der Aufregung über den Unfall, den Schmerzen, der Sorge für die Zukunft gesellt sich der Wunsch, eine möglichst hohe Rente zu erlangen, die Verführung, zu übertreiben, recht lange unthätig zu bleiben, das Misstrauen Seitens der Berufsgenossenschaften und Aerzte, die endlosen Begutachtungen, die Ungewissheit über den endlichen Ausgang, vielfach auch drückende Noth in der Zeit bis zur Entscheidung. Diese Umstände sind es wol in erster Linie, die den Kranken nicht zur Ruhe kommen lassen, ihn an einer kräftigen Willensanstrengung zur Ueberwindung seiner Beschwerden hindern und dadurch den schleppenden und ungünstigen Verlauf des Leidens wesentlich mit verursachen.

Gerade die psychische Entstehung der Schreckneurose hat dazu geführt, dieselbe ohne weiteres der Hysterie zuzurechnen. Es ist aber vielleicht doch nützlich, darauf hinzuweisen, dass gewisse klinische Erwägungen immerhin für eine gewisse Sonderstellung der Schreckneurose sprechen. Zunächst entsteht die Frage, ob wir es überhaupt mit einer einheitlichen Krankheit zu thun haben. Vielfach ist darauf hingewiesen worden, dass nach Unfällen sehr verschiedenartige Störungen entstehen können, und dass man daher hysterische, neurasthenische, hypochondrische, melancholische Zustände u. dergl. auseinanderhalten müsse. Das ist gewiss richtig. Wenn ich auch nicht so weit gehen möchte wie die Esten, die jede beliebige geistige Störung auf einen Schreck zurückzuführen pflegen, so kann doch eine heftige Gemüthserschütterung ohne Zweifel einmal eine Melancholie, ein anderes Mal eine hysterische Störung, endlich die verschiedensten Zufälle des Entartungsirreseins auslösen, constitutionelle Verstimmung, Grübelsucht, Zwangsvorstellungen.

Daraus geht hervor, dass die Wirkung des Schreckes sehr wesentlich durch die Eigenart der persönlichen Veranlagung bestimmt wird, bei der auch der Alkoholmissbrauch eine gewisse vorbereitende Rolle spielen dürfte. So sehen wir bei grossen Unglücksfällen ja auch nicht alle Betheiligten, sondern nur vereinzelte Personen an einer Schreckneurose erkranken. Die gleiche Mannigfaltigkeit, die wir in den Erscheinungsformen der krankhaften Veranlagung beobachten, wird uns daher auch in den Krankheitsbildern entgegentreten, welche hier anscheinend durch die gleiche äussere Ursache hervorgerufen werden. Eine ganz scharfe Umgrenzung des Krankheitsbildes der Schreckneurose ist aus diesem Grunde sehr schwierig, vielleicht sogar unmöglich. Gegenüber der eigentlichen Hysterie möchte ich besonders auf die Einförmigkeit der Krankheitszeichen im einzelnen Falle hinweisen. Unseren Kranken fehlt durchaus der sprunghafte Wechsel der Erscheinungen, die Launenhaftigkeit, der ausgeprägte Stimmungswechsel, die Unternehmungslust der Hysterischen; allerdings begegnet uns gerade bei der männlichen Hysterie vielfach eine ähnliche Einförmigkeit. Weiterhin sind die Unfallskranken nicht im entferntesten so beeinflussbar wie Hysterische, auch nicht vorübergehend; sie erinnern in dieser Beziehung an gewisse Formen der Hysterie mit einzelnen sehr fest sitzenden Eigensuggestionen. Zudem begegnen uns hier die kennzeichnenden Dämmerzustände und Anfälle höchstens in Ausnahmefällen und in sehr geringer Ausbildung. Wenn man also will, kann man hier von einer besonderen Form der Hysterie sprechen, die nach Ursache und klinischem Verhalten durch das zwingende Auftreten einer ganz bestimmten Eigensuggestion gekennzeichnet ist.

Mit den verschiedenen Formen des Entartungsirreseins finden sich zahlreiche Berührungspunkte; die Abgrenzung hat namentlich die plötzliche Entstehung der Störung im Anschlusse an den Unfall und den immerhin günstigeren Verlauf zu berücksichtigen. Vielfach ist bei der Würdigung dieser Krankheitszustände die Vermuthung aufgetaucht, dass doch unter Umständen durch Erschütterungen feinere Veränderungen in der Hirnrinde zu Stande kommen könnten. In solchen Fällen würde natürlich von einer psychischen Entstehungsweise und von einer Zugehörigkeit zur Hysterie nicht mehr die Rede sein. Die Versuche an Thieren scheinen in der That darauf hinzudeuten, dass mechanische Erschütterungen des Kopfes auch ohne gröbere Verletzungen bestimmte Veränderungen an den Nervenzellen herbeiführen können; von manchen Forschern wird im Hinblicke auf die vasomotorischen Störungen bei unseren Kranken namentlich auch an feinere Gefässveränderungen gedacht. Wir sind heute noch nicht im Stande, die hier auftauchenden Fragen mit Sicherheit zu beantworten; immerhin werden wir in der überwiegenden Mehrzahl von Fällen wol mit einer psychischen Entstehungsweise der Krankheitserscheinungen zu rechnen haben. Das Irresein nach wirklichen Kopfverletzungen wird sich durch die Zeichen einer schweren Hirnerschütterung, Verworrenheit, Desorientirtheit, durch das Auftreten von cerebralen Lähmungen, epileptischen Anfällen, aphasischen Störungen und namentlich durch den Nachweis einer stärker oder schwächer hervortretenden psychischen Schwäche von den Krankheitsbildern mit rein psychischer Entstehungsweise unterscheiden lassen. Dabei ist es aber sehr wol möglich, dass sich im einzelnen Falle einmal beide Gruppen von Krankheitszeichen mit einander mischen.

Die grössten Meinungsverschiedenheiten sind über die Häufigkeit und den Nachweis der Verstellung entstanden, eine Frage, die im Hinblicke auf die Unfallsgesetzgebung sehr grosse praktische Bedeutung besitzt. Leider haben sich, wie das in der Natur der Sache liegt, alle bisher angeführten „objectiven“ Zeichen des Leidens, die Gesichtsfeldeinschränkung, die Pulsbeschleunigung, die traumatische Muskelreaction, die Herabsetzung der galvanischen Erregbarkeit, die Steigerung der Reflexe, als praktisch wenig brauchbar erwiesen, um einen zuverlässigen Beweis für das Bestehen des psychischen Leidens zu erbringen. Wie ich glaube, ist indessen die Gefahr einer Täuschung wirklich sachverständiger Aerzte vielfach bedeutend überschätzt worden. Wir stehen der Neigung zur Uebertreibung und zur Erfindung seltsamer Krankheitserscheinungen ja häufig genug auch bei der einfachen Hysterie gegenüber. Hier wie dort sind alle Einzelvorschriften für die „Entlarvung“ von Simulanten nahezu werthlos; das Massgebende ist überall die Uebereinstimmung des klinischen Gesammtbildes mit einer der bekannten Erscheinungsformen der krankhaften Veranlagung. Leider ist allerdings das Verständniss weiter ärztlicher Kreise für psychische Krankheitsbilder noch ein sehr geringes.

Nicht selten giebt übrigens die bequeme Diagnose der „traumatischen Neurose“ den Anlass zum Uebersehen wichtiger Krankheitszeichen. Namentlich beginnende Paralysen werden bisweilen unter jenen Sammelbegriff untergebracht. So behandelte ich einen Kranken, dessen Beschwerden Monate lang mit einem Falle auf das Gesäss in ursächliche Verbindung gebracht wurden, bis ich vor dem Schiedsgerichte nachweisen konnte, dass hier nicht die traumatische „Neurose“ allmählich in „Psychose“ übergegangen sei, wie angenommen worden war, sondern dass es sich einfach um die Entwicklung einer progressiven Paralyse handelte, welche mit dem auch an sich geringfügigen Unfalle in gar keiner Beziehung stand. Neuerdings haben wir in einigen Fällen versucht, gewisse Beschwerden der Kranken mit Hülfe psychologischer Versuche genauer zu prüfen. Wir kennen jetzt eine ganze Reihe von Verfahren, die uns gestatten, z. B. über die Auffassungsfähigkeit, die Rechengeschwindigkeit, die Uebungsfähigkeit und namentlich die Ermüdbarkeit zahlenmässige Werthe zu gewinnen. In den zahlreichen Erfahrungen, die schon von gesunden Personen verschiedensten Bildungsgrades über diese Punkte vorliegen, besitzen wir einen recht brauchbaren Maassstab zur Beurtheilung der von Unfallskranken gelieferten Zahlen. Zugleich aber dürfte es selbst für denjenigen, der in solche Untersuchungen auf das genaueste eingeweiht ist, kaum möglich sein, willkürlich die Werthe zu beeinflussen, ohne dass grobe Unregelmässigkeiten in die hier überall herrschende feine Gesetzmässigkeit hineingetragen würden. Wir sind daher, wie ich glaube, auf diesem Gebiete in der Lage, jede absichtliche Täuschung mit grosser Wahrscheinlichkeit aus den Ergebnissen des Versuches zu erschliessen. Die wenigen bisher angestellten Prüfungen haben mir diese Vermuthung durchaus bestätigt.

Die Behandlung der Schreckneurose hätte vor allem den Kampf um die Rente möglichst einzuschränken. Man hat nicht selten gesehen, dass mit der Gewährung der Entschädigung das Leiden sich rasch besserte, eine Erfahrung, die natürlich nicht für die Annahme von Verstellung ins Feld geführt werden darf. Jolly hat empfohlen, den Verletzten in möglichst weitem Umfange eine schleunige Kapitalabfindung zukommen zu lassen, damit sie namentlich über die erste schwere Zeit ohne drückende Sorge hinwegkommen, späterhin aber dem Kampfe entrückt sind und kein Interesse mehr an der Aufrechterhaltung ihrer Hülfsbedürftigkeit haben. Das wichtigste Heilmittel in allen diesen Fällen ist ohne Zweifel die Beschäftigung, welcher der Kranke durch den Kampf um die Rente geradezu entzogen wird. Man hat daher gesehen, dass dort, wo die Nothwendigkeit der Weiterarbeit gebieterisch an die Kranken herantritt, die Folgen des Unfalls verhältnissmässig rasch überwunden werden. Vielleicht sind neben den angeführten gesetzgeberischen Massregeln die Nervenheilanstalten der Zukunft mit ihrer Erziehung zur Arbeit ganz besonders berufen, die Willensschwäche und Muthlosigkeit unserer Kranken zu bekämpfen. Dass man im übrigen mit allen möglichen kräftigenden oder beruhigenden Mitteln Heilerfolge erzielen kann, liegt auf der Hand. Es können daher Bäder wie Massage, Gymnastik, elektrische Behandlung, hypnotische Suggestion, Bromsalze, Eisen, Ernährungs- und Luftcuren im einzelnen Falle von Nutzen sein.

XII. Die psychopathischen Zustände.

Bei den psychopathischen Zuständen bildet eine dauernd krankhafte Verarbeitung der Lebensreize den wesentlichen Inhalt des gesammten Krankheitsbildes. Wir haben es durchweg mit krankhaft angelegten Persönlichkeiten zu thun, deren Eigenthümlichkeiten nach den verschiedensten Richtungen hin aus der Gesundheitsbreite heraustreten können. Gemeinsam ist denselben die krankhafte Unzweckmässigkeit des Denkens, Fühlens oder Wollens während des ganzen Lebens. Zugleich fällt uns überall die Mischung von gesunden mit krankhaften Zügen, der Mangel an Einheitlichkeit im Seelenleben auf, den wir früher bereits als Kennzeichen der krankhaften Veranlagung erwähnt haben. Namentlich sind es Widersprüche zwischen der Klarheit und Folgerichtigkeit des Denkens einerseits, unvermittelten Stimmungsschwankungen und Absonderlichkeiten des Handelns andererseits, welche den Eindruck des Unausgeglichenen, Verschrobenen erwecken.

Wenn irgendwo, so ist hier Berechtigung, von einer „Entartung" zu sprechen. Man hat daher gerade diese Gruppe von Zuständen mit dem Namen des Entartungsirreseins im engeren Sinne belegt. Im weiteren Sinne freilich umfasst jener Begriff noch eine Reihe von anderen Geistesstörungen, die wir aus krankhafter Veranlagung hervorgehen sehen, namentlich die allgemeinen Neurosen, das manisch-depressive Irresein, gewisse Formen des Schwachsinns und vielleicht auch die Paranoia.

Sehr vielfach weist uns schon die körperliche Anlage auf das Bestehen einer Entartung hin. Wir finden Zurückbleiben der gesammten Körperentwicklung auf kindlicher Stufe, auffallend jugendliches oder frühzeitig gealtertes Aussehen, örtliche und allgemeine

Wachsthumshemmungen des Gehirns und Schädels, schiefes Gesicht, abnorme Zahn- und Kieferstellung, Missbildungen aller Art an Ohren, Gaumen, Geschlechtstheilen, Händen. Seltener sind die Spuren überstandener Gehirnkrankheiten. Die klinischen Gestaltungen, in denen uns das Entartungsirresein entgegentritt, sind trotz gewisser gemeinsamer Grundzüge ausserordentlich mannigfache. Wir wollen uns indessen hier einstweilen damit begnügen, die constitutionelle Verstimmung, das Zwangsirresein, das impulsive Irresein und die conträre Sexualempfindung auseinanderzuhalten. Die ersten beiden Formen pflegt man auch wol unter der Bezeichnung der angeborenen Neurasthenie*) zusammenzufassen.

In ihren leichtesten Andeutungen gehen diese Krankheitszustände allmählich in jene mannigfaltigen kleinen Unvollkommenheiten der persönlichen Veranlagung über, welche von Koch**) unter dem Namen der „angeborenen, dauernden psychopathischen Minderwerthigkeiten" beschrieben worden sind. Dieselben bilden ein grosses und ungemein reiches Zwischengebiet zwischen dem zweifellosen Irresein und der Gesundheitsbreite. Alle die verschiedenen krankhaften Züge, welche dem Entartungsirresein im engeren oder weiteren Sinne eigenthümlich sind, können sich in schwächerer Ausprägung einzeln oder gemischt bei sonst rüstigen, leistungsfähigen, ja hochentwickelten Persönlichkeiten wiederfinden. Wir sehen daher in diesen Zuständen vielfach, wie die Entartung unmerklich auch im kräftigen Stamme ihre Wirkung entfaltet; wir sehen aber wol auch eben so oft, wie das gesunde Leben allmählich bis auf die letzten unerheblichen Spuren die krankhafte Entwicklung früherer Geschlechter zu überwinden vermag.

A. Die constitutionelle Verstimmung.

Die constitutionelle Verstimmung ist gekennzeichnet durch eine andauernd trübe Gefühlsbetonung aller Lebenserfahrungen. Im Bereiche der Verstandesthätigkeit pflegt meist keine auffallendere

*) Saury, étude clinique sur la folie héréditaire (les dégénérés). 1886; Binswanger, Die Pathologie und Therapie der Neurasthenie. 1896; v. Krafft-Ebing, Nervosität und neurasthenische Zustände. 1895.

**) Koch, die psychopathischen Minderwerthigkeiten. 1893.

Störung zu bestehen. Einzelne Kranke sind sogar sehr begabt, während in anderen Fällen von Jugend auf die geistige Entwicklung etwas zurückgeblieben ist. Regelmässig aber scheint grosse Ermüdbarkeit vorhanden zu sein. Die Kranken sind vielleicht im Stande, mit Scharfsinn und Geschick eine Arbeit anzugreifen, aber sie erlahmen rasch, müssen immer wieder aussetzen, werden von Abspannung, Kopfdruck, unangenehmen Empfindungen, innerer Erregung, Schlaflosigkeit befallen, sobald sie sich stärker anstrengen. Sie sind daher öfters gezwungen, mit vielfachen Unterbrechungen zu arbeiten, besondere Vorsichtsmassregeln einzuhalten, ihr Leben peinlich regelmässig einzutheilen, vermögen aber auf diese Weise bisweilen trotz aller inneren Hindernisse auch auf geistigem Gebiete Genügendes und selbst Bedeutendes zu leisten. Namentlich der Zwang der Verhältnisse kann die sonst unfehlbar auftretenden Hemmungen durchbrechen. Ich kannte einen geistig sehr hochstehenden Gelehrten, der schon nach wenigen Minuten Lesens oder gleichgültigen Gespräches von den peinlichsten Empfindungen im Kopfe befallen wurde, aber recht wol im Stande war, seine Vorlesung zu halten oder sonstige wirklich nothwendige geistige Arbeit zu leisten.

Die Ablenkbarkeit der Kranken ist meist erhöht. Nicht nur genügen geringfügige äussere Störungen, um ihnen das Festhalten der Gedanken und die planmässige Arbeit sehr zu erschweren, sondern es drängen sich auch leicht allerlei fremde Vorstellungen dazwischen, die ihre Aufmerksamkeit abziehen, sie in ihrer Thätigkeit unsicher machen und sie öfters zwingen, die gleiche Arbeit mehrfach zu wiederholen. Oefters besteht die Neigung zu unfruchtbaren, namentlich hypochondrischen Grübeleien. Das Bewusstsein der Kranken ist immer völlig klar, der Zusammenhang ihres Denkens in keiner Weise gestört; sie besitzen ein gutes Verständniss für das Wesen ihrer Krankheit, oft auch ein äusserst peinliches Gefühl der Behinderung durch die eigene Unzulänglichkeit.

Die Stimmung ist meist anhaltend gedrückt und muthlos. Die Kranken haben von Jugend auf eine besondere Empfänglichkeit für die Sorgen, Mühsale und Enttäuschungen des Lebens. Sie nehmen alles schwer und empfinden bei jedem Ereignisse die kleinen Unannehmlichkeiten weit stärker, als die erhebenden, befriedigenden Seiten des unbekümmerten, frohen Genusses, der rückhaltlosen Hingabe an die Gegenwart; jeder Augenblick der Freude wird ihnen durch die Erinnerung an trübe Stunden, durch Selbstvorwürfe und noch mehr durch grell ausgemalte Befürchtungen für die Zukunft vergällt. Manche Kranke können äusserlich ganz ruhig erscheinen und offenbaren ihre unglückliche Gemüthsverfassung, ihre Selbstquälereien nur ihren nächsten Vertrauten oder dem Arzte; sie sind bei äusserer Anregung vielleicht ganz heiter, hinreissend liebenswürdig und selbst übermüthig, um sich dann, sich selbst überlassen, mit einer gewissen Befriedigung wieder in das Elend ihres Lebens hineinzugrübeln. Jede Aufgabe steht vor ihnen wie ein Berg; das Leben, die Thätigkeit ist eine Last, die sie mit pflichtmässiger Selbstverleugnung gewohnheitsmässig tragen, ohne durch die Lust am Dasein, die Freude am Schaffen entschädigt zu werden. Die Kranken haben kein Vertrauen zu ihrer eigenen Kraft; sie verzweifeln bei jeder Aufgabe und werden ungemein leicht ängstlich und verzagt, fühlen sich unnütz auf der Welt, zu allem untauglich, nervös, krank, fürchten den Ausbruch eines schweren Leidens, insbesondere einer Geistesstörung, einer Hirnerkrankung. Sie sind misstrauisch, betrachten sich als Stiefkinder der Natur, werden von ihrer Umgebung nicht verstanden und beschäftigen sich vielfach gern mit Todesgedanken, sogar schon in den Kinderjahren.

Gewisse Kranke werden dauernd von dem Gefühle gepeinigt, als hätten sie irgend etwas nicht recht gemacht, als hätten sie sich etwas vorzuwerfen. Bisweilen sind es wirkliche, aber lange zurückliegende oder ganz unbedeutende Vorkommnisse, an die sich diese quälende Unsicherheit anknüpft. Einer meiner Kranken konnte mit dem Gedanken an eine vor Jahren begangene sexuelle Verfehlung durchaus nicht fertig werden; ein anderer vermochte die Erinnerung daran nicht zu überwinden, dass ihm einmal seine Hauswirthin gesagt habe, er werde nie sein Examen bestehen. Obgleich ihm letzteres ohne besondere Schwierigkeit geglückt war, verfolgte ihn dauernd der Gedanke, dass er ein Waschlappen gewesen sei, sich so etwas sagen zu lassen; ihm sehe jeder an, dass er kein rechter Kerl sei, solche Dinge auf sich sitzen lasse. Immer wieder trieb es ihn, Schritte zu thun, um auf irgend eine Weise sich noch nach vielen Jahren Genugthuung zu verschaffen und seine vermeintlich geschädigte Ehre wieder herzustellen.

Meist wird hier das Gefühlsleben von einer weichlichen Empfindsamkeit beherrscht, oft mit ausgeprägten künstlerischen und schöngeistigen Neigungen und Fähigkeiten. Die gesammte Lebensführung der Kranken wird durch ihr Leiden erheblich beeinflusst. Sie sind unentschlossen, langsam, gehemmt durch ihre trübe Lebensauffassung, bald eigensinnig und hartköpfig, bald wetterwendisch und bestimmbar; jede Regung von Leichtherzigkeit oder Wagemuth wird erstickt durch das Zurückschrecken vor Verantwortung, durch die Furcht vor den entferntesten Möglichkeiten. Quälerische Genauigkeit und Pünktlichkeit auch in Kleinigkeiten, peinliches Abwägen aller Umstände und Folgen, strengste Vermeidung aller ungewöhnlichen oder gar gefährlichen Handlungen, Selbstbeschränkung, Unfreiheit, Einförmigkeit pflegen das Handeln der Kranken zu kennzeichnen. Damit kann sich indessen hie und da plötzliche Leidenschaftlichkeit und Unbesonnenheit verbinden. Auf der anderen Seite entwickeln sich nicht selten Schrullen und Eigenheiten, die gewöhnlich in irgend einer Beziehung zu der Verstimmung stehen und Schutzmassregeln bedeuten, durch welche sich der Kranke über die inneren Schwierigkeiten hinwegzuhelfen sucht. Manche Kranke spielen fortwährend mit Selbstmordgedanken und sind immer darauf vorbereitet, beim nächsten Anlasse ihr Leben fortzuwerfen. Wenn derartige Aeusserungen auch in der Regel nicht sehr ernst zu nehmen sind, so kommen doch Selbstmorde aus geringfügigem Anlasse bei diesen krankhaft haltlosen Persönlichkeiten immer noch oft genug vor.

Vielfach haben die Kranken an allerlei nervösen Beschwerden zu leiden, die ihnen einen Theil ihrer Arbeitsfähigkeit rauben, Druck oder Schmerzen im Kopfe, unangenehmen Empfindungen n den verschiedensten Theilen des Körpers, Wallungen, Pulsiren, Vibriren; nicht selten werden einzelne absonderliche Bewegungserscheinungen beobachtet, Grimmassiren, choreatische Unruhe, zwangsmässiges Belecken des Gaumens, Schnalzen mit der Zunge, plötzliches Schnüffeln oder Gautzen, Muskelzuckungen und ähnl. Der Schlaf ist meist sehr gestört, zeitweise bis zu fast völliger Schlaflosigkeit, weniger die Esslust; die Verdauung pflegt träge zu sein.

Auf der Grundlage der dauernden „nervösen" Verstimmung können sich, wie es scheint, gelegentlich auch länger dauernde Depressionszustände ausgeprägterer Art entwickeln, namentlich im Anschlusse an eine heftige Gemüthsbewegung, einen Schreck, einen Unglücksfall.

Diese Zustände erinnern bisweilen sehr an die Schreckneurose. Es handelt sich um ganz leichte, einfache ängstliche Verstimmungen ohne Wahnvorstellungen oder Sinnestäuschungen bei vollkommener Besonnenheit und Krankheitseinsicht. Die Kranken sind niedergeschlagen, verzagt, kleinmüthig, haben den Schrecken und die Angst in den Gliedern, müssen immer an ihren Zustand und den Anlass des Leidens denken, können sich der trüben Gedanken nicht erwehren, die in ihnen aufsteigen. Dieselben werden jedoch nicht zu eigentlichen Wahnideen. „Es ist mir, als ob ich an allem Schuld wäre, auf das Schaffot müsste“; „ich meine immer, ich könnt' nie wieder gesund werden“, sagen solche Kranke. Auch religiöse Grübeleien, Befürchtungen für die Zukunft, die oft in peinlichen Einzelheiten ausgemalt werden, Selbstmordantriebe stellen sich ein. Dennoch kommt es nur verhältnissmässig selten zu wirklich ernsthaften Selbstmordversuchen; bisweilen bitten die Kranken selbst um Ueberwachung, um vor ihren finsteren Anwandlungen geschützt zu sein. Regelmässig besteht ein ausgeprägtes Krankheitsgefühl und ein entschiedenes Trostbedürfniss. Bisweilen hat es den Anschein, als ob die Beschwerden bei besonderem Zuspruche stärker hervortreten. „Sie ist ganz munter, so lange sie nicht in Verkehr kommt mit solchen Frauen, welche auch glauben, krank zu sein,“ schrieb uns der Mann einer Kranken. Häufig sind Klagen über Druck und Beklemmung in der Herzgegend, Zusammenschnüren im Halse, dumpfe Beengung im Kopfe, Unruhe im Leibe. Die Arbeitsfähigkeit der Kranken ist gering, ihre Esslust meist leidlich, wenn sie auch keinen „rechten Genuss“ vom Essen haben, die Verdauung träge. Der Schlaf pflegt schlecht zu sein; das Körpergewicht sinkt langsam.

Der Verlauf dieser Störung ist meist ein sehr schleppender. Der Zustand zeigt ganz unregelmässige Schwankungen, bleibt aber innerhalb gewisser Grenzen ausserordentlich einförmig. Die Dauer kann eine sehr lange sein, sich selbst über eine Reihe von Jahren erstrecken. Der erste Anfall tritt nicht selten schon um das 20. Lebensjahr hervor. Anfangs pflegen sich zwischen die Anfälle längere Zeiten verhältnissmässigen Wohlbefindens einzuschieben; späterhin aber zeigt das Leiden grosse Neigung zu einer Art Versumpfung, insofern die Nachlässe immer unvollständiger werden, so dass sich schliesslich ein dauernder krankhafter Zustand mit geringen Schwankungen herausbilden kann. Auch in ihren guten Zeiten jedoch bieten die Kranken regelmässig die körperlichen und psychischen Zeichen der Entartung dar. Sie werden vielfach als eigenthümliche Menschen geschildert, als still, scheu, verdriesslich, unfreundlich, stumpfsinnig, geizig. „Ich kann sagen, ich bin in der Angst geboren," sagte ein solcher Kranker mit riesigem Schädel.

Ausser den geschilderten, häufigsten Fällen mit vorwiegend trauriger Verstimmung begegnen uns noch eine Reihe weiterer Formen des Entartungsirreseins, bei denen andere Färbungen der Gefühlsregungen in krankhaftem Maasse das Seelenleben bestimmen. Ihnen ist gemeinsam einerseits die grosse Beeinflussbarkeit der gemüthlichen Vorgänge durch geringfügige Anlässe, andererseits das unvermittelte Auftauchen gewisser Stimmungen ohne erkennbaren Anstoss, aber auch ohne die Periodicität der Epileptiker.

Hauptsächlich haben wir einer Gruppe von Fällen zu gedenken, bei denen das Gefühlsleben dauernd von einer missmuthig-gereizten, gallig-verbitterten Stimmung beherrscht wird. Regelmässig besteht dabei ein stark erhöhtes Selbstgefühl, oft auch schroffe Selbstsucht. Die Kranken sind leicht beleidigt, empfindlich, schwer zu behandeln, misstrauisch, nörgelnd, streitsüchtig und unzufrieden; sie sind unbotmässig gegen die Obrigkeit, rechthaberisch, wollen alles besser wissen und verwickeln sich nicht selten aus geringfügigstem Anlasse in zahllose Streitigkeiten. Sie werden darum leicht für Querulanten gehalten, doch fehlt ihnen gänzlich die wahnhafte Verarbeitung ihrer Erfahrungen sowie die einheitliche Entwicklung ihrer Klagen aus einem bestimmten Anlasse heraus. Immerhin sind auch diese Kranken sehr leidenschaftlich; zeitweise kommt es zu heftigen Aufregungen, maasslosen Wuthausbrüchen, Schimpfereien und selbst Gewaltthaten. Dabei fehlt der Stimmung ganz die Gleichmässigkeit und Einheitlichkeit. Die Kranken schwanken oft haltlos zwischen Missmuth, feindseliger Verbitterung, schwächlicher Verzagtheit, reuiger Zerknirschung und verzweifelter Selbstquälerei. In ihrem Handeln sind sie unstet, bald leicht bestimmbar, bald planlos eigensinnig. Oft besteht krankhafte Empfindlichkeit gegen den Alkohol.

Bei einzelnen Kranken tritt ganz besonders eine krankhafte

Zornmüthigkeit in den Vordergrund. Es kommt zu blinden Wuthanfällen von ausserordentlicher Heftigkeit mit völligem Verluste jeder Selbstbeherrschung, namentlich unter dem Einflusse des Alkohols. Ich bin jedoch nicht sicher, ob wir es hier nicht mit unausgebildeten Fällen von Epilepsie zu thun haben, mit Formen, bei denen vielleicht nur die reizbaren Verstimmungen entwickelt sind, während alle anderen Aeusserungen der Epilepsie fehlen. Manche Erfahrungen scheinen mir für diese Auffassung zu sprechen.

Das Krankheitsbild der constitutionellen Verstimmung in seinen verschiedenen Färbungen und Abstufungen ist nichts, als eine besondere Form der psychopathischen Entartung. Es zeigt daher Verwandtschaft mit manchen anderen Gestaltungen des Entartungsirreseins, für die es nicht selten die allgemeinere Grundlage bildet. Auch zur Hysterie führen Uebergänge, doch fehlt den hier besprochenen Zuständen ganz der schillernde Wechsel in Gemüthsverfassung und sonstigen Krankheitserscheinungen, der die Hysterie auszeichnet. Grösser ist die Aehnlichkeit mit der Schreckneurose, wenn wir von der Entstehungsweise und dem stärkeren Ueberwiegen der hypochondrischen Vorstellungen bei dieser letzteren absehen. Die anfallsweisen Verschlimmerungen der constitutionellen Verstimmung erinnern unmittelbar an gewisse Formen des manisch-depressiven Irreseins. Es ist vielleicht möglich, dass hier wirkliche Uebergänge vorkommen. Immerhin spricht für die Eigenart der hier geschilderten Zustände der ungemein schleppende Verlauf bei sehr geringfügigen Krankheitserscheinungen, das Fehlen einer eigentlichen psychomotorischen Hemmung und jeder manischen Andeutung.

Zwischen der constitutionellen Verstimmung und der chronischen nervösen Erschöpfung bestehen keine scharfen Grenzen. Je mehr die Unzulänglichkeit der Veranlagung in jenem Krankheitsbilde hervortritt, desto mehr nähert es sich demjenigen des Entartungsirreseins, bei dem eben schon von Hause aus die gewöhnlichen Lebensreize in krankhafter Weise verarbeitet werden. Abgesehen daher von dem starken Hervortreten krankhafter Verstimmungen gegenüber der einfachen Reizbarkeit der Ueberarbeiteten, sehen wir beim Entartungsirresein die Störungen fortbestehen, auch wenn wir den Kranken Gelegenheit zu ausgiebigster Erholung gewähren.

Bei der Erschöpfung dagegen erweisen sich die Störungen durchaus abhängig von der Ueberanstrengung; völliges Ausspannen beseitigt sie. Da bei der constitutionellen Verstimmung krankhafte gemüthliche Schwankungen die Hauptrolle spielen, kann gerade angespannte Arbeit durch die Ablenkung, die sie mit sich bringt, unter Umständen eine entschiedene Besserung, längeres Nichtsthun im Gegentheil eine Verschlechterung bewirken.

Die Behandlung der constitutionellen Verstimmung hat ausser den allgemeinen vorbeugenden Massnahmen nur geringen Spielraum. Sehr regelmässiges Leben, geschützte Verhältnisse können dem Kranken die Last bedeutend erleichtern, während Kämpfe und grosse Verantwortlichkeit meist ungünstig wirken. Andererseits pflegt völlige Ungebundenheit seine Beschwerden zu steigern, da er ohne den Zwang der Pflicht oft ausser Stande ist, die inneren Hemmungen zu überwinden und sich die Wohlthat ablenkender Thätigkeit zu verschaffen. Eigentliche „Curen" pflegen nicht selten geradezu schlecht zu wirken. Gerade solche Kranke würden daher von den Nervenheilanstalten, wie sie Möbius*) empfiehlt, besonderen Nutzen haben. Sie bedürfen oft der Arbeit, allerdings in richtiger Abmessung und Auswahl; sie müssen dazu erzogen werden, ihre geistigen und körperlichen Kräfte in planmässiger, ausdauernder Arbeit allmählich zu üben, anstatt, wie sie so oft zu thun pflegen, zwischen unsinniger Ueberarbeitung und wehleidigem Müssiggange hin und her zu schwanken. Mehr als alle sonstigen Heilversuche, mit Wasser, Elektricität, Massage, Gymnastik, mit Arzneien und Reisen, wird ohne Zweifel die beständige psychische Beeinflussung durch den Arzt und namentlich der Segen einer genau der persönlichen Leistungsfähigkeit angepassten, die Kräfte und das Selbstvertrauen hebenden Thätigkeit erreichen. In manchen Fällen leistet die hypnotische Behandlung gute Dienste, indem sie gewisse Krankheitszeichen, namentlich Schmerzen und Schlaflosigkeit, beseitigt. Sie muss lange Zeit fortgesetzt, aber auch immer wieder abgebrochen werden, damit der Kranke es lernt, nach Milderung seiner Beschwerden die letzte, entscheidende Hülfe bei sich selbst zu finden.

---

*) Ueber die Behandlung von Nervenkranken und die Errichtung von Nervenheilstätten. 2. Aufl. 1897.

B. Das Zwangsirresein*).

Mit diesem abgekürzten Namen wollen wir diejenigen Formen des Entartungsirreseins bezeichnen, bei denen Zwangsvorstellungen und Zwangsbefürchtungen das Krankheitsbild beherrschen („Anankasmus"). Auch hier kann die Verstandesbegabung der Kranken eine genügende oder sogar vortreffliche sein. Sie behalten dauernd ein ausgeprägtes Krankheitsgefühl und meist auch ein recht klares Verständniss für die Krankhaftigkeit der einzelnen Störungen. Auf den ersten Blick kann daher das Leiden, das von dem Kranken selbst als quälender Zwang empfunden wird, den Eindruck einer umgrenzten Erkrankung machen. Bei genauerer Betrachtung ergiebt sich jedoch, dass die tieferen Wurzeln des Leidens in der gesammten Veranlagung des Kranken liegen, dass in der Regel die ersten Andeutungen desselben in eine Zeit zurückreichen, in welcher noch Niemand an die Möglichkeit einer geistigen Erkrankung dachte. Regelmässig sind es gemüthliche Verstimmungen, welche den günstigen Boden für das erste Auftreten der Krankheitserscheinungen abgeben. Gar nicht selten bieten die Kranken geradezu das Bild der im vorigen Abschnitte gezeichneten constitutionellen Verstimmung in mehr oder weniger deutlichen Zügen dar.

Zunächst kann es zur Entwicklung einfacher Zwangsvorstellungen kommen, die sich dem Kranken gegen seinen Willen aufdrängen und auf diese Weise die freie Beweglichkeit seines Gedankenverlaufes beeinträchtigen. Bisweilen sind dieselben an sich ganz gleichgültigen oder wenigstens nicht aufregenden Inhaltes; nur in der häufigen Wiederholung liegt das Peinigende des Vorganges. Ich kannte einen Arzt, dem sich bei jeder Gelegenheit die Vorstellung eines Abtrittes in quälendster Weise aufdrängte. Hie und da verknüpfen sich die Vorstellungen mit hallucinatorischen Bildern, die dem Kranken in grosser sinnlicher Deutlichkeit vorschweben. Löwenfeld berichtet von einer Kranken, die immer eine riesige Gespensterhand vor sich sah, von der sie in einem Romane gelesen hatte. Auch Gerüche, Melodien können den Kranken in ähnlicher Weise verfolgen. Besonders peinlich werden solche Vorstellungen, wenn sie einen

*) Westphal, Archiv f. Psychiatrie, VIII, S. 737; Kaan, Der neurasthenische Angstaffect bei Zwangsvorstellungen und der primordiale Grübelzwang. 1893.

schmutzigen, namentlich geschlechtlichen Inhalt annehmen. So empfinden manche Kranke den Zwang, die Genitalgegend der Personen ihrer Umgebung betrachten, sich dieselben nackt in schlüpfrigen Stellungen vorzustellen. Andere müssen sich allerhand hässliche Situationen ausmalen, oder sie haben beim Stuhlgang das Gefühl des Beschämenden und Unanständigen; sie vermeiden denselben daher so viel wie möglich, beschränken ihre Nahrungsaufnahme.

In einer zweiten Gruppe von Fällen tritt der Zwang zum Nachdenken über bestimmte Dinge in den Vordergrund. Besonders gern knüpft sich derselbe an die Personennamen an („Onomatomanie“*), die schon dem gesunden Gedächtnisse häufig genug Schwierigkeiten bereiten. Die Kranken fühlen sich genöthigt, sich einen beliebigen Namen, den sie in der Zeitung, auf einem Schilde gelesen, zufällig gehört haben, ins Gedächtniss zurückzurufen. Sobald sie sich desselben nicht zu entsinnen vermögen, grübeln sie tagelang, werden schlaflos und machen die verzweifeltsten Anstrengungen, um auf irgend eine Weise zum Ziele zu kommen. Die unerträgliche Spannung weicht erst dann, und zwar ganz plötzlich, wenn ihnen der Name wieder einfällt. Andeutungen dieses peinlichen Zustandes sind uns aus dem gesunden Leben genugsam bekannt. Bei dem Kranken führt derselbe aber dazu, dass er anfängt, sich alle Namen, die ihm vorkommen, aufzuschreiben. So bekritzelte eine meiner Kranken die ganzen Wände der Abtheilung mit den Namen ihr ganz fernstehender Personen, um sie in ihrer Noth jederzeit leicht wiederfinden zu können. Manche Kranke fühlen sich schliesslich gezwungen, sich nach den Namen der Leute zu erkundigen, die ihnen begegnen, an ihnen vorüberfahren, um sie ihren Heften einzuverleiben; andere gehen im Gegentheil mit gesenktem Blicke durch die Strassen, um nicht die Firmenschilder ansehen und die Namen sich merken zu müssen, ziehen sich ganz aus dem Verkehr mit anderen Menschen zurück. Auch der Zwang, sich die Gesichter, Tracht und Haarfarbe fremder Personen, bestimmte Bilder zu merken, wird beobachtet. Baillarger berichtet von einem Kranken, der sich bei jeder Frauensperson zwangsmässig darüber Rechenschaft geben musste, ob sie hübsch oder hässlich sei, und selbst Reisen machte, um ein Versäumniss in dieser Beziehung nachzuholen.

*) Magnan, Psychiatrische Vorlesungen, Deutsch von Möbius, Heft IV. u. V.

Eine sehr ergiebige Anknüpfung für das Zwangsdenken pflegen ferner Zahlen zu liefern („Arithmomanie"). Die Kranken müssen sich mit der Nummer ihrer Droschke, ihres Gastzimmers beschäftigen, prüfen, ob und durch welche Zahlen sie theilbar ist; sie zählen zwangsmässig die Personen einer Tafelrunde, die Messer, Teller, Gläser auf dem Tische, die Bretter auf einer Brücke, die Wiederholungen des Tapetenmusters. Auch von grossen Rechenkünstlern (Dahse) wissen wir, dass sie zwangsmässig alle ihnen aufstossenden Gegenstände, die Worte eines Trauerspiels, die Buchstaben eines gehörten Gedichtes zählen, mit allen ihnen vorkommenden Zahlen umfangreiche Rechnungen ausführen mussten, ohne sich davon losmachen zu können. Magnan erzählt von einem Kranken, der 20 Kirschen gegessen hatte, aber nur 19 Kerne auffand und nun in der grössten Aufregung alles, auch seine eigenen Ausleerungen durchsuchte, bis er in letzteren endlich den fehlenden Kern gefunden hatte und damit beruhigt war.

Nicht selten nehmen die Zwangsvorstellungen die Form von Fragen an, die sich an beliebige Eindrücke anknüpfen. Schon aus dem gesunden Leben ist uns die Neigung einzelner Personen bekannt, bei jedem Vorfall sogleich zu erörtern, wie das nur so hat kommen können. Einer meiner Kranken fing an, über die Herkunft einer Neujahrskarte nachzudenken; dann waren es gleichgültige Zeitungsnachrichten, denen er „auf den Grund gehen" musste, was dies und jenes zu bedeuten habe, woran Dieser und Jener gestorben sei; ihm war, „als müsse er alles wissen". Auf diese Weise können in förmlichen „Anfällen" massenhafte, zwecklose, unlösbare, ja gänzlich alberne Fragen auftauchen, die sich der Kranke vergeblich zu unterdrücken bemüht. Der Inhalt dieser Fragen nimmt nicht selten eine allgemeine, metaphysische Richtung und beschäftigt sich namentlich gern mit der Entstehung und Entwicklung der Dinge („Schöpfungsfragen"), indem sich immer eine ganze Kette derselben aneinander knüpft: Was ist Gott? Wie ist er? Woher ist er gekommen? Giebt es überhaupt einen Gott? Wie ist die Welt, der Mensch entstanden? Einer meiner Kranken empfand namentlich, wenn er von Hause fort war, das Bedürfniss, „über die Unendlichkeit" nachzudenken, „weil alles so auf ihn drückte". Bisweilen sind es auch irgend welche Gegenstände der zufälligen Umgebung, auf die der Blick gerade fällt, welche den Anknüpfungspunkt für die

Zwangsfragen abgeben: Warum steht dieser Stuhl so und nicht so? Warum nennt man ihn gerade Stuhl? Warum hat er vier Beine, nicht mehr, nicht weniger? Warum ist er braun, warum nicht höher, nicht niedriger? Man bezeichnet diese Form der Störung gewöhnlich mit dem Namen der Grübelsucht.*) Grashey hat daran erinnert, dass ein ähnlicher Fragedrang auf gewissen Entwicklungsstufen des kindlichen Seelenlebens als Ausdruck der ungesättigten Wissbegierde aufzutreten pflegt. Die eigentliche Grundlage des krankhaften Denkzwanges sind jedoch Angstgefühle, wenn sie auch zunächst nur unklar ins Bewusstsein treten. Sie werden aber sofort deutlich, wenn der Kranke versucht, dem Zwange zu widerstehen. Er geräth dann in lebhafte Erregung und kommt meist nicht früher wieder zur Ruhe, bis er nachgegeben hat, ja, sein Widerstand pflegt sogar die Macht des Zwanges noch zu erhöhen.

Diese Erfahrungen zeigen uns die Verwandtschaft des Denkzwanges mit den sogenannten „Phobien", den Angstzuständen, die sich bei unseren Kranken an bestimmte Eindrücke, Handlungen oder Absichten anzuknüpfen pflegen. Sie sind verbunden mit dem allgemeinen Gedanken an irgend eine grosse Gefahr, trotzdem der Kranke darüber völlig im klaren ist, dass ihm in Wirklichkeit nichts zustossen kann. Heftiges Herzklopfen, Blässe, Beklemmungsgefühle stellen sich ein, Zittern, kalter Schweiss, Uebelkeit, Meteorismus, Durchfälle, Polyurie, Schwäche in den Beinen, Ohnmachtsanwandlungen, so dass der Kranke vollständig die Herrschaft über seine Glieder verliert und unter Umständen einfach zusammenbricht. Diese Zustände erinnern sehr an die Angstgefühle, die auch dem gesunden Menschen Angesichts einer peinlichen Lage oder einer ernsten Gefahr die Ruhe der Ueberlegung und die Sicherheit der Bewegung rauben können.

Die Anlässe, bei denen solche Angstanfälle sich im einzelnen Falle einstellen, sind sehr verschiedene, doch begegnen uns gewisse Formen der Störung mit merkwürdiger Regelmässigkeit immer wieder, nicht selten eine ganze Anzahl bei demselben Kranken. Am bekanntesten ist vielleicht die Platzangst**) (Agoraphobie) geworden. Es handelt sich hier um die Unfähigkeit, allein über einen grossen,

---

*) Griesinger, Archiv f. Psychiatrie I, S. 626; Berger, ebenda VI, S. 217.

**) Westphal, Archiv f. Psychiatrie III, 138; Cordes, ebenda III, 521; X, 48.

menschenleeren Platz oder durch eine lange, weite Strasse zu schreiten; bei jedem Versuche dazu überfällt den Kranken jene namenlose Angst, die es ihm unmöglich macht, weiter zu gehen. Die Begleitung eines Knaben, das Hinterhergehen hinter einem anderen Menschen oder einem Wagen, das Festhalten an den Häusern genügt oft schon, um die lähmende Angst vollständig zu überwinden. In den höheren Graden ist der Kranke überhaupt nicht im Stande, auf die Strasse zu gehen, das Zimmer zu verlassen, ja es kann so weit kommen, dass er sich kaum oder doch nur mit grösstem Unbehagen aus dem Schutze seines Bettes herauswagt. Andererseits kann sich die Furcht vor dem Alleinsein hinzugesellen. Ich kannte einen durch langwierige Verdauungsstörungen sehr heruntergekommenen Herrn, der Monate lang Tag und Nacht immer Jemanden um sich haben musste. Später, mit der Besserung des körperlichen Zustandes, verlor sich diese Erscheinung, aber die Platzangst bestand in allmählich abnehmender Stärke fort. Schliesslich konnte der Kranke auch diesen Zuständen vorbeugen, indem er sich stets bei seinen Ausgängen mit einem Priessnitz'schen Umschlage und einem Fläschchen Valerianatinctur versah. Obgleich er von beiden Mitteln nie Gebrauch machte und sich der Unsinnigkeit seiner Massregel bewusst war, genügte dieselbe doch, das sonst unfehlbare Auftreten der Angst zu verhindern.

Der Platzangst nahe verwandt ist die auch bei gesunden Menschen in verschiedenen Graden sehr häufige Höhenangst, das Gefühl stärksten ängstlichen Unbehagens beim Stehen auf hohen Thürmen, am Rande von Abgründen, beim Gehen über Brücken, selbst wo nicht die mindeste wirkliche Gefahr eines Herabfallens vorhanden ist. Auch können sich bei unseren Kranken Angstzufälle in grossen, weiten Räumen, in Kirchen und Theatern, in grossem Gedränge, beim Alleinsein in der Dunkelheit (Nyktophobie), bei geschlossenen oder geöffneten Thüren (Claustrophobie und Claustrophilie), auf freiem Felde, beim Fahren auf dem Wasser oder in der Eisenbahn, besonders durch Tunnels, einstellen. Manche Kranke sind daher ausser Stande, Vergnügungen, Gesellschaften, den Gottesdienst zu besuchen, oder sie müssen sich wenigstens ein Plätzchen an der Ecke, nahe bei der Thüre sichern, um sich durch die Möglichkeit einer schleunigen Flucht zu beruhigen. Andere können sich überhaupt nicht weit von Hause entfernen, theils deswegen, weil ihnen die Benutzung der Verkehrsmittel unmöglich ist, theils darum, weil sie auf Schritt und Tritt die Angst verfolgt, dass ihnen in der Ferne irgend etwas zustossen könnte. Sobald sie ihr Heim wieder erreicht haben, ist sofort alle Beunruhigung verschwunden.

Der gesunden Erfahrung begreiflicher erscheinen die Angstzustände, welche sich dann einstellen, wenn die Kranken die allgemeine Aufmerksamkeit auf sich gerichtet wissen, besonders bei öffentlichen Reden, Gerichtsverhandlungen, Vorträgen. Sie fürchten, sich zu blamiren, etwas recht Dummes zu sagen, stecken zu bleiben. Diesen Zuständen entspricht der hindernde Einfluss, den überall die „Befangenheit" auf die Sicherheit von Leistungen auszuüben pflegt, die sonst mit der grössten Leichtigkeit von Statten gehen, jenes Gefühl völligen Schwindens aller Gedanken, welches den ungeübten Redner bisweilen plötzlich auf das peinlichste in dem Flusse seines Trinkspruches unterbricht.

Solche Kranke werden unsicher und linkisch im Verkehr, weil sie nicht unbefangen sein können, sondern immer daran denken müssen, welchen Eindruck sie wol machen. Sie haben namentlich mit den allergrössten Schwierigkeiten zu kämpfen, um Prüfungen zu bestehen. Trotzdem sie vielleicht den Stoff längst vollkommen beherrschen, zwingt sie das Examensfieber, vorher in der unsinnigsten Weise Tage und Nächte zur letzten Vorbereitung zu benutzen; sobald aber der entscheidende Augenblick gekommen ist, wird die Angst so stark, dass sie alle anderen Rücksichten vergessen und plötzlich noch zurücktreten, auch wol ohne weiteres davon reisen. So mancher sonst gut begabte, derart veranlagte junge Mann scheitert in anscheinend unbegreiflicher Weise an der Klippe krankhafter Examensangst. Ich habe wiederholt Gelegenheit gehabt, mit Hülfe einfacher oder hypnotischer Beeinflussung solche Kranke durch die Fährnisse der hochnothpeinlichen Prüfung in das ruhigere Fahrwasser einer geregelten Berufsthätigkeit hinüberzuretten. In den höchsten Graden des Leidens sind die Kranken nicht im Stande, zu schreiben, zu gehen, zu essen, Urin zu lassen, auf den Abtritt zu gehen, sobald sie sich beobachtet wissen, während sie sonst keinerlei Störungen des Handelns darbieten. Ein Postbeamter lebte in beständiger Furcht, seine Stellung zu verlieren, weil er nicht einmal seinen Namen zu schreiben vermöge, wenn man ihm zusehe; sonst könnte er eigentlich so recht glücklich und sorgenfrei sein.

Ganz eng an die geschilderten Zustände schliesst sich die Furcht vor dem Erröthen an (Erythrophobie). Die Kranken erröthen ungemein leicht und gerathen gerade dadurch in eine Verlegenheit, die ihr Leiden immer mehr steigert. Bei jedem beliebigen Anlasse, wenn Jemand ins Zimmer tritt, wenn ihr Name genannt, wenn von peinlichen Vorkommnissen gesprochen wird, tritt ihnen das Blut ins Gesicht. Daran knüpft sich die Befürchtung, dass man wegen ihres Erröthens glauben könnte, sie hätten sich etwas zu Schulden kommen lassen, seien an dem Diebstahl, dem Sittlichkeitsvergehen, von dem gerade gesprochen wurde, irgendwie betheiligt, hätten überhaupt kein gutes Gewissen. Ihre Unsicherheit im Verkehr mit der Umgebung steigert sich dadurch nicht selten bis zur vollkommenen Menschenscheu und zum Lebensüberdrusse. Im Dunkeln und nahen Bekannten oder eingeweihten Personen gegenüber bleibt das Erröthen aus.

Andere Kranke werden den Gedanken nicht los, irgend etwas Auffallendes oder Lächerliches an sich zu tragen, eine merkwürdig geformte Nase, krumme Beine zu haben und dadurch die Aufmerksamkeit und den Spott der Begegnenden hervorzurufen, ihrer Umgebung unangenehm zu sein. Ein Arzt wurde in seiner Untersuchung auf das Empfindlichste durch die Vermuthung gestört, dass es den Kranken zuwider sei, wenn er sie ansehe. Noch Andere fürchten, sich unpassend zu benehmen, auf dem Abtritte beobachtet, in peinlicher Lage von Harndrang oder Blähungen überfallen, von einem Betrunkenen belästigt zu werden, ja sie fürchten sich schliesslich vor ihren eigenen, sie in ihrer Bewegungsfreiheit hochgradig beeinträchtigenden Befürchtungen.

Ebenfalls in diese Gruppe von Störungen gehört die hie und da beobachtete Kleiderangst. Wie der Gesunde sich bisweilen in einem neuen Anzuge zunächst nicht recht wohl fühlt, so entsteht hier, namentlich beim erstmaligen Tragen eines Kleidungsstückes, ein sehr lebhaftes Unbehagen, welches sich mit bestimmten körperlichen Empfindungen verbinden kann. Die Kranken merken deutlich, dass die Aermel drücken, die Taille nicht ganz gerade sitzt, der Schuh zu kurz ist — aber trotz zahlloser Aenderungen bleibt alles beim Alten, so dass die Kranken schliesslich überhaupt neue Kleidungsstücke nicht mehr ertragen können, immerfort an dieselben denken müssen und erst dann aufathmen, wenn sie die gewohnten Kleider wieder haben. In einzelnen Fällen kann es dahin kommen, dass die Kranken, wenn ihre Kleider zu sehr verschlissen sind, allen Ernstes dauerndes Bettliegen als einzigen Ausweg ins Auge fassen, obgleich sie über die Lächerlichkeit dieses Auskunftsmittels völlig im Klaren sind.

Wenn sich alle diese Erscheinungen als krankhafte Uebertreibungen jener zweckmässigen leisen Gefühlsregungen darstellen, welche auch das gesunde Handeln fortgesetzt begleiten, so haben wir in gewissen Befürchtungen abergläubischen Inhalts verzerrte Aeusserungen der mystischen Neigungen des Menschen vor uns. Entsprechend der verbreiteten Furcht vor der Zahl 13, vor der Unheil verkündenden Begegnung mit alten Weibern u. s. f. begegnen wir bei Kranken der Angst vor einzelnen Gegenständen, Wochentagen, Worten, Farben und namentlich Zahlen, der Idee, durch ein bestimmtes Thun oder Lassen Unheil heraufzubeschwören. Natürlich werden sie durch solche Besorgnisse zu allerlei Sicherheitsmassregeln veranlasst. Es kommt auf diese Weise zu den mannigfachsten eigenthümlichen Gewohnheiten, welche für den Kranken eine Art übertragener Bedeutung gewinnen und ihm Beruhigung verschaffen, auch wenn er ihre Unsinnigkeit durchaus anerkennt. Dahin gehört das anscheinend sinnlose Wiederholen oder Unterlassen gleichgültiger Handlungen, das geflissentliche Vermeiden oder Aufsuchen und Aussprechen einzelner Zahlen oder Worte, die Ausführung bestimmter, an sich zweckloser Bewegungen, das Innehalten der gleichen Reihenfolge bei gewissen Beschäftigungen, Antreten mit einem bestimmten Fusse, das zwangsmässige Beachten hergebrachter oder selbsterfundener Vorbedeutungen.

So vielseitig die Gefahren, die den Menschen bedrohen können, so mannigfaltig sind die Anlässe, an die sich Angstzustände anknüpfen. Das unmittelbare körperliche Wohl und Wehe liefert die mächtigsten Gefühlsschwankungen. Ungemein häufig begegnet uns daher die Furcht, in schwere Krankheit zu verfallen. Die Kranken haben das Gefühl, nichts Rechtes mehr leisten zu können, halten sich für unfähig, aufzufassen, zu begreifen, klar zu denken und sich verständlich auszudrücken. Namentlich pflegt auch der Schlaf sehr gestört zu sein. Ich kannte eine Dame, die zunächst nicht schlafen konnte, wenn sie am nächsten Tage irgend etwas Besonderes vorhatte, in Gesellschaft gehen, einen Ausflug machen wollte. Allmählich genügte schon die geringste Kleinigkeit, um sie in eine Spannung zu versetzen, die ihr den Schlaf raubte, bis es durch hypnotische Beeinflussung gelang, ihr die Angst vor der Schlaflosigkeit zu benehmen. Manche Kranke spüren allerlei merkwürdige Empfindungen an ihrem Körper, die sie beunruhigen. Namentlich beim Einschlafen erscheint ihnen der Kopf riesengross, die Arme und der Leib zusammengeschrumpft; auch die Gegenstände im Zimmer werden bald klein, bald gross, nähern sich oder rücken in unendliche Ferne, Empfindungen, die auch dem Gesunden im Halbwachen nicht ganz fremd sind. Andere haben das unangenehme Gefühl des Harnträufelns, oder als wenn Käfer aus den Körperöffnungen herauskröchen, als wenn der Körper schief wäre. Sie fürchten daher geisteskrank, paralytisch zu werden, einen Schlaganfall zu bekommen, an „Vaguslähmung" zu Grunde zu gehen; ein Kranker telegraphirte plötzlich an seine Angehörigen, dass er am Herzschlag sterbe. Andere glauben an Syphilis zu leiden, von einem tollen Hunde gebissen worden zu sein. Ein Kranker, der seit langer Zeit von dieser Zwangsbefürchtung heimgesucht war, bat mich umgehend um Nachricht, ob nicht ein Mann, dessen Namen er in der Klinik gehört hatte, einmal von einem Hunde gebissen worden sei; sein ganzes Lebensglück hänge an dieser Auskunft.

Alle diese Kranken kommen immer und immer wieder zum Arzte. Obgleich sie es gewöhnlich lernen, ihre krankhaften Zustände in ihrem Innern zu verschliessen, haben sie doch das dringende Bedürfniss, hie und da sich einmal darüber auszusprechen, und fühlen sich jedesmal für einige Zeit wesentlich beruhigt. Da sie etwas zu vergessen fürchten, so erscheinen sie beim Arzte mit einer Menge von Aufzeichnungen, mit einem Fragebogen, überreichen ihre schriftliche Krankengeschichte, weil sie zweifeln, ob sie bei der mündlichen Erzählung alles in rechter Ordnung und im Zusammenhange würden vorbringen können. Vielfach fallen sie Quacksalbern in die Hände. Ein Schuhmachergeselle kaufte sich für 10 Mark ein Elektrophor, um seine Nervenkraft zu regeneriren. Andere wägen auf das genaueste ihre Speisen ab, versuchen sich in den verschiedenartigsten Curen.

An die hypochondrischen Befürchtungen reiht sich die Angst, vom Blitze erschlagen (Reuters „Dorchläuchting"), scheintodt begraben zu werden. Die Kranken suchen daher alle möglichen Vorsichtsmassregeln zu treffen, damit sie sicher sterben, hinterlegen überall genaue Bestimmungen über die Behandlung ihrer Leiche. Einzelne haben eine unsinnige Angst vor Schlangen, Katzen, Fröschen; sie fürchten, dass ihnen Käfer ins Ohr kriechen, dass sie sich verbrennen könnten. Auch ganz harmlose Gegenstände können solche unangenehmen Erregungen hervorrufen. Ich kannte einen sonst ganz verständigen Kranken, der um keinen Preis dazu zu bringen war, in einen Spiegel zu sehen. Anderen drängt sich auf der Strasse zwangsmässig der Gedanke auf, dass ein Stein, ein Mensch vom Dache auf sie fallen werde; ob es wol ein Mann oder eine Frau sein wird?

Ein sehr ergiebiges Feld für Zwangsbefürchtungen liefern auch die geschlechtlichen Beziehungen. Dahin gehört die Furcht vor der Impotenz, die so häufig wirklich den Geschlechtsact vereitelt. Bei jungen Bräuten führt die krankhafte Angst, den Mann nicht glücklich machen zu können, ihn nicht recht zu lieben, nicht selten zum Verzichte auf die Ehe. Auch die zwangsmässige Eifersucht ist hier zu nennen, die den Kranken veranlasst, gegen seine Ueberzeugung immer wieder nach neuer Sicherheit für die Treue seiner Gattin zu suchen. Im Gegensatze zu dem Eifersuchtswahne wünscht und erwartet der Kranke hier nicht ihre Untreue, sondern ihre Zuverlässigkeit nachzuweisen, um den quälenden Zweifel immer von neuem zu entwaffnen.

Eine sehr weite Verbreitung hat ferner die Furcht vor Schmutz (Mysophobie), Ansteckung und Vergiftung, vor Nadeln und Glasscherben aufzuweisen, namentlich beim weiblichen Geschlechte. Neuerdings pflegen sich diese Befürchtungen gern an die modernen Vorstellungen von der Ansteckung durch mikroskopische Krankheitserreger anzuknüpfen. Der Kranke merkt überall „schlechte Luft", reisst alle Fenster auf; er fürchtet sich, Messing oder Kupfer (Thürklinken, Geld) wegen der Gefahr der Grünspanvergiftung zu berühren, kann nichts zu sich nehmen, ohne es immerfort auf Nadeln und Glasscherben zu untersuchen, die er etwa mit verschlucken, in seinen Kleidern verschleppen könnte. Er schrickt zusammen, wenn er Glas klirren hört, flieht vor allen Flüssigkeiten, die nach seiner Ansicht Gift enthalten könnten, und fühlt sich keinen Augenblick sicher, ob er nicht irgendwo durch Anstreifen einen gefährlichen Ansteckungsstoff aufgefangen habe, der sich nun auch noch weiter auf andere Personen übertragen könnte. Er hätte auf einen glänzenden Punkt im Essen aufmerksam machen sollen, der möglicherweise eine Stecknadel war und nun vielleicht einem Menschen den Tod gebracht hat. Auch Bücher sind ihm sehr verdächtige Ansteckungsträger.

Nicht selten beobachtet man auch die Befürchtung, irgend etwas Werthvolles zu vernichten oder zu verschleppen. Eine junge Dame, die ich kannte, wurde von der Angst verfolgt, möglicherweise wichtige Briefe, namentlich Testamente, ins Feuer zu werfen oder auszukehren, ja sie glaubte, das schon ungezählte Male gethan zu haben. In Folge dessen hatte sie eine unüberwindliche Scheu vor allem Papier, schliesslich sogar vor gedruckten Büchern. Jedes noch so kleine Fetzchen Papier bewahrte sie auf das sorgfältigste auf und war erst beruhigt, wenn sie es mir übergeben hatte. Sie war dabei vollständig klar und besonnen, frei von sonstigen Wahnideen, aber von Hause aus wenig begabt. Ein anderer Kranker hatte bemerkt, dass im Gottesdienst ein kleines Blättchen aus seinem Gebetbuche herausgefallen war, das er aufhob und in die Tasche steckte. Alsbald beschäftigte ihn die Möglichkeit, dass er aus Versehen ein kleines Stück Hostie mitgegriffen haben könne. Diese Vorstellung wurde durch das Tragen des damals benutzten Rockes immer wieder wachgerufen, späterhin auch durch andere Röcke, die mit jenem ersteren im gleichen Schranke gehangen hatten. Es hätte möglich sein können, dass feine Theile des Hostienstückchens beim Umkehren und Ausstauben der Taschen auch in die anderen Röcke gelangt wären. Selbst der geistliche Zuspruch vermochte nur für kurze Zeit Beruhigung zu bringen. Noch Andere fürchten, in ihren Haaren, mit dem Staube in ihren Kleidern, mit dem Schmutze an ihren Absätzen irgend etwas Werthvolles zu verschleppen und zu veruntreuen.

Diese letzteren Gestaltungen der Zwangsbefürchtungen führen uns hinüber zu denjenigen Formen, in denen der Kranke nicht für sich, sondern für Andere fürchtet und so zu unendlichen Selbstquälereien getrieben wird. Der Inhalt seiner Vorstellungen erhält hier eine gewisse äusserliche Aehnlichkeit mit dem Versündigungswahn. Nach jeder Unterredung, namentlich bei wichtigeren Anlässen, taucht dem Kranken der Gedanke auf, dass er sich vielleicht nicht ganz klar ausgedrückt habe, missverstanden sein könne. Er setzt sich dann hin, um schriftlich noch diese oder jene seiner Aeusserungen genauer zu erläutern; kaum aber ist der Brief abgesandt, so erhebt sich von neuem der Zweifel, ob nunmehr auch jedes Missverständniss ausgeschlossen sei. Dabei entwickelt sich eine peinliche Aufrichtigkeit, die den Kranken zwingt, unter allen Umständen durchaus die Wahrheit zu sagen und auch auf die kleinen gesellschaftlichen Lügen zu verzichten. Jedes Wort wird so lange herumgedreht, bis keine Möglichkeit einer falschen Auslegung mehr vorhanden ist und ihm die Absicht einer Zweideutigkeit nicht mehr untergeschoben werden kann. Freilich entdeckt der Kranke nachträglich immer noch Punkte, an denen man ihm den Vorwurf der Ungenauigkeit und Unzuverlässigkeit machen könnte. Er ist unsicher, ob er nicht einen beleidigenden Ausdruck gebraucht, etwas Anstössiges oder Zweideutiges gesagt hat, lässt daher seine Briefe stets erst von Anderen durchlesen, zieht zu jeder Unterredung Zeugen herbei, die er nachher befragen kann.

Jede verantwortliche Aussage wird daher für ihn zu einer Quelle der peinigendsten Selbstquälereien. Besonders die Berührung mit den Gerichten bringt eine starke Steigerung der Beschwerden. Ich kannte einen Kranken, der im Anschlusse an eine Vernehmung als Zeuge von einem länger dauernden, schweren Depressionszustande befallen wurde: er versicherte mir, dass er sich lieber einsperren lassen werde, als noch einmal diese Qualen zu überstehen. Ein anderer konnte vor Gericht nicht vereidigt werden, weil er im Hinblicke auf die Tragweite seiner Aussage in die grösste Aufregung gerieth. Ein Richter wurde immer von der Befürchtung verfolgt, dass vielleicht ein Haftbefehl aus Versehen nicht aufgehoben worden sei. Immer wieder musste er sich persönlich davon überzeugen, dass die betreffenden Gefangenen wirklich entlassen seien.

Alle Berührungen mit fremdem Eigenthume pflegen ähnliche gemüthliche Stürme hervorzurufen. Die Kranken versehen ihre Schirme, Hüte, Ueberröcke mit möglichst auffallenden Kennzeichen, um sich nicht achtlos an fremden Sachen zu vergreifen, fürchten aber auch dann noch, dass doch vielleicht irgend Jemand auf ähnliche Bezeichnungen habe verfallen können. Beim Bezahlen wird jedes Geldstück erst auf das genaueste geprüft, ob es nicht etwa falsch oder minderwerthig ist; zudem erhebt sich nachher der Zweifel, ob nicht der Verkäufer zu viel herausgegeben habe und so geschädigt worden sein könne. Vielleicht war überhaupt das Geld nicht auf ganz ehrliche Weise erworben. Stets ist für den Kranken nur der Gedanke an die mögliche Uebervortheilung Anderer quälend, während er den eigenen Schaden mit Gleichmuth erträgt, ja ihn geflissentlich herbeizuführen sucht, um die stillen Selbstvorwürfe im Entstehen zu unterdrücken. Einer meiner Kranken verlor einige Geldstücke aus seiner Tasche. Nach dem Aufsammeln kam ihm der Gedanke, dass möglicherweise auch schon ein Anderer dort Geld verloren haben könne, das er sich jetzt widerrechtlich aneigne. Er wurde nicht eher ruhig, bis er die ganze Summe an die Armen gegeben hatte. Ein äusserst empfindliches Gebiet ist endlich das religiöse. Die Kranken quälen sich mit dem Gedanken, nicht ausreichend gebeichtet zu haben, nicht mit ganz reinem Herzen das Abendmahl genommen zu haben.

In manchen Fällen nehmen die Befürchtungen einen ziemlich unsinnigen Inhalt an. Die Kranken können sich trotz besseren Wissens des Gedankens nicht erwehren, dass sie an irgend einem Unglücke, einem Todesfalle, ja einer Missernte schuld seien, irgend ein Verbrechen begangen hätten. Sie könnten doch Jemanden ermordet, den Lehrer erstochen haben. Eine Kranke erzählte mir, sie habe einen Brand angelegt, ihrem Grossvater Gift gegeben, nicht recht gebeichtet, das Versprechen gegeben, ihre zukünftigen Kinder sollten ins Kloster gehen. Sie wisse nicht recht, ob das alles wirklich sei, aber es könnte doch möglich sein, dass so etwas geschehen wäre. Ein Offizier meinte immer, er mache seinen Leuten unsittliche Anträge, und probirte den ganzen Tag, ob es wol möglich sei, dass die in ihm aufsteigenden peinlichen Gedanken von Jemandem gehört werden könnten, ob er sie nicht unwillkürlich laut ausspreche. Eine Kranke Donaths konnte die Befürchtung nicht loswerden, sich möglicherweise mit irgend einem fremden Menschen geschlechtlich zu vergehen, und trug daher eine eng anliegende, mit einem Schloss versehene Leinwandhose, die ihr nicht einmal die Entleerung des Harnes gestattete, so dass sie denselben eigens mit einem Tuche auffangen musste.

Die ganze Gruppe der hier kurz geschilderten Erscheinungen pflegt man nach dem Vorgange von Legrand du Saulle*) als Zweifelsucht („folie du doute“) zu bezeichnen. Bisweilen sind es nur einige Gebiete, auf denen die Zweifel sich erheben; in schweren Fällen können sie schliesslich den Kreislauf der Tagesbeschäftigungen

*) La folie du doute. 1875.

fast unablässig begleiten. Der Kranke hätte vielleicht lieber das Glas Wasser nicht trinken sollen, hat sich möglicherweise durch das Essen jener Speise geschadet oder durch das Einnehmen dieser Arznei seine Genesung vereitelt. Wäre er nicht von Hause gereist. so wäre es besser gewesen; so ist vielleicht dort ein Unglück geschehen, Jemand krank geworden, Feuer ausgebrochen. Es wird ihm schliesslich ganz unmöglich, sich bündige Beruhigung darüber zu verschaffen, ob er eine Thür wirklich gehörig geschlossen, einen abgesandten Brief zugeklebt, ihn nicht verwechselt, ob er einen Auftrag richtig gegeben oder ausgerichtet, alle Lichter zuverlässig gelöscht habe u. s. f.

Im Zusammenhange mit den Zwangsbefürchtungen entwickelt sich regelmässig bei unseren Kranken eine gewisse Unentschlossenheit und Willenlosigkeit, da sie auf Schritt und Tritt durch die auftauchenden Zweifel in der thatkräftigen Durchführung ihrer Entschlüsse gehemmt werden. Zugleich stellt sich mit Nothwendigkeit eine immer wachsende Peinlichkeit in allen kleinen Verrichtungen des täglichen Lebens ein. Durch allerlei Merkzeichen, abschliessende Geberden, schriftliche Buchung und ähnliche Kunstgriffe sucht der Kranke sich dauernd die Möglichkeit einer rückschauenden Prüfung aller irgend wichtigen Handlungen zu erhalten, ohne doch dabei wirkliche Beruhigung zu finden, da er sich ja auch geirrt haben könnte. Beim Schliessen jedes Schlosses versichert er sich wiederholt, dass dasselbe wirklich zugesperrt ist, reisst den Umschlag wieder auf, um zu sehen, ob der richtige Brief hineingelegt, ob nicht Unterschrift oder Datum vergessen wurde, zählt jede Summe zehn, zwanzig Mal, bevor er sie abgiebt, macht nächtliche Runden durchs Haus, um sich zu überzeugen, dass nirgends mehr ein Funke glimmt, dass sich kein Dieb eingeschlichen hat.

Aus der Besorgniss, etwas zu verschleppen, sich zu verunreinigen, entspringt die Berührungsfurcht, das „délire du toucher“. Alle Nadeln werden aus dem Hause verbannt; es darf nicht mehr genäht werden; Niemand darf die Wäsche anrühren; die Fenster werden nicht mehr geputzt, da sie sonst zerbrechen und zum Ausstreuen von Splittern Veranlassung geben könnten. Der Kranke entwickelt eine peinliche, alle anderen Rücksichten in den Hintergrund drängende Reinlichkeitsliebe, die sich im Anfange vielleicht noch innerhalb der hier sehr dehnbaren Gesundheitsgrenzen hält, später aber nicht selten eine derartige Ausdehnung annimmt, dass sie ihm selbst und noch mehr seiner Umgebung das Leben aufs äusserste verbittert. Mit der grössten Sorgfalt sucht der Kranke alle Berührungen, namentlich die unmittelbaren, zu vermeiden, giebt nicht die Hand, öffnet die Klinken mit dem Ellenbogen, fasst alles mit Papierläppchen an, trägt möglichst Handschuhe. Hat aber doch eine Berührung stattgefunden, so werden sofort nach einem oft sehr durchdachten Plane die umfangreichsten Waschungen vorgenommen, die sich nicht nur auf die Hände, sondern auf den ganzen Körper, sogar auf Möbel und Kleidungsstücke erstrecken können. Bisweilen sind es nur Berührungen bestimmter Art, welche diese Handlungen hervorrufen, während andere den Kranken gleichgültig lassen, ja, die Kranken sind trotz ihrer Angst vor dem Schmutze öfters sogar ziemlich unsauber, tragen ihre Wäsche, die sie selber reinigen, bis zum Aeussersten. Natürlich wird durch die ganz ins Ungeheuerliche gehenden Waschungen mehr und mehr die gesammte Zeit des Kranken in Anspruch genommen, so dass er schliesslich zur Erfüllung seiner sonstigen Pflichten vollständig unfähig wird. Eine Kranke Tamburinis bedurfte täglich je 3—4 Stunden zum Aus- und Ankleiden, verbrauchte beim Waschen 20 Handtücher und musste sich schon waschen, wenn sie nur die Verkäufer auf der Strasse ihre schmutzigen Waaren ausrufen hörte. Ein wenigstens ungefähres Verständniss für die Unsinnigkeit dieses Treibens ist trotz der Unmöglichkeit, davon abzulassen, regelmässig vorhanden.

In einer letzten Reihe von Fällen sehen wir die Zwangsbefürchtungen anscheinend die Form von Antrieben gewinnen. Dem Kranken drängt sich die Frage auf: Was würde geschehen, wenn du diese oder jene Handlung unternehmen, mit dem daliegenden Messer einen Menschen, dein Kind tödten, dem dich trauenden Geistlichen plötzlich eine Ohrfeige geben, im Theater mit einem Male auf die Bühne springen würdest? u. dergl. Daraus entspringt dann die Furcht vor allen äusseren Anlässen, welche derartige Antriebe wachrufen könnten. Die Kranken wagen es nicht mehr, Feierlichkeiten beizuwohnen, gerathen in äusserste Angst vor allen gefährlichen Werkzeugen. Einer meiner Kranken, ein überaus gutmüthiger, weichherziger Mensch, musste schon von weitem allen Arbeitern aus dem Wege gehen, die Aexte, Sägen u. dergl. trugen, weil ihm deren Anblick immer die Befürchtung aufdrängte, er könnte vielleicht Jemanden umbringen. Andere Kranke denken daran, dass sie Kindern Nadeln in den Kopf bohren, ihnen den Hals abschneiden, das Tafelsilber stehlen, sich selbst oder Anderen den Bauch aufschlitzen müssten. Meist sind es gerade geliebte Personen, an die sich diese Gedanken anknüpfen. Bisweilen gesellen sich auch einzelne Täuschungen hinzu; die Kranken sehen ein blutiges Messer vor dem Auge schweben, glauben den Schrei zu hören, den sie vermeintlich in der Kirche ausgestossen haben. Manche Kranke lassen sich einschliessen, festbinden, um diesen Antrieben widerstehen zu können. Thatsächlich kommt es jedoch hier niemals zu Handlungen; wir haben es einfach mit Befürchtungen zu thun, die sich gegen die vermeintlich aus dem eigenen Innern drohenden Gefahren richten. Höchstens kann es vorkommen, dass die Kranken einmal der Versuchung nicht zu widerstehen vermögen, bei besonders feierlicher Gelegenheit zu fluchen oder im Gebete an Stelle der beabsichtigten Worte gotteslästerliche oder obscöne Wendungen zu setzen („Koprolalie").

Das Bewusstsein aller dieser Kranken ist dauernd vollkommen klar. Sie behalten auch fast immer ein gutes Verständniss für die Krankhaftigkeit ihres Zustandes und haben den Wunsch, aber nicht die Kraft, sich aus demselben zu befreien. Sie wissen ganz genau, dass ihnen keine wirkliche Gefahr droht, dass sie nichts begangen haben, aber die „Angst vor der Angst" ist doch so mächtig, dass sie immer wieder überwältigt werden. Ihr gänzlicher Mangel am Selbstvertrauen zeigt sich deutlich in der hülflosen Abhängigkeit, in der sie so oft von den Vertrauenspersonen stehen, die ihnen immer und immer wieder die Grundlosigkeit ihrer Befürchtungen versichern und dadurch die Beruhigung geben müssen, zu der sie aus eigener Kraft nicht gelangen können.

Den Grundton ihrer Stimmung bildet die krankhafte Aengstlichkeit, die bisweilen in auffallendem Widerspruche mit ihrem Muthe bei wirklichen Gefahren steht. Vielfach sind aber die Kranken von jeher sehr weiche, unselbständige, willensschwache Naturen, die gewohnt waren, sich auf Andere zu stützen. In ihrem Benehmen und Handeln bieten die Kranken meist nichts Auffallendes, zumal sie sich Fremden gegenüber oft vorzüglich zu beherrschen wissen. Erst in den schwereren Gestaltungen des Leidens wird das tägliche

Handeln und damit die Fähigkeit zu selbständiger Lebensführung stärker in Mitleidenschaft gezogen. Die Schutzmassregeln des Kranken zur Bekämpfung seiner Angst können dann seine ganze Aufmerksamkeit derart in Anspruch nehmen, dass er alles Andere darüber verwahrlosen lässt. Er kann sie um seiner Ruhe willen nicht unterlassen, auch wenn er sich ihrer Lächerlichkeit und Abgeschmacktheit klar bewusst ist. In weit vorgeschrittenen, veralteten Fällen kann sich der Kranke schliesslich auch derart in sein Leiden einleben, dass er die ganze Ungeheuerlichkeit seines Treibens nicht mehr recht übersieht.

Eine gemeinsame Eigenthümlichkeit fast aller Arten von „Phobien“ sind die „Krisen“. Sobald man den Kranken zwingt, das von ihm Gefürchtete zu thun, oder ihn daran hindert, jene Schutzmassregeln zu treffen, welche ihn beruhigen, entwickeln sich die oben geschilderten ängstlichen Aufregungszustände. Nicht selten verbindet sich damit aber auch eine Art Zorn mit rücksichtsloser Empörung wider den von aussen gegen die krankhaften Erscheinungen gerichteten Zwang. Es ist oft ganz erstaunlich, wie der bis dahin einsichtige und selbst die Befreiung von seinem Leiden herbeisehnende Kranke plötzlich vollkommen umgewandelt erscheint und sich auf das leidenschaftlichste gegen den Helfer auflehnt, sobald derselbe versucht, wirklich den Kampf mit der psychischen Störung aufzunehmen. Gelingt es trotzdem, den Widerstand des Kranken zu überwinden und ihn zum steten Kampfe mit seinen krankhaften Neigungen zu zwingen, so bemächtigt sich seiner oft eine tiefe, andauernde Depression, ein Druck, der erst dann dem Gefühle der Erleichterung weicht, wenn der Kranke im Stande war, sich nach seiner eigenen Art Ruhe zu verschaffen. Freilich geht dann regelmässig in dem fruchtlosen Kampfe mit der Krankheit ein gutes Theil der geistigen und körperlichen Arbeitsfähigkeit verloren.

Der Verlauf der hier beschriebenen Störungen ist im ganzen ein schwankender. Völliges Verschwinden der Krankheitszeichen kommt selten und immer nur vorübergehend vor. Dagegen werden erhebliche Nachlässe und ebenso rasche Verschlimmerungen vielfach beobachtet. Die Entstehung des Leidens pflegt bis in die Jugendzeit oder doch ins Entwicklungsalter zurückzureichen. Ungemein häufig giebt irgend ein äusserer Anlass, eine Gemüthsbewegung, ein hingeworfenes Wort, eine auffallende Lebenserfahrung den ersten Anstoss zum Auftauchen der Krankheitserscheinungen. Bei einer meiner Kranken begann die „Waschmanie“ nach dem Samariterunterricht, in welchem eindringlich die Gefahren der Wundansteckung besprochen worden waren. Ein Kranker mit Furcht vor tollen Hunden war in seiner Jugend einmal von einem Hunde angefallen worden. In anderen Fällen treten die Störungen bei irgend einem körperlichen Unwohlsein, nach einer fieberhaften Erkrankung, einer Entfettungscur, im Wochenbett, während der Lactation, in Folge von Ueberarbeitung zum ersten Male hervor. Ganz besondere ursächliche Wichtigkeit wird von manchen Aerzten dem Congressus interruptus, ferner der Onanie beigelegt. Gerade die Geringfügigkeit und Verschiedenartigkeit solcher äusseren Anlässe zeigt deutlich genug, dass die wesentliche Ursache der eigenartigen Krankheitserscheinungen ausschliesslich in der besonderen Veranlagung der gesammten Persönlichkeit zu suchen ist. Regelmässig lässt sich hier bei einzelnen oder mehreren Familiengliedern die Neigung zu peinlicher Ordnungsliebe, übertriebener Aengstlichkeit oder Schwarzseherei nachweisen, selbst wenn ausgebildetere Psychosen nicht vorgekommen sind. Auch die Kranken selber pflegen von Jugend auf schon die Andeutungen jener Eigenthümlichkeiten darzubieten, als deren Zerrbild sich die spätere Störung auffassen lässt.

Die Prognose des Zwangsirreseins ist im allgemeinen eine ungünstige. Zwar gelingt es nicht selten, namentlich bei den einfachen Zwangsvorstellungen, der Platzangst und den verwandten Erscheinungen, die krankhaften Störungen für kürzere oder längere Zeit zum Schwinden zu bringen, aber die Gefahr von Rückfällen ist bei der tief wurzelnden Grundursache stets eine ausserordentlich grosse. Man wird daher gut thun, gegen die nicht selten berichteten Heilungen des Zwangsirreseins etwas misstrauisch zu sein. Immerhin giebt es so manche Fälle, in denen auffallendere Störungen vielleicht nur einmal unter besonders ungünstigen Bedingungen auftreten und demnach auch dauernd beseitigt werden können. Bei der Grübelsucht, der Zweifelsucht, der Berührungsfurcht scheinen die Aussichten auf Besserung sehr geringe zu sein; hier wird sogar häufiger ein im ganzen fortschreitender Verlauf beobachtet. Dagegen kommt ein Uebergang des Leidens in andere Geistesstörungen, wie ihn die Kranken immer befürchten, nicht vor.

Die Erkennung dieser Zustände bietet in ausgeprägten Fällen

keinerlei Schwierigkeit. Die leichteren Formen gehen allmählich in entsprechende, auch dem gesunden Leben bekannte Erscheinungen über. Andererseits können die Zeichen des Zwangsirreseins vorübergehend auch bei einer Reihe von anderen Geistesstörungen auftreten, ganz besonders in den Depressionszuständen des manisch-depressiven Irreseins, seltener im Beginne einer Paranoia oder auch der Paralyse. In allen diesen Fällen pflegen die Erscheinungen auffallend plötzlich einzusetzen und nicht jenen innigen Zusammenhang mit dem gesammten Denken und Fühlen aufzuweisen wie beim eigentlichen Zwangsirresein. Ueberdies zeigt hier der weitere Verlauf überall immer deutlicher die Besonderheiten der erwähnten Krankheitsvorgänge.

Die Behandlung kann vielleicht schon mit der vorbeugenden Berücksichtigung der krankhaft veranlagten Kinder, mit rechtzeitiger und ausgiebiger Förderung der körperlichen Entwicklung, Bekämpfung der bedrohlichen Eigenthümlichkeiten durch eine vernünftige Erziehung einsetzen. Späterhin werden alle Einflüsse nach Möglichkeit abzuweisen sein, welche die körperliche und geistige Widerstandsfähigkeit schwächen. Gegen die eigentlichen Krankheitserscheinungen hilft, soviel ich sehe, nur eine ausdauernde, geduldige Erziehung, welche allmählich das stark gesunkene Selbstvertrauen wieder zu heben und den Kranken Schritt für Schritt zum Siege über den krankhaften Zwang zu führen sucht. Es ist nützlich, den Kranken über die Eigenart seines Leidens und die Bedeutung der einzelnen Störungen möglichst sachlich aufzuklären. Man wird ihn dabei auf die Nothwendigkeit hinweisen, der Macht des psychischen Zwanges nicht durch besondere Willensanspannung, die das Uebel nur zu vergrössern pflegt, sondern durch Ablenkung zu begegnen. Gelegentliche Besprechungen mit einem verständnissvollen Arzte pflegen den Kranken sehr zu beruhigen und ihm Kraft zu neuem Kampfe mit seiner krankhaften Veranlagung zu geben. Zur Unterstützung, namentlich in den Krisen, dient zweckmässig die hypnotische Suggestion, doch hilft sie nur vorübergehend und versagt in schweren Fällen vielfach. Vor der Anwendung stark wirkender Arzneimittel, ganz besonders des Morphiums, ist wegen der Gefahr der Gewöhnung dringend zu warnen. Auch mit dem Alkohol sei man aus diesem Grunde vorsichtig, obgleich kleine Gaben öfters dem Auftreten der Angst in vorzüglicher Weise vorbeugen.

C. Das impulsive Irresein.

Unter der vorläufigen Bezeichnung des impulsiven Irreseins wollen wir alle diejenigen Formen des Entartungsirreseins zusammenfassen, denen die Entwicklung krankhafter Neigungen und Triebe eigenthümlich ist. Dieselben können entweder dauernd den Willen beherrschen oder nur zeitweise, in einzelnen Anwandlungen hervortreten. Der Kranke handelt dabei ohne klaren Beweggrund, einfach, weil er den unwiderstehlichen Antrieb in sich fühlt, zu handeln. So kommt es denn, dass seine Willensäusserungen vielfach den Stempel des Unvorbedachten, des Zwecklosen, ja des Widersinnigen tragen, weil sie eben nicht durch einen zielbewussten Plan, sondern durch einen plötzlich auftauchenden und sofort zur Ausführung drängenden, häufig sehr unklaren Antrieb hervorgerufen werden.

Der Inhalt solcher „Zwangshandlungen" ist vielfach ein gleichgültiger, und zahlreiche Menschen mit „absonderlichen Einfällen", unvermittelt hervortretenden und ebenso rasch wieder verschwindenden Antrieben bilden die Uebergänge von den schweren, unzweifelhaft krankhaften Formen des impulsiven Irreseins zum gesunden Verhalten. Maudsley berichtet von einem Herrn, der wochenlang von dem Antriebe geplagt wurde, zwei oben auf einer Mauer liegende Steine herabzuwerfen und sich schliesslich Nachts hinschlich, um sich durch Ausführung dieser unsinnigen Handlung Ruhe zu verschaffen. Eine sehr ernste Bedeutung gewinnen diese Krankheitszustände jedoch dadurch, dass die aufsteigenden Antriebe ungemein häufig die Umgebung oder das eigene Leben und Wohlergehen gefährden.

Die klinische Erfahrung lehrt, dass im einzelnen Falle oft nur eine bestimmte Richtung der krankhaften Antriebe hervortritt. Wahrscheinlich am häufigsten ist die Neigung zur Brandstiftung, wie sie besonders bei jugendlichen Personen weiblichen Geschlechtes vor und während der Pubertätsentwicklung beobachtet wird. Bisweilen geht die krankhafte Freude am flackernden Feuer und der unbezähmbare Wunsch, sich diesen Anblick zu verschaffen, bis in die Kindheit zurück. In einem berühmt gewordenen Falle, in welchem ein Student zahllose Brände in immer genau derselben Weise angelegt hatte, liess sich feststellen, dass die Ausführung dieser Handlungen regelmässig unter dem Einflusse des Alkohols erfolgt war. Vielleicht handelte es sich jedoch hier um Epilepsie.

Eine zweite Hauptrichtung der krankhaften Antriebe ist die dauernde oder vorübergehende Neigung, gelegentliche, unsinnige Diebstähle zu begehen. Solchen Anwandlungen begegnen wir ebenfalls am häufigsten beim weiblichen Geschlechte, und zwar vorzugsweise in der Zeit geschlechtlicher Umwälzungen (Menstruation, Schwangerschaft). Die Krankhaftigkeit dieser Handlungen zeigt sich darin, dass denselben jeder verständige Beweggrund fehlt. Die gestohlenen Gegenstände sind vielfach gänzlich oder doch für den Thäter werthlos, oder sie werden auch später dem Eigenthümer einfach wieder zugestellt. In anderen Fällen richtet sich die Begierde des Einzelnen gerade auf eine ganz bestimmte Art von Dingen, die ohne erkennbaren Zweck in grossen Mengen zusammengestohlen werden; hier lassen sich bisweilen Beziehungen zum Geschlechtstriebe nachweisen. Wie es scheint, ist diesen Neigungen die krankhafte Kauflust und Sammelwuth nahe verwandt, die sich nicht selten auf ganz werthlose Dinge erstreckt. So giebt es Kranke, welche gewisse Abfälle ihres eigenen Körpers, abgeschnittene Haare, Nägel, Hautschüppchen, Ohrenschmalz, sammeln und in sorgfältiger Verpackung aufbewahren. Bei anderen ist zwar das Ziel der Sammelwuth vernünftiger, aber die Leidenschaftlichkeit derselben führt die Kranken zu gänzlicher Vernachlässigung aller anderen Rücksichten, unter Umständen sogar zum Verbrechen.

Weitere Aeusserungen einer Entartung des gesunden Trieblebens sind die unsinnige Liebe zu Thieren, die unwiderstehliche Neigung zum Spiel, die krankhafte Steigerung des Geschlechtstriebes und zahllose ähnliche Abweichungen. Auch gewisse, plötzlich auftauchende sehnsüchtige Zuneigungen zu bestimmten Personen gehören vielleicht hierhin. Hecker erzählt von einem 60jährigen Herrn, der auf der Reise von überwältigender Sehnsucht nach einer gleichalterigen Dame erfasst wurde, die er im Bade kennen gelernt hatte. Er musste sofort umkehren und zu ihr reisen, obgleich er sich der Unsinnigkeit seines Handelns klar bewusst war. Möglicherweise liegen in solchen Fällen, wie Hecker annimmt, verkappte Angstzustände zu Grunde, die sich dann in die Form der Sehnsucht kleiden, ähnlich dem „Heimweh" der Melancholiker.

Von ganz hervorragender praktischer Bedeutung ist ferner der krankhafte Antrieb, zu verletzen oder zu tödten. Eine besondere Gruppe bilden hier die triebartigen Angriffe junger Mädchen auf die ihrer Obhut übergebenen Kinder. Ich behandelte eine schon von Emminghaus*) kurz erwähnte Kranke, die im Alter von dreizehn Jahren zwei ihrer Pflege anvertraute Kinder, darunter ihr eigenes Brüderchen, einfach erstickte, aus keinem anderen Beweggrunde, als „weil ihr die Lust dazu kam". Auf diesem Gebiete des impulsiven Irreseins tritt uns am deutlichsten die häufige Verbindung krankhafter Antriebe mit dem Geschlechtstriebe entgegen. Gerade von dem letzteren aus scheinen sich bei psychisch wenig widerstandsfähigen Menschen verhältnissmässig leicht alle jene zwangsmässigen Beeinflussungen des Fühlens und Handelns geltend zu machen, die wir früher als Sadismus, Masochismus, Fetischismus u. s. f. eingehend geschildert haben. Die Mädchenstecher und Zopfabschneider, manche Exhibitionisten und Lustmörder, die Kranken, die aus geschlechtlichen Gelüsten Schuhe oder weibliche Wäsche stehlen, Kleider zerschneiden oder beschmutzen, dürften hierher zu rechnen sein, soweit es sich nicht um Epileptiker handelt, die in Dämmerzuständen ähnliche Thaten begehen können. Endlich aber gehört hierher auch jene Umwandlung der geschlechtlichen Neigungen, welche wegen ihrer klinischen Eigenart im folgenden Abschnitte einer gesonderten Besprechung unterzogen werden soll.

Die geistige Begabung unserer Kranken braucht keine schärfer hervortretenden Störungen aufzuweisen, doch findet sich in schweren Fällen meist ein höherer oder geringerer Grad von Schwachsinn. Auch bei leichteren Abweichungen wird eine genaue Prüfung wol selten die Anzeichen einer gewissen Beschränktheit oder Zerfahrenheit und Verschwommenheit, namentlich aber ein Zurückbleiben der gesammten geistigen Ausbildung hinter der durch das Lebensalter geforderten vermissen lassen. Noch deutlicher pflegen die Störungen auf gemüthlichem Gebiete hervorzutreten; nach dieser Richtung haben wir es regelmässig mit schwachen, haltlosen, oft auch mit

*) Die psychischen Störungen im Kindesalter, 1887, S. 241.

kindisch eigensinnigen oder rohen, menschenscheuen, verschlossenen Naturen zu thun.

Trotzdem das impulsive Irresein auf Entartung, also auf dauernden Veränderungen der psychischen Persönlichkeit beruht, sehen wir die klinischen Erscheinungen desselben öfters nur während bestimmter Lebensabschnitte, namentlich in den Entwicklungsjahren, hervortreten. Diese Erfahrung entspricht der schon bei verschiedenen Gelegenheiten besprochenen Thatsache, dass es im Verlaufe des menschlichen Daseins gewisse Zeiten giebt, in denen die allgemeine Widerstandsfähigkeit auf körperlichem und seelischem Gebiete besonders gering ist. Gerade der Widerstreit dunkler Gefühle und Antriebe während der Geschlechtsentwicklung wird daher auch günstige Bedingungen für das Anwachsen krankhafter Willensregungen schaffen können, welche im späteren Leben durch das gesunde Wollen einfach in den Hintergrund gedrängt werden. Mit der vollen Ausbildung und Festigung der Persönlichkeit kann sich in einzelnen Fällen eine überraschend weitgehende Besserung der Störungen herausstellen. Hie und da beobachtet man eine gewisse Periodicität der Krankheitserscheinungen.

Ausser dem gemeinsamen Ursprunge aus einer krankhaften Veranlagung theilt das impulsive Irresein mit anderen Formen der Entartung manche äussere Eigenthümlichkeiten. So kann man die unausrottbare Rückfälligkeit des sittlich unfähigen Gewohnheitsverbrechers mit der zwangsmässigen Wiederholung der gleichen verbrecherischen Handlungen durch unsere Kranken verwechseln. Auch der sittlich Schwachsinnige legt Feuer an, tödtet und stiehlt, aber er thut es aus selbstsüchtigen Beweggründen, zu irgend einem bestimmten Zwecke oder, um zu schaden, während hier einzig der gebieterische Antrieb den Kranken gegen seinen eigentlichen Willen zur Begehung der That zwingt. Sehr häufig ist dabei sogar ein deutliches Gefühl von der Widersinnigkeit, Unnatürlichkeit und Krankhaftigkeit der Handlungsweise vorhanden. Nach einer andern Seite hin nähert sich das impulsive Irresein gewissen Formen des Zwangsirreseins. Allein jene Kranken wollen durchaus nicht die ihnen vorschwebenden Handlungen begehen; sie haben vielmehr einen lebhaften Abscheu davor und fürchten nur, dass sie möglicherweise unterliegen könnten, was thatsächlich nicht geschieht. Hier dagegen, beim impulsiven Irresein, verknüpft sich die Vorstellung der krankhaften That mit dem Gefühle einer gierigen Wollust, welche dem Kranken für die Ausführung volle und ausgiebige Befriedigung verspricht, so dass er nicht ruhen kann, bis er gehandelt hat. Unmittelbar nach der That folgt eine deutliche Erleichterung, beim Misslingen das Bedauern über den Misserfolg. Von Reue ist oft gar keine Spur vorhanden, oder sie kommt doch nur bei geringergradigem sittlichem Defect und erst dann, wenn nach der Aufregung der That jene Gegenvorstellungen auftauchen, welche bis dahin durch die alles beherrschende Begierde zurückgedrängt worden waren. Es ist daher klar, dass wir es hier mit wirklich krankhaften Trieben, dort dagegen nur mit einfachen Zwangsbefürchtungen zu thun haben.

Die Thatsache des impulsiven Irreseins hat auf einer früheren Entwicklungsstufe der Psychiatrie als Grundlage der Lehre von den „Monomanien" eine wichtige Rolle gespielt. Jetzt ist die für unser wissenschaftliches Verständniss gefahrdrohende Annahme umschriebener krankhafter Triebe in der klaren Erkenntniss untergegangen, dass man es hier überall mit einer angeborenen, allgemeinen psychischen Invalidität zu thun hat, deren schwächster Punkt gerade in dem Mangel einer Herrschaft über die allerdings vielfach in krankhafter Stärke und Richtung entwickelten Triebe gelegen ist. Das italienische und spanische Strafgesetzbuch nimmt auf das impulsive Irresein Rücksicht in der Anerkennung einer „forza irresistibile" (unwiderstehlichen Gewalt), welche unter Umständen den Willen des Thäters vollständig fortreissen und damit als Strafausschliessungsgrund gelten soll. Möglich, dass plötzliche Antriebe von unbezwinglicher Stärke bei den heissblütigen Völkern des Südens häufiger sind, als bei uns; jedenfalls vermag jene Fassung vielfachen „Missbräuchen" im Sinne der Rechtspflege Thür und Thor zu öffnen. Wie ich glaube, sollte man das Bestehen des impulsiven Irreseins nur dort annehmen, wo wirklich der triebartige Ursprung des Handelns ohne klares, vernünftiges Ziel deutlich hervortritt, und wo auch im übrigen Bereiche des Seelenlebens die Anzeichen einer krankhaften Veranlagung erkennbar sind.

Die Behandlung des impulsiven Irreseins sieht sich naturgemäss wesentlich auf eine sorgfältige, die körperliche Entwicklung nach Möglichkeit berücksichtigende und im übrigen der Lage des einzelnen Falles angepasste Erziehung beschränkt. Sehr wichtig erscheint es mir, bei diesen Kranken von vorn herein dauernde, völlige Enthaltsamkeit vom Alkohol zu erstreben, der ihnen nachweislich so schweren Schaden bringt. Eine ganze Reihe der Kranken, namentlich der hier zahlreich vertretenen Gemeingefährlichen, wird nothwendiger Weise der Anstaltspflege anheimfallen, unter deren Schutze sie meistens noch zu einem verhältnissmässig nützlichen und für sie selbst befriedigenden Leben erzogen werden können.

D. Die conträre Sexualempfindung.

Die verschiedenartigen Verirrungen des Geschlechtstriebes, denen wir auf dem Gebiete des impulsiven Irreseins begegnet sind, bilden in mancher Beziehung einen Uebergang zu jener eigenartigen Umwandlung der geschlechtlichen Neigungen, welche Westphal nach ihrem wichtigsten Zeichen als „conträre Sexualempfindung“ bezeichnet hat. Es handelt sich hier um eine meist in früher Jugend bereits hervortretende geschlechtliche Zuneigung zu Personen desselben Geschlechts („Homosexualität“), während das andere Geschlecht dem Kranken in dieser Hinsicht gleichgültig bleibt oder sogar Abscheu und Ekel einflösst. Die Aufmerksamkeit der Irrenärzte wurde auf diese wahrscheinlich uralte, mit der Knabenliebe der Griechen und Römer in Beziehung stehende Verirrung hauptsächlich durch Casper gelenkt; später haben namentlich Westphal und v. Krafft-Ebing unser Wissen über diesen Gegenstand gefördert, der in neuester Zeit gleich eine ganze Reihe eingehendster Bearbeitungen erfahren hat*).

In der Mehrzahl der Fälle scheint die Störung Männer zu betreffen, oder sie ist doch bei ihnen den Aerzten leichter und häufiger bekannt geworden; fast immer ist angeborene, häufig ererbte psychopathische Veranlagung vorhanden. Der Geschlechtstrieb pflegt sich früh und kräftig zu entwickeln und führt sehr häufig zu einer lebhaft betriebenen Onanie. In manchen Fällen bestehen zunächst gesunde, „heterosexuelle“ Neigungen, die erst später durch den stärker

*) Westphal, Archiv f. Psychiatrie, II, 1; v. Krafft-Ebing, Psychopathia sexualis. 10. Auflage. 1897; Moll, Die conträre Sexualempfindung. 1891; v. Schrenk-Notzing, Die Suggestionstherapie bei krankhaften Erscheinungen des Geschlechtssinnes. 1892.

anwachsenden krankhaften Trieb überwältigt werden. Meist aber beziehen sich die wollüstigen Begleitbilder der geschlechtlichen Erregung im Wachen und Träumen von vorn herein auf das gleiche Geschlecht, und alle Versuche natürlichen Geschlechtsverkehrs missglücken vollständig oder gewähren doch wenigstens keine Befriedigung. Gerade diese Erfahrungen sind es, welche dem Kranken, der oft längere Zeit über sich selbst im Unklaren ist, die Eigenart seines Geschlechtslebens enthüllen. Entscheidend ist für die weitere Entwicklung die Bekanntschaft mit irgend einer Person gleichen Geschlechts, die entweder einfach durch ihre körperlichen und geistigen Vorzüge die Sinnlichkeit des Kranken mächtig erregt oder geradezu die gleichen Neigungen hat und ihn „verführt“ oder sich von ihm verführen lässt. Es kommt zu einem leidenschaftlichen „Freundschaftsbündnisse“ mit allen Ueberschwänglichkeiten eines Liebesspiels, schwärmerischen Briefen, Blumensendungen, Geschenken, Eifersuchtsausbrüchen, brünstigem Küssen und Händedrücken. Meist schreitet dasselbe zu wollüstigen Umarmungen, gegenseitiger Masturbation und allen möglichen andern „beischlafähnlichen Handlungen“, seltener zu wirklicher Paederastie fort.

Ganz wie bei den Beziehungen verschiedener Geschlechter bestehen solche „Verhältnisse“ bisweilen längere Zeit, selbst viele Jahre hindurch fort. Weit häufiger ist jedoch ein Wechsel der Neigungen oder sogar grosse Unbeständigkeit. Meist sind beide Theile homosexual, doch giebt es manche Kranke, die gerade nur mit gesund fühlenden Personen geschlechtlich zu verkehren lieben. Standesunterschiede scheinen, genau wie im gewöhnlichen Geschlechtsleben, hier eine weit geringere Rolle zu spielen, als etwa beim rein gesellschaftlichen Verkehr. Einzelne Kranke der besseren Stände fühlen sich sogar am meisten zu Fabrikarbeitern, Kutschern, Lastträgern u. dergl. hingezogen. Einer besonderen Beliebtheit erfreuen sich auch hier die Soldaten. Aus allen diesen Umständen erklärt es sich, dass in grösseren Städten gewöhnlich auch eine männliche Prostitution mit allem Zubehör zu bestehen pflegt, die sich nicht nur aus homosexualen, sondern auch aus geschlechtlich normalen Personen zusammensetzt. Andererseits werden neben den körperlichen Reizen meist auch zusagende Eigenschaften des Gemüths und des Verstandes gefordert, mit denen aber die Einbildungskraft des Homosexualen den Gegenstand seiner Liebe ebenso freigebig ausstattet wie der gewöhnliche Liebesrausch. Der Unbefangene begegnet in seinem ganzen Leben nicht einer solchen Schaar von „hochgebildeten“, „edeldenkenden“, „charaktervollen“ Männern, wie wir sie in der Schilderung eines einzigen Freundeskreises solcher Kranker anzutreffen pflegen.

Natürlich bleibt die überwiegende Mehrzahl der Homosexualen unvermählt. Dennoch gehen einzelne Kranke trotz ihres Widerwillens gegen das andere Geschlecht die Ehe ein, theils in der Hoffnung, sich dadurch von ihrem ungesunden Triebe zu heilen, theils in dem Wunsche, Kinder zu besitzen. Nicht immer sind diese Ehen unglücklich, da die Kranken bisweilen, abgesehen vom geschlechtlichen Verkehre, mit grosser Pflichttreue ihre eigenthümliche Stellung auszufüllen verstehen. Ja, es gelingt denselben sogar, Nachkommenschaft zu erzeugen, allerdings nur, wenn sie sich während des Geschlechtsactes mit Aufbietung ihrer Einbildungskraft in die Arme einer jungen und schönen Person gleichen Geschlechtes zu versetzen vermögen. Daneben unterhalten sie vielfach noch gelegentlichen oder regelmässigen homosexualen Verkehr.

Gewöhnlich besteht ausser der conträren Sexualempfindung noch eine Reihe anderweitiger Züge, welche auf eine krankhafte Veranlagung hindeuten. Dahin sind zunächst alle jene vielgestaltigen körperlichen Entartungszeichen zu rechnen, die wir früher kennen gelernt haben. Der Verstand der Kranken ist meist normal entwickelt, doch macht sich häufig neben guter Auffassungsgabe grosse Ermüdbarkeit, geringe Ausdauer bei geistiger Arbeit und Neigung zu Träumereien geltend. Die Einbildungskraft pflegt stark über die Fähigkeit zu rein verstandesmässiger Thätigkeit zu überwiegen. Gar nicht selten beobachtet man auch wirklichen Schwachsinn. Am auffallendsten ist gewöhnlich die erhöhte Erregbarkeit im Gemüthsleben. Die Kranken sind empfindlich, von Stimmungen und Eindrücken in besonderem Maasse abhängig, schöngeistig und künstlerisch, besonders musikalisch veranlagt, zu Schwärmerei und Gefühlsausbrüchen geneigt, manchmal auch auffallend schüchtern und unsicher. Meist haben sie, namentlich bei sonstiger geistiger Begabung, ein lebhaftes Gefühl für ihre eigenartige Stellung. Wenn sie auch nicht geneigt sind, sich für eigentlich krank zu halten, vielmehr an sich ihr Trieb ihnen als etwas ganz Natürliches erscheint, so empfinden sie doch sehr tief und schmerzlich den Druck, mit welchem Gesetz und Sitte sie belastet, und sind unglücklich darüber, keine Familie gründen zu können. Ihr Charakter ist meist weich, lenksam, unselbständig, oft sogar schlaff und haltlos. Ihre Lebensführung weist daher häufiger eine gewisse Zerfahrenheit und Abenteuerlichkeit auf. Unzuverlässigkeit, Mangel an Wahrheitsliebe, Neigung zum Prahlen und kleinliche Eitelkeit sind gewöhnliche Untugenden. Die geschlechtlichen Beziehungen spielen vielfach eine, namentlich für Männer, ganz merkwürdig wichtige und entscheidende Rolle in ihrem Leben, können sie längere Zeit vollkommen in Anspruch nehmen, an jeder geregelten Thätigkeit hindern, sie verbummeln lassen, ihre Schicksale in durchaus massgebender Weise beeinflussen. Bisweilen gesellen sich zu der homosexualen Neigung die früher besprochenen Verirrungen der Algolagnie und des Fetischismus ebenso hinzu wie zum heterosexualen Triebe. Hie und da treten auch Andeutungen anderer Perversitäten auf; ich kannte einen jungen Kaufmann, der nicht nur Knaben beim Harnlassen zu beobachten suchte, sondern auch den Schnee aufsog, der mit ihrem Urin getränkt war.

Während der Entwicklung der conträren Sexualempfindung lässt sich sehr häufig das gelegentliche Auftauchen heterosexualer Regungen feststellen. Ich erinnere mich eines von Hause aus krankhaft veranlagten jungen Mannes, der zunächst zweifellose sinnliche Beziehungen zu Mädchen besass, später aber sich ausschliesslich durch Manustupration von Knaben befriedigte. Nicht selten bestehen Neigungen zu beiden Geschlechtern nebeneinander, bald als Uebergangstadium, bald dauernd. Freilich pflegt meist die eine Richtung mit stärkerer Befriedigung verknüpft zu sein. Man spricht hier von einer „psychischen Hermaphrodisie“.

Bei ausgeprägter Homosexualität zeigt sich häufiger eine Veränderung der ganzen Lebensführung im Sinne des entgegengesetzten Geschlechtes. Der Mann wird weibisch in seinen Bewegungen, seinem Gange, seiner Haltung, seiner Geschmacksrichtung. Er zeigt ein süssliches, geziertes Wesen, wird eitel, gefallsüchtig, legt grossen Werth auf Aeusseres, kleidet sich mit besonderer Sorgfalt, nach der Mode, trägt Blumen im Knopfloch, parfümirt, schminkt sich, lässt sich frisiren, schreibt zierliche Briefe auf duftendem Papier, schmückt seine Zimmer nach Art der weiblichen Boudoirs aus. Vielfach besteht die Neigung, sich mit weiblichen Handarbeiten zu beschäftigen, weibliche Kleidung (Corsett!) zu tragen, Busen und

Hüften auszustopfen, in Fistelstimme zu sprechen, kurz sich in allen Stücken auch äusserlich möglichst der erwünschten geschlechtlichen Stellung zu nähern. Andererseits sehen wir homosexuale Frauen durch ihre Neigung zu männlichem Auftreten, zum Rauchen und Trinken, zu übermüthigen Streichen, zu männlicher Kleidung und Haartracht, zu männlichem Sport und männlichen Berufsarten auffallen. Diese Veränderungen bezeichnet v. Krafft-Ebing als Effeminatio und Viraginität. Nicht selten gehen die ersten Spuren derselben schon bis in die Kinderjahre zurück und geben vielleicht günstige Vorbedingungen für die Ausbildung der conträren Sexualempfindung ab; in anderen Fällen vollzieht sich die ganze Umwälzung erst späterhin, anscheinend wesentlich unter dem Einflusse jener letzteren.

Es giebt endlich eine kleine Gruppe von homosexual veranlagten Personen, bei denen auch der körperliche Bau gewisse Abweichungen vom Geschlechtstypus in der Richtung des anderen Geschlechts aufweist. Dahin gehören die bartlosen Männer mit weiblicher, hoher Stimme, glatter, weisser Haut, stärkerem Fettpolster, entwickelten Brustdrüsen, schlanker Taille und breiten Hüften, die Frauen mit Bartanflug, grobem Knochenbau, tiefer, rauher Stimme, männlichem Becken, erstere von v. Krafft-Ebing als Androgyne, letztere als Gynandrier bezeichnet. Wirkliche Zwitterbildung bei conträrer Sexualempfindung ist bisher niemals beobachtet worden.

Der Verlauf des Leidens ist stets ein äusserst langsamer. Der vollen Entwicklung, die sich meist gegen Ende des zweiten oder im Anfange des dritten Lebensjahrzehntes vollzieht, können lange Zeiten des Kampfes oder der Heterosexualität voraufgehen, wenn auch andererseits bisweilen eine einzige Lebenserfahrung plötzlich bestimmend sein kann. In einzelnen Fällen hat man ein periodisches Auftreten der homosexualen Neigungen beobachtet, mit oder ohne Verbindung mit allgemeinen Erregungszuständen. Zweimal sah ich acut Verfolgungsideen bei den sonst ganz besonnenen Kranken auftreten. Sie fürchteten, entdeckt, belauscht zu werden, hörten über sich sprechen, waren äusserst ängstlich und nur theilweise und vorübergehend einsichtig. Leider habe ich den weiteren Verlauf nicht beobachten können.

Die conträre Sexualempfindung ist nach den Versicherungen

aller derartiger Kranker keineswegs selten, obgleich die bisher vorliegende Casuistik aus begreiflichen Gründen nur wenige hundert Fälle umfasst. Dennoch ist die Angabe von Ulrichs, der in einer Reihe von Schriften diesen Zustand aus eigener Erfahrung behandelt hat, wahrscheinlich beträchtlich übertrieben; er nimmt nämlich auf 200 Männer je einen „Urning“ an, wie er die geschilderten Kranken nennt. Auf Grund dieser Angabe verlangt jener Schriftsteller sogar die staatliche Anerkennung der conträren Sexualempfindung und namentlich die Gestattung dauernder, förmlicher Ehebündnisse. In gewissen Ständen, namentlich bei den mehr weiblichen Berufsarten, finden sich Homosexuale besonders häufig, unter den Decorateuren, Tapezierern, Kellnern, Damenschneidern; auch unter den Schauspielern scheinen sie viel vertreten zu sein. Moll behauptet, dass Damenkomiker regelmässig homosexual seien. Meistens wird hier wol überall die Berufswahl schon durch die ursprüngliche, zum Weiblichen neigende Veranlagung beeinflusst werden; namentlich das letzte Beispiel spricht dafür.

Die Erkennung der conträren Sexualempfindung ist in den Fällen mit starker Umwandlung der geistigen oder gar körperlichen Persönlichkeit vielfach sehr leicht, obgleich auch trotz jener Umwandlung völlig gesunde geschlechtliche Neigungen vorhanden sein können. Sonst ist die ärztliche Diagnose nur aus den eigenen Mittheilungen des Kranken möglich. Alle Angaben der Urninge über die Schnelligkeit und Unfehlbarkeit ihres Erkennens sind Prahlereien. Neben der krankhaften conträren Sexualempfindung giebt es auch eine künstlich gezüchtete. Beide, die übrigens wieder von der einfachen Ausübung homosexualer Acte ohne homosexuales Fühlen wol zu unterscheiden sind, gehen in einander über und können nur nach den im einzelnen Falle vorliegenden Angaben über die Entstehungsweise auseinandergehalten werden.

Es kann nicht dem geringsten Zweifel unterliegen, dass die conträre Sexualempfindung auf dem Boden einer krankhaft entarteten Persönlichkeit erwächst. Dagegen ist es fraglich, ob die eigenthümliche Verkehrung des Geschlechtstriebes als solche schon angeboren ist, oder ob sie nur eine der vielen Erscheinungsformen krankhafter Triebe darstellt, welche bei geringer gemüthlicher Widerstandsfähigkeit durch äussere Lebenserfahrungen grossgezogen werden können. Man ist meist der gewichtigen Ansicht v. Krafft-Ebing's zu Gunsten der ersteren Möglichkeit gefolgt, und die vielen Selbstschilderungen von Urningen behaupten fast ausnahmslos sehr bestimmt, dass die homosexualen Neigungen angeboren seien. Auch die Erfahrung eines Zusammenhanges nicht nur der ganzen Gemüthsart, sondern auch gewisser körperlicher Eigenthümlichkeiten mit der conträren Sexualempfindung schien kaum anders, als im Sinne eines angeborenen Zwiespaltes zwischen der Bildung der Geschlechtsorgane und der geschlechtlichen Veranlagung der eigentlichen Persönlichkeit gedeutet werden zu können. Ulrichs hatte geradezu von einer „anima muliebris in corpore virili inclusa“ gesprochen, und man durfte wenigstens daran denken, dass bei der erst spät erfolgenden Differenzirung der beiden Geschlechter die gewöhnliche Uebereinstimmung der körperlichen und geistigen Gesammtrichtung mit den äusseren Geschlechtskennzeichen möglicherweise einmal nicht zu Stande kommen könne.

Gegenüber diesen Annahmen ist v. Schrenk-Notzing mit schwerwiegenden Beweisen für eine häufigere Entstehung der conträren Sexualempfindung aus mehr zufälligen Anregungen eingetreten. Mit Recht hat er darauf hingewiesen, dass bei unseren gesellschaftlichen Einrichtungen die meist lange vor dem eigentlichen Entwicklungsalter sich einstellenden ersten geschlechtlichen Regungen fast mit Nothwendigkeit sich an Erlebnisse mit dem eigenen Geschlechte anknüpfen müssen (nackte Knaben beim Baden, Ringen, Verführung durch Mitschüler). Thatsächlich sind ja lebhaft sinnlich betonte Freundschaften zwischen Schulkindern des gleichen Geschlechts, die noch nichts von den Geschlechtsunterschieden wissen, ganz ungemein häufig.

Bei gesunden Personen sind die Nebenumstände, unter denen die ersten sinnlichen Gefühle auftauchen, für die spätere Richtung des Geschlechtstriebes gleichgültig. Dagegen können dieselben bei krankhafter Veranlagung, bei der ohnedies das Erwachen des Triebes früher und heftiger zu erfolgen pflegt, von grosser Bedeutung werden. Dafür sprechen vor allem gewisse Erfahrungen bei Fetischisten, deren geschlechtliche Neigungen ihr ganzes Leben hindurch unter dem Banne eines bestimmten Eindruckes stehen bleiben. Auch an die dauernde Herrschaft einzelner, von aussen her angeregter Vorstellungskreise und Antriebe bei der Schreckneurose wie beim Zwangsirresein darf hier erinnert werden. Wie der Fetischist nur unter ganz bestimmten Umständen geschlechtlichen Genuss findet, so könnte dieser letztere beim Homosexualen an die Wiederkehr jener Eindrücke sich knüpfen, welche zum ersten Male oder in besonders aufregender Weise den Geschlechtstrieb weckten; das würden hier die Kennzeichen des gleichen Geschlechtes sein. Dass dieser ursprüngliche Zusammenhang später häufig vergessen wird und nur das anscheinend räthselhafte Endergebniss zu Tage liegt, kann in beiden Fällen geschehen. Doch liegen für Fetischisten wie für Homosexuale genügend zahlreiche Beobachtungen vor, welche mit Bestimmtheit auf die hier angedeutete Entstehung hinweisen.

Gegen das Angeborensein der Störung spricht ferner die Thatsache der häufigen psychischen Hermaphrodisie. Verhältnissmässig selten sind jene Personen, bei welchen niemals eine Spur von heterosexualen Regungen vorhanden gewesen ist. Wie beim gesunden Menschen die ursprünglich vielleicht am häufigsten auf das eigene Geschlecht sich richtenden sinnlichen Neigungen später einfach von mächtigeren Trieben unterdrückt werden, so wird dort die gesunde Regung von dem homosexuellen Triebe überwuchert, der sich schon lange vorher auf dem krankhaft empfänglichen Boden üppig entwickelte. Daher die entscheidende Bedeutung der ersten geschlechtlichen Misserfolge, daher aber auch die sonst einfach unerklärliche, später zu besprechende Möglichkeit einer Heilung der Kranken auf psychischem Wege! Das Krankhafte liegt also, wie ich mit v. Schrenk-Notzing glaube annehmen zu müssen, häufig oder regelmässig nicht in einem ursprünglich verkehrt entwickelten Triebe, sondern es liegt in der eigenthümlichen, auf Entartung beruhenden Bestimmbarkeit des überdies früh erwachenden Trieblebens. Durch sie wird in dem jugendlichen Gemüthe die erste Anregung der Sinnlichkeit massgebend für die dauernde Gesammtrichtung derselben.

Allerdings spricht gegen diese Auffassung der obenerwähnte Zusammenhang der geistigen und namentlich der körperlichen Eigenschaften mit der Geschlechtsumwandlung. Indessen der Werth dieser Thatsachen ist unter dem Einflusse der Ulrichs'schen Anschauung überschätzt worden. Alle jene körperlichen Eigenthümlichkeiten treffen wir gelegentlich bei beliebigen Entarteten, ohne Andeutung von conträrer Sexualempfindung. Zudem sind sie bei unseren

Kranken selbst durchaus nicht häufig; im Gegentheil besitzt die überwiegende Mehrzahl derselben vollständig alle körperlichen Eigenschaften ihres Geschlechtes. Ebenso ist im allgemeinen die auffallende geistige Veranlagung zu beurtheilen. Wir sind derselben schon bei manchen anderen Formen der krankhaften Entartung, bei der Hysterie, bei gewissen Schwachsinnsformen u. s. w. begegnet, ohne alle Verbindung mit Homosexualität. Umgekehrt kenne ich Kranke genug, die jene Züge durchaus nicht besitzen. Immerhin wäre es wol möglich, dass bestimmte Charaktereigenschaften wegen der gesammten Stellung, die sie dem Einzelnen in seiner Umgebung anweisen, von vornherein die Entstehung homosexualer Neigungen begünstigten. Endlich aber ist ein Theil derselben, sind namentlich die Lebensgewohnheiten einfach die Folge der einmal bestehenden geschlechtlichen Richtung. Es giebt übrigens auch zahlreiche sexuell völlig gesund veranlagte Männer, die ausser jeder Beziehung zu ihrem Berufe eine überraschende Kenntniss der weiblichen Kleidung, der Küche, ja sogar grosse Fertigkeit in weiblichen Arbeiten besitzen, während andererseits unsere „emancipirten", rauchenden, reitenden, schriftstellernden, studirenden Damen keineswegs die Männerliebe zu verschmähen pflegen.

Durch die hier vertretene Auffassung, welche vielleicht nicht für alle, doch aber für die Mehrzahl der Fälle von conträrer Sexualempfindung gelten dürfte, wird die Prognose dieser Störung eine weit günstigere, als man früher annehmen konnte. Die Erfahrung hat im Laufe der letzten Jahre gezeigt, dass bei nicht wenigen Kranken eine sehr weitgehende Besserung und sogar Heilung möglich ist.

Die Behandlung besteht wesentlich in dem Verfahren der hypnotischen Suggestion, die bei diesen Kranken, wie bei so manchen anderen Gelegenheiten, Heilerfolge erzielt, wo alle sonstigen Behandlungsarten machtlos sind. Die Suggestion richtet sich zuerst gegen die so häufig betriebene Masturbation und die gesteigerte geschlechtliche Erregbarkeit überhaupt. In zweiter Linie wird Unempfindlichkeit gegen das eigene Geschlecht, Verblassen der betreffenden Phantasiebilder, in dritter Anregung durch das andere Geschlecht, Neigung zum heterosexualen Verkehr vorgeschrieben. Meist ist diese hypnotische Erziehung, da es sich um schon tief eingewurzelte Gewohnheiten handelt, eine äusserst mühsame und langwierige; gelegentliche Rückfälle sind nicht selten. Den grössten Werth legt v. Schrenk-Notzing auf regelmässigen natürlichen Geschlechtsverkehr, der zwar bei Männern verhältnissmässig leicht zu beschaffen ist, aber, wie seine Fälle zeigen, auch manche Gefahren mit sich bringt. Ein Glück, dass für Mädchen die Behandlungsfrage weniger brennend ist! Vor übereilten Coitusversuchen muss gewarnt werden, da ihr Misslingen das Selbstvertrauen tief zu schädigen geeignet ist. Andererseits kann ein Erfolg in dieser Richtung anscheinend raschen Umschlag der Stimmung und sogar die Selbsttäuschung völliger und endgültiger Heilung bewirken. Unterstützt wird die Behandlung durch Massnahmen, welche sich gegen den allgemeinen nervösen Zustand des Kranken richten, Brom, diätetische Vorschriften, gymnastische Uebungen und ähnliches. Das Endergebniss wird natürlich auch nach dem allmählichen Schwinden der homosexualen Neigungen eine krankhaft entartete Persönlichkeit sein. Mehrere der so geheilten Kranken haben geheirathet.

XIII. Die psychischen Entwicklungshemmungen.

Wenn wir in den psychopathischen Zuständen die verschiedenen Ergebnisse einer krankhaften Richtung der Entwicklung kennen gelernt haben, so bleibt uns nun noch übrig, auch diejenigen Gestaltungen der psychischen Persönlichkeit ins Auge zu fassen, welche durch eine unvollkommene oder frühzeitig unterbrochene Ausbildung des Seelenlebens zu Stande kommen. Wir bezeichnen sie im Gegensatze zu den Erzeugnissen der Entartung als psychische Entwicklungshemmungen. Es ist jedoch selbstverständlich, dass die beiden hier auseinandergehaltenen Vorgänge sich in der Wirklichkeit auf die mannigfaltigste Weise mit einander verbinden müssen. In der That sehen wir auch vielfach klinisch die Erscheinungen des Entartungsirreseins auf dem Boden unzulänglicher Entwicklung zum Vorschein kommen; bald überwiegt im Gesammtbilde mehr die Verschrobenheit, bald die Schwäche.

Die Ursache der psychischen Entwicklungshemmungen kann in unvollkommener Ausbildung der Hirnrinde oder, weit häufiger, in Krankheitsvorgängen liegen, welche vor der Geburt oder in den ersten Lebensjahren die Leistungsfähigkeit der Träger unseres Seelenlebens empfindlich beeinträchtigen. Vielleicht würde die Scheidung der klinischen Krankheitsformen unter diesem Gesichtspunkte die meiste Berechtigung haben. Bei dem heutigen Stande der Frage ist jedoch der Versuch einer solchen Eintheilung noch aussichtslos. Wir werden uns vielmehr damit begnügen müssen, einfach die verschiedenen Grade der vorliegenden Störung auseinanderzuhalten. Die leichteren Formen pflegen wir als angeborenen Schwachsinn, besser als Imbecillität, die schwereren als Idiotie zu bezeichnen.

A. Die Imbecillität.

Das gemeinsame Kennzeichen aller derjenigen Zustände, die wir im Bereiche der Imbecillität antreffen, ist ein mässiger Grad von Unzulänglichkeit der psychischen Leistungen. In der Regel ist diese Unvollkommenheit auf den verschiedenen Gebieten des Seelenlebens in annähernd gleichem Maasse ausgesprochen; es giebt aber auch gewisse Formen, bei denen die gemüthlichen Regungen auffallend viel stärker von der Entwicklungshemmung betroffen sind, als die Verstandesthätigkeit. Man hat daher der Imbecillität im engeren Sinne als besonderes klinisches Bild noch den moralischen Schwachsinn gegenübergestellt.

Im Bereiche der eigentlichen Imbecillität begegnen uns hauptsächlich zwei Gruppen von klinischen Bildern, welche sich durch den Grad der geistigen Regsamkeit der Kranken von einander unterscheiden. Wir wollen sie als stumpfe und lebhafte (anergetische und erethische Formen) bezeichnen. Den Grundzug der ersteren Gruppe bildet die Stumpfheit und Unempfänglichkeit. Den Kranken fehlt die Fähigkeit, eine grössere Zahl von Eindrücken und Lebenserfahrungen in sich aufzunehmen und weiter zu verarbeiten. Ihre Erkenntniss der Aussenwelt beschränkt sich auf das unmittelbar Gegebene und Nächstliegende; was darüber hinausgeht, liegt ausserhalb des geistigen Gesichtskreises und bleibt daher unbemerkt. Vielleicht ist die wesentliche Ursache dieser „Beschränktheit“ darin zu suchen, dass die Vorstellungen ihre sinnlichen Formen behalten, dass keine Verschmelzung der Einzelerfahrungen zu Allgemeinvorstellungen stattfindet. Bei unseren Kranken geht nur das Einzelne und Kleinliche in den Erfahrungsschatz ein, ohne begriffliche Verarbeitung, ohne Auffassung allgemeinerer Verhältnisse, ohne Gewinnung grösserer Gesichtspunkte. Das Wesentliche trennt sich nicht ab von dem Zufälligen; grundsätzliche Uebereinstimmungen und Unterschiede werden nicht erkannt, sondern durch gelegentliches Beiwerk verdeckt. Neue Eindrücke finden keinen Widerhall in ähnlichen Erlebnissen der Vergangenheit; unvermittelt, ohne innere Beziehungen zu gewinnen, ohne sich übersichtlich zu ordnen, reihen sich die einzelnen Wahrnehmungen aneinander. Es fehlt eben jene psychische Resonanz, welche beim Gesunden die führende Melodie des Vorstellungsverlaufes beständig mit den leisen, immer wechselnden Anklängen früherer Erinnerungen begleitet.

So kommt es, dass der gesammte Vorstellungskreis der Kranken, abgesehen von einer gewissen Beherrschung der alltäglich aufgenommenen Wahrnehmungen, ärmlich bleibt und sich meist in den gleichen Bahnen bewegt. Der Gedankengang ist unbeholfen und, wie Buccola durch Messungen nachgewiesen hat, verlangsamt. Das Urtheil der Kranken ist bei ihrer Unfähigkeit zu selbständiger Begriffsbildung ein sehr beschränktes, unsicheres, und wird vielfach durch äusserlich angelernte Ergebnisse fremden Nachdenkens („Schlagworte") entscheidend beeinflusst. Ein Ueberblick über den Zusammenhang der Lebensereignisse, eine weitergehende Voraussicht der Folgen eigener und fremder Handlungen wird nicht erreicht; die Einbildungskraft, die Fähigkeit zu willkürlicher Wiedererweckung und freier Verknüpfung gewonnener Vorstellungen, ist sehr unvollkommen ausgebildet.

Das Gedächtniss der Kranken pflegt nur in den gröbsten Zügen treu zu sein. Manche ganz unwichtige Einzelheiten werden bisweilen mit grosser Zähigkeit festgehalten, während andere, bedeutungsvolle Thatsachen einfach vergessen sind. Die Erzählungen der Kranken sind daher häufig sehr unzuverlässig, weil sie Manches auslassen, Anderes verwechseln, noch Anderes hinzufügen. Die verschiedenen Berichte über dasselbe Erlebniss stimmen untereinander entweder ganz wörtlich überein, oder sie zeigen mannigfache sachliche Widersprüche. In beiden Fällen ist es schwierig, sich ein Urtheil darüber zu bilden, nicht nur wie der Vorfall sich wirklich abgespielt hat, sondern öfters auch darüber, ob der Kranke absichtlich, fahrlässig oder in gutem Glauben falsch aussagt. Meist sind die Kranken gedankenlos, zerstreut, vergesslich. Sie pflegen sich daher auch nur sehr geringe Kenntnisse anzueignen, die zudem nach der Schulzeit rasch wieder verloren gehen. Viele wissen weder Monatsnamen noch die Reihenfolge der Wochentage, erkennen Münzen nur nach der Grösse, können höchstens mit Hülfe der Finger etwas zusammenzählen, haben keine Ahnung von Fürst oder Landeshauptstadt. Um solche Dinge hätten sie sich nie bekümmert; das brauchten sie nicht zu wissen.

Das Bewusstsein der Kranken ist dauernd ungetrübt; sie

erkennen ihre Umgebung, fassen die an sie gerichteten Fragen auf und geben besonnene, wenn auch meist sehr unzulängliche und mühselige Auskunft. Häufig kehren in ihren Aeusserungen stehende Redensarten und Kraftworte, auch wol Bibelsprüche wieder. Von einer Krankheitseinsicht ist keine Rede; sie halten sich für ganz gesund, verlangen hie und da ihre Freiheit, um sich nunmehr allein fortzubringen, sind den Belehrungen über ihre Lage nur in sehr geringem Maasse zugänglich.

Wegen der Beschränktheit des Gesichtskreises gewinnen die Zustände und Angelegenheiten der eigenen Persönlichkeit eine ganz unverhältnissmässige Wichtigkeit für den Kranken. Je ärmer die Erfahrung, desto grösser ist die Rolle, welche das Ich in derselben spielt. So kommt es, dass sich hier stets eine mehr oder weniger scharf ausgeprägte selbstsüchtige Richtung des Gedankenganges und weiterhin auch der Gefühle ausbildet. Das körperliche Wohl und Wehe, das alltägliche Thun und Treiben, die Befriedigung der unmittelbarsten Wünsche, Essen und Trinken, der Besitz begehrenswerth erscheinender Dinge bleiben dauernd Mittelpunkt des gesammten geistigen Lebens. Alle Erfahrungen, die nicht augenfällig an diesen Mittelpunkt anknüpfen, lassen den Kranken gleichgültig, erregen keinerlei Theilnahme bei ihm und gehen daher spurlos an ihm vorüber. Vielfach fehlen ihm sogar die natürlichsten Gefühlsbeziehungen zu seinen nächsten Angehörigen. Ihr Wohlergehen erweckt höchstens seinen Neid, und das oberflächliche Bedauern über den Verlust etwa der Eltern wird schon durch den Pomp des Leichenbegängnisses und die Freude über die neuen Trauerkleider rasch ausgelöscht. Noch stumpfer steht der Kranke fremdem Leide gegenüber. Daher die rohe Gefühllosigkeit beim Anblicke von Noth und Unglück, daher die naive Grausamkeit, welche unsere Kranken so häufig bei ihren Thierquälereien wie bei ihren verbrecherischen Handlungen an den Tag legen. Einer meiner Kranken, der zugleich an ererbter Chorea litt, versuchte am hellen Tage seine alte, aufopfernd für ihn sorgende Mutter mit dem Holzbeile zu erschlagen, um in den Besitz ihres Sparkassenbuches zu gelangen. Er wurde dabei gestört und zu einer langjährigen Zuchthausstrafe verurtheilt, nach deren Verbüssung er endlich in die Irrenanstalt wanderte.

Die Stimmung der Kranken ist gleichmüthig, theilnahmlos, häufig aber auch von einer eigenthümlich leeren, kindischen Heiterkeit. Gelegentlich indessen kommt es auch einmal zu plötzlichen Ausbrüchen leidenschaftlicher Heftigkeit, namentlich wenn sie gereizt werden und sich benachtheiligt oder gekränkt glauben. In ihrem Benehmen sind sie meist harmlos, lenksam, guten, aber auch schlechten Einflüssen zugänglich, launenhaft, zeitweise eigensinnig und querköpfig. Schlechte Behandlung macht sie widerspenstig und gewaltthätig. Zu einer selbständigen Thätigkeit sind sie in der Regel nicht fähig, beschäftigen sich aber unter Anleitung, freilich auch ohne rechten Eifer und ohne tieferes Verständniss. Nur in einzelnen Fällen wird wol auch eine hervorragende einseitige technische Fertigkeit, Anlage zur Musik, zum Zeichnen beobachtet, allerdings stets ohne die Fähigkeit zu werthvollerer Arbeit selbst auf diesen Gebieten.

Leichtere Formen dieses Schwachsinns sind recht häufig, werden jedoch ungemein leicht verkannt; sie gehen ohne scharfe Grenzen in die Dummheit der Gesundheitsbreite über. Die praktische Bedeutung der geistigen Unfähigkeit wächst natürlich mit den Anforderungen, die das Leben an den Einzelnen stellt. In einfachen Verhältnissen vermögen sich die Kranken trotz der Beschränktheit ihres Urtheils und Gesichtskreises doch vielfach noch leidlich gut zurechtzufinden, ohne dass man sie gerade für krank hält, weil sie rein gedächtnissmässig eine gewisse Summe von Erfahrung zu beherrschen wissen und den gewohnten Kreislauf ihrer Beschäftigungen mit mechanischer Sicherheit regelmässig durchlaufen. Freilich darf sich dann auch in den äusseren Bedingungen nichts ändern. Eine meiner Kranken, die mit Mühe und Noth in einer Gasthausküche etwas kochen gelernt hatte, schlug für 3 oder 4 Personen zum Pfannkuchen ebensoviel Eier in die Pfanne, wie sie früher für die grosse Tafelrunde hatte nehmen müssen. Sobald eine mächtige Gemüthsbewegung, eine Entscheidung, eine Versuchung an sie herantritt, wo die Sachlage Umsicht, Thatkraft und Selbständigkeit des Handelns erfordert, tritt sofort ihre ganze geistige und gemüthliche Unfähigkeit zu Tage, um allerdings dann meist nicht sowol unter dem Gesichtspunkte der Krankheit, als unter dem der sittlichen Schlechtigkeit beurtheilt zu werden. Namentlich die gesteigerten Anforderungen des militärischen Dienstes decken nicht selten den wahren Umfang des Schwachsinns auf, wie er sich in der Unfähigkeit, zu lernen, in der Halsstarrigkeit und Unbotmässigkeit kundgiebt. Schwere und hartnäckige Gehorsamsverweigerung, Fahnenflucht, thätliche Angriffe auf Vorgesetzte, bisweilen auch Selbstmordversuche sind nicht ganz selten die Folge einer falschen Beurtheilung und Behandlung solcher Zustände.

Die Entwicklung der hier beschriebenen Störung kündigt sich meist schon frühzeitig an. Dem verspäteten Auftreten der ersten geistigen Regungen, des Lächelns, der Nachahmung, der Sprache, folgt das Zurückbleiben in der Schule, wenn auch vielleicht die Unfähigkeit zu selbständiger geistiger Verarbeitung zunächst noch durch einfache Gedächtnissleistungen eine Zeit lang verdeckt wird. Die Kinder sind träge, faul, gedankenarm, verständnisslos und werden wegen ihrer geringen Begabung zum Spott ihrer Mitschüler. Nur nothdürftig eignen sie sich einige Fertigkeit im Schreiben, Lesen, weniger im Rechnen an, lernen mühselig eine Anzahl von Sprüchen, geographischen oder geschichtlichen Thatsachen auswendig, um sie bald wieder zu vergessen, da der todte Stoff für sie keine Verknüpfung mit den Erfahrungen des wirklichen Lebens eingeht. Vielfach sind sie störrisch, schwer zu erziehen, haben Neigung zu schlechten Streichen (Spielen mit Feuer, kleine Diebstähle), zu geschlechtlichen Ungehörigkeiten, müssen in Rettungs- und Erziehungshäusern untergebracht werden. In den Entwicklungsjahren tritt die geistige Schwäche gewöhnlich deutlich hervor, sei es, dass diese Krüppel sich bei den gesteigerten Anforderungen nunmehr von ihren gesunden, fortschreitenden Kameraden schärfer abheben, sei es, dass unter Umständen hier wirklich nicht nur ein Stillstand, sondern sogar eine theilweise Rückbildung der geistigen Entwicklung eintritt. Fälle der letzteren Art, wie ich sie mehrfach gesehen zu haben glaube, würden vielleicht als Uebergang zu gewissen Formen der Dementia praecox aufgefasst werden dürfen. Die weiteren Schicksale unserer Kranken pflegen verschiedenartige, immer wieder an der geistigen Unfähigkeit scheiternde Anläufe zu einer Berufswahl zu sein, endlich thatenloses Dahinleben in Familienpflege, noch häufiger vielleicht der Uebergang zum Gewohnheitsbettel und zur Landstreicherei. Eine Menge derartiger Kranker findet sich namentlich in den Arbeitshäusern und Gefängnissen, wo sie wegen ihrer Unverbesserlichkeit der Schrecken der Beamten und Aufseher sind, bis sie endlich wenigstens zum Theil spät noch in die Irrenanstalten gelangen.

Zu diesen stumpfsinnigen Schwächezuständen stehen die lebhaften

Formen nach mancher Richtung in einem gewissen Gegensatze. An Stelle der Schwerfälligkeit zeigt sich eine krankhafte Beweglichkeit der Aufmerksamkeit und der Einbildungskraft. Die Kranken sind empfänglich für neue Eindrücke, machen zahlreiche Wahrnehmungen, werden durch jeden frischen Reiz angezogen, vermögen aber nicht, planmässig und ausdauernd ihre Aufmerksamkeit einem bestimmten Gegenstande zuzuwenden. Sie begnügen sich überall mit dem ersten Anschein, schweifen sofort ab, sind mit der Betrachtung fertig, bevor sie noch recht angefangen haben. Der flüchtig und oberflächlich erfasste Inhalt ihrer Erfahrungen ist daher in hohem Maasse von zufälligen Einflüssen abhängig und bietet nur ein sehr lückenhaftes, stark verzerrtes Bild der Aussenwelt. Aus diesen Bestandtheilen setzen sich dehnbare, verschwommene, vielfach verfälschte Begriffe zusammen, welche die Grundlage für schiefe und halbrichtige Urtheile sowie für abenteuerliche Analogieschlüsse abgeben. Dem ganzen Denken der Kranken, sobald es sich über das unmittelbar sinnlich Gegebene erhebt, fehlt die feste Grenzlinie klar und scharf ausgeprägter Allgemeinvorstellungen, wie sie überall das Spiel der leicht beweglichen Einbildungskraft in die geordneten Bahnen des logischen Gedankenganges zwingen. Die Lebens- und Weltanschauung der Kranken wird auf diese Weise in auffallendem Maasse unabhängig von der Wirklichkeit. Wichtige und massgebende Thatsachen haben für sie gar kein Gewicht, üben auf ihre Ueberlegungen nicht den geringsten Einfluss, während sie andererseits ernsthaft mit Verhältnissen rechnen, die nur in ihrer Einbildung bestehen. Ein derartiger Kranker begründete seine angebliche tiefe Kenntniss der hohen Politik mit der Angabe, dass ein Verwandter von ihm Aufseher auf einem Gute Herbert Bismarcks sei; er wollte nach seiner Entlassung aus der Anstalt geheimer Polizist werden, trotzdem er bereits mehrfach wegen aller möglichen Schwindeleien längere Freiheitsstrafen verbüsst hatte.

Diese unbekümmerte Vernachlässigung der Wirklichkeit, die Freiheit von dem unbequemen Ballaste der Bedenken und Ueberlegungen, giebt dem Gedankengange etwas eigenthümlich Unstetes und Widerspruchsvolles. Ohne Zögern entwickelt der Kranke heute diese, morgen jene Anschauungen und Pläne, stützt sich im gleichen Satze auf Gründe, die einander ausschliessen, fertigt Einwände siegesgewiss mit ganz unzutreffenden Schlagworten ab. Auch hier ist in der Regel trotz aller anscheinenden geistigen Beweglichkeit die häufige Wiederkehr bestimmter hochtrabender Redensarten und schwülstiger Gemeinplätze sehr deutlich. Der innere Zusammenhang zwischen allen diesen, meist mit grosser Geläufigkeit vorgebrachten Ausführungen ist stets ein lockerer. Der Kranke verliert rasch den Faden, bringt die verschiedensten Dinge durcheinander, berauscht sich förmlich an seinen eigenen klingenden Phrasen und schliesst plötzlich unvermittelt mit einer rednerischen Frage oder einer sonstigen, besonders schlagenden Wendung. Trotzdem pflegt die Zungengewandtheit der Kranken und der tönende Wortschwall, mit dem sie den Zuhörer überschütten, häufig genug den Unerfahrenen über die Inhaltlosigkeit ihrer Reden zu täuschen, so dass sie nicht als schwachsinnig, sondern sogar als besonders schlau angesehen werden. „Den nehmen wir mit; der ist gescheidter, als wir,“ sagte eine Gemeindeabordnung, welche gekommen war, um sich selbst von dem Zustande eines derartigen, in der Anstalt festgehaltenen Kranken zu überzeugen. Freilich brachten sie ihn schon nach kurzer Zeit wieder zurück.

Aus den bisher besprochenen psychischen Eigenthümlichkeiten unserer Kranken erklärt es sich, dass wir bei ihnen häufig der Neigung begegnen, ihre Erinnerungen mit frei erfundenen Zügen auszuschmücken, die Darstellung früherer Erlebnisse derartig zu färben und zu verdrehen, dass man die Grenze absichtlicher Schwindelei und fahrlässigen Fabulirens nicht mehr zu erkennen vermag. Ein 10jähriger Knabe ging eines Tages plötzlich in eine Kaserne, gab sich für den Sohn des Obersten aus und nahm als solcher mehrere Tage lang Reitstunde, anstatt in die Schule zu gehen; ein anderes Mal erzählte er zu Hause fälschlicherweise, dass er ein werthvolles Schmuckstück gefunden und auf die Polizei gebracht habe. Bisweilen bringt erst die actenmässige Verfolgung des Vorlebens Klarheit in den Wust von Wahrheit und Dichtung; in anderen Fällen lässt uns die plumpe Abenteuerlichkeit der Erfindung über den Ursprung derselben nicht im Zweifel. Stets aber pflegen die Kranken trotz der schlagendsten Gegenbeweise an der Richtigkeit ihrer noch dazu vielfach wechselnden, sich selbst widersprechenden Erzählungen festzuhalten und mit der Miene der gekränkten Unschuld jede weitere Erörterung abzulehnen. Diese Erfahrung mahnt zur Vorsicht namentlich gegenüber den häufigen schweren Beschuldigungen, die von den Kranken gegenüber ihren Angehörigen, den Mitpatienten oder dem Wartpersonal vorgebracht werden.

Die wirklichen Kenntnisse sind bei diesen Kranken meist etwas ausgedehnter, als bei den stumpfsinnigen Formen. Manche verfügen sogar über ein ziemlich gutes Gedächtnisswissen, geographische, geschichtliche Thatsachen, Citate aus Dichtern und selbst Vocabeln aus fremden Sprachen. Sie sind auch bis zu einem gewissen Grade im Stande, Neues zu lernen, sich in ungewohnte Verhältnisse einzuleben, sich zurechtzufinden, werden rasch mit ihrer Umgebung bekannt, da sie sich um alles kümmern, fragen, sich überall einmischen.

Der oberflächlichen, sprunghaften Regsamkeit des Verstandes entspricht bei unseren Kranken ein leicht bewegliches Gemüthsleben. Jeder äussere Eindruck ist von lebhafter, aber rasch abklingender Gefühlsbetonung begleitet. Die Stimmungen schwanken vielfach unvermittelt hin und her und gehen leicht ins Maasslose und Ueberschwängliche. Niedergeschlagenheit und Uebermuth, Verzweiflung, Schwärmerei und Begeisterung werden durch die geringfügigsten äusseren Anlässe ausgelöst. Häufig wechseln die Gefühlsregungen gegenüber dem gleichen Anstosse in ganz regelloser Weise. Was heute Zorn und Entrüstung hervorruft, ist morgen willkommen; der „Ehrenmann“ wird für sie bald zum niederträchtigen Schurken, dann wieder zum einzigen Freunde auf der weiten Welt. Alle diese Schwankungen der Stimmung erscheinen trotz ihrer augenblicklichen Heftigkeit doch meist oberflächlich, aufgebauscht, theaterhaft. Die Kranken gefallen sich geradezu in stürmischen Ausdrucksbewegungen, in gespreizten und übertriebenen Gefühlsausbrüchen, sind aber auch rasch wieder abzulenken und zu beruhigen. Im ganzen sind sie gutmüthig und lenksam, doch fehlt niemals eine gewisse Reizbarkeit und Empfindlichkeit. Namentlich Eingriffe in die persönlichen Ansprüche pflegen mit lebhaften Erregungen beantwortet zu werden.

Regelmässig besitzen die Kranken ein ungemein gesteigertes Selbstgefühl. Sie zeigen keine Spur von Krankheitsbewusstsein, halten sich vielleicht sogar für geistig hochbegabt, ja genial, prahlen in aufdringlichster Weise mit ihren Familienverbindungen, der ausgezeichneten Erziehung, die sie genossen haben, ihren glänzenden

Kenntnissen und Aussichten. Die Schuld für ihre augenscheinlichen Misserfolge schieben sie ohne weiteres auf widrige Zufälligkeiten, mangelhafte Unterstützung oder Feindseligkeit der Angehörigen u. s. f. Bei solchen Erzählungen lassen sie sich sehr leicht zu ganz unsinnigen Uebertreibungen hinreissen, selbst dann, wenn deren Wahrheitswidrigkeit sich auf der Stelle darthun lässt. Mehrere meiner Kranken behaupteten mit Nachdruck, eine Reihe von Sprachen in Wort und Schrift vollkommen zu beherrschen, während die Probe ergab, dass sie nur über einige wenige Brocken derselben verfügten.

In ihrem Benehmen sind die Kranken launenhaft, anspruchsvoll, streitsüchtig. Sie sprechen viel und gern, blicken auf ihre Umgebung herab, drängen sich an den Arzt heran, suchen mit ihren Kenntnissen, ihrer Bildung und ihren Fähigkeiten zu glänzen, kleiden sich auffallend, arbeiten mit sehr wechselndem Eifer. Auch in ihrer ganzen Lebensführung tritt ihr Schwachsinn deutlich hervor. Sie gelten in ihrer Jugend häufig für begabt, aber flatterhaft, leichtsinnig und lügnerisch, fangen später alles Mögliche an, halten nirgends lange aus, springen unstät von einer Beschäftigung zur andern über, reisen planlos herum, spielen die grossen Herren, verschwenden, geben sich unsinnigen Ausschweifungen hin, werden Spieler, Trinker, Morphinisten, bauen Luftschlösser und gerathen durch ihre Unüberlegtheit, Haltlosigkeit und Vielgeschäftigkeit häufig in schwere Kämpfe mit dem Leben. Auffallend ist öfters die Schnelligkeit, mit der sie andere ähnliche Naturen auffinden und sich an sie anschliessen. Eine ganze Anzahl von Prostituirten scheint dieser Gruppe anzugehören. Ferner findet man derartige Personen zahlreich unter den unverbesserlichen Hochstaplern und Schwindlern; die noch niedriger stehenden enden als Bummler und Landstreicher.

Man kann zweifelhaft sein, ob die hier geschilderten Zustände zweckmässig der Imbecillität zugerechnet werden. Offenbar haben wir es wesentlich mit Erscheinungsformen der Entartung zu thun. Immerhin pflegen doch die Zeichen der tiefgreifenden geistigen Unzulänglichkeit trotz aller oberflächlichen Regsamkeit so deutlich hervorzutreten, dass die nahe Verwandtschaft mit der Stumpfheit und Beschränktheit nicht wird bezweifelt werden können. Gudden pflegte daher auch solche Zustände scherzweise als „höheren Blödsinn“ zu bezeichnen. Sie werden leicht verkannt, weil ihre Lebhaftigkeit und ein gewisser Schatz von Vorstellungen die Kranken weit weniger schwachsinnig erscheinen lassen, als sie wirklich sind. Unter Umständen können auch leichtere Formen der Dementia praecox ein ganz ähnliches Bild darbieten. Die Unterscheidung hat sich hauptsächlich auf die Entstehungsgeschichte, ferner auf das Bestehen oder Fehlen von katatonischen Zeichen, Sinnestäuschungen, ausgeprägteren Wahnbildungen, wie auf das Verhältniss der früher erworbenen Kenntnisse zu der augenblicklichen geistigen Leistungsfähigkeit zu stützen. Sie ist deswegen nicht ohne praktische Wichtigkeit, weil sich die hebephrenischen Schwächezustände öfters noch erheblich bessern, während die Imbecillität im wesentlichen unverändert bleibt. Auch mit der Hysterie bestehen sehr vielfache Berührungspunkte; einzelne Hysterische bieten sogar neben den Zeichen ihrer Neurose geradezu den hier geschilderten Schwachsinn dar. Andererseits besteht dieser letztere sehr häufig ohne alle hysterischen Andeutungen; zudem ist sein Bild ein viel einförmigeres und zeigt die geistige Unfähigkeit weit deutlicher, als dasjenige der Hysterie. Nach der Gesundheitsbreite zu finden sich alle möglichen Uebergänge. Dahin gehören jene schwachen und oberflächlichen, leichtgläubigen Naturen, die von Vielem etwas und nichts gründlich lernen, die alles Neue mit Begeisterung ergreifen, ohne irgend etwas zu Ende zu führen. Ein geringfügiger Anstoss, eine auftauchende Idee, ein schlechter oder guter Rath genügt, um sie, die jeder Verführung widerstandslos zugänglich sind, zu leichtsinnigen, unüberlegten, ja schlechten Streichen und Ausschreitungen aller Art hinzureissen. So führen sie, sich selbst überlassen, ein wechselreiches Dasein in steten Kämpfen mit sich selbst und ihrer Umgebung, oft abenteuerlich und romanhaft, voller Unbegreiflichkeiten und Widersprüche.

Auf der Grundlage der Imbecillität können sich vorübergehend oder dauernd allerlei andere psychische Krankheitserscheinungen entwickeln, namentlich jene Zufälle, die wir beim Entartungsirresein kennen gelernt haben. Auch periodische Erregungszustände und Verstimmungen sind nicht selten; dieselben tragen öfters vollkommen die Züge manisch-depressiver Anfälle. Ferner werden vereinzelte schwachsinnige Verfolgungs- oder Grössenideen beobachtet, seltener vorübergehende Sinnestäuschungen. Vielfach begegnen uns auffallend frühe oder verspätete Entwicklung des Geschlechtstriebes, öfters auch absonderliche geschlechtliche Neigungen. Erbliche Veranlagung zu Geistesstörungen ist fast überall nachzuweisen; oft stammen die Kranken aus völlig entarteten Familien. Sehr häufig sind körperliche Entartungszeichen vorhanden, Schädelverbildungen, steiler Gaumen, missgestaltete Ohren, kindliches Aussehen, Chorea u. s. f.

Bei der zweiten Hauptform des angeborenen Schwachsinns, dem moralischen Irresein (folie morale, moral insanity) ist es die Störung im Bereiche des Gemüthes, die vor allem ins Auge fällt. Es handelt sich hier um Mangel oder Schwäche derjenigen Gefühle, welche der rücksichtslosen Befriedigung der Selbstsucht entgegenwirken. Der Verstand dieser Kranken ist innerhalb der Grenzen des praktischen Lebens leidlich entwickelt. Sie fassen gut auf, sammeln eine gewisse Summe von Kenntnissen und Erfahrungen, die sie, vielfach mit schlauer Berechnung, zu ihrem Vortheil zu verwerthen wissen, zeigen keine Gedächtnisslücken und keine groben Verstösse in der Folgerichtigkeit ihres Denkens. Dennoch fehlt ihnen meist die Fähigkeit, allgemeine Gesichtspunkte zu gewinnen, höhere Geistesarbeit zu leisten, sich eine zusammenhängende Lebens- und Weltanschauung zu bilden.

Auf sittlichem Gebiete zeigt sich oft schon von früher Jugend an der Mangel des Mitgefühls in grausamen Thierquälereien, boshaften Neckereien und tückischen Misshandlungen der Spielgefährten, in der Unzugänglichkeit gegen jede gemüthliche Beeinflussung. Daraus entwickelt sich weiterhin unverhülltes Hervortreten der ausgeprägtesten Selbstsucht sowie Fehlen des Ehrgefühls und jeglicher Anhänglichkeit an Eltern und Geschwister. Hierher gehören jene ungeheuerlichen Kinder, die schon im zartesten Alter ihre Angehörigen zu ermorden trachten, um deren Kleider zu besitzen, und dann mit stumpfer Selbstverständlichkeit über die Einzelheiten ihres Planes berichten, unter ausdrücklichem Bedauern darüber, dass er misslungen sei. Alle erziehlichen Einwirkungen bleiben fruchtlos, weil eben die werthvollsten Hülfsmittel derselben, Liebe und Ehrgeiz, hier keinen Anknüpfungspunkt finden. Nur die einfache Vergewaltigung vermag noch die Aeusserungen einer wilden Selbstsucht zu unterdrücken. Ihr wird aber sehr bald durch Falschheit, schlaue Verschlagenheit, Hinterlist, durch Verstocktheit, unbändigen Trotz, Neigung zu Lug und Trug begegnet. Dabei schreitet die selbstsüchtige Ausbildung der Persönlichkeit immer weiter fort. Das gehobene Selbstgefühl äussert sich in prahlerischer Eitelkeit, Grossthuerei, launenhaftem Eigensinn, rohen Gewaltthaten, die Genusssucht in Arbeitsscheu, Ausschweifungen, unsinniger Verschwendung. In der Regel besteht auch geringe Widerstandsfähigkeit gegen Verführungen und plötzliche Antriebe, grosse gemüthliche Reizbarkeit, Rachsucht, Planlosigkeit und Zerfahrenheit der gesammten Lebensführung, Empfindlichkeit gegen Alkohol.

Es liegt auf der Hand, dass eine derartige Veranlagung mit einer gewissen Nothwendigkeit in die Verbrecherlaufbahn hineintreiben muss. In der That finden wir unter den unverbesserlichen Gewohnheitsverbrechern nicht wenige, welche die Erscheinungen des moralischen Schwachsinns, den vollständigen, unausfüllbaren Mangel der sittlichen Gefühle, in ausgeprägter Form darbieten. Freilich pflegt man derartige Personen gewöhnlich als sittlich „verwahrlost“ und nicht als krank zu betrachten. Richtig ist, dass eine mangelhafte oder schlechte Erziehung, uneheliche Geburt, Aufwachsen unter ungünstigen Bedingungen die volle Ausbildung der sittlichen Gefühle hindert. Allein einerseits sind jene Einflüsse selbst nicht selten einfach der Ausdruck familiärer Entartung, andererseits kann, wie schon früher dargelegt, weniger die Entstehungsweise, als die Grösse des sittlichen Mangels für die ärztliche Beurtheilung massgebend sein. Endlich aber lässt sich in wirklich ausgebildeten Fällen wol immer die angeborene sittliche Unfähigkeit nachweisen. Gerade hier begegnen wir nicht selten einer ausserordentlichen Nachhaltigkeit und Festigkeit des verbrecherischen Willens, der durch keinerlei Lebenserfahrungen aus seiner Bahn gelenkt werden kann, hier aber auch jener merkwürdigen Einseitigkeit und Einförmigkeit des Handelns, welche zur Entwicklung der bekannten, immer wiederkehrenden „Specialitäten“ des Verbrecherthums führt.

Es ist das Verdienst der italienischen Psychiatrie*), zuerst die Beziehungen des moralischen Schwachsinns, der krankhaften Gemüthlosigkeit, zum Verbrecherthum, und zwar zu bestimmten Formen desselben, nachgewiesen zu haben. Der „geborene“ Verbrecher

*) Lombroso, Der Verbrecher, Deutsch von Fränkel. 1887; Kurella, Naturgeschichte des Verbrechers. 1893; Bär, Der Verbrecher in anthropologischer Beziehung. 1893; Bleuler, Der geborene Verbrecher. 1896.

(delinquente nato) kann wissenschaftlich nicht wol anders, als unter dem Gesichtspunkte einer unvollkommenen Veranlagung aufgefasst werden. Gerade diese Betrachtungsweise hat zum mindesten die eine segensreiche Folge gehabt, dass sie auch den Verbrecher wie andere Erscheinungen der menschlichen Gesellschaft endlich einmal zum Gegenstande einer einfach naturwissenschaftlichen Forschung gemacht hat. Schon jetzt ist die junge Wissenschaft der Criminalpsychologie nicht ohne Erfolg bemüht, mit Hülfe der Statistik die allgemeinen Entstehungsbedingungen des Verbrechens aufzuklären und weiterhin auf dem Wege anthropologischer Messungen wo möglich auch bestimmte körperliche Begleiterscheinungen kennen zu lernen, welche den verschiedenen Formen des geborenen Verbrechers eigenthümlich sein und gewissermassen die Einordnung derselben in einzelne klinische Gruppen ermöglichen sollen. Wir müssen abwarten, zu welchem Ziele diese letzteren Bestrebungen einmal gelangen werden. Für jetzt wird uns, wie ich glaube, die Criminalanthropologie wesentlich nur darüber belehren können, dass auch beim Verbrecher, namentlich beim „geborenen", mit auffallender Häufigkeit jene functionellen und anatomischen Merkmale zu finden sind, die wir mit mehr oder weniger Recht als den Ausdruck allgemeiner Entartung anzusehen pflegen.

Jedenfalls sind wir von der Möglichkeit einer Erkennung des sittlichen Schwachsinns aus körperlichen Zeichen noch recht weit entfernt, und selbst bei genauer Kenntniss des ganzen klinischen Krankheitsbildes hat die richtige Auffassung desselben häufig genug ihre Schwierigkeiten. Auf der einen Seite führt der moralische Schwachsinn durch das Zwischengebiet der angeborenen verbrecherischen Veranlagung allmählich in solche Zustände hinüber, die zweifellos der Gesundheitsbreite angehören. Wegen dieser Uebergänge begegnet insbesondere der Richter der Feststellung eines moralischen Schwachsinns mit starkem Misstrauen. Praktisch wird hier namentlich das Zurückreichen der sittlichen Unfähigkeit bis in die frühe Jugend bei genügender Verstandesbildung, ferner die völlige Unzugänglichkeit für alle auf das Gemüth wirkenden Einflüsse für die Annahme einer krankhaften Persönlichkeit sprechen. Andererseits darf die erworbene Schwächung des sittlichen Willens, wie sie durch chronische Vergiftungen mit Alkohol, Morphium, Cocain, anscheinend auch bisweilen durch Kopfverletzungen und andere schwere Schädigungen erzeugt wird, nicht mit dem hier besprochenen moralischen Schwachsinn verwechselt werden. Abgesehen von den besonderen Kennzeichen jener Krankheitszustände, wird hier der Nachweis einer Veränderung der Persönlichkeit von einem bestimmten Zeitpunkte ab die Unterscheidung ermöglichen. Endlich soll noch darauf hingewiesen werden, dass manche unserer Kranken in der Zucht und im Schutze des Gefängnisses oder der Anstalt kaum auffallendere Störungen darbieten, sondern die ganze Grösse ihrer sittlichen Unfähigkeit erst dann deutlich zeigen, wenn sie sich selbst überlassen und den mannigfachen Verlockungen des Lebens haltlos preisgegeben sind.

Die Behandlung des angeborenen Schwachsinns besteht der Hauptsache nach in einer zweckmässigen Erziehung, welche unter Umständen durch möglichste Entwicklung der vorhandenen Fähigkeiten noch ziemlich befriedigende Erfolge zu erzielen vermag. Die Aufgabe ist überall, von Jugend auf die Kranken an eine geregelte Beschäftigung zu gewöhnen, die ihren Kräften und ihrer Eigenart angemessen ist. Die Wege, die zu diesem Ziele führen, sind daher sehr mannigfaltige; immer aber wird grosse Geduld, gleichmässige, zielbewusste Festigkeit und warmherziges Verständniss für die einzelne verkümmerte Persönlichkeit die Hauptarbeit thun müssen. Von grosser Wichtigkeit ist es, die gefährdeten Kinder rechtzeitig in die Hände sachverständiger Erzieher zu geben*). Der gewöhnliche Schulbetrieb kann auf sie wegen der übrigen Schüler nicht genügende Rücksicht nehmen; zudem sind die schwachsinnigen Kinder nur allzuleicht dem Spotte und der Missachtung ihrer Genossen ausgesetzt. In einer ganzen Reihe von Städten sind daher schon besondere Klassen für Schwachbefähigte entstanden, in denen die Ausbildung solcher geistiger Halbkrüppel in langsamerem Zeitmaasse und mit Hülfe besonderer Unterrichtsverfahren weit besser erreicht wird, als in den gewöhnlichen Klassen. Die Kinder, die auch so noch nicht vorwärts kommen, finden am besten Unterkunft in den besonderen Unterrichtsanstalten für zurückgebliebene und schwer zu erziehende Kinder, die zugleich unter der Aufsicht eines Irrenarztes stehen. Vor dem Alkohol ist dringend zu warnen, da er unberechen-

---

*) Kalischer, Was können wir für den Unterricht und die Erziehung unserer schwachbegabten und schwachsinnigen Kinder thun? 1897.

bare Schädigungen nach sich ziehen kann. Bei den erwachsenen Kranken wird vielfach, wenn die häuslichen Verhältnisse ungünstig sind oder gefährliche Neigungen hervortreten, die dauernde Unterbringung in der Irrenanstalt nothwendig.

B. Die Idiotie.

Unter dem Namen der Idiotie*) pflegt man alle jene hochgradigeren psychischen Schwächezustände zusammenzufassen, deren Entstehungszeit vor die Geburt oder in die ersten Lebensjahre fällt. Die psychische Ausbildung der Idioten lässt eine grosse Zahl von verschiedenen Formen erkennen, deren Abgrenzung von einander wegen des Ineinanderfliessens der Bilder erhebliche Schwierigkeiten darbietet. Als Eintheilungsgrund hat man zumeist das Verhalten der Sprache (gänzlicher Mangel, Vorhandensein einzelner Worte, stufenweise reichere Entwicklung derselben) benutzt, weil ja in der That die Entfaltung der Verstandesthätigkeit in sehr nahen Beziehungen zur Lautsprache steht. Allein die Fähigkeit des Sprechens deckt sich durchaus nicht immer mit der weit wichtigeren des Verstehens. Es scheint mir daher zweckmässiger, bei einer Betrachtung dieser Zustände an das Verhalten der grundlegenden psychischen Leistung, der bewussten Wahrnehmung der Aussenwelt, anzuknüpfen. Freilich wird es auch dabei ohne eine gewisse Willkür nicht abgehen, da die Störungen natürlich auf den verschiedenen Gebieten des Seelenlebens in verschiedenem Grade ausgebildet sein können. Derselbe Einwand trifft auch den sonst sehr einleuchtenden Vorschlag Wildermuths, die einzelnen Stufen der gesunden kindlichen Entwicklung zur vergleichenden Kennzeichnung der idiotischen Verkümmerung heranzuziehen. Wildermuth unterscheidet zwei Hauptgruppen, deren erste dem Zustande vor oder in den ersten Tagen nach der Geburt entspricht, während die zweite jene Formen enthält, die auf den verschiedenen Stufen der eigentlichen Kindheit stehen bleiben.

---

*) Emminghaus, Die psychischen Störungen des Kindesalters, S. 243 f.; Sollier, Der Idiot und der Imbecille, Deutsch von Brie. 1891; J. Voisin, l'idiotie. 1893.

In den niedersten Formen der Idiotie ist die Erfassung eines Eindruckes durch die Aufmerksamkeit gänzlich unmöglich. Es gelingt nicht, durch irgend einen Reiz Theilnahme zu erwecken, so dass es oft schwer ist, festzustellen, ob die Sinnesorgane überhaupt erregbar sind. Die Kranken sammeln keine Erfahrungen, lernen ihre Umgebung nicht kennen und sind unfähig, irgend welche klare Vorstellungen, Urtheile oder Schlüsse zu bilden; ebensowenig kann von einem eigentlichen Selbstbewusstsein die Rede sein. Das Gefühlsleben bleibt auf den Wechsel dunkler Gemeingefühle beschränkt, und die durch sie hervorgerufenen Handlungen, die sich höchstens noch auf die Nahrungsaufnahme beziehen, machen den Eindruck des Triebartigen. Die Kranken sind gemüthlich meist gänzlich unerregbar. Sie lächeln nicht, erschrecken nicht, äussern kein Unbehagen bei Verunreinigungen, keine Freude bei den Vorbereitungen zur Mahlzeit oder bei kleinen Geschenken. Höchstens drückt sich das Wohlbehagen in pendelnden Bewegungen, Zappeln, Schnurren, Hunger oder stärkerer körperlicher Schmerz in eintönigem, gellendem Schreien, Herumwälzen am Boden, Gesichterschneiden aus. Sie treffen keine Auswahl beim Essen, verschlingen vielmehr oft gierig auch Steine, Kalk, Kleidungsstücke, Holz, Metalltheile, ja ihre eigenen Ausleerungen, zeigen kein Verlangen, sich Gegenstände anzueignen, greifen nicht zu, spielen nicht und schreien nicht, wenn man ihnen ein Spielzeug aus der Hand nimmt. Zu den einfachsten zweckmässigen Handlungen sind sie unfähig, vermögen z. B. nicht den zufällig zwischen die eigenen Zähne gerathenen Zeigefinger in Sicherheit zu bringen, weichen nicht aus, wenn man sie immer wieder an derselben Stelle mit der Nadel sticht, trotzdem sie vielleicht die Miene verziehen und schreien. Der Gesichtsausdruck bleibt meist stumpf und leer, kann aber bei erworbener Idiotie trotz tiefsten Blödsinns ein aufgeweckter sein.

Von einer Sprachentwicklung ist keine Spur vorhanden. Das Gehen und Stehen sogar wird erst spät oder gar nicht erlernt; alle Bewegungen bleiben ungeschickt und plump. Bisweilen zeigen die Kranken eine gewisse Unruhe, planloses Herumrennen und Betasten, Kreischen, hartnäckiges Schmieren mit Speichel, Nägelkauen, Zupfen an Haaren und Kleidern, triebartiges Masturbiren. Häufig sind auch einförmige, jahraus, jahrein oft rhythmisch sich wiederholende Zwangsbewegungen, Händeklatschen, Blasen und Schnauben, Hin- und Herwiegen des Körpers im Sitzen oder Stehen. Manche Kranke schlagen sich mehrmals taktmässig derb ins Gesicht und weinen dabei vor Schmerz, um wenige Minuten später das gleiche Spiel zu wiederholen, wenn man sie nicht daran verhindert. Die gesammte körperliche Entwicklung dieser tiefstehenden Idioten pflegt erheblich zurückzubleiben. Die Kinder lernen nicht gehen oder stehen, ja vielleicht nicht einmal sitzen, hängen wie ein schlaffes Bündel vom Arme, wenn sie aufgenommen werden. Das Zahnen vollzieht sich spät und unregelmässig; Krampfanfälle sind häufig. Sie gehen ohne die liebevollste Pflege, die für ihre Fütterung, Reinhaltung u. s. f. unermüdliche Sorge trägt, rasch zu Grunde.

Ein etwas höherer Stand des Seelenlebens ist dort erreicht, wo wenigstens durch besonders auffallende Eindrücke die Aufmerksamkeit des Kranken für einige Zeit erregt werden kann, wenn auch eine selbständige Lenkung derselben nach inneren Beweggründen noch nicht stattfindet. Hier werden einzelne deutliche Sinneswahrnehmungen dem Bewusstsein zugeführt und wol auch eine beschränkte Anzahl von einfachen Vorstellungen gebildet, allein dieselben sind doch vielfach sehr unvollständig und entbehren des inneren Zusammenhanges. Das Gedächtniss zeigt, namentlich was die Schnelligkeit der Aufnahme anbelangt, eine äusserst geringe Leistungsfähigkeit. Galton fand, dass selbst besser begabte und zu aussergewöhnlichen Gedächtnissleistungen befähigte Idioten nur Reihen von höchstens 3—4 langsam ihnen vorgesagten Buchstaben sofort richtig wiederholen konnten, während gesunde, gleichalterige Kinder ohne Schwierigkeit sogar 7—8 Buchstaben nachzusprechen vermochten. Die Fähigkeit zur Auffindung gemeinsamer Bestandtheile in verschiedenen Wahrnehmungen, wie sie die Grundlage der Begriffsbildung ausmacht, bleibt mangelhaft; es kommt nicht zur Ausbildung einer geschlossenen psychischen Persönlichkeit.

Die Sprache wie das Verständniss, und damit der geistige Verkehr mit der Umgebung, ist meist wenig entwickelt; sie bleibt in der Unvollkommenheit der Satzbildung, der Einmischung unverstandener Flickwörter, der Unbeholfenheit des Ausdrucks, der Aermlichkeit des Wortschatzes auf kindlicher Stufe stehen. Der beim gesunden Kinde so sehr in den Vordergrund tretende Nachahmungstrieb und die damit zusammenhängende Neigung, zu spielen, sich selbst zu beschäftigen, fehlt ganz oder bis auf schwache Andeutungen.

Die Kranken ermüden ungemein leicht, vermögen keiner Anregung längere Zeit hindurch zu folgen. Sie denken nicht nach, machen keine Pläne für die Zukunft, haben keine Sorgen, leben unbekümmert in den Tag hinein. Selbstsüchtige, grobsinnliche Gefühle beherrschen die Stimmung und liefern die Antriebe für ein nur auf Befriedigung augenblicklicher Gelüste gerichtetes Handeln. Obgleich die Bevorzugung oder der Besitz Anderer ihren Neid erregen kann, haben sie doch gar kein Gefühl für die eigene Unzulänglichkeit und Unselbständigkeit. Tiefere Zuneigung zu einzelnen Personen kommt nicht zu Stande, höchstens eine gewisse hündische Anhänglichkeit; die Kranken sind nicht dankbar für Wohlthaten, empfinden kein Heimweh bei der Trennung von ihren Angehörigen, grämen sich nicht über den Tod der Personen, zu denen sie Zuneigung gezeigt hatten. Bei ungeeigneter, rauher Behandlung kann sich grosse Reizbarkeit und ein verstocktes, bösartiges, rachsüchtiges Wesen entwickeln. Gelegentlich kommt es zu plötzlichen, unbändigen Wuthausbrüchen, wo die eigenen Wünsche durchkreuzt werden; die Kranken drohen mit Feueranlegen, suchen aus geringfügigem Anlasse gefährlichen Schabernack zu spielen, heimlich zu zerstören, kleine Kinder zu erdrosseln. Der Geschlechtstrieb fehlt ganz, oder er tritt auch wol schon in den ersten Lebensjahren hervor und kann zu eifrig betriebener, rücksichtsloser Masturbation führen. Nicht ganz selten besteht auch die Neigung zu geschlechtlichen Angriffen, besonders auf Kinder. Vielfach sind die Kranken gefrässig, schmieren beim Essen, verzehren ihre Nahrung in einem Winkel, greifen mit den Fingern in die Schüssel. In ganz vereinzelten Fällen entwickeln sich gewisse einseitige Fähigkeiten, namentlich auffallendes mechanisches Wort-, Zahlen-, Klanggedächtniss oder technische Fertigkeiten einfacher Art; einer meiner Kranken, der sonst sehr unbeholfen war, schnitt recht geschickt mit der Scheere aus und sah gern Bilder von Bauten und Maschinen. Manche Idioten lieben leidenschaftlich Musik.

Je nach der Leichtigkeit, mit welcher die Aufmerksamkeit angezogen und abgelenkt werden kann, lassen sich zwei, allerdings nur in den ausgeprägtesten Fällen von einander abgegrenzte Formen unterscheiden, die stumpfe (anergetische, apathische) und die erregte (erethische, versatile). Die Kranken der ersten Gruppe sind nur schwer aus ihrem dumpfen Hinbrüten aufzurütteln; der Gedankengang bleibt langsam und schwerfällig; die Erinnerung ist wegen der Armuth des Vorstellungsschatzes und bei dem Mangel an Anknüpfungspunkten dürftig und bewegt sich meist in einzelnen gewohnheitsmässigen Bahnen. Die Kranken zeigen in ihrem Verhalten eine peinliche Gründlichkeit, wiederholen dieselben Fragen mehrfach, kommen nicht zum Abschlusse, vermögen öfters auch Unverstandenes mit grosser Treue wiederzugeben. Die Stimmung ist meist farblos, gleichgültig, zeigt bisweilen eine gewisse schwerfällige Gutmüthigkeit. Bei den erregten Formen wandert die Aufmerksamkeit, bald hier, bald dort angezogen, planlos hin und her und erfüllt das Bewusstsein mit buntem, innerlich zusammenhangslosem und daher rasch vergessenem Inhalte. Die Bildungsfähigkeit pflegt hier im allgemeinen geringer zu sein, als bei den schwerfälligen Formen. Rascher, oberflächlicher Wechsel der Stimmung, Unlenksamkeit und eine äusserliche, ziellose Unruhe und Beweglichkeit, die sich in Händeklatschen, Zappeln, Herumspringen, lebhaften Geberden, Lachen und Schreien kundgiebt, vervollständigen das Bild. Körperlich sind die Kranken oft wohlgebildet, aber von kindlichem, schlankem Gliederbau.

Selbstverständlich giebt es nicht nur zwischen den hier gezeichneten Gegensätzen alle möglichen Uebergangsformen, sondern die einzelnen Fälle zeigen auch sonst in ihren geistigen und gemüthlichen Eigenthümlichkeiten vielfach persönliche Züge. In den schwersten Formen der Idiotie dagegen wird man bisweilen durch die weitgehende Uebereinstimmung mancher Kranker in ihrem psychischen und körperlichen Gesammtverhalten überrascht. Manchmal entwickeln sich auf der idiotischen Grundlage mehr vorübergehende Störungen des psychischen Gleichgewichts, namentlich manisch-depressive Anfälle, reizbare oder seltener traurige Verstimmungen. Nach Wildermuths Angaben scheint hier eine ganz ähnliche Periodicität vorzukommen, wie wir sie bei den Endzuständen der Dementia praecox beobachten. Auch Zwangsvorstellungen, Zwangsantriebe, sinnloses Fortlaufen, Angstanfälle, gelegentlich mit starker Selbstmordneigung, sind nicht selten. Ich sah einen Knaben, der bei den Wörtern „Affe“ und „Watte“ in die lebhafteste Angst gerieth. Vor einem Wattebäuschchen lief er davon und flehte ganz beweglich, man möge es wieder forthun. Hie und da finden sich kindische Verfolgungs- oder Grössenideen.

Bei der Verschiedenartigkeit der Zustände, welche wir unter

dem Sammelnamen der Idiotie zusammenfassen, kann es uns nicht Wunder nehmen, wenn wir auch auf körperlichem Gebiete eine grosse Mannigfaltigkeit der Krankheitszeichen antreffen. Durchschnittlich findet sich ein geringeres Längenwachsthum, sogar bis zum Zwergwuchse; damit verknüpft sich ein Zurückbleiben der gesammten Körperentwicklung, kindlicher Habitus, Ausbleiben des Bartes und der Schambaare, geringe Ausbildung der Genitalien, Kryptorchismus, Fehlen der Menstruation, späte, unregelmässige und mangelhafte Zahnbildung. Die Sinne, besonders das Gehör, aber auch Geschmack und Geruch, erscheinen oft ausserordentlich stumpf, zum Theil gewiss wegen der Aufmerksamkeitsträgheit der Kranken.

Ferner beobachtet man in grösserer oder geringerer Häufigkeit jene kleinen Entwicklungsstörungen, welche man als Entartungszeichen anzusehen pflegt, Missbildungen an Augen, Ohren, Gaumen, Nase und an den Knochen des Gesichtsskeletts, namentlich falsche Stellung der Kiefer und Zähne. Wildermuth konnte derartige Abweichungen in 80% der Fälle nachweisen. Ausserdem bestanden vielfach noch Steigerung oder Fehlen der Sehnenreflexe sowie Coordinationsstörungen an den unteren Extremitäten, den Augenmuskeln (Nystagmus), namentlich aber beim Sprechen: Abstossen der Endsilben, stockendes, stossweises Sprechen, Stottern, mangelhafte Articulation einzelner oder der meisten Consonanten mit Verstümmelung und Verunstaltung der Wörter*), ferner auffallend oft Spiegelschrift, besonders bei Mädchen, Plumpheit und Ungeschicklichkeit in allen Bewegungen, unüberwindliche Mitbewegungen, Saugen an der Zunge, Wiederkäuen, Speichelfluss, Bettnässen, Unreinlichkeit. Häufig sind auch Anzeichen, welche auf vorangegangene Hirnerkrankungen hinweisen, halbseitige Lähmungen und Paresen, Contracturen, Spasmen (in einzelnen Fällen brettartige Steifigkeit des ganzen Körpers), örtliche Wachsthumshemmungen, Krämpfe verschiedenster Art, choreatische, athetotische Bewegungen, gewohnheitsmässiges Zähneknirschen, Aphasie. Als wichtigste Begleiterin des Krankheitsbildes der Idiotie ist endlich die Epilepsie zu nennen, die sich nach Wildermuth's Mittheilungen in etwa 30% der Fälle findet. Nicht selten, besonders bei Knaben, treten epileptische An-

*) Berkhan, Ueber Störungen der Sprache und der Schriftsprache. 1889.

fälle verschiedener Art, von ausgeprägten Krämpfen bis zu den leichtesten Erscheinungsformen, bereits in den ersten Lebensjahren auf und müssen dann als prognostisch sehr ungünstiges Zeichen betrachtet werden. Entwickelt sich die Epilepsie erst in späterer Zeit, so ist ihre Bedeutung eine weit geringere.

Unter den Ursachen*) der Idiotie scheint, soweit es sich um einfache Entwicklungshemmungen handelt, die erbliche krankhafte Belastung eine gewisse Rolle zu spielen. Wir haben ja schon früher gesehen, dass die Idiotie, und wol nicht ohne Berechtigung, als das letzte Glied in der Kette der familiären Entartung aufgefasst worden ist. Wildermuth fand in 70% der Fälle erbliche Belastung. Eine wesentliche Rolle spielt die Trunksucht der Eltern, wie auch durch Demme's früher mitgetheilte Erfahrungen dargethan wird; Bourneville fand unter 1000 Fällen 471 mal Trunksucht des Vaters, 84 mal der Mutter, 65 mal beider Eltern. Weiterhin soll auch Berauschtheit der Eltern während des Zeugungsactes sowie nahe Verwandtschaft derselben das Entstehen der Idiotie begünstigen. Dieser letztere Punkt darf keineswegs als erwiesen gelten. Schwere Erkrankungen und heftige gemüthliche Erschütterungen der Mutter während der Schwangerschaft werden ebenfalls unter den Ursachen der Idiotie angegeben. Piper hat auf die Häufigkeit der Tuberculose in den Familien der Idioten aufmerksam gemacht. Bei den nach der Geburt erworbenen Formen der Idiotie, deren Zahl auf etwa $^1/_3$—$^1/_4$ aller Fälle zu veranschlagen ist, spielen ohne Zweifel die ursächliche Hauptrolle Infectionskrankheiten, Typhus, Blattern, Scharlach, seltener Diphtherie, Masern und Erysipel. Ausserdem giebt es sicherlich noch eine Reihe von Schädigungen des jugendlichen Hirns, welche Idiotie erzeugen können; wenigstens sind die Erscheinungen von Hirnreizung bei kleinen Kindern (Delirien, Krämpfe) bekanntlich ungemein häufig. In der Regel pflegen sie freilich keine schwereren Folgen zu hinterlassen. Ferner dürfte hier die ererbte Syphilis, auch wol die Rhachitis in Betracht kommen. Von grosser ursächlicher Wichtigkeit ist der frühzeitige Missbrauch des Alkohols, sodann länger dauernde Asphyxie während und nach der Geburt. In ganz auffallender Häufigkeit sind unter den Idioten die Erstgeborenen vertreten; 4—5% sind Zwillinge.

*) Piper, Zur Aetiologie der Idiotie. 1893.

Eine zweite grosse Gruppe von Ursachen bilden die Kopfverletzungen, Compression des Kopfes durch ein enges Becken oder die Zange, vielleicht auch Ueberhitzung des Kopfes. Als mittelbare Ursachen reihen sich ihnen alle die allgemeinen und persönlichen Schädigungen der Gesundheit an, welche vorzugsweise die niederen Volksschichten treffen und nach dieser oder jener Richtung hin das Fortpflanzungsgeschäft oder die Entwicklung des Fötus in krankhaftem Sinne zu beeinflussen vermögen. Wulff hat darauf hingewiesen, dass bei Idioten häufig ein Missverhältniss zwischen der Grösse des Herzens und derjenigen des übrigen Körpers beobachtet wird. Die Deutung dieser Thatsache muss allerdings einstweilen wol noch unsicher bleiben. Dass männliche Geschlecht überwiegt bei den Idioten erheblich; vielfach stammen sie aus kinderreichen Familien, in denen dann gewöhnlich mehrere Geschwister gleichzeitig schwerere oder leichtere Entwicklungsstörungen darbieten; ich sah eine Mutter mit 3 idiotischen und noch mehreren gesunden Kindern.

Eine ganz besondere Bedeutung hat man früher dem Einflusse der Nahtverknöcherung am Schädel auf die Ausbildung des Gehirns zugeschrieben, indem man vorzeitige Knochenverwachsungen als die Ursache abnormer Kleinheit oder asymmetrischer Gestaltung desselben ansah. Durch neuere Untersuchungen hat sich indessen herausgestellt, dass, in der Regel wenigstens, die Entwicklung des Schädels wesentlich durch die Wachsthumsverhältnisse des Gehirns bestimmt wird und nicht umgekehrt. Die Gesetze, welche diesen letzteren zu Grunde liegen, sind noch zum grössten Theile ebenso unklar wie die Wachsthumsbedingungen überhaupt; es scheint jedoch, dass die Weite der Blutgefässe, die Menge, namentlich aber auch die Beschaffenheit der zugeführten Ernährungsstoffe von einigem Einflusse sein kann. Natürlich ist die Berücksichtigung der Schädelform, wenn man in ihr auch nicht die Ursache der Hirnstörungen sieht, dennoch bisweilen von grossem Werthe, insofern sie bis zu einem gewissen Grade einen Rückschluss auf die Art dieser letzteren gestattet.

Thatsächlich finden sich Verbildungen des Schädels bei Idioten, wie Wildermuth gezeigt hat, in etwa der Hälfte der Fälle. Mikrocephalische Formen überwiegen bedeutend, entweder als gleichmässige Verkleinerung aller Durchmesser oder, seltener, als sog.

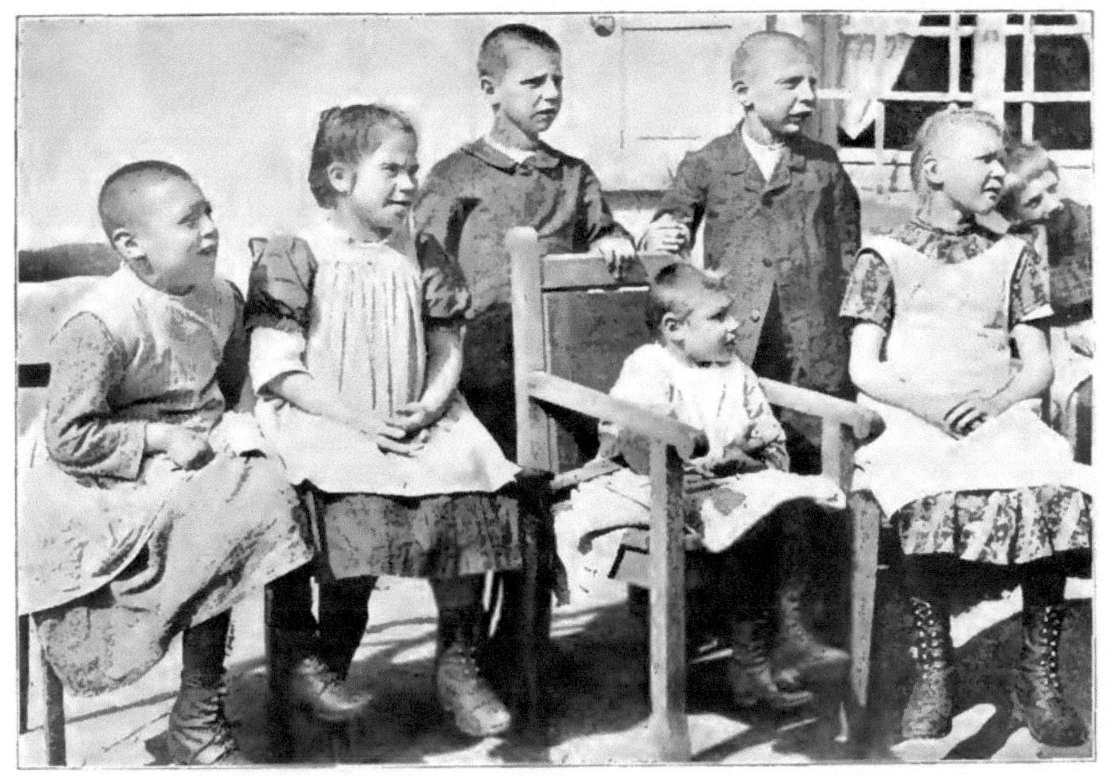

Idioten.

Aztekentypus mit fliehender Stirn und abgeflachtem Hinterhaupte. Auf der Tafel VIII, die in der Idiotenanstalt Mosbach aufgenommen wurde, finden sich eine Reihe von Kindern mit mehr oder weniger hochgradiger Mikrocephalie vereinigt. Solche Bildungen sind natürlich nothwendig mit krankhafter Kleinheit des Gehirns verbunden, die durch gleichzeitigen Hydrocephalus noch beträchtlicher ausfallen kann, als der Augenschein vermuthen lässt. Stets zeigen aber derartige Hirne ausser ihrer Kleinheit noch mannigfache sonstige Entwicklungsstörungen. Ferner findet sich regelmässig gerade hier keine Verknöcherung der Nähte, sondern sogar vielfach Offenbleiben solcher Nähte, die sich sonst frühzeitig schliessen. Eine kleinere Gruppe von Idioten zeigt ferner auffallend grosse Köpfe, entweder eine gleichmässige Vergrösserung in allen Durchmessern oder hydrocephalische Formen mit vorgebauchter Stirn und grosser Breite zwischen den Scheitelhöckern. Hier finden sich öfters ausserordentliche Schmächtigkeit der Glieder, lange, dürre Arme und Finger, ferner allerlei Zwangsbewegungen, örtliche Zuckungen, Herabsetzung des Sehvermögens bis zu völliger Blindheit.

Da die Schädelnähte verwachsen, sobald der Gegendruck des Hirns an einer Stelle nachlässt, so lassen sich aus der Schädelbildung gewisse allgemeine Schlüsse auf die verhältnissmässige Entwicklung der einzelnen Hirntheile ziehen. Verkürzung des Schädelgrundes (Tribasilarsynostose) geht mit einer Verkümmerung der nach unten gelegenen Hirnpartien einher; Verkleinerung der Schädelkapsel nach irgend einer Richtung mit vorzeitiger Verknöcherung der auf letzterer senkrecht stehenden Nähte deutet auf eine geringe Ausbildung der betroffenen Rindengegend hin.

Allein es können sich bei diesen begrenzten Störungen nach anderen Richtungen hin ausgleichende Verschiebungen sowol des Schädels wie des Gehirns entwickeln, die eine völlig genügende Entfaltung aller einzelnen Hirntheile ermöglichen. In der That finden sich nicht so selten ziemlich hochgradige Verbildungen des Schädels bei geistig durchaus gesunden, ja hochstehenden Menschen, so dass wir jene Befunde im allgemeinen mehr als eine Hindeutung auf die Möglichkeit gleichzeitiger anderer Veränderungen, denn als die nothwendige Ursache krankhafter Functionsstörungen selbst ansehen dürfen. Jedenfalls bieten sie einstweilen ein weit grösseres anthropologisches und anatomisches, als eigentlich psychiatrisches

Interesse, zumal die Versuche, sie zu bestimmten klinischen Bildern in Beziehung zu bringen, bisher noch wenig erfolgreich gewesen sind. Nur scheint die Verkümmerung des Schädelgrundes mehr mit den tieferstehenden, stumpfen Formen der Idiotie in Zusammenhang zu stehen, während man bei krankhafter Kleinheit der Schädelkapsel mit fliehender Stirn meist die erregten Formen beobachtet, häufig begleitet von Epilepsie.

Die pathologische Anatomie der Idiotie*) zeigt uns in einer ersten Reihe von Fällen wirkliche Entwicklungshemmungen und Missbildungen, Heterotopien der Hirnsubstanz, Fehlen des Balkens, des Kleinhirns, Ungleichheit der beiden Hemisphären, Windungsarmuth oder Windungsanomalien, Mikrogyrie, Kleinheit oder Wucherung des ganzen Grosshirns u. s. f. Bisweilen wird hier ein Stehenbleiben auf embryonaler Entwicklungsstufe oder Rückschlag zur Thierähnlichkeit wahrscheinlich, oder aber es handelt sich um einfache Abnormitäten unbekannten Ursprungs. Auch dort, wo diese Verbildungen nicht unmittelbar die Hirnrinde betreffen, lassen sie doch einen Rückschluss auf die krankhafte Natur der Gesammtanlage zu. Ungleich häufiger aber scheinen wirkliche Krankheitsvorgänge zu sein. Hier sind namentlich encephalitische, meningitische und hydrocephalische Erkrankungen, seltener auch einmal Tumoren zu nennen, die theilweise Zerstörungen (z. B. Porencephalie) und Veränderungen in der Hirnrinde oder allgemeine Atrophie derselben durch Steigerung des Druckes im Schädel herbeiführen können. Vielleicht sind sogar manche der oben angeführten Veränderungen, insbesondere der Balkenmangel und die Hirnwucherung, öfters nicht Missbildungen, sondern Folgen derartiger Krankheitsvorgänge. Auch Gefässveränderungen scheinen eine gewisse Rolle zu spielen. Wildermuth erwähnt häufige Endarteriitis; Thrombosen und Embolie können porencephalische Zerstörungen bewirken. Blutungen bei der Geburt oder durch sonstige Traumen führen hie und da zum Druckverschluss der Gefässe mit nachfolgender Erweichung; ich sah Atrophie beider Schläfenlappen durch alte, von mächtigen Schwarten umgebene Ohrenabscesse.

Die allerdings erst in ihren ersten Anfängen stehende mikrosko-

*) Hammarberg, Studien und Klinik und Pathologie der Idiotie, Deutsch von W. Berger. 1895; Pfleger und Pilcz in Obersteiners Arbeiten, Heft V.

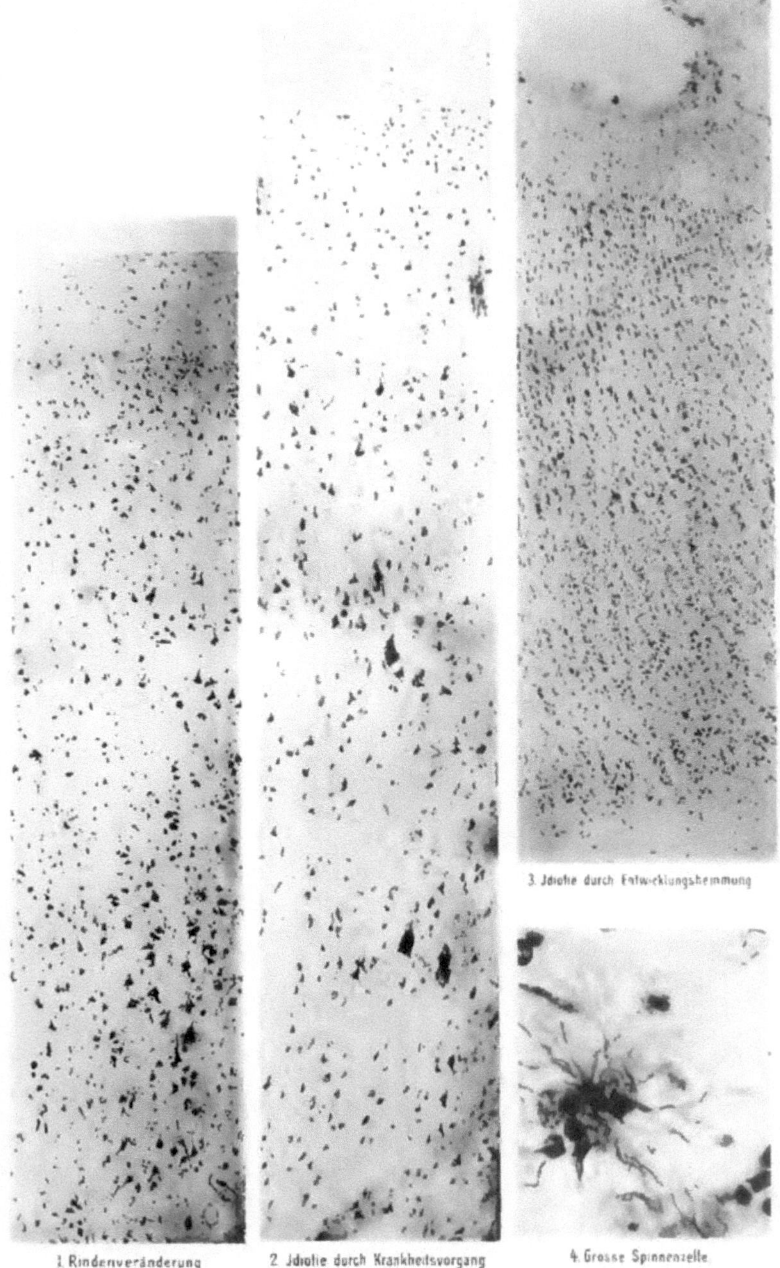

1. Rindenveränderung beim Altersblödsinn

2. Jdiotie durch Krankheitsvorgang (Zellausfall)

3. Jdiotie durch Entwicklungshemmung

4. Grosse Spinnenzelle

pische Durchforschung der Idiotengehirne hat das wichtige Ergebniss geliefert, dass wir zunächst mindestens zwei Hauptgruppen von Formen auseinanderzuhalten haben. In der ersten Gruppe sehen wir, dass auch die histologische Ausbildung der Hirnrinde hier auf niederer Stufe stehen geblieben ist. In einigen von Hammarberg untersuchten Fällen, die im Leben tiefsten Blödsinn dargeboten hatten, entsprach der Zustand der Rinde etwa demjenigen im 6. Fötalmonate. Die Zahl der Nervenzellen war eine ungemein geringe, ihre Form und ihr innerer Bau noch ganz unentwickelt. Nicht immer ist die Entwicklungshemmung in allen Theilen des Gehirns gleich ausgesprochen; vielmehr sieht man neben stark zurückgebliebenen Gebieten solche, die weiter vorgeschritten, vielleicht sogar ziemlich gut entwickelt sind. Wir geben auf Tafel IX in Figur 3 einen Durchschnitt durch die Rinde einer erwachsenen Idiotin, welche den Stillstand auf embryonaler Stufe vortrefflich zeigt. Die Rinde ist kaum halb so breit wie eine gesunde; die Zellen stehen in ganz dicht gedrängten, regelmässigen Reihen, weil weder die Fasern noch das graue Netz zwischen ihnen zur gehörigen Entwicklung gelangt ist. Dieser Bau entspricht vollkommen demjenigen nicht nur beim Embryo, sondern auch bei niederen Säugethieren. Die verschiedenen Schichten lassen sich, ebenfalls wie beim Thiere, nicht deutlich von einander abgrenzen Die Unterschiede in Bau und Grösse der Zellen sind, was sich allerdings erst bei starker Vergrösserung erkennen lässt, kaum angedeutet; die einzelnen Zellen haben noch ihr blasses, rundliches, embryonales Aussehen behalten.

Ein ganz anderes Bild bietet dagegen die Figur 2, die von einem jugendlichen Idioten stammt. Die Breite der Rinde und die Anordnung der Zellen entspricht vollkommen dem gesunden Verhalten. Die Schichtung ist deutlich ausgesprochen; die einzelnen Zellen zeigen sehr verschiedene Grösse und gleichen vollständig den gewöhnlichen Bildern. Dagegen lässt sich erkennen, dass grosse Lücken in den Zellenreihen vorhanden sind, die auf den Untergang zahlreicher Rindenbestandtheile hindeuten. Während wir es also in der Figur 3 mit einem einfachen Zurückbleiben auf früher Entwicklungsstufe zu thun hatten, scheint hier in das schon einigermassen ausgebildete Gehirn ein Krankheitsvorgang eingegriffen zu haben, der einen gewissen Theil des Rindengewebes nachträglich zerstört hat. Es ist natürlich auch denkbar, dass sich unter Umständen beide Veränderungen, Stillstand und Untergang, in demselben oder in verschiedenen Hirntheilen mit einander verbinden. Vielfach lassen sich Gliawucherungen als Spuren früherer Zerstörungsvorgänge nachweisen, bald örtlich umgrenzt, bald ausgedehnt; gerade die hypertrophische Sklerose scheint regelmässig auf ungeheurer Gliavermehrung zu beruhen, wie wir sie uns wol als Begleit- und Folgeerscheinung ausgebreiteten Unterganges von Rindengewebe zu denken haben. Welcher Art die Schädigungen sind, die zu den verschiedensten Zeiten, bis in die ersten Lebensjahre hinein, die Ausbildung der Hirnrinde an irgend einem Punkte unterbrechen können, lässt sich aus den bisher vorliegenden Erfahrungen noch nicht erkennen. Bei den krankhaften Zerstörungen liegt es wol nahe, an Infectionen oder Vergiftungen zu denken.

Die Prognose der Idiotie ist, dem Wesen der Krankheit entsprechend, im allgemeinen eine durchaus ungünstige; der Idiot wird niemals im Stande sein, die geistige Reife des gesund entwickelten Menschen zu erreichen. Gleichwol ist es eine Frage von grosser praktischer Bedeutung, im einzelnen Falle darüber klar zu werden, wie weit der bestehende Zustand die Möglichkeit einer psychischen Fortentwicklung zulässt, wie weit der Kranke bildungsfähig ist oder nicht. In der ersten Kindheit lässt sich darüber in der Regel ein sicheres Urtheil kaum gewinnen; wird doch oft von den Angehörigen das Bestehen einer Störung im dritten oder vierten Lebensjahre überhaupt erst bemerkt. Auch späterhin ist eine prognostische Aussage ohne längere Beobachtung häufig nicht leicht. Die Möglichkeit einer Fesselung der Aufmerksamkeit des Kindes für einige Zeit, das längere Haften einer Erinnerung (Wiedererkennen von Gegenständen, Sträuben gegen früher erfahrene unangenehme Einwirkungen), der Nachweis eines Verständnisses für die Sprache können als günstige Anzeichen angesehen werden, während das frühzeitige Auftreten der Epilepsie die Prognose sehr trübt. In mindestens der Hälfte solcher Fälle kommt es nach Wildermuths Angabe zur Entwicklung tiefsten Blödsinns. Auch sonst aber stellt sich nicht selten im Entwicklungsalter ein deutlicher Rückgang der bis dahin erreichten geistigen Leistungsfähigkeit ein. In einzelnen Fällen sehen wir auf der idiotischen Grundlage geradezu hebephrenische oder katatonische Krankheitsbilder entstehen. Die durchschnittliche Lebensdauer der Idioten ist eine verhältnissmässig kurze. Während ein Theil derselben an den Folgen und gelegentlichen Nachschüben der Gehirnerkrankungen zu Grunde geht, erliegen andere den zahlreichen Schädlichkeiten, denen sie wegen ihrer geistigen und körperlichen Unbehülflichkeit ausgesetzt sind, und endlich scheint ihnen auch noch im allgemeinen eine geringere Widerstandsfähigkeit gegenüber zufälligen Erkrankungen und ungünstigen Lebensverhältnissen zuzukommen.

Die Erkennung der Idiotie bietet nur in der frühen Kindheit erheblichere Schwierigkeiten. Allerdings können auch jetzt schon einzelne Anzeichen, Unempfindlichkeit gegenüber äusseren Einflüssen und Anregungen, Fehlen der gewöhnlichen Gefühlsäusserungen bei Hunger und Nässe, beim Anlegen an die Brust, bei Annäherung der Mutter, oder fortwährende planlose Unruhe, Mangel der Aufmerksamkeit, des Lachens und Weinens, Beibehaltung der fötalen Gliederstellung, weiterhin aber die Erscheinungen von Hirnerkrankungen, Krämpfe, Lähmungen und dergl. die Vermuthung einer Idiotie nahe legen. Sicherheit wird aber erst der weitere Verlauf der Entwicklung, verspätetes Gehenlernen und vor allem das gänzliche oder theilweise Ausbleiben der Sprachbildung und des Sprachverständnisses zu geben vermögen. Auf der anderen Seite wird die Abgrenzung der Idiotie von den leichteren Formen des Schwachsinns immer bis zu einem gewissen Grade willkürlich sein; man pflegt im allgemeinen alle diejenigen Kranken der ersten Gruppe zuzurechnen, deren geistige Entwicklung seit den frühen Kinderjahren höchstens nach der Seite des Gedächtnisses, nicht aber nach derjenigen des Urtheils und des Weltverständnisses Fortschritte gemacht hat.

Die Vorbeugung der Idiotie wird ausser dem auch unter diesem Gesichtspunkte unabweislichen Kampfe gegen den Alkohol kaum Angriffspunkte finden. Dagegen bedarf ein erheblicher Theil der etwa 60000 Idioten, die es nach Kurellas Schätzung in Deutschland giebt, besonderer Fürsorge*). Diese Fürsorge wird in der Hauptsache immer eine pädagogische sein müssen, selbstverständlich unter steter Berücksichtigung der für jeden einzelnen Fall in Be-

---

*) Shuttleworth, Mentally deficient children, their treatment and training. 1893; Bourneville, Assistance, traitement et éducation des enfants idiots et dégénérés. 1894.

tracht kommenden ärztlichen Grundsätze. Sich selbst überlassen oder in ungünstiger, roher Umgebung, pflegen Idioten rasch zu verkommen und zu verthieren, auch bösartig zu werden. Ich erinnere mich ferner an einen kleinen harmlosen Idioten, den sein Vater in bester Absicht deswegen an eine Kette legte, weil er die Neigung hatte, davonzulaufen, und bei seinen Irrfahrten in allerlei Gefahren gerieth, namentlich durch die Misshandlungen und Scherze seiner Nachbarn. Es ist nicht unwahrscheinlich, dass eine ganze Anzahl jener verwilderten Menschen, die man zu verschiedenen Zeiten in Wäldern aufgefunden und als besondere Abart des Menschengeschlechts („homo sapiens ferus") beschrieben hat, verirrte Idioten waren. So habe ich einen aus den Wäldern Ungarns stammenden zerlumpten Landstreicher gesehen, dessen eigenthümlicher, hochgradiger Blödsinn sehr wahrscheinlich bis in die früheste Jugend zurückreichte. Auch die häusliche Pflege tiefstehender Idioten bringt nicht selten schwere Nachtheile mit sich, namentlich bei den erregten Formen. Die mühselige Erziehung solcher Kinder erfordert einen derartigen Aufwand von Liebe, Geduld und namentlich auch Sachkenntniss, wie er in der Familie fast niemals erreichbar ist. Ausserdem aber können die Kranken durch schlimme Beeinflussung der Geschwister, durch Gewaltthätigkeiten, unvermuthete Fahrlässigkeiten, Brandstiftungen, geschlechtliche Angriffe gelegentlich in nicht geringem Grade gefährlich werden.

Mit vollem Rechte hat man daher mehr und mehr die Behandlung der Idioten, die zu einem besonderen Berufszweige ausgebildet worden ist, in eigens für die Bedürfnisse dieser Kranken eingerichtete Anstalten verlegt. Die tief Verblödeten finden hier ihre Pflege, während die Bildungsfähigen unter ihres Gleichen in besonderer Weise erzogen werden. Geregelter Unterricht in möglichst leicht fasslicher Form, von den einfachsten Kenntnissen und Fertigkeiten beginnend, freundliche, liebevolle Pflege der gemüthlichen Regungen, sorgfältige Förderung der körperlichen Ausbildung, alles unter genauer Beachtung der kleinen persönlichen Eigenthümlichkeiten des Einzelnen, sind die hauptsächlichsten Hülfsmittel, mit denen die Idiotenerziehung arbeitet. Ganz planmässig wird dabei zuerst das Erlernen des Gehens, des Gebrauches der Hände in Angriff genommen; die Thätigkeit der einzelnen Sinne, die Aufmerksamkeit wird geübt. Dann geht es an den eigentlichen Unterricht in Anschauung, Unterscheidung, einfachsten Urtheilen, die Ausbildung der Sprache, die Einprägung von Kenntnissen, die Einübung von Fertigkeiten, wie sie als Grundlage für eine spätere Erwerbsthätigkeit dienen können. Die Erfolge dieser aufopferungsvollen Arbeit sind zwar der Natur der Sache gemäss keine glänzenden und in die Augen springenden, aber sie sind doch weit grösser, als man von vornherein denken sollte. Eine ansehnliche Zahl geistiger Krüppel verlässt alljährlich die Idiotenanstalten, wenn auch nicht geheilt, so doch derart erzogen, dass sie in bescheidenem Kreise dauernd eine nutzbringende Thätigkeit zu entfalten im Stande sind. Das ist um so erfreulicher, als unerzogene Idioten in der Regel geistig und körperlich rasch zu verkommen pflegen. Freilich bedürfen auch diese Entlassenen noch dauernd einer gewissen Fürsorge, da ihre Fähigkeit, sich in der Welt zurechtzufinden, ihre Kenntnisse zu verwerthen, regelmässig in einem auffallenden Missverhältnisse zu ihrem angelernten Wissen steht. Hier hätte der Schutz durch Vereine, unter Umständen auch die Unterbringung in Familienpflege oder in einfachen Pfründen einzutreten.

Dass die Idiotenbehandlung auch auf körperlichem Gebiete noch allerlei Aufgaben zu lösen hat, bedarf nur kurzer Erwähnung. Die so häufigen allgemeinen Ernährungsstörungen werden zu beseitigen sein; durch Besserung des Schlafes, Bekämpfung der Masturbation (Reinlichkeit, Beseitigung örtlicher Reize), angemessene Bewegung im Freien ist die körperliche Ausbildung nach Kräften zu fördern. Auch die möglichste Beseitigung epileptischer Anfälle durch Bromkalium, Bromkampher (Bourneville), Atropin, Ueberosmiumsäure (Wildermuth) wird man anstreben, um so wenigstens das Fortschreiten des psychischen Verfalles bis zu einem gewissen Grade zu hindern. Der thörichte Vorschlag, bei Mikrocephalie auf chirurgischem Wege den Schädel zu öffnen, um dem vermeintlich zusammengepressten Gehirne Raum zu schaffen, beruht auf einer so gründlichen Verwechselung zwischen Ursache und Wirkung, dass er hoffentlich kein längeres Leben haben wird, als die Kranken, die ihm bisher zum Opfer gefallen sind.

Register.

A.

B.

C.

D.

E.

F.

G.

H.

I. J.

Q.

R.

S.

T.

U.

V.

W.

Z.